The Oncology Volume

# Interpretation
of Clinical Pathway
and Therapeutic Drugs

2018年 版

# 临床路径治疗药物释义

INTERPRETATION OF CLINICAL PATHWAY AND THERAPEUTIC DRUGS

## 肿瘤疾病分册(上)

《临床路径治疗药物释义》专家组 编

中国协和医科大学出版社

**图书在版编目（CIP）数据**

临床路径治疗药物释义·肿瘤疾病分册. 上/《临床路径治疗药物释义》专家组编. —北京：
中国协和医科大学出版社，2018.10
ISBN 978-7-5679-1165-9

Ⅰ.①临… Ⅱ.①临… Ⅲ.①用药法 ②肿瘤-用药法 Ⅳ.①R452 ②R730.53

中国版本图书馆 CIP 数据核字（2018）第 168278 号

**临床路径治疗药物释义·肿瘤疾病分册（上）**

编　　　者：《临床路径治疗药物释义》专家组
责 任 编 辑：许进力　王朝霞
丛书总策划：林丽开
本 书 策 划：宋少华　许进力

出 版 发 行：**中国协和医科大学出版社**
　　　　　　（北京东单三条九号　邮编100730　电话65260431）
网　　　址：www.pumcp.com
经　　　销：新华书店总店北京发行所
印　　　刷：北京文昌阁彩色印刷有限责任公司

开　　　本：787×1092　1/16 开
印　　　张：50.5
字　　　数：1000 千字
版　　　次：2018 年 10 月第 1 版
印　　　次：2018 年 10 月第 1 次印刷
定　　　价：202.00 元

ISBN 978-7-5679-1165-9

（凡购本书，如有缺页、倒页、脱页及其他质量问题，由本社发行部调换）

# 肿瘤疾病临床路径及相关释义编审专家名单

（按姓氏笔画排序）

于　昕　中国医学科学院北京协和医院

于　磊　首都医科大学附属北京同仁医院

于会明　北京大学肿瘤医院

马　兰　国家癌症中心/国家肿瘤临床医学研究中心/中国医学科学院北京协和医学院肿瘤医院

马建民　首都医科大学附属北京同仁医院

王　杉　北京大学人民医院

王　昱　北京大学人民医院

王　俊　北京大学人民医院

王　洋　北京大学口腔医学院

王　殊　北京大学人民医院

王　翔　国家癌症中心/国家肿瘤临床医学研究中心/中国医学科学院北京协和医学院肿瘤医院

王　镇　国家癌症中心/国家肿瘤临床医学研究中心/中国医学科学院北京协和医学院肿瘤医院

王　鑫　国家癌症中心/国家肿瘤临床医学研究中心/中国医学科学院北京协和医学院肿瘤医院

王一澎　国家癌症中心/国家肿瘤临床医学研究中心/中国医学科学院北京协和医学院肿瘤医院

王宁利　首都医科大学附属北京同仁医院

王行环　武汉大学中南医院

王建祥　中国医学科学院血液学研究所血液病医院

王淑莲　国家癌症中心/国家肿瘤临床医学研究中心/中国医学科学院北京协和医学院肿瘤医院

王雅棣　中国人民解放军陆军总医院

车卫国　四川大学华西医院

毛丽丽　北京大学肿瘤医院

介建政　中日友好医院

孔垂泽　中国医科大学附属第一医院

巴　一　天津医科大学肿瘤医院

邓志平　北京积水潭医院

厉红元　重庆医科大学附属第一医院

石远凯　国家癌症中心/国家肿瘤临床医学研究中心/中国医学科学院北京协和医学院肿瘤医院

卢介珍　厦门大学附属第一医院

叶盛威　湖北省肿瘤医院

田　文　中国人民解放军总医院

田　文　北京积水潭医院

田　伟　北京积水潭医院

田　野　首都医科大学附属北京友谊医院

邢金春　厦门大学附属第一医院
成宁海　中国医学科学院北京协和医院
朱　军　北京大学肿瘤医院
朱彦君　中国人民解放军空军总医院
乔学英　河北医科大学第四医院
任国胜　重庆医科大学附属第一医院
刘　鹏　国家癌症中心/国家肿瘤临床医学研究中心/中国医学科学院北京协和医学院肿瘤医院
刘文胜　国家癌症中心/国家肿瘤临床医学研究中心/中国医学科学院北京协和医学院肿瘤医院
刘玉兰　北京大学人民医院
刘志东　首都医科大学附属北京胸科医院
刘连新　哈尔滨医科大学附属第一医院
刘春晓　南方医科大学珠江医院
刘彦国　北京大学人民医院
刘爱民　中国医学科学院北京协和医院
刘海元　中国医学科学院北京协和医院
刘跃平　国家癌症中心/国家肿瘤临床医学研究中心/中国医学科学院北京协和医学院肿瘤医院
刘颖斌　上海交通大学医学院附属新华医院
刘德若　中日友好医院
许传亮　第二军医大学附属长海医院
孙　扬　北京积水潭医院
孙　辉　吉林大学中日联谊医院
孙　燕　国家癌症中心/国家肿瘤临床医学研究中心/中国医学科学院北京协和医学院肿瘤医院
孙永琨　国家癌症中心/国家肿瘤临床医学研究中心/中国医学科学院北京协和医学院肿瘤医院
孙军辉　浙江大学医学院附属第一医院
杜向慧　浙江省肿瘤医院
杜晓辉　中国人民解放军总医院
李　远　北京积水潭医院
李　肖　国家癌症中心/国家肿瘤临床医学研究中心/中国医学科学院北京协和医学院肿瘤医院
李　青　国家癌症中心/国家肿瘤临床医学研究中心/中国医学科学院北京协和医学院肿瘤医院
李　明　北京大学肿瘤医院
李　辉　首都医科大学附属北京朝阳医院
李书梅　河北医科大学第四医院
李正江　国家癌症中心/国家肿瘤临床医学研究中心/中国医学科学院北京协和医学院肿瘤医院
李汉忠　中国医学科学院北京协和医院
李单青　中国医学科学院北京协和医院
李学松　北京大学第一医院
李建勇　江苏省人民医院
李高峰　北京医院
杨　林　国家癌症中心/国家肿瘤临床医学研究中心/中国医学科学院北京协和医学院肿瘤医院
杨　晟　国家癌症中心/国家肿瘤临床医学研究中心/中国医学科学院北京协和医学院肿瘤医院
杨　跃　北京大学肿瘤医院

杨佳欣　中国医学科学院北京协和医院
杨建良　国家癌症中心/国家肿瘤临床医学研究中心/中国医学科学院北京协和医学院肿瘤医院
杨爱明　中国医学科学院北京协和医院
杨新吉　武警总医院
肖　刚　北京医院/国家老年医学中心
肖文彪　福建医科大学附属协和医院
肖泽芬　国家癌症中心/国家肿瘤临床医学研究中心/中国医学科学院北京协和医学院肿瘤医院
吴　晰　中国医学科学院北京协和医院
吴德沛　苏州大学附属第一医院
冷金花　中国医学科学院北京协和医院
沈　琳　北京大学肿瘤医院
沈　铿　中国医学科学院北京协和医院
沈靖南　广州中山大学附属第一医院
宋　岩　国家癌症中心/国家肿瘤临床医学研究中心/中国医学科学院北京协和医学院肿瘤医院
宋永文　国家癌症中心/国家肿瘤临床医学研究中心/中国医学科学院北京协和医学院肿瘤医院
张　俊　上海交通大学医学院附属瑞金医院
张　益　北京大学口腔医学院
张　彬　北京大学肿瘤医院
张　雯　国家癌症中心/国家肿瘤临床医学研究中心/中国医学科学院北京协和医学院肿瘤医院
张　毅　首都医科大学宣武医院
张艳君　中国人民解放军总医院
张福泉　中国医学科学院北京协和医院
陈晓巍　中国医学科学院北京协和医院
陈舒兰　国家癌症中心/国家肿瘤临床医学研究中心/中国医学科学院北京协和医学院肿瘤医院
武爱文　北京大学肿瘤医院
林岩松　中国医学科学院北京协和医院
易传军　北京积水潭医院
易俊林　国家癌症中心/国家肿瘤临床医学研究中心/中国医学科学院北京协和医学院肿瘤医院
岳　林　中华口腔医学会
金　洁　浙江大学医学院附属第一医院
周　兵　首都医科大学附属北京同仁医院
周　俭　复旦大学附属中山医院
周永建　福建医科大学附属协和医院
周丽雅　北京大学第三医院
周利群　北京大学第一医院
周宗玫　国家癌症中心/国家肿瘤临床医学研究中心/中国医学科学院北京协和医学院肿瘤医院
周爱萍　国家癌症中心/国家肿瘤临床医学研究中心/中国医学科学院北京协和医学院肿瘤医院
周道斌　中国医学科学院北京协和医院
周福祥　武汉大学中南医院
鱼　锋　北京积水潭医院
郑　捷　上海交通大学医学院附属瑞金医院

房居高　首都医科大学附属北京同仁医院
赵　平　国家癌症中心/国家肿瘤临床医学研究中心/中国医学科学院北京协和医学院肿瘤医院
赵　珩　上海交通大学附属胸科医院
赵　琳　首都医科大学宣武医院
胡　豫　华中科技大学同济医学院附属协和医院
侯　健　上海交通大学医学院附属仁济医院
律　方　国家癌症中心/国家肿瘤临床医学研究中心/中国医学科学院北京协和医学院肿瘤医院
姜文奇　中山大学附属肿瘤医院
姜志超　国家癌症中心/国家肿瘤临床医学研究中心/中国医学科学院北京协和医学院肿瘤医院
宫可同　天津市天津医院
姚　力　中日友好医院
姚宏伟　首都医科大学附属北京友谊医院
秦安京　首都医科大学附属复兴医院
秦应之　中国医学科学院北京协和医院
晋红中　中国医学科学院北京协和医院
钱家鸣　中国医学科学院北京协和医院
顾　晋　北京大学肿瘤医院
　　　　北京大学首钢医院
徐建明　中国人民解放军 307 医院
高　黎　国家癌症中心/国家肿瘤临床医学研究中心/中国医学科学院北京协和医学院肿瘤医院
高树庚　国家癌症中心/国家肿瘤临床医学研究中心/中国医学科学院北京协和医学院肿瘤医院
高禹舜　国家癌症中心/国家肿瘤临床医学研究中心/中国医学科学院北京协和医学院肿瘤医院
郭　军　北京大学肿瘤医院
郭　阳　北京积水潭医院
唐平章　国家癌症中心/国家肿瘤临床医学研究中心/中国医学科学院北京协和医学院肿瘤医院
郎景和　中国医学科学院北京协和医院
陶　娟　华中科技大学同济医学院附属协和医院
黄　真　北京积水潭医院
黄　健　中山大学附属第二医院
黄晓军　北京大学人民医院
黄鼎智　天津医科大学肿瘤医院
曹冬焱　中国医学科学院北京协和医院
龚　珉　首都医科大学附属北京友谊医院
梁炳生　山西医科大学附属第二医院
彭　歆　北京大学口腔医学院
彭亦凡　北京肿瘤医院
葛立宏　北京大学口腔医学院
董　扬　上海市第六人民医院
董恒磊　天津医科大学附属肿瘤医院
蒋宁一　中山大学附属第七医院
蒋宏传　首都医科大学附属北京朝阳医院

蒋国梁　复旦大学附属肿瘤医院
韩德民　首都医科大学附属北京同仁医院
喻风雷　中南大学湘雅二医院
谢丛华　武汉大学中南医院
赫　捷　国家癌症中心/国家肿瘤临床医学研究中心/中国医学科学院北京协和医学院肿瘤医院
蔡红兵　武汉大学中南医院
谭　建　天津医科大学总医院
谭先杰　中国医学科学院北京协和医院
熊　斌　武汉大学中南医院
樊　英　国家癌症中心/国家肿瘤临床医学研究中心/中国医学科学院北京协和医学院肿瘤医院
樊　嘉　复旦大学附属中山医院
樊庆泊　中国医学科学院北京协和医院
潘凌亚　中国医学科学院北京协和医院
魏　强　四川大学华西医院

# 《临床路径治疗药物释义》编审专家名单

**编写指导专家**

金有豫　首都医科大学

孙忠实　中国人民解放军海军总医院

李大魁　中国医学科学院北京协和医院

王汝龙　首都医科大学附属北京友谊医院

孙春华　北京医院

贡联兵　中国人民解放军第305医院

李玉珍　北京大学人民医院

王育琴　首都医科大学宣武医院

汤致强　国家癌症中心/国家肿瘤临床医学研究中心/中国医学科学院北京协和医学院肿瘤医院

郭代红　中国人民解放军总医院

胡　欣　北京医院

史录文　北京大学医学部

翟所迪　北京大学第三医院

赵志刚　首都医科大学附属北京天坛医院

梅　丹　中国医学科学院北京协和医院

崔一民　北京大学第一医院

**编　委**（按姓氏笔画排序）

丁玉峰　华中科技大学同济医学院附属同济医院

卜书红　南方医科大学南方医院

马满玲　哈尔滨医科大学附属第一医院

王伟兰　中国人民解放军总医院

王咏梅　首都医科大学附属北京佑安医院

王晓玲　首都医科大学附属北京儿童医院

方建国　华中科技大学同济医学院附属同济医院

史亦丽　中国医学科学院北京协和医院

吕迁洲　复旦大学附属中山医院

朱　珠　中国医学科学院北京协和医院

朱　曼　中国人民解放军总医院

刘丽宏　首都医科大学附属北京朝阳医院

刘丽萍　中国人民解放军第302医院

刘皋林　上海交通大学附属第一人民医院

孙春华　北京医院

孙路路　首都医科大学附属北京世纪坛医院
杜　光　南方医科大学南方医院
杜广清　首都医科大学附属北京康复医院
李　静　煤炭总医院
李国辉　国家癌症中心/国家肿瘤临床医学研究中心/中国医学科学院北京协和医学院肿瘤医院
李雪宁　复旦大学附属中山医院
杨会霞　清华大学第二附属医院
杨莉萍　北京医院
吴建龙　深圳市第二人民医院
沈　素　首都医科大学附属北京友谊医院
张　渊　上海交通大学附属第六人民医院
张相林　中日友好医院
张艳华　北京大学肿瘤医院
陆奇志　广西壮族自治区江滨医院
陆瑶华　上海交通大学附属第六人民医院
陈瑞玲　首都医科大学附属北京天坛医院
林　阳　首都医科大学附属北京安贞医院
周　颖　北京大学第一医院
屈　建　安徽省立医院
侯　宁　山东省立医院
侯连兵　南方医科大学南方医院
徐小薇　中国医学科学院北京协和医院
郭海飞　北京大学第六医院
陶　玲　中山大学附属第三医院
蔡　芸　中国人民解放军总医院

# 《临床路径治疗药物释义·肿瘤疾病分册》参编专家名单

（按姓氏笔画排序）

| | | | | | | | |
|---|---|---|---|---|---|---|---|
| 丁玉峰 | 卜书红 | 于昕 | 于磊 | 于会明 | 马兰 | 马建民 | 马满玲 |
| 王杉 | 王昱 | 王俊 | 王洋 | 王殊 | 王翔 | 王镇 | 王鑫 |
| 王一澎 | 王宁利 | 王行环 | 王伟兰 | 王汝龙 | 王咏梅 | 王育琴 | 王建祥 |
| 王晓玲 | 王淑莲 | 王雅棣 | 车卫国 | 毛丽丽 | 介建政 | 方建国 | 孔垂泽 |
| 巴一 | 邓志平 | 厉红元 | 石远凯 | 卢介珍 | 叶盛威 | 田文 | 吕迁洲 |
| 田伟 | 田野 | 史亦丽 | 史录文 | 史录文 | 邢金春 | 成宁海 | 刘文胜 |
| 朱军 | 朱珠 | 朱曼 | 朱彦君 | 乔学英 | 任国胜 | 刘鹏 | 刘皋林 |
| 刘玉兰 | 刘志东 | 刘丽宏 | 刘丽萍 | 刘连新 | 刘春晓 | 刘彦国 | 孙扬 |
| 刘爱民 | 刘海元 | 刘跃平 | 刘颖斌 | 刘德若 | 汤致强 | 许传亮 | 孙路路 |
| 孙辉 | 孙燕 | 孙永琨 | 孙军辉 | 孙忠实 | 孙春华 | 孙春华 | 李青 |
| 贡联兵 | 杜光 | 杜广清 | 杜向慧 | 杜晓辉 | 李远 | 李正江 | 李汉忠 |
| 李明 | 李辉 | 李静 | 李大魁 | 李书梅 | 李玉珍 | 杨林 | 李晟 |
| 李单青 | 李国辉 | 李学松 | 李建勇 | 李高峰 | 李雪宁 | 杨新吉 | 肖刚 |
| 杨跃 | 杨会霞 | 杨佳欣 | 杨建良 | 杨莉萍 | 杨爱明 | 沈素 | 沈琳 |
| 肖文彪 | 肖泽芬 | 吴晰 | 吴建龙 | 吴德佩 | 冷金花 | 张彬 | 张渊 |
| 沈铿 | 沈靖南 | 宋岩 | 宋永文 | 张俊 | 张益 | 陆奇志 | 陆瑶华 |
| 张雯 | 张毅 | 张相林 | 张艳华 | 张艳君 | 张福泉 | 易传军 | 易俊林 |
| 陈晓巍 | 陈舒兰 | 陈瑞玲 | 武爱文 | 林阳 | 林岩松 | 周永建 | 周丽雅 |
| 岳林 | 金洁 | 周兵 | 金有豫 | 周俭 | 周颖 | 郑捷 | 房居高 |
| 周利群 | 周宗玫 | 周爱萍 | 周道斌 | 周福祥 | 鱼锋 | 胡豫力 | 高宁 |
| 屈建 | 赵平 | 赵律 | 赵琳 | 赵志刚 | 胡欣 | 徐建明 | 姚宏伟 |
| 侯健 | 侯连兵 | 律方 | 姜文奇 | 姜志超 | 宫可同 | 唐平章 | 郎景和 |
| 秦安京 | 秦应之 | 晋红中 | 钱家鸣 | 顾晋 | 徐小薇 | 梅丹 | 曹冬焱 |
| 高树庚 | 高禹舜 | 郭军 | 郭阳 | 郭代红 | 郭海飞 | 董扬 | 董恒磊 |
| 陶玲 | 陶娟 | 黄真 | 黄健 | 黄晓军 | 黄鼎智 | 赫捷 | 蔡芸 |
| 龚珉 | 崔一民 | 梁炳生 | 彭歆 | 彭亦凡 | 葛立宏 | 樊嘉 | 樊庆泊 |
| 蒋宁一 | 蒋宏 | 蒋国梁 | 韩德民 | 喻风雷 | 谢丛华 | | |
| 蔡红兵 | 谭建 | 谭先杰 | 翟所迪 | 熊斌 | 樊英 | | |
| 潘凌亚 | 魏强 | | | | | | |

# 序 一

作为公立医院改革试点工作的重要任务之一，实施临床路径管理对于促进医疗服务管理向科学化、规范化、专业化、精细化发展，落实国家基本药物制度，降低不合理医药费用，和谐医患关系，保障医疗质量和医疗安全等都具有十分重要的意义，是继医院评审、"以患者为中心"医院改革之后第三次医院管理的新发展。

临床路径是应用循证医学证据，综合多学科、多专业主要临床干预措施所形成的"疾病医疗服务计划标准"，是医院管理深入到病种管理的体现，主要功能是规范医疗行为、增强治疗行为和时间计划、提高医疗质量和控制不合理治疗费用，具有很强的技术指导性。它既包含了循证医学和"以患者为中心"等现代医疗质量管理概念，也具有重要的卫生经济学意义。临床路径管理起源于西方发达国家，至今已有30余年的发展历史。美国、德国等发达国家以及我国台湾、香港地区都已经应用了大量常见病、多发病的临床路径，并取得了一些成功的经验。20世纪90年代中期以来，我国北京、江苏、浙江和山东等部分医院也进行了很多有益的尝试和探索。截至目前，全国8400余家公立医院开展了临床路径管理工作，临床路径管理范围进一步扩大；临床路径累计印发数量达到1212个，涵盖30余个临床专业，基本实现临床常见、多发疾病全覆盖，基本满足临床诊疗需要。国内外的实践证明，实施临床路径管理，对于规范医疗服务行为，促进医疗质量管理从粗放式的质量管理，进一步向专业化、精细化的全程质量管理转变具有十分重要的作用。

经过一段时间临床路径试点与推广工作，对适合我国国情的临床路径管理制度、工作模式、运行机制以及质量评估和持续改进体系进行了探索。希望通过《临床路径释义》一书，对临床路径相关内容进行答疑解惑及补充说明，帮助医护人员和管理人员准确地理解、把握和正确运用临床路径，起到一定的作用。

马晓伟

中华医学会　会长

# 序 二

2009 年 3 月，《中共中央　国务院关于深化医药卫生体制改革的意见》和国务院《医药卫生体制改革近期重点实施方案（2009—2011 年）》发布以来，医药卫生体制改革五项重点改革取得明显进展。

为了把医药卫生体制改革持续推向深入，"十二五"期间，要以建设符合我国国情的基本医疗卫生制度为核心，加快健全全民医保体系，巩固完善基本药物制度和基层医疗卫生机构运行新机制，积极推进公立医院改革，建立现代化医院管理制度，规范诊疗行为，调动医务人员积极性。

开展临床路径工作是用于医务保健优化、系统化、标准化和质量管理的重要工具之一。临床路径在医疗机构中的实施，可为医院管理提供标准和依据，是医院内涵建设的基础。

为更好地贯彻国务院办公厅关于开展医药卫生体制改革的有关精神，帮助各级医疗机构开展临床路径管理，保证临床路径试点工作顺利进行，受卫生部委托，中国医学科学院承担了组织编写《临床路径释义》的工作。其中《临床路径治疗药物释义》一书笔者深感尤其值得推荐。本书就临床路径及释义的"治疗方案选择""选择用药方案"中所涉及药物相关信息做了详尽阐述，既是临床路径标准化的参考依据，也是帮助临床医生了解药物知识的最佳平台。

本书由国内知名专家编写审定。在通读全书后，我认为本书有几个非常鲜明的特点：一是开创性。作为一本临床指导类图书，《临床路径治疗药物释义》在紧密结合临床用药实践指导合理用药和个体化给药，整合"医"和"药"方面作了开创性的工作。二是包容性。这本书既可为临床医生提供切实可行的指导，对药学工作者也颇具参考价值。书中对药品信息资料进行了系统整理，涵盖了药品的政策和学术来源。三是延伸性。《临床路径治疗药物释义》这本书对路径病种所对应的选择用药提供了拓展阅读，指出资料来源与出处，便于临床医师进一步查阅详细内容。

笔者相信，随着更多有关《临床路径释义》及《临床路径治疗药物释义》的图书不断问世，医护人员和卫生管理人员将能更准确地理解、把握和运用临床路径，从而结合本院实际情况合理配置医疗资源，规范医疗行为，提高医疗质量，保证医疗安全。

中国工程院　院　士
中国药学会　理事长

# 序 三

随着我国医疗卫生体制改革的深入，如何在保证医疗服务质量的前提下，合理利用医疗资源，控制医疗费用成为亟待解决的问题。美国早在1984年就提出了"临床路径"这一新的管理模式，之后传入英、法、日本等26个国家并迅速推广，取得了显著的成绩。

临床路径是指针对某一疾病建立的一套标准化治疗模式和治疗程序，以循证医学证据和疾病诊疗指南为指导来促进治疗和疾病管理的方法，最终起到规范医疗行为，减少变异，提高各医疗机构之间诊治水平的同质性，控制成本，提高疾病诊治的整体水平。

为更好地贯彻党中央国务院医药卫生体制改革的精神，帮助各级医疗机构开展临床路径管理，保证临床路径试点工作顺利进行，受原国家卫生和计划生育委员会委托，中国医学科学院承担了组织编写《临床路径释义》的工作。中国协和医科大学出版社在组织专家编写《临床路径释义》过程中，根据《临床路径》及《临床路径释义》内容，又组织我国临床药学、药理学专家共同编写了《临床路径治疗药物释义》，就临床路径及释义中的"治疗方案选择"和"选择用药方案"部分所涉及的药物相关信息做了补充说明。这本《临床路径治疗药物释义·肿瘤疾病分册》就是该丛书中的重要一本。

真诚希望本书能对治疗肿瘤疾病医师的临床工作有所裨益，并对提高医疗质量发挥积极作用！

赫捷

国家癌症中心副主任
中国医学科学院肿瘤医院副院长
中国医师协会肿瘤医师分会会长
中国抗癌协会肿瘤临床化疗专业委员会前任主任委员
2018年9月

# 前 言

　　临床路径是由医院管理人员、医师、护师、药师、医技师等多学科专家共同参与，针对特定病种或病例组合的诊疗流程，整合检查、检验、诊断、治疗和护理等多种诊疗措施而制定的标准化、表格化的诊疗规范。开展临床路径工作是实现医疗保健优化、系统化、标准化和全程质量管理的重要途径。

　　为更好地贯彻国务院办公厅医药卫生体制改革的有关精神，帮助各级医疗机构开展临床路径管理，保证临床路径工作顺利开展，受国家卫生和计划生育委员会委托，中国医学科学院承担了组织编写《临床路径释义》的工作。在此基础上，中国协和医科大学出版社组织国内临床药学、药理学等领域的专家共同编写了《临床路径治疗药物释义》，就临床路径及相关释义中涉及药物的部分进行了补充释义和拓展阅读。

　　参加本书编写的专家大多数亲身经历了医院临床路径试点工作。他们根据临床路径各病种的具体特点，设计了便于临床医师在诊疗过程中查阅的药品表单，对药物信息进行了系统、简明阐述。本书为2015年8月份出版的《临床路径治疗药物释义·肿瘤疾病分册》的再版图书，分为上、中、下三册。全书涵盖了药品的政策和学术来源，并在临床路径及相关释义中，对"治疗方案选择""选择用药方案""术前、术中、术后"用药、"医师表单医嘱用药"等项下涉及相关药物的信息进行了归纳整理。根据最新公布的《医疗机构抗菌药物管理办法》，编者在每个学科分册中附加编写了"手术预防用抗菌药物"，在适应证的基础上增加了抗菌药物的抗菌谱，这将极大地便利临床医师合理选择抗菌药物。

　　随着医药科技的不断进步，临床路径将根据循证医学的原则动态修正；与此同时，不同地域的不同医疗机构也应根据自身情况，合理制定适合本地区、本院实际情况的临床路径。因时间和条件限制，书中的不足之处难免，欢迎同行诸君批评指正。

编 者

2018 年 5 月

# 目 录

# 肿瘤疾病
## 临床路径及相关释义

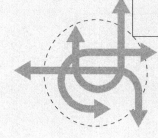

**Interpretation**
of  Clinical  Pathway

# 第一章
# 眼眶肿瘤临床路径释义

**一、眼眶肿瘤编码**

疾病名称及编码：眶内肿瘤（ICD-10：C69.6/C79.4/D09.2/D31.6/D48.7）

**二、临床路径检索方法**

C69.6/C79.4/D09.2/D31.6/D48.7

**三、眼眶肿瘤临床路径标准住院流程**

**（一）适用对象**

1. 第一诊断为眼眶肿瘤。

2. 眼眶原发肿瘤，非眶尖部、不涉及颅脑和眶周。

> **释义**
>
> ■ 本临床路径的适应对象为单纯发生于眼眶内的肿瘤，就肿瘤性质而言包括良性肿瘤和恶性肿瘤；就肿瘤发生部位而言，包括眶前部和眶深部肿瘤。
>
> ■ 本临床路径不包括发生在眶尖部的肿瘤。
>
> ■ 如果眶部肿瘤累及眶周、鼻窦及颅脑等眶外组织结构，均不归为本临床路径的适用对象。
>
> ■ 对于转移性眶内肿瘤，不适用本路径。

**（二）诊断依据**

根据《临床诊疗指南·眼科学分册》（中华医学会编著，人民卫生出版社，2006）：

1. 病史：眼球突出时间。

2. 体格检查：眼突度、眼球位置改变；有无斜视、复视和眼球运动受限。

3. 影像学检查：眼眶 CT、B 超及 MRI 可显示眼眶肿瘤病变。

4. 鉴别诊断：甲状腺相关眼病，炎性假瘤，全身恶性肿瘤眼眶转移。

> **释义**
>
> ■ 对于体积较大的眼眶肿瘤，一般会有眼球突出、眼球位置异常、有时伴有眼球运动障碍等。
>
> ■ 如果眼眶肿瘤发展较快，患者视功能较好者，可以出现复视现象；如果肿瘤发展较慢，此时患者一般不会有明显的复视发生。

■影像学检查在诊断眼眶肿瘤中具有重要作用。目前常用的影像学技术包括 B超、CT 和 MRI。采用 B 超可以对眼眶肿瘤进行大致了解，但对眶内肿瘤与周围组织关系的直接显示欠佳。目前在诊断眶内肿瘤时，一般都采用 CT 和 MRI 对眶内肿瘤进行扫描；为了明确肿瘤与周围组织的确切关系，一般需要进行水平位、冠状位及矢状位的扫描。对于骨性或钙化性肿瘤而言，首选 CT 为妥；对于软组织肿瘤而言，首选 MRI 为妥。怀疑肿瘤有恶变时，为了观察肿瘤对眶壁骨质影响，此时需要 MRI 联合 CT 扫描为妥。

■在眶内肿瘤鉴别诊断时，主要需与甲状腺相关眼病、炎性假瘤及全身恶性肿瘤眼眶转移等进行鉴别。甲状腺相关眼病患者多数伴有甲状腺功能异常，主要表现为眼睑肿胀、眼睑退缩、眼部充血、眼球突出、眼球位置异常及运动障碍等，影像学检查可见眶内脂肪水肿、眼外肌肥厚等。炎性假瘤表现多种多样，累及范围广泛，必要时需要行病理组织学检查才可确诊。全身恶性肿瘤眼眶转移，往往伴有全身其他组织器官原发性恶性肿瘤。

### （三）治疗方案的选择依据

根据《临床技术操作规范·眼科学分册》（中华医学会编著，人民军医出版社，2007）：

1. 诊断明确。
2. 手术治疗。
3. 征得患者及家属的同意。

释义

■一般情况下眶内肿瘤需要考虑手术治疗，通过手术不仅可以切除肿瘤，重要的是对切除病变组织进行病理组织学检查才可以明确诊断。

■手术前依据眶内肿瘤的病变性质、病变大小、病变位置、病变累及范围等因素，进行手术方案的设计。

■对于发生在眶内重要部位、性质为良性、发展缓慢，手术风险极高且患者手术愿望不强者，可以密切观察治疗。必要时再手术介入。

■原则上眶内肿瘤的手术，术前需要征得患者及其家属或者患者监护人的同意。

### （四）标准住院日 10~12 天

释义

■标准住院日是所推荐的最少住院天数。

■由于眼眶肿瘤手术一般多需要全身麻醉，故在住院的前 1~2 天时间内，需要完善术前常规检查及内科会诊（儿童患者需要儿科会诊）和麻醉科会诊，并给予眼部术前常规抗菌药物点眼，以减少和避免感染的发生。

■ 手术一般在入院后3~4日完成。如果手术后，眼部恢复良好，一般在手术后6~8天即可办理出院；如果恢复好，病情较轻者，也可以提前至手术后4天出院；如果病情复杂，需要手术后密切观察，可以适当延长住院时间。

### （五）进入路径标准

1. 第一诊断必须符合眼眶肿瘤疾病编码；眼眶原发肿瘤，非眶尖部、不涉及颅脑和眶周。
2. 当患者同时具有其他疾病诊断，如住院期间不需特殊处理也不影响第一诊断临床路径流程的实施时，可以进入路径。

释义

■ 本路径适用对象为第一诊断为眼眶原发肿瘤，对于累及眶尖部眶内肿瘤、涉及颅脑和眶周的眶内肿瘤，以及转移性眶内肿瘤均不适合本路径。

■ 对于适合本路径的眶内原发性肿瘤的患者，如果同时罹患其他疾病，所罹患疾病不影响此次手术的进行，无需特殊处置者，也适用本路径；如果所罹患疾病需要特殊处理，且影响到此次眼眶部手术的进行，则不适用本路径。

### （六）术前准备（术前评估）2~3天

必需的检查项目包括：

1. 眼科常规检查。
2. 眼眶常规检查。
3. 血常规、尿常规、凝血功能、血生化（包括肝肾功能、电解质、血糖、血脂）。
4. 感染性疾病筛查（包括乙型肝炎、丙型肝炎、艾滋病、梅毒等）。
5. 心电图、胸透或胸部X线片。
6. 影像学检查：眼眶CT水平、矢状及冠状位检查；眼眶MRI水平、矢状及冠状位检查；B超和（或）CDFI检查。
7. 排除继发与转移病变的相关检查。
8. 心脑血管疾病排查与评估、肝肾疾病评估、糖尿病评估等。
9. 其他根据病情需要而定。

释义

■ 手术前必查项目是确保手术治疗安全，以及减少和避免手术相关并发症的基础，术前应予完成。相关人员应认真分析检查结果，以便及时发现异常情况并采取相应处理措施。

■ 为缩短患者术前等待时间，检查项目可以在患者入院前于门诊完成。

■ 眼科检查包括视力、眼压、眼前节、眼后节、眼睑、眼球位置、眼球运动、眶缘等检查。

■为了客观了解眼眶肿瘤的情况，需要进行眼眶的影像学检查，主要包括 MRI、CT、B 超、CDFI 等。做 MRI 和 CT 扫描时，需要进行眼眶的水平位、矢状及冠状位的检查，这种扫描可以为术者提供肿瘤在眼眶中的立体影像，可以明确肿瘤与周围组织之间的关系，有利于制订手术方案，确定手术入路。根据病变的性质，决定选择影像学检查方法。

■眼眶手术的手术量一般较大，绝大多数需要全身麻醉，才可以将手术顺利进行。为此，手术前应该完成与全身麻醉要求相关的各项检查，包括血常规、尿常规、凝血功能、血生化（包括肝肾功能、电解质、血糖、血脂）；心电图；胸透或胸部 X 线片等检查。

■为了保证全身麻醉和手术的顺利实施，减少或避免手术并发症的发生以及促进手术后患者的良好恢复，一般情况下手术前需要请内科会诊，进行心脑血管疾病排查与评估、肝肾疾病评估、糖尿病评估等项内容。

■为了避免手术中、手术后交叉感染的发生，手术前需要进行感染性疾病筛查，包括乙型肝炎、丙型肝炎、艾滋病、梅毒；如果存在上述疾病，应该进行相关处置。

## （七）术前用药

术前抗菌药物眼液点眼，3 次/日，用药 2~3 天。

术前根据麻醉师要求用药。

### 释义

■术前 2~3 天应选用广谱的抗菌滴眼剂，每日 3 次。同时应冲洗泪道，除外泪囊炎。对于合并有急性结膜炎的患者，使用局部抗菌药物的时间应延长，直到炎症完全消退后 1 周方可手术，以预防术后感染的发生。

■由于眼眶手术一般需要全身麻醉下完成手术，手术前根据麻醉师要求，停用或更换一些影响麻醉过程中患者血压的药物，以及一些影响手术中和手术后眶内切口出血的药物。

## （八）手术日

入院第 3~4 天。

1. 麻醉方式：局部或全身麻醉。

2. 手术方式：前路或外侧开眶及内外联合开眶和经鼻内镜肿瘤切除术。

3. 手术设备：开眶手术包、眼科 15 件。

4. 术中用耗品：6-0 可吸收缝线；如肿瘤较大术后眼球凹陷可备硅胶海绵或其他眶填充剂；如外侧开眶可用耳脑胶或钛钉、钛板等固定。

5. 手术用设备：头灯和开眶设备，有条件的医院可配备长焦手术显微镜。

6. 输血：根据肿瘤位置、性质和大小备血，术中根据出血情况输血。

**释义**

■ 本路径推荐的麻醉方式为全身麻醉。对于个别疼痛耐受力好、心理承受力强、有迫切局部麻醉愿望的成年患者，可以考虑局部麻醉。

■ 眶部肿瘤的手术方式主要包括眶前部手术入路、外侧开眶手术入路和内侧手术入路。根据肿瘤的性质、位置、大小及与周围组织的比邻关系，选择具体手术入路，一般以眶前部手术入路为多见。

■ 眼眶肿瘤的手术包一般包括开睑器、眼睑拉钩、斜视钩、镊子、剪刀、针持、缝合线、脑压板、骨膜剥离子、血管钳、组织钳等。

■ 眼眶手术中的耗材，一般包括缝合线、注射器、手术刀片、标记笔、电烧器头、吸引器头等，缝合线以6-0可吸收缝线为常用。另外，如果眶内肿瘤摘除后出血较多时，需要应用明胶海绵等止血材料；手术结束时，创腔内留置引流条，以便引流潜在的出血；如果手术涉及外侧开眶，有时需要使用耳脑胶或钛钉、钛板等对骨瓣进行固定。

■ 必要的手术设备是保障眼眶肿瘤手术顺利完成的基础。在进行眼眶手术时，最好佩戴头灯，可以起到照明和放大作用，有利于手术操作的进行。在进行外侧开眶时，需要开眶设备，最好准备适合于眼眶手术的动力系统，如电锯等。

■ 一般情况下，眼眶肿瘤摘除不需要输血。对于一些手术前评估术中出血较多者，如易出血的血管性病变、婴幼儿等患者，手术前需要进行血型检查和备血，以防止出血性意外的发生。

### （九）术后住院恢复6~8天

必须复查的检查项目：

1. 创口情况：对合与愈合情况；有无感染征象（红肿热痛）。
2. 视力，眼底情况；眼球运动和有无复视；眼睑运动；眼突度、眼压、眶压、球后阻力。
3. 第1天换药，检查以上项目；以后每日或隔日换药；一般6~8天拆线。
4. 术后用药：抗菌药物眼液+类固醇激素眼药点眼；预防性全身抗菌药物使用不超过术后72小时，如有感染或植入性材料例外。必要时可以全身类固醇激素治疗。

**释义**

■ 手术后第1天可以换药，对于眼眶手术后的患者，为了防止手术后眶内出血，手术后3天内，建议适当加压包扎患眼。

■ 手术后换药时，观察患者的视力、眼睑肿胀程度及抬举功能、眼球位置及运动等。如果检查发现患者视力严重受损，建议进行眼底检查。如果手术后发现患者眼部肿胀严重，视力严重受损，且怀疑眶内发生出血等情况，可以检眼压、眶压、球后阻力、眼突度，必要时行影像学检查。

■ 手术后需要密切观察眼部是否有红肿热痛等感染征象，争取早期发现，及时处理。

■ 一般非感染性眶内病变手术后，常规给予抗菌药物眼液+类固醇激素眼药点眼；对于怀疑感染性眶内病变以及手术中发现病变累及鼻窦附近的骨壁，可以预防性全身使用抗菌药物，一般不超过术后3天。如果眶内病变确诊为感染性因素或手术中使用了人工植入性材料，手术后抗菌药物使用时间可以适当延长。

■ 为了减轻手术后非组织水肿及反应，可以静脉滴注或口服类固醇糖皮质激素。

## （十）出院标准（围绕一般情况、切口情况、第一诊断转归）

1. 病情稳定，一般情况好。
2. 创口对合或愈合良好。
3. 伤口和眶内没有感染。
4. 必要时影像学复查达到临床治愈标准。

释义

■ 手术后，如果患者创口愈合良好，无感染征象，无明显眶内出血征象，以及无明显眶压升高征象等，可以考虑出院。

■ 手术后，如果眶内病情超出预计的范围，且不能进行合理解释时，可以进行眶部的影像学检查，在评估病情达到出院标准时，也可以出院。

## （十一）变异原因及分析

1. 入院后发现合并其他疾病需及时治疗。
2. 手术前出现特殊不适影响手术正常进行。
3. 全身检查结果异常需延迟手术。
4. 患者不能配合手术或其他治疗。
5. 出现药物不良反应或过敏。
6. 术后诊断非肿瘤。
7. 术后出现感染和感染征象者。
8. 术后出现较明显并发症（如视力损害、眼睑及眼球运动障碍、复视等）。
9. 术后病检结果不能及时报告，根据病检结果需再次手术或转科治疗者。
10. 其他因素导致的需中途退出路径的。

释义

■ 变异是指入选临床路径的患者未能按路径流程完成医疗行为或未达到预期的医疗质量控制目标。

■ 患者入院后，如果身体出现其他问题，不适合全身麻醉或不适合手术等特殊情况，需要暂停实施手术，如药物过敏、血糖、血压明显升高、精神障碍等。必要时转入相应科室进行治疗。

■ 眶内肿瘤一般手术前根据病史、体征及眼眶影像学检查，可以做出初步诊断；但要明确诊断，需要手术后对切除病变组织进行病理组织学检查才能够完成。个别情况下，可以发生术后诊断为非肿瘤的情况，如眶内血肿、眶内脓肿等。

■ 眶内肿瘤手术后，可能发生感染。为此，在换药时要仔细观察切口情况，及时发现，及时处理。对于术后发生感染可能性较高的患者，在手术后建议预防性应用广谱抗菌药物。

■ 眼眶肿瘤的手术操作风险高，手术后并发症较多且较为严重，为此，手术前根据患者的病情及影像学检查结果，确定合理科学的手术方案，手术中尽可能在直视下完成肿瘤的切除，手术后防止眶内出血和感染等情况，都有助于手术并发症的降低或避免。对于累及视神经、眼外肌、上睑提肌等组织结构的眶内肿瘤，在肿瘤切除过程中，势必会导致相应结构的受损，手术后势必出现诸如视力损害、眼睑及眼球运动障碍、复视等情况，这在手术前务必告知患者及其家人。对于手术操作导致的眼外肌、上睑提肌等功能障碍，手术后给予营养神经、改善微循环的药物，有助于其功能恢复；保守治疗无效后，必要时需要手术介入。

■ 眼眶肿瘤病种繁多、情况复杂，有时手术后病变标本需要进行免疫组织化学等其他检查，才能给出病理诊断，这势必导致病理结果的滞后；另外，部分疾病需手术后进行病理组织学检查才能够明确诊断。对于一些恶性肿瘤，有时需要再次手术切除，甚至进行眶内容剜除术。根据病理结果，有些患者需要进行全身化疗或局部放射治疗，这时需要转科进一步进行治疗。

## 四、推荐表单

### （一）医师表单

**眼眶肿瘤临床路径医师表单**

适用对象：第一诊断为眼眶肿瘤

　　　　　行眼眶肿瘤摘除手术

| 患者姓名： | 性别：　年龄：　门诊号： | 住院号： |
|---|---|---|
| 住院日期：　　年　月　日 | 出院日期：　　年　月　日 | 标准住院日：10~12 天 |

| 时间 | 住院第 1 天 | 住院第 2~3 天 | 住院第 3~4 天（手术日） |
|---|---|---|---|
| 主要诊疗工作 | □ 询问病史<br>□ 体格检查<br>□ 交代病情<br>□ 完成首次病程记录和住院病历<br>□ 开立各种检查单 | □ 核实各项检查结果正常<br>□ 上级医师查房与术前评估<br>□ 向患者及家属交代术前、术中和术后注意事项<br>□ 术前讨论确定术式<br>□ 签署手术知情同意书 | □ 术前再次确认患者姓名、性别、年龄和手术眼别<br>□ 实施手术<br>□ 完成手术记录<br>□ 向患者及其家属交代手术后注意事项 |
| 重点医嘱 | **长期医嘱**<br>□ 眼科二/三级护理<br>□ 抗菌药物眼液点术眼（4次/日）<br>**临时医嘱**<br>□ 血、尿常规<br>□ 感染性疾病筛查（包括乙型肝炎、丙型肝炎、艾滋病、梅毒）<br>□ 凝血功能检查<br>□ 心电图、胸透，腹部彩超<br>□ 血生化（肝肾功能、电解质、血糖、血脂）检查<br>□ 完善影像学检查 | **长期医嘱**<br>□ 眼科二/三级护理<br>□ 抗菌药物眼液点术眼（4次/日）<br>**临时医嘱**<br>□ 明日在全身麻醉或局部麻醉行眼眶肿瘤摘除术<br>□ 术前局部备皮<br>□ 术前备血<br>□ 备血凝酶<br>□ 术前镇静剂 | **长期医嘱**<br>□ 眼科一/二级护理<br>□ 口服或静脉抗菌药物<br>□ 抗菌药物＋类固醇激素眼药<br>**临时医嘱**<br>□ 根据病情需要制订<br>□ 可在术前 30 分钟适当给予抗菌药物 |
| 病情变异记录 | □ 无　□ 有，原因：<br>1.<br>2. | □ 无　□ 有，原因：<br>1.<br>2. | □ 无　□ 有，原因：<br>1.<br>2. |
| 医师签名 | | | |

| 时间 | 住院第 4~5 天<br>（术后第 1 日） | 住院第 5~9 天<br>（术后第 2~6 日） | 住院第 10~12 天<br>（出院日） |
|---|---|---|---|
| 主要诊疗工作 | □ 检查患者术眼<br>□ 上级医师查房，确定有无手术并发症<br>□ 更换敷料<br>□ 完成病程记录<br>□ 向患者及家属交代术后恢复情况 | □ 检查患者术眼<br>□ 上级医师查房，确定有无手术并发症<br>□ 更换敷料<br>□ 完成病程记录<br>□ 评估患者是否可以出院 | □ 上级医师查房，确定是否可以出院，若患者可以出院，则需完成出院记录<br>□ 通知出院处<br>□ 通知患者及其家属出院<br>□ 向患者交代出院后注意事项<br>□ 预约复诊日期<br>□ 出具诊断证明书<br>□ 可拆缝线 |
| 重点医嘱 | **长期医嘱**<br>□ 眼科一/二级护理<br>□ 抗菌药物+类固醇激素+促进上皮恢复眼液<br>□ 抗菌药物和糖皮质激素全身应用<br>□ 促神经肌肉恢复药物应用<br>**临时医嘱**<br>□ 根据病情需要制订 | **长期医嘱**<br>□ 眼科二/三级护理<br>□ 抗菌药物+类固醇激素+促进上皮恢复眼液<br>□ 抗菌药物应用不超过 72 小时，如有感染或植入性材料例外<br>□ 促神经肌肉恢复药物应用<br>**临时医嘱**<br>□ 根据病情需要制订 | **出院医嘱**<br>□ 今日出院<br>□ 抗菌药物 + 类固醇激素眼药<br>□ 口服促神经肌肉恢复药物<br>□ 眼球运动训练<br>□ 1 周复诊 |
| 病情变异记录 | □ 无　□ 有，原因：<br>1.<br>2. | □ 无　□ 有，原因：<br>1.<br>2. | □ 无　□ 有，原因：<br>1.<br>2. |
| 医师签名 | | | |

## （二）护士表单

### 眼眶肿瘤临床路径护士表单

适用对象：第一诊断为眼眶肿瘤
　　　　　行眼眶肿瘤摘除手术

| 患者姓名： | 性别： 年龄： 门诊号： | 住院号： |
| --- | --- | --- |
| 住院日期： 年 月 日 | 出院日期： 年 月 日 | 标准住院日 10~12 天 |

| 时间 | 住院第 1 天 | 住院第 2~3 天 | 住院第 3~4 天（手术日） |
| --- | --- | --- | --- |
| 健康宣教 | □ 入院宣教<br>　介绍主管医师、护士<br>　介绍环境、设施<br>　介绍住院注意事项 | □ 术前宣教<br>　宣教疾病知识、术前准备及手术过程<br>　告知准备物品、沐浴<br>　告知术后饮食、活动及探视注意事项<br>　告知术后可能出现的情况及应对方式<br>　主管护士与患者沟通，了解并指导心理应对<br>　告知家属等候区位置 | □ 术后当日宣教<br>　告知术后注意事项<br>　告知饮食、体位要求<br>　告知术后可能出现情况的应对方式<br>□ 给予患者及家属心理支持<br>□ 再次明确探视陪护须知 |
| 护理处置 | □ 核对患者姓名，佩戴腕带<br>□ 建立入院护理病历<br>□ 卫生处置：剪指（趾）甲、沐浴，更换病号服<br>□ 年龄<12 岁或>80 岁、双眼视力低于 0.05 需陪护 1 人 | □ 协助医师完成术前检查，协助完成相关专科检查<br>□ 卫生处置：洗头沐浴<br>□ 剪眉毛、睫毛、冲洗结膜囊 | □ 送手术<br>　摘除患者各种活动物品<br>　核对患者资料及术中带药<br>　填写手术交接单，签字确认<br>□ 接手术<br>　核对患者及资料，签字确认 |
| 基础护理 | □ 三级护理<br>□ 晨晚间护理<br>□ 患者安全管理 | □ 三级护理<br>□ 晨晚间护理<br>□ 患者安全管理 | □ 二级护理<br>□ 晨晚间护理<br>□ 患者安全管理 |
| 专科护理 | □ 护理查体<br>□ 需要时，填写跌倒及压疮防范表<br>□ 需要时，请家属陪护<br>□ 遵嘱抗菌药物滴眼液点术眼（4 次/日）<br>□ 心理护理 | □ 遵嘱抗菌药物滴眼液点术眼（4 次/日）<br>□ 心理护理 | □ 病情观察，观察术眼情况变化<br>□ 测量患者 TPR 变化<br>□ 术前遵医嘱给药<br>□ 心理护理 |
| 重点医嘱 | □ 详见医嘱执行单 | □ 详见医嘱执行单 | □ 详见医嘱执行单 |
| 护士签名 | | | |

| 时间 | 住院第 4~5 天<br>（术后第 1 日） | 住院第 5~9 天<br>（术后第 2~6 日） | 住院第 10~12 天<br>（出院日） |
|---|---|---|---|
| 健康宣教 | □ 术后宣教<br>眼药作用及频率<br>饮食、活动指导<br>复查患者对术前宣教内容的掌握程度 | □ 术后宣教<br>眼药作用及频率<br>饮食、活动指导 | □ 出院宣教<br>复查时间<br>眼药使用方法与频率<br>活动休息<br>指导饮食<br>指导办理出院手续 |
| 护理处置 | □ 协助完成眼部相关检查 | □ 协助完成眼部相关检查 | □ 办理出院手续 |
| 基础护理 | □ 一级护理<br>□ 晨晚间护理<br>□ 患者安全管理 | □ 二级护理<br>□ 晨晚间护理<br>□ 患者安全管理 | □ 二级护理<br>□ 晨晚间护理<br>□ 患者安全管理 |
| 专科护理 | □ 病情观察，询问患者有无恶心、呕吐等情况；观察术眼情况变化，注意绷带有无脱落、渗出物，眼部有无胀痛、眼部光感等情况<br>□ 遵医嘱眼药治疗<br>□ 心理护理 | □ 病情观察，观察术眼情况变化，注意绷带有无脱落、渗出物，眼部有无胀痛、眼部光感等情况<br>□ 遵医嘱眼药治疗<br>□ 心理护理 | □ 病情观察，观察术眼情况变化<br>□ 遵医嘱眼药治疗<br>□ 心理护理 |
| 重点医嘱 | □ 详见医嘱执行单 | □ 详见医嘱执行单 | □ 详见医嘱执行单 |
| 病情变异记录 | □ 无　□ 有，原因：<br>1.<br>2. | □ 无　□ 有，原因：<br>1.<br>2. | □ 无　□ 有，原因：<br>1.<br>2. |
| 护士签名 | | | |

### （三）患者表单

**眼眶肿瘤临床路径患者表单**

适用对象：第一诊断为眼眶肿瘤
行眼眶肿瘤摘除手术

| 患者姓名： | 性别： 年龄： 门诊号： | 住院号： |
|---|---|---|
| 住院日期： 年 月 日 | 出院日期： 年 月 日 | 标准住院日：10~12 天 |

| 时间 | 入 院 | 手术前 | 手术当天 |
|---|---|---|---|
| 医患配合 | □ 配合询问病史、收集资料，请务必详细告知既往史、用药史、过敏史<br>□ 如服用抗凝剂，请明确告知<br>□ 配合进行体格检查<br>□ 有任何不适请告知医师 | □ 配合完善术前相关检查，如采血、留尿、心电图、X 线胸片、眼部特殊检查（CT、MRI、B 超等）<br>□ 麻醉师与患者进行术前访视 | □ 配合评估手术效果<br>□ 有任何不适请告知医师 |
| 护患配合 | □ 配合测量体温、脉搏、呼吸、血压、体重 1 次<br>□ 配合完成入院护理评估（简单询问病史、过敏史、用药史）<br>□ 接受入院宣教（环境介绍、病室规定、订餐制度、贵重物品保管等）<br>□ 有任何不适请告知护士 | □ 配合测量体温、脉搏、呼吸、询问大便 1 次<br>□ 接受术前宣教<br>□ 自行沐浴，加强头部清洁，剪指甲，男患者剃须<br>□ 准备好必要用物，吸水管<br>□ 取下义齿、饰品等，贵重物品交家属保管 | □ 清晨测量体温、脉搏、呼吸<br>□ 送手术室前，协助完成核对，带齐影像资料和术中带药<br>□ 返回病房后，协助完成核对，配合过病床，配合血压测量<br>□ 遵医嘱采取正确体位<br>□ 配合缓解疼痛<br>□ 有任何不适请告知护士 |
| 饮食 | □ 普通饮食 | □ 普通饮食 | □ 普通饮食 |
| 排泄 | □ 正常排尿便 | □ 正常排尿便 | □ 正常排尿便 |
| 活动 | □ 正常活动 | □ 正常活动 | □ 全身麻醉清醒后，平卧休息约 6 小时后正常活动 |

| 时间 | 手术后 | 出 院 |
|---|---|---|
| 医患配合 | □ 配合检查眼部情况：眼睑、皮肤及结膜切口、眶压、眼压、眼球运动、眼睑抬举等情况<br>□ 配合眼部伤口换药 | □ 接受出院前指导<br>□ 知道复查程序<br>□ 获取出院诊断书<br>□ 预约复诊日期 |
| 护患配合 | □ 配合定时测量体温、脉搏、呼吸、每日询问排便<br>□ 注意活动安全，避免坠床或跌倒<br>□ 配合执行探视及陪护 | □ 接受出院宣教<br>□ 办理出院手续<br>□ 获取出院带药<br>□ 知道眼药使用频率、方法和眼药保存注意事项<br>□ 知道复印病历方法 |
| 饮食 | □ 普通饮食 | □ 普通饮食 |
| 排泄 | □ 正常排尿便<br>□ 避免便秘 | □ 正常排尿便<br>□ 避免便秘 |
| 活动 | □ 正常活动，避免疲劳 | □ 正常活动，避免疲劳 |

## 附：原表单（2016 年版）

### 眼眶肿瘤临床路径表单

适用对象：第一诊断为眼眶肿瘤
行眼眶肿瘤摘除手术

| 患者姓名： | | 性别： | 年龄： | 门诊号： | 住院号： |
|---|---|---|---|---|---|
| 住院日期： 年 月 日 | | 出院日期： 年 月 日 | | | 标准住院日 10～12 天 |

| 时间 | 住院第 1 天 | 住院第 2～3 天 | 住院第 3～4 天（手术日） |
|---|---|---|---|
| 主要诊疗工作 | □ 询问病史<br>□ 体格检查<br>□ 交代病情<br>□ 完成首次病程记录和住院病历<br>□ 开立各种检查单 | □ 核实各项检查结果正常<br>□ 上级医师查房与术前评估<br>□ 向患者及家属交代术前、术中和术后注意事项<br>□ 术前讨论确定术式<br>□ 签署手术知情同意书 | □ 术前再次确认患者姓名、性别、年龄和手术眼别<br>□ 实施手术<br>□ 完成手术记录<br>□ 向患者及其家属交代手术后注意事项 |
| 重点医嘱 | **长期医嘱**<br>□ 眼科二/三级护理<br>□ 抗菌药物眼液点术眼（4 次/日）<br>**临时医嘱**<br>□ 血、尿常规<br>□ 感染性疾病筛查（包括乙型肝炎、丙型肝炎、艾滋病、梅毒）<br>□ 凝血功能检查<br>□ 心电图、胸透，腹部彩超<br>□ 血生化（肝肾功、电解质、血糖、血脂）检查<br>□ 完善影像学检查 | **长期医嘱**<br>□ 眼科二/三级护理<br>□ 抗菌药物眼液点术眼（4 次/日）<br>**临时医嘱**<br>□ 明日在局部麻醉或全身麻醉行眼眶肿瘤摘除术<br>□ 术前局部备皮<br>□ 术前备血<br>□ 备血凝酶<br>□ 术前镇静剂 | **长期医嘱**<br>□ 眼科一/二级护理<br>□ 口服或静脉抗菌药物<br>□ 抗菌药物+类固醇激素眼药<br>**临时医嘱**<br>□ 根据病情需要制订<br>□ 可在术前 30 分钟适当给予抗菌药物 |
| 主要护理工作 | □ 入院护理评估<br>□ 健康教育<br>□ 执行医嘱 | □ 手术前物品准备<br>□ 手术前心理护理<br>□ 手术前患者准备<br>□ 执行医嘱 | □ 随时观察患者情况<br>□ 术前冲洗结膜囊<br>□ 术后心理与基础护理<br>□ 执行医嘱<br>□ 术后健康教育 |
| 病情变异记录 | □ 无 □ 有，原因：<br>1.<br>2. | □ 无 □ 有，原因：<br>1.<br>2. | □ 无 □ 有，原因：<br>1.<br>2. |
| 护士签名 | 白班　小夜班　大夜班 | 白班　小夜班　大夜班 | 白班　小夜班　大夜班 |
| 医师签名 | | | |

| 时间 | 住院第 4~5 天<br>（术后第 1 日） | 住院第 5~9 天<br>（术后第 2~6 日） | 住院第 10~12 天<br>（出院日） |
|---|---|---|---|
| 主要诊疗工作 | □ 检查患者术眼<br>□ 上级医师查房，确定有无手术并发症<br>□ 更换敷料<br>□ 完成病程记录<br>□ 向患者及家属交代术后恢复情况 | □ 检查患者术眼<br>□ 上级医师查房，确定有无手术并发症<br>□ 更换敷料<br>□ 完成病程记录<br>□ 评估患者是否可以出院 | □ 上级医师查房，确定是否可以出院，若患者可以出院，则需完成出院记录<br>□ 通知出院处<br>□ 通知患者及其家属出院<br>□ 向患者交代出院后注意事项<br>□ 预约复诊日期<br>□ 出具诊断证明书<br>□ 可拆缝线 |
| 重点医嘱 | **长期医嘱**<br>□ 眼科一/二级护理<br>□ 抗菌药物+类固醇激素+促进上皮恢复眼液<br>□ 抗菌药物和糖皮质激素全身应用<br>□ 促神经肌肉恢复药物应用<br>**临时医嘱**<br>□ 根据病情需要制订 | **长期医嘱**<br>□ 眼科二/三级护理<br>□ 抗菌药物+类固醇激素+促进上皮恢复眼液<br>□ 抗菌药物应用不超过 72 小时，如有感染或植入性材料例外<br>□ 促神经肌肉恢复药物应用<br>**临时医嘱**<br>□ 根据病情需要制订 | **出院医嘱**<br>□ 今日出院<br>□ 抗菌药物 + 类固醇激素眼药<br>□ 口服促神经肌肉恢复药物<br>□ 眼球运动训练<br>□ 1 周复诊 |
| 主要护理工作 | □ 随时观察患者病情<br>□ 执行医嘱 | □ 随时观察患者病情<br>□ 执行医嘱 | □ 出院宣教<br>□ 如果患者可以出院，协助患者办理出院手续、交费等事项 |
| 病情变异记录 | □ 无　□ 有，原因：<br>1.<br>2. | □ 无　□ 有，原因：<br>1.<br>2. | □ 无　□ 有，原因：<br>1.<br>2. |
| 护士签名 | 白班　小夜班　大夜班 | 白班　小夜班　大夜班 | 白班　小夜班　大夜班 |
| 医师签名 | | | |

# 第二章

# 鼻腔鼻窦恶性肿瘤临床路径释义

## 一、鼻腔鼻窦恶性肿瘤编码

1. 卫计委原编码：

疾病名称及编码：鼻腔恶性肿瘤（ICD-10：C30.0）

鼻窦恶性肿瘤（ICD-10：C31）

手术操作名称及编码：鼻侧切开术或上颌骨全切除（ICD-9-CM-3：21.31/22.6/76.39/76.44）

2. 修改编码：

疾病名称及编码：鼻腔恶性肿瘤（ICD-10：C30.0）

鼻窦恶性肿瘤（ICD-10：C31）

手术操作名称及编码：经鼻外上颌窦切开术（ICD-9-CM-3：22.3）

额窦切开术和切除术（ICD-9-CM-3：22.4）

其他鼻窦切开术（ICD-9-CM-3：22.5）

鼻窦切除术（ICD-9-CM-3：22.6）

上颌骨部分切除伴植骨术（ICD-9-CM-3：76.3901）

上颌骨部分切除术（ICD-9-CM-3：76.3902）

上颌骨部分切除伴假体置入术（ICD-9-CM-3：76.3904）

上颌骨全切除术（ICD-9-CM-3：76.4502）

## 二、临床路径检索方法

（C30.0/C31）伴（22.3/22.4/22.5/22.6/76.3901/76.3902/76.3904/76.4502）

## 三、鼻腔鼻窦恶性肿瘤临床路径标准住院流程

### （一）适用对象

第一诊断为鼻腔鼻窦恶性肿瘤（ICD-10：C30.0/C31）。

行鼻侧切开术或上颌骨全切除术（ICD-9-CM-3：21.31/22.6/76.39/76.44）。

> 释义
>
> ■ 适用对象包括起源于鼻腔、鼻窦的各种实体恶性肿瘤，如鳞状细胞癌、腺癌、恶性黑色素瘤、腺样囊性癌、乳头状瘤恶变及各种起源于小涎腺的恶性肿瘤等，具有采用外科手术切除的条件。

### （二）诊断依据

根据《临床诊疗指南·耳鼻咽喉头颈外科分册》（中华医学会编著，人民卫生出版社，2009）。

1. 症状：鼻塞、涕中带血及头痛等肿瘤累及相邻结构引起的症状。

2. 体征：鼻腔鼻窦部有新生物。

3. 辅助检查：内镜和增强 CT 或 MRI 提示占位病变。

4. 病理组织学活检明确诊断。

> **释义**
>
> ■鼻腔鼻窦肿瘤起源部位多，病理类型复杂。如果是鼻腔中可以看到的肿瘤，可以在鼻内镜下取病理；在设计治疗方案以前，应有病理学检查结果，同时，应该有详细的鼻腔检查及影像学检查，如果肿瘤累及前颅底，在增强 CT 检查的同时，还应该进行 MRI 检查，来确定硬脑膜及颅内受累的范围，要注意肿瘤周围的重要结构如眶内容、视神经、大脑额叶等与肿瘤的关系。治疗前应检查视力、视野、眼球的运动、嗅觉等。

## （三）治疗方案的选择

根据《临床诊疗指南·耳鼻咽喉头颈外科分册》（中华医学会编著，人民卫生出版社）、《临床技术操作规范·耳鼻咽喉-头颈外科分册》（中华医学会编著，人民军医出版社，2009）。

1. 鼻侧切开术适应证：原发于鼻腔、上颌窦、筛窦和蝶窦恶性肿瘤，已经病理诊断，临床认为需要行鼻侧切开术。

2. 上颌骨切除术适应证：原发于上颌窦或鼻腔、鼻窦的恶性肿瘤，已经病理诊断，临床认为需要行上颌骨部分或全切除术。

3. 眶内容物切除术：根据肿瘤侵犯眶内情况而定。

4. 颈淋巴结清扫术：根据颈淋巴结转移情况而定。

5. 酌情一期缺损修复术。

> **释义**
>
> ■鼻内镜下肿瘤切除：适合肿瘤局限于鼻腔筛窦的患者，预计鼻内镜下可以将肿瘤完全切除。
>
> ■眶内容物切除术：根据肿瘤侵犯眶内情况而定。如果眼肌受累，一般需要眶内容切除，但应慎重行眶内容切除，如果眶内容受累，可以先诱导化疗或术前放疗。
>
> ■一般不做预防性颈淋巴结清扫，术前经 CT 或 PET-CT 评估，怀疑有颈淋巴结转移者，可以先清除同侧 1、2、3 区淋巴结，并送冷冻病理，根据颈淋巴结转移情况决定是否扩大清扫范围。
>
> ■酌情一期缺损修复术：如果切除上颌骨导致硬腭缺损或眶底壁的缺损，应一期做眶底或硬腭的修复，以避免术后眼功能、吞咽语言功能的障碍。
>
> ■鼻腔鼻窦恶性肿瘤，除了非常早期的 T1 病变选择单纯手术治疗以外，一般都选择手术、放疗或加化疗的综合治疗方案。在进行外科治疗以前，应进行包括放疗、化疗、病理、影像等学科在内的多学科讨论，共同制订治疗方案，切勿盲目首先选择手术。一般认为，腺癌、腺样囊性癌、恶性黑色素瘤对于放疗和化疗不敏感，如果能手术彻底切除，首选手术，术后辅助放疗和化疗；鳞状细胞癌、乳头状瘤恶变、高中分化的嗅神经母细胞瘤、高中分化的神经内分泌癌等，恶性程度中等，如果影像学评估可以手术彻底切除，则选择先手术，后放疗，如果估计手术不能完全切除，

则可以选择先放疗，待肿瘤缩小后再手术。对于恶性程度较高的肿瘤如肉瘤、低分化嗅神经母细胞瘤、低分化神经内分泌癌等，可以先化疗3~4周期，肿瘤缩小后手术，手术后放疗。对于评估可以在鼻内镜下完全切除的肿瘤，也可以选择内镜下手术，但应该根据患者的意愿、手术者的技能、医院的设备条件综合考虑。

■ 先放疗后手术的病例，一般在放疗结束后4~5周手术。先化疗，后手术的患者，一般在化疗结束后2~3周手术。手术后放疗，如果切口愈合良好，则手术后3~4周开始放疗。

### （四）标准住院日≤12天

**释义**

■ 一般术前准备2~3天，术后1周左右拆线出院。如果单纯鼻侧切开，术后3~4天抽出鼻腔填塞物后即可出院。如患者有高血压、糖尿病等合并症，需要术前调理治疗的，可以退出本路径。如肿瘤累及前颅底，则住院时间相应延长2~3天。

### （五）进入路径标准

1. 第一诊断必须符合 ICD-10：C30.0/C31 鼻腔鼻窦恶性肿瘤疾病编码。
2. 当患者同时具有其他疾病诊断，但住院期间不需要特殊处理也不影响第一诊断的临床路径流程实施时，可以进入临床路径。

**释义**

■ 进入临床路径的条件：①鼻腔鼻窦的恶性实体性肿瘤，需要外科手术治疗者；②患者整体状况KPS评分大于90分；③患者的心理状态可以接受手术；④有其他合并症，但不影响手术者。

■ 不能进入临床路径的情况：①患者肿瘤较大，不适合单纯手术切除，需要手术前的辅助治疗者；②患者合并有较严重的内科疾病，需要先进行内科治疗者；③患者的身体及心理状况不适合马上手术需要调整者。

### （六）术前准备≤3天

1. 必需的检查项目：
（1）血常规、尿常规。
（2）肝肾功能、电解质、血糖、凝血功能。
（3）感染性疾病筛查（乙型肝炎、丙型肝炎、梅毒、艾滋病等）。
（4）X线胸片、心电图。
（5）内镜。
（6）增强 CT 或 MRI。
（7）病理学检查。

2. 根据患者情况可选择的检查项目：

（1）输血准备。

（2）其他相关检查。

（3）如行上颌骨切除术可应用腭护板式牙托（赝复体）。

释义

■ 必须进行的检查不仅仅是术前明确诊断，同时也是明确手术指征，排除手术禁忌证的关键，术前必须完成，不可或缺。临床主管人员需要认真分析结果，对疑难者或出现指标明显异常者必要时可复查明确，且应采取相应处置措施直至指标符合手术要求。

■ 手术前要确定有无明显的全身远处转移病灶。术前应精确评估病变范围，设计好切除范围。术前要有病理诊断，以便设计综合治疗方案。术前应设计好切除后缺损的修复重建方法。如是非实体肿瘤，如淋巴瘤等，应退出临床路径。

### （七）预防性抗菌药物选择与使用时机

按照《抗菌药物临床应用指导原则》（卫医发〔2004〕285 号）合理选用抗菌药物。

释义

■ 鼻腔鼻窦手术是二级切口，应适当应用抗菌药物预防感染，特别是颅面联合手术的患者，应加大抗菌药物应用的力度，防治颅内感染的发生。

### （八）手术日为入院后 4 天内

1. 麻醉方式：全身麻醉。

2. 手术：见治疗方案的选择。

3. 手术内固定物：可选择。

4. 术中用药：止血药、抗菌药物。

5. 输血：视术中情况而定。

6. 标本送病理检查。

释义

■ 治疗方案应根据病理结果和多学科讨论（和放疗、化疗等学科一起，MDT）的结果在手术前制订。

■ 对于切除的任何手术标本，都应该送病理检查。

### （九）术后住院恢复 7~10 天（非一期修复者），一期修复者术后 10~12 天出院

1. 按照《抗菌药物临床应用指导原则》（卫医发〔2004〕285 号）合理选用抗菌药物。

2. 伤口换药。

3. 根据患者情况确定需要的后续治疗。

> **释义**
>
> ■ 鼻腔填塞物一般术后3~4天取出，面部切口缝线术后6~7天拆线。
> ■ 非一期修复者，术后抽出填塞物后即可出院，一期修复者，观察组织瓣1周，如无异常，则可以出院。
> ■ 一期修复者，如术后移植组织瓣异常，需要二次手术者，则可以退出路径。

### （十）出院标准

1. 一般情况良好，切口无感染。
2. 没有需要住院处理的并发症。

> **释义**
>
> ■ 鼻腔鼻窦没有需要住院处理的情况。
> ■ 手术鼻腔鼻窦的清理和冲洗，可门诊进行。
> ■ 放疗后手术的患者，如果切口愈合不良，可门诊换药二期处理。

### （十一）变异及原因分析

1. 术中、术后出现并发症（如咽瘘等），需要特殊诊断治疗措施，延长住院时间。
2. 伴有影响本病治疗效果的合并症，需要采取进一步检查和诊断，延长住院时间。

> **释义**
>
> ■ 如术后出现脑脊液鼻漏，应嘱咐患者卧床，必要时进行腰椎穿刺放脑脊液检查，排除有无颅内感染，这样则会延长住院时间。
> ■ 对于进行一期修复的患者，如果有糖尿病、低蛋白血症等合并症，则应相应延长住院时间。

## 四、鼻腔鼻窦恶性肿瘤临床路径给药方案

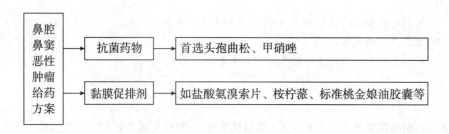

### 【用药选择】

1. 单纯鼻侧切开的患者，一般术后给予头孢类抗菌药物，单药，如头孢曲松钠1g静脉bid，用2~3天。

2. 上颌骨切除和（或）1 期修复的患者，可以手术开始前半小时，给予头孢类抗菌药物如头孢曲松钠 1g 静脉 bid，加硝基咪唑类抗厌氧菌抗菌药物，如替硝唑 800mg 静脉点滴 bid，二联用药，用 3~5 天。

3. 如果包括前颅底或硬脑膜切除，应该选择可以透过血-脑脊液屏障的敏感抗菌药物，如头孢曲松和甲硝唑，可以术前鼻腔分泌物细菌培养加药敏。再加上硝基咪唑类抗菌药物二联用药，头孢曲松钠 1g 静脉 bid，加硝基咪唑类抗厌氧菌抗菌药物，如替硝唑 800mg 静脉点滴 bid，二联用药，应在手术开始前 1 小时开始第 1 次给药，共用 5~6 天。

4. 患者拔除鼻腔填塞物后，可能有鼻窦炎的情况，可给予黏膜促排剂如桉柠蒎、鼻喷激素如布地奈德鼻喷雾剂、鼻黏膜收缩剂如麻黄碱等，并给予鼻腔冲洗。

【药学提示】

1. 头孢曲松静脉注射后即刻达到血药峰浓度，血消除半衰期为 7.89 小时。

2. 替硝唑对抑制病原体 DNA 合成，对革兰阴性菌有效。血液半衰期为 12~14 小时。

【注意事项】

1. 头孢曲松可以有静脉炎、发热、支气管痉挛和血清病等变态反应。

2. 替硝唑用药期间避免饮酒，否则会引起腹痛。

## 五、推荐表单

### （一）医师表单

**鼻腔鼻窦恶性肿瘤临床路径医师表单**

适用对象：第一诊断为鼻腔鼻窦恶性肿瘤（ICD-10：C30.0/C31）

行鼻侧切开手术或上颌骨全切除术（ICD-9-CM-3：21.31/22.6/76.39/76.45/16.5）

| 患者姓名： | 性别：　　年龄：　　门诊号： | | 住院号： |
|---|---|---|---|
| 住院日期：　　年　月　日 | 出院日期：　　年　月　日 | | 标准住院日：≤12 天 |

| 时间 | 住院第 1 天 | 住院第 2 天 | 住院第 3~4 天（手术日） |
|---|---|---|---|
| 主要诊疗工作 | □ 询问病史及体格检查<br>□ 完成病历书写<br>□ 上级医师查房与术前评估<br>□ 初步确定手术方式和日期 | □ 上级医师查房<br>□ 完成术前准备与术前评估<br>□ 根据检查结果等，进行术前讨论，确定手术方案<br>□ 完成必要的相关科室会诊<br>□ 签署手术知情同意书、自费用品协议书、输血同意书等<br>□ 向患者及家属交代围术期注意事项 | □ 手术<br>□ 术者完成手术记录<br>□ 住院医师完成术后病程<br>□ 上级医师查房<br>□ 向患者及家属交代病情及术后注意事项 |
| 重要医嘱 | **长期医嘱：**<br>□ 耳鼻喉科护理常规<br>□ 二级护理<br>□ 普通饮食<br>**临时医嘱：**<br>□ 血常规、尿常规<br>□ 肝肾功能、血糖、电解质、凝血功能、感染性疾病筛查（乙型肝炎、丙型肝炎、梅毒、艾滋病等）<br>□ X 线胸片、心电图<br>□ 鼻内镜检查<br>□ 增强 CT 或 MRI<br>□ 病理学检查<br>□ 输血准备（根据手术情况）<br>□ 手术必需的相关检查 | **长期医嘱：**<br>□ 耳鼻咽喉科护理常规<br>□ 二级护理<br>□ 普通饮食<br>□ 患者既往基础用药<br>**临时医嘱：**<br>□ 术前医嘱：明日全身麻醉下行鼻侧切开手术或上颌骨全切除术（眶内容物切除术）*<br>□ 术前禁食、禁水<br>□ 术前抗菌药物<br>□ 术前准备<br>□ 口腔科会诊制作腭护板式牙托（赝复体）（上颌骨切除术）<br>□ 其他特殊医嘱 | **长期医嘱：**<br>□ 全身麻醉术后常规护理<br>□ 鼻侧切开手术或上颌骨全切除术（眶内容物切除术）*术后常规护理<br>□ 一级护理<br>□ 流质饮食<br>□ 抗菌药物<br>□ 其他特殊医嘱<br>**临时医嘱：**<br>□ 标本送病理检查<br>□ 酌情心电监护<br>□ 酌情吸氧<br>□ 其他特殊医嘱 |
| 病情变异记录 | □ 无　□ 有，原因：<br>1.<br>2. | □ 无　□ 有，原因：<br>1.<br>2. | □ 无　□ 有，原因：<br>1.<br>2. |
| 医师签名 | | | |

| 时间 | 住院第 4~9 天<br>（术后第 1~6 日） | 住院第 10~12 天<br>（出院日） |
|---|---|---|
| 主要诊疗工作 | □ 上级医师查房<br>□ 住院医师完成常规病历书写<br>□ 注意病情变化<br>□ 注意观察生命体征<br>□ 注意鼻腔填塞、牙扎固定情况<br>□ 术后 3~4 日拔除鼻腔填塞物<br>□ 大手术者注意患者整体状况，水电解质平衡 | □ 上级医师查房，进行手术及伤口评估<br>□ 完成出院记录、出院证明书<br>□ 向患者交代出院后的注意事项<br>□ 根据鼻腔情况酌情清理鼻腔，或抽出剩余的鼻腔填塞物，拆除鼻面部缝线 |
| 重要医嘱 | **长期医嘱：**<br>□ 一/二级护理<br>□ 流质饮食<br>□ 抗菌药物<br>□ 其他特殊医嘱<br>**临时医嘱：**<br>□ 换药<br>□ 其他特殊医嘱 | **出院医嘱：**<br>□ 出院带药<br>□ 酌情安排肿瘤综合治疗<br>□ 门诊随诊 |
| 病情变异记录 | □ 无　□ 有，原因：<br>1.<br>2. | □ 无　□ 有，原因：<br>1.<br>2. |
| 医师签名 | | |

注：* 实际操作时需明确写出具体的术式

## （二）护士表单

### 鼻腔鼻窦恶性肿瘤临床路径护士表单

适用对象：第一诊断为鼻腔鼻窦恶性肿瘤（ICD-10：C30.0/C31）

行鼻侧切开手术或上颌骨全切除术（ICD-9-CM-3：21.31/22.6/76.39/76.45/16.5）

| 患者姓名： | 性别： 年龄： 门诊号： | 住院号： |
|---|---|---|
| 住院日期： 年 月 日 | 出院日期： 年 月 日 | 标准住院日：≤12 天 |

| 时间 | 住院第 1~2 天 | 住院第 3~9 天 | 住院第 10~12 天 |
|---|---|---|---|
| 健康宣教 | □ 介绍病房环境、设施和设备<br>□ 介绍主管医师、护士<br>□ 介绍住院注意事项<br>□ 手术前物品准备<br>□ 手术前心理护理<br>□ 入院护理评估 | □ 主管护士与患者沟通，了解并指导心理应对<br>□ 宣教疾病知识、用药知识及基本的手术过程<br>□ 告知手术前饮食、活动及探视注意事项、应对方式 | □ 手术<br>□ 术者完成手术记录<br>□ 住院医师完成术后病程<br>□ 上级医师查房<br>□ 向患者及家属交代病情及术后注意事项 |
| 护理处置 | □ 核对患者，佩戴腕带<br>□ 建立入院护理病历<br>□ 卫生处置：剪指甲、洗澡<br>□ 更换病号服 | □ 随时观察患者病情变化<br>□ 术后心理与生活护理 | □ 指导患者办理出院手续<br>□ 指导术后牙托护理<br>□ 指导术后随访时间 |
| 基础护理 | □ 二级护理<br>□ 晨晚间护理<br>□ 患者安全管理 | □ 二级护理<br>□ 晨晚间护理<br>□ 患者安全管理 | □ 三级护理<br>□ 晨晚间护理<br>□ 患者安全管理 |
| 专科护理 | □ 剪鼻毛<br>□ 鼻腔清洁 | □ 鼻腔吸引<br>□ 观察鼻腔填塞物有无脱出<br>□ 观察鼻腔通气管位置是否正常<br>□ 观察鼻腔口腔有无出血及量<br>□ 观察视力及眼球运动是否正常<br>□ 颅面联合手术患者还应注意意识、头痛 | □ 鼻腔清洁<br>□ 术后鼻腔复查<br>□ 术后用药指导 |
| 重点医嘱 | □ 详见医嘱执行单 | □ 详见医嘱执行单 | □ 详见医嘱执行单 |
| 病情变异记录 | □ 无 □ 有，原因：<br>1.<br>2. | □ 无 □ 有，原因：<br>1.<br>2. | □ 无 □ 有，原因：<br>1.<br>2. |
| 护士签名 | | | |

注：* 实际操作时需明确写出具体的术式

## （三）患者表单

### 鼻腔鼻窦恶性肿瘤临床路径患者表单

适用对象：第一诊断为鼻腔鼻窦恶性肿瘤（ICD-10：C30.0/C31）

行鼻侧切开手术或上颌骨全切除术（ICD-9-CM-3：21.31/22.6/76.39/76.45/16.5）

| 患者姓名： | | 性别：　　年龄：　　门诊号： | 住院号： |
| --- | --- | --- | --- |
| 住院日期：　　年　月　日 | | 出院日期：　　年　月　日 | 标准住院日 ≤12 天 |

| 时间 | 住院第 1 天 | 住院第 2~11 天 | 住院第 12 天（出院日） |
| --- | --- | --- | --- |
| 医患配合 | □ 配合询问病史、收集资料，请务必详细告知既往史、用药史、过敏史<br>□ 配合进行体格检查<br>□ 有任何不适告知医师 | □ 配合完善相关检查、化验，如采血、留尿、心电图、X线胸片等<br>□ 医师向患者及家属介绍病情，如有异常检查结果需进一步检查<br>□ 配合用药及治疗<br>□ 配合医师调整用药<br>□ 有任何不适告知医师 | □ 接受出院前指导<br>□ 询问出院后进一步治疗措施及注意事项<br>□ 知道复查程序<br>□ 获取出院诊断书 |
| 护患配合 | □ 配合测量体温、脉搏、呼吸、血压、血氧饱和度、体重<br>□ 配合完成入院护理评估单（简单询问病史、过敏史、用药史）<br>□ 接受入院宣教（环境介绍、病室规定、订餐制度、贵重物品保管等）<br>□ 有任何不适告知护士 | □ 配合测量体温、脉搏、呼吸，询问每日排便情况<br>□ 接受相关化验检查宣教，正确留取标本，配合检查<br>□ 有任何不适告知护士<br>□ 接受输液、服药治疗<br>□ 注意活动安全，避免坠床或跌倒<br>□ 配合执行探视及陪伴<br>□ 接受疾病及用药等相关知识指导 | □ 接受出院宣教<br>□ 办理出院手续<br>□ 获取出院带药<br>□ 知道服药方法、作用、注意事项<br>□ 知道复印病历方法 |
| 饮食 | □ 普通饮食 | □ 普通饮食，或流质饮食，或鼻饲 | □ 普通饮食 |
| 排泄 | □ 正常排尿便 | □ 正常排尿便 | □ 正常排尿便 |
| 活动 | □ 适量活动 | □ 手术当日卧床<br>□ 手术后第 2 日下床活动 | □ 适量活动 |

注：* 实际操作时需明确写出具体的术式

## 附：原表单（2011 年版）

### 鼻腔鼻窦恶性肿瘤临床路径表单

适用对象：第一诊断为鼻腔鼻窦恶性肿瘤（ICD-10：C30.0/C31）

行鼻侧切开手术或上颌骨全切除术（ICD-9-CM-3：21.31/22.6/76.39/76.44）

| 患者姓名： | 性别：　　年龄：　　门诊号： | 住院号： |
|---|---|---|
| 住院日期：　　年　月　日 | 出院日期：　　年　月　日 | 标准住院日：≤12 天 |

| 时间 | 住院第 1 天 | 住院第 2 天 | 住院第 3~4 天（手术日） |
|---|---|---|---|
| 主要诊疗工作 | □ 询问病史及体格检查<br>□ 完成病历书写<br>□ 上级医师查房与术前评估<br>□ 初步确定手术方式和日期 | □ 上级医师查房<br>□ 完成术前准备与术前评估<br>□ 根据检查结果等，进行术前讨论，确定手术方案<br>□ 完成必要的相关科室会诊<br>□ 签署手术知情同意书、自费用品协议书、输血同意书<br>□ 向患者及家属交代围术期注意事项 | □ 手术<br>□ 术者完成手术记录<br>□ 住院医师完成术后病程<br>□ 上级医师查房<br>□ 向患者及家属交代病情及术后注意事项 |
| 重要医嘱 | **长期医嘱：**<br>□ 耳鼻喉科护理常规<br>□ 二级护理<br>□ 普通饮食<br>**临时医嘱：**<br>□ 血常规、尿常规<br>□ 肝肾功能、血糖、电解质、凝血功能、感染性疾病筛查（乙型肝炎、丙型肝炎、梅毒、艾滋病等）<br>□ X 线胸片、心电图<br>□ 鼻内镜检查<br>□ 增强 CT 或 MRI<br>□ 病理学检查<br>□ 输血准备（根据手术情况）<br>□ 手术必需的相关检查 | **长期医嘱：**<br>□ 耳鼻咽喉科护理常规<br>□ 二级护理<br>□ 普通饮食<br>□ 患者既往基础用药<br>**临时医嘱：**<br>□ 术前医嘱：明日全身麻醉下行鼻侧切开手术或上颌骨全切除术（眶内容物切除术）*<br>□ 术前禁食、禁水<br>□ 术前抗菌药物<br>□ 术前准备<br>□ 口腔科会诊制作腭护板式牙托（赝复体）（上颌骨切除术）<br>□ 其他特殊医嘱 | **长期医嘱：**<br>□ 全身麻醉术后常规护理<br>□ 鼻侧切开手术或上颌骨全切除术（眶内容物切除术）* 术后常规护理<br>□ 一级护理<br>□ 流质饮食<br>□ 抗菌药物<br>□ 其他特殊医嘱<br>**临时医嘱：**<br>□ 标本送病理检查<br>□ 酌情心电监护<br>□ 酌情吸氧<br>□ 其他特殊医嘱 |
| 主要护理工作 | □ 介绍病房环境、设施和设备<br>□ 入院护理评估 | □ 宣教、备皮等术前准备<br>□ 手术前物品准备<br>□ 手术前心理护理 | □ 随时观察患者病情变化<br>□ 术后心理与生活护理 |
| 病情变异记录 | □ 无　□ 有，原因：<br>1.<br>2. | □ 无　□ 有，原因：<br>1.<br>2. | □ 无　□ 有，原因：<br>1.<br>2. |
| 护士签名 | | | |
| 医师签名 | | | |

| 时间 | 住院第 4~9 天<br>（术后第 1~6 日） | 住院第 10~12 天<br>（出院日） |
|---|---|---|
| 主要<br>诊疗<br>工作 | □ 上级医师查房<br>□ 住院医师完成常规病历书写<br>□ 注意病情变化<br>□ 注意观察生命体征<br>□ 注意鼻腔填塞、牙托固定情况 | □ 上级医师查房，进行手术及伤口评估<br>□ 完成出院记录、出院证明书<br>□ 向患者交代出院后的注意事项<br>□ 根据鼻腔情况酌情抽出鼻腔填塞物<br>□ 拆除鼻面部缝线 |
| 重<br>要<br>医<br>嘱 | **长期医嘱：**<br>□ 一/二级护理<br>□ 流质饮食<br>□ 抗菌药物<br>□ 其他特殊医嘱<br>**临时医嘱：**<br>□ 换药<br>□ 其他特殊医嘱 | **出院医嘱：**<br>□ 出院带药<br>□ 酌情肿瘤综合治疗<br>□ 门诊随诊 |
| 主要<br>护理<br>工作 | □ 随时观察患者情况<br>□ 术后心理与生活护理 | □ 指导患者办理出院手续<br>□ 指导术后牙托护理<br>□ 指导术后随访时间 |
| 病情<br>变异<br>记录 | □ 无　□ 有，原因：<br>1.<br>2. | □ 无　□ 有，原因：<br>1.<br>2. |
| 护士<br>签名 | | |
| 医师<br>签名 | | |

注：* 实际操作时需明确写出具体的术式

# 第三章

# 鼻咽癌临床路径释义

## 一、鼻咽癌编码

疾病名称及编码：鼻咽癌（ICD-10：C11）

## 二、临床路径检索方法

C11

## 三、鼻咽癌临床路径标准住院流程

### （一）适用对象

第一诊断为鼻咽癌（ICD-10：C11）。

> **释义**
>
> ■ 适用对象编码参见第一部分。
>
> ■ 本路径适用对象为临床新诊断为非转移性鼻咽癌（M0）的患者，如晚期患者姑息对症支持治疗，常规采用非放化疗、非手术的治疗手段，不适用于本路径。

### （二）诊断依据

根据《临床诊疗指南·耳鼻咽喉头颈外科分册》（中华医学会编著，人民卫生出版社，2009 年）。

1. 症状：涕血、鼻出血、鼻塞、耳鸣、听力减退、头痛、颈部淋巴结肿大、脑神经损害或远端转移症状。
2. 体征：鼻咽部新生物、颈部肿大淋巴结。
3. 辅助检查：间接鼻咽镜、纤维或电子鼻咽镜、鼻咽部增强 CT 和 MRI、血清 VCA-IgA，EBV-DNA 全身骨扫描或 PET 检查。
4. 病理学［鼻咽部和（或）颈部转移灶］明确诊断。

> **释义**
>
> ■ 本路径的制订主要参考国内权威诊疗指南。
>
> ■ 病史和典型的临床症状是诊断鼻咽癌的初步依据，鼻咽肿物侵犯鼻咽周围组织会导致涕血、鼻出血、鼻塞、耳鸣、听力减退、头痛以及面部麻木、复视等脑神经损害症状，鼻咽癌容易出现颈部淋巴结转移。体格检查和鼻咽镜检查可见鼻咽占位和（或）颈部淋巴结肿大，合并有脑神经损害时有相应的临床体征。鼻咽活检病理和（或）颈部淋巴结穿刺细胞学可明确诊断，需尽可能获取鼻咽原发灶病理诊断。骨扫描等分期检查是确保患者后续接受正规治疗的必需检查。其他分期相关检查还需要增加胸部 CT（推荐）或 X 线胸片，腹部超声或 CT（推荐）除外远端转移。

■ 还需要增加血常规、血生化检查，以便判断是否能够接受同期放化疗以及营养状态好坏。

■ 治疗前需要检查甲状腺功能，垂体功能等以了解基线水平。

### （三）治疗方案的选择

根据《临床治疗指南·耳鼻咽喉头颈外科分册》（中华医学会编著，人民卫生出版社，2009年）、《头颈肿瘤综合治疗专家共识》（中国抗癌协会头颈肿瘤专业委员会，中国抗癌协会放射肿瘤专业委员会，中华耳鼻咽喉头颈外科杂志，2010年）、《中国鼻咽癌诊疗指南》（中国抗癌协会鼻咽癌专业委员会，2007年）、《2010鼻咽癌调强放疗靶区及剂量设计指引专家共识》（中国鼻咽癌临床分期工作委员会，中华放射肿瘤学杂志，2011年）、《2012ESMO临床实践指南：鼻咽癌的诊断、治疗与随访》（欧洲肿瘤内科学会）。

鼻咽癌分期对预后意义重大，也是影响治疗方案选择的主要因素。目前主要采用2008中国鼻咽癌分期和2010第七版世界抗癌联盟/美国癌症联合委员会标准，以MRI检查作为分期依据。根据分期选择不同治疗方案，其原则是：放射治疗为主，辅以化学治疗和手术治疗。

1. 早期：对应鼻咽癌Ⅰ期，单用放射治疗。
2. 中期：对应鼻咽癌Ⅱ期，无淋巴结转移者可考虑单纯放疗；伴淋巴结转移者同步放化疗。
3. 晚期：对应鼻咽癌Ⅲ、ⅣA、ⅣB期。多采用同步放化疗，联合辅助化疗；放疗效果欠佳者可新辅助诱导化疗+同步放化疗。
4. 出现远端转移者，采用化疗为主，辅以放疗。
5. 放疗后残留或复发局限者可考虑手术切除。
6. 复发者再次放疗或放化疗。
7. 放疗技术包括：调强放疗、适形放疗、近距离放疗及立体定向放疗；外照射放射源采用直线加速器或$^{60}$Co；近距离采用$^{192}$Ir。每周5天，1次/天，1.8~2Gy/次，总剂量60~75Gy。
8. 化疗药物：同步放化疗，化疗药物多选择顺铂（P）；辅助及新辅助化疗方案为顺铂+5-FU（PF）、顺铂+紫杉醇（TP）、顺铂+紫杉醇+5-FU（TPF）或吉西他滨+顺铂（GP），每21天重复1次，4~6个疗程。

> **释义**
>
> ■ 本病确诊后，应根据临床分期和治疗原则，给予合适的治疗，鼻咽癌首选放射治疗，以根治性放疗或以放疗为主的综合性治疗为主要治疗选择，早期一般采用单纯放射治疗；晚期采用同步放化疗±辅助化疗；远端转移高危患者（N3或T4N2）等可以考虑诱导化疗+同期放化疗；治疗后残存或早期复发病例可行手术挽救治疗。
>
> ■ 放疗一般推荐采用适形或调强放疗技术，以最大程度保护正常组织，保证患者远期生活质量。腔内近距离放疗及立体定向放疗多用于外照射后残存灶的补量照射。鼻咽癌靶区中大体肿瘤区（GTV）包括鼻咽原发肿瘤（GTVnx）及咽旁/颈部转移淋巴结（GTVnd）；临床靶区（CTV）根据受累的危险程度分为：CTV1（高危区）和CTV2（低危区，预防照射区）；计划靶区（PTV）应根据系统误差和摆位误差实测和计算获得，调强放疗技术建议在GTV/CTV基础上外放3~5mm形成PTV。同期放化疗条件下，建议采用常规分割模式。调强放疗技术建议采用同期补量技术（SIB-

IMRT）。系统评价显示，联合使用放疗增敏剂注射用甘氨双唑钠可有效改善患者的近期疗效和生存率，且不增加药物不良反应的发生率。

■ 鼻咽癌计划性的化疗、放疗综合治疗包括新辅助化疗、同步放化疗和辅助化疗。临床研究数据表明同步放化疗时以铂类单药获得好的疗效同时不良反应可以耐受。新辅助化疗可以降低局部和区域的肿瘤负荷和消除微小转移灶，从而提高局部控制率、降低远端转移率，常用的新辅助化疗放疗为 TPF 或 PF。同步放化疗不仅可以提高局部控制，还可以降低远端转移的发生。单纯的辅助化疗未能提高鼻咽癌的疗效。同步放化疗±辅助化疗可以作为局部晚期鼻咽癌的治疗手段之一，常用的辅助化疗方案为 TPF/PF/GP。抗肿瘤植物化学药榄香烯乳单药应用有较好的抑制肿瘤生长增殖作用，能够提高机体免疫力，与常规放化疗联合可协同增敏增效，减轻不良反应。

■ 挽救性手术对于放疗后鼻咽部或颈部未控或复发的早期病例有效，患者全身状况较好，鼻咽肿物无咽旁或颅底骨质侵犯，颈部淋巴结未固定并未累及颈部血管鞘。挽救手术后是否需要再行放化疗，应视手术术式和病理结果而定。

### （四）标准住院日

1. 单纯放疗和同步放化疗者≤42 天。
2. 非首次化疗者≤7 天。
3. 原发部位或颈部残留或复发采用手术切除者≤21 天。

> **释义**
>
> ■ 鼻咽癌行放射治疗/化疗/挽救手术入院前完成临床所需各项检查及治疗前准备，治疗定位和治疗计划设计需要 1~2 周时间。放射治疗时间为 6.5~7.5 周（根据肿瘤分期不同而异），治疗结束需要约 1 周时间完成疗效评价相关检查，总住院时间为 8.5~10.5 周。
>
> ■ 如患者先行诱导化疗，根据化疗方案，每化疗周期住院天数可以≤7 天。
>
> ■ 如果患者为原发部位或颈部残存淋巴结，或者早期复发病例，选择手术治疗时，包括术前准备、手术后恢复时间，需要观察手术恢复及术后并发症，总住院时间为 21 天符合本路径要求。

### （五）进入路径标准

1. 第一诊断必须符合鼻咽癌疾病编码（ICD-10：C11）。
2. 当患者同时具有其他疾病诊断，但在住院期间不需要特殊处理也不影响第一诊断的临床路径流程实施时，可以进入路径。

> **释义**
>
> ■ 进入本路径的患者第一诊断为非转移性鼻咽癌，需除外鼻咽大出血、严重感染和恶病质等肿瘤相关并发症。

■入院后常规检查发现有基础疾病，如高血压、冠状动脉粥样硬化性心脏病、糖尿病、肝肾功能不全等，经系统评估后对肿瘤诊断治疗无特殊影响者，可进入路径。但可能增加医疗费用，延长住院时间。

## （六）住院期间检查项目

1. 必需的检查项目：

（1）血、尿常规。

（2）肝功能、肾功能、电解质、血糖、凝血功能。

（3）感染性疾病筛查（乙型肝炎、丙型肝炎、梅毒、艾滋病等）。

（4）胸部 X 线片、心电图、腹部超声。

（5）间接鼻咽镜、纤维或电子鼻咽镜、鼻咽部增强 MRI 和（或）CT。

（6）标本送病理学检查。

2. 根据患者病情，可选择检查项目：颅脑、胸部、腹部 CT 或 MRI，血清 VCA-IgA，EB-DNA，肺功能，输血准备，全身骨扫描或 PET 检查等。

> **释义**
>
> ■血常规、尿常规、便常规是最基本的三大常规检查，感染性疾病筛查、肝肾功能、电解质、血糖、凝血功能、心电图、X 线胸片或者胸部 CT 可评估有无基础疾病及肺部转移灶，是否影响住院时间、费用及其治疗预后；鼻咽镜可明确鼻咽肿物腔内及黏膜下浸润范围，通过鼻咽镜或直视下活检可获得病理确诊，并可通过免疫组化协助判断患者预后及指导下一步生物靶向治疗的实施。鼻咽 CT 或 MRI 可协助判断鼻咽及邻近结构受侵情况，明确分期及判断预后，胸腹影像、骨扫描等检查可排除是否存在远端转移，胸腹影像学、骨扫描等分期检查应该在入院前完成，以便明确诊断和制订治疗方案。
>
> ■本病需与其他引起鼻咽肿块和颈部淋巴结肿大的疾病相鉴别，如恶性淋巴瘤、纤维血管瘤、脊索瘤、鼻咽结核或慢性炎症增殖性疾病以及腺样体肥大等，鼻咽镜活检病理组织学检查是最为直接的鉴别手段。

## （七）预防性抗菌药物选择与使用时机

按照《抗菌药物临床应用管理办法》（卫生部令〔2012〕84 号）和《抗菌药物临床应用指导原则（2015 年版）》（国卫办医发〔2015〕43 号）合理选用抗菌药物。

> **释义**
>
> ■应严格按照国内相关原则把握预防性抗菌药物使用，选用的抗菌药物必须是疗效肯定、安全、使用方便及价格相对较低的品种，总的用药时间不超过 24 小时，个别情况可延长至 48 小时。对于手术前已形成感染者，抗菌药物使用时间应按照治疗性应用而定。

### （八）需要采取手术者手术日为入院后 5 天内

1. 麻醉方式：全身麻醉。
2. 手术：见"（三）治疗方案的选择"。
3. 术中用药：止血药、抗菌药物。
4. 输血：视术中情况而定。
5. 标本送病理检查。

> **释义**
>
> ■ 应依据手术术式及拟切除范围决定抗菌药物、止血药物以及是否需要进行输血。
> ■ 手术标本必须送病理检查，证实是否有癌，残存患者同时可以了解肿瘤对治疗的反应。

### （九）术后住院治疗 7~16 天

1. 抗菌药物：按照《抗菌药物临床应用管理办法》（卫生部令〔2012〕84 号）和《抗菌药物临床应用指导原则（2015 年版)》（国卫办医发〔2015〕43 号）合理选用抗菌药物。
2. 鼻腔冲洗。
3. 伤口换药。

> **释义**
>
> ■ 应严格按照国家标准合理应用抗菌药物。鼻腔冲洗对于促进黏膜早日恢复，有利于防止分泌物和坏死物局部附着引发感染，如无禁忌，应鼓励患者长期保持，并应对其进行相应指导。

### （十）出院标准

1. 一般情况良好。
2. 没有需要住院处理的并发症。

> **释义**
>
> ■ 患者出院前应完成所有治疗后评估，一般情况良好，无明确的药物相关或治疗相关不良反应，如存在可门诊处理的并发症可予以口服药物对症处理。

### （十一）变异及原因分析

1. 治疗过程中出现并发症，需要特殊诊断治疗措施，延长住院时间。
2. 伴有影响本病治疗效果的合并症，需要采取进一步检查和诊断，延长住院时间。

> **释义**
>
> ■ 按标准治疗方案出现需要住院特殊处理的并发症，则需要延长总的治疗时间，观察直至临床医师评估可安全出院，治疗中出现病情变化，如新出现远端转移等，

则需要终止目前路径，转入相应路径继续治疗。

■ 认可的变异原因主要是指患者入选路径后，在检查及治疗过程中发现患者合并存在事前未预知的、对本路径治疗可能产生影响的情况，需要终止执行路径或延长治疗时间、增加治疗费用。医师需在表单中明确说明。

■ 因患者方面的主观原因导致执行路径出现变异，需医师在表单中予以说明。

### 四、鼻咽癌常用化疗方案

**【用药选择】**

根据近期指南推荐，常用的鼻咽癌化疗方案如下。

1. 顺铂+5-FU（PF）：5-FU 1000mg/m² civ 96 小时，第 1~4 天；顺铂 100mg/m² ivgtt，第 1 天（正规水化利尿 3 天），21 天为 1 周期。

2. 顺铂+紫杉醇（TP）：紫杉醇 135mg/m² ivgtt，第 1 天；顺铂 75mg/m² ivgtt，第 1 天（正规水化利尿），21 天为 1 周期。

3. 顺铂+紫杉醇+5-FU（TPF）：紫杉醇 135mg/m² ivgtt，第 1 天；顺铂 20mg/m² ivgtt，第 1~4 天，5-FU 500mg/m² civ 120 小时，第 1~5 天。

**【药学提示】**

1. 顺铂不良反应包括：①消化道反应：严重的恶心、呕吐为主要的限制性毒性；②肾毒性：累积性及剂量相关性肾功能不良是顺铂的主要限制性毒性，一般剂量每日超过 90mg/m² 即为肾毒性的危险因素。主要为肾小管损伤。急性损害一般见于用药后 10~15 天，血尿素氮（BUN）及肌酐（Cr）增高，肌酐清除率降低，多为可逆性，反复高剂量治疗可致持久性轻至中度肾损害。目前除水化外尚无有效预防本品所致的肾毒性的手段；③神经毒性：神经损害如听神经损害所致耳鸣、听力下降较常见。末梢神经毒性与累积剂量增加有关，表现为不同程度的手、脚套样感觉减弱或丧失，有时出现肢端麻痹、躯干肌力下降等，一般难以恢复。癫痫及视神经乳头水肿或球后视神经炎则较少见；④骨髓抑制：骨髓抑制［白细胞和（或）血小板下降］一般较轻，发生概率与每疗程剂量有关，若 ≤100mg/m²，发生概率约 10%~20%，若剂量 ≥120mg/m²，则约 40%，但亦与联合化疗中其他抗癌药骨髓毒性的重叠有关；⑤过敏反应：可出现脸肿、气喘、心动过速、低血压、非特异斑丘疹类皮疹；⑥其他：心脏功能异常、肝功能改变少见。

2. 紫杉醇不良反应：①可有白细胞、血小板减少、贫血（血红蛋白减少）、感染、黏膜炎、出血、过敏反应、低血压、心动过缓、心电图异常、关节痛、肌肉痛、转氨酶和胆红素升高、脱发、恶心及呕吐；②对紫杉醇有过敏者及骨髓抑制患者忌用。

3. 5-FU 不良反应：①骨髓抑制：主要为白细胞减少、血小板下降；②食欲缺乏、恶心、呕吐、口腔炎、胃炎、腹痛及腹泻等胃肠道反应；③注射局部有疼痛、静脉炎或动脉内膜炎；④其他：常有脱发、红斑性皮炎、皮肤色素沉着手足综合征及暂时性小脑运动失调，偶有影响心脏功能。

**【注意事项】**

1. 顺铂用药时，为了减轻毒性反应，用药期间应多饮水或输液，强迫利尿；药前先给甲氧氯普胺和氯丙嗪等减轻消化道反应。

2. 紫杉醇使用前先用地塞米松、苯海拉明及 $H_2$ 受体拮抗剂。

3. 鼻咽癌的化疗分为诱导化疗、辅助化疗和同步放化疗，目前常用的诱导和辅助化疗方案为 TPF 或 TP/GP；同步放化疗推荐方案为单药顺铂 100mg/m²，21 天/周期，共 2~3 周期。

## 五、推荐表单

### （一）医师表单

**鼻咽癌手术临床路径医师表单**

适用对象：第一诊断为鼻咽癌（ICD-10：C11）

拟行原发灶或颈部残留或复发灶切除术

| 患者姓名： | 性别：　　年龄：　　门诊号： | 住院号： |
|---|---|---|
| 住院日期：　　年　月　日 | 出院日期：　　年　月　日 | 标准住院日：≤21 天 |

| 时间 | 住院第 1 天 | 住院第 1~3 天<br>（手术准备日） | 住院第 2~5 天<br>（手术日） |
|---|---|---|---|
| 主要诊疗工作 | □ 询问病史及体格检查<br>□ 完成病历书写<br>□ 上级医师查房与治疗前评估<br>□ 初步确定治疗方式和日期<br>□ 完善检查 | □ 上级医师查房<br>□ 完成术前准备与术前评估<br>□ 进行术前讨论，确定手术方案<br>□ 完成必要的相关科室会诊<br>□ 签署手术知情同意书、自费用品协议书、输血同意书<br>□ 向患者及家属交代围术期注意事项<br>□ 麻醉前评估，签署麻醉同意书 | □ 手术<br>□ 术者完成手术记录<br>□ 住院医师完成术后病程<br>□ 上级医师查房<br>□ 向患者及家属交代病情及术后注意事项 |
| 重点医嘱 | **长期医嘱：**<br>□ 耳鼻咽喉科护理常规<br>□ 二级护理<br>□ 饮食：根据患者情况<br>□ 患者既往疾病基础用药<br>**临时医嘱：**<br>□ 血常规、尿常规<br>□ 肝功能、肾功能、血糖、电解质、凝血功能、感染性疾病筛查（乙型肝炎、丙型肝炎、梅毒、艾滋病等）<br>□ 胸片、心电图、腹部超声<br>□ 电子鼻咽镜检查<br>□ 病理学检查<br>□ 酌情增强 CT 和（或）MRI 或超声，肺功能和输血准备 | **长期医嘱：**<br>□ 耳鼻咽喉科护理常规<br>□ 二级护理<br>□ 普通饮食<br>□ 患者既往基础用药<br>**临时医嘱：**<br>□ 术前医嘱：明日全身麻醉下行鼻咽部肿物切除和（或）颈部淋巴结清扫术 *<br>□ 术前禁食、禁水<br>□ 术前抗菌药物<br>□ 术前准备<br>□ 留置鼻饲管（术前或术中，激光手术除外）<br>□ 其他特殊医嘱 | **长期医嘱：**<br>□ 全身麻醉术后常规护理<br>□ 鼻咽部肿物切除和（或）颈部淋巴结清扫术 * 术后常规护理<br>□ 气管切开术后常规护理<br>□ 一级护理<br>□ 鼻饲饮食<br>□ 抗菌药物<br>□ 其他特殊医嘱<br>**临时医嘱：**<br>□ 标本送病理检查<br>□ 酌情心电监护<br>□ 酌情吸氧<br>□ 其他特殊医嘱 |
| 病情变异记录 | □ 无　□ 有，原因：<br>1.<br>2. | □ 无　□ 有，原因：<br>1.<br>2. | □ 无　□ 有，原因：<br>1.<br>2. |
| 医师签名 | | | |

\* ：实际操作时需明确写出具体的术式

| 时间 | 住院第 3~19 天<br>（术后 1~18 天） | 住院第 7~21 天<br>（术后 5~19 天，出院日） |
|---|---|---|
| 主要诊疗工作 | □ 上级医师查房<br>□ 住院医师完成常规病历书写<br>□ 注意病情变化<br>□ 注意观察生命体征<br>□ 注意引流量，根据引流情况明确是否拔除引流管 | □ 上级医师查房，进行手术及伤口评估<br>□ 完成出院记录、出院证明书<br>□ 向患者交代出院后的注意事项 |
| 重点医嘱 | **长期医嘱：**<br>□ 一/二级护理<br>□ 酌情停用鼻饲饮食<br>□ 酌情停用抗菌药物<br>□ 其他特殊医嘱<br>**临时医嘱：**<br>□ 换药<br>□ 其他特殊医嘱 | **出院医嘱：**<br>□ 出院带药<br>□ 酌情肿瘤综合治疗<br>□ 门诊随诊 |
| 病情变异记录 | □ 无 □ 有，原因：<br>1.<br>2. | □ 无 □ 有，原因：<br>1.<br>2. |
| 医师签名 | | |

## （二）护士表单

### 鼻咽癌手术临床路径护士表单

适用对象：第一诊断为鼻咽癌（ICD-10：C11）
　　　　　拟行原发灶或颈部残留或复发灶切除术

| 患者姓名： | | 性别：　　年龄：　　门诊号： | 住院号： |
|---|---|---|---|
| 住院日期：　　年　月　日 | | 出院日期：　　年　月　日 | 标准住院日：≤21 天 |

| 时间 | 住院第 1 天 | 住院第 1~3 天<br>（手术准备日） | 住院第 2~5 天<br>（手术日） |
|---|---|---|---|
| 主要护理工作 | □ 入院宣教<br>□ 介绍主管医师、护士<br>□ 介绍病室环境、设施<br>□ 介绍常规制度及注意事项<br>□ 介绍疾病相关注意事项<br>□ 核对患者，佩戴腕带<br>□ 建立住院病历<br>□ 评估患者并书写护理评估单<br>□ 卫生处置：剪指（趾）甲、沐浴，更换病号服<br>□ 一/二/三级护理<br>□ 晨晚间护理<br>□ 患者安全管理<br>□ 遵医嘱通知实验室检查 | □ 宣教、备皮等术前准备<br>□ 手术前物品准备<br>□ 手术前心理护理 | □ 一级护理<br>□ 酌情心电监护<br>□ 酌情吸氧生命体征记录<br>□ 24 小时出入量记录<br>□ 全身麻醉术后常规护理<br>□ 鼻咽部肿物切除和（或）颈部淋巴结清扫术 * 术后常规护理<br>□ 气管切开术后常规护理<br>□ 鼻饲管护理<br>□ 术后心理与生活护理 |
| 重点医嘱 | □ 详见医嘱单 | □ 详见医嘱单 | □ 详见医嘱单 |
| 病情变异记录 | □ 无　□ 有，原因：<br>1.<br>2. | □ 无　□ 有，原因：<br>1.<br>2. | □ 无　□ 有，原因：<br>1.<br>2. |
| 护士签名 | | | |

＊：实际操作时需明确写出具体的术式

| 时间 | 住院第 3~19 天<br>（术后 1~18 天） | 住院第 7~21 天<br>（术后 5~19 天，出院日） |
|---|---|---|
| 主要护理工作 | □ 观察日常护理<br>□ 术后常规护理<br>□ 气管切口护理<br>□ 鼻饲管护理<br>□ 饮食指导<br>□ 执行医嘱<br>□ 术后心理与生活护理 | □ 指导患者办理出院手续<br>□ 指导术后随访时间 |
| 重点医嘱 | □ 详见医嘱 | □ 详见医嘱 |
| 病情变异记录 | □ 无　□ 有，原因：<br>1.<br>2. | □ 无　□ 有，原因：<br>1.<br>2. |
| 护士签名 | | |

## （三）患者表单

### 鼻咽癌手术临床路径患者表单

适用对象：第一诊断为鼻咽癌（ICD-10：C11）

| 患者姓名： | 性别：　年龄：　门诊号： | 住院号： |
|---|---|---|
| 住院日期：　　年　月　日 | 出院日期：　　年　月　日 | 标准住院日：≤21 天 |

| 时间 | 住院第 1 天 | 住院第 1~3 天<br>（手术准备日） | 住院第 2~5 天<br>（手术日） |
|---|---|---|---|
| 医患配合 | □ 配合询问病史<br>□ 请务必详细告知既往史、用药史、过敏史<br>□ 配合测量生命体征，进行体格检查<br>□ 接受入院宣教<br>□ 遵守医院的相关规定和家属探视制度<br>□ 有不适症状及时告知医师和护士 | □ 配合医师完成术前评估<br>□ 签署手术知情同意书、自费用品协议书、输血同意书<br>□ 向患者及家属交代围术期注意事项<br>□ 麻醉前评估，签署麻醉同意书 | □ 手术<br>□ 术者完成手术记录<br>□ 住院医师完成术后病程<br>□ 上级医师查房<br>□ 向患者及家属交代病情及术后注意事项 |
| 重点诊疗及检查 | □ 准备好既往相关医学资料<br>□ 熟悉病房情况<br>□ 熟悉消防应急通道<br>□ 熟悉医院相关规定<br>□ 知晓管床医师和主治医师<br>□ 配合医师完成病史采集、体格检查和专科检查<br>□ 了解治疗大致方案 | □ 配合医师完成术前准备<br>□ 详细了解手术方案<br>□ 了解自费项目<br>□ 了解手术风险，麻醉风险<br>□ 确定手术日<br>□ 术前备皮<br>□ 了解手术前夜准备<br>□ 了解手术当天准备<br>□ 签署手术知情同意书、自费用品协议书、输血同意书<br>□ 麻醉前评估，签署麻醉同意书 | □ 手术<br>□ 手术后的护理<br>□ 知晓饮食要求和方法<br>□ 支持治疗<br>□ 了解伤口自我护理 |
| 完成情况 | □ 完成　□ 未完成，原因：<br>1.<br>2. | □ 完成　□ 未完成，原因：<br>1.<br>2. | □ 完成　□ 未完成，原因：<br>1.<br>2. |
| 患者签名 | | | |

| 时间 | 住院第 3~19 天<br>（术后 1~18 天） | 住院第 7~21 天<br>（术后 5~19 天，出院日） |
|---|---|---|
| 医患配合 | □ 等待伤口愈合<br>□ 等待鼻饲管拔除<br>□ 营养支持治疗<br>□ 了解手术病理情况 | □ 配合进行手术及伤口评估<br>□ 确定能否出院<br>□ 了解出院后相关事宜<br>□ 了解随访要求 |
| 重点诊疗及检查 | □ 检查伤口<br>□ 定期伤口换药<br>□ 监测体温，生命体征<br>□ 保证足够营养支持<br>□ 知晓手术病理结果<br>□ 鼻饲管是否能拔除<br>□ 气管套管能否拔除 | □ 了解出院后随访要求<br>□ 办理出院相关手续<br>□ 了解出院后饮食要求<br>□ 如带鼻饲管出院，了解鼻饲管拔除条件<br>□ 如带气管套管出院，了解拔除气管套管条件 |
| 完成情况记录 | □ 完成　□ 未完成，原因：<br>1.<br>2. | □ 完成　□ 未完成，原因：<br>1.<br>2. |
| 患者签名 | | |

## （四）医师表单

### 鼻咽癌放疗/放化疗临床路径医师表单

适用对象：第一诊断为鼻咽癌（ICD-10：C11）

| 患者姓名： | | 性别： 年龄： 门诊号： | | 住院号： |

| 住院日期： 年 月 日 | 出院日期： 年 月 日 | 标准住院日：≤54 天 |

| 时间 | 住院第 1 天 | 住院第 2~3 天 | 住院第 4~10 天 |
|---|---|---|---|
| 主要诊疗工作 | □ 询问病史及体格检查<br>□ 完成病历书写<br>□ 补充疗前检查<br>□ 上级医师查房 | □ 上级医师查房，完善疗前检查<br>□ 根据体检、检查等确定临床分期、初步确定治疗方案<br>□ 完成放疗前口腔处理<br>□ 完成颅神经检查<br>□ 完成间接鼻咽镜及纤维鼻咽镜检查<br>□ 制作体位固定装置及预约模拟定位 CT 扫描<br>□ 签署放疗知情同意书、自费用品协议书（酌情）、向患者及家属交代放疗注意事项 | □ 完成模拟定位 CT（增强）扫描<br>□ 完成相关靶区及危及器官的勾画<br>□ 上级医师确认及修改靶区、提交 IMRT 计划<br>□ 物理师完成计划制订<br>□ 评估、确认计划<br>□ 完成靶区、计划必要病程记录<br>□ 向患者及家属交代病情及放疗注意事项 |
| 重点医嘱 | **长期医嘱：**<br>□ 鼻咽癌护理常规<br>□ 一/二/三护理<br>□ 饮食：普通饮食/糖尿病饮食/其他<br>**临时医嘱：**<br>□ 血常规、尿常规、大便常规<br>□ 肝肾功能、电解质、血糖、血型、凝血功能、垂体、甲状腺功能、EBV<br>□ 颈部、腹部彩超、心电图<br>□ 鼻咽和颈部 MRI 或 CT，胸部 CT（N3 病变者），肺功能，超声心动图等（必要时） | **长期医嘱：**<br>□ 同前<br>**临时医嘱：**<br>□ 鼻咽活检、或会诊病理（包括免疫组化）、生物标志物检测、或必要时颈部淋巴结超声引导下针吸细胞学检查<br>□ 骨扫描或 PET-CT 检查<br>□ 其他特殊医嘱 | **长期医嘱：**<br>□ 同前<br>**临时医嘱：**<br>□ 其他特殊医嘱 |
| 病情变异记录 | □ 无 □ 有，原因：<br>1.<br>2. | □ 无 □ 有，原因：<br>1.<br>2. | □ 无 □ 有，原因：<br>1.<br>2. |
| 医师签名 | | | |

| 时间 | 住院第 11~52 天<br>（放疗过程） | 住院第 53~54 天<br>（出院日） |
|---|---|---|
| 主要诊疗工作 | □ 放疗开始（同步化疗、靶向、增敏等治疗）<br>□ 定期观察病情、并发症变化<br>□ 上级医师查房，相关病历书写<br>□ 记录放疗开始后不良反应的评估和准确记录<br>□ 完成疗中疗效复查，评估肿瘤消退情况，决定是否修改治疗计划<br>□ 修改靶区（必要时）<br>□ 提交第二计划（必要时）<br>□ 上级医师确认第二计划<br>□ 执行第二计划 | □ 上级医师查房<br>□ 根据疗终检查结果、肿瘤消退情况决定是否加量<br>□ 如需加量可提请科查房讨论（必要时）<br>□ 根据患者肿瘤情况和不良反应的程度，制订出院后处理意见及下一步治疗计划疗效评估及不良反应的处理<br>□ 完成出院记录、病案首页、出院证明书等<br>□ 向患者及家属告知出院后的注意事项 |
| 重点医嘱 | **长期医嘱：**<br>□ 输液治疗（包括化疗、靶向、增敏）、放疗中出现 2 度以上黏膜反应、2 度以上骨髓不良反应时改为二级护理<br>**临时医嘱：**<br>□ 鼻饲（必要时）<br>□ 支持疗法（必要时）<br>□ 雾化（必要时）<br>□ 抗菌药物（必要时）<br>□ 每周复查 1 次血常规、1 个月复查 1 次肝肾功能（合并化疗、靶向、增敏治疗者）<br>□ 疗中复查鼻咽、颈部 MRI 或 CT、颈部 B 超、纤维鼻咽镜检等<br>□ 疗终复查肝肾功能、EBV<br>□ 疗终复查鼻咽、颈部 MRI 或 CT、颈部、腹部 B 超、胸部正侧位 X 线片、纤维鼻咽镜检 | **长期医嘱：**<br>□ 同前<br>**临时医嘱：**<br>□ 同前<br>**出院医嘱：**<br>□ 出院带药<br>□ 门诊随诊或下一步处理 |
| 病情变异记录 | □ 无　□ 有，原因：<br>1.<br>2. | □ 无　□ 有，原因：<br>1.<br>2. |
| 医师签名 | | |

## （五）护士表单

### 鼻咽癌放疗/放化疗临床路径护士表单

适用对象：第一诊断为鼻咽癌（ICD-10：C11）

| 患者姓名： | 性别： 年龄： 门诊号： | 住院号： |
|---|---|---|
| 住院日期： 年 月 日 | 出院日期： 年 月 日 | 标准住院日：≤54 天 |

| 时间 | 住院第 1 天 | 住院第 2~3 天 | 住院第 4~10 天 |
|---|---|---|---|
| 主要诊疗工作 | □ 入院宣教<br>□ 介绍主管医师、护士<br>□ 介绍病室环境、设施<br>□ 介绍常规制度及注意事项<br>□ 介绍疾病相关注意事项<br>□ 核对患者，佩戴腕带<br>□ 建立住院病历<br>□ 评估患者并书写护理评估单<br>□ 卫生处置：剪指（趾）甲、沐浴，更换病号服<br>□ 一/二/三护理<br>□ 晨晚间护理<br>□ 患者安全管理<br>□ 遵医嘱通知实验室检查 | □ 放疗前宣教<br>□ 宣教疾病知识、放疗前准备及放疗过程<br>□ 告知准备物品<br>□ 告知放疗过程中饮食、活动及探视注意事项<br>□ 告知放疗后可能出现的不良反应及应对方式、正常组织保护等<br>□ 告知家属探视须知<br>□ 一/二/三护理<br>□ 晨晚间护理<br>□ 患者安全管理<br>□ 遵医嘱完成相关检查<br>□ 给予患者及家属心理支持 | □ 观察患者病情变化情况<br>□ 定时巡视病房<br>□ 再次明确探视陪伴须知<br>□ 一/二/三护理<br>□ 晨晚间护理<br>□ 患者安全管理<br>□ 给予患者及家属心理支持 |
| 重点医嘱 | □ 详见医嘱执行单 | □ 详见医嘱执行单 | □ 详见医嘱执行单 |
| 病情变异记录 | □ 无 □ 有，原因：<br>1.<br>2. | □ 无 □ 有，原因：<br>1.<br>2. | □ 无 □ 有，原因：<br>1.<br>2. |
| 护士签名 | | | |

| 时间 | 住院第 11~52 天<br>（放疗过程） | 住院第 53~54 天<br>（出院日） |
|---|---|---|
| 主要诊疗工作 | □ 观察患者病情变化<br>□ 定期巡视病房<br>□ 患者放疗期间宣教：观察放疗后可能出现的不良反应及应对方式、正常组织保护等<br>□ 按照医师要求行同步治疗及相关并发症处理 | □ 指导患者放疗结束后注意事项<br>□ 出院指导<br>□ 协助办理出院手续 |
| 重点医嘱 | □ 详见医嘱执行单 | □ 详见医嘱执行单 |
| 病情变异记录 | □ 无　□ 有，原因：<br>1.<br>2. | □ 无　□ 有，原因：<br>1.<br>2. |
| 护士签名 | | |

## （六）患者表单

### 鼻咽癌放疗/放化疗临床路径患者表单

适用对象：第一诊断为鼻咽癌（ICD-10：C11）

| 患者姓名： | 性别： 年龄： 门诊号： | 住院号： |
|---|---|---|
| 住院日期： 年 月 日 | 出院日期： 年 月 日 | 标准住院日：≤54 天 |

| 时间 | 住院第 1 天 | 住院第 2~3 天 | 住院第 4~10 天 |
|---|---|---|---|
| 医患配合 | □ 配合询问病史，收集资料，务必详细告知既往史、用药史、过敏史<br>□ 配合测量生命体征，进行体格检查<br>□ 接受入院宣教<br>□ 遵守医院的相关规定和家属探视制度<br>□ 有不适症状及时告知医师和护士 | □ 配合完善放疗前相关实验室检查，如采血、留尿、心电图、鼻咽镜、MRI 和活检等<br>□ 医师向患者及家属介绍病情及治疗计划，告知放疗方案及风险，并签字<br>□ 有不适症状及时告知医师和护士 | □ 晨起配合测量生命体征<br>□ 遵医嘱配合定位及面罩制作<br>□ 有不适症状及时告知医师和护士 |
| 重点诊疗及检查 | 诊疗重点：<br>□ 协助医师记录病史<br>□ 和医师探讨病情初步确定鼻咽癌治疗方案<br>□ 告知医师既往的基础疾病并继续治疗<br>重要检查：<br>□ 测量生命体征，身高体重<br>□ 进行全身体格检查 | 诊疗重点：<br>□ 按照预约时间完成必要的实验室检查<br>□ 了解病情和可选择的治疗方案<br>□ 根据病情和医师建议选择适合自己的治疗方案<br>重要检查：<br>□ 完成血尿常规、血型、血凝常规、生化全项、EBV、垂体、甲状腺功能等实验室检查<br>□ 完成口腔处理、MRI、CT、超声等检查<br>□ 根据专科情况完成必要的检查，如 ECT /PET-CT 等 | 诊疗重点：<br>□ 配合医师和护士完成定位<br>□ 等待放疗计划的完成 |

| 时间 | 住院第 11~52 天<br>（放疗过程） | 住院第 53~54 天<br>（出院日） |
|---|---|---|
| 主要诊疗工作 | □ 配合定时测量生命体征等<br>□ 配合标记划线<br>□ 出现不适症状及时告知医师和护士，如口干、咽痛、鼻堵、进食疼痛、皮肤破溃等，并配合进行相应实验室检查<br>□ 张口及颈部功能锻炼，鼻腔冲洗<br>□ 注意活动安全，避免坠床或跌倒<br>□ 配合执行探视及陪伴制度 | □ 接受出院前指导<br>□ 获取出院诊断书<br>□ 获取出院带药<br>□ 知晓服药方法、作用、注意事项<br>□ 遵医嘱进行适度张口、颈部功能锻炼，注意动作禁忌<br>□ 知晓复查的时间及程序<br>□ 知晓在院外出现不适症状时应及时就诊<br>□ 接受出院宣教<br>□ 办理出院手续 |
| 重点诊疗及检查 | □ 配合医师完成疗中、疗末复查<br>□ 配合医师完成二程计划的更改<br>□ 如出现新发症状及并发症等需及时告知医师及护士并接受相应诊疗措施<br>□ 按照医师要求进行功能锻炼、鼻腔冲洗等 | |

## 附：原表单（2016年版）

### 鼻咽癌临床路径表单1（单纯手术）

适用对象：第一诊断为鼻咽癌（ICD-10：C11）

拟行原发灶或颈部残留或复发灶切除术

| 患者姓名： | 性别： 年龄： 门诊号： | 住院号： |
|---|---|---|
| 住院日期： 年 月 日 | 出院日期： 年 月 日 | 标准住院日：≤21天 |

| 时间 | 住院第1天 | 住院第1~3天<br>（手术准备日） | 住院第2~5天<br>（手术日） |
|---|---|---|---|
| 主要诊疗工作 | □ 询问病史及体格检查<br>□ 完成病历书写<br>□ 上级医师查房与治疗前评估<br>□ 初步确定治疗方式和日期<br>□ 完善检查 | □ 上级医师查房<br>□ 完成术前准备与术前评估<br>□ 进行术前讨论，确定手术方案<br>□ 完成必要的相关科室会诊<br>□ 签署手术知情同意书、自费用品协议书、输血同意书<br>□ 向患者及家属交代围术期注意事项<br>□ 麻醉前评估，签署麻醉同意书 | □ 手术<br>□ 术者完成手术记录<br>□ 住院医师完成术后病程<br>□ 上级医师查房<br>□ 向患者及家属交代病情及术后注意事项 |
| 重点医嘱 | **长期医嘱：**<br>□ 耳鼻咽喉科护理常规<br>□ 二级护理<br>□ 饮食：根据患者情况<br>□ 患者既往疾病基础用药<br>**临时医嘱：**<br>□ 血常规、尿常规<br>□ 肝功能、肾功能、血糖、电解质、凝血功能、感染性疾病筛查（乙型肝炎、丙型肝炎、梅毒、艾滋病等）<br>□ X线胸片、心电图、腹部超声<br>□ 电子鼻咽镜检查<br>□ 病理学检查<br>□ 酌情增强CT和（或）MRI或超声，肺功能和输血准备 | **长期医嘱：**<br>□ 耳鼻咽喉科护理常规<br>□ 二级护理<br>□ 普通饮食<br>□ 患者既往基础用药<br>**临时医嘱：**<br>□ 术前医嘱：明日全身麻醉下行鼻咽部肿物切除和（或）颈部淋巴结清扫术*<br>□ 术前禁食、禁水<br>□ 术前抗菌药物<br>□ 术前准备<br>□ 留置鼻饲管（术前或术中，激光手术除外）<br>□ 其他特殊医嘱 | **长期医嘱：**<br>□ 全身麻醉术后常规护理<br>□ 鼻咽部肿物切除和（或）颈部淋巴结清扫术*术后常规护理<br>□ 气管切开术后常规护理<br>□ 一级护理<br>□ 鼻饲饮食<br>□ 抗菌药物<br>□ 其他特殊医嘱<br>**临时医嘱：**<br>□ 标本送病理检查<br>□ 酌情心电监护<br>□ 酌情吸氧<br>□ 其他特殊医嘱 |
| 主要护理工作 | □ 介绍病房环境、设施和设备<br>□ 入院护理评估 | □ 宣教、备皮等术前准备<br>□ 手术前物品准备<br>□ 手术前心理护理 | □ 观察患者病情变化<br>□ 术后心理与生活护理 |
| 病情变异记录 | □ 无 □ 有，原因：<br>1.<br>2. | □ 无 □ 有，原因：<br>1.<br>2. | □ 无 □ 有，原因：<br>1.<br>2. |

续 表

| 时间 | 住院第1天 | 住院第1~3天<br>（手术准备日） | 住院第2~5天<br>（手术日） |
|---|---|---|---|
| 护士<br>签名 | | | |
| 医师<br>签名 | | | |

\*：实际操作时需明确写出具体的术式

## 鼻咽癌临床路径表单 2（非手术）

适用对象：第一诊断为鼻咽癌（ICD-10：C11）

| 患者姓名： | 性别： 年龄： 门诊号： | 住院号： |
|---|---|---|
| 住院日期： 年 月 日 | 出院日期： 年 月 日 | 标准住院日：≤42 天 |

| 时间 | 住院第 1 天 | 住院第 2 天 |
|---|---|---|
| 主要诊疗工作 | □ 询问病史及体格检查<br>□ 完成病历书写<br>□ 开实验室检查单<br>□ 病情告知，必要时向患者家属告病重或病危通知，并签署病重或病危通知书<br>□ 患者家属签署输血同意书、骨髓穿刺同意书、腰椎穿刺同意书、静脉插管同意书 | □ 上级医师查房<br>□ 完成入院检查<br>□ 淋巴组织活检<br>□ 完成必要的相关科室会诊<br>□ 完成上级医师查房记录等病历书写<br>□ 确定放疗或放化疗方案和日期 |
| 重点医嘱 | 长期医嘱：<br>□ 耳鼻咽喉科护理常规<br>□ 二级护理<br>□ 饮食：根据患者情况<br>□ 患者既往疾病基础用药<br>临时医嘱：<br>□ 血常规、尿常规<br>□ 病毒学检测：EB 病毒抗体<br>□ 肝功能、肾功能、血糖、电解质、凝血功能、感染性疾病筛查（乙型肝炎、丙型肝炎、梅毒、艾滋病等）、VCA-IgA<br>□ 影像学检查：酌情增强 CT 和（或）MRI 或超声、肺功能检查、输血准备（根据临床表现增加其他部位）、全身 PET 检查<br>□ 胸部 X 线片、心电图、腹部超声<br>□ 电子鼻咽镜检查<br>□ 病理学检查<br>□ 静脉插管术<br>□ 输血医嘱<br>□ 其他医嘱 | 长期医嘱：<br>□ 患者既往基础用药<br>□ 二级护理<br>□ 抗菌药物（必要时）<br>临时医嘱：<br>□ 骨髓穿刺<br>□ 骨髓形态学、骨髓活检、免疫分型、染色体检测<br>□ 淋巴组织活检<br>□ 淋巴组织常规病理、免疫病理<br>□ 输血医嘱（必要时）<br>□ 其他医嘱 |
| 主要护理工作 | □ 介绍病房环境、设施和设备<br>□ 入院护理评估 | □ 宣教（鼻咽癌知识） |
| 病情变异记录 | □ 无 □ 有，原因：<br>1.<br>2. | □ 无 □ 有，原因：<br>1.<br>2. |

续　表

| 时间 | 住院第 1 天 | 住院第 2 天 |
|------|-----------|-----------|
| 护士<br>签名 | | |
| 医师<br>签名 | | |

| 时间 | 住院第 3~41 天 |
|---|---|
| 主要诊疗工作 | □ 患者家属签署放疗或放化疗知情同意书<br>□ 上级医师查房，制订化疗方案<br>□ 住院医师完成病程记录<br>□ 放疗±化疗<br>□ 重要脏器功能保护<br>□ 止吐 |
| 重点医嘱 | **长期医嘱:**<br>□ 放疗医嘱（总剂量 60~76Gy，时间 7 周左右）<br>□ 放疗 CT 定位<br>□ 常规分割: 1.9~2.0Gy/次，每天 1 次，每周 5 天照射。总剂量: 鼻咽原发灶: 66~76Gy/6~7.5 周;<br>　　颈淋巴结转移灶: 60~70Gy/6~7 周; 颈淋巴结阴性及预防照射区域: 50~56Gy/5~5.5 周。<br>□ 化疗医嘱（每 21 天 1 个疗程，耐受性好的患者可每 14 天 1 个疗程; 通常用 6~8 个疗程）<br>　□ P 方案<br>　□ PF 方案<br>　□ TP 方案<br>　□ TPF 方案<br>　□ GP 方案<br>　□ 补液治疗<br>　□ 止吐、保肝、抗感染等医嘱<br>　□ 其他医嘱<br>**临时医嘱:**<br>　□ 输血医嘱（必要时）<br>　□ 心电监护（必要时）<br>　□ 血常规<br>　□ 血培养（高热时）<br>　□ 静脉插管维护、换药<br>　□ 鼻腔冲洗<br>　□ 其他医嘱 |
| 主要护理工作 | □ 观察患者病情变化<br>□ 心理与生活护理<br>□ 化疗期间嘱患者多饮水 |
| 病情变异记录 | □ 无　□ 有，原因:<br>1.<br>2. |
| 护士签名 | |
| 医师签名 | |

| 时间 | 住院第 11~41 天 | 住院第 42 天<br>（出院日） |
|---|---|---|
| 主要诊疗工作 | □ 上级医师查房，注意病情变化<br>□ 住院医师完成常规病历书写<br>□ 复查血常规<br>□ 注意观察体温、血压、体重等<br>□ 成分输血、抗感染等支持治疗（必要时）<br>□ 造血生长因子（必要时） | □ 上级医师查房，确定有无并发症情况，明确是否出院<br>□ 完成出院记录、病案首页、出院证明书等<br>□ 向患者交代出院后的注意事项 |
| 重点医嘱 | **长期医嘱：**<br>□ 洁净饮食<br>□ 抗感染等支持治疗<br>□ 其他医嘱<br>**临时医嘱：**<br>□ 血常规、尿常规、便常规<br>□ 肝功能、肾功能、电解质<br>□ 输血医嘱（必要时）<br>□ 影像学检查（必要时）<br>□ 血培养（高热时）<br>□ 病原微生物培养（必要时）<br>□ 静脉插管维护、换药<br>□ 其他医嘱 | **出院医嘱：**<br>□ 出院带药<br>□ 定期门诊随访<br>□ 监测血常规、肝功能、肾功能、电解质 |
| 主要护理工作 | □ 观察患者情况<br>□ 心理与生活护理<br>□ 化疗期间嘱患者多饮水 | □ 指导患者办理出院手续 |
| 病情变异记录 | □ 无　□ 有，原因：<br>1.<br>2. | □ 无　□ 有，原因：<br>1.<br>2. |
| 护士签名 | | |
| 医师签名 | | |

# 第四章

# 舌癌临床路径释义

## 一、舌癌编码

1. 卫计委原编码：

疾病名称及编码：舌癌编码（ICD-10：C01-C02）

手术操作名称及编码：舌癌扩大切除术（ICD-9-CM-3：25.2/25.3/25.4）

颈淋巴清扫术（ICD-9-CM-3：40.4）

2. 修改编码：

疾病名称及编码：舌鳞状细胞癌编码（ICD-10：C02M8070/3）

手术操作名称及编码：舌癌扩大切除术（ICD-9-CM-3：25.3/25.4）

颈淋巴清扫术（ICD-9-CM-3：40.4）

## 二、临床路径检索方法

（C02M8070/3）伴（25.3/25.4）

## 三、舌癌临床路径标准住院流程

### （一）适用对象

第一诊断为舌癌（ICD-10：C01-C02）。

行舌癌扩大切除术或舌癌扩大切除术+颈淋巴清扫术：

1. 舌癌扩大切除术（ICD-9-CM-3：25.3/25.4）。

2. 颈淋巴清扫术（ICD-9-CM-3：40.4）。

> **释义**
>
> ■ 本路径仅适用于舌体（舌前2/3）的原发性鳞状细胞癌患者，TNM分期为 $T_{1\sim2}$，$N_{0\sim1}$，$M_0$。
>
> ■ 本路径仅适用于首选手术治疗的舌癌患者，舌体切除范围为部分舌，缺损不需要行复杂的皮瓣修复术，颈部可不行或行同侧颈淋巴清扫术。
>
> ■ 颈淋巴清扫术式应根据肿瘤部位、分化程度、临床分期、肿瘤生长方式和浸润深度等进行选择。对于 $cN_1$ 的患者，应行治疗性颈淋巴清扫术，术式可以选择改良根治颈淋巴清扫术/肩胛舌骨上颈淋巴清扫术。对于 $cN_0$ 的患者，根据原发灶情况，估计转移可能性较大者，可行选择性颈淋巴清扫术，术式可选择肩胛舌骨上颈淋巴清扫术。

### （二）诊断依据

根据《临床诊疗指南·口腔医学分册》（中华医学会编著，人民卫生出版社，2005）。

1. 病史：局部常有慢性刺激因素（如锐利牙尖或残根）；也可有白斑等癌前病损；或无明显

诱发因素，病变发展较快。

2. 体征：舌体局部溃疡或浸润块，也可外突呈菜花状，常有明显自发痛或触痛。

3. 实验室检查：活组织检查病理明确为癌瘤。

> **释义**
>
> ■ 舌癌可发生于舌背、舌腹、舌缘和舌尖等部位，以舌缘最为常见。溃疡和疼痛是舌癌的典型症状和体征，常表现为深大溃疡，经久不愈，呈进展性加重，伴有较剧烈的疼痛。病变进一步发展，侵及舌外肌，出现舌运动受限，可表现为言语和吞咽障碍。
>
> ■ 影像学检查包括 B 超、CT 或 MRI，可以辅助确定肿瘤的解剖范围，包括原发灶的侵袭范围和颈部淋巴结转移情况。
>
> ■ 确诊主要依据活检病理学诊断。
>
> ■ 明确病理学诊断后，依据临床和影像学检查结果进行正确的治疗前分期对于是否选择进入临床路径和制定个体化治疗方案具有重要的指导意义。

### （三）治疗方案的选择

根据《临床技术操作规范·口腔医学分册》（中华医学会编著，人民卫生军医出版社，2004），选择舌癌扩大切除术或舌癌扩大切除术+颈淋巴清扫术，其适应证为：

1. 在肿瘤边界外 1.5~2cm 正常组织内扩大切除肿瘤。

2. 根据不同情况，颈部淋巴结可予以观察，或行选择性或治疗性颈淋巴结清扫术。

3. 病理明确颈部淋巴结转移的患者，建议行术后放疗。

> **释义**
>
> ■ 舌癌的治疗方案与分期密切相关，因此进入路径前明确分期至关重要。
>
> ■ 手术是舌癌的主要有效治疗方法，对于早期、中期病例可单纯手术治疗，对于晚期病例应采取以手术为主的综合治疗方案。
>
> ■ 首次治疗，手术是否规范是治愈的关键，复发后再次手术往往不易获得满意疗效。手术操作时应严格遵守"无瘤"原则，并保证原发病灶四周及基底有足够的安全周界，术中快速病理报告切缘为阴性。
>
> ■ 舌癌的颈淋巴结转移率较高，转移较早，隐匿性转移也较常见。因此，对舌癌患者颈淋巴结的处理应采取积极态度。除部分 $T_1$ 病例外，即使临床颈淋巴结阴性，也应作选择性颈淋巴清扫术，清扫范围至少包括 I 、 II 、 III 区。
>
> ■ 对于术后明确颈淋巴结转移 1 个以上或淋巴结转移并包膜外浸润的患者，可考虑行术后辅助放疗，以提高肿瘤局部-区域控制率和生存率。

### （四）标准住院日≤14 天

> **释义**
>
> ■ 患者收治入院后，术前评估和准备需要 1~3 天，手术日为住院后第 2~4 天，术后住院恢复需要 7~10 天，总住院时间应不超过 14 天。各医疗机构根据临床科室不同的运行情况在此时间范围内完成诊治均符合路径要求。包括确诊性质的部分检查（如活检术）和确定肿瘤解剖范围的影像学检查（如 B 超、CT 或 MRI）应尽量在入院前完成。需要术前诊疗的伴随疾病（如未控制的糖尿病、未控制的高血压或心脑血管疾病等）及调整的用药方案（如抗凝药）尽量安排在入院前进行。

## （五）进入路径标准

1. 第一诊断符合 ICD-10：C01-C02 舌癌疾病编码。
2. 患者同时具有其他疾病诊断，如在住院期间不需要特殊处理也不影响第一诊断的临床路径流程实施时，可以进入路径。
3. TNM 分类：原发灶 $T_1$ 或 $T_2$，淋巴结 $N_0$ 或 $N_1$，远处转移 $M_0$。

> **释义**
>
> ■ 进入路径前，必须完成活检术和病理诊断，病理类型为鳞状细胞癌，分化程度不限。
>
> ■ 通过临床和影像学检查初步判定：肿瘤局限于舌体，TNM 分期为 $T_{1~2}$，$N_{0~1}$，$M_0$，舌缺损通过直接拉拢缝合或简单皮片移植即可修复，不需要行复杂的皮瓣移植术者可进入本路径。
>
> ■ 入院检查发现其他疾病或存在伴随疾病时，如该疾病必需于术前治疗或调整，否则会增大手术风险，增加并发症出现概率，延长术前准备时间及住院时间，影响患者预后，则不宜进入路径，如三级高血压、严重的未控制的糖尿病、心肺功能不全、肝肾功能不全、严重感染和严重出血倾向等。

## （六）术前准备（术前评估）1~3 天

1. 术前必须检查的项目：
(1) 血常规、尿常规、便常规、血型。
(2) 凝血功能。
(3) 肝肾功能。
(4) 感染性疾病筛查（乙型肝炎、丙型肝炎、艾滋病、梅毒等）。
(5) X 线胸片、心电图。
2. 根据病情可选择：
(1) 超声心动图和肺功能检查（老年人或既往有相关病史者）。
(2) 必要时行曲面断层、CT、MRI 检查。

> **释义**
>
> ■ 必须进行的检查，不仅是为了术前明确诊断，同时也是明确手术指征，排除手术禁忌证的关键，术前必须完成，不可或缺。为缩短患者住院时间，某些耗时较

长的检查项目也可以在患者入院前完成。术前，临床主管医师需及时收集并认真分析检查结果，对疑难者或指标明显异常者必要时可复查明确，且应采取相应处置措施直至指标符合手术要求。

■ CT 或 MRI 对术前评估肿瘤临床分期和制定手术方案不可或缺，对需要下颌骨劈开入路者可拍摄曲面体层片。

■ 对于老年患者，或常规心电图异常，或既往存在心脏疾病的患者可行超声心动图检查；对于长期吸烟者，或既往存在肺部疾病的患者应行肺功能检查。

■ 胸片检查除了可以筛查心肺和胸部疾病外，还可除外肺转移可能。

### （七）预防性抗菌药物选择与使用时机

1. 按照《抗菌药物临床应用指导原则》（卫医发〔2004〕285 号）执行。
2. 青霉素类或其他抗菌药物，预防性用药时间为术前 30 分钟。

> **释义**
>
> ■ 舌癌手术切口为Ⅱ类切口，术后有发生感染的风险，按照规定于围术期可预防性使用抗菌药物治疗。
> ■ 首选的预防药物为 β-内酰胺类抗菌药物，同时联合抗厌氧菌药物。
> ■ 首剂给药时机应在手术前 0.5~2 小时，静脉给药。

### （八）手术日为入院第 3~4 天

1. 麻醉方式：全麻或局麻。
2. 术中用药：麻醉常规用药，术后镇痛泵的应用。
3. 输血：视术中情况而定。
4. 术后标本冷冻加石蜡切片送病理。

> **释义**
>
> ■ 舌癌手术通常需在全身麻醉下进行，如患者全身麻醉风险较高且只需行肿瘤局部扩大切除时，可选择局部麻醉。
> ■ 术中用药主要为麻醉药品，也包括静脉给予的抗菌药物；根据患者意愿，术后可安装镇痛装置。
> ■ 为明确肿瘤切除范围（切缘）或怀疑有淋巴结转移等需术中获得病理证据时，应进行术中冷冻病理检查，以指导手术方式和切除范围。
> ■ 严重贫血影响手术治疗者应术前输注血液制品纠正，除非出现急性失血状况或预计出现手术失血较多的情况下，否则不建议术中常规输血。

### （九）术后住院恢复 7~10 天

1. 术后根据当时患者情况复查相关检查项目。

2. 术后使用青霉素类或其他类抗菌药物，用药时间 3~5 天。

> **释义**
>
> ■ 舌癌手术术后患者进食、进水会受到影响，需注意营养补充及均衡，可行鼻饲。
> ■ 术后应注意口腔清洁，尽量减少舌体运动（进食、说话等），以利于伤口愈合。
> ■ 术后继续预防性使用抗菌药物治疗，总用药时间不宜超过 5 天。
> ■ 术后注意保持颈部负压引流通畅，并注意观察引流液情况（引流量、引流液性质等），24 小时引流量≤20ml 时可考虑撤除负压引流装置。
> ■ 术后应根据患者的恢复情况按时复查相关检查项目，包括血常规、肝肾功能、电解质、血糖等，及时掌握患者的状态并完成相关处置。
> ■ 舌部及颈部伤口缝线应在术后 7~10 天内分次拆除。
> ■ 及时收集病理报告，根据结果评估临床分期、判断预后和指导后续治疗。

### （十）出院标准

1. 患者一般情况良好，伤口愈合好，引流管拔出，伤口无感染，无皮下积液（或门诊可处理的少量积液），无组织坏死。
2. 没有需要住院处理的并发症和（或）合并症。

> **释义**
>
> ■ 在伤口基本愈合，无感染等情况下，如患者同意且条件允许，可出院后拆线。
> ■ 如果出现术后伤口感染等需要继续留院治疗的情况，超出了路径所规定的时间，应先处理并发症，符合出院条件后再准许患者出院。
> ■ 术后病理报告转移淋巴结 1 个以上或转移淋巴结并包膜外浸润存在，应建议患者术后放疗及进一步诊治。
> ■ 出院证明材料中，应包括肿瘤分期，详细病理诊断，手术时间及方式，进一步治疗建议和定期复查等内容。

### （十一）变异及原因分析

1. 有影响手术的全身疾病或合并症，需要进行相关的诊断和治疗。
2. 必要时需要进行 CT、MRI 等检查以明确肿瘤范围。
3. 越过中线的舌癌，根据情况可以行双侧颈淋巴结清扫术。
4. 侵及口底接近下颌骨的舌癌，扩大切除肿瘤时可能需要切除部分下颌骨。
5. 舌体局部切除后需要皮瓣修复者不进入该路径。

> **释义**
>
> ■ 围术期伴随疾病，住院期间必须给予治疗或调整改善，否则增加手术风险或并发症发生率，影响恢复，如未控制的高血压、未控制的糖尿病、呼吸道感染、心脑血管疾病、营养不良、严重贫血等，造成延长术前准备时间及住院时间，应视为变异情况。
> ■ TNM 分期为 $T_{3\sim4}$ 和（或）$N_{2\sim3}$ 和（或）$M_1$ 的晚期患者，手术方案和术后治疗

更为复杂和多变时，应视为变异情况。

　　■ 肿瘤浸润范围较大，局部扩大切除后舌缺损较大，需要同期行皮瓣修复者，或需要同时切除部分下颌骨，以及需要行双侧颈淋巴清扫术者，均应视为变异情况。

　　■ 术后出现并发症，包括感染、出血、伤口延迟愈合等情况，部分并发症需要进行再次手术治疗，部分并发症需经过相应的非手术治疗，造成住院时间延长，应视为变异情况。

　　■ 患者或家属于术前准备期间因自身原因提出放弃手术或终止治疗出院，患者或家属术后恢复期间在尚未达到出院标准时因自身原因提出终止治疗，自动出院，应视为变异情况。

## 四、舌癌给药方案

【用药选择】

舌癌手术部位感染主要为需氧菌和厌氧菌的混合感染。常用的预防药物为 β-内酰胺类抗菌药物（如阿莫西林/克拉维酸、头孢唑啉、头孢呋辛等）和抗厌氧菌药物（如甲硝唑、克林霉素、头孢西丁等）。对 β-内酰胺类抗菌药物过敏不宜使用时，针对葡萄球菌和链球菌可选用克林霉素，针对革兰阴性杆菌可选用氨曲南、氨基苷类抗菌药物或喹诺酮类抗菌药物。万古霉素一般不作预防用药，除非有特殊适应证，如已有耐甲氧西林金黄色葡萄球菌（MRSA）所致的手术部位感染流行或已有 MRSA 寄殖者宜用万古霉素作预防用药。

【药学提示】

1. 过敏反应是 β-内酰胺类抗菌药物最常见的不良反应，用药前必须进行皮试。

2. 消化道反应是甲硝唑最常见的不良反应，有消化道疾病的患者应慎用。

3. 首剂给药时，β-内酰胺类抗菌药物应在 20~30 分钟内滴完，不宜放在大瓶液体中慢慢滴入，否则达不到有效浓度，而且 β-内酰胺类药物在水中不稳定，易分解失效。万古霉素、氨基苷类或喹诺酮类等抗菌药物，为减少快速滴注给药可能发生的不良反应，应在术前 2 小时给药，其他可在麻醉诱导时给药。

【注意事项】

1. 外科手术预防性使用抗菌药物的目的很明确，通过有效的血药浓度阻止致病微生物通过伤口繁殖和扩展，从而达到预防手术后可能发生的手术切口、手术部位及全身性感染。预防性使用抗菌药物时，需要综合考虑手术、局部和全身三方面因素。手术因素中重点要考虑手术类型和持续时间；局部因素中重点要考虑切口类型；全身因素中重点要考虑一些增加手术风险的伴随疾病，如糖尿病、肾病、肝病、心脏病、免疫抑制病等。

2. 预防性抗菌药物治疗应严格掌握用药指征、用药时机、用药剂量和疗程，并注意防治不良反应。

3. 首剂给药时机应在手术前 0.5~2 小时，静脉给药。

4. 通常经静脉途径给单剂抗菌药物已足以预防术后感染，但下列情况可能有必要在术中重复给药：手术时间延长（超过 2 个半衰期应增加 1 倍剂量）；失血量大（>1500ml）；手术开始时间推迟。

## 五、推荐表单

### （一）医师表单

#### 舌癌临床路径医师表单

适用对象：第一诊断为舌癌（ICD-10：C01-C02）

　　　　　行舌癌扩大切除术+颈淋巴清扫术（ICD-9-CM-3：25.3/25.4+40.4）

| 患者姓名： | 性别：　　　年龄：　　　门诊号： | | 住院号： |
|---|---|---|---|
| 住院日期：　　　年　月　日 | 出院日期：　　　年　月　日 | | 标准住院日：≤14 天 |

| 时间 | 住院第 1 天 | 住院第 2~3 天 | 住院第 3~4 天（手术日） |
|---|---|---|---|
| 主要诊疗工作 | □ 询问病史及体格检查<br>□ 完成病历书写<br>□ 开实验室检查单<br>□ 术前评估<br>□ 初步确定手术方式和日期 | □ 上级医师查房<br>□ 完成术前准备与术前评估<br>□ 根据体检、病理结果、影像学检查等，进行术前讨论，确定手术方案<br>□ 完成必要的相关科室会诊<br>□ 住院医师完成术前小结、上级医师查房记录等病历书写<br>□ 向患者及家属交代交代围术期注意事项，签署手术知情同意书<br>□ 签署自费用品协议书、输血同意书（必要时） | □ 手术<br>□ 术者或第一助手完成手术记录<br>□ 住院医师完成术后病程<br>□ 上级医师查房<br>□ 向患者及家属交代病情及术后注意事项 |
| 重点医嘱 | **长期医嘱：**<br>□ 外科三/二级护理常规<br>□ 饮食：普通饮食、糖尿病饮食、其他<br>□ 患者既往基础用药<br>**临时医嘱：**<br>□ 血、尿、便常规检查，血型，凝血功能，肝肾功能，感染性疾病筛查<br>□ X 线胸片、心电图<br>□ 肺功能、超声心动图（视情况而定），必要时行曲面断层、B 超、CT、MRI 检查 | **长期医嘱：**<br>□ 患者既往基础用药<br>**临时医嘱：**<br>□ 根据需要牙齿洁治<br>**术前医嘱：**<br>□ 拟明日：在局部麻醉+监测/局部麻醉+强化/全身麻醉下行舌癌扩大切除术/舌癌扩大切除+颈淋巴清扫术/舌癌扩大切除术+颈淋巴清扫术+下颌骨方块切除术<br>□ 口腔清洁<br>□ 术前 6 小时禁食禁水<br>□ 术前 30 分钟使用抗菌药物<br>□ 术前插胃管<br>□ 其他特殊医嘱 | **长期医嘱：**<br>□ 术后 6 小时流食<br>□ 保留胃管，禁食禁水 1 天<br>□ 间断胃肠减压<br>□ 保留颈部负压引流管<br>**临时医嘱：**<br>□ 心电监护、吸氧<br>□ 补液<br>□ β-内酰胺类或其他抗菌药物<br>□ 其他特殊医嘱 |
| 病情变异记录 | □ 无　□ 有，原因：<br>1.<br>2. | □ 无　□ 有，原因：<br>1.<br>2. | □ 无　□ 有，原因：<br>1.<br>2. |
| 医师签名 | | | |

| 时间 | 住院第 4~6 天<br>（术后第 1~2 天） | 住院第 6~10 天<br>（术后第 3~6 天） | 住院第 10~14 天<br>（术后第 7~10 天，出院日） |
|---|---|---|---|
| 主要诊疗工作 | □ 上级医师查房，注意病情变化<br>□ 住院医师完成常规病历书写<br>□ 注意引流量和引流液性状<br>□ 注意观察体温、血压等<br>□ 根据需要复查血常规、电解质等 | □ 上级医师查房<br>□ 住院医师完成常规病历书写<br>□ 记录病理结果<br>□ 更换颈部伤口敷料，观察伤口愈合情况<br>□ 根据引流情况决定是否拔除引流管<br>□ 根据患者进食情况调整补液量 | □ 上级医师查房，进行手术及伤口评估，确定有无手术并发症和切口愈合不良情况，明确是否出院<br>□ 根据伤口愈合情况，逐步拆除缝线（外伤口 5 ~ 7 天，内伤口 7 ~ 10 天）<br>□ 完成出院记录、病案首页、出院证明书等，向患者交代出院后的注意事项，如返院复诊的时间、地点，发生紧急情况时的处理，是否需要配合术后放疗等 |
| 重点医嘱 | 长期医嘱：<br>□ 一/二级护理<br>□ 饮食：流质饮食、鼻饲流食<br>□ 雾化吸入<br>□ 口腔冲洗<br>□ β-内酰胺类或其他抗菌药物<br>临时医嘱：<br>□ 镇痛<br>□ 补液（视情况而定） | 长期医嘱：<br>□ 二/三级护理<br>□ 饮食：流质饮食、鼻饲流食<br>□ 抗菌药物（根据病情停用）<br>临时医嘱：<br>□ 换药<br>□ 拔除负压引流管（24 小时引流量≤20ml） | 出院医嘱：<br>□ 拆线<br>□ 出院（带药） |
| 病情变异记录 | □ 无　□ 有，原因：<br>1.<br>2. | □ 无　□ 有，原因：<br>1.<br>2. | □ 无　□ 有，原因：<br>1.<br>2. . |
| 医师签名 | | | |

### （二）护士表单

**舌癌临床路径护士表单**

适用对象：第一诊断为舌癌（ICD-10：C01-C02）

行舌癌扩大切除术+颈淋巴清扫术（ICD-9-CM-3：25.3/25.4+40.4）

| 患者姓名： | 性别： 年龄： 门诊号： | 住院号： |
|---|---|---|
| 住院日期： 年 月 日 | 出院日期： 年 月 日 | 标准住院日：≤14 天 |

| 时间 | 住院第1天 | 住院第2~3天 | 住院第3~4天（手术日） |
|---|---|---|---|
| 健康宣教 | □ 入院宣教：介绍主管医师、护士，介绍环境、设施，介绍住院注意事项 | □ 术前宣教：疾病知识、术前准备及手术过程，告知准备物品、沐浴，告知术后饮食、活动及探视注意事项<br>□ 主管护士与患者沟通，了解并指导心理应对 | □ 告知家属等候区位置<br>□ 术后当日宣教：饮食、体位要求，术后可能出现情况的应对方式<br>□ 如保留引流管，宣教注意事项<br>□ 如保留胃管，宣教注意事项<br>□ 给予患者及家属心理支持<br>□ 再次明确探视陪伴须知 |
| 护理处理 | □ 核对患者，佩戴腕带<br>□ 建立入院护理病历<br>□ 卫生处置：剪指（趾）甲、沐浴、更换病号服 | □ 协助医师完成术前检查<br>□ 术前准备：禁食、禁水，需要时备皮（剃头发） | □ 术晨测体温、漱口<br>□ 送手术：摘除患者各种活动物品，核对患者资料及带药，填写手术交接单，签字确认<br>□ 接手术：核对患者及资料，签字确认 |
| 基础护理 | □ 三级护理<br>□ 晨晚间护理<br>□ 患者安全管理 | □ 三级护理<br>□ 晨晚间护理<br>□ 患者安全管理 | □ 一级护理<br>□ 晨晚间护理<br>□ 患者安全管理<br>□ 遵医嘱吸氧及监护治疗<br>□ 协助及指导进食 |
| 专科护理 | □ 护理查体<br>□ 需要时，填写跌倒及压疮防范表<br>□ 需要时，请家属陪伴<br>□ 指导饮食<br>□ 心理护理 | □ 遵医嘱完成相关检查<br>□ 心理护理 | □ 病情观察，观察伤口情况<br>□ 如保留引流管，固定并观察引流管情况<br>□ 如保留胃管，观察胃管长度并固定<br>□ 书写护理记录<br>□ 遵医嘱予抗感染治疗<br>□ 口腔清洁<br>□ 心理护理 |
| 重点医嘱 | □ 详见医嘱执行单 | □ 详见医嘱执行单 | □ 详见医嘱执行单 |
| 病情变异记录 | □ 无 □ 有，原因：<br>1.<br>2. | □ 无 □ 有，原因：<br>1.<br>2. | □ 无 □ 有，原因：<br>1.<br>2. . |
| 护士签名 | | | |

| 时间 | 住院第 4~6 天<br>（术后第 1~2 天） | 住院第 6~10 天<br>（术后第 3~6 天） | 住院第 10~14 天<br>（术后第 7~10 天，出院日） |
|---|---|---|---|
| 健康宣教 | □ 术后宣教：药物作用及频率，饮食、活动指导<br>□ 复查患者对宣教内容的掌握程度<br>□ 告知疾病恢复期注意事坝 | □ 术后宣教<br>□ 饮食指导<br>□ 告知疾病恢复期注意事项 | □ 出院宣教：复查时间，服药方法，活动休息，指导饮食<br>□ 指导办理出院手续 |
| 护理处置 | □ 遵医嘱完成相关治疗 | □ 遵医嘱完成相关治疗 | □ 遵医嘱完成相关治疗 |
| 基础护理 | □ 二级护理<br>□ 晨晚间护理<br>□ 协助或指导进食<br>□ 患者安全管理 | □ 二级护理<br>□ 晨晚间护理<br>□ 协助或指导进食<br>□ 患者安全管理 | □ 二级护理<br>□ 晨晚间护理<br>□ 协助及指导进食<br>□ 患者安全管理 |
| 专科护理 | □ 病情观察，写护理记录<br>□ 如保留引流管，观察并记录引流量<br>□ 如保留胃管，遵医嘱定期鼻饲<br>□ 遵医嘱抗感染治疗<br>□ 需要时，联系主管医师给予相关治疗及用药<br>□ 口腔清洁<br>□ 心理护理 | □ 病情观察，写护理记录<br>□ 如保留引流管，观察并记录引流量<br>□ 如保留胃管，遵医嘱定期鼻饲<br>□ 遵医嘱抗感染治疗<br>□ 需要时，联系主管医师给予相关治疗及用药<br>□ 口腔清洁<br>□ 心理护理 | □ 病情观察，写出院记录<br>□ 心理护理<br>□ 指导口腔清洁 |
| 重点医嘱 | □ 详见医嘱执行单 | □ 详见医嘱执行单 | □ 详见医嘱执行单 |
| 病情变异记录 | □ 无 □ 有，原因：<br>1.<br>2. | □ 无 □ 有，原因：<br>1.<br>2. | □ 无 □ 有，原因：<br>1.<br>2. . |
| 护士签名 | | | |

## （三）患者表单

### 舌癌临床路径患者表单

适用对象：第一诊断为舌癌（ICD-10：C01-C02）

行舌癌扩大切除术+颈淋巴清扫术（ICD-9-CM-3：25.3/25.4+40.4）

| 患者姓名： | 性别： 年龄： 门诊号： | 住院号： |
|---|---|---|
| 住院日期： 年 月 日 | 出院日期： 年 月 日 | 标准住院日：≤14 天 |

| 时间 | 住院第 1 天 | 住院第 2~3 天 | 住院第 3~4 天（手术日） |
|---|---|---|---|
| 医患配合 | □ 配合询问病史、收集资料，请务必详细告知既往史、用药史、过敏史<br>□ 如服用抗凝剂，请明确告知<br>□ 配合进行体格检查<br>□ 有任何不适请告知医师 | □ 配合完善术前相关检查，如采血、留尿、心电图、X 线胸片等<br>□ 医师与患者及家属介绍病情及手术谈话、书前签字<br>□ 麻醉师与患者进行术前访视 | □ 接受手术治疗<br>□ 如术后需要，配合监护及检查治疗<br>□ 与医护人员交流手术情况及术后注意事项<br>□ 有任何不适请告知医师 |
| 护患配合 | □ 配合测量体温、脉搏、呼吸、血压、体重<br>□ 配合完成入院护理评估（简单询问病史、过敏史、用药史）<br>□ 接受入院宣教（环境介绍、病室规定、订餐制度、贵重物品保管等）<br>□ 有任何不适请告知护士 | □ 配合测量体温、脉搏、呼吸<br>□ 接受术前宣教<br>□ 接受术前准备<br>□ 需要时配合备皮（剃头发）<br>□ 准备好必要用物 | □ 配合清晨测量体温、脉搏、呼吸<br>□ 术晨剃须、漱口<br>□ 取下义齿、饰品等，贵重物品交家属保管<br>□ 送手术室前，协助完成核对，带齐影像资料，脱去衣物，上手术车<br>□ 返回病房后，协助完成核对，配合过病床<br>□ 配合输液治疗<br>□ 需要时配合术后吸氧，监护仪监测<br>□ 如保留引流管或胃管，配合固定，保持有效性<br>□ 如术后需要，配合监护及检查、治疗<br>□ 有任何不适请告知护士 |
| 饮食 | □ 普通饮食 | □ 术前 12 小时禁食、禁水 | □ 术前禁食、禁水<br>□ 术后 4 小时进白开水<br>□ 术后 6 小时，无恶心不适，可进冷流食<br>□ 如保留胃管，不能经口进食水，配合鼻饲 |
| 排泄 | □ 正常排尿便 | □ 正常排尿便 | □ 正常排尿便 |
| 活动 | □ 正常活动 | □ 正常活动 | □ 术后 4 小时内去枕平卧，可床上翻身<br>□ 术后 5 小时可垫枕，可半坐位，床上活动<br>□ 术后当日禁止下床活动 |
| 患者签名 | | | |

| 时间 | 手术后 | 出院日 |
|---|---|---|
| 医患配合 | □ 配合术后检查<br>□ 配合术后治疗<br>□ 配合术后换药<br>□ 如保留引流管，需要时配合拔出引流管<br>□ 如保留胃管，需要时配合拔出胃管 | □ 接受出院前指导<br>□ 指导复查程序<br>□ 获取出院诊断书 |
| 重点医嘱 | □ 配合定时测量生命体征、每日询问排便<br>□ 接受输液、服药等治疗<br>□ 接受饮食宣教<br>□ 接受用药及治疗宣教<br>□ 如保留引流管，配合固定及计量<br>□ 如保留胃管，配合定期鼻饲<br>□ 注意活动安全，避免坠床或跌倒<br>□ 配合执行探视及陪伴制度<br>□ 配合口腔清洁 | □ 接受出院宣教<br>□ 办理出院手续<br>□ 获取出院携带药品<br>□ 知道药品的服用方法、作用、注意事项<br>□ 术后禁烟酒<br>□ 知道复印病历的方法 |
| 饮食 | □ 由冷流食逐渐过渡到普通饮食，禁辛辣刺激性饮食<br>□ 如保留胃管，配合定期鼻饲 | □ 软食，禁辛辣刺激性饮食 |
| 排泄 | □ 正常排尿便<br>□ 避免便秘 | □ 正常排尿便<br>□ 避免便秘 |
| 活动 | □ 病房内活动，避免剧烈活动 | □ 病房内活动，避免剧烈活动 |
| 患者签名 | | |

附：原表单（2009 年版）

## 舌癌临床路径表单

适用对象：第一诊断为舌癌（ICD-10：C01-C02）

行舌癌扩大切除术+颈淋巴清扫术（ICD-9-CM-3：25.3/25.4+40.4）

| 患者姓名： | 性别： 年龄： 门诊号： | 住院号： |
|---|---|---|
| 住院日期： 年 月 日 | 出院日期： 年 月 日 | 标准住院日：≤14 天 |

| 时间 | 住院第 1 天 | 住院第 2~3 天 | 住院第 3~4 天（手术日） |
|---|---|---|---|
| 主要诊疗工作 | □ 询问病史及体格检查<br>□ 完成病历书写<br>□ 开实验室检查单<br>□ 上级医师查房与术前评估<br>□ 初步确定手术方式和日期 | □ 上级医师查房<br>□ 完成术前准备与术前评估<br>□ 活检（即入院前未行活检者）<br>□ 根据体检、活检病理结果、影像学检查等，进行术前讨论，确定手术方案<br>□ 完成必要的相关科室会诊<br>□ 住院医师完成术前小结、上级医师查房记录等病历书写<br>□ 向患者及家属交代围术期注意事项，签署手术知情同意书<br>□ 签署自费用品协议书、输血同意书（必要时） | □ 手术<br>□ 术者完成手术记录<br>□ 住院医师完成术后病程<br>□ 上级医师查房<br>□ 向患者及家属交代病情及术后注意事项 |
| 重点医嘱 | **长期医嘱：**<br>□ 外科三/二级护理常规<br>□ 饮食：普通饮食、糖尿病饮食、其他<br>□ 患者既往基础用药<br>**临时医嘱：**<br>□ 血尿便常规检查、血型、凝血功能、肝肾功能、感染性疾病筛查<br>□ 胸片、心电图<br>□ 肺功能、超声心动图（视情况而定）必要时行曲面断层、CT、MRI 检查 | **长期医嘱：**<br>□ 患者既往基础用药<br>**临时医嘱：**<br>□ 牙齿洁治<br>**术前医嘱：**<br>□ 拟明日：局麻+监测、局麻+强化、全麻下行、舌癌扩大切除术、舌癌扩大切除+颈淋巴清扫术、舌癌扩大切除术+颈淋巴结清扫术+下颌骨方块切除术<br>□ 口腔清洁<br>□ 术前 6 小时禁食禁水<br>□ 术前 30 分肌注抗菌药物<br>□ 术前插胃管<br>□ 其他特殊医嘱 | **长期医嘱：**<br>□ 术后 6 小时流食<br>□ 保留胃管、禁食禁水 1 天<br>□ 间断胃肠减压<br>□ 保留颈部负压引流管<br>**临时医嘱：**<br>□ 心电监护、吸氧<br>□ 补液<br>□ 青霉素类或其他类抗菌药物<br>□ 其他特殊医嘱 |
| 主要护理工作 | □ 介绍病房环境、设施及设备<br>□ 入院护理评估<br>□ 执行入院后医嘱<br>□ 指导进行心电图、影像学检查等 | □ 晨起静脉取血<br>□ 卫生知识及手术知识宣教<br>□ 口腔清洁<br>□ 嘱患者禁食、禁水时间<br>□ 药敏试验 | □ 术前更衣、遵医嘱插胃管、给药<br>□ 观察术后病情变化<br>□ 观察创口出血及引流情况<br>□ 保持各种管路通畅<br>□ 给予术后饮食指导<br>□ 指导并协助术后活动 |

续　表

| 时间 | 住院第1天 | 住院第2~3天 | 住院第3~4天（手术日） |
|---|---|---|---|
| 病情<br>变异<br>记录 | □无 □有，原因：<br>1.<br>2. | □无 □有，原因：<br>1.<br>2. | □无 □有，原因：<br>1.<br>2. |
| 护士<br>签名 | | | |
| 医师<br>签名 | | | |

| 时间 | 住院第 4~6 天<br>（术后第 1~2 天） | 住院第 6~10 天<br>（术后第 3~6 天） | 住院第 10~14 天<br>（术后第 7~10 天，出院日） |
| --- | --- | --- | --- |
| 主要诊疗工作 | □ 上级医师查房，注意病情变化<br>□ 住院医师完成常规病历书写<br>□ 注意引流量和引流液性状<br>□ 注意观察体温、血压等<br>□ 根据需要复查血常规、电解质等 | □ 上级医师查房<br>□ 住院医师完成常规病历书写<br>□ 更换颈部伤口敷料，观察伤口愈合情况<br>□ 根据引流情况决定是否拔除引流管<br>□ 根据患者进食情况调整补液量 | □ 上级医师查房，进行手术及伤口评估，确定有无手术并发症和切口愈合不良情况，明确是否出院<br>□ 根据伤口愈合情况，逐步拆除缝线（外伤口 5~7 天，内伤口 7~10 天）<br>□ 完成出院记录、病案首页、出院证明书等，向患者交代出院后的注意事项，如：返院复诊的时间、地点，发生紧急情况时的处理，是否需要配合术后放疗等 |
| 重点医嘱 | 长期医嘱：<br>□ 一/二级护理<br>□ 饮食：◎流质饮食◎鼻饲流食<br>□ 雾化吸入<br>□ 口腔冲洗<br>□ 青霉素类或其他类抗菌药物<br>临时医嘱：<br>□ 镇痛<br>□ 补液（视情况而定） | 长期医嘱：<br>□ 二/三级护理<br>□ 饮食：◎流质饮食◎鼻饲流食<br>□ 抗菌药物（根据病情停用）<br>临时医嘱：<br>□ 换药<br>□ 拔除负压引流管（引流量<30ml/24h） | 出院医嘱：<br>□ 拆线<br>□ 出院（带药） |
| 主要护理工作 | □ 观察病情变化<br>□ 观察创口出血情况<br>□ 遵医嘱口腔冲洗，保持口腔清洁<br>□ 观察进食情况并给予指导<br>□ 心理与生活护理 | □ 观察病情变化及饮食情况<br>□ 心理与生活护理<br>□ 指导功能锻炼 | □ 指导办理出院手续<br>□ 指导复查时间和注意事项 |
| 病情变异记录 | □ 无　□ 有，原因：<br>1.<br>2. | □ 无　□ 有，原因：<br>1.<br>2. | □ 无　□ 有，原因：<br>1.<br>2.. |
| 护士签名 | | | |
| 医师签名 | | | |

# 第五章

# 颊癌临床路径释义

## 一、颊癌编码

1. 卫计委原编码：

疾病名称及编码：颊癌（ICD-10：C06.002）

手术操作名称及编码：颊癌扩大切除术（ICD-9-CM-3：27.99）

　　　　　　　　　　颈淋巴清扫术（ICD-9-CM-3：40.4）

　　　　　　　　　　颊脂垫修复术（ICD-9-CM-3：86.8）

　　　　　　　　　　植皮术（ICD-9-CM-3：86.66）

2. 修改编码：

疾病名称及编码：颊鳞状细胞癌（ICD-10：C76.003 M8070/3）

手术操作名称及编码：口和面的其他手术（ICD-9-CM-3：27.9）

　　　　　　　　　　颈淋巴清扫术（ICD-9-CM-3：40.4）

　　　　　　　　　　口全层皮肤移植（ICD-9-CM-3：27.55）

　　　　　　　　　　颊脂垫修复术（ICD-9-CM-3：27.9903）

## 二、临床路径检索方法

（C76.003 M8070/3）伴 27.9+40.4+27.57+27.9903

## 三、颊癌临床路径标准住院流程

### （一）适用对象

第一诊断为颊癌（ICD-10：C06.002）。

行颊癌扩大切除术+颈淋巴清扫术+皮片植入术/颊脂垫修复术：

1. 颊癌扩大切除术（ICD-9-CM-3：27.99）

2. 颈淋巴清扫术（ICD-9-CM-3：40.4）

3. 颊脂垫修复术（ICD-9-CM-3：86.8）

4. 植皮术（ICD-9-CM-3：86.66）

释义

■ 本路径适用于颊部原发鳞状细胞癌患者，TNM分期为 $T_1$，$N_{0\sim1}$，$M_0$。

■ 本路径适用于颊部肿瘤切除后直径不超过4cm、未超过肌层的缺损，缺损不需行复杂的皮瓣修复术，颈部可不行或行同侧颈淋巴清扫术。

■ 黏膜缺损可选择自体游离皮片或人工皮片移植修复术，如位于后颊部，可选择颊脂垫修复术。

■ 颈淋巴清扫术式应根据肿瘤部位、分化程度、临床分期、肿瘤生长方式和浸润深度等进行选择。对于 $cN_1$ 的患者，应行治疗性颈淋巴清扫术，术式可以选择改良根治颈淋巴清扫术/肩胛舌骨上颈淋巴清扫术。对于 $cN_0$ 患者，根据原发灶情况，可行选择性颈淋巴清扫术，术式可选择肩胛舌骨上颈淋巴清扫术。

## （二）诊断依据

根据《临床诊疗指南·口腔医学分册》（中华医学会编著，人民卫生出版社）。

1. 病史：局部常有慢性刺激因素（如锐利牙尖或残根）；也可有白斑等癌前病损；或无明显诱发因素，病变发展较快。

2. 体征：颊部局部溃疡或浸润块，也可外突呈菜花状，常有明显自发痛或触痛。

3. 实验室检查：活体组织检查病理明确为癌。

> **释义**
>
> ■ 颊癌好发于咬合平面相对的颊黏膜，以后颊部多见。肿瘤以外突型和溃疡型多见，侵犯颊肌后可出现张口受限，肿瘤也可以侵及皮下组织和皮肤，出现皮下浸润硬块甚至皮肤破溃。
>
> ■ 影像学检查包括 X 线片、CT 或 MRI，可以辅助确定肿瘤的解剖范围，包括原发灶的侵袭范围和颈部淋巴结转移情况。
>
> ■ 确诊主要根据活检病理学诊断。
>
> ■ 明确病理学诊断后，根据临床和影像学检查结果进行正确的治疗前分期对于是否选择进入临床路径和制订个体化治疗方案具有重要指导意义。

## （三）治疗方案的选择

根据《临床技术操作规范·口腔医学分册》（中华医学会编著，人民军医出版社），选择行颊癌扩大切除术+颈淋巴清扫术+皮片植入术/颊脂垫修复术，其适应证为：

1. 颊部肿物经活组织病理检查明确诊断为鳞状细胞癌。

2. 颊癌扩大切除后，缺损直径小于 4cm。

3. 患者全身状况可耐受手术。

4. 患者无手术禁忌证。

> **释义**
>
> ■ 颊癌的治疗以手术治疗为主，术前根据肿瘤的范围和浸润深度确定手术方案。
>
> ■ 肿瘤累及磨牙后区和（或）翼下颌韧带区时，切除范围需包括下颌升支前份、上颌结节、咽侧前份及翼区受累组织。邻近龈颊沟者，需切除相邻牙槽突。
>
> ■ 手术操作时应严格遵守"无瘤"原则，保证原发灶四周及基底有足够的安全边界，术中快速病理报告切缘为阴性。
>
> ■ 颊癌切除时需注意腮腺导管的处理，如邻近肿瘤切除边缘应注意保护避免损伤，如需牺牲导管应将其残端结扎避免形成导管瘘。
>
> ■ 颊癌的颈淋巴结转移率较高，因此除部分 $T_1$ 病变外，即使 $CN_0$ 的患者也应考虑行选择性颈淋巴结清扫术，术式可采用肩胛舌骨上颈淋巴清扫术。
>
> ■ 术后病理证实颈部淋巴结 1 个以上转移或淋巴结转移并包膜外浸润的患者，可

考虑行术后辅助放疗，以提高肿瘤局部-区域控制率和生存率。

### （四）标准住院日≤12天

> **释义**
>
> ■患者收治入院后，术前评估和准备需要1~3天，手术日为住院后3~4天，术后住院恢复需要6~8天，总住院时间应不超过12天。各医疗机构根据临床科室不同的运行情况在此时间范围内完成诊治均符合路径要求。包括确诊性质的部分检查（如活检术）和确定肿瘤解剖范围的影像学检查（如X线片、CT或MRI）应安排在入院前完成。需要术前诊疗的伴随疾病（如未控制的糖尿病、未控制的高血压或心脑血管疾病等）及调整的用药方案（如抗凝药）应安排在入院前完成。

### （五）进入路径标准

1. 第一诊断符合 ICD-10：C06.002 颊癌疾病编码。
2. 患者同时具有其他疾病诊断，如在住院期间不需要特殊处理也不影响第一诊断的临床路径流程实施时，可以进入路径。
3. TNM 分类：原发灶 $T_1$，淋巴结 $N_0$ 或 $N_1$，远处转移 $M_0$。

> **释义**
>
> ■进入路径前，必须完成活检术和病理诊断，病理类型为鳞状细胞癌，分化程度不限。
>
> ■通过临床和影像学检查初步判定：肿瘤未侵及颊肌，TNM 分期为 $T_1$，$N_{0~1}$，$M_0$，切除后缺损直径小于 4cm，不涉及颌骨缺损，通过简单皮片移植或颊脂垫转移即可修复，不需要行复杂的皮瓣移植修复者可以进入本路径。
>
> ■入院检查发现其他疾病或存在伴随疾病时，如该疾病必须于术前治疗或调整，否则会增加手术风险，增加并发症出现概率，延长术前准备时间及住院时间，影响患者预后，则不宜进入路径，如三级高血压、严重的未控制的糖尿病、心肺功能不全、肝肾功能不全、严重感染和严重出血倾向等。

### （六）术前准备（术前评估）1~3天

1. 术前必须检查的项目：
（1）血常规、尿常规、大便常规、血型。
（2）凝血功能。
（3）肝肾功能。
（4）感染性疾病筛查（乙肝、丙肝、艾滋病、梅毒等）。
（5）X线胸片、心电图。

2. 根据病情可选择：

（1）超声心动图和肺功能检查（老年人或既往有相关病史者）。

（2）必要时行曲面断层片、CT、MRI检查。

**释义**

■ 必须进行的检查，不仅是为了术前明确诊断，同时也是明确手术指征，排除手术禁忌证的关键，术前必须完成，不可或缺。为缩短患者住院时间，某些耗时较长的检查项目也可以在患者入院前完成。术前临床主管医师需及时收集并认真分析检查结果，对疑难者或指标明显异常者必要时可复查明确，且应采取相应处置措施直至指标符合手术要求。

■ 曲面断层片、CT 或 MRI 对判断肿瘤是否侵犯颌骨、术前评估肿瘤临床分期和制订手术方案不可或缺。

■ 对于老年患者，或常规心电图异常，或既往存在心脏疾病的患者可行超声心动图检查；对长期吸烟者，或既往存在肺部疾病的患者应行肺功能检查。

■ X 线胸片检查出可以筛查心肺和胸部疾病外，还可除外肺转移可能；如胸片可疑肺部转移患者，必要时可行肺部 CT 检查。

**（七）预防性抗菌药物选择与使用时机**

1. 按照《抗菌药物临床应用指导原则（2015 年版）》（国卫办医发〔2015〕43 号）执行。

2. 青霉素类或其他类抗菌药物，预防性用药时间为术前 30 分钟。

**释义**

■ 颊癌手术切口为Ⅱ类切口，术后有发生感染的风险，按照规定于围术期可预防性使用抗菌药物治疗。

■ 首选的预防药物为 β-内酰胺类抗菌药物，同时联合抗厌氧菌药物。

■ 首剂给药时机应在手术前 0.5~1 个小时，静脉给药。

**（八）手术日为入院第 3~4 天**

1. 麻醉方式：全麻。

2. 术中用药：麻醉常规用药、术后镇痛泵的应用。

3. 输血：视术中情况而定。

4. 术后标本冷冻加石蜡切片送病理。

**释义**

■ 颊癌手术通常需在全身麻醉下进行，如患者全身麻醉风险较高且只需行肿瘤局部扩大切除时，可选择局部麻醉。

■ 术中用药主要为麻醉药品，也包括静脉给予的抗菌药物；根据患者意愿，术后可安装镇痛装置。

■ 为明确肿瘤切除范围（切缘）或怀疑有淋巴结转移等需术中获得病理证据时，应进行术中冷冻病理检查，以指导手术方式和切除范围。

　　■ 严重贫血影响手术治疗者应术前输注血液制品纠正，除非出现急性失血状况或预计出现手术失血较多的情况下，否则不建议术中常规输血。

### （九）术后住院恢复6~8天

1. 术后根据当时患者情况复查相关检查项目。
2. 术后使用头孢类或其他类抗菌药物，用药时间5~7天。

> **释义**
>
> 　　■ 颊癌患者术后进食、进水均受影响，需注意营养补充及均衡，可行鼻饲。
> 　　■ 术后应注意口腔清洁，适当减少口腔运动（说话、进食等），以利于伤口愈合。
> 　　■ 术后继续预防性应用抗菌药物治疗，首选二代头孢类抗菌药物，总用药时间不超过5天。
> 　　■ 术后注意保持颈部负压引流通畅，并注意观察引流液情况（引流量、引流液性质等），24小时引流量≤20ml时可考虑撤除负压引流装置。
> 　　■ 术后应根据患者的恢复情况按时复查相关检查项目，包括血常规、肝肾功能、电解质、血糖等，及时掌握患者的状态并完成相应处置。
> 　　■ 颈部及口外皮肤缝线应在术后7~10天分次拆除；采用皮片移植修复缺损的患者，通常需要采用反包扎固定皮片，术后2周拆除反包扎缝线。
> 　　■ 及时收集病理报告，根据结果评估临床分期，判断预后和指导后续治疗。

### （十）出院标准

1. 患者一般情况良好，伤口愈合好，引流管拔除，伤口无感染，无皮下积液（或门诊可处理的少量积液），无组织坏死。
2. 没有需要住院处理的并发症和（或）合并症。

> **释义**
>
> 　　■ 在伤口基本愈合，无感染等情况下，如患者同意且条件允许，可出院后拆线。
> 　　■ 如出现术后感染等需要继续留院治疗的情况，超出了路径所规定的时间，应先处理并发症，符合出院条件后再准许患者出院。
> 　　■ 术后病理报告转移淋巴结1个以上或转移淋巴结并包膜外浸润存在，建议患者术后进行辅助性放疗。
> 　　■ 出院证明材料中，应包括肿瘤分期、详细病理诊断、手术时间及方式、进一步治疗建议和定期复查等内容。

### （十一）变异及原因分析

1. 有影响手术的全身疾病或合并症，需要进行相关的诊断和治疗。

2. 必要时需要进行 CT、MRI 等检查以明确肿瘤范围。

3. 肿物接近或侵犯颊侧移行沟者，根据情况可以行上颌骨或下颌骨方块切除术。

> **释义**
>
> ■ 围术期伴随疾病，住院期间必须给予治疗或调整改善，否则增加手术风险或并发症发生率，影响恢复，如未控制的高血压，未控制的糖尿病，呼吸道感染，心脑血管疾病，营养不良、严重贫血等，造成延长术前准备时间及住院时间，应视为变异情况。
>
> ■ 住院检查或术后发现 TNM 分期为 $T_{2-4}$ 和（或）$N_{2-3}$ 和（或）$M_1$ 的晚期患者，手术方案和术后治疗更为复杂和多变时，应视为变异情况。
>
> ■ 肿瘤范围较大，切除后缺损面积较大，采用皮片移植易造成张口受限，或肿瘤浸润深度较深，切除后造成肌层甚至皮肤缺损，而需采用皮瓣修复者；或肿瘤邻近磨牙后牙区及翼下颌韧带区、龈颊沟而需扩大切除部分上下颌骨者，均应视为变异情况。
>
> ■ 术后出现并发症，包括感染、出血、移植皮片坏死、伤口延迟愈合等情况，部分并发症需要进行再次手术治疗，部分并发症需要经过相应的非手术治疗，造成住院时间延长，应视为变异情况。
>
> ■ 患者或家属于术前准备期间因自身原因提出放弃手术或终止治疗出院，患者或家属术后恢复期间在尚未达到出院标准时间因自身原因提出终止治疗，自动出院，应视为变异情况。

## 四、推荐表单

### 颊癌临床路径医师表单

适用对象：第一诊断为颊癌（ICD-10：C06.002）

行颊癌扩大切除术（ICD-9-CM-3：27.99）+颈淋巴清扫术（ICD-9-CM-3：40.4）+颊脂垫修复术（ICD-9-CM-3：86.8）+植皮术（ICD-9-CM-3：86.66）

| 患者姓名： | 性别： | 年龄： | 门诊号： | 住院号： |
| --- | --- | --- | --- | --- |
| 住院日期：　　年　月　日 | 出院日期：　　年　月　日 | | | 标准住院日：≤12天 |

| 时间 | 住院第1天 | 住院第2~3天 | 住院第3~4天（手术日） |
| --- | --- | --- | --- |
| 主要诊疗工作 | □ 询问病史及体格检查<br>□ 完成病历书写<br>□ 开实验室检查单<br>□ 上级医师查房与术前评估<br>□ 初步确定手术方式和日期 | □ 上级医师查房<br>□ 完成术前准备与术前评估<br>□ 活检（即入院前未行活检者）<br>□ 根据体检、活检病理结果、影像学检查等，进行术前讨论，确定手术方案<br>□ 完成必要的相关科室会诊<br>□ 住院医师完成术前小结、上级医师查房记录等病历书写<br>□ 向患者及家属交代围术期注意事项，签署手术知情同意书<br>□ 签署自费用品协议书、输血同意书（必要时） | □ 手术<br>□ 术者完成手术记录<br>□ 住院医师完成术后病程<br>□ 上级医师查房<br>□ 向患者及家属交代病情及术后注意事项 |
| 重点医嘱 | 长期医嘱：<br>□ 外科三/二级护理常规<br>□ 饮食：◎普通饮食◎糖尿病饮食◎其他<br>□ 患者既往基础用药<br>临时医嘱：<br>□ 血尿便常规检查、血型、凝血功能、肝肾功能、感染性疾病筛查<br>□ X线胸片、心电图<br>□ 肺功能、超声心动图（视情况而定）必要时行曲面断层、CT、MRI检查 | 长期医嘱：<br>□ 患者既往基础用药<br>临时医嘱：<br>□ 牙齿洁治<br>术前医嘱：<br>□ 拟明日◎局麻+监测◎局麻+强化◎全麻下行◎颊癌扩大切除术+颈淋巴清扫术+皮片植入术◎颊癌扩大切除术+颈淋巴结清扫术+颊脂垫修复术<br>□ 口腔清洁<br>□ 术前6小时禁食禁水<br>□ 术前30分肌注抗菌药物<br>□ 术前插胃管<br>□ 其他特殊医嘱 | 长期医嘱：<br>□ 术后6小时流食<br>□ 保留胃管、禁食禁水1日<br>□ 间断胃肠减压<br>□ 保留颈部负压引流管<br>临时医嘱：<br>□ 心电监护、吸氧<br>□ 补液<br>□ 青霉素类或其他类抗菌药物<br>□ 其他特殊医嘱 |
| 主要护理工作 | □ 介绍病房环境、设施及设备<br>□ 入院护理评估<br>□ 执行入院后医嘱<br>□ 指导进行心电图、影像学检查等<br>□ 心理及生活护理 | □ 晨起静脉取血<br>□ 留取尿标本<br>□ 留取便标本<br>□ 卫生知识及手术知识宣教<br>□ 口腔清洁及备皮<br>□ 胃肠道准备<br>□ 药敏试验<br>□ 心理及生活护理 | □ 术晨更衣、遵医嘱插胃管、给药<br>□ 观察术后病情变化<br>□ 观察创口出血及引流情况<br>□ 保持各种管路通畅<br>□ 给予术后饮食指导<br>□ 指导并协助术后活动 |

| 时间 | 住院第1天 | 住院第2~3天 | 住院第3~4天（手术日） |
|---|---|---|---|
| 病情<br>变异<br>记录 | □无　□有，原因：<br>1.<br>2. | □无　□有，原因：<br>1.<br>2. | □无　□有，原因：<br>1.<br>2. |
| 护士<br>签名 |  |  |  |
| 医师<br>签名 |  |  |  |

| 时间 | 住院第 4~7 天<br>（术后第 1~3 天） | 住院第 7~10 天<br>（术后第 4~6 天） | 住院第 10~12 天<br>（术后第 7~8 天，出院日） |
|------|------|------|------|
| 主要诊疗工作 | □ 上级医师查房，注意病情变化<br>□ 住院医师完成常规病历书写<br>□ 注意引流量和引流液性状<br>□ 注意观察体温、血压等<br>□ 更换颈部伤口敷料，观察伤口愈合情况<br>□ 根据需要复查血常规、电解质等 | □ 上级医师查房<br>□ 住院医师完成常规病历书写<br>□ 更换颈部伤口敷料，观察伤口愈合情况<br>□ 根据引流情况决定是否拔除引流管<br>□ 根据患者进食情况调整补液量 | □ 上级医师查房，进行手术及伤口评估，确定有无手术并发症和切口愈合不良情况，明确是否出院<br>□ 根据伤口愈合情况，逐步拆除缝线（◎外伤口 5~7 天，◎内伤口 7~10 天）<br>□ 完成出院记录、病案首页、出院证明书等，向患者交代出院后的注意事项，如：返院复诊的时间、地点，发生紧急情况时的处理，是否需要配合术后放疗等 |
| 重点医嘱 | **长期医嘱：**<br>□ 一/二级护理<br>□ 保留胃管<br>□ 鼻饲流食<br>□ 雾化吸入<br>□ 口腔冲洗<br>□ 头孢类或其他类抗菌药物<br>**临时医嘱：**<br>□ 镇痛<br>□ 换药<br>□ 补液（视情况而定） | **长期医嘱：**<br>□ 二/三级护理<br>□ 保留胃管<br>□ 鼻饲流食<br>□ 口腔冲洗<br>□ 抗菌药物<br>**临时医嘱：**<br>□ 换药<br>□ 拔除负压引流管（引流量<20ml/24h） | **出院医嘱：**<br>□ 拆线<br>□ 拔除胃管<br>□ 出院（带药） |
| 主要护理工作 | □ 观察病情变化<br>□ 观察创口出血及引流情况<br>□ 保持管路通畅<br>□ 保持口腔清洁<br>□ 观察进食情况并给予指导<br>□ 心理与生活护理 | □ 观察病情变化<br>□ 观察饮食情况并保持管路通畅<br>□ 保持口腔清洁<br>□ 心理与生活护理<br>□ 指导功能锻炼 | □ 指导办理出院手续<br>□ 出院健康指导<br>□ 指导复查时间 |
| 病情变异记录 | □ 无 □ 有，原因：<br>1.<br>2. | □ 无 □ 有，原因：<br>1.<br>2. | □ 无 □ 有，原因：<br>1.<br>2. |
| 护士签名 | | | |
| 医师签名 | | | |

## 附：原表单（2016 年版）

### 颊癌临床路径表单

适用对象：第一诊断为颊癌（ICD-10：C06.002）

行颊癌扩大切除术（ICD-9-CM-3：27.99）+颈淋巴清扫术（ICD-9-CM-3：40.4）+颊脂垫修复术（ICD-9-CM-3：86.8）+植皮术（ICD-9-CM-3：86.66）

| 患者姓名： | 性别： 年龄： 门诊号： | 住院号： |
| --- | --- | --- |
| 住院日期： 年 月 日 | 出院日期： 年 月 日 | 标准住院日：≤12 天 |

| 时间 | 住院第 1 天 | 住院第 2~3 天 | 住院第 3~4 天（手术日） |
| --- | --- | --- | --- |
| 主要诊疗工作 | □ 询问病史及体格检查<br>□ 完成病历书写<br>□ 开实验室检查单<br>□ 上级医师查房与术前评估<br>□ 初步确定手术方式和日期 | □ 上级医师查房<br>□ 完成术前准备与术前评估<br>□ 活检（即入院前未行活检者）<br>□ 根据体检、活检病理结果、影像学检查等，进行术前讨论，确定手术方案<br>□ 完成必要的相关科室会诊<br>□ 住院医师完成术前小结、上级医师查房记录等病历书写<br>□ 向患者及家属交代围术期注意事项，签署手术知情同意书<br>□ 签署自费用品协议书、输血同意书（必要时） | □ 手术<br>□ 术者完成手术记录<br>□ 住院医师完成术后病程<br>□ 上级医师查房<br>□ 向患者及家属交代病情及术后注意事项 |
| 重点医嘱 | 长期医嘱：<br>□ 外科三/二级护理常规<br>□ 饮食：◎普通饮食◎糖尿病饮食◎其他<br>□ 患者既往基础用药<br>临时医嘱：<br>□ 血尿便常规检查、血型、凝血功能、肝肾功能、感染性疾病筛查<br>□ X 线胸片、心电图<br>□ 肺功能、超声心动图（视情况而定）必要时行曲面断层、CT、MRI 检查 | 长期医嘱：<br>□ 患者既往基础用药<br>临时医嘱：<br>□ 牙齿洁治<br>术前医嘱：<br>□ 拟明日◎局麻+监测◎局麻+强化◎全麻下行◎颊癌扩大切除术+颈淋巴清扫术+皮片植入术◎颊癌扩大切除术+颈淋巴结清扫术+颊脂垫修复术<br>□ 口腔清洁<br>□ 术前 6 小时禁食禁水<br>□ 术前 30 分肌注抗菌药物<br>□ 术前插胃管<br>□ 其他特殊医嘱 | 长期医嘱：<br>□ 术后 6 小时流食<br>□ 保留胃管、禁食禁水 1 天<br>□ 间断胃肠减压<br>□ 保留颈部负压引流管<br>临时医嘱：<br>□ 心电监护、吸氧<br>□ 补液<br>□ 青霉素类或其他类抗菌药物<br>□ 其他特殊医嘱 |

续　表

| 时间 | 住院第1天 | 住院第2~3天 | 住院第3~4天（手术日） |
|---|---|---|---|
| 主要护理工作 | □ 介绍病房环境、设施及设备<br>□ 入院护理评估<br>□ 执行入院后医嘱<br>□ 指导进行心电图、影像学检查等<br>□ 心理及生活护理 | □ 晨起静脉取血<br>□ 留取尿标本<br>□ 留取便标本<br>□ 卫生知识及手术知识宣教<br>□ 口腔清洁及备皮<br>□ 胃肠道准备<br>□ 药敏试验<br>□ 心理及生活护理 | □ 术晨更衣、遵医嘱插胃管、给药<br>□ 观察术后病情变化<br>□ 观察创口出血及引流情况<br>□ 保持各种管路通畅<br>□ 给予术后饮食指导<br>□ 指导并协助术后活动 |
| 病情变异记录 | □ 无　□ 有，原因：<br>1.<br>2. | □ 无　□ 有，原因：<br>1.<br>2. | □ 无　□ 有，原因：<br>1.<br>2. |
| 护士签名 | | | |
| 医师签名 | | | |

| 时间 | 住院第 4~7 天<br>（术后第 1~3 天） | 住院第 7~10 天<br>（术后第 4~6 天） | 住院第 10~12 天<br>（术后第 7~8 天，出院日） |
|---|---|---|---|
| 主要诊疗工作 | □ 上级医师查房，注意病情变化<br>□ 住院医师完成常规病历书写<br>□ 注意引流量和引流液性状<br>□ 注意观察体温、血压等<br>□ 更换颈部伤口敷料，观察伤口愈合情况<br>□ 根据需要复查血常规、电解质等 | □ 上级医师查房<br>□ 住院医师完成常规病历书写<br>□ 更换颈部伤口敷料，观察伤口愈合情况<br>□ 根据引流情况决定是否拔除引流管<br>□ 根据患者进食情况调整补液量 | □ 上级医师查房，进行手术及伤口评估，确定有无手术并发症和切口愈合不良情况，明确是否出院<br>□ 根据伤口愈合情况，逐步拆除缝线（◎外伤口 5~7 天，◎内伤口 7~10 天）<br>□ 完成出院记录、病案首页、出院证明书等，向患者交代出院后的注意事项，如：返院复诊的时间、地点，发生紧急情况时的处理，是否需要配合术后放疗等 |
| 重点医嘱 | 长期医嘱：<br>□ 一/二级护理<br>□ 保留胃管<br>□ 鼻饲流食<br>□ 雾化吸入<br>□ 口腔冲洗<br>□ 头孢类或其他类抗菌药物<br>临时医嘱：<br>□ 镇痛<br>□ 换药<br>□ 补液（视情况而定） | 长期医嘱：<br>□ 二/三级护理<br>□ 保留胃管<br>□ 鼻饲流食<br>□ 口腔冲洗<br>□ 抗菌药物<br>临时医嘱：<br>□ 换药<br>□ 拔除负压引流管（引流量<20ml/24h） | 出院医嘱：<br>□ 拆线<br>□ 拔除胃管<br>□ 出院（带药） |
| 主要护理工作 | □ 观察病情变化<br>□ 观察创口出血及引流情况<br>□ 保持管路通畅<br>□ 保持口腔清洁<br>□ 观察进食情况并给予指导<br>□ 心理与生活护理 | □ 观察病情变化<br>□ 观察饮食情况并保持管路通畅<br>□ 保持口腔清洁<br>□ 心理与生活护理<br>□ 指导功能锻炼 | □ 指导办理出院手续<br>□ 出院健康指导<br>□ 指导复查时间 |
| 病情变异记录 | □ 无 □ 有，原因：<br>1.<br>2. | □ 无 □ 有，原因：<br>1.<br>2. | □ 无 □ 有，原因：<br>1.<br>2.. |
| 护士签名 | | | |
| 医师签名 | | | |

# 第六章

# 颊癌（前臂皮瓣修复）临床路径释义

## 一、颊癌（前臂皮瓣修复）编码

1. 卫计委原编码：

疾病名称及编码：颊黏膜恶性肿瘤（ICD-10：C06.002）

手术操作名称及编码：颊癌扩大切除术（ICD-9-CM-3：27.99）

　　　　　　　　　　颈淋巴清扫术（ICD-9-CM-3：40.4）

　　　　　　　　　　上颌骨方块切除术（ICD-9-CM-3：76.39）

　　　　　　　　　　下颌骨方块切除术（ICD-9-CM-3：76.31）

　　　　　　　　　　前臂皮瓣修复术（ICD-9-CM-3：86.75）

2. 修改编码：

疾病名称及编码：颊鳞状细胞癌（ICD-10：C76.003 M8070/3）

手术操作名称及编码：口和面的其他手术（ICD-9-CM-3：27.9）

　　　　　　　　　　颈淋巴清扫术（ICD-9-CM-3：40.4）

　　　　　　　　　　上颌骨方块切除术（ICD-9-CM-3：76.39）

　　　　　　　　　　下颌骨方块切除术（ICD-9-CM-3：76.31）

　　　　　　　　　　口皮瓣移植术（ICD-9-CM-3：27.57）

## 二、临床路径检索方法

（C76.003+ M8070/3）伴 27.9+40.4+27.57+（76.39/76.31）

## 三、颊癌（前臂皮瓣修复）临床路径标准住院流程

### （一）适用对象

第一诊断为颊癌（ICD-10：C06.002）。

行颊癌扩大切除术+颈淋巴清扫术+上/下颌骨方块切除术+前臂皮瓣修复术：

1. 颊癌扩大切除术（ICD-9-CM-3：27.99）。

2. 颈淋巴清扫术（ICD-9-CM-3：40.4）。

3. 上颌骨方块切除术（ICD-9-CM-3：76.39）。

4. 下颌骨方块切除术（ICD-9-CM-3：76.31）。

5. 前臂皮瓣修复术（ICD-9-CM-3：86.75）。

> 释义
>
> ■ 本路径适用于颊部原发鳞状细胞癌患者，TNM 分期为 $T_{2-3}$，$N_0$、$N_1$、$N_{2a}$ 或 $N_{2b}$，$M_0$。
>
> ■ 本路径适用于颊部肿瘤切除后直径超过 4cm，同时伴有部分上/下颌骨缺损的病例，缺损需行游离前臂皮瓣修复术，同时行同侧颈淋巴清扫术。
>
> ■ 颈淋巴清扫术式应根据肿瘤部位、分化程度、临床分期、肿瘤生长方式和浸

润深度等进行选择。对于 $cN_0$ 患者，根据原发灶情况，应行选择性颈淋巴清扫术，术式可选择肩胛舌骨上颈淋巴清扫术。对于 $cN_{1\sim2}$ 的患者，应行治疗性颈淋巴清扫术，术式可以选择改良根治颈淋巴清扫术/根治性颈淋巴清扫术。

### （二）诊断依据

根据《临床诊疗指南·口腔医学分册》（中华医学会编著，人民卫生出版社）。

1. 病史：局部常有慢性刺激因素（如锐利牙尖或残根）；也可有白斑等癌前病损；或无明显诱发因素，病变发展较快。
2. 体征：颊部局部溃疡或浸润块，也可外突呈菜花状，常有明显自发痛或触痛。
3. 实验室检查：活体组织检查病理明确为癌。

> **释义**
>
> ■ 颊癌好发于咬合平面相对的颊黏膜，以后颊部多见。肿瘤以外突型和溃疡型多见，侵犯颊肌后可出现张口受限，肿瘤也可以侵及皮下组织和皮肤，出现皮下浸润硬块甚至皮肤破溃。
> ■ 影像学检查包括 X 线片、CT 或 MRI，可以辅助确定肿瘤的解剖范围，包括原发灶的侵袭范围和颈部淋巴结转移情况。
> ■ 确诊主要根据活检病理学诊断。
> ■ 明确病理学诊断后，根据临床和影像学检查结果进行正确的治疗前分期对于是否选择进入临床路径和制订个体化治疗方案具有重要指导意义。

### （三）治疗方案的选择

根据《临床技术操作规范·口腔医学分册》（中华医学会编著，人民军医出版社）。

选择行颊癌扩大切除术+颈淋巴清扫术+上/下颌骨方块切除术+前臂皮瓣修复术。其适应证为：

1. 颊部肿物经活组织病理检查明确诊断为鳞状细胞癌。
2. 颊癌扩大切除后软组织缺损直径超过 4cm。
3. 患者全身状况可耐受手术。
4. 患者无手术禁忌证。

> **释义**
>
> ■ 颊癌的治疗以手术治疗为主，术前根据肿瘤的范围和浸润深度确定手术方案。
> ■ 肿瘤累及磨牙后区和（或）翼下颌韧带区时，切除范围需包括下颌升支前分、上颌结节、咽侧前份及翼区受累组织。邻近龈颊沟者，需切除相邻的上/下颌牙槽突。肿瘤浸润侵犯皮下组织，甚至造成颊部皮肤破溃者，需扩大切除相应颊部皮肤，形成洞穿性缺损。
> ■ 肿瘤切除后缺损范围较大，选用血管化前臂皮瓣移植术进行修复，以避免术后张口受限。对于颊部洞穿性缺损的病例，可采用折叠前臂皮瓣方式进行修复。

■ 为保证移植皮瓣成活，需采用显微外科技术将前臂皮瓣的供血动脉和回流静脉与颈部的动、静脉进行血管吻合。

■ 手术操作时应严格遵守"无瘤"原则，保证原发灶四周及基底有足够的安全边界，术中快速病理报告切缘为阴性。

■ 颊癌切除时需注意腮腺导管的处理，如邻近肿瘤切除边缘应注意保护避免损伤，如需牺牲导管应将其残端结扎避免形成导管瘘。

■ 颊癌的颈淋巴结转移率较高，对于 $T_2$、$T_3$ 的患者，即使 $cN_0$ 的患者也应行选择性颈淋巴结清扫术，术式可采用肩胛舌骨上颈淋巴清扫术。

■ 术后病理证实颈部淋巴结 1 个以上转移或淋巴结转移并包膜外浸润的患者，应考虑行术后辅助放疗，以提高肿瘤局部控制率和生存率。

### （四）标准住院日≤16 天

释义

■ 患者收治入院后，术前评估和准备需要 1~3 天，手术日为住院后 3~4 天，术后住院恢复需要 10~12 天，总住院时间应不超过 16 天。各医疗机构根据临床科室不同的运行情况在此时间范围内完成诊治均符合路径要求。包括确诊性质的部分检查（如活检术）和确定肿瘤解剖范围的影像学检查（如 X 线片、CT 或 MRI）应安排在入院前完成。需要术前诊疗的伴随疾病（如未控制的糖尿病、未控制的高血压或心脑血管疾病等）及调整的用药方案（如抗凝药）应安排在入院前完成。

### （五）进入路径标准

1. 第一诊断符合 ICD-10：C06.002 颊癌疾病编码。

2. 患者同时具有其他疾病诊断，如在住院期间不需要特殊处理也不影响第一诊断的临床路径流程实施时，可以进入路径。

3. TNM 分类：原发灶 $T_2$ 或 $T_3$，淋巴结 $N_0$、$N_1$、$N_{2a}$ 或 $N_{2b}$，远处转移 $M_0$。

释义

■ 进入路径前，必须完成活检术和病理诊断，病理类型为鳞状细胞癌，分化程度不限。

■ 通过临床和影像学检查初步判定：肿瘤 TNM 分期为 $T_{2~3}$，$N_0$、$N_1$、$N_{2a}$ 或 $N_{2b}$，$M_0$，切除后缺损直径大于 4cm，且合并有部分上/下颌骨缺损，需要行游离前臂皮瓣移植修复术的患者可以进入本路径。

■ 入院检查发现其他疾病或存在伴随疾病时，如该疾病必须于术前治疗或调整，否则会增加手术风险，增加并发症出现概率，延长术前准备时间及住院时间，影响患者预后，则不宜进入路径，如三级高血压、严重的未控制的糖尿病、心肺功能不全、肝肾功能不全、严重感染和严重出血倾向等。

**（六）术前准备（术前评估）1~3 天**

1. 术前必须检查的项目：

（1）血常规、尿常规、大便常规、血型。

（2）凝血功能。

（3）肝肾功能。

（4）感染性疾病筛查（乙型肝炎、丙型肝炎、艾滋病、梅毒等）。

（5）X 线胸片、心电图。

（6）曲面断层片。

2. 根据病情可选择：

（1）超声心动图和肺功能检查（老年人或既往有相关病史者）。

（2）必要时行 CT、MRI 检查。

> **释义**
>
> ■ 必须进行的检查，不仅是为了术前明确诊断，同时也是明确手术指征、排除手术禁忌证的关键，术前必须完成，不可或缺。为缩短患者住院时间，某些耗时较长的检查项目也可以在患者入院前完成。术前临床主管医师需及时收集并认真分析检查结果，对疑难者或指标明显异常者必要时可复查明确，且应采取相应处置措施直至指标符合手术要求。
>
> ■ 曲面断层片、CT 或 MRI 对判断肿瘤是否侵犯颌骨、术前评估肿瘤临床分期和制订手术方案不可或缺。
>
> ■ 对于老年患者，或常规心电图异常，或既往存在心脏疾病的患者可行超声心动图检查；对长期吸烟者，或既往存在肺部疾病的患者应行肺功能检查。
>
> ■ X 线胸片检查出可以筛查心肺和胸部疾病外，还可除外肺转移可能；如胸片可疑肺部转移患者，必要时可行肺部 CT 检查。

**（七）预防性抗菌药物选择与使用时机**

1. 按照《抗菌药物临床应用指导原则（2015 年版）》（国卫办医发〔2015〕43 号）执行。

2. 青霉素类或其他类抗菌药物，预防性用药时间为术前 30 分钟。

> **释义**
>
> ■ 颊癌手术切口为Ⅱ类切口，术后有发生感染的风险，按照规定于围术期可预防性使用抗菌药物治疗。
>
> ■ 首选的预防药物为二代头孢类抗菌药物，同时联合抗厌氧菌药物。
>
> ■ 首剂给药时机应在手术前 0.5~1 个小时，静脉给药。

**（八）手术日为入院第 3~4 天**

1. 麻醉方式：全麻。

2. 术中用药：麻醉常规用药、术后镇痛泵的应用。

3. 输血：视术中情况而定。

4. 术中冷冻切片加术后常规石蜡切片送病理。

> **释义**
>
> ■ 本路径手术创伤较大，手术时间长，必须在全身麻醉下进行。
>
> ■ 术中用药主要为麻醉药品，也包括静脉给予的抗菌药物；术中尽量避免给予止血药物，根据情况可以给予抗凝药物，以预防血管吻合处血栓形成；根据患者意愿，术后可安装镇痛装置。
>
> ■ 为明确肿瘤切除范围（切缘）或怀疑有淋巴结转移等需术中获得病理证据时，应进行术中冷冻病理检查，以指导手术方式和切除范围。

## （九）术后住院恢复10~12天

1. 术后根据当时患者情况复查相关检查项目。
2. 术后使用头孢类或其他类抗菌药物，用药时间5~7天。

> **释义**
>
> ■ 颊癌前臂皮瓣修复患者术后进食、进水均受影响较大，需注意营养补充及均衡，需行鼻饲，并注意出入量。
>
> ■ 术后应注意口腔清洁，适当减少口腔运动（说话、进食等），以利于伤口愈合。
>
> ■ 术后继续预防性应用抗菌药物治疗，首选二代头孢类抗菌药物，联合应用抗厌氧菌药物，根据病情需要决定抗菌药物使用时间。
>
> ■ 为保护吻合血管通畅，预防血栓形成，术后可给予抗凝药物（如低分子右旋糖酐、低分子肝素等）；术后3天内患者需进行头部制动，避免压迫吻合血管，术后3周内避免向吻合血管处侧卧。
>
> ■ 术后应严密观察移植前臂皮瓣的颜色、质地、皮温等状态，如判断可能出现吻合血管危象时应及时手术探查，必要时需重新进行血管吻合。
>
> ■ 术后注意保持颈部负压引流通畅，并注意观察引流液情况（引流量、引流液性质等），24小时引流量≤20ml时可考虑撤除负压引流装置。
>
> ■ 术后应根据患者的恢复情况按时复查相关检查项目，包括血常规、肝肾功能、电解质、血糖等，及时掌握患者的状态并完成相应处置。
>
> ■ 颈部及口外皮肤缝线应在术后7~10天分次拆除；采用皮片移植修复缺损的患者，通常需要采用反包扎固定皮片，术后2周拆除反包扎缝线。上臂取皮区如果张力过大，可延迟至术后3~4周拆线。
>
> ■ 及时收集病理报告，根据结果评估临床分期，判断预后和指导后续治疗。

## （十）出院标准

1. 患者一般情况良好，伤口愈合好，引流管拔除，伤口无感染，无皮下积液（或门诊可处理的少量积液），无组织坏死。
2. 移植皮瓣成活，愈合良好。
3. 没有需要住院处理的并发症和（或）合并症。

> 释义
>
> ■ 伤口基本愈合，无感染等情况下，如患者同意且条件允许，可出院后拆线。
> ■ 移植皮瓣颜色、质地均正常，无血管危象发生。
> ■ 如出现术后感染等需要继续留院治疗的情况，超出了路径所规定的时间，应先处理并发症，符合出院条件后再准许患者出院。
> ■ 术后病理报告转移淋巴结 1 个以上或转移淋巴结并包膜外浸润存在，建议患者术后进行辅助性放疗。
> ■ 出院证明材料中，应包括肿瘤分期、详细病理诊断、手术时间及方式、进一步治疗建议和定期复查等内容。

## （十一）变异及原因分析

1. 有影响手术的全身疾病或合并症，需要进行相关诊断和治疗。
2. 必要时需要进行 CT、MRI 等检查以明确肿瘤范围。
3. 肿物位于后颊部，因皮瓣移植术后肿胀可能阻碍呼吸，需行预防性气管切开。
4. 移植皮瓣术后发生血管危象，需再次手术探查；皮瓣不能成活，口内伤口需长期换药，二期愈合。

> 释义
>
> ■ 围术期伴随疾病，住院期间必须给予治疗或调整改善，否则增加手术风险或并发症发生率，影响恢复，如未控制的高血压、未控制的糖尿病、呼吸道感染、心脑血管疾病、营养不良、严重贫血等，造成延长术前准备时间及住院时间，应视为变异情况。
> ■ 入院检查或术后病理证实 TNM 分期为 $T_4$ 和（或）$N_{2c}$、$N_3$ 和（或）$M_1$ 的晚期患者，手术方案和术后治疗更为复杂和多变时，应视为变异情况。
> ■ 肿瘤向下越过下颌龈颊沟，需行下颌骨区段截骨者，均应视为变异情况。
> ■ 肿瘤向后侵犯磨牙后区、翼下颌韧带、咽旁等解剖区域，肿瘤扩大切除并行前臂皮瓣移植修复后，术后局部软组织及移植皮瓣可能发生组织肿胀，造成上呼吸道阻塞影响呼吸，需行预防性气管切开的患者，术后护理和治疗更为复杂，术后恢复时间及住院时间均会相应延长，应视为变异情况。
> ■ 术后移植的前臂皮瓣出现血管危象，需行手术探查并重新行血管吻合的患者，皮瓣观察时间需顺延；如血管栓塞严重不能再通，皮瓣不能成活，需要改用其他方式修复缺损，或口内伤口需长期换药，二期愈合。以上情况患者术后恢复时间及住院时间均会相应延长，应视为变异情况。
> ■ 术后出现并发症，包括感染、出血、前臂移植皮片不能成活、伤口延迟愈合等情况，部分并发症需要进行再次手术治疗，部分并发症需要经过相应的非手术治疗，造成住院时间延长，应视为变异情况。
> ■ 患者或家属于术前准备期间因自身原因提出放弃手术或终止治疗出院，患者或家属术后恢复期间在尚未达到出院标准时间因自身原因提出终止治疗，自动出院，应视为变异情况。

## 四、推荐表单

### 颊癌（前臂皮瓣修复）临床路径医师表单

适用对象：第一诊断为颊癌（ICD-10：C06.002）

行颊癌扩大切除术（ICD-9-CM-3：27.99）+颈淋巴清扫术（ICD-9-CM-3：40.4）+上颌骨方块切除术（ICD-9-CM-3：76.39）+下颌骨方块切除术（ICD-9-CM-3：76.31）+前臂皮瓣修复术（ICD-9-CM-3：86.75）

| 患者姓名： | 性别：　年龄：　门诊号： | 住院号： |
|---|---|---|
| 住院日期：　　年　月　日 | 出院日期：　　年　月　日 | 标准住院日：≤16 天 |

| 时间 | 住院第 1 天 | 住院第 2~3 天 | 住院第 3~4 天（手术日） |
|---|---|---|---|
| 主要诊疗工作 | □ 询问病史及体格检查<br>□ 完成病历书写<br>□ 开实验室检查单<br>□ 上级医师查房与术前评估<br>□ 初步确定手术方式和日期 | □ 上级医师查房<br>□ 完成术前准备与术前评估<br>□ 活检（即入院前未行活检者）<br>□ 根据体检、活检病理结果、影像学检查等，进行术前讨论，确定手术方案<br>□ 完成必要的相关科室会诊<br>□ 住院医师完成术前小结、上级医师查房记录等病历书写<br>□ 向患者及家属交代围术期注意事项，签署手术知情同意书<br>□ 签署自费用品协议书、输血同意书（必要时） | □ 手术<br>□ 术者完成手术记录<br>□ 住院医师完成术后病程<br>□ 上级医师查房<br>□ 向患者及家属交代病情及术后注意事项 |
| 重点医嘱 | 长期医嘱：<br>□ 外科三/二级护理常规<br>□ 饮食：◎普通饮食◎糖尿病饮食◎其他<br>□ 患者既往基础用药<br>临时医嘱：<br>□ 血尿便常规检查、血型、凝血功能、肝肾功能、感染性疾病筛查<br>□ X 线胸片、心电图<br>□ 曲面断层片<br>□ 肺功能、超声心动图（视情况而定）必要时行 CT、MRI 检查 | 长期医嘱：<br>□ 患者既往基础用药<br>临时医嘱：<br>□ 牙齿洁治<br>术前医嘱：<br>□ 拟明日全麻下行颊癌扩大切除术+颈淋巴清扫术+上/下颌骨方块切除术+前臂皮瓣修复术<br>□ 口腔清洁<br>□ 术前 6 小时禁食禁水<br>□ 术前 30 分钟肌注抗菌药物<br>□ 术前插胃管<br>□ 术中插尿管<br>□ 其他特殊医嘱 | 长期医嘱：<br>□ 术后 6 小时流食<br>□ 保留胃管、禁食禁水 1 日<br>□ 间断胃肠减压<br>□ 保留尿管<br>□ 头部制动<br>□ 观察皮瓣 30 分钟 1 次<br>□ 保留颈部负压引流管<br>临时医嘱：<br>□ 心电监护、吸氧<br>□ 补液<br>□ 头孢类或其他类抗菌药物<br>□ 抗凝药物<br>□ 明晨复查血常规及电解质<br>□ 其他特殊医嘱 |

续　表

| 时间 | 住院第 1 天 | 住院第 2~3 天 | 住院第 3~4 天（手术日） |
|---|---|---|---|
| 主要护理工作 | □ 介绍病房环境、设施及设备<br>□ 入院护理评估<br>□ 执行入院后医嘱<br>□ 指导进行心电图、影像学检查等<br>□ 心理及生活护理 | □ 晨起静脉取血<br>□ 留取尿标本<br>□ 留取便标本<br>□ 卫生知识及手术知识宣教<br>□ 口腔清洁及备皮<br>□ 胃肠道准备<br>□ 药敏试验<br>□ 心理及生活护理 | □ 术晨更衣、遵医嘱插胃管、给药<br>□ 观察病情及皮瓣变化<br>□ 观察创口出血及引流情况<br>□ 保持各种管路通畅<br>□ 给予术后饮食指导<br>□ 指导并协助术后活动<br>□ 心理及生活护理 |
| 病情变异记录 | □ 无　□ 有，原因：<br>1.<br>2. | □ 无　□ 有，原因：<br>1.<br>2. | □ 无　□ 有，原因：<br>1.<br>2. |
| 护士签名 | | | |
| 医师签名 | | | |

| 时间 | 住院第 4~7 天<br>（术后第 1~3 天） | 住院第 7~9 天<br>（术后第 4~5 天） | 住院第 9~11 天<br>（术后第 6~7 天） |
|---|---|---|---|
| 主要诊疗工作 | □ 上级医师查房，注意病情变化<br>□ 住院医师完成常规病历书写<br>□ 注意引流量和引流液性状<br>□ 注意观察体温、血压等<br>□ 更换颈部伤口敷料，观察伤口愈合情况<br>□ 根据需要复查血常规、电解质等<br>□ 观察移植皮瓣情况 | □ 上级医师查房<br>□ 住院医师完成常规病历书写<br>□ 更换颈部伤口敷料，观察伤口愈合情况<br>□ 根据引流情况决定是否拔除引流管或引流条<br>□ 根据患者进食情况调整补液量<br>□ 观察移植皮瓣情况 | □ 上级医师查房，进行手术及伤口评估，确定有无手术并发症和切口愈合不良情况<br>□ 住院医师完成常规病历书写<br>□ 根据伤口愈合情况，逐步拆除颈部缝线<br>□ 撤除颈部负压引流管/引流条 |
| 重点医嘱 | **长期医嘱：**<br>□ 一级护理<br>□ 鼻饲流食<br>□ 雾化吸入<br>□ 口腔冲洗<br>□ 头部制动<br>□ 保留尿管<br>□ 观察皮瓣 1 小时 1 次<br>□ 补液<br>□ 头孢类或其他类抗菌药物<br>□ 抗凝药物<br>□ 胃黏膜保护剂<br>□ 激素<br>**临时医嘱：**<br>□ 镇痛<br>□ 补充电解质 | **长期医嘱：**<br>□ 一/二级护理<br>□ 鼻饲流食<br>□ 口腔冲洗<br>□ 观察皮瓣 2 小时 1 次<br>□ 抗菌药物<br>□ 抗凝药物<br>□ 胃黏膜保护剂<br>□ 激素<br>**临时医嘱：**<br>□ 换药<br>□ 复查血常规和电解质<br>□ 拔除尿管<br>□ 拔除负压引流管（引流量<20ml/24h） | **长期医嘱：**<br>□ 二级护理<br>□ 鼻饲流食<br>□ 口腔冲洗<br>□ 抗菌药物（根据病情决定是否继续应用）<br>□ 胃黏膜保护剂<br>**临时医嘱：**<br>□ 换药<br>□ 拆线<br>□ 复查血常规和电解质<br>□ 拔除负压引流管（引流量<30ml/24h）<br>□ 撤除引流条 |
| 主要护理工作 | □ 观察病情变化<br>□ 观察创口出血及引流情况<br>□ 观察移植皮瓣情况<br>□ 保持口腔清洁<br>□ 保持管路通畅<br>□ 观察进食情况并给予指导<br>□ 预防压疮护理<br>□ 心理与生活护理 | □ 观察病情变化及饮食情况<br>□ 观察移植皮瓣情况<br>□ 预防压疮护理<br>□ 观察进食情况及保持管路通畅<br>□ 心理与生活护理<br>□ 指导功能锻炼 | □ 保持口腔清洁<br>□ 观察进食情况及保持管路通畅<br>□ 心理及生活护理<br>□ 指导功能锻炼 |
| 病情变异记录 | □ 无 □ 有，原因：<br>1.<br>2. | □ 无 □ 有，原因：<br>1.<br>2. | □ 无 □ 有，原因：<br>1.<br>2. . |
| 护士签名 | | | |
| 医师签名 | | | |

| 时间 | 住院第 11~12 天<br>（术后第 8~9 天） | 住院第 12~14 天<br>（术后第 10~12 天，出院日） |
|---|---|---|
| 主要诊疗工作 | □ 上级医师查房，注意病情变化<br>□ 住院医师完成常规病历书写<br>□ 观察伤口愈合情况 | □ 上级医师查房，进行手术及伤口评估，确定有无手术并发症和切口愈合不良情况，明确是否出院<br>□ 打开前臂植皮区敷料，观察移植皮片愈合情况<br>□ 根据伤口愈合情况，逐步拆除缝线（口外伤口 5~7 天，口内伤口 7~10 天）<br>□ 完成出院记录、病案首页、出院证明书等，向患者交代出院后的注意事项，如：返院复诊的时间、地点，发生紧急情况时的处理，是否需要配合术后放疗等 |
| 重点医嘱 | 长期医嘱：<br>□ 二/三级护理<br>□ ◎流食◎鼻饲流食<br>□ 临时医嘱：<br>□ 换药<br>□ 拆线 | 出院医嘱：<br>□ 换药<br>□ 拆线<br>□ 出院（带药） |
| 主要护理工作 | □ 保持口腔清洁<br>□ 观察进食情况及保持管路通畅<br>□ 心理及生活护理<br>□ 指导功能锻炼 | □ 办理出院病历<br>□ 出院健康教育<br>□ 指导复诊时间 |
| 病情变异记录 | □ 无　□ 有，原因：<br>1.<br>2. | □ 无　□ 有，原因：<br>1.<br>2.. |
| 护士签名 | | |
| 医师签名 | | |

## 附：原表单（2016 年版）

### 颊癌（前臂皮瓣修复）临床路径表单

适用对象：第一诊断为颊癌（ICD-10：C06.002）

行颊癌扩大切除术（ICD-9-CM-3：27.99）+颈淋巴清扫术（ICD-9-CM-3：40.4）+
上颌骨方块切除术（ICD-9-CM-3：76.39）+下颌骨方块切除术（ICD-9-CM-3：
76.31）+前臂皮瓣修复术（ICD-9-CM-3：86.75）

| 患者姓名： | 性别：　　年龄：　　门诊号： | 住院号： |
| --- | --- | --- |
| 住院日期：　　年　月　日 | 出院日期：　　年　月　日 | 标准住院日：≤16 天 |

| 时间 | 住院第 1 天 | 住院第 2~3 天 | 住院第 3~4 天（手术日） |
| --- | --- | --- | --- |
| 主要诊疗工作 | □ 询问病史及体格检查<br>□ 完成病历书写<br>□ 开实验室检查单<br>□ 上级医师查房与术前评估<br>□ 初步确定手术方式和日期 | □ 上级医师查房<br>□ 完成术前准备与术前评估<br>□ 活检（即入院前未行活检者）<br>□ 根据体检、活检病理结果、影像学检查等，进行术前讨论，确定手术方案<br>□ 完成必要的相关科室会诊<br>□ 住院医师完成术前小结、上级医师查房记录等病历书写<br>□ 向患者及家属交代围术期注意事项，签署手术知情同意书<br>□ 签署自费用品协议书、输血同意书（必要时） | □ 手术<br>□ 术者完成手术记录<br>□ 住院医师完成术后病程<br>□ 上级医师查房<br>□ 向患者及家属交代病情及术后注意事项 |
| 重点医嘱 | **长期医嘱：**<br>□ 外科三/二级护理常规<br>□ 饮食：◎普通饮食◎糖尿病饮食◎其他<br>□ 患者既往基础用药<br>**临时医嘱：**<br>□ 血尿便常规检查、血型、凝血功能、肝肾功能、感染性疾病筛查<br>□ X 线胸片、心电图<br>□ 曲面断层片<br>□ 肺功能、超声心动图（视情况而定）必要时行 CT、MRI 检查 | **长期医嘱：**<br>□ 患者既往基础用药<br>**临时医嘱：**<br>□ 牙齿洁治<br>**术前医嘱：**<br>□ 拟明日全麻下行颊癌扩大切除术+颈淋巴清扫术+上/下颌骨方块切除术+前臂皮瓣修复术<br>□ 口腔清洁<br>□ 术前 6 小时禁食禁水<br>□ 术前 30 分钟肌注抗菌药物<br>□ 术前插胃管<br>□ 术中插尿管<br>□ 其他特殊医嘱 | **长期医嘱：**<br>□ 术后 6 小时流食<br>□ 保留胃管、禁食禁水 1 日<br>□ 间断胃肠减压<br>□ 保留尿管<br>□ 头部制动<br>□ 观察皮瓣 30 分钟 1 次<br>□ 保留颈部负压引流管<br>**临时医嘱：**<br>□ 心电监护、吸氧<br>□ 补液<br>□ 头孢类或其他类抗菌药物<br>□ 抗凝药物<br>□ 明晨复查血常规及电解质<br>□ 其他特殊医嘱 |

续　表

| 时间 | 住院第 1 天 | 住院第 2~3 天 | 住院第 3~4 天（手术日） |
|---|---|---|---|
| 主要护理工作 | □ 介绍病房环境、设施及设备<br>□ 入院护理评估<br>□ 执行入院后医嘱<br>□ 指导进行心电图、影像学检查等<br>□ 心理及生活护理 | □ 晨起静脉取血<br>□ 留取尿标本<br>□ 留取便标本<br>□ 卫生知识及手术知识宣教<br>□ 口腔清洁及备皮<br>□ 胃肠道准备<br>□ 药敏试验<br>□ 心理及生活护理 | □ 术晨更衣、遵医嘱插胃管、给药<br>□ 观察病情及皮瓣变化<br>□ 观察创口出血及引流情况<br>□ 保持各种管路通畅<br>□ 给予术后饮食指导<br>□ 指导并协助术后活动<br>□ 心理及生活护理 |
| 病情变异记录 | □ 无　□ 有，原因：<br>1.<br>2. | □ 无　□ 有，原因：<br>1.<br>2. | □ 无　□ 有，原因：<br>1.<br>2. |
| 护士签名 | | | |
| 医师签名 | | | |

| 时间 | 住院第 4~7 天<br>（术后第 1~3 天） | 住院第 7~9 天<br>（术后第 4~5 天） | 住院第 9~11 天<br>（术后第 6~7 天） |
|---|---|---|---|
| 主要诊疗工作 | □ 上级医师查房，注意病情变化<br>□ 住院医师完成常规病历书写<br>□ 注意引流量和引流液性状<br>□ 注意观察体温、血压等<br>□ 更换颈部伤口敷料，观察伤口愈合情况<br>□ 根据需要复查血常规、电解质等<br>□ 观察移植皮瓣情况 | □ 上级医师查房<br>□ 住院医师完成常规病历书写<br>□ 更换颈部伤口敷料，观察伤口愈合情况<br>□ 根据引流情况决定是否拔除引流管或引流条<br>□ 根据患者进食情况调整补液量<br>□ 观察移植皮瓣情况 | □ 上级医师查房，进行手术及伤口评估，确定有无手术并发症和切口愈合不良情况<br>□ 住院医师完成常规病历书写<br>□ 根据伤口愈合情况，逐步拆除颈部缝线<br>□ 撤除颈部负压引流管/引流条 |
| 重点医嘱 | 长期医嘱：<br>□ 一级护理<br>□ 鼻饲流食<br>□ 雾化吸入<br>□ 口腔冲洗<br>□ 头部制动<br>□ 保留尿管<br>□ 观察皮瓣 1 小时 1 次<br>□ 补液<br>□ 头孢类或其他类抗菌药物<br>□ 抗凝药物<br>□ 胃黏膜保护剂<br>□ 激素<br>临时医嘱：<br>□ 镇痛<br>□ 补充电解质 | 长期医嘱：<br>□ 一/二级护理<br>□ 鼻饲流食<br>□ 口腔冲洗<br>□ 观察皮瓣 2 小时 1 次<br>□ 抗菌药物<br>□ 抗凝药物<br>□ 胃黏膜保护剂<br>□ 激素<br>临时医嘱：<br>□ 换药<br>□ 复查血常规和电解质<br>□ 拔除尿管<br>□ 拔除负压引流管（引流量<30ml/24h） | 长期医嘱：<br>□ 二级护理<br>□ 鼻饲流食<br>□ 口腔冲洗<br>□ 抗菌药物（根据病情决定是否继续应用）<br>□ 胃黏膜保护剂<br>临时医嘱：<br>□ 换药<br>□ 拆线<br>□ 复查血常规和电解质<br>□ 拔除负压引流管（引流量<30ml/24h）<br>□ 撤除引流条 |
| 主要护理工作 | □ 观察病情变化<br>□ 观察创口出血及引流情况<br>□ 观察移植皮瓣情况<br>□ 保持口腔清洁<br>□ 保持管路通畅<br>□ 观察进食情况并给予指导<br>□ 预防压疮护理<br>□ 心理与生活护理 | □ 观察病情变化及饮食情况<br>□ 观察移植皮瓣情况<br>□ 预防压疮护理<br>□ 观察进食情况及保持管路通畅<br>□ 心理与生活护理<br>□ 指导功能锻炼 | □ 保持口腔清洁<br>□ 观察进食情况及保持管路通畅<br>□ 心理及生活护理<br>□ 指导功能锻炼 |
| 病情变异记录 | □ 无　□ 有，原因：<br>1.<br>2. | □ 无　□ 有，原因：<br>1.<br>2. | □ 无　□ 有，原因：<br>1.<br>2. . |
| 护士签名 | | | |
| 医师签名 | | | |

| 时间 | 住院第 11~12 天<br>（术后第 8~9 天） | 住院第 12~14 天<br>（术后第 10~12 天，出院日） |
|---|---|---|
| 主要诊疗工作 | □ 上级医师查房，注意病情变化<br>□ 住院医师完成常规病历书写<br>□ 观察伤口愈合情况 | □ 上级医师查房，进行手术及伤口评估，确定有无手术并发症和切口愈合不良情况，明确是否出院<br>□ 打开前臂植皮区敷料，观察移植皮片愈合情况<br>□ 根据伤口愈合情况，逐步拆除缝线（◎外伤口 5~7 天，◎内伤口 7~10 天）<br>□ 完成出院记录、病案首页、出院证明书等，向患者交代出院后的注意事项，如：返院复诊的时间、地点，发生紧急情况时的处理，是否需要配合术后放疗等 |
| 重点医嘱 | 长期医嘱：<br>□ 二/三级护理<br>□ ◎流食◎鼻饲流食<br>临时医嘱：<br>□ 换药<br>□ 拆线 | 出院医嘱：<br>□ 换药<br>□ 拆线<br>□ 出院（带药） |
| 主要护理工作 | □ 保持口腔清洁<br>□ 观察进食情况及保持管路通畅<br>□ 心理及生活护理<br>□ 指导功能锻炼 | □ 办理出院病历<br>□ 出院健康教育<br>□ 指导复诊时间 |
| 病情变异记录 | □ 无　□ 有，原因：<br>1.<br>2. | □ 无　□ 有，原因：<br>1.<br>2.. |
| 护士签名 | | |
| 医师签名 | | |

# 第七章
# 腮腺多形性腺瘤临床路径释义

## 一、腮腺多形腺瘤编码

1. 卫计委原编码：

疾病名称及编码：腮腺多形性腺瘤 ICD-10：D11.001，M8940/0

手术操作名称及编码：腮腺肿物及浅叶切除+面神经解剖术（或部分腮腺切除术）

腮腺肿物及浅叶切除术（ICD-9-CM-3：26.29）

面神经解剖术（ICD-9-CM-3：04.07）

部分腮腺切除术（ICD-9-CM-3：26.31）

2. 修订编码：

疾病名称及编码：腮腺多形性腺瘤 ICD-10：D11.0，M8940/0

手术操作名称及编码：腮腺肿物及浅叶切除术（ICD-9-CM-3：26.2901）

面神经解剖术（ICD-9-CM-3：04.0401）

部分腮腺切除术（ICD-9-CM-3：26.3101）

## 二、临床路径检索方法

D11.0M8940/0 伴（26.2901+04.0401/26.3101+04.0401）

## 三、腮腺多形腺瘤临床路径标准住院流程

### （一）适用对象

第一诊断为腮腺多形性腺瘤（ICD-10：D11.001，M8940/0）。

行腮腺肿物及浅叶切除+面神经解剖术（或部分腮腺切除术）。

1. 腮腺肿物及浅叶切除术（ICD-9-CM-3：26.29）。

2. 面神经解剖术（ICD-9-CM-3：04.07）。

3. 部分腮腺切除术（ICD-9-CM-3：26.31）。

> **释义**
>
> ■ 唾液腺肿瘤中，腮腺肿瘤的发生率最高（约占80%），而腮腺肿瘤中80%以上发生于腮腺浅叶，约85%为良性肿瘤。
>
> ■ 腮腺良性肿瘤中以多形性腺瘤最多见。多形性腺瘤，又名混合瘤，女性患者多于男性。
>
> ■ 本临床路径适用对象为位于腮腺浅叶或腮腺下极、后上极，且体积不是很大（直径≤8cm）的腮腺多形性腺瘤。

### （二）诊断依据

根据《临床诊疗指南·口腔医学分册》（中华医学会编著，人民卫生出版社，2005）。

1. 腮腺区无痛性肿块，生长缓慢，无明显自觉症状。

2. 肿块质地中等，呈球状或分叶状，周界清楚，与周围组织无粘连，无面神经功能障碍。

3. B 超或 CT 显示腮腺内占位病变。

> **释义**
>
> ■ 腮腺良性肿瘤有其共同的临床特点，如肿块生长缓慢、活动、表面光滑或呈结节状，即使肿瘤较大，也无面瘫出现，患者多无明显症状。通过详细询问病史和临床检查，一般可初步判断肿瘤的性质。MRI 可显示肿瘤与重要血管间的关系，可酌情选用。
>
> ■ 影像学检查有助于术前诊断。通过 B 超检查可以判断有无占位性病变和病变大小，并可初步判断肿物性质；通过 CT 检查可明确肿瘤部位及其与周围组织（包括深部大血管）的关系，对于腮腺深叶肿瘤和范围广泛的肿瘤尤为适用。
>
> ■ 腮腺肿瘤无论良恶性，均禁忌活检，以避免发生肿瘤细胞种植。有条件可进行细针吸活检，辅助确诊。

### （三）治疗方案的选择

根据《临床诊疗指南·口腔医学分册》（中华医学会编著，人民卫生出版社，2005），选择腮腺肿物及浅叶切除术+面神经解剖术或包括腮腺肿瘤及瘤周正常腮腺切除的部分腮腺切除术，其适应证为：

1. 腮腺浅叶多形性腺瘤。

2. 患者全身状况可耐受手术。

3. 患者无明显手术禁忌证。

> **释义**
>
> ■ 腮腺肿瘤的治疗以手术切除为主。手术原则是从肿瘤包膜外正常组织进行，同时切除瘤周部分腺体或整个腺体，不能作单纯沿包膜剥离的肿瘤摘除（即剜除术）。
>
> ■ 本治疗方案适用于位于腮腺浅叶及腮腺下极（或后下极）的良性肿瘤。对位于腮腺浅叶的肿瘤，行面神经解剖及连同肿瘤在内的腮腺浅叶切除；对位于腮腺下极或后下极的肿瘤，可行包括肿瘤及其周围 0.5cm 以上正常腮腺切除的部分腮腺切除术。

### （四）标准住院日 7~10 天

> **释义**
>
> ■ 患者术前准备需要 1~2 天，一般在住院后第 2~3 天完成手术，术后恢复需要 5~6 天，总住院时间应不超过 10 天。

### （五）进入路径标准

1. 第一诊断符合 ICD-10：D11.001，M8940/0 腮腺多形腺瘤疾病编码。

2. 患者同时具有其他疾病诊断，如在住院期间不需要特殊处理，也不影响第一诊断的临床路径流程实施时，可以进入临床路径。

> **释义**
>
> ■ 当临床诊断为腮腺多形性腺瘤、位于腮腺浅叶或下（后下）极、直径不超过8cm，即可进入路径。
> ■ 患者如果合并高血压、糖尿病、心脑血管疾病、血液病等其他慢性疾病，术前虽需对症治疗，但并不影响麻醉和手术，也不影响术前准备的时间时，可进入本路径；如果需要经治疗稳定后才能手术，则应先进入其他相应内科疾病的诊疗路径。

### （六）术前准备（术前评估）2 天

1. 必须检查的项目：
(1) 血常规、尿常规、便常规、血型。
(2) 凝血功能。
(3) 血生化。
(4) 感染性疾病筛查（乙型肝炎、丙型肝炎、艾滋病、梅毒等）。
(5) B 超。
2. 根据患者病情可选择：怀疑位于腮腺深叶者可做 CT（必要时作增强 CT 或 MRI 检查）。

> **释义**
>
> ■ 术前必查项目是确保手术治疗安全、有效开展的基础，在术前必须完成，但为缩短患者住院等待时间，检查项目可以在患者入院前在门诊完成。相关人员应认真分析检查结果，以便及时发现异常情况并采取对应处置。
> ■ 高龄患者、有全身重大疾病史或可疑有心肺功能异常患者，应在门诊相关科室检查，除外手术禁忌。
> ■ CT 检查可确定肿瘤的部位及其与周围组织之间的关系，尤其是增强 CT 可清楚地显示肿瘤与颈内动脉之间的关系。MRI 则无需增强即可显示肿瘤与重要血管间的关系，可酌情选用。
> ■ 可考虑检查血压和心电图及 X 线胸片。60 岁以上高龄患者应增加肺功能及超声心动图等检查。

### （七）预防性抗菌药物选择与使用时机

1. 抗菌药物：按照《抗菌药物临床应用指导原则》（卫医发〔2004〕285 号）执行。
2. 抗菌药物选用青霉素类或其他类抗菌药物，预防性用药时间为术前 30 分钟。

> **释义**
>
> ■ 腮腺手术切口属Ⅱ类切口，按照Ⅰ类切口管理，如遇特殊情况，酌情处理。一般术前、术后不应预防性应用抗菌药物。对手术时间长或合并糖尿病等情况者，应控制抗菌药物使用时间在 48 小时内。

■ 由于颌面部血管丰富，组织抗感染能力较强，一般选择使用第一代头孢菌素等抗菌药物即可。如有过敏，也可相应选择其他种类抗菌药物。

### （八）手术日为入院第3天

1. 麻醉方式：全麻或局麻。
2. 手术内固定物：无。
3. 术中用药：除麻醉用药外无特殊用药。

> **释义**
>
> ■ 腮腺浅叶切除术或腮腺部分切除术手术时间相对较短，局部麻醉或全身麻醉均可酌情选用。

### （九）术后住院恢复2~7天

术后用药：选用青霉素类或其他抗菌药物，用药时间1~3天。

> **释义**
>
> ■ 术后1~2天更换敷料，酌情撤除引流条；如采用负压引流，可于术后2~3天、24小时引流量≤30ml时撤除。

### （十）出院标准

1. 生命体征平稳。
2. 手术切口无红、肿、热、痛等炎症表现，无新鲜渗血。
3. 伤口无明显唾液渗漏等需要住院治疗的并发症。

> **释义**
>
> ■ 如果术中对腮腺断端的处理不完善或术后引流不充分，则局部可能会出现唾液积聚，患者出院前应注意检查，一旦发现问题，应及时处理。
>
> ■ 患者一般情况好，伤口局部无炎症、无感染、无积液的情况下，可以出院。

### （十一）变异及原因分析

1. 位于腮腺深叶的肿瘤不进入该路径。
2. 如肿瘤生长时间长，特别巨大（直径>8cm），有生长迅速、疼痛或出现面瘫症状等恶变倾向时不进入该临床路径。
3. 复发性腮腺多形性腺瘤的手术方式根据具体情况酌定。

释义

■ 肿瘤位于腮腺深叶、体积巨大（直径>8cm）或怀疑恶变时，均不进入该路径。

■ 患者入院后发现有影响麻醉或手术的全身疾病，或术前检查发现手术禁忌证，属严重变异，应及时终止路径。

■ 术后患者恢复欠佳，出现创口感染、积液等并发症，可能需要增加药物治疗，延长住院时间，应属微小变异，临床路径可以继续进行。

■ 复发性腮腺良性肿瘤可能会增加手术的难度和复杂性，一般不应纳入本临床路径。

## 四、推荐表单

### （一）医师表单

#### 腮腺多形性腺瘤临床路径医师表单

适用对象：第一诊断为腮腺多形性腺瘤（ICD-10：D11.001，M8940/0）

行腮腺肿物及浅叶切除+面神经解剖术（或部分腮腺切除术）（ICD-9-CM-3：26.29 或 26.31 和 04.07）

| 患者姓名： | 性别： | 年龄： | 门诊号： | 住院号： |
|---|---|---|---|---|
| 住院日期：　　年　月　日 | 出院日期：　　年　月　日 | | | 标准住院日：7 天 |

| 时间 | 住院第 1 天 | 住院第 2 天 |
|---|---|---|
| 主要诊疗工作 | □ 询问病史、体格检查<br>□ 完成入院病历和首次病程记录<br>□ B 超或 CT<br>□ X 线胸片<br>□ 心电图<br>□ 交代住院注意事项<br>□ 肺功能检查及超声心动图（60 岁以上高龄患者） | □ 上级医师查房，明确手术方案<br>□ 血、尿、便常规，血生化<br>□ 完成术前准备<br>□ 完成术前小结<br>□ 术前谈话，签署手术同意书、麻醉同意书、自费项目同意书<br>□ 向患者及家属交代围术期注意事项后下手术医嘱<br>□ 全身麻醉手术前胃肠道准备 |
| 重点医嘱 | **长期医嘱：**<br>□ 三级护理<br>□ 普通饮食<br>**临时医嘱：**<br>□ 血、尿、便常规，血型，凝血功能，肝肾功能，感染性疾病筛查<br>□ X 线胸片、心电图<br>□ B 超或 CT | **长期医嘱：**<br>□ 三级护理<br>□ 普通饮食<br>**临时医嘱：**<br>□ 明日全身（局部）麻下行腮腺肿物及浅叶切除+面神经解剖术（或部分腮腺切除术）<br>□ 术前 6 小时禁食禁水<br>□ 术前肠道准备<br>□ 备皮 |
| 病情变异记录 | □ 无　□ 有，原因：<br>1.<br>2. | □ 无　□ 有，原因：<br>1.<br>2. |
| 医师签名 | | |

| 时间 | 住院第 3 天（手术日） | 住院第 4 天<br>（术后第 1 天） | 住院第 5~7 天<br>（术后第 2~4 天，出院日） |
|---|---|---|---|
| 主要诊疗工作 | □ 检查备皮情况<br>□ 术前 30 分钟给抗菌药物（酌情）<br>□ 嘱患者术前 6 小时禁食禁水<br>□ 必要时准备术中冷冻活检<br>□ 手术<br>□ 完成手术记录及术后病程记录<br>□ 向患者家属交代手术情况及术后注意事项<br>□ 复苏室观察 2 小时 | □ 观察并记录引流情况<br>□ 交代勿进食刺激性食物并减少说话和咀嚼<br>□ 完成病程记录 | □ 撤除引流<br>□ 上级医师查房<br>□ 完成出院小结及出院记录<br>□ 完成所有病历并填写病历首页<br>□ 通知患者出院<br>□ 向患者及家属交代出院注意事项 |
| 重点医嘱 | **长期医嘱：**<br>□ 回病房后二级护理<br>□ 半流食或流食（术后 6 小时后，禁忌刺激性食物）<br>**临时医嘱：**<br>□ 全身麻醉术后护理常规 2 小时<br>□ 禁食禁水 6 小时<br>□ 持续低流量吸氧 2 小时<br>□ 持续心电监护 2 小时<br>□ 酌情补液，部分患者可预防性应用抗菌药物<br>□ 雾化吸入 1 次<br>□ 术后应注意术区有无术后继发出血 | **长期医嘱：**<br>□ 停二级护理<br>□ 三级护理<br>□ 半流食或流食（禁忌刺激性食物）<br>**临时医嘱：**<br>□ 雾化吸入，bid<br>□ 局部更换敷料<br>□ 必要时实验室检查 | **出院医嘱：**<br>□ 今日出院<br>□ 撤除负压引流局部创口纱布覆盖<br>□ 5~7 天后拆线<br>□ 1 个月内勿食刺激性食物<br>□ 术后 1 年内每 3 个月复查 1 次<br>□ 出院后有任何不适及时就诊 |
| 病情变异记录 | □ 无　□ 有，原因：<br>1.<br>2. | □ 无　□ 有，原因：<br>1.<br>2. | □ 无　□ 有，原因：<br>1.<br>2. |
| 医师签名 | | | |

## （二）护士表单

### 腮腺多形性腺瘤临床路径护士表单

适用对象：第一诊断为腮腺多形性腺瘤（ICD-10：D11.001，M8940/0）

行腮腺肿物及浅叶切除+面神经解剖术（或部分腮腺切除术）（ICD-9-CM-3：26.29 或 26.31 和 04.07）

| 患者姓名： | 性别： 年龄： 门诊号： | 住院号： |
|---|---|---|
| 住院日期： 年 月 日 | 出院日期： 年 月 日 | 标准住院日：7 天 |

| 时间 | 住院第 1 天<br>（入院日） | 住院第 2 天<br>（手术准备日） | 住院第 3 天<br>（手术日） |
|---|---|---|---|
| 健康宣教 | □ 入院宣教：介绍主管医师、护士，介绍环境、设施，介绍住院注意事项 | □ 术前宣教：疾病知识、术前准备及手术过程<br>□ 告知准备物品、沐浴<br>□ 告知术后饮食、活动及探视注意事项<br>□ 主管护士与患者沟通，了解并指导心理应对 | □ 告知家属等候区位置<br>□ 术后当日宣教：告知饮食、体位要求，告知术后可能出现情况的应对方式<br>□ 给予患者及家属心理支持<br>□ 再次明确探视陪伴须知 |
| 护理处理 | □ 核对患者，佩戴腕带<br>□ 建立入院护理病历<br>□ 卫生处置：剪指（趾）甲、沐浴、更换病号服 | □ 协助医师完成术前检查<br>□ 术前准备：禁食、禁水，备皮 | □ 术晨剃须、漱口<br>□ 送手术：摘除患者各种活动物品，核对患者资料及携带药品，填写手术交接单，签字确认<br>□ 接手术：核对患者及资料，签字确认 |
| 基础护理 | □ 三级护理<br>□ 晨晚间护理<br>□ 患者安全管理 | □ 三级护理<br>□ 晨晚间护理<br>□ 患者安全管理 | □ 一级护理<br>□ 晨晚间护理<br>□ 患者安全管理<br>□ 遵医嘱吸氧及监护治疗<br>□ 协助及指导进食 |
| 专科护理 | □ 护理查体<br>□ 需要时，填写跌倒及压疮防范表<br>□ 需要时，请家属陪伴<br>□ 指导饮食方法<br>□ 心理护理 | □ 遵医嘱完成相关检查<br>□ 心理护理 | □ 病情观察，观察伤口情况<br>□ 观察伤口敷料加压包扎；如为负压引流则注意引流情况<br>□ 书写护理记录<br>□ 遵医嘱予抗感染治疗<br>□ 饮食、活动指导<br>□ 心理护理 |
| 重点医嘱 | □ 详见医嘱执行单 | □ 详见医嘱执行单 | □ 详见医嘱执行单 |
| 病情变异记录 | □ 无 □ 有，原因：<br>1.<br>2. | □ 无 □ 有，原因：<br>1.<br>2. | □ 无 □ 有，原因：<br>1.<br>2.. |
| 护士签名 | | | |

| 时间 | 住院第 4 天<br>（术后第 1 天） | 住院第 5~7 天<br>（术后第 2~4 天，出院日） |
|---|---|---|
| 健康<br>宣教 | □ 术后宣教：药物作用及频率，饮食、活动<br>□ 复查患者对宣教内容的掌握程度<br>□ 告知疾病恢复期注意事项 | □ 出院宣教：复查时间，服药方法，活动休息，指导饮食，指导拆线后洗头<br>□ 指导办理出院手续 |
| 护理<br>处置 | □ 遵医嘱完成相关治疗 | □ 遵医嘱完成相关治疗<br>□ 书写出院记录 |
| 基础<br>护理 | □ 二级护理<br>□ 晨晚间护理<br>□ 协助或指导进食<br>□ 患者安全管理 | □ 二级护理<br>□ 晨晚间护理<br>□ 协助或指导进食<br>□ 患者安全管理 |
| 专<br>科<br>护<br>理 | □ 病情观察<br>□ 观察伤口敷料加压包扎；如为负压引流则注意引流情况<br>□ 遵医嘱抗感染治疗<br>□ 需要时，联系主管医师给予相关治疗及用药<br>□ 心理护理 | □ 病情观察，书写出院记录<br>□ 心理护理 |
| 重点<br>医嘱 | □ 详见医嘱执行单 | □ 详见医嘱执行单 |
| 病情<br>变异<br>记录 | □ 无　□ 有，原因：<br>1.<br>2. | □ 无　□ 有，原因：<br>1.<br>2. |
| 护士<br>签名 | | |

**（三）患者表单**

**腮腺多形性腺瘤患者表单**

适用对象：第一诊断为腮腺多形性腺瘤（ICD-10：D11.001，M8940/0）

　　　　　行腮腺肿物及浅叶切除+面神经解剖术（或部分腮腺切除术）（ICD-9-CM-3：26.29 或 26.31 和 04.07）

| 患者姓名： | 性别：　　年龄：　　门诊号： | 住院号： |
|---|---|---|
| 住院日期：　　年　月　日 | 出院日期：　　年　月　日 | 标准住院日：7 天 |

| 时间 | 入院日 | 手术前 | 手术当日 |
|---|---|---|---|
| 医患配合 | □ 配合询问病史、收集资料，请务必详细告知既往史、用药史、过敏史<br>□ 如服用抗凝剂药请明确告知<br>□ 配合进行体格检查<br>□ 有任何不适请告知医师 | □ 配合完善术前相关检查，如采血、留尿、心电图、X 线胸片等<br>□ 医师向患者及家属介绍病情并进行手术谈话、术前签字<br>□ 麻醉师对患者进行术前访视 | □ 接受手术治疗<br>□ 如术后需要，配合监护及检查治疗<br>□ 交流手术情况及术后注意事项<br>□ 有任何不适请告知医师 |
| 护患配合 | □ 配合测量体温、脉搏、呼吸、血压、体重<br>□ 配合完成入院护理评估（简单询问病史、过敏史、用药史）<br>□ 接受入院宣教（环境介绍、病室规定、订餐制度、贵重物品保管等）<br>□ 有任何不适请告知护士 | □ 配合测量体温、脉搏、呼吸<br>□ 接受术前宣教<br>□ 接受术前准备<br>□ 准备好必要用物 | □ 清晨测量体温、脉搏、呼吸<br>□ 术晨剃须、漱口<br>□ 取下义齿、饰品等，贵重物品交家属保管<br>□ 送手术室前，协助完成核对，带齐影像资料，脱去衣物，上手术车<br>□ 返回病房后，协助完成核对，配合过病床<br>□ 配合输液治疗<br>□ 需要时配合术后吸氧，监护仪监测<br>□ 有任何不适请告知护士 |
| 饮食 | □ 普通饮食 | □ 术前 12 小时禁食、禁水 | □ 术前禁食、禁水<br>□ 术后 4 小时进白开水<br>□ 术后 6 小时，无恶心不适，可进温流食，避免咀嚼 |
| 排泄 | □ 正常排尿便 | □ 正常排尿便 | □ 正常排尿便 |
| 活动 | □ 正常活动 | □ 正常活动 | □ 术后 4 小时内去枕平卧，可床上翻身<br>□ 术后 4 小时可垫枕，可半坐位，床上活动<br>□ 术后 6 小时无不适，可下地活动，注意安全 |
| 患者签名 | | | |

| 时间 | 手术后 | 出院 |
|---|---|---|
| 医患<br>配合 | □ 配合术后检查<br>□ 配合术后治疗<br>□ 配合术后换药 | □ 接受出院前指导<br>□ 知道复查程序<br>□ 获取出院诊断书 |
| 重<br>点<br>医<br>嘱 | □ 配合定时测量生命体征，回答每日排便情况<br>□ 接受输液、服药等治疗<br>□ 接受饮食宣教<br>□ 接受用药及治疗宣教<br>□ 注意活动安全，避免坠床或跌倒<br>□ 配合执行探视及陪伴制度 | □ 接受出院宣教<br>□ 办理出院手续<br>□ 获取出院携带药品<br>□ 知道药品的服用方法、作用、注意事项<br>□ 术后禁烟酒<br>□ 知道复印病历的方法 |
| 饮食 | □ 由流食或半流食逐渐过渡到普通饮食（术后 6<br>　小时后，禁忌刺激性食物） | □ 普通饮食，禁辛辣刺激性及酸味饮食 |
| 排泄 | □ 正常排尿便<br>□ 避免便秘 | □ 正常排尿便<br>□ 避免便秘 |
| 活动 | □ 病房内活动，避免剧烈活动 | □ 病房内活动，避免剧烈活动 |
| 患者<br>签名 | | |

附：原表单（2009 年版）

### 腮腺多形性腺瘤临床路径表单

适用对象：第一诊断为腮腺多形性腺瘤（ICD-10：D11.001，M8940/0）

行腮腺肿物及浅叶切除+面神经解剖术（或部分腮腺切除术）（ICD-9-CM-3：26.29 或 26.31 和 04.07）

| 患者姓名： | 性别： 年龄： 门诊号： | 住院号： |
|---|---|---|
| 住院日期： 年 月 日 | 出院日期： 年 月 日 | 标准住院日：7 天 |

| 时间 | 住院第 1 天 | 住院第 2 天 | 住院第 3 天（手术日）（术前） |
|---|---|---|---|
| 主要诊疗工作 | □ 询问病史、体格检查<br>□ 完成入院病历和首次病程记录<br>□ B 超或 CT<br>□ X 线胸片<br>□ 心电图<br>□ 交代住院注意事项 | □ 上级医师查房，明确手术方案<br>□ 血、尿、便常规<br>□ 生化常规<br>□ 完成术前准备<br>□ 完成术前小结<br>□ 术前谈话，签署手术同意书<br>□ 签署麻醉同意书<br>□ 签署自费项目同意书<br>□ 向患者及家属交代围术期注意事项后下手术医嘱<br>□ 全麻术前胃肠道准备 | □ 检查备皮情况<br>□ 术前 30 分钟给抗菌药物<br>□ 嘱患者术前 6 小时禁食禁水<br>□ 必要时准备术中冷冻活检 |
| 重点医嘱 | 长期医嘱：<br>□ 三级护理<br>□ 普通饮食<br>临时医嘱：<br>□ 血尿便常规检查、血型、凝血功能、肝肾功能、感染性疾病筛查<br>□ X 线胸片、心电图<br>□ B 超或 CT | 长期医嘱：<br>□ 三级护理<br>□ 普通饮食<br>临时医嘱：<br>□ 明日全（或局）麻下行"腮腺肿物及浅叶切除+面神经解剖术（或部分腮腺切除术）"<br>□ 术前 6 小时禁食禁水<br>□ 术前肠道准备<br>□ 耳后、发际上 3 寸备皮<br>□ 抗菌药物术前 30 分钟 | |
| 主要护理工作 | □ 介绍病房环境、设施及设备<br>□ 入院护理评估<br>□ 执行入院后医嘱<br>□ 指导进行心电图、影像学检查等 | □ 晨起静脉取血<br>□ 卫生知识及手术知识宣教<br>□ 嘱禁食、禁水时间<br>□ 药敏试验<br>□ 术前肠道准备<br>□ 术前手术区域皮肤准备 | □ 术前更衣、遵医嘱插胃管、给药<br>□ 观察术后病情变化<br>□ 观察创口出血情况<br>□ 给予术后饮食指导<br>□ 指导并协助术后活动 |
| 病情变异记录 | □ 无 □ 有，原因：<br>1.<br>2. | □ 无 □ 有，原因：<br>1.<br>2. | □ 无 □ 有，原因：<br>1.<br>2. |
| 护士签名 | | | |
| 医师签名 | | | |

| 时间 | 住院第3天（手术日）（术后） | 住院第4天（术后第1天） | 住院第5~7天（术后第2~4天，出院日） |
|---|---|---|---|
| 主要诊疗工作 | □ 手术<br>□ 完成手术记录及术后病程<br>□ 向患者家属交代手术情况及术后注意事项<br>□ 复苏室观察2小时 | □ 观察并记录引流<br>□ 交代勿进食刺激性食物<br>□ 完成病程记录 | □ 撤除引流<br>□ 上级医师查房<br>□ 完成出院小结及出院记录<br>□ 完成所有病历并填写首页<br>□ 通知患者出院<br>□ 向患者及家属交代出院注意事项 |
| 重点医嘱 | 长期医嘱：<br>□ 回病房后二级护理<br>□ 普通饮食（术后6小时后，禁忌刺激性食物）<br>临时医嘱：<br>□ 全麻术后护理常规2小时<br>□ 禁食禁水6小时<br>□ 持续低流量吸氧2小时<br>□ 持续心电监护2小时<br>□ 酌情补液及预防性应用抗菌药物<br>□ 雾化吸入1次 | 长期医嘱：<br>□ 停二级护理<br>□ 三级护理<br>□ 普通饮食（禁忌刺激性食物）<br>临时医嘱：<br>□ 雾化吸入bid<br>□ 局部换药<br>□ 必要时实验室检查 | 出院医嘱：<br>□ 今日出院<br>□ 撤除负压引流局部创口纱布覆盖<br>□ 5~7日后拆线<br>□ 1个月内勿食刺激性食物<br>□ 术后1年内每3个月复查1次<br>□ 出院后有任何不适及时就诊 |
| 主要护理工作 | □ 观察术后病情变化<br>□ 观察创口出血情况<br>□ 观察术后进食情况并给予指导<br>□ 术后心理与生活护理 | □ 观察病情变化及饮食情况<br>□ 心理与生活护理<br>□ 指导勿食刺激性食物 | □ 指导办理出院手续<br>□ 指导复查时间及注意事项 |
| 病情变异记录 | □ 无 □ 有，原因：<br>1.<br>2. | □ 无 □ 有，原因：<br>1.<br>2. | □ 无 □ 有，原因：<br>1.<br>2. |
| 护士签名 | | | |
| 医师签名 | | | |

# 第八章

# 下颌下腺良性肿瘤临床路径释义

## 一、下颌下腺良性肿瘤编码

1. 卫计委原编码：

疾病名称及编码：下颌下腺多形性腺瘤（ICD-10：D10.307，M894000/0）

手术操作名称及编码：下颌下腺摘除术（ICD-9-CM-3：26.2）

2. 修改编码：

疾病名称及编码：颌下腺多形性腺瘤（ICD-10：D11.701 M8940/0）

手术操作名称及编码：下颌下腺摘除术（ICD-9-CM-3：26.3203，26.3104）

## 二、临床路径检索方法

（D11.701 M8940/0）伴（26.3104/26.3203）

## 三、下颌下腺良性肿瘤临床路径标准住院流程

### （一）适用对象

第一诊断为下颌下腺多形性腺瘤（ICD-10：D10.307，M894000/0）；除多形性腺瘤外，还包括入院诊断为下颌下腺良性肿瘤者。

行下颌下腺摘除术（ICD-9-CM-3：26.2）。

> **释义**
>
> ■ 适用对象编码参见第一部分。
>
> ■ 本路径适用对象为临床诊断为下颌下腺良性肿瘤患者，如合并心脑血管疾病、呼吸系统疾病、肝肾功能不全和糖尿病等基础疾病，需进入其他相应路径。

### （二）诊断依据

根据《临床诊疗指南·口腔医学分册》（中华口腔医学会编著，人民卫生出版社）。

1. 下颌下区无痛性肿块，生长缓慢，无明显自觉症状。

2. 肿块质地中等，呈球状或分叶状，周界清楚，与周围组织无粘连。

3. B超或CT显示下颌下腺内有占位性病变。

> **释义**
>
> ■ 本路径的制订主要参考国内权威参考书籍和诊疗指南。
>
> ■ 病史和临床症状是诊断下颌下腺良性肿瘤的初步依据，多数患者表现为下颌下区无痛性肿块，无明显自觉症状。临床检查为周界清楚肿块，与周围组织无粘连。B超或CT检查显示下颌下腺边界清楚的占位性病变，亦可进入路径。

## （三）进入路径标准

1. 第一诊断符合 ICD-10：D10.307，M8940000/0 下颌下腺多形性腺瘤疾病编码。

2. 入院诊断为下颌下腺良性肿瘤者。

3. 患者同时具有其他疾病诊断，如在住院期间不需要特殊处理，不影响第一诊断的临床路径流程实施时，可以进入路径。

> **释义**
>
> ■ 进入本路径的患者第一诊断为下颌下腺良性肿瘤，需除外下颌下腺恶性肿瘤、慢性淋巴结炎、淋巴结核及慢性硬化性颌下腺炎等其他疾病。
>
> ■ 入院后常规检查发现有心脑血管疾病、呼吸系统疾病、肝肾功能不全和糖尿病等基础疾病，经系统评估后对下颌下腺良性肿瘤诊断治疗无特殊影响者，可进入路径。但可能增加医疗费用，延长住院时间。

## （四）标准住院日 5~7 天

> **释义**
>
> ■ 怀疑下颌下腺良性肿瘤的患者入院后，手术前准备 1~2 天，第 3 天行下颌下腺摘除术，术后主要观察下颌下区的引流情况和伤口肿胀情况，总住院时间不超过 7 天符合本路径要求。

## （五）住院期间的检查项目（2 天）

必须检查的项目：

（1）血常规、尿常规、便常规、血型。

（2）凝血功能。

（3）血生化。

（4）感染性疾病筛查（乙型肝炎、丙型肝炎、艾滋病、梅毒等）。

（5）X 线胸片、心电图。

（6）B 超或 CT。

> **释义**
>
> ■ 血常规、尿常规、便常规及血型是最基本的常规检查，进入路径的患者均需完成。凝血功能、血生化、X 线胸片、心电图可评估有无基础疾病，是否影响住院时间、费用及其治疗预后；感染性疾病筛查是手术前常规检查；B 超或 CT 是下颌下腺肿物最基本的影像学诊断方法，可基本判断肿物的良恶性质。
>
> ■ 本病需与其他下颌下腺肿块相鉴别，如怀疑恶性肿瘤，与周围组织粘连而不能活动，侵犯舌神经可出现舌麻木或疼痛，舌下神经受累时出现舌运动受限；如怀疑慢性淋巴结炎，肿块常有消长史，口腔颌面部可查到炎性病灶；淋巴结核常伴有结核病全身症状；慢性硬化性下颌下腺炎常伴有涎石病史，下颌下腺反复肿胀，并

逐渐变硬。B超或CT检查能为肿瘤性质判断提供依据，也可进行细针吸活检辅助明确诊断。

### （六）治疗方案的选择

根据《临床诊疗指南·口腔医学分册》（中华口腔医学会编著，人民卫生出版社）和《临床技术操作规范·口腔医学分册》（中华医学会编著，人民军医出版社），选择下颌下腺摘除术，其适应证为：

1. 下颌下腺多形性腺瘤或其他良性肿瘤。
2. 肿瘤未突破腺体被膜，仅摘除下颌下腺即可根治肿瘤。
3. 患者无手术禁忌证。

> **释义**
>
> ■ 本病临床诊断为下颌下腺良性肿瘤后，除外手术禁忌证，可行下颌下腺摘除术。
>
> ■ 最常见的下颌下腺良性肿瘤为多形性腺瘤，良性肿瘤一般未突破下颌下腺腺体被膜，完整摘除下颌下腺可达到根治。
>
> ■ 如肿瘤体积较小，可根据具体位置选择保留部分下颌下腺及导管的肿瘤及部分腺体切除术。

### （七）预防性抗菌药物选择与使用时机

1. 抗菌药物：按照《抗菌药物临床应用指导原则（2015年版）》（国卫办医发〔2015〕43号）执行。
2. 可不应用抗菌药物，或优先选用非限制级药物，预防性用药时间为术前0.5~1个小时。

> **释义**
>
> ■ 下颌下腺摘除术按Ⅰ类切口管理，可不应用抗菌药物。
>
> ■ 如患者合并有糖尿病等基础疾病，可预防性应用抗菌药物。抗菌药物优先选用非限制级药物，临床上常用二代头孢菌素类抗菌药物。应用抗菌药物应在术前0.5~1个小时。

### （八）手术日为入院第3天

1. 麻醉方式：全麻或局麻。
2. 术中用药：除麻醉用药外无特殊用药。
3. 术中标本冷冻切片组织学检查。

> **释义**
>
> ■ 麻醉方式可选择全麻或局麻，目前更多选择全麻下手术。
>
> ■ 下颌下腺摘除术通常手术时间较短，术中不需要特殊用药。

　　■ 术中完成下颌下腺及肿物摘除术后，应常规行术中标本冷冻切片检查，以初步判断肿瘤的良恶性质，如冰冻切片检查结果为恶性肿瘤，需根据具体情况调整手术方式。

### （九）术后住院恢复2~4天

术后用药：可不应用抗菌药物或优先选用非限制级药物，用药时间1~2天。

> **释义**
>
> 　　■ 下颌下腺摘除术为Ⅰ类切口，可不应用抗菌药物。
>
> 　　■ 如患者合并有糖尿病等基础疾病，可预防性应用抗菌药物。抗菌药物优先选用非限制级药物，临床上常用二代头孢菌素类抗菌药物。应用抗菌药物时间为1~2天。

### （十）出院标准

1. 生命体征平稳。
2. 手术切口无红、肿、热、痛等炎症表现，无新鲜渗血。
3. 无需要住院治疗的并发症发生。

> **释义**
>
> 　　■ 患者出院前应撤除手术切口的引流物，生命体征平稳，未出现伤口感染等手术并发症。

### （十一）变异及原因分析

1. 突破下颌下腺被膜的肿瘤不进入该路径。
2. 如肿瘤生长时间长，近期有生长加速、疼痛等恶变症状时不进入该临床路径。
3. 复发性下颌下腺多形性腺瘤或其他良性肿瘤的手术方式根据具体情况酌定。

> **释义**
>
> 　　■ 如肿瘤有恶性变的临床表现，以及术中发现肿瘤突破下颌下腺被膜，手术方式和切除范围可能会出现改变，则不进入本路径。
>
> 　　■ 如患者为复发性下颌下腺多形性腺瘤或其他良性肿瘤，肿瘤位于腺体内，手术方式为单纯下颌下腺摘除术，可进入该路径；如肿瘤范围较大，手术切除范围不仅仅限于下颌下腺，则不进入该路径。
>
> 　　■ 认可的变异原因主要是指患者入选路径后，在检查及治疗过程中发现患者合并存在事前未预知的、对本路径治疗可能产生影响的情况，需要终止执行路径或延长治疗时间、增加治疗费用。医师需在表单中明确说明。
>
> 　　■ 因患者方面的主观原因导致执行路径出现变异，需医师在表单中予以说明。

## 四、推荐表单

### 下颌下腺良性肿瘤临床路径医师表单

适用对象：第一诊断为下颌下腺多形性腺瘤（ICD-10：D10.307，M894000/0）或入院诊断
为下颌下腺良性肿瘤；

行下颌下腺摘除术（ICD-9-CM-3：26.2）

| 患者姓名： | 性别：　年龄：　门诊号： | 住院号： |
|---|---|---|
| 住院日期：　　年　月　日 | 出院日期：　　年　月　日 | 标准住院日：7 天 |

| 时间 | 住院第 1 天 | 住院第 2 天 | 住院第 3 天（手术日） |
|---|---|---|---|
| 诊疗工作 | □ 询问病史及体格检查<br>□ 完成病历书写<br>□ 开术前实验室检查单、影像学检查单、心电图检查单<br>□ 向患者家属交代诊疗过程和住院事项 | □ 上级医师查房，明确手术方案<br>□ 完成术前准备与术前评估<br>□ 完成必要的相关科室会诊<br>□ 完成术前小结、上级医师查房记录等病历书写<br>□ 向患者及家属交代围术期注意事项，签署手术知情同意书<br>□ 签署麻醉同意书<br>□ 签署自费项目协议书 | □ 检查备术情况<br>□ 手术<br>□ 全麻患者术后复苏室复苏（必要时）<br>□ 术后回病房观察治疗<br>□ 完成手术记录及术后病程记录<br>□ 向患者及家属交代病情及术后注意事项 |
| 重点医嘱 | **长期医嘱：**<br>□ 三级护理<br>□ 普通饮食<br>□ 既往基础用药（必要时调整用药）<br>**临时医嘱：**<br>□ 血、尿、便常规检查、血型、凝血功能、肝肾功能、感染性疾病筛查<br>□ X 线胸片、心电图<br>□ B 超或 CT | **术前医嘱：**<br>□ 明日全麻或局麻下行下颌下腺摘除术<br>□ 术前 6 小时禁食禁水<br>□ 术前肠道准备<br>□ 下颌下区备皮<br>□ 抗菌药物术前 0.5~1 个小时；<br>□ 准备术中冷冻活检。 | **长期医嘱：**<br>□ 一级护理<br>□ 术后 6 小时流食<br>**临时医嘱：**<br>□ 心电监护、吸氧<br>□ 补液<br>□ 非限制级抗菌药物 |
| 护理工作 | □ 介绍病房环境、设施及设备<br>□ 入院护理评估<br>□ 执行入院后医嘱<br>□ 指导进行心电图、影像学检查等 | □ 晨起静脉取血<br>□ 卫生知识及手术知识宣教<br>□ 嘱禁食、水时间<br>□ 药敏试验<br>□ 术前肠道准备<br>□ 术前手术区域皮肤准备 | □ 术前更衣、遵医嘱给药<br>□ 观察术后病情变化<br>□ 观察创口出血情况<br>□ 观察术后进食情况并给予指导<br>□ 术后心理与生活护理 |
| 病情变异记录 | □ 无　□ 有，原因：<br>1.<br>2. | □ 无　□ 有，原因：<br>1.<br>2. | □ 无　□ 有，原因：<br>1.<br>2. |
| 护士签名 | | | |
| 医师签名 | | | |

| 时间 | 住院第 4 天<br>（术后第 1 天） | 住院第 5 天<br>（术后第 2 天） | 住院第 6~7 天<br>（术后第 3~4 天，出院日） |
|---|---|---|---|
| 诊疗工作 | □ 上级医师查房，注意病情变化<br>□ 完成常规病历书写<br>□ 观察有无并发症发生并及时处理<br>□ 观察生命体征<br>□ 根据需要复查血常规、电解质等<br>□ 酌情补液及预防性使用抗菌药物 | □ 继续观察病情变化<br>□ 完成常规病历书写<br>□ 继续观察观察有无并发症发生并及时处理<br>□ 继续观察生命体征<br>□ 酌情继续使用抗菌药物 | □ 上级医师查房<br>□ 通知患者出院<br>□ 完成病历书写<br>□ 向患者及家属交代出院注意事项 |
| 重点医嘱 | **长期医嘱：**<br>□ 二级护理<br>□ 半流食<br>□ 雾化吸入<br>**临时医嘱：**<br>□ 局部换药<br>□ 非限制级抗菌药物<br>□ 酌情补液 | **长期医嘱：**<br>□ 三级护理<br>□ 普通饮食<br>**临时医嘱：**<br>□ 撤除引流<br>□ 酌情继续非限制级抗菌药物 | **出院医嘱：**<br>□ 今日出院<br>□ 加压包扎 2~3 天<br>□ 3~5 天后拆线<br>□ 追踪组织学检查结果<br>□ 定期复查<br>□ 随诊 |
| 护理工作 | □ 观察病情变化及饮食情况<br>□ 心理与生活护理 | □ 观察病情变化及饮食情况<br>□ 心理与生活护理 | □ 指导办理出院手续<br>□ 指导复查时间及注意事项 |
| 病情变异记录 | □ 无　□ 有，原因：<br>1.<br>2. | □ 无　□ 有，原因：<br>1.<br>2. | □ 无　□ 有，原因：<br>1.<br>2. |
| 护士签名 | | | |
| 医师签名 | | | |

附：原表单（2016 年版）

## 下颌下腺良性肿瘤临床路径表单

适用对象：第一诊断为下颌下腺多形性腺瘤（ICD-10：D10.307，M894000/0）或入院诊断为下颌下腺良性肿瘤；

行下颌下腺摘除术（ICD-9-CM-3：26.2）

| 患者姓名： | 性别： 年龄： 门诊号： | 住院号： |
| --- | --- | --- |
| 住院日期： 年 月 日 | 出院日期： 年 月 日 | 标准住院日：7 天 |

| 时间 | 住院第 1 天 | 住院第 2 天 | 住院第 3 天（手术日） |
| --- | --- | --- | --- |
| 诊疗工作 | □ 询问病史及体格检查<br>□ 完成病历书写<br>□ 开术前实验室检查单、影像学检查单、心电图检查单<br>□ 向患者家属交代诊疗过程和住院事项 | □ 上级医师查房，明确手术方案<br>□ 完成术前准备与术前评估<br>□ 完成必要的相关科室会诊<br>□ 完成术前小结、上级医师查房记录等病历书写<br>□ 向患者及家属交代围术期注意事项，签署手术知情同意书<br>□ 签署麻醉同意书<br>□ 签署自费项目协议书 | □ 检查备术情况<br>□ 手术<br>□ 全麻患者术后复苏室复苏（必要时）<br>□ 术后回病房观察治疗<br>□ 完成手术记录及术后病程记录<br>□ 向患者及家属交代病情及术后注意事项 |
| 重点医嘱 | **长期医嘱：**<br>□ 三级护理<br>□ 普通饮食<br>□ 既往基础用药（必要时调整用药）<br>**临时医嘱：**<br>□ 血、尿、便常规检查、血型、凝血功能、肝肾功能、感染性疾病筛查<br>□ X 线胸片、心电图<br>□ B 超或 CT | **术前医嘱：**<br>□ 明日全麻或局麻下行下颌下腺摘除术<br>□ 术前 6 小时禁食禁水<br>□ 术前肠道准备<br>□ 下颌下区备皮<br>□ 抗菌药物术前 0.5~1 小时；<br>□ 准备术中冷冻活检。 | **长期医嘱：**<br>□ 一级护理<br>□ 术后 6 小时流食<br>**临时医嘱：**<br>□ 心电监护、吸氧<br>□ 补液<br>□ 非限制级抗菌药物 |
| 护理工作 | □ 介绍病房环境、设施及设备<br>□ 入院护理评估<br>□ 执行入院后医嘱<br>□ 指导进行心电图、影像学检查等 | □ 晨起静脉取血<br>□ 卫生知识及手术知识宣教<br>□ 嘱禁食、禁水时间<br>□ 药敏试验<br>□ 术前肠道准备<br>□ 术前手术区域皮肤准备 | □ 术前更衣、遵医嘱给药<br>□ 观察术后病情变化<br>□ 观察创口出血情况<br>□ 观察术后进食情况并给予指导<br>□ 术后心理与生活护理 |
| 病情变异记录 | □ 无 □ 有，原因：<br>1.<br>2. | □ 无 □ 有，原因：<br>1.<br>2. | □ 无 □ 有，原因：<br>1.<br>2. |
| 护士签名 | | | |
| 医师签名 | | | |

| 时间 | 住院第 4 天<br>（术后第 1 天） | 住院第 5 天<br>（术后第 2 天） | 住院第 6~7 天<br>（术后第 3~4 天，出院日） |
|---|---|---|---|
| 诊疗工作 | □ 上级医师查房，注意病情变化<br>□ 完成常规病历书写<br>□ 观察有无并发症发生并及时处理<br>□ 观察生命体征<br>□ 根据需要复查血常规、电解质等<br>□ 酌情补液及预防性使用抗菌药物 | □ 继续观察病情变化<br>□ 完成常规病历书写<br>□ 继续观察观察有无并发症发生并及时处理<br>□ 继续观察生命体征<br>□ 酌情继续使用抗菌药物 | □ 上级医师查房<br>□ 通知患者出院<br>□ 完成病历书写<br>□ 向患者及家属交代出院注意事项 |
| 重点医嘱 | **长期医嘱：**<br>□ 二级护理<br>□ 半流食<br>□ 雾化吸入<br>**临时医嘱：**<br>□ 局部换药<br>□ 青霉素类或其他类抗菌药物<br>□ 酌情补液 | **长期医嘱：**<br>□ 三级护理<br>□ 普通饮食<br>**临时医嘱：**<br>□ 撤除引流<br>□ 酌情继续非限制级抗菌药物 | **出院医嘱：**<br>□ 今日出院<br>□ 加压包扎 2~3 天<br>□ 3~5 天后拆线<br>□ 追踪组织学检查结果<br>□ 定期复查<br>□ 随诊 |
| 护理工作 | □ 观察病情变化及饮食情况<br>□ 心理与生活护理 | □ 观察病情变化及饮食情况<br>□ 心理与生活护理 | □ 指导办理出院手续<br>□ 指导复查时间及注意事项 |
| 病情变异记录 | □ 无　□ 有，原因：<br>1.<br>2. | □ 无　□ 有，原因：<br>1.<br>2. | □ 无　□ 有，原因：<br>1.<br>2. |
| 护士签名 | | | |
| 医师签名 | | | |

# 第九章

# 下咽癌临床路径释义

## 一、下咽癌编码

1. 卫计委原编码：

疾病名称及编码：下咽癌（ICD-10：C12/C13）

手术操作名称及编码：下咽切除术、下咽加喉部分或全喉切除术（ICD-9-CM-3：29.33/30.2-30.4）

2. 修改编码：

疾病名称及编码：下咽癌（ICD-10：C12/C13）

手术操作名称及编码：咽部分切除术（ICD-9-CM-3：29.33）

下咽及喉部分切除术（ICD-9-CM-3：30.29）

全喉切除术（ICD-9-CM-3：30.3）

根治性喉切除术（ICD-9-CM-3：30.4）

## 二、临床路径检索方法

（C12/C13）伴（29.33 /30.29/30.3-30.4）

## 三、下咽癌临床路径标准住院流程

### （一）适用对象

第一诊断为下咽癌（ICD-10：C12/C13）。

> **释义**
>
> ■ 适用对象编码参见第一部分。
> ■ 本路径适用对象为临床诊断为下咽癌的患者，下咽癌是发生于喉咽部的恶性肿瘤，病理类型多为鳞状细胞癌。临床根据原发部位分为梨状窝癌、咽后壁癌和环状软骨后癌3种。如合并食管癌，口咽癌等相邻其他肿瘤，需进入其他相应路径。

行下咽切除术、下咽加喉部分或全喉切除术（ICD-9-CM-3：29.33/30.2-30.4）。

> **释义**
>
> ■ 本临床路径适用对象为下咽癌需要行下咽切除、下咽加喉部分或喉全切除术的患者，包括需要行单侧或双侧颈淋巴结清扫手术者。
> ■ 手术方式包括：下咽切除术；下咽部分切除术；伴或不伴有喉部分或全喉切除术。颈部淋巴结清扫术包括：根治性淋巴结清扫术；功能性淋巴结清扫术；择区性淋巴结清扫术。

　　■ 本路径不适用于选择非手术治疗方式的下咽癌类型（极早期）及晚期下咽癌仅适合姑息治疗的患者。

　　■ 本路径不适用于复发患者的治疗。

## （二）诊断依据

根据《临床诊疗指南·耳鼻咽喉头颈外科分册》（中华医学会编著，人民卫生出版社，2009 年）。

1. 症状：咽异物感、咽痛、吞咽困难、颈部包块等。

2. 体征：下咽部新生物。

3. 辅助检查：喉镜，梨状窝及食管钡剂造影，食管镜，增强 CT 或 MRI 检查提示下咽部占位病变。

4. 病理组织学活检：可明确诊断。

> **释义**
>
> 　　■ 初起症状不明显，仅有咽喉部不适、异物感或吞咽困难。晚期可出现咽痛、咳嗽、血痰、吞咽痛或吞咽困难、声音嘶哑及呼吸困难等。
>
> 　　■ 下咽癌起病部位隐匿，临床症状不典型，早期病变间接喉镜检查易漏诊，电子喉镜检查更有利于发现病变。检查时应特别注意梨状尖、咽后壁和环状软骨后区。
>
> 　　■ 检查时应注意观察声带运动是否受限或固定，颈部有无肿大淋巴结，喉体有无增大和固定，颈部软组织和甲状腺有无肿块等。
>
> 　　■ 下咽癌患者易合并食管病变，食管镜和食管钡剂造影有利于发现食管病变。
>
> 　　■ 根据症状、体征、辅助检查可以明确下咽肿物，确诊依据病理切片。临床分期参照 2010 年 AJCC 第 7 版标准。

## （三）治疗方案的选择

根据《临床诊疗指南·耳鼻咽喉头颈科分册》（中华医学会编著，人民卫生出版社，2009 年）、《临床技术操作规范·耳鼻咽喉-头颈外科分册》（中华医学会编著，人民军医出版社，2009 年）、《头颈肿瘤综合治疗专家共识》（中国抗癌协会头颈肿瘤专业委员会，中国抗癌协会放射肿瘤专业委员会，中华耳鼻咽喉头颈外科杂志，2010 年）。

1. 保留喉功能下咽癌切除术：$T_1$、$T_2$ 下咽癌，有保喉意愿、肿瘤条件允许。

2. 下咽及全喉切除术：$T_2$、$T_3$、$T_4$ 下咽癌，不能保留喉功能或患者无保喉意愿。

3. 下咽缺损修复：根据缺损情况，选择合理的修复材料和修复方法。

4. 颈淋巴结清扫术：根据颈淋巴结转移情况而定。

> **释义**
>
> 　　■ 喉功能非常重要，下咽癌的治疗上，应在不降低生存率的前提下，尽量保留喉功能。
>
> 　　■ $T_1$、$T_2$ 下咽癌，可选择放射治疗或手术，多数可以保留喉功能，包括下咽部分切除术、下咽部分+喉部分切除术等。

■ $T_2$、$T_3$、$T_4$ 下咽癌，如手术不能保留喉功能，可采用术前放疗或诱导化疗。术前放疗和诱导化疗后如原发灶达到完全缓解，可行根治性放疗；如仍有肿瘤残留，需行手术治疗；诱导化疗后再行手术的患者，根据有无不良预后因素，决定是否行术后放疗。术前放疗或诱导化疗后的手术治疗，根据肿瘤的变化，仍应在不降低生存率的前提下，尽量保留喉功能。

■ $T_2$、$T_3$、$T_4$ 下咽癌，如患者不保喉意愿强烈，可行下咽及喉全切除术。

■ 下咽癌肿瘤切除后，如缺损大，不能自身缝合，需进行修复。局部转移瓣：带状肌瓣、颌下岛状皮瓣、锁骨上皮瓣等；游离皮瓣：前臂皮瓣、股前外侧皮瓣等，带蒂肌皮瓣：胸大肌肌皮瓣等。

■ 下咽癌有较高的淋巴结转移率，需同期进行颈部治疗。N+患者需同期行颈淋巴结清扫术。$N_0$患者应进行术中颈部淋巴结探查，如术中冷冻提示淋巴结转移，应进行颈淋巴结清扫术。

### （四）标准住院日

标准住院日≤21天。

**释义**

■ 下咽癌患者入院后，术前准备1~4天，在第3~5天实施手术，术后恢复7~14天，总体住院天数不超过21天，均符合本临床路径要求。

■ 不适用于术前放疗的患者：放疗会导致组织愈合能力下降。

■ 肿瘤侵犯范围大，手术需要转移组织瓣修复的患者，如为邻近组织瓣修复缺损者，仍适用本临床路径；如为带蒂组织瓣或游离组织瓣修复者，因组织瓣问题引起的住院时间延长者，不属于本路径要求。

### （五）进入路径标准

1. 第一诊断符合下咽癌疾病编码（ICD-10：C12/C13）。
2. 当患者同时具有其他疾病诊断，但住院期间不需要特殊处理也不影响第一诊断的临床路径流程实施时，可以进入路径。

**释义**

■ 进入本路径的患者为第一诊断为下咽癌，如患者同时患有其他疾病影响第一诊断的临床路径流程实施时，如合并食管癌，不适合进入该临床路径。

■ 入院后常规检查发现有基础疾病，如高血压、冠状动脉粥样硬化性心脏病、糖尿病、肝肾功能不全等，经系统评估后对下咽癌诊断治疗无特殊影响者，可进入路径。需要相关科室诊治，病情稳定后才能手术者，术前准备过程应进入相应内科疾病的诊疗路径。

**（六）术前准备**

术前准备≤4 天。

1. 必需的检查项目：

（1）血、尿常规。

（2）肝功能、肾功能、电解质、血糖、凝血功能。

（3）感染性疾病筛查（乙型肝炎、丙型肝炎、梅毒、艾滋病等）。

（4）胸部 X 线片、心电图。

（5）喉镜。

（6）增强 CT 或 MRI。

（7）标本送病理学检查。

2. 根据患者情况可选择下咽-食管胃造影、纤维食管-胃镜、输血准备等。

> **释义**
>
> ■ 下咽癌患者的术前检查可分为四类：一类是明确肿物性质的检查；二类是明确侵犯范围的检查；三类是明确有无转移的检查；四类是明确患者全身情况的检查。这四类检查必须完善。其中具体项目可根据患者病情和经济情况酌情考虑。
>
> ■ 术前必须有病理组织学诊断。
>
> ■ 为缩短患者术前住院日，部分检查可以在门诊完成。
>
> ■ 术前必查项目是确保手术治疗安全有效开展的基础，必须及时完成，手术前应认真分析检查结果，排除手术禁忌，合理选择手术方式，及时处理异常情况。
>
> ■ 合并乙型肝炎和丙型肝炎的患者，需做腹部超声明确肝、脾情况；胸部 X 线可以被胸部 CT 代替。

**（七）预防性抗菌药物选择与使用时机**

按照《抗菌药物临床应用管理办法》（卫生部令〔2012〕84 号）和《抗菌药物临床应用指导原则》（卫医发〔2004〕285 号）执行，合理使用抗菌药物，术前预防性用药为 1 天。

> **释义**
>
> ■ 下咽癌手术切口属于Ⅱ类切口，手术创伤较大，患者年龄多偏高，并可能合并基础疾病，一旦感染可能导致严重后果。可按照原则规定，适当给予预防性治疗，通常选择联合广谱用药，覆盖厌氧和需氧菌。

**（八）手术日**

手术日为入院 5 日内。

1. 麻醉方式：全身麻醉。

2. 手术：见"（三）治疗方案的选择"。

3. 术中用药：止血药、抗菌药物。

4. 输血：视术中情况而定。

5. 标本送病理检查。

> **释义**
>
> ■ 本路径规定的手术均为在全身麻醉下进行。如下咽肿瘤不影响麻醉气道插管，则按常规全身麻醉程序进行；如肿瘤遮挡咽喉气道，须先于局部麻醉下气管切开，再置入麻醉插管实施全身麻醉。
>
> ■ 手术方案应在术前拟定，但因下咽部位较隐匿，术前检查有时难以准确定位，具体手术方案可以根据术中切除范围再行确定，但不应超出术前备选方案。
>
> ■ 围术期使用抗菌药物参考《抗菌药物临床应用指导原则》（卫医发〔2004〕285 号）执行。对于手术时间较长的患者，可以在术中加用一次抗菌药物。
>
> ■ 一般不需要输血，止血药物应根据术中伤口渗血状况确定，浅表创面的止血可选注射用尖吻蝮蛇血凝酶，仅在出血部位产生凝血作用，而不导致体内正常血管内凝血的问题。
>
> ■ 手术标本应保证其完整性；术中切缘应送冷冻病理检查，确保切缘阴性。

## （九）术后

术后住院恢复 7~19 天。

1. 抗菌药物：按照《抗菌药物临床应用管理办法》（卫生部令〔2012〕84 号）和《抗菌药物临床应用指导原则（2015 年版)》（国卫办医发〔2015〕43 号）合理选用抗菌药物。
2. 漱口。
3. 鼻饲。
4. 伤口换药。

> **释义**
>
> ■ 抗菌药物参考《抗菌药物临床应用指导原则》（卫医发〔2004〕285 号）执行。术后应注意及时对伤口分泌物做细菌培养和药敏检测，有针对性地使用抗菌药物。术前放疗的患者因放疗后组织的抗感染能力减弱，可适当提高抗菌药物的级别和用药时间。监测血常规的变化。
>
> ■ 患者术后 7~10 天不能经口进食、进水，应加强口腔卫生的护理。
>
> ■ 术后第 2 天开始鼻饲，应保证鼻饲营养液的营养平衡，监测血生化的变化；术后 7~10 天开始经口进食、进水，待恢复正常饮食后拔除鼻饲管。如因误吸或咽瘘需长时间鼻饲者，需做好鼻饲管的护理。
>
> ■ 下咽癌手术一般都需做气管切开或气管造瘘，术后应做好气切护理和气道护理。部分喉切除者需待恢复正常饮食，无误吸后，关闭气管切开。
>
> ■ 手术伤口按外科常规换药，气管切开伤口按气切护理常规换药。伤口感染或咽瘘，需伤口切开引流换药，换药每日 1~2 次。

## （十）出院标准

1. 一般情况良好。
2. 没有需要住院处理的并发症。

> **释义**
>
> ■ 生命体征稳定，血常规和血生化指标恢复到基本正常，伤口检查无感染体征。
>
> ■ 一般在术后7~10天经口进食、进水后观察2~3天，无咽瘘迹象后出院休养。如为加快床位周转，可以在术后7天，检查伤口无感染体征后出院，院外观察2~3天后开始经口进食水，如存在严重误吸和咽瘘，再住院治疗。
>
> ■ 出院时患者一般都带有鼻饲管和气管套管，应教会患者相应的护理知识和可能发生的意外情况的处理措施，并告知患者和家属拔除鼻饲管和气管套管的指征和就诊程序。
>
> ■ 伤口感染和咽瘘的患者，伤口稳定，无风险因素后，可出院门诊换药。

## （十一）变异及原因分析

1. 术中、术后出现并发症（如咽瘘等），需要特殊诊断治疗措施，延长住院时间。
2. 伴有影响本病治疗效果的合并症，需要采取进一步检查和诊断，延长住院时间。

> **释义**
>
> ■ 微小变异：因为医院检查及检验项目的时间性，不能按照要求完成检查；因为节假日不能按要求完成检查；患者不愿配合完成相应检查，短期不愿按照要求出院随诊。
>
> ■ 重大变异：因基础疾病需要进一步诊断和治疗；因各种原因需要其他治疗措施；医院与患者或家属发生医疗纠纷，患者要求离院或转院；不愿按照要求出院随诊而导致住院时间明显延长。
>
> ■ 下咽癌手术可能存在的延长住院时间并发症：术中术后大出血、误吸和吸入性肺炎、肺栓塞、术后复发或转移、术后感染、咽瘘、皮瓣坏死等。
>
> ■ 糖尿病、术前放疗等，组织愈合能力降低，存在延长住院时间的风险。
>
> ■ 食管、下咽和喉狭窄等术后并发症，会影响治疗效果。
>
> ■ 甲状腺切除者须终身服药。

## 四、推荐表单

### （一）医师表单

下咽癌临床路径医师表单

适用对象：第一诊断为下咽癌（ICD-10：C12/C13）

行下咽或下咽加部分或全喉切除术（ICD-9-CM-3：29.33/30.2-30.4）

| 患者姓名： | 性别： 年龄： 门诊号： | 住院号： |
|---|---|---|
| 住院日期： 年 月 日 | 出院日期： 年 月 日 | 标准住院日：≤21 天 |

| 时间 | 住院第 1 天 | 住院第 2~3 天<br>（手术准备日） |
|---|---|---|
| 主要诊疗工作 | □ 询问病史及体格检查<br>□ 完成病历书写<br>□ 上级医师查房与术前评估<br>□ 初步确定手术方式和日期<br>□ 完善检查 | □ 上级医师查房<br>□ 完成术前准备与术前评估<br>□ 进行术前讨论，确定手术方案<br>□ 完成必要的相关科室会诊<br>□ 签署手术知情同意书、自费用品协议书、输血同意书<br>□ 向患者及家属交代围术期注意事项<br>□ 麻醉前评估，签署麻醉同意书 |
| 重要医嘱 | 长期医嘱：<br>□ 耳鼻咽喉科护理常规<br>□ 二级护理<br>□ 普通饮食<br>□ 患者既往疾病基础用药<br>临时医嘱：<br>□ 血常规、尿常规<br>□ 肝功能、肾功能、血糖、电解质、凝血功能、感染性疾病筛查（乙型肝炎、丙型肝炎、梅毒、艾滋病等）<br>□ 胸部 X 线片、心电图<br>□ 喉镜检查<br>□ 增强 CT 或 MRI<br>□ 病理学检查<br>□ 下咽-食管造影<br>□ 输血准备（根据手术情况）<br>□ 手术必需的相关检查 | 长期医嘱：<br>□ 耳鼻咽喉科护理常规<br>□ 二级护理<br>□ 普通饮食<br>□ 患者既往疾病基础用药<br>临时医嘱：<br>□ 明日全身麻醉下行喉部分或全切除术 *<br>□ 术前禁食、禁水<br>□ 术前抗菌药物<br>□ 术前准备<br>□ 留置鼻饲管<br>□ 其他特殊医嘱 |
| 病情变异记录 | □ 无 □ 有，原因：<br>1.<br>2. | □ 无 □ 有，原因：<br>1.<br>2. |
| 护士签名 | | |
| 医师签名 | | |

| 时间 | 住院第 3~5 天<br>（手术日） | 住院第 4~20 天<br>（术后 1~17 天） | 住院第 7~21 天<br>（出院日） |
|---|---|---|---|
| 主要诊疗工作 | □ 手术<br>□ 术者完成手术记录<br>□ 住院医师完成术后病程<br>□ 上级医师查房<br>□ 向患者及家属交代病情及术后注意事项 | □ 上级医师查房<br>□ 住院医师完成常规病历书写<br>□ 注意病情变化<br>□ 注意观察生命体征<br>□ 注意引流量，根据引流情况<br>□ 明确是否拔除引流管 | □ 上级医师查房，进行手术及伤口评估<br>□ 完成出院记录、出院证明书向患者交代出院后的注意事项 |
| 重点医嘱 | 长期医嘱：<br>□ 全身麻醉术后常规护理<br>□ 下咽或下咽加部分或全喉切除术\*术后常规护理<br>□ 气管切开术后常规护理<br>□ 一级护理<br>□ 鼻饲饮食<br>□ 抗菌药物<br>□ 酌情静脉营养<br>□ 其他特殊医嘱<br>临时医嘱：<br>□ 标本送病理检查<br>□ 酌情心电监护<br>□ 酌情吸氧<br>□ 静脉补液<br>□ 其他特殊医嘱 | 长期医嘱：<br>□ 一/二级护理<br>□ 酌情停用静脉营养<br>□ 酌情停用鼻饲饮食<br>□ 酌情停用抗菌药物<br>□ 其他特殊医嘱<br>临时医嘱：<br>□ 换药<br>□ 其他特殊医嘱 | 出院医嘱：<br>□ 出院带药<br>□ 酌情肿瘤综合治疗<br>□ 门诊随诊 |
| 病情变异记录 | □ 无　□ 有，原因：<br>1.<br>2. | □ 无　□ 有，原因：<br>1.<br>2. | □ 无　□ 有，原因：<br>1.<br>2. |
| 护士签名 | | | |
| 医师签名 | | | |

\*：实际操作时需明确写出具体的术式

## （二）护士表单

### 下咽癌临床路径护士表单

适用对象：第一诊断为下咽癌（ICD-10：C12/C13）

行下咽或下咽加部分或全喉切除术（ICD-9-CM-3：29.33/30.2-30.4）

| 患者姓名： | 性别： | 年龄： | 门诊号： | 住院号： |
|---|---|---|---|---|
| 住院日期： 年 月 日 | 出院日期： 年 月 日 | | | 标准住院日：≤21 天 |

| 时间 | 住院第 1 天 | 住院第 2~3 天<br>（手术准备日） |
|---|---|---|
| 健康宣教 | □ 入院宣教<br>□ 介绍主管医师、护士<br>□ 介绍环境、设施<br>□ 介绍住院注意事项<br>□ 介绍探视和陪伴制度<br>□ 介绍贵重物品制度<br>□ 提醒患者次日检查注意事项 | □ 主管护士与患者沟通，了解并指导心理应对<br>□ 宣教疾病知识、用药知识及特殊检查操作的过程<br>□ 告知检查、操作及手术前后饮食、活动及探视等注意事项及应对方式<br>□ 术前宣教及术前准备<br>□ 提醒患者术晨禁食、禁水 |
| 护理处置 | □ 核对患者，佩戴腕带<br>□ 建立入院护理病历<br>□ 卫生处置：剪指甲、沐浴、更换病号服<br>□ 协助医师完成各项检查及实验室检查 | □ 随时观察患者病情变化<br>□ 遵医嘱正确用药和相关护理操作<br>□ 协助医师完成各项检查及实验室检查 |
| 基础护理 | □ 二级护理<br>□ 晨晚间护理<br>□ 患者安全管理 | □ 二级护理<br>□ 晨晚间护理<br>□ 患者安全管理 |
| 专科护理 | □ 护理查体<br>□ 生命体征检测<br>□ 必要时留陪护人员<br>□ 心理护理 | □ 遵医嘱完成相关检查和相关护理操作<br>□ 心理护理 |
| 重点医嘱 | □ 详见医嘱执行单 | □ 详见医嘱执行单 |
| 病情变异记录 | □ 无 □ 有，原因：<br>1.<br>2. | □ 无 □ 有，原因：<br>1.<br>2. |
| 护士签名 | | |

| 时间 | 住院第 3~5 天<br>（手术日） | 住院第 4~20 天<br>（术后 1~17 天） | 住院第 7~21 天<br>（出院日） |
|---|---|---|---|
| 健康宣教 | □ 手术当日宣教<br>□ 告知饮食、体位要求<br>□ 告知手术后需禁食、禁水<br>□ 给予患者及家属心理支持<br>□ 再次明确探视陪伴须知 | □ 手术后宣教<br>□ 药物作用及频率<br>□ 饮食、活动指导<br>□ 指导患者术后恢复锻炼方法 | □ 指导患者术后恢复锻炼方法<br>□ 术后随访的时间和方法<br>□ 出院后服药方法<br>□ 饮食、休息等注意事项，肿瘤综合治疗方案介绍 |
| 护理处置 | □ 与手术室人员交接<br>□ 摘除患者义齿<br>□ 核对患者资料及术中带药<br>□ 手术后接患者<br>□ 核对患者及资料，交接注意事项 | □ 随时观察患者病情变化<br>□ 遵医嘱正确用药 | □ 办理出院手续<br>□ 书写出院小结 |
| 基础护理 | □ 一级护理<br>□ 晨晚间护理<br>□ 排泄管理<br>□ 患者安全管理 | □ 一/二级护理<br>□ 晨晚间护理<br>□ 协助或指导进食、进水<br>□ 协助或指导活动<br>□ 患者安全管理 | □ 二/三级护理<br>□ 晨晚间护理<br>□ 患者安全管理 |
| 专科护理 | □ 遵医嘱予补液<br>□ 引流管护理<br>□ 胃管护理<br>□ 尿管护理<br>□ 气切护理<br>□ 病情观察<br>□ 伤口和生命体征监测<br>□ 心理护理 | □ 遵医嘱予补液<br>□ 引流管护理<br>□ 胃管护理<br>□ 尿管护理<br>□ 气切护理<br>□ 病情观察<br>□ 伤口和生命体征监测<br>□ 心理护理 | □ 病情观察<br>□ 评估患者生命体征<br>□ 心理护理 |
| 重点医嘱 | □ 详见医嘱执行单 | □ 详见医嘱执行单 | □ 详见医嘱执行单 |
| 病情变异记录 | □ 无　□ 有，原因：<br>1.<br>2. | □ 无　□ 有，原因：<br>1.<br>2. | □ 无　□ 有，原因：<br>1.<br>2. |
| 护士签名 | | | |

### （三）患者表单

#### 下咽癌临床路径患者表单

适用对象：第一诊断为下咽癌（ICD-10：C12/C13）

　　　　　行下咽或下咽加部分或全喉切除术（ICD-9-CM-3：29.33/30.2-30.4）

| 患者姓名： | | 性别：　　年龄：　　门诊号： | | 住院号： |
| --- | --- | --- | --- | --- |
| 住院日期：　　年　月　日 | | 出院日期：　　年　月　日 | | 标准住院日：≤21 天 |

| 时间 | 入院 | 手术前 | 手术当天 |
| --- | --- | --- | --- |
| 医患配合 | □ 配合询问病史、收集资料，务必详细告知既往史、用药史、过敏史<br>□ 配合进行体格检查<br>□ 有任何不适告知医师 | □ 配合完善相关检查，如采血、留尿、心电图、X 线胸片，超声、颈部 CT<br>□ 了解手术方案及围术期注意事项<br>□ 签署手术知情同意书、自费用品协议书、授权书等医疗文书<br>□ 配合麻醉医师术前访视 | □ 接受手术治疗<br>□ 配合监护及检查治疗<br>□ 与医师交流了解手术情况及术后注意事项<br>□ 有任何不适告知医师 |
| 护患配合 | □ 配合测量体温、脉搏、呼吸、血压、体重<br>□ 配合完成入院护理评估（简单询问病史、过敏史、用药史）<br>□ 接受入院宣教（环境介绍、病室规定、订餐制度、贵重物品保管等）<br>□ 配合执行探视和陪伴制度<br>□ 有任何不适告知护士 | □ 配合生命体征监测<br>□ 接受术前宣教<br>□ 接受术前准备<br>□ 准备好必要用物<br>□ 有任何不适告知护士 | □ 术晨生命体征监测<br>□ 术晨剃须漱口更衣<br>□ 既往基础药物一口水送下<br>□ 取下活动义齿、饰品等，贵重物品交家属保管<br>□ 配合完成术前核对，带齐影像资料和自备药物，上手术车<br>□ 返回病房后，协助完成核对，配合过床<br>□ 配合输液吸氧监护<br>□ 有任何不适告知护士 |
| 饮食 | □ 遵医嘱饮食 | □ 术前 6~8 小时禁食、禁水 | □ 术后当日禁食、禁水 |
| 排泄 | □ 正常排尿便 | □ 正常排尿便 | □ 手术前正常排尿便<br>□ 手术超过 2 小时者置导尿管<br>□ 手术当日床上排尿便 |
| 活动 | □ 正常活动 | □ 正常活动 | □ 术后当日平卧，床上翻身、四肢活动 |

| 时间 | 手术后 | 出院 |
|---|---|---|
| 医患配合 | □ 配合完善术后检查：如采血、留尿、便等<br>□ 配合治疗和换药 | □ 接受出院前指导<br>□ 知道复查程序<br>□ 获取出院诊断书 |
| 护患配合 | □ 配合定时测量生命体征、每日询问大便<br>□ 接受输液、服药等治疗<br>□ 配合各项专科护理<br>□ 配合活动，预防皮肤压力伤<br>□ 注意活动安全，避免坠床或跌倒<br>□ 配合执行探视及陪伴 | □ 接受出院宣教<br>□ 办理出院手续<br>□ 获取出院带药<br>□ 知道服药方法、作用、注意事项<br>□ 知道复印病历程序 |
| 饮食 | □ 手术后 1～10 天遵医嘱进行鼻饲，禁经口进食、进水 | □ 遵医嘱饮食 |
| 排泄 | □ 正常排尿便 | □ 正常排尿便 |
| 活动 | □ 术后第 1 天起适当下地活动<br>□ 逐渐适度加强活动，避免疲劳 | □ 正常适度活动，避免疲劳 |

## 附：原表单（2016 年版）

**下咽癌临床路径表单**

适用对象：第一诊断为下咽癌（ICD-10：C12/C13）

行下咽或下咽加部分或全喉切除术（ICD-9-CM-3：29.33/30.2-30.4）

| 患者姓名： | 性别： | 年龄： | 门诊号： | 住院号： |
|---|---|---|---|---|
| 住院日期：　　年　月　日 | 出院日期：　　年　月　日 | | | 标准住院日：≤21 天 |

| 时间 | 住院第 1 天 | 住院第 2 天<br>（手术准备日） |
|---|---|---|
| 主要诊疗工作 | □ 询问病史及体格检查<br>□ 完成病历书写<br>□ 上级医师查房与术前评估<br>□ 初步确定手术方式和日期<br>□ 完善检查 | □ 上级医师查房<br>□ 完成术前准备与术前评估<br>□ 进行术前讨论，确定手术方案<br>□ 完成必要的相关科室会诊<br>□ 签署手术知情同意书、自费用品协议书、输血同意书<br>□ 向患者及家属交代围术期注意事项<br>□ 麻醉前评估，签署麻醉同意书 |
| 重要医嘱 | **长期医嘱：**<br>□ 耳鼻咽喉科护理常规<br>□ 二级护理<br>□ 普通饮食<br>□ 患者既往疾病基础用药<br>**临时医嘱：**<br>□ 血常规、尿常规<br>□ 肝功能、肾功能、血糖、电解质、凝血功能、感染性疾病筛查（乙型肝炎、丙型肝炎、梅毒、艾滋病等）<br>□ 胸部 X 线片、心电图<br>□ 喉镜检查<br>□ 增强 CT 或 MRI<br>□ 病理学检查<br>□ 下咽-食管造影<br>□ 病理学检查<br>□ 输血准备（根据手术情况）<br>□ 手术必需的相关检查 | **长期医嘱：**<br>□ 耳鼻咽喉科护理常规<br>□ 二级护理<br>□ 普通饮食<br>□ 患者既往疾病基础用药<br>**临时医嘱：**<br>□ 明日全身麻醉下行喉部分或全切除术 *<br>□ 术前禁食、禁水<br>□ 术前抗菌药物<br>□ 术前准备<br>□ 留置鼻饲管<br>□ 其他特殊医嘱 |
| 主要护理工作 | □ 入院宣教<br>□ 入院护理评估 | □ 宣教、备皮等术前准备<br>□ 手术前物品准备<br>□ 手术前心理护理 |
| 病情变异记录 | □ 无　□ 有，原因：<br>1.<br>2. | □ 无　□ 有，原因：<br>1.<br>2. |

续　表

| 时间 | 住院第 1 天 | 住院第 2 天<br>（手术准备日） |
|---|---|---|
| 护士<br>签名 | | |
| 医师<br>签名 | | |

| 时间 | 住院第 3~5 天（手术日） | 住院第 4~20 天（术后 1~17 天） | 住院第 7~21 天（出院日） |
|---|---|---|---|
| 主要诊疗工作 | □ 手术<br>□ 术者完成手术记录<br>□ 住院医师完成术后病程<br>□ 上级医师查房<br>□ 向患者及家属交代病情及术后注意事项 | □ 上级医师查房<br>□ 住院医师完成常规病历书写<br>□ 注意病情变化<br>□ 注意观察生命体征<br>□ 注意引流量，根据引流情况<br>□ 明确是否拔除引流管 | □ 上级医师查房，进行手术及伤口评估<br>□ 完成出院记录、出院证明书<br>□ 向患者交代出院后的注意事项 |
| 重点医嘱 | 长期医嘱：<br>□ 全麻术后常规护理<br>□ 下咽或下咽加部分或全喉切除术 * 术后常规护理<br>□ 气管切开术后常规护理<br>□ 一级护理<br>□ 鼻饲饮食<br>□ 抗菌药物<br>□ 其他特殊医嘱<br>临时医嘱：<br>□ 标本送病理检查<br>□ 酌情心电监护<br>□ 酌情吸氧<br>□ 其他特殊医嘱 | 长期医嘱：<br>□ 一/二级护理<br>□ 酌情停用鼻饲饮食<br>□ 酌情停用抗菌药物<br>□ 其他特殊医嘱<br>临时医嘱：<br>□ 换药<br>□ 其他特殊医嘱 | 出院医嘱：<br>□ 出院带药<br>□ 酌情肿瘤综合治疗<br>□ 门诊随诊 |
| 主要护理工作 | □ 随时观察患者病情变化<br>□ 术后心理与生活护理 | □ 观察患者情况<br>□ 术后心理与生活护理 | □ 指导患者办理出院手续<br>□ 指导术后气管套管护理<br>□ 指导术后随访时间<br>□ 指导术后发音功能锻炼 |
| 病情变异记录 | □ 无 □ 有，原因：<br>1.<br>2. | □ 无 □ 有，原因：<br>1.<br>2. | □ 无 □ 有，原因：<br>1.<br>2. |
| 护士签名 | | | |
| 医师签名 | | | |

＊：实际操作时需明确写出具体的术

# 第十章

# 喉癌临床路径释义

## 一、喉癌编码

1. 卫计委原编码

疾病名称及编码：喉癌（ICD-10：C32，D02.0）

手术操作名称及编码：喉部分或全喉切除术（ICD-9-CM-3：30.1-30.4）

2. 修改编码：

疾病名称及编码：喉癌（ICD-10：C32）

手术操作名称及编码：喉部分切除术（ICD-9-CM-3：30.1-30.2）

全喉切除术（ICD-9-CM-3：30.3-30.4）

## 二、临床路径检索方法

C32 伴（30.1-30.4）

## 三、喉癌临床路径标准住院流程

### （一）适用对象

第一诊断为喉癌（ICD-10：C32，D02.0）。

行喉部分或全喉切除术（ICD-9-CM-3：30.1-30.4）。

> **释义**
>
> ■ 适用对象编码参见第一部分。
>
> ■ 本临床路径适用对象为喉癌需要行喉部分或全喉切除术的患者，包括需要行单侧或双侧颈淋巴结清扫的患者。
>
> ■ 本路径不适用于不首选手术治疗的喉癌类型（如部分喉小细胞癌或淋巴瘤等患者）以及晚期喉癌需姑息治疗的患者。

### （二）诊断依据

根据《临床诊疗指南·耳鼻咽喉头颈外科分册》（中华医学会编著，人民卫生出版社，2009 年）。

1. 症状：声嘶、呼吸不畅或其他喉部不适。

2. 体征：喉部有新生物。

3. 辅助检查：喉镜、CT 和（或）MRI 或 B 超等提示病变。

4. 病理学明确诊断。

> **释义**
>
> ■ 声门型喉癌早期症状通常为声音嘶哑；声门上型喉癌早期症状通常表现为咽部不适或咽部异物感等咽炎症状，相继可出现放射性耳痛；声门下型喉癌早期症状不明显。

> ■ 原发于会厌或喉室的肿瘤，由于位置隐蔽，间接喉镜检查常不易发现，纤维喉镜仔细检查可早期发现病变，喉镜检查时应特别注意会厌喉面、前联合、喉室及声门下区等比较隐蔽的部位。
> ■ 检查还应包括声带运动是否受限或固定，会厌前间隙是否饱满，声门旁间隙是否受侵，舌根是否侵犯，颈部有无肿大淋巴结，喉体是否增大，颈前软组织和甲状腺有无肿块等。

### （三）治疗方案的选择

根据《临床治疗指南·耳鼻咽喉头颈外科分册》（中华医学会编著，人民卫生出版社，2009年）、《临床技术操作规范·耳鼻咽喉头颈外科分册》（中华医学会编著，人民军医出版社，2009年）、《头颈肿瘤综合治疗专家共识》（中国抗癌协会头颈肿瘤专业委员会，中国抗癌协会放射肿瘤专业委员会，中华耳鼻咽喉头颈外科杂志，2010年）、《喉癌外科手术及综合治疗专家共识》（中华耳鼻咽喉头颈外科杂志编辑委员会头颈外科组，中华医学会耳鼻咽喉头颈外科学分会头颈学组，中华耳鼻咽喉头颈外科杂志，2014年）。

手术：

1. 喉癌激光切除手术：$T_1$ 和部分 $T_2$ 喉癌。
2. 喉部分切除术：$T_1$、$T_2$、部分 $T_3$、少数 $T_4$，适合喉部分切除的喉癌患者。
3. 喉全切除术：不适合上述手术方式的喉癌患者。
4. 酌情行缺损修复。
5. 酌情行颈淋巴结清扫术。

释义

> ■ 手术为喉癌的主要治疗手段，对于不同部位、不同范围的肿瘤，应采取不同的手术的方法，其原则是在彻底切除肿瘤的基础上，尽量保留喉内外正常组织，以利于喉功能的修复与重建，随着对解剖和病理学研究的深入和手术方法的改进，喉部分切除术成为首选的手术方法。
> ■ 根据肿瘤的生物学行为特点及喉部的解剖分区进行喉部分切除术，缺损利用附近的黏膜组织瓣修复。
> ■ 放疗亦为喉癌治疗的重要手段，对于不同类型的喉癌，可有单纯放疗以及与手术结合的综合治疗，在综合治疗中有术前放疗和术后放疗。
> ■ 化疗可作为一种姑息治疗或综合治疗中的辅助部分，应在肿瘤内科的指导下完成。

### （四）标准住院日

1. 激光切除喉癌手术≤7天。
2. 喉部分切除术和全喉切除术≤18天。
3. 皮肤或气管或食管缺损修复术≤21天。

> **释义**
>
> ■ 喉癌患者入院后，术前准备 1~4 天，在第 4~5 天实施手术，术后恢复 7~14 天，总住院天数不超过 18 天，均符合本临床路径要求。

## （五）进入路径标准

1. 第一诊断必须符合喉癌疾病编码（ICD-10：C32，D02.0）。
2. 当患者同时具有其他疾病诊断，但在住院期间不需要特殊处理也不影响第一诊断的临床路径流程实施时，可以进入路径。

> **释义**
>
> ■ 随着微创外科技术的发展，显微切除、显微激光切除、显微等离子射频技术切除以及部分支撑喉镜暴露困难者在内镜辅助下切除等术式不断完善，有条件的单位可根据患者的具体情况选用，以利用现代微创技术手段暴露清楚、彻底清除病变、并能行必要的修复，以最小的代价为患者谋取最大治疗效果为原则。这一部分患者另立临床路径管理。
>
> ■ 晚期喉癌已侵犯食管、气管、皮肤，术后缺损较大，需要转移组织瓣修复的患者术前准备、术后恢复和预后与本路径所规定喉癌有较大区别，应另立路径管理；但是喉癌切除后，利用周围黏膜、会厌下拉、单蒂或双蒂带状肌筋膜瓣等修复缺损适用于本临床路径。
>
> ■ 患者入院后术前准备发现严重心律不齐、心肌梗死、糖尿病等以往没有发现的疾病，请相关科室会诊，上述慢性疾病如果需要治疗稳定后才能手术，术前准备过程先进入其他相应内科疾病的诊疗路径。

## （六）术前准备

1. 必需的检查项目：
（1）血常规、尿常规。
（2）肝功能、肾功能、电解质、血糖、凝血功能。
（3）感染性疾病筛查（乙型肝炎、丙型肝炎、梅毒、艾滋病等）。
（4）胸部 X 线片、心电图。
（5）喉镜。
（6）标本送病理学检查。
2. 根据患者病情，可选择检查项目：CT 或 MRI 或 B 超，下咽-食管造影，肺功能，输血准备等。

> **释义**
>
> ■ 喉癌患者的术前准备可分为 4 类：第一类是明确肿瘤性质的术前准备，如病理学检查，必要时行免疫组化；第二类是明确肿瘤范围的检查，如喉镜、增强 CT 或 MR、下咽食管造影等；第三类是明确肿瘤是否有转移的检查，如颈部超声、肝胆胰脾肾超声、骨扫描、X 线胸片或胸部 CT，甚至 PET 等；第四类是明确患者的全身情

况，为全身麻醉手术准备的检查，如血尿常规、心电图、感染指标、肝肾功能、输血项目等，高龄患者或有心肺功能异常患者，术前根据病情增加超声心动、肺功能、血气分析等检查。术前4类检查必须完善，其中具体的项目根据患者病情和经济情况等多种因素综合考虑选择。

■ 必查项目是确保手术治疗安全、有效开展的基础，术前必须完成。相关人员认真分析检查结果，排除手术禁忌证，及时处理异常情况。

■ 为缩短患者的住院等待时间，检查项目可以在患者入院前于门诊完成。

### （七）预防性抗菌药物选择与使用时机

按照《抗菌药物临床应用指导原则（2015年版）》（国卫办医发〔2015〕43号）合理选用抗菌药物。

> 释义

■ 喉癌手术属Ⅱ类切口，手术创伤大，一旦感染科导致严重后果，因此可按规定适当预防性和术后应用抗菌药物，通常选用联合广谱用药，覆盖需氧和厌氧菌。

### （八）手术日

手术日为入院后5天内。

1. 麻醉方式：全身麻醉。
2. 手术：见治疗方案的选择。
3. 术中用药：止血药、抗菌药物。
4. 输血：视术中情况而定。
5. 标本送病理检查。

> 释义

■ 本路径规定的喉部分切除术和喉全切除术均是在全身麻醉下实施。

■ 手术前或术中可应用血凝酶，用来预防出血，避免或减少手术部位及手术后出血。现在高龄患者越来越多，止血药物临床应用选择成分单一、安全性较高的药物，如注射用尖吻蝮蛇血凝酶。应注意监测患者血凝状态，高度警惕深静脉血栓形成。

■ 围术期用抗菌药物参考《抗菌药物临床应用指导原则》执行。对手术时间较长的患者，术中可加用一次抗菌药物。

■ 术中切缘应送冷冻，切至切缘阴性，标本送病理应标明切缘。

### （九）术后住院治疗

术后住院治疗5~19天。

1. 抗菌药物：按照《抗菌药物临床应用指导原则（2015年版）》（国卫办医发〔2015〕43

号）合理选用抗菌药物。

2. 漱口。

3. 鼻饲（激光手术除外）。

4. 气管切开和气道护理

5. 伤口换药。

6. 镇痛药（必要时）。

> **释义**
>
> ■ 术后住院治疗 5~18 天。
>
> ■ 术后可根据患者恢复情况做必须复查的检查项目：血、尿常规，肝、肾功能，电解质，白蛋白，D-二聚体（dimer），并根据病情变化增加检查的频次。复查项目并不局限于路径的项目，可根据需要增加，如血气分析、四肢超声等。根据情况行监护和吸氧，必要时转 ICU 病房。
>
> ■ 鼻饲患者术后可根据患者情况在第 7~14 天经口进食，拔除胃管。
>
> ■ 气管切开术患者可根据患者情况在住院期间关闭气切，或出院恢复，待条件允许后再关闭气管切开。

## （十）出院标准

1. 一般情况良好。

2. 没有需要住院处理的并发症。

> **释义**
>
> ■ 患者出院前应完成复查项目，且复查项目无异常，若有异常，主管医师应仔细分析并作出相应的处理。

## （十一）变异及原因分析

1. 术中、术后出现并发症（如咽瘘等），需要特殊诊断治疗措施，延长住院时间。

2. 伴有影响本病治疗效果的合并症，需要采取进一步检查和诊断，延长住院时间。

> **释义**
>
> ■ 伴有影响手术的合并症常见的有发现心律失调。心肌梗死、糖尿病等，需要进一步行超声心动、Holter、肺功能等检查，请相关科室会诊排除手术禁忌证，导致住院时间延长，治疗费用增加。
>
> ■ 喉癌手术可能存在的风险包括：术中术后大出血、空气栓塞、吸入性肺炎、肺栓塞及心肌梗死；全喉切除术后失去发音功能；术后复发和转移；术中切除或损伤重要神经：面神经分支损伤导致术后面瘫，舌咽和迷走神经损伤导致进食呛咳，心血管症状，副神经损伤导致肩部和上肢活动障碍，舌下神经损伤导致舌活动障碍，颈丛神经损伤颈部和耳部感觉麻木，颈交感神经损伤导致霍纳综合征（Horner syndrome）等；术后感染，导致咽瘘或喉瘘，伤口延期愈合；并发气胸、皮下气肿、乳

糜漏等，继发感染则引起脓胸或纵隔脓肿等，必要时行引流术；术后气管食管瘘、食管狭窄，可影响正常饮食；术后面部肿胀；术后气管套管拔管困难，甚至终身带管；甲状腺、甲状旁腺切除后甲状腺和甲状旁腺功能低下，须终身服药；皮瓣坏死等。

■ 出现变异的原因很多，除了包括路径中所描述的各种术后并发症，还包括医疗、护理、患者、环境等多方面的变异原因，主管医师均应如实记录。

### 四、喉癌给药方案

【用药选择】

喉癌的用药主要是预防性使用抗菌药物，选用的抗菌药物必须是疗效肯定、安全、使用方便及价格相对较低的品种。一般选择联合用药，可分为：①广谱青霉素类联合抗厌氧菌类；②头孢菌素类联合抗厌氧菌类；③如果患者为过敏体质或以上2种抗菌药物皮试阳性，可选择喹诺酮类联合抗厌氧菌类。

给药方法：在术前0.5~2小时内给药，或麻醉开始时给药，使手术切口暴露时局部组织中已达到足以杀灭手术过程中入侵切口细菌的药物浓度。如果手术时间超过3小时，或失血量大（>1500ml），可手术中给予第2剂。抗菌药物的有效覆盖时间应包括整个手术过程和手术结束后4小时，总的预防用药时间不超过24小时，个别情况可延长至48小时。手术时间较短（<2小时）的手术，术前用药一次即可。

【药学提示】

1. 广谱青霉素抗菌药物：抗菌谱除革兰阳性菌外，还包括：①对部分肠杆菌科细菌有抗菌活性者，如氨苄西林、阿莫西林；②对多数革兰阴性杆菌包括铜绿假单胞菌具抗菌活性者，如哌拉西林、阿洛西林、美洛西林。

适应证：氨苄西林与阿莫西林的抗菌谱较青霉素为广，对部分革兰阴性杆菌（如流感嗜血杆菌、大肠埃希菌、奇异变形杆菌）亦具抗菌活性。对革兰阳性球菌作用与青霉素相仿。本类药物适用于敏感细菌所致的呼吸道感染、尿路感染、胃肠道感染、皮肤软组织感染、脑膜炎、败血症、心内膜炎等。氨苄西林为肠球菌感染的首选用药。

哌拉西林、阿洛西林和美洛西林对革兰阴性杆菌的抗菌谱较氨苄西林为广，抗菌作用也增强。除对部分肠杆菌科细菌外，对铜绿假单胞菌亦有良好抗菌作用；适用于肠杆菌科细菌及铜绿假单胞菌所致的呼吸道感染、尿路感染、胆道感染、腹腔感染、皮肤软组织感染等

2. 头孢菌素类抗菌药物：头孢菌素类根据其抗菌谱、抗菌活性、对β-内酰胺酶的稳定性以及肾毒性的不同，目前分为四代，常用的为第三代或第四代。第三代头孢菌素对肠杆菌科细菌等革兰阴性杆菌具有强大抗菌作用，头孢他啶和头孢哌酮除肠杆菌科细菌外对铜绿假单胞菌亦具高度抗菌活性；注射品种有头孢噻肟、头孢曲松、头孢他啶、头孢哌酮等。第四代头孢菌素常用者为头孢吡肟，它对肠杆菌科细菌作用与第三代头孢菌素大致相仿，其中对阴沟肠杆菌、产气肠杆菌、柠檬酸菌属等的部分菌株作用优于第三代头孢菌素，对铜绿假单胞菌的作用与头孢他啶相仿，对金黄色葡萄球菌等的作用较第三代头孢菌素略强。

适应证：第三代头孢菌素：适用于敏感肠杆菌科细菌等革兰阴性杆菌所致严重感染，如下呼吸道感染、败血症、腹腔感染、肾盂肾炎和复杂性尿路感染、盆腔炎性疾病、骨关节感染、复杂性皮肤软组织感染、中枢神经系统感染等。治疗腹腔、盆腔感染时需与抗厌氧菌药如甲硝唑合用。本类药物对化脓性链球菌、肺炎链球菌、甲氧西林敏感葡萄球菌所致的各种感染

亦有效，但并非首选用药。头孢他啶、头孢哌酮尚可用于铜绿假单胞菌所致的各种感染。

第四代头孢菌素：目前国内应用者为头孢吡肟。本药的抗菌谱和适应证与第三代头孢菌素同，尚可用于对第三代头孢菌素耐药而对其敏感的产气肠杆菌、阴沟肠杆菌、沙雷菌属等细菌感染，亦可用于中性粒细胞缺乏伴发热患者的经验治疗。

3. 喹诺酮类抗菌药：临床上常用者为氟喹诺酮类，有诺氟沙星、依诺沙星、氧氟沙星、环丙沙星等。近年来研制的新品种对肺炎链球菌、化脓性链球菌等革兰阳性球菌的抗菌作用增强，对衣原体属、支原体属、军团菌等细胞内病原或厌氧菌的作用亦有增强，已用于临床者有左氧氟沙星、加替沙星、莫西沙星等。

适应证：①泌尿生殖系统感染：本类药物可用于肠杆菌科细菌和铜绿假单胞菌等所致的尿路感染；细菌性前列腺炎、淋菌性和非淋菌性尿道炎以及宫颈炎。诺氟沙星主要用于单纯性下尿路感染或肠道感染。但应注意，目前国内尿路感染的主要病原菌大肠埃希菌中，耐药株已达半数以上。②呼吸道感染：环丙沙星、氧氟沙星等主要适用于肺炎克雷伯菌、肠杆菌属、假单胞菌属等革兰阴性杆菌所致的下呼吸道感染。左氧氟沙星、加替沙星、莫西沙星等可用于肺炎链球菌和溶血性链球菌所致的急性咽炎和扁桃体炎、中耳炎等，及肺炎链球菌、支原体、衣原体等所致社区获得性肺炎，此外亦可用于革兰阴性杆菌所致下呼吸道感染。

4. 抗厌氧菌类：本类药物对厌氧菌、滴虫、阿米巴和蓝氏贾第鞭毛虫具强大抗微生物活性。

适应证：①可用于各种需氧菌与厌氧菌的混合感染，包括腹腔感染、盆腔感染、肺脓肿、脑脓肿等，但通常需与抗需氧菌抗菌药物联合应用；②口服可用于艰难梭菌所致的假膜性肠炎、幽门螺杆菌所致的胃窦炎、牙周感染及加德纳菌阴道炎等；③可用于肠道及肠外阿米巴病、阴道滴虫病、贾第虫病、结肠小袋纤毛虫等寄生虫病的治疗；④与其他抗菌药物联合，可用于某些盆腔、肠道及腹腔等手术的预防用药。

【注意事项】

1. 广谱青霉素抗菌药物：①无论采用何种给药途径，用青霉素类药物前必须详细询问患者有无青霉素类过敏史、其他药物过敏史及过敏性疾病史，并须先做青霉素皮肤试验；②过敏性休克一旦发生，必须就地抢救，并立即给患者注射肾上腺素，并给予吸氧、应用升压药、肾上腺皮质激素等抗休克治疗；③全身应用大剂量青霉素可引起腱反射增强、肌肉痉挛、抽搐、昏迷等中枢神经系统反应（青霉素脑病），此反应易出现于老年和肾功能减退患者；④青霉素不用于鞘内注射；⑤青霉素钾盐不可快速静脉注射；⑥本类药物在碱性溶液中易失活。

2. 头孢菌素类抗菌药物：①禁用于对任何一种头孢菌素类抗菌药物有过敏史及有青霉素过敏性休克史的患者；②用药前必须详细询问患者先前有否对头孢菌素类、青霉素类或其他药物的过敏史。有青霉素类、其他β-内酰胺类及其他药物过敏史的患者，有明确应用指征时应谨慎使用本类药物。在用药过程中一旦发生过敏反应，须立即停药。如发生过敏性休克，须立即就地抢救并予以肾上腺素等相关治疗；③本类药物多数主要经肾脏排泄，中度以上肾功能不全患者应根据肾功能适当调整剂量。中度以上肝功能减退时，头孢哌酮、头孢曲松可能需要调整剂量；④氨基苷类和第一代头孢菌素注射剂合用可能加重前者的肾毒性，应注意监测肾功能；⑤头孢哌酮可导致低凝血酶原血症或出血，合用维生素 K 可预防出血；本药亦可引起戒酒硫样反应。用药期间及治疗结束后 72 小时内应避免摄入含酒精饮料。

3. 喹诺酮类抗菌药：①对喹诺酮类药物过敏的患者禁用；②18 岁以下未成年患者避免使用本类药物；③制酸剂和含钙、铝、镁等金属离子的药物可减少本类药物的吸收，应避免同用；④妊娠期及哺乳期患者避免应用本类药物；⑤本类药物偶可引起抽搐、癫痫、神志改变、视力损害等严重中枢神经系统不良反应，在肾功能减退或有中枢神经系统基础疾病的患者中易发生，因此本类药物不宜用于有癫痫或其他中枢神经系统基础疾病的患者。肾功能减退患者应用本类药物时，需根据肾功能减退程度减量用药，以防发生由于药物在体内蓄积而引起的抽搐等中枢神经系统严重不良反应；⑥本类药物可能引起皮肤光敏反应、关节病变、肌腱断裂等，并偶可引起心电图 QT 间期延长等，用药期间应注意观察。

4. 抗厌氧菌类：①禁用于对硝基咪唑类药物过敏的患者；②妊娠早期（3 个月内）患者应避免应用。哺乳期患者用药期间应停止哺乳；③本类药物可能引起粒细胞减少及周围神经炎等，神经系统基础疾患及血液病患者慎用；④用药期间禁止饮酒及含酒精饮料；⑤肝功能减退可使本类药物在肝脏代谢减慢而导致药物在体内蓄积，因此肝病患者应减量应用。

## 五、推荐表单

### （一）医师表单

#### 喉癌临床路径医师表单

适用对象：第一诊断为喉癌（ICD-10：C32，D02.0）

　　　　　行喉部分或全喉切除术（ICD-9-CM-3：30.1-30.4）

| 患者姓名： | 性别：　　年龄：　　门诊号： | 住院号： |
|---|---|---|
| 住院日期：　　年　月　日 | 出院日期：　　年　月　日 | 标准住院日：≤21 天 |

| 时间 | 住院第 1 天 | 住院第 1~3 天<br>（术前日） | 住院第 2~5 天<br>（手术日） |
|---|---|---|---|
| 主要诊疗工作 | □ 询问病史及体格检查<br>□ 完成病历书写<br>□ 上级医师查房与术前评估<br>□ 初步确定手术方式和日期 | □ 上级医师查房<br>□ 完成术前准备与术前评估<br>□ 根据检查结果等，进行术前讨论，确定手术方案<br>□ 完成必要的相关科室会诊<br>□ 签署手术知情同意书、自费用品协议书、输血同意书<br>□ 向患者及家属交代围术期注意事项 | □ 手术<br>□ 术者完成手术记录<br>□ 住院医师完成术后病程<br>□ 上级医师查房<br>□ 向患者及家属交代病情及术后注意事项 |
| 重点医嘱 | **长期医嘱：**<br>□ 耳鼻咽喉科护理常规<br>□ 二级护理<br>□ 普通饮食<br>**临时医嘱：**<br>□ 血常规、尿常规<br>□ 肝功能、肾功能、血糖、电解质、凝血功能、感染性疾病筛查（乙型肝炎、丙型肝炎、梅毒、艾滋病等）<br>□ 胸部 X 线片、心电图<br>□ 喉镜检查<br>□ 病理学检查<br>□ 酌情增强 CT 和（或）MRI 或 B 超，肺功能，输血准备 | **长期医嘱：**<br>□ 耳鼻咽喉科护理常规<br>□ 二级护理<br>□ 普通饮食<br>□ 患者既往基础用药<br>**临时医嘱：**<br>□ 术前医嘱：明日全身麻醉下行喉部分或全切除术*<br>□ 术前禁食、禁水<br>□ 术前抗菌药物<br>□ 术前准备<br>□ 留置鼻饲管（术前或术中，激光手术除外）<br>□ 其他特殊医嘱 | **长期医嘱：**<br>□ 全身麻醉术后常规护理<br>□ 喉部分或全切除术*术后常规护理<br>□ 气管切开术后常规护理<br>□ 一级护理<br>□ 鼻饲饮食<br>□ 抗菌药物<br>□ 其他特殊医嘱<br>**临时医嘱：**<br>□ 标本送病理检查<br>□ 酌情心电监护<br>□ 酌情吸氧<br>□ 其他特殊医嘱 |
| 病情变异记录 | □ 无　□ 有，原因：<br>1.<br>2. | □ 无　□ 有，原因：<br>1.<br>2. | □ 无　□ 有，原因：<br>1.<br>2. |
| 医师签名 | | | |

| 时间 | 住院第 3~19 日<br>（术后 1~18 天） | 住院第 7~21 天<br>（术后 5~19 天，出院日） |
|---|---|---|
| 主要诊疗工作 | □ 上级医师查房<br>□ 住院医师完成常规病历书写<br>□ 注意病情变化<br>□ 注意观察生命体征<br>□ 注意引流量，根据引流情况明确是否拔除引流管 | □ 上级医师查房，进行手术及伤口评估<br>□ 完成出院记录、出院证明书<br>□ 向患者交代出院后的注意事项 |
| 重点医嘱 | **长期医嘱：**<br>□ 一/二级护理<br>□ 酌情停用鼻饲饮食<br>□ 酌情停用抗菌药物<br>□ 其他特殊医嘱<br>**临时医嘱：**<br>□ 换药<br>□ 其他特殊医嘱 | **出院医嘱：**<br>□ 出院带药<br>□ 酌情肿瘤综合治疗<br>□ 门诊随诊 |
| 病情变异记录 | □ 无　□ 有，原因：<br>1.<br>2. | □ 无　□ 有，原因：<br>1.<br>2. |
| 医师签名 | | |

＊：实际操作时需明确写出具体的术式

## （二）护士表单

### 喉癌临床路径护士表单

适用对象：第一诊断为喉癌（ICD-10：C32，D02.0）
行喉部分或全喉切除术（ICD-9-CM-3：30.1-30.4）

| 患者姓名： | | 性别： 年龄： 门诊号： | 住院号： |
|---|---|---|---|
| 住院日期： 年 月 日 | 出院日期： 年 月 日 | | 标准住院日：≤21 天 |

| 时间 | 住院第 1 天 | 住院第 1~3 天 | 住院第 2~5 天 |
|---|---|---|---|
| 健康宣教 | □ 入院宣教<br>□ 介绍主管医师、护士<br>□ 介绍环境、设施<br>□ 介绍住院注意事项<br>□ 介绍探视和陪伴制度<br>□ 介绍贵重物品制度 | □ 药物宣教<br>□ 向患者及家属交代围术期注意事项<br>□ 术前宣教<br>□ 宣教术前准备及注意事项<br>□ 主管护士与患者沟通，消除患者紧张情绪<br>□ 告知术后可能出现的情况及应对方式 | □ 向患者及家属交代病情及术后注意事项<br>□ 手术当日宣教<br>□ 告知饮食、体位要求<br>□ 告知术后需要平卧 6 小时<br>□ 给予患者及家属心理支持<br>□ 再次明确探视陪伴须知 |
| 护理处置 | □ 核对患者，佩戴腕带<br>□ 建立入院护理病历<br>□ 协助患者留取各种标本<br>□ 测量体重 | □ 协助医师完成术前的相关实验室检查<br>□ 术前准备<br>□ 禁食禁水 | □ 摘除患者义齿，核对患者资料及带药，将患者交手术室<br>□ 接患者，核对患者及资料<br>□ 心电监护，测血压，密切观察生命体征 |
| 基础护理 | □ 三级护理<br>□ 晨晚间护理<br>□ 患者安全管理 | □ 三级护理<br>□ 晨晚间护理<br>□ 患者安全管理 | □ 一级护理<br>□ 晨晚间护理<br>□ 患者安全管理 |
| 专科护理 | □ 护理查体<br>□ 病情观察：是否有呼吸困难<br>□ 需要时，填写跌倒及压疮防范表<br>□ 需要时，请家属陪伴<br>□ 确定饮食种类<br>□ 心理护理 | □ 病情观察：是否有呼吸困难<br>□ 遵医嘱完成相关检查<br>□ 心理护理 | □ 遵医嘱予补液<br>□ 病情观察<br>□ 生命体征的变化<br>□ 引流的量和颜色<br>□ 气管套管是否通畅<br>□ 心理护理 |
| 重点医嘱 | □ 详见医嘱执行单 | □ 详见医嘱执行单 | □ 详见医嘱执行单 |
| 病情变异记录 | □ 无 □ 有，原因：<br>1.<br>2. | □ 无 □ 有，原因：<br>1.<br>2. | □ 无 □ 有，原因：<br>1.<br>2. |
| 护士签名 | | | |

| 时间 | 住院第3~19天 | 住院第7~21天<br>（出院日） |
|---|---|---|
| 健康宣教 | □ 术后宣教<br>□ 药物作用及频率<br>□ 饮食、活动指导 | □ 出院宣教<br>□ 复查时间<br>□ 服药方法<br>□ 活动休息<br>□ 指导饮食<br>□ 指导办理出院手续 |
| 护理处置 | □ 遵医嘱完成相关检查 | □ 协助医师办理出院手续 |
| 基础护理 | □ 二级护理<br>□ 晨晚间护理<br>□ 患者安全管理 | □ 三级护理<br>□ 晨晚间护理<br>□ 协助或指导进食、进水<br>□ 协助或指导活动<br>□ 患者安全管理 |
| 专科护理 | □ 病情观察<br>□ 监测生命体征<br>□ 心理护理<br>□ 引流管和气管套管管理 | □ 病情观察<br>□ 监测生命体征<br>□ 出院指导<br>□ 心理护理<br>□ 气管套管管理 |
| 重点医嘱 | □ 详见医嘱执行单 | □ 详见医嘱执行单 |
| 病情变异记录 | □ 无　□ 有，原因：<br>1.<br>2. | □ 无　□ 有，原因：<br>1.<br>2. |
| 护士签名 | | |

**（三）患者表单**

## 喉癌临床路径患者表单

适用对象：第一诊断为喉癌（ICD-10：C32，D02.0）

行喉部分或全喉切除术（ICD-9-CM-3：30.1-30.4）

| 患者姓名： | 性别：　　年龄：　　门诊号： | 住院号： |
| --- | --- | --- |
| 住院日期：　　年　月　日 | 出院日期：　　年　月　日 | 标准住院日：≤21 天 |

| 时间 | 入院 | 手术前 | 手术当天 |
| --- | --- | --- | --- |
| 医患配合 | □ 配合询问病史、收集资料，务必详细告知既往史、用药史、过敏史<br>□ 配合进行体格检查<br>□ 有任何不适告知医师 | □ 配合完善术前相关检查，如采血、留尿、心电图、X线胸片<br>□ 医师与患者及家属介绍病情及手术谈话、术前签字 | □ 配合医师摆好手术体位<br>□ 配合麻醉医师完成麻醉 |
| 护患配合 | □ 配合测量体温、脉搏、呼吸3次、血压、体重1次<br>□ 配合完成入院护理评估（简单询问病史、过敏史、用药史）<br>□ 接受入院宣教（环境介绍、病室规定、订餐制度、贵重物品保管等）<br>□ 配合执行探视和陪伴制度<br>□ 有任何不适告知护士 | □ 配合测量体温、脉搏、呼吸3次、询问大便1次<br>□ 接受手术前宣教<br>□ 接受饮食宣教<br>□ 接受药物宣教 | □ 送手术室前，协助完成核对，带齐影像资料及用药<br>□ 返回病房后，配合接受生命体征的测量<br>□ 配合检查意识<br>□ 配合缓解疼痛<br>□ 接受术后宣教<br>□ 接受饮食宣教：手术当天禁食<br>□ 接受药物宣教<br>□ 有任何不适告知护士 |
| 饮食 | □ 遵医嘱饮食 | □ 遵医嘱饮食 | □ 手术前禁食、禁水<br>□ 术后，根据医嘱平卧6小时，次日经鼻饲管给予流质饮食 |
| 排泄 | □ 正常排尿便 | □ 正常排尿便 | □ 正常排尿便 |
| 活动 | □ 正常活动 | □ 正常活动 | □ 卧床 |

| 时间 | 手术后 | 出院 |
|---|---|---|
| 医患配合 | □ 配合完善术后检查：如采血、留痰等 | □ 接受出院前指导<br>□ 知道复查程序<br>□ 获取出院诊断书 |
| 护患配合 | □ 配合定时测量生命体征、每日询问大便<br>□ 配合检查颈部<br>□ 接受输液、服药等治疗<br>□ 接受进食、进水、排便等生活护理<br>□ 配合活动，预防皮肤压力伤<br>□ 注意活动安全，避免坠床或跌倒<br>□ 配合执行探视及陪伴 | □ 接受出院宣教<br>□ 办理出院手续<br>□ 获取出院带药<br>□ 知道服药方法、作用、注意事项<br>□ 知道复印病历程序 |
| 饮食 | □ 遵医嘱饮食 | □ 遵医嘱饮食 |
| 排泄 | □ 正常排尿便 | □ 正常排尿便 |
| 活动 | □ 正常适度活动，避免疲劳 | □ 正常适度活动，避免疲劳 |

附：原表单（2016 年版）

## 喉癌临床路径表单

适用对象：第一诊断为喉癌（ICD-10：C32，D02.0）
行喉部分或全喉切除术（ICD-9-CM-3：30.1-30.4）

| 患者姓名： | 性别：　年龄：　门诊号： | 住院号： |
|---|---|---|
| 住院日期：　　年　月　日 | 出院日期：　　年　月　日 | 标准住院日：≤21 天 |

| 时间 | 住院第 1 天 | 住院第 1~3 天<br>（术前日） | 住院第 2~5 天<br>（手术日） |
|---|---|---|---|
| 主要诊疗工作 | □ 询问病史及体格检查<br>□ 完成病历书写<br>□ 上级医师查房与术前评估<br>□ 初步确定手术方式和日期 | □ 上级医师查房<br>□ 完成术前准备与术前评估<br>□ 根据检查结果等，进行术前讨论，确定手术方案<br>□ 完成必要的相关科室会诊<br>□ 签署手术知情同意书、自费用品协议书、输血同意书<br>□ 向患者及家属交代围术期注意事项 | □ 手术<br>□ 术者完成手术记录<br>□ 住院医师完成术后病程<br>□ 上级医师查房<br>□ 向患者及家属交代病情及术后注意事项 |
| 重点医嘱 | 长期医嘱：<br>□ 耳鼻咽喉科护理常规<br>□ 二级护理<br>□ 普通饮食<br>临时医嘱：<br>□ 血常规、尿常规<br>□ 肝功能、肾功能、血糖、电解质、凝血功能、感染性疾病筛查（乙型肝炎、丙型肝炎、梅毒、艾滋病等）<br>□ 胸部 X 线片、心电图<br>□ 喉镜检查<br>□ 病理学检查<br>□ 酌情增强 CT 和（或）MRI 或 B 超，肺功能，输血准备 | 长期医嘱：<br>□ 耳鼻咽喉科护理常规<br>□ 二级护理<br>□ 普通饮食<br>□ 患者既往基础用药<br>临时医嘱：<br>□ 术前医嘱：明日全身麻醉下行喉部分或全切除术 *<br>□ 术前禁食、禁水<br>□ 术前抗菌药物<br>□ 术前准备<br>□ 留置鼻饲管（术前或术中，激光手术除外）<br>□ 其他特殊医嘱 | 长期医嘱：<br>□ 全身麻醉术后常规护理<br>□ 喉部分或全切除术 * 术后常规护理<br>□ 气管切开术后常规护理<br>□ 一级护理<br>□ 鼻饲饮食<br>□ 抗菌药物<br>□ 其他特殊医嘱<br>临时医嘱：<br>□ 标本送病理检查<br>□ 酌情心电监护<br>□ 酌情吸氧<br>□ 其他特殊医嘱 |
| 主要护理工作 | □ 介绍病房环境、设施和设备<br>□ 入院护理评估 | □ 宣教、备皮等术前准备<br>□ 手术前物品准备<br>□ 手术前心理护理 | □ 观察患者病情变化<br>□ 术后心理与生活护理 |
| 病情变异记录 | □ 无　□ 有，原因：<br>1.<br>2. | □ 无　□ 有，原因：<br>1.<br>2. | □ 无　□ 有，原因：<br>1.<br>2. |

续　表

| 时间 | 住院第 1 天 | 住院第 1~3 天<br>（术前日） | 住院第 2~5 天<br>（手术日） |
|---|---|---|---|
| 护士<br>签名 | | | |
| 医师<br>签名 | | | |

| 时间 | 住院第 3~19 天<br>（术后 1~18 天） | 住院第 7~21 天<br>（术后 5~19 天，出院日） |
|---|---|---|
| 主要诊疗工作 | □ 上级医师查房<br>□ 住院医师完成常规病历书写<br>□ 注意病情变化<br>□ 注意观察生命体征<br>□ 注意引流量，根据引流情况明确是否拔除引流管 | □ 上级医师查房，进行手术及伤口评估<br>□ 完成出院记录、出院证明书<br>□ 向患者交代出院后的注意事项 |
| 重点医嘱 | **长期医嘱：**<br>□ 一/二级护理<br>□ 酌情停用鼻饲饮食<br>□ 酌情停用抗菌药物<br>□ 其他特殊医嘱<br>**临时医嘱：**<br>□ 换药<br>□ 其他特殊医嘱 | **出院医嘱：**<br>□ 出院带药<br>□ 酌情肿瘤综合治疗<br>□ 门诊随诊 |
| 主要护理工作 | □ 观察患者情况<br>□ 术后心理与生活护理 | □ 指导患者办理出院手续<br>□ 指导术后气管套管护理<br>□ 指导术后随访时间<br>□ 指导术后发音功能锻炼 |
| 病情变异记录 | □ 无　□ 有，原因：<br>1.<br>2. | □ 无　□ 有，原因：<br>1.<br>2. |
| 护士签名 | | |
| 医师签名 | | |

＊：实际操作时需明确写出具体的术式

# 第十一章

# 气管恶性肿瘤临床路径释义

## 一、气管恶性肿瘤编码

疾病名称及编码：气管恶性肿瘤（ICD-10：C33）

手术操作名称及编码：气管肿瘤切除术（ICD-9-CM-3：31.5）

## 二、临床路径检索方法

C33 伴 31.5

## 三、气管恶性肿瘤临床路径标准住院流程

### （一）适用对象

第一诊断为气管恶性肿瘤（ICD-10：C33），行气管肿瘤切除术（ICD-9-CM-3：31.5）。

> **释义**
>
> ■ 适用对象编码参见第一部分。
>
> ■ 气管恶性肿瘤即气管的原发恶性肿瘤，大多是鳞状上皮细胞癌和腺样囊性癌（adenoid cystic carcinoma, ACC），好发于成年人。原发性气管恶性肿瘤大多生长于软骨环与膜部交界处。鳞状上皮细胞癌可呈现为突入气管腔的肿块或破溃形成溃疡，有时癌肿可浸润长段气管。晚期病例常有纵隔淋巴结转移或扩散入肺组织，并可直接侵犯食管、喉返神经和喉部。腺样囊性癌一般生长较为缓慢，较晚发生转移，有时呈现长段黏膜下浸润或向纵隔内生长。有的肿瘤呈哑铃状，小部分突入气管腔，大部分位于纵隔内，晚期病例可侵入纵隔和支气管。
>
> ■ 气管肿瘤根据肿瘤的部位、性质、大小和范围可采取不同术式的气管切除，包括气管纵行切开肿瘤切除术、气管窗型切除术和气管袖式切除术。

### （二）诊断依据

根据《临床诊疗指南·胸外科分册》（中华医学会 编著，人民卫生出版社，2009）。

1. 临床症状：常见症状包括刺激性咳嗽，痰中带血或咯血，气短和呼吸困难，声音嘶哑，以及呼吸道感染症状等。其他症状包括气管肿瘤压迫食管引起吞咽困难、颈部肿块等。

2. 辅助检查：胸部 X 线平片、胸部增强 CT、纤维支气管镜检查及活检。

> **释义**
>
> ■ 气管肿瘤的临床症状按肿瘤的部位、大小和性质而异。常见的早期症状为刺激性咳嗽、痰少或无痰，有时可带有血丝。肿瘤长大逐渐阻塞气管腔50%以上时，则出现气短、呼吸困难、喘鸣等，常被误诊为支气管哮喘而延误治疗。气管恶性肿

瘤晚期病例可呈现声音嘶哑，吞咽困难，气管食管瘘，纵隔器官组织受压迫，颈部淋巴结转移和肺部化脓性感染等症状。

■ 胸部 X 线平片可显示肿瘤的位置、范围和气管腔狭窄的程度；胸部增强 CT 可进一步明确肿瘤的大小，侵及范围，以及与周围脏器食管、血管的毗邻关系等，是行气管肿瘤切除术之前的必要检查，必要时可加做气管的 CT 三维重建，对直观了解肿瘤的形态、部位、大小、制定手术方案有较大帮助；纤支镜检查可直接看到肿瘤，了解肿瘤的部位、大小、表面形态和活动度，并可采取组织做病理切片检查确定肿瘤的性质和类型。

## （三）选择治疗方案的依据

根据《临床诊疗指南·胸外科分册》（中华医学会 编著，人民卫生出版社，2009），行气管肿瘤切除+气管重建术。

> **释义**
>
> ■ 气管恶性肿瘤的治疗原则包括：①治疗气管肿瘤要求彻底切除肿瘤。防止复发和消除气管梗阻。晚期病例肿瘤已不可能彻底切除者，亦应减轻或解除气道梗阻，改善通气功能；②体积小的气管良性肿瘤，特别是根部有细蒂者，可在内镜下做电灼切除。或施行切开气管切除肿瘤，或切除肿瘤时连同切除一部分气管壁，再缝合气管缺损；③气管恶性肿瘤或较大的良性肿瘤，则需要切除病变段气管和行气管重建术；④晚期恶性气管肿瘤未能切除或切除不彻底者，可按病理类型进行局部放疗或化疗；⑤对合并感染者应抗感染治疗；⑥对症支持治疗。
>
> ■ 气管肿瘤切除+气管重建术最常用的术式就是气管袖式切除，是指将肿瘤所在的气管段切除，然后行对端吻合。此术式可以保留远侧端健康肺组织，特别适宜于老年、心肺功能较差的患者。一般认为气管切除的安全长度是 4cm，若术中并用气管游离、喉、肺门松解，以及术后保持颈屈曲位，气管切除的长度几乎可接近全长的一半（8~10 个软骨环）。
>
> ■ 高位气管肿瘤，可采用经颈部或半/全劈胸骨的手术入路。术式可有开窗成形、端-端袖式吻合术等。
>
> ■ 位于胸腔内的气管肿瘤，多采用经右胸腔手术入路。手术方式可有端-端袖式切除吻合、半隆突或全隆突切除隆突再造术等。

## （四）标准住院日≤21 天

> **释义**
>
> ■ 如果患者条件允许，住院时间可以低于上述住院天数。如果气管切除的长度过长，术后需要低头固定 10~14 天，3 个月后才可抬头。

### （五）进入路径标准

1. 第一诊断必须符合 ICD-10：C33 气管恶性肿瘤疾病编码。

2. 当患者同时具有其他疾病诊断，但在门诊治疗期间不需要特殊处理也不影响第一诊断的临床路径流程实施时，可以进入路径。

> **释义**
>
> ■ 患者同时具有影响第一诊断的临床路径流程实施的其他疾病时均不适合进入临床路径。
>
> ■ 行内镜下气管肿瘤切除或气管局部切除的患者不适合进入临床路径。

### （六）术前准备≤5 天

1. 必需的检查项目：

（1）血常规、尿常规、便常规+隐血试验。

（2）凝血功能、血型、肝功能测定、肾功能测定、电解质、感染性疾病筛查（乙型病毒性肝炎、丙型病毒性肝炎、艾滋病、梅毒等）、相关肿瘤标志物检查。

（3）动脉血气分析、心电图。

（4）纤维支气管镜+活检（视患者耐受情况）。

（5）影像学检查：胸部 X 线片、胸部 CT 增强扫描、腹部超声或 CT。

2. 根据患者病情，可选择的项目：超声心动图、CTPA、心肌核素扫描、Holter、24 小时动态血压监测、纤维喉镜、头颈部 CT 扫描、食管镜（钡餐）等。

3. 请麻醉科会诊：决定气管插管方式及是否需要行体外循环。

> **释义**
>
> ■ 部分检查可以在门诊完成。
>
> ■ 纤维支气管镜检查+活检是必须做的检查，只有确诊为气管恶性肿瘤，且准备行气管切除及重建术的患者才可进入临床路径。
>
> ■ 根据病情部分检查可以不进行。
>
> ■ 如果进行了胸部 CT 检查可以不进行胸部 X 线正侧位片。
>
> ■ 治疗前全身检查了解有无转移是必要的。

### （七）预防性抗菌药物选择与使用时机

1. 按照《抗菌药物临床应用指导原则》（卫医发〔2004〕285 号）执行，并根据患者的病情决定抗菌药物的选择与使用时间。如可疑感染，需做相应的微生物学检查，必要时做药敏试验。

2. 建议使用第一、二代头孢菌素，头孢曲松。预防性用抗菌药物，时间为术前 30 分钟。

释义

■ 手术部位感染（SSI）是一种常见的院内感染，SSI 的存在增加了院内的死亡率、延长了住院时间。术前预防性使用抗菌药物作为一项降低 SSI 发生率的治疗策略目前已得到了普遍的认可，但对于术前何时预防性使用抗菌药物，即预防性抗菌药物使用的最佳时机还没有确切的界定。目前的观点认为，预防性抗菌药物使用的时间应在切开皮肤之前即术前 2 小时以内，且越靠近皮肤切开的时间使用其预防 SSI 的效果越佳，故此目前多在术前 30 分钟内预防性给药。

## （八）手术日为入院日期≤6 天

1. 麻醉方式：全身麻醉，行气管插管或行体外循环。
2. 术中用药：抗菌药物。
3. 手术置入物：人工修复材料、止血材料。
4. 输血：视手术出血情况决定。输血前需要行血型鉴定、抗体筛选和交叉合血。

释义

■ 手术时麻醉为全身麻醉，多选择单腔气管插管，但需要备一套无菌的气管插管，常常需要在台上行二次插管。麻醉插管时，务必小心不要插破肿瘤或推落瘤体，否则容易引起患者窒息等并发症。为预防此点的发生，可考虑在支气管镜下行气管插管。

■ 体外循环多在插管困难时，或在肿瘤外侵及附近的心脏大血管时，或因肺功能差术中难以维持氧合时才考虑应用。

■ 气管手术为潜在污染性手术，属于Ⅱ类切口，术中预防性应用抗菌药物是必要的。

■ 目前世界上还没有成熟的气管替代物，人工气管的研究尚在进行中。

■ 一般情况下不需要输血。对于手术时间较长的患者，术中需使用抗菌药物；必要时可选用止血药，如注射用尖吻蝮蛇血凝酶。

## （九）术后住院恢复应≤15 天

1. 必须复查的项目：
（1）血常规、肝功能测定、肾功能测定、电解质。
（2）纤维支气管镜、胸部 X 线片。
2. 根据病情可选择胸部 CT 扫描。
3. 术后用药：抗菌药物使用按照《抗菌药物临床应用指导原则》（卫医发〔2004〕285 号）执行，并根据患者的病情决定抗菌药物的选择与使用时间。建议使用第一、二代头孢菌素，头孢曲松。如可疑感染，需要做相应的微生物学检查，必要时做药敏试验。

释义

■ 术后纤维支气管镜检查酌情使用，过早或不当检查可能对吻合处带来损伤，胸部增强 CT 检查可在术后 1 个月后进行。

> ■ 术后常规应用抗菌药物预防感染。
> ■ 因是气管手术，会对患者自主排痰造成困难，因此术后的稀释痰液的药物、气道的雾化非常重要。
> ■ 如果气管切除的长度过长，术后需要低头固定 10~14 天，3 个月后才可抬头。

### （十）出院标准

1. 患者病情稳定，体温正常，手术切口愈合良好，生命体征平稳。
2. 没有需要住院处理的并发症和（或）合并症。

【释义】

> ■ 患者术后 X 线胸片示肺复张良好、体温基本正常、血液检查指标基本正常。
> ■ 患者可待拆线出院。若有颌下固定线，术后 14 天后拆除。
> ■ 如果出现并发症，如吻合口漏气、吻合口狭窄、喉返神经麻痹和肺部感染等，是否需要继续住院处理，由主管医师具体决定。

### （十一）变异及原因分析

1. 有影响手术的合并症，术前需要进行相关的诊断和治疗。
2. 术后出现肺部感染、呼吸衰竭、心力衰竭、肝肾衰竭、吻合口瘘等并发症，需要延长治疗时间。

【释义】

> ■ 微小变异：因为医院检验项目的及时性未保证，不能按照要求完成检查；因为节假日不能按照要求完成检查；患者不愿配合完成相应检查，短期不愿按照要求出院随诊。
> ■ 重大变异：因基础疾病需要进一步诊断和治疗；因各种原因需要其他治疗措施；患者要求离院或转院；不愿按照要求出院随诊而导致入院时间明显延长。
> ■ 气管切除术后的并发症主要包括：
> 1. 吻合口漏气：如不严重，仅表现为皮下气肿而不继续加重，可严密观察，多于数日后自愈。如果漏气量大，已形成明显的吻合口瘘，还在 1 周之内，可重新吻合。若时间较长，则先行胸腔引流，控制感染，以后根据情况再做瘘修补或肺切除术。
> 2. 吻合口狭窄：早期吻合口狭窄，如果由于吻合口水肿所致，可用皮质激素治疗，1 周后会逐渐消退。若为吻合口对合不良、扭曲、成角或软骨断片突入管腔较多所致，则需要再次手术矫正。晚期多由于瘢痕狭窄、肿瘤复发或纵隔肿大的淋巴结压迫引起狭窄。
> 3. 喉返神经麻痹：多因肿瘤侵犯或手术损伤所致。大部分为单侧声带麻痹，术后出现声音嘶哑、饮水呛咳等症状。一般需半年左右呛咳可逐渐消失，声音可恢复至近于正常。

4. 气管吻合口血管瘘：多由于吻合口瘘后感染腐蚀邻近血管所致，也有报道因为吻合口缝线磨破邻近血管引起。无论什么原因，一旦发生，多数来不及救治。

## 四、气管恶性肿瘤临床路径给药方案

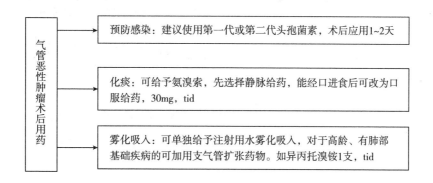

气管恶性肿瘤术后用药

预防感染：建议使用第一代或第二代头孢菌素，术后应用1~2天

化痰：可给予氨溴索，先选择静脉给药，能经口进食后可改为口服给药，30mg，tid

雾化吸入：可单独给予注射用水雾化吸入，对于高龄、有肺部基础疾病的可加用支气管扩张药物。如异丙托溴铵1支，tid

**【用药选择】**

气管手术为Ⅱ类切口手术，需要预防性应用抗菌药物，建议使用第一代或第二代头孢菌素，用药时限一般不超24小时。对于术中出现痰液较多的患者可适当延长用药时间，或升级抗菌药物。

**【药学提示】**

1. 应用头孢菌素类药物前应做皮试，对于有青霉素或头孢类过敏史的患者应慎用，警惕过敏。

2. 对于头孢类药物皮试阳性或过敏的患者，可选用喹诺酮类等药物作为治疗用药。

**【注意事项】**

建议围术期给予雾化吸入时要适量，尤其是气管切除长度较长的患者，过度的胸部物理治疗可使吻合口张力过大，影响愈合。

五、推荐表单

（一）医师表单

## 气管恶性肿瘤临床路径医师表单

适用对象：第一诊断为气管恶性肿瘤（ICD-10：C33）
行气管肿瘤切除术（ICD-9-CM-3：31.5）

| 患者姓名： | | 性别：　年龄：　门诊号： | 住院号： |
|---|---|---|---|
| 住院日期：　　年　月　日 | | 出院日期：　　年　月　日 | 标准住院日：≤21 天 |

| 时间 | 住院第 1 天 | 住院第 2~5 天 | 住院第 1~6 天（手术日） |
|---|---|---|---|
| 主要诊疗工作 | □ 询问病史及体格检查<br>□ 完成病历书写<br>□ 开检查申请单<br>□ 上级医师查房与术前评估<br>□ 初步确定手术方式和日期 | □ 上级医师查房<br>□ 术前准备与术前评估<br>□ 行术前讨论，确定手术方案（切口选择）<br>□ 完成相关科室会诊（麻醉）<br>□ 住院医师完成术前小结、上级医师查房记录等病历书写<br>□ 签署手术知情同意书、自费用品协议书、输血同意书、授权同意书<br>□ 向患者及家属交代围术期注意事项 | □ 手术<br>□ 术者完成手术记录<br>□ 住院医师完成术后病程<br>□ 上级医师查房<br>□ 向患者及家属交代病情及术后注意事项 |
| 重点医嘱 | **长期医嘱：**<br>□ 胸外科一级护理<br>□ 普通饮食<br>□ 吸氧：血氧饱和度监测<br>□ 告病重<br>□ 其他医嘱<br>**临时医嘱：**<br>□ 血常规、尿常规、便常规+隐血<br>□ 凝血功能、血型、肝肾功能、电解质、感染性疾病筛查<br>□ 动脉血气分析、心电图<br>□ 胸部正侧位 X 线平片、胸部 CT 扫描、腹部超声（肝、胆、脾、胰、肾上腺）或 CT、纤支镜检查+活检<br>□ 可选择：纤维喉镜、头颈部 CT 扫描和食管镜（钡餐）<br>□ 其他医嘱 | **长期医嘱：**<br>□ 应用抗菌药物<br>□ 其他医嘱<br>**临时医嘱：**<br>□ 拟明日全麻下行气管肿瘤切除术<br>□ 术前禁食、禁水<br>□ 术前晚普通灌肠<br>□ 术前备皮（胸、腹、腹股沟），留置尿管、胃管<br>□ 备血<br>□ 术前麻醉用药<br>□ 备术中抗菌药物<br>□ 其他医嘱 | **长期医嘱：**<br>□ 胸外科术后常规护理<br>□ 特级护理<br>□ 禁饮食<br>□ 半卧位，颈部屈曲位<br>□ 吸氧<br>□ 心电、血压、手指氧饱和度监护<br>□ 胸管或纵隔引流，记量<br>□ 持续导尿，记 24 小时出入量<br>□ 雾化<br>□ 静脉应用抗菌药物<br>□ 解痉、祛痰药物（酌情）<br>□ 其他医嘱<br>**临时医嘱：**<br>□ 其他医嘱 |
| 病情变异记录 | □ 无　□ 有，原因：<br>1.<br>2. | □ 无　□ 有，原因：<br>1.<br>2. | □ 无　□ 有，原因：<br>1.<br>2. |
| 医师签名 | | | |

| 时间 | 住院第 2~7 天术后第 1 天 | 住院第 3~20 天（术后第 2~14 天） | 住院第 12~21 天（出院日） |
|---|---|---|---|
| 主要诊疗工作 | □ 上级医师查房，注意病情变化<br>□ 住院医师完成常规病历书写<br>□ 注意引流量及颜色，酌情处理<br>□ 注意生命体征及肺部呼吸音、皮下气肿<br>□ 协助患者咳痰<br>□ 必要时床边纤支镜吸痰<br>□ 视情况拔尿管 | □ 上级医师查房<br>□ 住院医师完成常规病历书写<br>□ 注意生命体征及肺部呼吸音<br>□ 必要时床边纤支镜吸痰<br>□ 术后视病情复查血常规、肝肾功能、电解质、血糖及 X 线胸片<br>□ 视情况拔除引流管（胸腔、纵隔）<br>□ 根据术后病理检查结果确定术后治疗方案 | □ 根据切口愈合情况拆线<br>□ 上级医师查房，根据症状、体温、肺部呼吸音、血常规、血生化、X 线胸片等了解余肺复张情况<br>□ 复查胸部 CT，纤支镜检查，确定有无手术并发症，明确是否出院<br>□ 住院医师完成出院小结、病历首页等<br>□ 向患者及家属交代出院后的注意事项（近期避免颈部过度仰伸） |
| 重点医嘱 | **长期医嘱：**<br>□ 胸外科一级护理<br>□ 普通饮食<br>□ 半卧位，颈部屈曲位<br>□ 视病情停记尿量、停吸氧、停心电监护<br>□ 静脉应用抗菌药物<br>□ 其他医嘱<br>**临时医嘱：**<br>□ 拔尿管<br>□ 其他医嘱 | **长期医嘱：**<br>□ 半卧位，颈部屈曲位<br>□ 停胸腔（纵隔）闭式引流记量<br>□ 停雾化<br>□ 其他医嘱<br>□ 视病情抗菌药物减量<br>**临时医嘱：**<br>□ 拔胸腔（纵隔）闭式引流管<br>□ 切口换药<br>□ X 线胸片、血常规、肝肾功能、电解质、血糖<br>□ 其他医嘱 | **长期医嘱：**<br>□ 其他医嘱<br>**临时医嘱：**<br>□ 血常规<br>□ 血生化<br>□ X 线胸片<br>□ 切口拆线<br>□ 切口换药<br>□ 其他医嘱 |
| 病情变异记录 | □ 无　□ 有，原因：<br>1.<br>2. | □ 无　□ 有，原因：<br>1.<br>2. | □ 无　□ 有，原因：<br>1.<br>2. |
| 医师签名 | | | |

### （二）护士表单

## 气管恶性肿瘤临床路径护士表单

适用对象：第一诊断为气管恶性肿瘤（ICD-10：C33）

行气管肿瘤切除术（ICD-9-CM-3：31.5）

| 患者姓名： | | 性别：　　年龄：　　门诊号： | | 住院号： |
|---|---|---|---|---|
| 住院日期：　　年　月　日 | | 出院日期：　　年　月　日 | | 标准住院日：≤21 天 |

| 时间 | 住院第 1 天 | 住院第 2~5 天 | 住院第 1~6 天（手术日） |
|---|---|---|---|
| 健康宣教 | □ 介绍主管医师、护士<br>□ 介绍环境、设施<br>□ 介绍住院注意事项<br>□ 向患者宣教戒烟、戒酒的重要性，及减少二手烟的吸入 | □ 监督患者完善术前检查<br>□ 主管护士与患者沟通，了解并指导心理应对<br>□ 宣教疾病知识、用药知识及特殊检查操作过程<br>□ 告知检查及操作前后饮食、活动及探视注意事项及应对方式 | □ 手术护理<br>□ 给陪护人员交代注意事项 |
| 护理处置 | □ 核对患者，佩戴腕带<br>□ 建立入院护理病历<br>□ 卫生处置：剪指甲、洗澡、更换病号服 | □ 随时观察患者病情变化<br>□ 遵医嘱正确使用抗菌药物<br>□ 协助医师完成各项检查<br>□ 术前准备<br>□ 禁食、禁水 | □ 监测生命体征<br>□ 监测患者意识恢复情况<br>□ 监测引流 |
| 基础护理 | □ 二级护理<br>□ 晨晚间护理<br>□ 患者安全管理 | □ 二级护理<br>□ 晨晚间护理<br>□ 患者安全管理 | □ 一级护理<br>□ 晨晚间护理<br>□ 患者安全管理 |
| 专科护理 | □ 护理查体<br>□ 呼吸频率、血氧饱和度监测<br>□ 需要时填写跌倒及压疮防范表<br>□ 需要时请家属陪护<br>□ 心理护理 | □ 遵医嘱完成相关检查<br>□ 心理护理<br>□ 遵医嘱正确给药<br>□ 遵医嘱行术前准备 | □ 手术护理<br>□ 病情观察：评估患者生命体征，特别是呼吸频率及血氧饱和度<br>□ 心理护理 |
| 重点医嘱 | □ 详见医嘱执行单 | □ 详见医嘱执行单 | □ 详见医嘱执行单 |
| 病情变异记录 | □ 无 □ 有，原因：<br>1.<br>2. | □ 无 □ 有，原因：<br>1.<br>2. | □ 无 □ 有，原因：<br>1.<br>2. |
| 护士签名 | | | |

| 时间 | 住院第2~7天（术后第1天） | 住院第3~20天（术后第2~14天） | 住院第12~21天（出院日） |
|------|------|------|------|
| 健康宣教 | □ 手术护理<br>□ 给陪护人员交代注意事项<br>□ 指导术后下床活动<br>□ 指导术后饮食 | □ 注意生命体征及肺部呼吸音<br>□ 讲述床边纤支镜吸痰的必要性<br>□ 协助回访<br>□ 指导患者配合伤口换药 | □ 康复与锻炼，定时复查<br>□ 出院带药服用方法<br>□ 饮食休息等注意事项指导<br>□ 讲解增强体质的方法，减少感染的机会 |
| 护理处置 | □ 监测生命体征<br>□ 监测患者意识恢复情况<br>□ 监测引流<br>□ 拔除尿管<br>□ 停心电监护<br>□ 普通饮食<br>□ 静脉输液 | □ 半卧位，颈部屈曲位<br>□ 停胸腔（纵隔）闭式引流记量<br>□ 停雾化<br>□ 其他医嘱<br>□ 视病情抗菌药物减量<br>□ 拔胸腔（纵隔）闭式引流管<br>□ 切口换药<br>□ X线胸片、血常规、肝肾功能、电解质、血糖 | □ 办理出院手续<br>□ 书写出院小结 |
| 基础护理 | □ 一级护理<br>□ 晨晚间护理<br>□ 患者安全管理 | □ 二级护理<br>□ 晨晚间护理<br>□ 患者安全管理 | □ 二级护理<br>□ 晨晚间护理<br>□ 患者安全管理 |
| 专科护理 | □ 观察患者病情<br>□ 术后心理与生活护理<br>□ 雾化<br>□ 协助患者咳痰和肢体功能锻炼 | □ 密切观察患者病情<br>□ 术后心理与生活护理<br>□ 协助患者咳痰和肢体功能 | □ 指导患者办理出院手续 |
| 重点医嘱 | □ 详见医嘱执行单 | □ 详见医嘱执行单 | □ 详见医嘱执行单 |
| 病情变异记录 | □ 无　□ 有，原因：<br>1.<br>2. | □ 无　□ 有，原因：<br>1.<br>2. | □ 无　□ 有，原因：<br>1.<br>2. |
| 护士签名 | | | |

## （三）患者表单

### 气管恶性肿瘤临床路径患者表单

适用对象：第一诊断为气管恶性肿瘤（ICD-10：C33）

行气管肿瘤切除术（ICD-9-CM-3：31.5）

| 患者姓名： | | 性别： 年龄： 门诊号： | 住院号： |
|---|---|---|---|
| 住院日期： 年 月 日 | | 出院日期： 年 月 日 | 标准住院日：≤21 天 |

| 时间 | 入院当日 | 住院第2~5天 | 住院第1~6天（手术日） |
|---|---|---|---|
| 医患配合 | □ 配合询问病史、收集资料，请务必详细告知既往史、用药史、过敏史<br>□ 配合进行体格检查<br>□ 有任何不适告知医师 | □ 配合完善相关检查，如采血、留尿、心电图、X线胸片等<br>□ 医师向患者及家属介绍病情，如有异常检查结果需进一步检查<br>□ 配合用药及治疗<br>□ 有任何不适告知医师 | □ 配合麻醉<br>□ 配合手术 |
| 护患配合 | □ 配合测量体温、脉搏、呼吸、血压、血氧饱和度、体重<br>□ 配合完成入院护理评估单（简单询问病史、过敏史、用药史）<br>□ 接受入院宣教（环境介绍、病室规定、订餐制度、贵重物品保管等）<br>□ 有任何不适告知护士 | □ 配合测量体温、脉搏、呼吸，询问每日排便情况<br>□ 接受相关检查宣教，正确留取标本，配合检查<br>□ 有任何不适告知护士<br>□ 接受手术治疗<br>□ 注意活动安全，避免坠床或跌倒<br>□ 配合执行探视及陪护<br>□ 接受疾病及手术等相关知识指导 | □ 配合手术当日禁饮食<br>□ 配合病房陪护制度<br>□ 配合手术 |
| 饮食 | □ 普通饮食 | □ 普通饮食 | □ 手术当日禁饮食 |
| 排泄 | □ 正常排尿便 | □ 正常排尿便 | □ 导尿，肠道排空 |
| 活动 | □ 适量活动 | □ 适量活动 | □ 限制活动 |

| 时间 | 住院第 2~7 天（术后第 1 天） | 住院第 3~20 天（术后第 2~14 天） | 住院第 12~21 天（出院日） |
|---|---|---|---|
| 医患配合 | □ 配合咳痰<br>□ 必要时配合床边纤支镜吸痰<br>□ 练习憋尿，视情况拔尿管<br>□ 配合医师伤口换药 | □ 必要时配合床边纤支镜吸痰<br>□ 术后视病情配合复查血常规、肝肾功能、电解质、血糖及 X 线胸片<br>□ 等待术后病检确定术后治疗方案<br>□ 配合伤口换药 | □ 配合术后康复及锻炼<br>□ 接受出院前指导<br>□ 知道复查程序<br>□ 获取出院诊断书 |
| 护患配合 | □ 半卧位，颈部屈曲位<br>□ 配合视病情停记尿量、停吸氧、停心电监护<br>□ 接受静脉应用抗菌药物<br>□ 配合护士协助伤口换药 | □ 半卧位，颈部屈曲位<br>□ 停雾化<br>□ 配合拔除引流管<br>□ 配合换药 | □ 接受出院宣教<br>□ 办理出院手续<br>□ 获取出院带药<br>□ 知道服药方法、作用、注意事项<br>□ 知道复印病历方法 |
| 饮食 | □ 清淡饮食 | □ 普通饮食 | □ 普通饮食 |
| 排泄 | □ 练习排尿，正常排便 | □ 正常排尿便 | □ 正常排尿便 |
| 活动 | □ 床上活动 | □ 适量活动 | □ 适量活动 |

附：原表单（2011年版）

## 气管恶性肿瘤临床路径表单

适用对象：第一诊断为气管恶性肿瘤（ICD-10：C33）

行气管肿瘤切除术（ICD-9-CM-3：31.5）

| 患者姓名： | 性别： 年龄： 门诊号： | 住院号： |
|---|---|---|
| 住院日期： 年 月 日 | 出院日期： 年 月 日 | 标准住院日：≤21 天 |

| 时间 | 住院第 1 天 | 住院第 2~5 天 | 住院第 1~6 天（手术日） |
|---|---|---|---|
| 主要诊疗工作 | □ 询问病史及体格检查<br>□ 完成病历书写<br>□ 开化验单及检查申请单<br>□ 上级医师查房与术前评估<br>□ 初步确定手术方式和日期 | □ 上级医师查房<br>□ 术前准备与术前评估<br>□ 行术前讨论，确定手术方案（切口选择）<br>□ 完成相关科室会诊（麻醉）<br>□ 住院医师完成术前小结、上级医师查房记录等病历书写<br>□ 签署手术知情同意书、自费用品协议书、输血同意书、授权同意书<br>□ 向患者及家属交代围术期注意事项 | □ 手术<br>□ 术者完成手术记录<br>□ 住院医师完成术后病程<br>□ 上级医师查房<br>□ 向患者及家属交代病情及术后注意事项 |
| 重点医嘱 | **长期医嘱：**<br>□ 胸外科一级护理<br>□ 普通饮食<br>□ 吸氧：血氧饱和度监测<br>□ 告病重<br>□ 其他医嘱<br>**临时医嘱：**<br>□ 血常规、尿常规、便常规＋潜血<br>□ 凝血功能、血型、肝肾功能、电解质、感染性疾病筛查<br>□ 动脉血气分析、心电图<br>□ 胸部正侧位 X 线平片、胸部CT 扫描、腹部超声（肝、胆、脾、胰、肾上腺）或 CT<br>□ 可选择：纤支镜检查＋活检（视患者情况判断能否耐受）、纤维喉镜、头颈部 CT 扫描、食管镜（钡餐）<br>□ 其他医嘱 | **长期医嘱：**<br>□ 应用抗菌药物<br>□ 其他医嘱<br>**临时医嘱：**<br>□ 拟明日全麻下行气管肿瘤切除术<br>□ 术前禁食、禁水<br>□ 术前晚普通灌肠<br>□ 术前备皮（胸、腹、腹股沟），留置尿管，胃管<br>□ 备血<br>□ 术前麻醉用药<br>□ 备术中抗菌药物<br>□ 其他医嘱 | **长期医嘱：**<br>□ 胸外科术后常规护理<br>□ 特级护理<br>□ 禁饮食<br>□ 半卧位，颈部屈曲位<br>□ 吸氧<br>□ 心电、血压、手指氧饱和度监护<br>□ 胸管或纵隔引流，记量<br>□ 持续导尿，记 24 小时出入量<br>□ 雾化<br>□ 静脉应用抗菌药物<br>□ 解痉、祛痰药物（酌情）<br>□ 其他医嘱<br>**临时医嘱：**<br>□ 其他医嘱 |
| 主要护理工作 | □ 介绍病房环境、设施和设备<br>□ 入院护理评估<br>□ 辅助戒烟 | □ 宣教、备皮等术前准备<br>□ 提醒患者术前禁食、禁水<br>□ 咳嗽训练 | □ 观察病情变化<br>□ 术后心理和生活护理<br>□ 保持呼吸道通畅 |

续　表

| 时间 | 住院第 1 天 | 住院第 2~5 天 | 住院第 1~6 天（手术日） |
|---|---|---|---|
| 病情<br>变异<br>记录 | □ 无　□ 有，原因：<br>1.<br>2. | □ 无　□ 有，原因：<br>1.<br>2. | □ 无　□ 有，原因：<br>1.<br>2. |
| 护士<br>签名 | | | |
| 医师<br>签名 | | | |

| 时间 | 住院第 2~7 天（术后第 1 天） | 住院第 3~20 天（术后第 2~14 天） | 住院第 12~21 天（出院日） |
|---|---|---|---|
| 主要诊疗工作 | □ 上级医师查房，注意病情变化<br>□ 住院医师完成常规病历书写<br>□ 注意引流量及颜色，酌情处理<br>□ 注意生命体征及肺部呼吸音、皮下气肿<br>□ 协助患者咳痰<br>□ 必要时床边纤支镜吸痰<br>□ 视情况拔尿管 | □ 上级医师查房<br>□ 住院医师完成常规病历书写<br>□ 注意生命体征及肺部呼吸音<br>□ 必要时床边纤支镜吸痰<br>□ 术后视病情复查血常规、肝肾功能、电解质、血糖及 X 线胸片<br>□ 视情况拔除引流管（胸腔、纵隔）<br>□ 根据术后病理检查结果确定术后治疗方案 | □ 根据切口愈合情况拆线<br>□ 上级医师查房，根据症状、体温、肺部呼吸音、血常规、血生化、X 线胸片等了解余肺复张情况<br>□ 复查胸部 CT，纤支镜检查，确定有无手术并发症，明确是否出院<br>□ 住院医师完成出院小结、病历首页等<br>□ 向患者及家属交代出院后的注意事项（近期避免颈部过度仰伸） |
| 重点医嘱 | 长期医嘱：<br>□ 胸外科一级护理<br>□ 普通饮食<br>□ 半卧位，颈部屈曲位<br>□ 视病情停记尿量、停吸氧、停心电监护<br>□ 静脉应用抗菌药物<br>□ 其他医嘱<br>临时医嘱：<br>□ 拔尿管<br>□ 其他医嘱 | 长期医嘱：<br>□ 半卧位，颈部屈曲位<br>□ 停胸腔（纵隔）闭式引流记量<br>□ 停雾化<br>□ 其他医嘱<br>□ 视病情抗菌药物减量<br>临时医嘱：<br>□ 拔胸腔（纵隔）闭式引流管<br>□ 切口换药<br>□ X 线胸片、血常规、肝肾功能、电解质、血糖<br>□ 其他医嘱 | 长期医嘱：<br>□ 其他医嘱<br>临时医嘱：<br>□ 血常规<br>□ 血生化<br>□ X 线胸片<br>□ 切口拆线<br>□ 切口换药<br>□ 其他医嘱 |
| 主要护理工作 | □ 观察患者病情<br>□ 术后心理与生活护理<br>□ 雾化<br>□ 协助患者咳痰和肢体功能锻炼 | □ 密切观察患者病情<br>□ 术后心理与生活护理<br>□ 协助患者咳痰和肢体功能锻炼 | □ 指导患者办理出院手续 |
| 病情变异记录 | □ 无 □ 有，原因：<br>1.<br>2. | □ 无 □ 有，原因：<br>1.<br>2. | □ 无 □ 有，原因：<br>1.<br>2. |
| 护士签名 | | | |
| 医师签名 | | | |

# 第十二章

# 甲状腺肿瘤临床路径释义

## 一、甲状腺肿瘤编码

疾病名称及编码：甲状腺肿瘤（ICD-10：C73/D09.301/D34/D44.0）

手术操作名称及编码：甲状腺肿瘤切除术（ICD-9-CM-3：06.2-06.4）

## 二、临床路径检索方法

（C73/D09.301/D34/D44.0）伴（06.2-06.4）

## 三、甲状腺肿瘤临床路径标准住院流程

### （一）适用对象

第一诊断为甲状腺肿瘤（ICD-10：C73/D09.302/D34/D44.0）。

行甲状腺肿瘤切除术（ICD-9-CM-3：06.2-06.4）。

> **释义**
>
> ■ 本临床路径适用对象是第一诊断为甲状腺肿瘤患者，包括良性甲状腺腺瘤和甲状腺癌（甲状腺乳头状腺癌、甲状腺滤泡状腺癌、甲状腺髓样癌及甲状腺未分化癌）。
>
> ■ 结节性甲状腺肿是常见良性增生性疾病，从严格意义讲不属于肿瘤，不包括在内。

### （二）诊断依据

根据《临床诊疗指南·耳鼻咽喉头颈外科分册》（中华医学会编著，人民卫生出版社，2009）。

1. 症状：颈前包块、声音嘶哑等。

2. 体征：甲状腺区肿块。

3. 辅助检查：B超或CT或MRI、甲状腺功能测定、食管吞钡检查、喉镜检查、放射性核素检查。

4. 术前穿刺、术中冷冻、术后病理组织学检查明确诊断。

> **释义**
>
> ■ 应当与甲状腺其他疾病进行鉴别诊断，如甲状腺功能亢进、桥本甲状腺炎。
>
> ■ 最常见和重要诊断方法是B超和细针穿刺细胞学检查。放射性核素检查不列为常规。
>
> ■ 细胞学穿刺结果根据Bethesda系统细胞学诊断结果分为六级：无法诊断、良性、不典型细胞、滤泡样肿瘤、可疑恶性及恶性。

> ■ 目前多数患者就诊的甲状腺结节较小（<10mm），通常体检时 B 超发现，临床可能触诊不到甲状腺肿块。

### （三）治疗方案的选择

根据《临床诊疗指南·耳鼻咽喉头颈外科分册》（中华医学会编著，人民卫生出版社，2009），《临床技术操作规范·耳鼻咽喉-头颈外科分册》（中华医学会编著，人民军医出版社，2009）。

1. 甲状腺腺瘤：根据腺瘤情况，行腺瘤切除术、患侧甲状腺大部切除或患侧甲状腺叶切除术。

2. 甲状腺癌：根据甲状腺癌类型及范围选择一侧腺叶切除或甲状腺全切除术。

3. 颈淋巴结清扫术：常规行Ⅵ区淋巴结清扫，颈侧淋巴结清扫视颈淋巴结转移情况而定。

---

**释义**

> ■ 根据细胞学（FNA）穿刺结果选择治疗方案：①恶性及可疑恶性病例均应行手术治疗；②良性病例建议观察随诊；③无法诊断的病例建议再次行甲状腺 FNA；④滤泡样肿瘤病例占恶性肿瘤的 20%~60%，应行手术治疗；⑤不典型细胞一般可随诊观察，6~12 个月后再次行超声及甲状腺 FNA 评估。
>
> ■ 分化型甲状腺癌主要根据肿瘤复发的危险度选择一侧腺叶切除或甲状腺全切除术。高危者建议做全甲状腺切除，高危因素包括：年龄>45 岁，肿瘤侵及甲状腺被膜外，颈部淋巴结转移，远地转移，甲状腺癌家族史和颈部放射性照射史等。
>
> ■ 甲状腺髓样癌建议做全甲状腺切除术。
>
> ■ 单发甲状腺微小癌并且未侵犯被膜患者，可以不做Ⅵ区淋巴结清扫；其他甲状腺乳头状癌建议常规Ⅵ区清扫手术。
>
> ■ 术前诊断颈部淋巴结转移阴性（$cN_0$），一般不必要做颈侧淋巴结清扫手术；但是术前诊断颈侧淋巴结转移（$cN_{1b}$），应行颈部择区性颈清扫术（Ⅱ~Ⅳ区，或Ⅱ~Ⅴ区）。

---

### （四）标准住院日为 5~8 天

**释义**

> ■ 建议入院前完成术前必要检查，包括 B 超、穿刺细胞学、CT 等检查。
>
> ■ 有全身合并疾病如高血压，糖尿病，心脏病等，也需要完成相关术前检查和评估。排除手术禁忌后住院。

---

### （五）进入临床路径标准

1. 第一诊断必须符合 ICD-10：C73/D09.302/D34/D44.0 甲状腺肿瘤疾病编码。

2. 当患者同时具有其他疾病诊断，但住院期间不需要特殊处理也不影响第一诊断的临床路径流程实施时，可以进入临床路径。

> **释义**
>
> ■ 本临床路径适用对象是第一诊断为甲状腺肿瘤患者，包括良性甲状腺腺瘤和甲状腺癌（甲状腺乳头状腺癌、甲状腺滤泡状腺癌、甲状腺髓样癌及甲状腺未分化癌）。
>
> ■ 甲状腺良性腺瘤比较少见，病理容易将单发结节性甲状腺肿误诊为甲状腺腺瘤。
>
> ■ 结节性甲状腺肿是常见良性增生性疾病，从严格意义上讲不属于肿瘤。
>
> ■ 因此进入临床路径的绝大多数诊断应为甲状腺癌。

### （六）术前准备（术前评估）≤2 天

1. 必需检查的项目：

(1) 血、尿、便常规。

(2) 肝肾功能、血糖、凝血功能。

(3) 感染性疾病筛查（乙型肝炎、丙型肝炎、梅毒、艾滋病等）。

(4) X 线胸片、心电图。

(5) 甲状腺 B 超。

(6) 喉镜检查。

(7) 甲状腺功能。

2. 根据患者情况可选择的检查项目：

(1) 甲状旁腺功能。

(2) CT 或 MRI。

(3) 放射性核素检查。

(4) 电解质。

(5) 其他相关检查。

> **释义**
>
> ■ 需要行全甲状腺切除的患者术前常规行甲状旁腺素（PTH）和血钙、磷检查，便于判断术后有无甲状旁腺功能低下发生。
>
> ■ 术前诊断有淋巴结转移患者建议做经胸部 CT，协助诊断纵隔淋巴结和肺转移。
>
> ■ 甲状腺髓样癌患者术前应检查肿瘤标志物降钙素（CT）和癌胚抗原（CEA）。
>
> ■ 高龄患者或有心肺功能异常患者，术前根据病情增加心脏彩超、肺功能、血气分析等检查。

### （七）预防性抗菌药物选择与使用时机

按照《抗菌药物临床应用指导原则》（卫医发〔2004〕285 号）执行，合理选用抗菌药物。术前预防性用药 1 天。

> **释义**
>
> ■ 甲状腺手术属Ⅰ类切口，多数患者不需要使用预防性抗菌药物。
> ■ 但是以下情况可以考虑术前预防性用药1天：高龄，合并糖尿病，二次手术，手术较大（预计手术时间超过4小时）。

## （八）手术日为入院第3~5天

1. 麻醉方式：全麻或颈丛神经阻滞麻醉。
2. 手术内固定物：无。
3. 术中用药：麻醉常规用药。

> **释义**
>
> ■ 入院后需要进行术前检查和准备，需要1~2天准备时间；但是如果患者同时有其他影响麻醉和手术的疾病，如糖尿病、高血压等，可能需要更多（超过5天）准备达到麻醉和手术安全的要求。
> ■ 如果患者在门诊已经完善全部或部分术前检查，手术日可以是入院第1~2日。

## （九）术后住院恢复3~5天

1. 术后用药：按照《抗菌药物临床应用指导原则》（卫医发〔2004〕285号）执行，合理选用抗菌药物。
2. 根据患者情况确定复查的检查项目及需要的后续治疗。

> **释义**
>
> ■ 手术后患者出现感染征兆，如高热伴白细胞计数升高，或伤口红肿、肺炎、泌尿系感染等，建议使用抗菌药物3~5天，再根据是否控制感染调整。
> ■ 全麻当天禁食患者给予静脉输液营养支持。
> ■ 出现低钙患者，需要静脉补充葡萄糖酸钙；口服钙剂和维生素$D_3$。
> ■ 后续治疗包括甲状腺癌左甲状腺素补充和TSH抑制治疗。
> ■ $^{131}$I治疗适合于：高危的分化性甲状腺癌行全甲状腺切除患者；有肺转移和骨转移的分化性甲状腺癌行全甲状腺切除患者。
> ■ 双膦酸盐治疗适合于骨转移患者。

## （十）出院标准

1. 伤口无感染。
2. 没有需要住院处理的并发症。

> **释义**
>
> ■ 根据患者具体情况，可以拆线后出院或出院后门诊复查时拆线。
>
> ■ 石蜡病理报告一般需要5个工作日，因此，出院诊断参考术前穿刺细胞学或术中冷冻病理结果。

### （十一）变异及原因分析

1. 伴有影响手术的合并症，需进行相关诊断和治疗等。
2. 出现手术并发症，需进一步诊断和治疗。

> **释义**
>
> ■ 同时合并有糖尿病、高血压、心律失常、冠心病、肺功能不全及高龄患者，需要检测和控制血糖，血压，做超声心动图、Holter、肺功能检查。有的患者需要安装临时心脏起搏器，术后ICU监护等，均要增加住院时间和费用。
>
> ■ 常见并发症有伤口出血，需要再次手术伤口探查止血；淋巴漏或乳糜漏患者需要延长引流时间或再次手术结扎瘘管；低血钙患者补充钙剂和维生素 $D_3$；呼吸困难患者行气管切开；伤口感染需要切开引流换药和细菌培养。

## 四、甲状腺肿瘤手术预防性应用抗菌药物给药方案

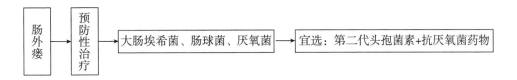

### 【用药选择】

1. 甲状腺手术属于无菌Ⅰ级伤口，一般不需要使用预防性抗菌药物。但是以下情况可以考虑使用。

（1）手术范围大、持续时间超过该类手术的特定时间或一般手术持续时间超过3小时，污染机会多。

（2）有感染高危因素者，如高龄、糖尿病、恶性肿瘤、免疫功能缺陷或低下（如艾滋病患者、肿瘤放化疗患者、接受器官移植者、长期使用糖皮质激素者等）、严重营养不良等。

2. 预防用药的选择原则上应选择相对广谱、效果肯定、安全及价格相对低廉的抗菌药物。一般首选第一代头孢菌素作为预防用药，一般不需要联合用药。β-内酰胺类过敏者，可选用克林霉素、喹诺酮类。

### 【药学提示】

喹诺酮类大部分以原形经肾脏排泄，在体内代谢甚少，故肾功能不全者应根据肌酐清除率减量或延长给药时间。

**【注意事项】**

1. 严格把握预防用药时机，应于切开皮肤前 30 分钟或麻醉诱导时开始给药，以保证在发生细菌污染之前血清及组织中的药物已达到有效浓度。

2. 预防用药应静脉滴注，溶媒体积不超过 100ml，一般应 30 分钟给药完毕，以保证有效浓度。抗菌药物的有效覆盖时间应包括整个手术过程和手术结束后 4 小时。选择半衰期短的抗菌药物时，若手术时间超过 3 小时，或失血量超过 1500ml，应术中补充一个剂量。

3. 一般应短程预防用药，手术结束后不必再用。若患者有明显感染高危因素，或应用人工植入物时，可再用一次或全术后 24 小时。

## 五、推荐表单

### （一）医师表单

#### 甲状腺肿瘤临床路径医师表单

适用对象：第一诊断为甲状腺肿瘤（ICD-10：C73/D09.302/D34/D44.0）

　　　　　行甲状腺肿瘤切除术（ICD-9-CM-3：06.2-06.4）

| 患者姓名： | 性别：　　年龄：　　门诊号： | 住院号： |
| --- | --- | --- |
| 住院日期：　　年　月　日 | 出院日期：　　年　月　日 | 标准住院日：≤10 天 |

| 时间 | 住院第 1 天 | 住院第 1~3 天<br>（术前日） | 住院第 2~3 天<br>（手术日） |
| --- | --- | --- | --- |
| 主要诊疗工作 | □ 询问病史及体格检查<br>□ 完成病历书写<br>□ 安排相关检查<br>□ 上级医师查房与术前评估<br>□ 初步确定手术方式和日期<br>□ 病理会诊 | □ 上级医师查房<br>□ 完成术前准备与术前评估<br>□ 汇总检查结果，进行术前讨论，确定手术方案，甲状腺癌临床分期<br>□ 相关科室会诊，可能会超出路径要求的时间，主管医师在表单记录<br>□ 签署手术知情同意书、自费用品协议书等<br>□ 向患者及家属交代围术期注意事项<br>□ 完成术前讨论、手术医师查房记录等病历书写 | □ 全身麻醉或局麻<br>□ 手术<br>□ 术者完成手术记录<br>□ 住院医师完成术后病程<br>□ 上级医师查房<br>□ 向患者及家属交代病情及术后注意事项 |
| 重点医嘱 | **长期医嘱：**<br>□ 耳鼻咽喉科护理常规<br>□ 三级护理<br>□ 普通饮食<br>**临时医嘱：**<br>□ 血常规、尿常规<br>□ 肝肾功能、电解质、血糖、血脂、凝血功能<br>□ 甲状腺和甲状旁腺功能测定<br>□ 感染性疾病筛查<br>□ X 线胸片、心电图<br>□ 甲状腺及颈部 B 超、喉镜检查<br>□ 其他特殊检查：细胞学、CT、MRI、PET-CT、甲状腺放射性核素扫描、骨显像、内镜、肺功能、动态心电图等 | **长期医嘱：**<br>□ 耳鼻咽喉科护理常规<br>□ 二/三级护理<br>□ 普通饮食<br>□ 患者既往基础用药<br>**临时医嘱：**<br>□ 术前医嘱：明日全身麻醉或局部麻醉下甲状腺切除或甲状腺癌联合根治术<br>□ 术前禁食、禁水<br>□ 术前抗菌药物及皮试<br>□ 配血（必要时）<br>□ 其他特殊医嘱 | **长期医嘱：**<br>□ 全麻后常规护理<br>□ 一级护理<br>□ 平卧床<br>□ 禁食<br>□ 抗菌药物<br>□ 患者既往基础用药<br>**临时医嘱：**<br>□ 心电监护<br>□ 吸氧<br>□ 镇痛药和止吐药（必要时）<br>□ 颈部引流记录<br>□ 其他特殊医嘱 |
| 病情变异记录 | □ 无　□ 有，原因：<br>1.<br>2. | □ 无　□ 有，原因：<br>1.<br>2. | □ 无　□ 有，原因：<br>1.<br>2. |
| 医师签名 | | | |

| 时间 | 住院第3~9天<br>（术后第1~6天） | 住院第10天<br>（出院日） |
|---|---|---|
| 主要诊疗工作 | □ 上级医师查房<br>□ 住院医师完成常规病历书写<br>□ 注意病情变化<br>□ 注意观察生命体征<br>□ 注意有无并发症如伤口血肿、感染、乳糜漏等<br>□ 注意引流量、颜色、性状<br>□ 根据引流情况明确是否拔除引流皮条 | □ 上级医师查房，进行手术及伤口评估并拆线<br>□ 确定患者可以出院<br>□ 术后肿瘤病理分期，建议下一步治疗方案<br>□ 开具出院诊断书<br>□ 完成出院记录、出院证明书<br>□ 向患者交代出院后的注意事项及复查日期<br>□ 通知出院处 |
| 重要医嘱 | **长期医嘱：**<br>□ 半流食或流食<br>□ 一/二级护理<br>□ 根据情况停用抗菌药物<br>□ 根据情况停卧床<br>**临时医嘱：**<br>□ 血常规<br>□ 全甲状腺切除患者复查降钙素、血钙、磷<br>□ 拔引流管、换药或拆线<br>□ 其他特殊医嘱 | **出院医嘱：**<br>□ 通知出院<br>□ 出院带药<br>□ 拆线换药 |
| 病情变异记录 | □ 无　□ 有，原因：<br>1.<br>2. | □ 无　□ 有，原因：<br>1.<br>2. |
| 医师签名 | | |

注：* 实际操作时需明确写出具体的术式

## （二）护士表单

### 甲状腺肿瘤临床路径护士表单

适用对象：第一诊断为甲状腺肿瘤（ICD-10：C73/D09.302/D34/D44.0）

行甲状腺肿瘤切除术（ICD-9-CM-3：06.2-06.4）

| 患者姓名： | 性别： 年龄： 门诊号： | 住院号： |
|---|---|---|
| 住院日期： 年 月 日 | 出院日期： 年 月 日 | 标准住院日：≤10 天 |

| 时间 | 住院第 1~2 天 | 住院第 3~5 天（手术日） | 住院第 5~10 天（术后出院） |
|---|---|---|---|
| 健康宣教 | □ 介绍主管医师、护士<br>□ 介绍环境及设施<br>□ 介绍住院注意事项<br>□ 术前宣教及术前准备<br>□ 提醒患者术晨禁食、禁水<br>□ 指导患者颈部后仰锻炼 | □ 主管护士与患者沟通，了解并指导心理应对<br>□ 宣教疾病知识、用药知识及特殊检查操作的过程<br>□ 告知检查、操作及手术前后饮食、活动及探视等注意事项及应对方式 | □ 定时复查<br>□ 术后随访的时间和方法<br>□ 出院后服药方法<br>□ 饮食、休息等注意事项<br>□ 肿瘤综合治疗的介绍 |
| 护理处置 | □ 核对患者，佩戴腕带<br>□ 建立入院护理病历<br>□ 卫生处置：剪指（趾）甲、沐浴、更换病号服<br>□ 协助医师完成各项检查及化验<br>□ 术前准备，禁食、禁水 | □ 随时观察患者病情变化<br>□ 遵医嘱正确用药 | □ 办理出院手续<br>□ 书写出院小结<br>□ 负压引流管观察和记录 |
| 基础护理 | □ 二级护理<br>□ 晨晚间护理<br>□ 患者安全管理 | □ 一/二级护理<br>□ 晨晚间护理<br>□ 患者安全管理 | □ 二/三级护理<br>□ 晨晚间护理<br>□ 患者安全管理 |
| 专科护理 | □ 护理查体<br>□ 生命体征检测<br>□ 必要时留陪护人员<br>□ 心理护理 | □ 遵医嘱完成相关检查<br>□ 心理护理<br>□ 遵医嘱正确给药<br>□ 提供患者新发征象证据 | □ 病情观察<br>□ 评估患者生命体征<br>□ 心理疏导及护理 |
| 重点医嘱 | □ 详见医嘱执行单 | □ 详见医嘱执行单 | □ 详见医嘱执行单 |
| 病情变异记录 | □ 无 □ 有，原因：<br>1.<br>2. | □ 无 □ 有，原因：<br>1.<br>2. | □ 无 □ 有，原因：<br>1.<br>2. |
| 护士签名 | | | |

### （三）患者表单

**甲状腺肿瘤临床路径患者表单**

适用对象：第一诊断为甲状腺肿瘤（ICD-10：C73/D09.302/D34/D44.0）
行甲状腺肿瘤切除术（ICD-9-CM-3：06.2-06.4）

| 患者姓名： | 性别： 年龄： 门诊号： | 住院号： |
| --- | --- | --- |
| 住院日期： 年 月 日 | 出院日期： 年 月 日 | 标准住院日：≤10 天 |

| 时间 | 住院第 1 天 | 住院第 2 天 |
| --- | --- | --- |
| **医患配合** | □ 配合询问病史、收集，详细告知既往史、用药史和过敏史<br>□ 明确是否服用抗凝剂<br>□ 配合体格检查<br>□ 有任何不适告知医师 | □ 配合完善各种术前检查，如血、尿、便检查，心电图，X 线胸片，颈部 B 超，颈部增强 CT 等<br>□ 了解手术方案及围术期注意事项<br>□ 签署手术知情同意书、自费用品协议书、输血同意书、授权书等医疗文书<br>□ 了解手术可能并发症：声嘶、缺钙导致四肢麻木、伤口出血、感染、乳糜漏和呼吸困难等<br>□ 了解非手术治疗的其他替代方案和后果<br>□ 配合麻醉师术前访视 |
| **护患配合** | □ 配合生命体征监测<br>□ 配合完成入院宣教（环境介绍、病室规定、订餐事项、贵重物品管理等）<br>□ 配合完成入院评估（简单病史、过敏史、用药史等）<br>□ 有任何不适告知护士 | □ 配合生命体征监测<br>□ 接受术前宣教<br>□ 接受术前准备（皮试等）<br>□ 准备好必要用物<br>□ 术前取下所有饰品，卸妆<br>□ 确认腕带信息 |
| **饮食** | □ 普通饮食 | □ 术前 6~8 小时禁食、禁水 |
| **排泄** | □ 正常排尿便 | □ 正常排尿便 |
| **活动** | □ 正常活动 | □ 正常活动 |

| 时间 | 住院第 3~5 天<br>（手术日） | 住院第 5~10 天<br>（术后 1~5 天） | 住院第 7~10 天<br>（出院日） |
|---|---|---|---|
| 医患配合 | □ 接受手术治疗<br>□ 配合监护及检查治疗<br>□ 与医师交流了解手术情况及术后注意事项<br>□ 有任何不适告知医师 | □ 配合术后检查、治疗和换药 | □ 接受出院指导<br>□ 了解复查程序<br>□ 获得出院诊断书 |
| 护患配合 | □ 术晨生命体征监测<br>□ 术晨剃须漱口更衣<br>□ 既往基础药物一口水送下<br>□ 取下活动义齿、饰品等，贵重物品交家属保管<br>□ 配合完成术前核对，带齐影像资料和自备药物，上手术车或轮椅<br>□ 返回病房后，协助完成核对，配合过床<br>□ 配合输液治疗<br>□ 配合术后吸氧及监测<br>□ 有任何不适告知护士 | □ 配合生命体征监测及回答尿便情况<br>□ 接受各种途径药物治疗<br>□ 接受饮食宣教<br>□ 接受各种药物及治疗宣教<br>□ 注意活动安全，避免坠床或跌伤<br>□ 遵守探视及陪床规定 | □ 接受出院宣教<br>□ 办理出院手续<br>□ 获得出院带药<br>□ 知道服药方法、作用和注意事项<br>□ 术后禁烟酒<br>□ 知晓病历复印的时间和手续 |
| 饮食 | □ 术晨禁食、禁水<br>□ 术后 4~6 小时尝试经口进水<br>□ 术后 6 小时无恶心、呕吐可进半流食 | □ 由半流食逐渐过渡到普食，避免辛辣刺激食物 | □ 半流食、软食或普食，避免辛辣刺激食物 |
| 排泄 | □ 经尿管引流尿液<br>□ 正常或床上排便 | □ 拔除尿管后如情况允许，正常排尿便 | □ 正常排尿便 |
| 活动 | □ 术后 4~6 小时内去枕平卧，可床上翻身<br>□ 术后 6 小时可垫枕、半坐位及床上活动 | □ 术后 1~2 天无不适可下地活动，逐渐增加活动量及范围。注意安全，防跌倒及摔伤 | □ 正常适度活动，避免疲劳 |

注：临床路径中标准住院日为 5~8 天，表格标准住院日≤10 天；实际住院日各医院差别较大，取决于以下因素：

（1）是否术前检查在入院前完成

（2）是否要等石蜡病理检查结果出院

（3）是否要等伤口拆线后出院

（4）患者是否有术后并发症发生等

## 附：原表单（2011 年版）

### 甲状腺肿瘤临床路径表单

适用对象：第一诊断为甲状腺肿瘤（ICD-10：C73/D09.302/D34/D44.0）
行甲状腺部分或全叶切除术（ICD-9-CM-3：06.2-06.4）

| 患者姓名： | 性别： 年龄： 门诊号： | 住院号： |
|---|---|---|
| 住院日期： 年 月 日 | 出院日期： 年 月 日 | 标准住院日：5~8 天 |

| 时间 | 住院第 1 天 | 住院第 2 天 | 住院第 3~5 天<br>（手术日） |
|---|---|---|---|
| 主要诊疗工作 | □ 询问病史及体格检查<br>□ 上级医师查房与术前评估<br>□ 甲状腺肿瘤诊疗计划书<br>□ 初步确定手术方式、日期 | □ 上级医师查房<br>□ 完成术前准备与术前评估<br>□ 根据体检、甲状腺 B 超、甲状腺功能测定结果等，进行术前讨论，确定手术方案<br>□ 完成必要的相关科室会诊<br>□ 签署手术知情同意书、自费用品协议书<br>□ 向患者及家属交代围术期注意事项 | □ 手术<br>□ 术者完成手术记录<br>□ 上级医师查房<br>□ 向患者及家属交代病情及术后注意事项 |
| 重要医嘱 | 长期医嘱：<br>□ 耳鼻喉科护理常规<br>□ 三级护理<br>□ 普通饮食<br>临时医嘱：<br>□ 血、尿、便常规<br>□ 肝肾功能、血糖、凝血功能、电解质、感染性疾病筛查<br>□ X 线胸片、心电图<br>□ 甲状腺 B 超、甲状腺功能测定<br>□ 手术必需的相关检查 | 长期医嘱：<br>□ 同前<br>□ 患者既往基础用药<br>临时医嘱：<br>□ 术前医嘱<br>□ 术前禁食、禁水<br>□ 抗菌药物<br>□ 其他特殊医嘱 | 长期医嘱：<br>□ 一级护理<br>□ 半流质饮食<br>□ 抗菌药物<br>□ 其他特殊医嘱<br>临时医嘱：<br>□ 吸氧<br>□ 镇痛<br>□ 其他特殊医嘱 |
| 主要护理工作 | □ 介绍病房环境、设施和设备<br>□ 入院护理评估 | □ 宣教、备皮等术前准备<br>□ 手术前物品准备<br>□ 手术前心理护理 | □ 随时观察患者病情变化<br>□ 术后心理与生活护理 |
| 病情变异记录 | □ 无 □ 有，原因：<br>1.<br>2. | □ 无 □ 有，原因：<br>1.<br>2. | □ 无 □ 有，原因：<br>1.<br>2. |
| 护士签名 | | | |
| 医师签名 | | | |

| 时间 | 住院第 4~6 天<br>（术后第 1 日） | 住院第 5~7 天<br>（术后第 2 日） | 住院第 6~8 天<br>（出院日） |
|---|---|---|---|
| 主要诊疗工作 | □ 上级医师查房<br>□ 注意病情变化<br>□ 注意引流量<br>□ 注意观察体温、血压等 | □ 上级医师查房<br>□ 住院医师完成常规病历书写<br>□ 根据引流情况明确是否拔除引流管 | □ 上级医师查房，进行手术及伤口评估<br>□ 根据引流情况明确是否拔除引流管<br>□ 完成出院记录、出院证明书等，向患者交代出院后的注意事项，如返院复诊的时间、地点，发生紧急情况时的处理等 |
| 重要医嘱 | 长期医嘱：<br>□ 二级护理<br>□ 半流质饮食<br>□ 抗菌药物<br>□ 其他特殊医嘱<br>临时医嘱：<br>□ 其他特殊医嘱 | 长期医嘱：<br>□ 二级护理<br>□ 半流质饮食<br>□ 酌情停用抗菌药物<br>□ 其他特殊医嘱<br>临时医嘱：<br>□ 其他特殊医嘱 | 出院医嘱：<br>□ 二级护理<br>□ 半流质饮食<br>□ 出院带药 |
| 主要护理工作 | □ 随时观察患者情况<br>□ 术后心理与生活护理 | □ 随时观察患者情况<br>□ 术后心理与生活护理 | □ 指导患者办理出院手续<br>□ 指导术后随访时间 |
| 病情变异记录 | □ 无　□ 有，原因：<br>1.<br>2. | □ 无　□ 有，原因：<br>1.<br>2. | □ 无　□ 有，原因：<br>1.<br>2. |
| 护士签名 | | | |
| 医师签名 | | | |

# 第十三章

# 甲状腺良性肿瘤临床路径释义

## 一、甲状腺良性肿瘤编码

1. 国家卫生和计划生育委员会原编码：

疾病名称及编码：甲状腺良性肿瘤（ICD-10：D34）

手术操作名称及编码：甲状腺部分切除、甲状腺次全切除或甲状腺近全切除术（ICD-9-CM-3：06.2/06.39）

2. 修改编码：

疾病名称及编码：甲状腺良性肿瘤（ICD-10：D34）

结节性甲状腺肿（ICD-10：E04）

手术操作名称及编码：单侧甲状腺腺叶切除术（ICD-9-CM-3：06.2）

部分甲状腺切除术（ICD-9-CM-3：06.3）

胸骨后甲状腺切除术（ICD-9-CM-3：06.5）

## 二、临床路径检索方法

（D34/E04）伴（06.2/06.3/06.5）

## 三、甲状腺良性肿瘤临床路径标准住院流程

### （一）适用对象

第一诊断为甲状腺良性肿瘤（ICD-10：D34），手术方式为行甲状腺部分切除、甲状腺次全切除或甲状腺近全切除术（ICD-9-CM-3：06.2/06.39）。

> **释义**
>
> ■ 适用对象编码参见第一部分。
>
> ■ 本路径适用对象为甲状腺腺瘤、结节性甲状腺肿。
>
> ■ 根据肿瘤大小、部位，甲状腺良性肿瘤的手术方式分甲状腺部分切除、甲状腺次全切除或甲状腺近全切除术。

### （二）诊断依据

根据《临床诊疗指南·普通外科分册（第1版）》（中华医学会编著，人民卫生出版社）、《甲状腺外科（第1版）》（陈国锐主编，人民卫生出版社）及全国高等学校教材《外科学（第7版）》（陈孝平主编，人民卫生出版社）。

1. 发现颈前区肿物，无或伴有甲亢临床表现。

2. 体检提示颈前区肿块，随吞咽而上下活动。

3. 颈部B超提示甲状腺良性肿瘤。

4. 甲状腺功能正常或有甲亢表现。

> **释义**
>
> ■ 甲状腺良性肿瘤患者一般无明显症状。肿瘤呈圆形或椭圆形，大小不等，肿瘤活动度好，表面光滑，边界清，与周围组织无粘连，随吞咽上下移动。个别肿瘤较大者可压迫气管，使气管、食管移位。有时因肿块内出血，瘤体会突然增大，伴有局部胀痛。
>
> ■ 高分辨率超声检查是评估甲状腺结节的首选方法，对触诊怀疑，或是在 X 线、CT、MR 或 SPECT 检查中提示的甲状腺结节均应行超声检查。颈部超声可确定甲状腺结节的大小、数目、位置、质地、边界、包膜、钙化、血供和周围组织的关系等情况，同时评估颈部区域有无淋巴结及淋巴结大小、形态和结构特点。
>
> ■ 甲状腺良性肿瘤可以恶变，恶变者不属于本路径范畴。

### （三）选择治疗方案的依据

根据《临床诊疗指南·普通外科分册（第 1 版）》（中华医学会编著，人民卫生出版社）、《甲状腺外科（第 1 版）》（陈国锐主编，人民卫生出版社）及全国高等学校教材《外科学（第 7 版）》（陈孝平主编，人民卫生出版社）。

手术方式选择应保证甲状腺肿物连同周边少量正常组织一并切除（视术中情况可选择甲状腺部分切除、甲状腺次全切除或甲状腺近全切除术），术中应行标本冷冻检查以除外恶变。

> **释义**
>
> ■ 各医疗单位执行甲状腺良性肿瘤临床路径时，可根据疾病种类制订具体的入路名称。
>
> ■ 肿瘤较小或生长缓慢的甲状腺良性肿瘤可以不做处理。因病情复杂、患者自身机体的原因或医疗条件的限制不适合手术的患者，要向患者提供其他治疗方式的选择，履行医师的告知义务和患者对该病的知情权。
>
> ■ 本病是良性肿瘤，手术为择期手术。

### （四）临床路径标准住院日 6~9 天

> **释义**
>
> ■ 甲状腺良性肿瘤患者入院后，常规检查、包括超声、X 线检查等准备 1~2 天，术后恢复 2~5 天，总住院时间小于 9 天的均符合本路径要求。

### （五）进入路径标准

1. 第一诊断必须符合 ICD-10：D34 甲状腺良性肿瘤疾病编码。
2. 当患者合并其他疾病，但住院期间不需要特殊处理也不影响第一诊断的临床路径流程实施时，可以进入路径。

> **释义**
>
> ■ 本路径适用对象为甲状腺腺瘤、结节性甲状腺肿。
> ■ 患者如果合并高血压、糖尿病、冠心病、慢性阻塞性肺炎、慢性肾病等其他慢性疾病，需要术前对症治疗时，如果不影响麻醉和手术，不影响术前准备的时间，可进入本路径。上述慢性疾病如果需要经治疗稳定后才能手术，术前需特殊准备的，先进入其他相应内科疾病的诊疗路径。

### （六）术前准备 1~2 天

1. 必需的检查项目：

（1）血常规、尿常规、便常规+隐血。

（2）肝功能、肾功能、电解质、凝血功能、感染性疾病筛查（乙型肝炎、丙型肝炎、艾滋病、梅毒等）。

（3）心电图、胸部 X 线检查。

（4）甲状腺功能检查、抗甲状腺抗体、甲状腺球蛋白、血清降钙素，甲状腺及颈部淋巴结 B 超。

（5）请耳鼻喉科会诊了解声带情况。

2. 根据患者病情可选择：

（1）气管正侧位。

（2）肺功能、超声心动图检查和血气分析等。

（3）甲状腺核素扫描。

> **释义**
>
> ■ 必查项目是确保手术治疗安全、有效开展的基础，术前必须完成。
> ■ 为缩短患者住院等待时间，检查项目可以在患者入院前于门诊完成。
> ■ 对于肿瘤较大压迫气管者术前应进行气管正侧位检查，评估气管受压情况。
> ■ 对于肿瘤可疑恶变者，可行甲状腺核素扫描。
> ■ 高龄患者或有心肺功能异常患者，术前根据病情增加心脏彩超、肺功能、血气分析等检查。
> ■ 对于肿瘤巨大，部分位于胸骨后的患者，应行颈部 CT 检查，评估气管受压情况，胸骨后肿瘤与颈部甲状腺是否连续，并明确肿块与周围组织、脏器的关系。

### （七）预防性抗菌药物选择与使用时机

按照《抗菌药物临床应用指导原则》（卫医发〔2004〕285 号）执行。通常不需预防用抗菌药物。

> **释义**
>
> ■ 甲状腺良性肿瘤手术属于 I 类切口，通常不需预防用抗菌药物。

### （八）手术日

入院第 3~4 天。

1. 麻醉方式：气管内插管全身麻醉、局部麻醉或颈丛麻醉。
2. 手术方式：根据甲状腺肿物大小及其部位、性质选择甲状腺部分切除、甲状腺次全切除或甲状腺近全切除术。
3. 术中用药：麻醉常规用药。
4. 输血：根据术前血红蛋白状况及术中出血情况而定。
5. 病理学检查：术中行冷冻病理学检查，术后行石蜡切片病理学检查。

> **释义**
>
> ■ 目前甲状腺良性肿瘤手术多采用气管内插管全身麻醉。
>
> ■ 手术是否输血依照术中出血量而定，可根据医院条件采用自体血回输系统，必要时输异体血。
>
> ■ 手术中应常规进行术中冷冻病理学检查及术后石蜡切片病理学检查，明确肿瘤性质及治疗方案，恶变者不属于本路径范畴。
>
> ■ 对于胸骨后甲状腺肿，巨大甲状腺肿物，考虑喉返神经有移位者，可以选择应用术中神经监测以保护喉返神经。

### （九）术后住院恢复2~5天

1. 生命体征监测，严密观察有无出血等并发症发生。
2. 根据病情，按照《国家基本药物》目录选择使用雾化、止血药、补液等治疗，时间1~2天（视具体情况而定）。
3. 根据病情，尽早拔除尿管、皮片或引流管。
4. 实验室检查：必要时复查血常规、血生化等。

> **释义**
>
> ■ 术后可根据患者恢复情况做必须复查的检查项目，并根据病情变化增加检查的频次。复查项目并不仅局限于路径中的项目，还应包括甲状腺功能检查等。

### （十）出院标准

1. 无切口感染、引流管拔除。
2. 生命体征平稳，可自由活动。
3. 饮食恢复，无需静脉补液。
4. 无需要住院处理的其他并发症或合并症。

> **释义**
>
> ■ 主治医师应在出院前，通过复查的各项检查并结合患者恢复情况决定是否能出院。如果确有需要继续留院治疗的情况，超出了路径所规定的时间，应先处理并发症并符合出院条件后再准许患者出院。

## （十一）变异及原因分析

1. 术中冷冻提示甲状腺炎或甲状腺癌等转入相应路径。
2. 胸骨后巨大甲状腺肿有可能需要开胸手术。
3. 合并甲状腺功能亢进症的甲状腺良性肿瘤转入相应路径。
4. 术后出现并发症需要进行相关的诊断和治疗。

> **释义**
>
> ■ 对于轻微变异，如由于某种原因，路径指示应当于某一天的操作不能如期进行而要延期的，这种改变不会对最终结果产生重大改变，也不会更多的增加住院天数和住院费用，可不出本路径。
>
> ■ 除以上所列变异及原因外，如还出现医疗、护理、患者、环境等多方面的变异原因，应阐明变异相关问题的重要性，必要时须及时退出本路径，并请应将特殊的变异原因进行归纳、总结，以便重新修订路径时作为参考，不断完善和修订路径。

## 四、甲状腺良性肿瘤临床路径给药方案

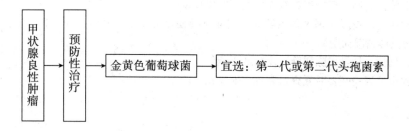

【用药选择】

1. 为预防术后切口感染，应针对金黄色葡萄球菌选用药物。
2. 第一代头孢菌素常用的注射剂有头孢唑林、头孢噻吩、头孢拉定等，口服制剂有头孢拉定、头孢氨苄和头孢羟氨苄等。第二代头孢菌素注射剂有头孢呋辛、头孢替安等，口服制剂有头孢克洛、头孢呋辛酯和头孢丙烯等。

【药学提示】

1. 对于甲状腺良性肿瘤手术需预防应用抗菌药物者，应在术前 0.5～2 小时内给药，或麻醉开始时给药，使手术切口暴露时局部组织中已达到足以杀灭手术过程中入侵切口细菌的药物浓度。
2. 手术时间较短（<2 小时）的清洁手术，术前用药 1 次即可。

【注意事项】

1. 甲状腺良性肿瘤手术属 I 类切口，对于高危人群，可按规定适当预防性和术后应用抗菌药物，但需注意应尽可能单一、短程、较小剂量给药。
2. 用药前必须详细询问患者先前有否对头孢菌素类、青霉素类或其他药物的过敏史。

## 五、推荐表单

### （一）医师表单

#### 甲状腺良性肿瘤临床路径医师表单

适用对象：第一诊断为甲状腺良性肿瘤（ICD-10：D34）

　　　　　行甲状腺部分切除、甲状腺次全切除或甲状腺近全切除术（ICD-9-CM-3：06.2/06.39）

| 患者姓名： | | 性别：　　年龄：　　门诊号： | 住院号： |
|---|---|---|---|
| 住院日期：　　年　月　日 | | 出院日期：　　年　月　日 | 标准住院日：6~9 天 |

| 日期 | 住院第 1 天 | 住院第 2~3 天<br>（手术前 1 日） |
|---|---|---|
| 主要诊疗工作 | □ 询问病史及体格检查<br>□ 完成住院病历和首次病程记录<br>□ 开检查单<br>□ 上级医师查房与术前评估<br>□ 初步确定诊治方案和特殊检查项目 | □ 上级医师查房<br>□ 完成术前准备与术前评估<br>□ 根据检查检验结果进行术前讨论，确定治疗方案<br>□ 如考虑有恶性或甲亢转入相应临床路径<br>□ 完成必要的相关科室会诊<br>□ 申请手术及开手术医嘱<br>□ 完成上级医师查房记录、术前讨论、术前小结等<br>□ 完成术前总结、手术方式、手术关键步骤、术中注意事项等<br>□ 向患者及家属交代病情及围术期注意事项<br>□ 签署手术知情同意书、自费用品协议书、输血同意书、麻醉同意书或签授权委托书 |
| 重点医嘱 | **长期医嘱：**<br>□ 外科二级护理常规<br>□ 饮食（依据患者情况定）<br>□ 下达就进入临床路径医嘱<br>**临时医嘱：**<br>□ 血常规、尿常规、便常规+隐血<br>□ 凝血功能、电解质、肝肾功能、感染性疾病筛查<br>□ 甲状腺功能、抗甲状腺抗体、甲状腺球蛋白、甲状腺 B 超<br>□ 心电图、胸部 X 线检查<br>□ 气管正侧位、肺功能、超声心动图（酌情）<br>□ 耳鼻喉科会诊了解声带<br>□ 肺功能、超声心动图检查、血气分析、甲状腺核素扫描、颈部 CT（必要时） | **长期医嘱：**<br>□ 患者既往基础用药<br>**临时医嘱：**<br>□ 必要的科室会诊<br>□ **术前医嘱：**<br>□ 常规准备明日行甲状腺（部分、次全、近全）切除术<br>□ 备皮<br>□ 术前禁食 6 小时、禁水 2 小时<br>□ 麻醉前用药<br>□ 备血（必要时）<br>□ 术中特殊用药带药<br>□ 带影像学资料入手术室<br>□ 预约 ICU（视情况而定） |
| 病情变异记录 | □ 无　□ 有，原因：<br>1.<br>2. | □ 无　□ 有，原因：<br>1.<br>2. |
| 医师签名 | | |

| 日期 | 住院第 3~4 天（手术日） | |
| --- | --- | --- |
| | 术前与术中 | 术后 |
| 主要诊疗工作 | □ 陪送患者入手术室<br>□ 麻醉准备，监测生命体征<br>□ 施行手术<br>□ 保持各引流管通畅<br>□ 术中行冷冻病理学检查，术后行石蜡病理学检查 | □ 麻醉医师完成麻醉记录<br>□ 完成术后首次病程记录<br>□ 完成手术记录<br>□ 向患者及家属说明手术情况<br>□ 下达术后医嘱<br>□ 麻醉师后随访<br>□ 观察呼吸、切口渗出、有无声音嘶哑及四肢末梢麻木 |
| 重点医嘱 | **长期医嘱**<br>□ 甲状腺良性肿瘤常规护理<br>□ 一/二级护理<br>□ 禁食<br>**临时医嘱**<br>□ 术中冷冻检查<br>□ 术中神经监测（必要时）<br>□ 应用抗菌药物（必要时） | **长期医嘱**<br>□ 甲状腺部分切除术后常规护理<br>□ 一级护理（可如厕）<br>□ 术后 6 小时拌流食<br>□ 雾化吸入<br>□ 颈部切口引流记量<br>□ 尿管接尿袋（视手术时间而定）<br>**临时医嘱**<br>□ 心电监护、吸氧<br>□ 静脉补液<br>□ 备气管切开包<br>□ 血常规及生化检查（必要时） |
| 病情变异记录 | □ 无　□ 有，原因：<br>1.<br>2. | |
| 医师签名 | | |

| 日期 | 住院第4~5天<br>（术后第1日） | 住院第5~7天<br>（术后第2~4日） | 住院第6~9天<br>（出院日） |
|---|---|---|---|
| 主要诊疗工作 | □ 上级医师查房<br>□ 观察病情变化，包括颈部、耳前叩击征及声音情况等<br>□ 观察引流量和性状，视引流情况拔除颈部引流管及尿管<br>□ 检查手术切口，更换敷料<br>□ 分析实验室检验结果<br>□ 维持水电解质平衡<br>□ 住院医师完成常规病程记录 | □ 上级医师查房<br>□ 观察病情变化，包括颈部、耳前叩击征及声音情况等<br>□ 观察引流量和颜色<br>□ 住院医师完成常规病程记录<br>□ 必要时予相关特殊检查 | □ 上级医师查房<br>□ 切口拆线<br>□ 明确是否符合出院标准<br>□ 完成出院记录、病案首页、山院证明书等<br>□ 通知出入院处<br>□ 通知患者及家属<br>□ 向患者告知出院后注意事项，如康复计划、返院复诊、后续治疗，及相关并发症的处理等<br>□ 出院小结、疾病证明书及出院须知交予患者 |
| 重点医嘱 | **长期医嘱**<br>□ 甲状腺手术后常规护理<br>□ 一级护理<br>□ 半流食<br>□ 雾化吸入<br>□ 视情况拔除颈部引流<br>□ 化痰药（酌情）<br>□ 患者既往基础用药<br>**临时医嘱**<br>□ 适当补充葡萄糖液和盐水液体支持<br>□ 静脉口服钙剂（必要时）<br>□ 切口换药根据引流情况拔除引流管<br>□ 拔除尿管 | **长期医嘱**<br>□ 二/三级护理（视情况）<br>□ 患者既往基础用药<br>□ 视情况拔除颈部引流<br>**临时医嘱**<br>□ 补充进食不足的液体支持<br>□ 切口换药，根据引流情况拔除引流 | **临时医嘱**<br>□ 切口拆线<br>**出院医嘱**<br>□ 出院后相关用药 |
| 病情变异记录 | □ 无　□ 有，原因：<br>1.<br>2. | □ 无　□ 有，原因：<br>1.<br>2. | □ 无　□ 有，原因：<br>1.<br>2. |
| 医师签名 | | | |

## （二）护士表单

### 甲状腺良性肿瘤临床路径护士表单

适用对象：第一诊断为甲状腺良性肿瘤（ICD-10：D34）

行甲状腺部分切除、甲状腺次全切除或甲状腺近全切除术（ICD-9-CM-3：06.2/06.39）

| 患者姓名： | 性别： 年龄： 门诊号： | 住院号： |
|---|---|---|
| 住院日期： 年 月 日 | 出院日期： 年 月 日 | 标准住院日：6~9 天 |

| 时间 | 住院第 1 天 | 住院第 2~3 天<br>（手术前 1 日） | 住院第 3~4 天<br>（手术日） |
|---|---|---|---|
| 健康宣教 | □ 入院宣教<br>□ 介绍主管医师、护士<br>□ 介绍环境、设施<br>□ 介绍住院注意事项 | □ 术前宣教<br>□ 宣教疾病知识、术前准备及手术过程<br>□ 告知准备物品、沐浴<br>□ 告知术后饮食、活动及探视注意事项<br>□ 告知术后可能出现的情况及应对方式<br>□ 主管护士与患者沟通，了解并指导心理应对<br>□ 告知家属等候区位置 | □ 术后当日宣教<br>□ 告知监护设备、管路功能及注意事项<br>□ 告知饮食、体位要求<br>□ 告知疼痛注意事项<br>□ 告知术后可能出现情况及应对方式<br>□ 告知用药情况<br>□ 给予患者及家属心理支持<br>□ 再次明确探视陪护须知 |
| 护理处置 | □ 核对患者姓名，佩戴腕带<br>□ 建立入院护理病历<br>□ 更换病号服 | □ 协助医师完成术前检查<br>□ 术前准备<br>　备皮 禁食禁水 开塞露通便<br>　术前沐浴、取下饰品<br>　必要时配血、抗菌药物皮试 | □ 送手术<br>　摘除患者各种活动物品<br>　核对患者资料及带药<br>　填写手术交接单，签字确认<br>□ 接手术<br>　核对患者及资料，签字确认 |
| 基础护理 | □ 二/三级护理<br>□ 晨晚间护理<br>□ 患者安全管理 | □ 二级护理<br>□ 晨晚间护理<br>□ 患者安全管理 | □ 一级护理<br>□ 头部抬高或半坐卧位<br>□ 排泄护理<br>□ 患者安全管理 |
| 专科护理 | □ 护理查体<br>□ 基础生命体征监测<br>□ 需要时，请家属陪护 | □ 协助医师完成术前检查化验 | □ 病情观察，评估生命体征、伤口敷料、各种引流管情况、出入量、有无手足抽搐及声音嘶哑情况<br>□ 遵医嘱予液体支持、化痰、雾化吸入等治疗<br>□ 床边放置气管切开包 |
| 重点医嘱 | □ 详见医嘱执行单 | □ 详见医嘱执行单 | □ 详见医嘱执行单 |
| 病情变异记录 | □ 无 □ 有，原因：<br>1.<br>2. | □ 无 □ 有，原因：<br>1.<br>2. | □ 无 □ 有，原因：<br>1.<br>2. |
| 护士签名 | | | |

| 时间 | 住院第 4~7 天<br>（术后第 1~4 日） | 住院第 6~9 天<br>（术后第 3~6 日） |
|---|---|---|
| 健康宣教 | □ 术后宣教<br>　药物作用及频率<br>　饮食、活动指导<br>　复查患者对术前宣教内容的掌握程度<br>　疾病恢复期注意事项<br>　拔尿管后注意事项<br>　拔颈部引流管后注意事项<br>　下床活动注意事项 | □ 出院宣教<br>　复查时间<br>　服药方法<br>　活动休息<br>　指导饮食<br>　康复训练方法<br>□ 指导办理出院手续 |
| 护理处置 | □ 遵医嘱完成相关检查<br>□ 视情况拔除尿管 | □ 办理出院手续<br>□ 书写出院小结 |
| 基础护理 | □ 一/二/三级护理<br>□ 晨晚间护理<br>□ 协助进食、进水（饮水呛咳者鼻饲）<br>□ 协助翻身、床上移动、预防压疮<br>□ 排泄护理<br>□ 协助更衣<br>□ 患者安全管理 | □ 二/三级护理<br>□ 晨晚间护理<br>□ 协助或指导进食、进水<br>□ 协助或指导床旁活动<br>□ 康复训练<br>□ 患者安全管理 |
| 专科护理 | □ 病情观察<br>□ 评估生命体征、伤口敷料、各种引流管情况、出入量、有无手足抽搐及声音嘶哑情况<br>□ 遵医嘱予液体支持、化痰、雾化吸入等治疗<br>□ 需要时，联系主管医师给予相关治疗及用药 | □ 病情观察<br>□ 生命体征、伤口敷料、有无手足抽搐及声音嘶哑及是否改善情况 |
| 重点医嘱 | □ 详见医嘱执行单 | □ 详见医嘱执行单 |
| 病情变异记录 | □ 无　□ 有，原因：<br>1.<br>2. | □ 无　□ 有，原因：<br>1.<br>2. |
| 护士签名 | | |

## （三）患者表单

### 甲状腺良性肿瘤临床路径患者表单

适用对象：第一诊断为甲状腺良性肿瘤（ICD-10：D34）

行甲状腺部分切除、甲状腺次全切除或甲状腺近全切除术（ICD-9-CM-3：06.2/06.39）

| 患者姓名： | 性别： 年龄： 门诊号： | 住院号： |
|---|---|---|
| 住院日期： 年 月 日 | 出院日期： 年 月 日 | 标准住院日：6~9 天 |

| 时间 | 住院第 1 天 | 住院第 2~3 天<br>（手术前 1 日） | 住院第 3~4 天<br>（手术日） |
|---|---|---|---|
| 监测 | □ 测量生命体征、体重 | □ 每日测量生命体征、询问排便，手术前 1 天晚测量生命体征 | □ 手术清晨测量生命体征、血压 1 次，必要时测量血糖 |
| 医患配合 | □ 护士行入院护理评估（简单询问病史）<br>□ 接受入院宣教<br>□ 医师询问病史、既往病史、用药情况，收集资料<br>□ 进行体格检查 | □ 配合完善术前相关检查<br>□ 术前宣教<br>□ 甲状腺良性肿瘤疾病知识、临床表现<br>□ 治疗方法<br>□ 术前用物准备：毛巾、饮用水等<br>□ 手术室接患者，配合核对<br>□ 医师与患者及家属介绍病情及手术谈话<br>□ 手术时家属在等候区等候<br>□ 探视及陪护制度 | □ 术后宣教<br>术后体位：麻醉未醒时平卧，清醒后，平卧，去枕 6 小时，协助改变体位，根据医嘱予监护设备、吸氧<br>□ 配合护士定时监测生命体征、伤口敷料等<br>□ 不要随意动引流管<br>□ 疼痛的注意事项及处理<br>□ 告知医护不适及异常感受<br>□ 配合评估手术效果 |
| 重点诊疗及检查 | 重点诊疗：<br>□ 二级护理<br>□ 既往基础用药 | 重点诊疗：<br>□ 术前准备<br>□ 备皮<br>□ 配血（必要时）<br>□ 术前签字<br>重要检查：<br>□ 心电图、X 线胸片<br>□ 颈部 B 超<br>□ 甲状腺放射性核素扫描（必要时） | 重点诊疗：<br>□ 一级护理<br>□ 予监护设备、吸氧<br>□ 注意留置管路安全与通畅<br>□ 用药：补液、化痰药物的应用<br>□ 护士协助记录出入量 |
| 饮食及活动 | □ 普通饮食<br>□ 正常活动 | □ 禁食 6 小时、禁饮 2 小时<br>□ 正常活动 | □ 根据病情半流食或鼻饲<br>□ 卧床休息，自主体位 |

| 时间 | 住院第 4~7 天<br>（术后第 1~4 日） | 住院第 6~9 天<br>（术后第 3~6 日） |
|---|---|---|
| 监测 | □ 定时监测生命体征，每日询问排便 | □ 定时监测生命体征、每日询问排便 |
| 医患配合 | □ 医师巡视，了解病情<br>□ 配合生命体征的观察及必要的检查<br>□ 护士行晨晚间护理<br>□ 护士协助进食、进水、排泄等生活护理<br>□ 配合监测出入量<br>□ 视情况将尿管拔除<br>□ 配合功能恢复训练（必要时）<br>□ 注意探视及陪护时间 | □ 护士行晨晚间护理<br>□ 医师拆线<br>□ 伤口注意事项<br>□ 配合功能恢复训练（必要时）<br>□ 出院宣教<br>□ 接受出院前康复宣教<br>□ 学习出院注意事项<br>□ 了解复查程序<br>□ 办理出院手续，取出院带药 |
| 重点诊疗及检查 | **重点诊疗：**<br>□ 一/二/三级护理<br>□ 静脉用药逐渐过渡至口服药<br>□ 医师定时予伤口换药<br>**重要检查：**<br>□ 定期抽血化验 | **重点诊疗：**<br>□ 二/三级护理<br>□ 普通饮食<br>□ 医师定时予伤口换药<br>**重要检查：**<br>□ 定期抽血化验（必要时） |
| 饮食及活动 | □ 根据病情逐渐由半流食过渡至普通饮食，营养均衡，食用高蛋白、低脂肪、易消化、避免产气食物（牛奶、豆浆）及油腻食物。鼓励多食汤类食物，蔬菜及水果补充水分，卧床休息时可头高位，渐坐起<br>□ 术后第 1~2 天可视体力情况渐下床活动，循序渐进，注意安全<br>□ 行功能恢复锻炼（必要时） | □ 普通饮食，营养均衡<br>□ 勿吸烟、饮酒<br>□ 正常活动<br>□ 行功能恢复训练（必要时） |

## 附：原表单（2011 年版）

### 甲状腺良性肿瘤临床路径表单

适用对象：第一诊断为甲状腺良性肿瘤（ICD-10：D34）
行甲状腺部分切除、甲状腺次全切除或甲状腺近全切除术（ICD-9-CM-3：06.2/06.39）

| 患者姓名： | | 性别： | 年龄： | 门诊号： | 住院号： |
|---|---|---|---|---|---|
| 住院日期： 年 月 日 | | 出院日期： 年 月 日 | | | 标准住院日：6~9 天 |

| 日期 | 住院第 1 天 | 住院第 2~3 天<br>（手术前 1 日） |
|---|---|---|
| 主要诊疗工作 | □ 询问病史及体格检查<br>□ 完成住院病历和首次病程记录<br>□ 开检查单<br>□ 上级医师查房与术前评估<br>□ 初步确定诊治方案和特殊检查项目 | □ 上级医师查房<br>□ 完成术前准备与术前评估<br>□ 根据检查检验结果进行术前讨论，确定治疗方案<br>□ 如考虑有恶性或甲亢转入相应临床路径<br>□ 完成必要的相关科室会诊<br>□ 申请手术及开手术医嘱<br>□ 完成上级医师查房记录、术前讨论、术前小结等<br>□ 完成术前总结、手术方式、手术关键步骤、术中注意事项等<br>□ 向患者及家属交代病情及围术期注意事项<br>□ 签署手术知情同意书、自费用品协议书、输血同意书、麻醉同意或签授权委托书 |
| 重点医嘱 | 长期医嘱：<br>□ 外科二级护理常规<br>□ 饮食（依据患者情况定）<br>临时医嘱：<br>□ 血常规、尿常规、便常规+隐血<br>□ 凝血功能、电解质、肝肾功能、感染性疾病筛查<br>□ 甲状腺功能、抗甲状腺抗体、甲状腺球蛋白、甲状腺 B 超<br>□ 心电图、胸部 X 线检查<br>□ 气管正侧位、肺功能、超声心动图（酌情）<br>□ 耳鼻喉科会诊了解声带 | 长期医嘱：<br>□ 患者既往基础用药<br>临时医嘱：<br>□ 必要的科室会诊<br>□ 术前医嘱<br>（1）常规准备明日行甲状腺部分切除术<br>（2）备皮<br>（3）术前禁食 6 小时、禁水 2 小时<br>（4）麻醉前用药<br>（5）备血<br>□ 术中特殊用药带药<br>□ 带影像学资料入手术室<br>□ 预约 ICU（视情况而定） |
| 主要护理工作 | □ 入院介绍<br>□ 入院评估<br>□ 健康教育<br>□ 活动指导<br>□ 饮食指导<br>□ 患者相关检查配合的指导<br>□ 心理支持 | □ 静脉抽血<br>□ 健康教育<br>□ 饮食指导<br>□ 疾病知识指导<br>□ 术前指导<br>□ 促进睡眠（环境、药物）<br>□ 心理支持 |

续　表

| 日期 | 住院第 1 天 | 住院第 2~3 天<br>（手术前 1 日） |
|---|---|---|
| 病情<br>变异<br>记录 | □无　□有，原因：<br>1.<br>2. | □无　□有，原因：<br>1.<br>2. |
| 护士<br>签名 | | |
| 医师<br>签名 | | |

| 日期 | 住院第 3~4 天<br>（手术日） | |
| --- | --- | --- |
| | 术前与术中 | 术后 |
| 主要<br>诊疗<br>工作 | □ 陪送患者入手术室<br>□ 麻醉准备，监测生命体征<br>□ 施行手术<br>□ 保持各引流管通畅<br>□ 术中行冷冻病理学检查，术终行常规病理学检查 | □ 麻醉医师完成麻醉记录<br>□ 完成术后首次病程记录<br>□ 完成手术记录<br>□ 向患者及家属说明手术情况 |
| 重<br>点<br>医<br>嘱 | **长期医嘱**<br>□ 甲状腺良性肿瘤常规护理<br>□ 一/二级护理<br>□ 禁食<br>**临时医嘱**<br>□ 术中冷冻检查 | **长期医嘱**<br>□ 甲状腺部分切除术后常规护理<br>□ 一级护理<br>□ 禁食<br>□ 常规雾化吸入，bid<br>□ 颈部切口引流接负压袋吸引并记量<br>□ 尿管接尿袋（视手术时间而定）<br>□ 化痰药<br>**临时医嘱**<br>□ 吸氧<br>□ 床边备气管切开包<br>□ 血常规及生化检查（必要时） |
| 主<br>要<br>护<br>理<br>工<br>作 | □ 健康教育<br>□ 饮食：术前禁食、禁水<br>□ 术前沐浴、更衣，取下义齿、饰物<br>□ 告知患者及家属术前流程及注意事项<br>□ 指导术前注射用药后注意事项<br>□ 术前手术物品准备<br>□ 陪送患者入手术室<br>□ 术中按需留置尿管<br>□ 床边放置气管切开包<br>□ 心理支持 | □ 体位与活动：平卧，去枕 6 小时，协助改<br>　变体位（半坐卧位）<br>□ 按医嘱吸氧、禁食、禁水<br>□ 密切观察患者情况<br>□ 疼痛护理<br>□ 留置管道护理及指导<br>□ 心理支持（患者及家属） |
| 病情<br>变异<br>记录 | □ 无　□ 有，原因：<br>1.<br>2. | |
| 护士<br>签名 | | |
| 医师<br>签名 | | |

| 日期 | 住院第 4~5 天<br>（术后第 1 日） | 住院第 5~7 天<br>（术后第 2~4 日） | 住院第 6~9 天<br>（出院日） |
|---|---|---|---|
| 主要诊疗工作 | □ 上级医师查房<br>□ 观察病情变化，包括颈部、耳前叩击征及声音情况等<br>□ 观察引流量和性状，视引流情况拔除颈部引流管及尿管<br>□ 检查手术切口，更换敷料<br>□ 分析实验室检验结果<br>□ 维持水电解质平衡<br>□ 住院医师完成常规病程记录 | □ 上级医师查房<br>□ 观察病情变化，包括颈部、耳前叩击征及声音情况等<br>□ 观察引流量和颜色<br>□ 住院医师完成常规病程记录<br>□ 必要时予相关特殊检查 | □ 上级医师查房<br>□ 切口拆线<br>□ 明确是否符合出院标准<br>□ 完成出院记录、病案首页、出院证明书等<br>□ 通知出入院处<br>□ 通知患者及家属<br>□ 向患者告知出院后注意事项，如康复计划、返院复诊、后续治疗，及相关并发症的处理等<br>□ 出院小结、疾病证明书及出院须知交予患者 |
| 重点医嘱 | **长期医嘱：**<br>□ 甲状腺手术后常规护理<br>□ 一级护理<br>□ 半流食<br>□ 常规雾化吸入，bid<br>□ 视情况拔除颈部引流管接袋并记量<br>□ 化痰药（酌情）<br>□ 患者既往基础用药<br>**临时医嘱：**<br>□ 适当补充葡萄糖液和盐水液体支持<br>□ 切口换药并拔除引流<br>□ 拔除尿管 | **长期医嘱：**<br>□ 二/三级护理（视情况）<br>□ 患者既往基础用药<br>**临时医嘱：**<br>□ 补充进食不足的液体支持 | **临时医嘱：**<br>□ 切口拆线<br>**出院医嘱：**<br>□ 出院后相关用药 |
| 主要护理工作 | □ 体位：指导患者下床活动及颈部活动<br>□ 观察患者病情变化<br>□ 指导饮食<br>□ 遵医嘱拔除尿管<br>□ 疼痛护理<br>□ 生活护理（一级护理）<br>□ 心理支持 | □ 体位与活动：自主体位，指导颈部活动<br>□ 指导饮食<br>□ 协助或指导生活护理 | □ 出院指导<br>□ 办理出院手续<br>□ 预约复诊时间<br>□ 作息、饮食、活动指导<br>□ 服药指导<br>□ 清洁卫生<br>□ 疾病知识 |
| 病情变异记录 | □ 无 □ 有，原因：<br>1.<br>2. | □ 无 □ 有，原因：<br>1.<br>2. | □ 无 □ 有，原因：<br>1.<br>2. |
| 护士签名 | | | |
| 医师签名 | | | |

# 第十四章
# 甲状腺癌临床路径释义

## 一、甲状腺癌编码

疾病名称及编码：甲状腺癌（ICD-10：C73）

手术操作名称及编码：甲状腺癌根治手术（ICD-9-CM-3：06.2-06.4）

　　　　　　　　　　　颈淋巴结根治性切除（ICD-9-CM-3：40.4）

## 二、临床路径检索方法

C73 伴 06.2-06.4/（06.2-06.4+40.4）

## 三、甲状腺癌临床路径标准住院流程

### （一）适用对象

第一诊断为甲状腺癌（ICD-10：C73），行甲状腺癌根治手术（ICD-9-CM-3：06.2-06.4 伴 40.4）。

> **释义**
>
> ■ 适用对象编码参见第一部分。
>
> ■ 本路径适用对象为甲状腺恶性肿瘤。
>
> ■ 甲状腺癌的手术方式为甲状腺癌根治手术。

### （二）诊断依据

根据《临床诊疗指南·普通外科分册（第1版）》（中华医学会编著，人民卫生出版社）、《甲状腺外科（第1版）》（陈国锐主编，人民卫生出版社）及全国高等学校教材《外科学（第7版）》（陈孝平主编，人民卫生出版社）。

1. 症状及体征：颈部肿物，可伴有声音嘶哑或呼吸、吞咽困难，体格检查有甲状腺结节，有或无颈部肿大淋巴结。

2. 影像学检查：主要依靠超声彩色多普勒、放射性核素扫描诊断，CT、MR 及 SPECT 等可提供参考。

3. 血清降钙素测定对早期诊断甲状腺髓样癌有十分重要的价值。

4. 病理：针吸细胞学诊断或术中冷冻活检。

> **释义**
>
> ■ 甲状腺恶性肿瘤患者一般无明显症状，多体检发现。晚期可出现声音嘶哑、呼吸、吞咽困难，未分化癌可短期出现上述症状。转移至淋巴结时，可发现颈部肿大淋巴结。当患者甲状腺肿块不明显，因发现转移灶就诊时，应考虑到甲状腺癌的可能。髓样癌患者可出现腹泻，颜面潮红等症状。

■ 高分辨率超声检查是评估甲状腺结节的首选方法，对触诊怀疑，或是在 X 线、CT、MR 或 SPECT 检查中提示的甲状腺结节均应行超声检查。颈部超声可确定甲状腺结节的大小、数目、位置、质地、边界、包膜、钙化、血供和周围组织的关系等情况，同时评估颈部区域有无淋巴结及淋巴结大小、形态和结构特点。以下超声征象提示甲状腺癌可能性大：①实性低回声结节；②结节内血供丰富（TSH 正常情况下）；③结节形态和边缘不规则，晕环缺如；④微小钙化，针尖样弥散分布或簇状分布的钙化；⑤同时伴有颈部淋巴结超声影像异常。

■ 放射性核素扫描受显像仪分辨率所限，适用于直径>1cm 结节，显像示"冷结节"应考虑恶性的可能，"热结节"绝大部分为良性。

■ CT、MR 及 SPECT 主要显示肿瘤与周围组织结构的关系，协助制订手术方案。

■ 甲状腺髓样癌来源于分泌降钙素的甲状腺滤泡旁细胞（又称 C 细胞），因此血清降钙素可作为甲状腺髓样癌特异性肿瘤标志物。

■ 术前通过针吸细胞学诊断甲状腺癌的灵敏度为 83%（65%~98%），特异性为 92%（72%~100%），术前针吸细胞学检查有助于减少不必要的甲状腺结节手术，并帮助确定恰当的手术方案。术中应常规进行冷冻活检，确定肿瘤性质，决定手术方案。

### （三）选择治疗方案的依据

根据《临床诊疗指南·普通外科分册（第 1 版）》（中华医学会编著，人民卫生出版社）、《甲状腺外科（第 1 版）》（陈国锐主编，人民卫生出版社）及全国高等学校教材《外科学（第 7 版）》（陈孝平主编，人民卫生出版社）。

1. 以手术治疗为主，辅助应用核素、甲状腺激素及放射治疗。

2. 手术治疗：对于不同病理类型的甲状腺癌应采取不同的手术方式。

（1）乳头状癌、滤泡状癌：甲状腺全切除（即病灶侧甲状腺叶全切除，对侧甲状腺叶全切除，峡部全切除）或患侧叶甲状腺全切除+峡部切除；确定双侧腺体内都有甲状腺癌结节时，应作全甲状腺切除术及中央组淋巴结切除术。颈淋巴结肿大并证实为甲状腺癌转移的患者，应进行包括颈部淋巴结清扫术在内的甲状腺癌联合根治手术。病灶相当广泛累及双侧腺体并转移至双侧颈部淋巴结，原发病灶与转移灶相互融合粘连应作全甲状腺切除+双侧颈淋巴结清扫术。

（2）髓样癌：术中如能以冰冻切片确诊为髓样癌，则应做全甲状腺切除。

> **释义**
>
> ■ 甲状腺癌的治疗方法主要包括手术治疗、术后核素治疗和 TSH 抑制治疗。分化差的甲状腺癌可辅助放疗。手术治疗最为主要，直接影响本病的后续治疗及随访，并与预后密切相关。甲状腺癌治疗的总体发展趋势是个体化的综合治疗。
>
> ■ 分化型甲状腺癌甲状腺切除范围中国指南推荐为全/近全甲状腺切除和甲状腺腺叶+峡部切除。
>
> ■ 全/近全甲状腺切除术适应证包括：①童年期有头颈部放射线照射史或放射性尘埃接触史；②原发灶最大直径>4cm；③多癌灶，尤其是双侧癌灶；④不良的病理亚型如：乳头状癌的高细胞型、柱状细胞型、弥漫硬化型、实体亚型，滤泡状癌的广

泛浸润型，低分化型甲状腺癌；⑤已有远处转移，需行术后[131]I治疗；⑥伴有双侧颈部淋巴结转移；⑦伴有腺外侵犯（如气管、食管、颈动脉或纵隔侵犯等）。全/近全甲状腺切除术的相对适应证是：肿瘤最大直径介于1~4cm，伴有甲状腺癌高危因素或合并对侧甲状腺结节。

■甲状腺腺叶+峡部切除术的适应证为：局限于一侧腺叶内的单发肿瘤，并且肿瘤原发灶≤1cm、复发危险度低、无童年期头颈部放射线接触史、无颈部淋巴结转移和远处转移、对侧腺叶内无结节。相对适应证为：局限于一侧腺叶内的单发肿瘤，并且肿瘤原发灶≤4cm、复发危险度低、对侧腺叶内无结节；微小浸润型滤泡状癌。

■分化型甲状腺癌术中有效保留甲状旁腺和喉返神经的情况下均应行病灶同侧中央组淋巴结清扫术。对临床颈部非中央区淋巴结转移（$cN_{1b}$）的患者，行颈侧区淋巴结清扫术。建议根据中央区转移淋巴结的数量和比例、原发灶的位置、大小、病理分型和术中对非中央区淋巴结探查情况等进行综合评估，对部分临床颈部中央区淋巴结转移（$cN_{1a}$）患者行颈侧区部淋巴结清扫。

■甲状腺髓样癌无论是家族型还是散发性，因具有侵袭性和多灶性特点，均应采取全甲状腺切除。美国甲状腺协会2009年推荐的甲状腺髓样癌诊疗指南中具体阐述了髓样癌的手术切除范围及程度，推荐甲状腺髓样癌均应作全甲状腺切除和颈淋巴结清扫。

## （四）标准住院日7~14天

**释义**

■甲状腺癌患者入院后，常规检查、包括超声、CT检查等准备1~3天，术后恢复4~10天，总住院时间小于14天的均符合本路径要求。

## （五）进入路径标准

1. 第一诊断必须符合ICD-10：C73甲状腺癌的疾病编码。
2. 当患者合并其他疾病，但住院期间不需要特殊处理也不影响第一诊断的临床路径流程实施时，可以进入路径。

**释义**

■本路径适用对象为甲状腺癌。
■患者如果合并高血压、糖尿病、冠心病、慢性阻塞性肺炎、慢性肾病等其他慢性疾病，需要术前对症治疗时，如果不影响麻醉和手术，不影响术前准备的时间，可进入本路径。上述慢性疾病如果需要经治疗稳定后才能手术，术前需特殊准备的，先进入其他相应内科疾病的诊疗路径。

**（六）术前准备 1~3 天**

1. 必需的检查项目：
(1) 血常规、尿常规、便常规+隐血。
(2) 肝功能、肾功能、电解质、凝血功能、感染性疾病筛查（乙型肝炎、丙型肝炎、艾滋病、梅毒等）。
(3) 心电图、胸部 X 线检查。
(4) 甲状腺功能检查、抗甲状腺抗体、甲状腺球蛋白、血清降钙素。
(5) 甲状腺放射性核素扫描、甲状腺及颈部淋巴结 B 超。
(6) 请耳鼻喉科会诊了解声带情况。
2. 根据患者病情可选择：
(1) 气管正侧位。
(2) 肺功能、超声心动图检查和血气分析等。
(3) CT 检查。

> **释义**
>
> ■ 必查项目是确保手术治疗安全、有效开展的基础，术前必须完成。
> ■ 为缩短患者住院等待时间，检查项目可以在患者入院前于门诊完成。
> ■ 对于肿瘤较大压迫气管术前应进行气管正侧位，评价气管受压情况。
> ■ 对肿瘤侵犯周围组织或转移明显时，可行甲状腺放射性核素扫描、颈部 CT 及肺部 CT 检查。
> ■ 高龄患者或有心肺功能异常患者，术前根据病情增加心脏彩超、肺功能、血气分析等检查。

**（七）预防性抗菌药物选择与使用时机**

1. 抗菌药物：按照《抗菌药物临床应用指导原则》（卫医发〔2004〕285 号）执行。通常不需预防用抗菌药物。如果手术范围大、时间长、污染机会增加可考虑预防性使用抗菌药物，使用第一代头孢菌素。预防性用抗菌药物使用时间为术前 0.5~2 小时给药，或麻醉开始时给药，使手术切口暴露时局部组织中已达到足以杀灭手术过程中入侵切口细菌的药物浓度。
2. 预防性用抗菌药物，时间为术前 0.5 小时，手术超过 3 小时加用 1 次抗菌药物；总预防性用药时间一般不超过 24 小时，个别情况可延长至 48 小时。

> **释义**
>
> ■ 甲状腺癌手术属于Ⅰ类切口，对于甲状腺癌手术范围较大，手术时间长，污染机会增加的患者及高龄或免疫缺陷等高危人群，可按规定适当预防性和术后应用抗菌药物，通常选用一代、二代头孢菌素。

**（八）手术日**

入院第 4~7 天。
1. 麻醉方式：气管插管全身麻醉、局部麻醉或颈丛麻醉。

2. 手术方式：根据甲状腺癌的组织学类型选择甲状腺癌手术。

3. 术中用药：麻醉常规用药和补充血容量药物（晶体、胶体）。

4. 输血：根据术前血红蛋白状况及术中出血情况而定。

5. 病理学检查：术中行冷冻病理学检查，术后行石蜡切片病理学检查。

> **释义**
>
> ■目前甲状腺癌手术多采用气管插管全身麻醉。
>
> ■手术是否输血依照术中出血量而定，可根据医院条件采用自体血回输系统，必要时输异体血。
>
> ■手术中应常规进行术中冷冻病理学检查及术后石蜡切片病理学检查，明确肿瘤性质及治疗方案，病理为甲状腺良性肿瘤者不属于本路径范畴。
>
> ■甲状腺癌的患者以下情况应考虑应用术中神经监测：①癌灶位于腺体背侧；②需行颈部淋巴结清扫，尤其中央组淋巴结肿大者；③再次手术，结构紊乱组织粘连者；伴胸骨后甲状腺肿，巨大甲状腺肿物，考虑喉返神经移位者；④术前影像学提示有内脏转位或锁骨下动脉变异，可疑非返性喉返神经者；⑤已有单侧声带麻痹，对侧叶需行手术治疗者；⑥需行甲状腺全切除术，特别是腔镜下手术。

### （九）术后住院恢复 4~10 天

1. 生命体征监测，严密观察有无出血等并发症发生。

2. 根据病情，按照《国家基本药物》目录选择使用雾化、止血药、补液等治疗，时间 1~2 天（视具体情况而定）。

3. 根据病情，尽早拔除尿管、引流管。

4. 实验室检查：必要时复查血常规、血生化等。

> **释义**
>
> ■术后可根据患者恢复情况做必须复查的检查项目，并根据病情变化增加检查的频次。复查项目并不仅局限于路径中的项目，必要时复查的实验室检查项目还应包括甲状腺功能、甲状旁腺激素等。
>
> ■甲状腺全/近全切除术后的患者，术后应重点关注血钙情况，及时纠正可能出现的低钙血症。

### （十）出院标准

1. 无切口感染、引流管拔除。

2. 生命体征平稳，可自由活动。

3. 饮食恢复，无需静脉补液。

4. 无需住院处理的其他并发症或合并症。

释义

■ 主治医师应在出院前，通过复查的各项检查并结合患者恢复情况决定是否能出院。如果确有需要继续留院治疗的情况，超出了路径所规定的时间，应先处理并发症并符合出院条件后再准许患者出院。

### （十一）变异及原因分析

1. 术前分期不准确者，术中可根据探查结果改变术式。
2. 根据临床分期和术中情况决定是否术后 $^{131}I$ 放射治疗。
3. 术后出现并发症需要进行相关的诊断和治疗。

释义

■ 对于轻微变异，如由于某种原因，路径指示应当于某一天的操作不能如期进行而要延期的，这种改变不会对最终结果产生重大改变，也不会更多的增加住院天数和住院费用，可不出本路径。

■ 除以上所列变异及原因外，如还出现医疗、护理、患者、环境等多方面的变异原因，应阐明变异相关问题的重要性，必要时须及时退出本路径，并请应将特殊的变异原因进行归纳、总结，以便重新修订路径时作为参考，不断完善和修订路径。

### 四、甲状腺癌临床路径给药方案

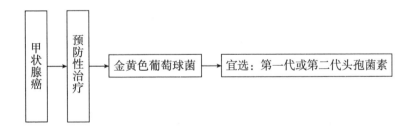

### 【用药选择】

1. 为预防术后切口感染，应针对金黄色葡萄球菌选用药物。
2. 第一代头孢菌素常用的注射剂有头孢唑林、头孢噻吩、头孢拉定等，口服制剂有头孢拉定、头孢氨苄和头孢羟氨苄等。第二代头孢菌素注射剂有头孢呋辛、头孢替安等，口服制剂有头孢克洛、头孢呋辛酯和头孢丙烯等。

### 【药学提示】

1. 对于甲状腺癌手术需预防应用抗菌药物者，应在术前 0.5~2 小时内给药，或麻醉开始时给药，使手术切口暴露时局部组织中已达到足以杀灭手术过程中入侵切口细菌的药物浓度。
2. 手术时间较短（<2 小时）的清洁手术，术前用药一次即可。手术时间超过 3 小时，或失血量大（>1500ml），可手术中给予第 2 剂。

**【注意事项】**

1. 甲状腺癌手术属于Ⅰ类切口，对于甲状腺癌手术范围较大，手术时间长，污染机会增加的患者及高龄或免疫缺陷等高危人群，可按规定适当预防性和术后应用抗菌药物，但需注意应尽可能单一、短程、较小剂量给药。

2. 用药前必须详细询问患者先前有否对头孢菌素类、青霉素类或其他药物的过敏史。

## 五、推荐表单

### （一）医师表单

#### 甲状腺恶性肿瘤临床路径医师表单

适用对象：第一诊断为甲状腺恶性肿瘤（ICD-10：C73）

行甲状腺恶性肿瘤根治术（ICD-9-CM-3：06.2-06.4 伴 40.4）

| 患者姓名： | | 性别： | 年龄： | 门诊号： | 住院号： |
|---|---|---|---|---|---|
| 住院日期：　　年　月　日 | | 出院日期：　　年　月　日 | | | 标准住院日：7~14 天 |

| 日期 | 住院第 1 天 | 住院第 2~5 天 | 住院第 3~6 天（手术前 1 日） |
|---|---|---|---|
| 主要诊疗工作 | □ 询问病史及体格检查<br>□ 完成住院病历和首次病程记录书写<br>□ 开检查单<br>□ 上级医师查房与术前评估<br>□ 初步确定诊治方案和特殊检查项目 | □ 上级医师查房<br>□ 完成术前准备与术前评估<br>□ 根据体检、B 超、CT 结果等，术前讨论，确定治疗方案<br>□ 完成必要的相关科室会诊<br>□ 住院医师完成上级医师查房记录等病历资料 | □ 申请手术及开手术医嘱<br>□ 住院医师完成上级医师查房记录、术前讨论、术前小结等<br>□ 完成术前总结、手术方式、手术关键步骤、术中注意事项等<br>□ 向患者及家属交代病情及手术安排，围术期注意事项<br>□ 签署手术知情同意书、自费用品协议书、输血同意书、麻醉同意书或签授权委托书 |
| 重点医嘱 | **长期医嘱：**<br>□ 外科二级护理常规<br>□ 饮食（依据患者情况定）<br>□ 下达进入临床路径医嘱<br>**临时医嘱：**<br>□ 血常规、尿常规、便常规+隐血<br>□ 凝血功能、血电解质、肝肾功能、感染性疾病筛查<br>□ 甲状腺功能、抗甲状腺抗体、甲状腺球蛋白、血清降钙素<br>□ 心电图、X 线胸片<br>□ 甲状腺 B 超，甲状腺核素扫描、<br>□ 气管正侧位、肺功能、超声心动图（视患者情况而定）<br>□ 耳鼻喉科会诊了解声带<br>□ 必要时行 CT 检查 | **长期医嘱：**<br>□ 患者既往基础用药<br>**临时医嘱：**<br>□ 会诊单 | **长期医嘱：**<br>□ 患者既往基础用药<br>**临时医嘱：**<br>□ 术前医嘱<br>（1）常规准备明日在全身麻醉下行甲状腺癌根治术<br>（2）备皮<br>（3）术前禁食 6 小时、禁水 2 小时<br>（4）麻醉前用药<br>（5）备血（必要时）<br>□ 抗菌药物皮试，术前 30 分抗菌药物静脉输注（必要时）<br>□ 术中特殊用药带药<br>□ 带影像学资料入手术室<br>□ 预约 ICU（视情况而定） |
| 病情变异记录 | □ 无　□ 有，原因：<br>1.<br>2. | □ 无　□ 有，原因：<br>1.<br>2. | □ 无　□ 有，原因：<br>1.<br>2. |
| 医师签名 | | | |

| 日期 | 住院第 4~7 天<br>（手术日） | | 住院第 5~8 天<br>（术后第 1 日） |
| --- | --- | --- | --- |
| | 术前与术中 | 术后 | |
| 主要诊疗工作 | □ 陪送患者入手术室<br>□ 麻醉准备，监测生命体征<br>□ 施行手术<br>□ 保持各引流管通畅<br>□ 术中行冷冻病理学检查，术终常规病理学检查 | □ 麻醉医师完成麻醉记录<br>□ 完成术后首次病程记录<br>□ 完成手术记录<br>□ 向患者及家属说明手术情况 | □ 上级医师查房<br>□ 观察病情变化，包括颈部、耳前叩击征及声音情况等<br>□ 观察引流量和性状，视引流情况拔除颈部引流管及尿管<br>□ 检查手术切口，更换敷料<br>□ 分析实验室检验结果<br>□ 维持水电解质平衡<br>□ 住院医师完成常规病程记录 |
| 重点医嘱 | 长期医嘱：<br>□ 甲状腺癌常规护理<br>□ 禁食<br>临时医嘱：<br>□ 应用抗菌药物（必要时）<br>□ 术中冷冻检查<br>□ 术中神经监测（必要时） | 长期医嘱：<br>□ 甲状腺癌根治术后常规护理<br>□ 一级护理<br>□ 禁食<br>□ 雾化吸入<br>□ 化痰药<br>□ 颈部切口引流记量<br>□ 尿管接尿袋（视手术时间而定）<br>临时医嘱：<br>□ 吸氧<br>□ 心电监护<br>□ 床边备气管切开包<br>□ 血常规及生化检查（必要时）<br>□ 镇痛（必要时）<br>□ 补液<br>□ 补充钙剂（必要时）<br>□ 应用抗菌药物（视情况而定） | 长期医嘱：<br>□ 甲状腺癌根治术后常规护理<br>□ 一级护理<br>□ 半流食<br>□ 雾化吸入<br>□ 化痰药<br>□ 无感染证据时停用抗菌药物<br>□ 颈部切口引流并记量<br>□ 患者既往基础用药<br>临时医嘱：<br>□ 适当补充葡萄糖液和生理盐水液体支持<br>□ 补充钙剂（必要时）<br>□ 切口换药，视情况拔除引流<br>□ 拔除尿管 |
| 病情变异记录 | □ 无 □ 有，原因：<br>1.<br>2. | □ 无 □ 有，原因：<br>1.<br>2. | □ 无 □ 有，原因：<br>1.<br>2. |
| 医师签名 | | | |

| 日期 | 住院第 6~9 天<br>（术后第 2~4 日） | 住院第 7~13 天<br>（出院日） |
|---|---|---|
| 主要诊疗工作 | □ 上级医师查房<br>□ 观察病情变化，包括颈部、耳前叩击征及声音情况等<br>□ 观察引流量和颜色而决定是否拔除引流管<br>□ 更改护理级别<br>□ 住院医师完成常规病程记录<br>□ 必要时予相关特殊检查 | □ 上级医师查房<br>□ 切口拆线<br>□ 明确是否符合出院标准<br>□ 完成出院记录、病案首页、出院证明书等<br>□ 通知出入院处<br>□ 通知患者及家属<br>□ 向患者告知出院后注意事项，如康复计划、返院复诊、后续治疗，及相关并发症的处理等<br>□ 出院小结、疾病证明书及出院须知交予患者 |
| 重点医嘱 | **长期医嘱**（参见前 1 天）<br>□ 二/三级护理（视情况）<br>□ 半流至普通饮食<br>□ 患者既往基础用药<br>**临时医嘱**<br>□ 补充进食不足的液体支持<br>□ 补充钙剂（必要时）<br>□ 切口换药，视情况拔除引流<br>□ 并发症处理（必要时） | **长期医嘱**<br>□ 患者既往基础用药<br>**临时医嘱**<br>□ 切口拆线<br>**出院医嘱**<br>□ 出院后相关用药 |
| 病情变异记录 | □ 无　□ 有，原因：<br>1.<br>2. | □ 无　□ 有，原因：<br>1.<br>2. |
| 医师签名 | | |

## （二）护士表单

### 甲状腺恶性肿瘤临床路径护士表单

适用对象：第一诊断为甲状腺恶性肿瘤（ICD-10：C73）

行甲状腺恶性肿瘤根治术（ICD-9-CM-3：06.2-06.4 伴 40.4）

| 患者姓名： | 性别： 年龄： 门诊号： | 住院号： |
|---|---|---|
| 住院日期： 年 月 日 | 出院日期： 年 月 日 | 标准住院日：7~14 天 |

| 时间 | 住院第 1 天 | 住院第 2~6 天<br>（手术前 1 日） | 住院第 4~7 天<br>（手术日） |
|---|---|---|---|
| 健康宣教 | □ 入院宣教<br>□ 介绍主管医师、护士<br>□ 介绍环境、设施<br>□ 介绍住院注意事项 | □ 术前宣教<br>□ 宣教疾病知识、术前准备及手术过程<br>□ 告知准备物品、沐浴<br>□ 告知术后饮食、活动及探视注意事项<br>□ 告知术后可能出现的情况及应对方式<br>□ 主管护士与患者沟通，了解并指导心理应对<br>□ 告知家属等候区位置 | □ 术后当日宣教<br>□ 告知监护设备、管路功能及注意事项<br>□ 告知饮食、体位要求<br>□ 告知疼痛注意事项<br>□ 告知术后可能出现情况及应对方式<br>□ 告知用药情况<br>□ 给予患者及家属心理支持<br>□ 再次明确探视陪护须知 |
| 护理处置 | □ 核对患者姓名，佩戴腕带<br>□ 建立入院护理病历<br>□ 更换病号服<br>□ 告知相关检验项目及注意事项 | □ 协助医师完成术前检查化验<br>□ 术前准备<br>  备皮<br>  禁食、禁水<br>  开塞露通便<br>  术前沐浴、取下饰品<br>  必要时配血、抗菌药物皮试 | □ 送手术<br>  摘除患者各种活动物品<br>  核对患者资料及带药<br>  填写手术交接单，签字确认<br>□ 接手术<br>  核对患者及资料，签字确认 |
| 基础护理 | □ 二级护理<br>□ 晨晚间护理<br>□ 患者安全管理 | □ 二级护理<br>□ 晨晚间护理<br>□ 患者安全管理 | □ 一级护理<br>□ 头高位或半坐卧位，协助改变体位<br>□ 排泄护理<br>□ 患者安全管理 |
| 专科护理 | □ 护理查体<br>□ 基础生命体征监测<br>□ 需要时，请家属陪护 | □ 协助医师完成术前检查 | □ 病情观察，评估生命体征、伤口敷料、各种引流管情况、出入量、有无手足抽搐及声音嘶哑情况<br>□ 遵医嘱予液体支持、化痰、雾化吸入等治疗<br>□ 床边放置气管切开包 |
| 重点医嘱 | □ 详见医嘱执行单 | □ 详见医嘱执行单 | □ 详见医嘱执行单 |
| 病情变异记录 | □ 无 □ 有，原因：<br>1.<br>2. | □ 无 □ 有，原因：<br>1.<br>2. | □ 无 □ 有，原因：<br>1.<br>2. |
| 护士签名 | | | |

| 时间 | 住院第 5~9 天<br>（术后第 1~4 日） | 住院第 7~13 天<br>（术后第 3~8 日） |
|---|---|---|
| 健康宣教 | □ 术后宣教<br>　药物作用及频率<br>　饮食、活动指导<br>　复查患者对术前宣教内容的掌握程度<br>　疾病恢复期注意事项<br>　拔尿管后注意事项<br>　拔颈部引流管后注意事项<br>　下床活动注意事项 | □ 出院宣教<br>　复查时间<br>　服药方法<br>　活动休息<br>　指导饮食<br>　康复训练方法<br>□ 指导办理出院手续 |
| 护理处置 | □ 遵医嘱完成相关检查<br>□ 夹闭尿管，锻炼膀胱功能 | □ 办理出院手续<br>□ 书写出院小结 |
| 基础护理 | □ 一/二/三级护理<br>□ 晨晚间护理<br>□ 协助进食、进水（饮水呛咳者鼻饲）<br>□ 协助翻身、床上移动、预防压疮<br>□ 排泄护理<br>□ 协助更衣<br>□ 患者安全管理 | □ 二/三级护理<br>□ 晨晚间护理<br>□ 协助或指导进食、进水<br>□ 协助或指导床旁活动<br>□ 康复训练<br>□ 患者安全管理 |
| 专科护理 | □ 病情观察<br>　评估生命体征、伤口敷料、各种引流管情况、出入量、有无手足抽搐及声音嘶哑情况<br>□ 遵医嘱予液体支持、化痰、雾化吸入等治疗<br>□ 需要时，联系主管医师给予相关治疗及用药 | □ 病情观察<br>　生命体征、伤口敷料、有无手足抽搐及声音嘶哑及是否改善情况 |
| 重点医嘱 | □ 详见医嘱执行单 | □ 详见医嘱执行单 |
| 病情变异记录 | □ 无　□ 有，原因：<br>1.<br>2. | □ 无　□ 有，原因：<br>1.<br>2. |
| 护士签名 | | |

## （三）患者表单

### 甲状腺恶性肿瘤临床路径患者表单

适用对象：第一诊断为甲状腺恶性肿瘤（ICD-10：C73）

行甲状腺恶性肿瘤根治术（ICD-9-CM-3：06.2-06.4 伴 40.4）

| 患者姓名： | 性别： 年龄： 门诊号： | 住院号： |
|---|---|---|
| 住院日期： 年 月 日 | 出院日期： 年 月 日 | 标准住院日：7~14 天 |

| 时间 | 住院第 1 天 | 住院第 2~6 天<br>（手术前 1 日） | 住院第 4~7 天<br>（手术日） |
|---|---|---|---|
| 监测 | □ 测量生命体征、体重 | □ 每日测量生命体征、询问排便，手术前一日晚测量生命体征 | □ 手术清晨测量生命体征、血压 1 次，必要时测量血糖 |
| 医患配合 | □ 护士行入院护理评估（简单询问病史）<br>□ 接受入院宣教<br>□ 医师询问病史、既往病史、用药情况，收集资料<br>□ 进行体格检查 | □ 配合完善术前相关化验、检查<br>□ 术前宣教<br>　甲状腺恶性肿瘤疾病知识、临床表现<br>□ 治疗方法<br>　术前用物准备：毛巾、饮用水等<br>□ 手术室接患者，配合核对<br>□ 医师与患者及家属介绍病情及手术<br>□ 谈话<br>□ 手术时家属在等候区等候<br>□ 探视及陪护制度 | □ 术后宣教<br>　术后体位：头高位或半坐卧位，协助改变体位，根据医嘱予监护设备、吸氧<br>□ 配合护士定时监测生命体征、伤口敷料等<br>□ 不要随意动引流管<br>□ 疼痛的注意事项及处理<br>□ 告知医护不适及异常感受<br>□ 配合评估手术效果 |
| 重点诊疗及检查 | **重点诊疗**<br>□ 二级护理<br>□ 既往基础用药 | **重点诊疗**<br>□ 术前准备：<br>　备皮<br>　配血（必要时）<br>　术前签字<br>**重要检查**<br>□ 心电图、X 线胸片<br>□ 颈部 B 超<br>□ 甲状腺核素扫描（必要时） | **重点诊疗**<br>□ 一级护理<br>□ 予监护设备、吸氧<br>□ 注意留置管路安全与通畅<br>□ 用药：补液、化痰药物的应用<br>□ 护士协助记录出入量 |
| 饮食及活动 | □ 普通饮食<br>□ 正常活动 | □ 禁食 6 小时、禁水 2 小时<br>□ 正常活动 | □ 根据病情半流食或鼻饲<br>□ 卧床休息，自主体位 |

| 时间 | 住院第 5~9 天<br>（术后第 1~4 日） | 住院第 7~13 天<br>（术后第 3~8 日） |
|---|---|---|
| 监测 | □ 定时监测生命体征，每日询问排便 | □ 定时监测生命体征、每日询问排便 |
| 医患配合 | □ 医师巡视，了解病情<br>□ 配合生命体征的观察及必要的检查<br>□ 护士行晨晚间护理<br>□ 护士协助进食、进水、排泄等生活护理<br>□ 配合监测出入量<br>□ 膀胱功能锻炼，成功后可将尿管拔除<br>□ 配合功能恢复训练（必要时）<br>□ 注意探视及陪护时间 | □ 护士行晨晚间护理<br>□ 医师拆线<br>□ 伤口注意事项<br>□ 配合功能恢复训练（必要时）<br>□ 出院宣教<br>□ 接受出院前康复宣教<br>□ 学习出院注意事项<br>□ 了解复查程序<br>□ 办理出院手续，取出院带药 |
| 重点诊疗及检查 | **重点诊疗：**<br>□ 一/二/三级护理<br>□ 静脉用药逐渐过渡至口服药<br>□ 医师定时予伤口换药<br>**重要检查：**<br>□ 定期抽血化验 | **重点诊疗：**<br>□ 二/三级护理<br>□ 普通饮食<br>□ 医师定时予伤口换药<br>**重要检查：**<br>□ 定期抽血化验（必要时） |
| 饮食及活动 | □ 根据病情逐渐由半流食过渡至普通饮食，营养均衡，食用高蛋白、低脂肪、易消化，避免产气食物（牛奶、豆浆）及油腻食物。鼓励多食汤类食物，蔬菜及水果补充水分<br>□ 卧床休息时可头高位，渐坐起<br>□ 术后第 1~2 天可视体力情况渐下床活动，循序渐进，注意安全<br>□ 行功能恢复锻炼（必要时） | □ 普通饮食，营养均衡<br>□ 勿吸烟、饮酒<br>□ 正常活动<br>□ 行功能恢复训练（必要时） |

## 附：原表单（2011 年版）

### 甲状腺恶性肿瘤临床路径表单

适用对象：第一诊断为甲状腺恶性肿瘤（ICD-10：C73）

行甲状腺恶性肿瘤根治术（ICD-9-CM-3：06.2-06.4 伴 40.4）

| 患者姓名： | | 性别： | 年龄： | 门诊号： | 住院号： |
|---|---|---|---|---|---|
| 住院日期： | 年　月　日 | 出院日期： | 年　月　日 | | 标准住院日：7～14 天 |

| 日期 | 住院第 1 天 | 住院第 2～5 天 | 住院第 3～6 天<br>（手术前 1 日） |
|---|---|---|---|
| 主要诊疗工作 | □ 将甲状腺恶性肿瘤诊疗计划书交给患者<br>□ 询问病史及体格检查<br>□ 完成住院病历和首次病程记录书写<br>□ 开检查单<br>□ 上级医师查房与术前评估<br>□ 初步确定诊治方案和特殊检查项目 | □ 上级医师查房<br>□ 完成术前准备与术前评估<br>□ 根据体检、B 超、CT 结果等，术前讨论，确定治疗方案<br>□ 完成必要的相关科室会诊 | □ 申请手术及开手术医嘱<br>□ 住院医师完成上级医师查房记录、术前讨论、术前小结等<br>□ 完成术前总结、手术方式、手术关键步骤、术中注意事项等<br>□ 向患者及家属交代病情及手术安排，围术期注意事项<br>□ 签署手术知情同意书、自费用品协议书、输血同意书、麻醉同意书或签授权委托书 |
| 重点医嘱 | **长期医嘱：**<br>□ 外科二级护理常规<br>□ 饮食（依据患者情况定）<br>**临时医嘱：**<br>□ 血常规、尿常规、便常规 +隐血<br>□ 凝血功能、血电解质、肝肾功能、感染性疾病筛查<br>□ 甲状腺功能、抗甲状腺抗体、甲状腺球蛋白、血清降钙素<br>□ 心电图、X 线胸片<br>□ 甲状腺 B 超、甲状腺核素扫描、气管正侧位、肺功能、超声心动图（视患者情况而定）<br>□ 耳鼻喉科会诊了解声带<br>□ 必要时行 CT 检查 | **长期医嘱：**<br>□ 患者既往基础用药<br>**临时医嘱：**<br>□ 会诊单 | **长期医嘱：**<br>□ 患者既往基础用药<br>**临时医嘱：**<br>□ 术前医嘱<br>（1）常规准备明日在气管内麻醉下行甲状腺手术<br>（2）备皮<br>（3）术前禁食 6 小时、禁水 2 小时<br>（4）麻醉前用药<br>（5）备血<br>□ 术中特殊用药带药<br>□ 带影像学资料入手术室<br>□ 预约 ICU（视情况而定） |
| 主要护理工作 | □ 介绍环境<br>□ 入院评估<br>□ 饮食：普通饮食<br>□ 指导患者相关检查的配合<br>□ 心理支持 | □ 静脉抽血<br>□ 患者活动：无限制<br>□ 饮食：普通饮食<br>□ 术前指导及皮肤清洁<br>□ 心理支持 | □ 患者活动：无限制<br>□ 饮食：术前晚禁食、禁水<br>□ 告知患者及家属术前流程及注意事项<br>□ 术前沐浴、更衣，取下义齿、饰物<br>□ 术前手术物品准备<br>□ 心理支持（患者及家属） |

续 表

| 日期 | 住院第 1 天 | 住院第 2~5 天 | 住院第 3~6 天<br>（手术前 1 日） |
|---|---|---|---|
| 病情<br>变异<br>记录 | □ 无 □ 有，原因：<br>1.<br>2. | □ 无 □ 有，原因：<br>1.<br>2. | □ 无 □ 有，原因：<br>1.<br>2. |
| 护士<br>签名 | | | |
| 医师<br>签名 | | | |

| 日期 | 住院第 4~7 天<br>（手术日） | | 住院第 5~8 天<br>（术后第 1 日） |
| --- | --- | --- | --- |
| | 术前与术中 | 术后 | |
| 主要诊疗工作 | □ 陪送患者入手术室<br>□ 麻醉准备，监测生命体征<br>□ 施行手术<br>□ 保持各引流管通畅<br>□ 术中行冷冻病理学检查，术终常规病理学检查 | □ 麻醉医师完成麻醉记录<br>□ 完成术后首次病程记录<br>□ 完成手术记录<br>□ 向患者及家属说明手术情况 | □ 上级医师查房<br>□ 观察病情变化，包括颈部、耳前叩击征及声音情况等<br>□ 观察引流量和性状，视引流情况拔除颈部引流管及尿管<br>□ 检查手术切口，更换敷料<br>□ 分析实验室检验结果<br>□ 维持水电解质平衡<br>□ 住院医师完成常规病程记录 |
| 重点医嘱 | **长期医嘱：**<br>□ 甲状腺癌常规护理<br>□ 禁食<br>**临时医嘱：**<br>□ 必要时应用抗菌药物<br>□ 术中冷冻检查 | **长期医嘱：**<br>□ 甲状腺癌切除术后常规护理<br>□ 一级护理<br>□ 禁食<br>□ 雾化吸入<br>□ 颈部切口引流接负压袋吸引并记量<br>□ 尿管接尿袋（视手术时间而定）<br>□ 化痰药<br>□ 预防性抗菌药物使用（视情况而定）<br>**临时医嘱：**<br>□ 吸氧<br>□ 床边备气管切开包<br>□ 血常规及生化检查（必要时） | **长期医嘱：**<br>□ 甲状腺癌根治术后常规护理<br>□ 一级护理<br>□ 半流食<br>□ 雾化吸入<br>□ 化痰药<br>□ 无感染证据时停用抗菌药物<br>□ 患者既往基础用药<br>**临时医嘱：**<br>□ 适当补充葡萄糖液和生理盐水液体支持<br>□ 切口换药，视情况拔除引流<br>□ 拔除尿管 |
| 主要护理工作 | □ 健康教育<br>□ 饮食：术晨禁食、禁水<br>□ 告知患者及家属术前流程及注意事项<br>□ 指导术前注射用药后注意事项<br>□ 陪送患者入手术室<br>□ 术中按需留置尿管<br>□ 心理支持（患者及家属） | □ 体位与活动：头高位或伴坐卧位，协助改变体位<br>□ 按医嘱吸氧、禁食、禁水<br>□ 密切观察患者情况<br>□ 疼痛护理<br>□ 留置管道护理及指导<br>□ 心理支持（患者及家属） | □ 静脉抽血<br>□ 体位：协助改变体位（取斜坡卧位）<br>□ 密切观察患者情况<br>□ 疼痛护理<br>□ 留置管道护理及指导（尿管、颈部引流管）<br>□ 遵医嘱拔除尿管<br>□ 饮食指导<br>□ 生活护理（一级护理）<br>□ 心理支持 |
| 病情变异记录 | □ 无 □ 有，原因：<br>1.<br>2. | □ 无 □ 有，原因：<br>1.<br>2. | |
| 护士签名 | | | |
| 医师签名 | | | |

| 日期 | 住院第 6~9 天<br>（术后第 2~4 日） | 住院第 7~13 天<br>（出院日） |
|---|---|---|
| 主<br>要<br>诊<br>疗<br>工<br>作 | □ 上级医师查房<br>□ 观察病情变化，包括颈部、耳前叩击征及声音情况等<br>□ 观察引流量和颜色而决定是否拔除引流管<br>□ 更改护理级别<br>□ 住院医师完成常规病程记录<br>□ 必要时予相关特殊检查 | □ 上级医师查房<br>□ 切口拆线<br>□ 明确是否符合出院标准<br>□ 完成出院记录、病案首页、出院证明书等<br>□ 通知出入院处<br>□ 通知患者及家属<br>□ 向患者告知出院后注意事项，如康复计划、返院复诊、后续治疗及相关并发症的处理等<br>□ 出院小结、疾病证明书及出院须知交予患者 |
| 重<br>点<br>医<br>嘱 | **长期医嘱：**<br>□ 二/三级护理（视情况）<br>□ 半流至普通饮食<br>□ 患者既往基础用药<br>**临时医嘱：**<br>□ 补充进食不足的液体支持<br>□ 切口换药<br>□ 并发症处理（必要时） | **长期医嘱：**<br>□ 患者既往基础用药<br>**临时医嘱：**<br>□ 切口拆线<br>**出院医嘱：**<br>□ 出院后相关用药 |
| 主<br>要<br>护<br>理<br>工<br>作 | □ 体位：指导患者下床活动及颈部活动<br>□ 观察患者病情变化<br>□ 指导饮食<br>□ 疼痛护理<br>□ 生活护理（二级护理）<br>□ 心理支持 | □ 指导对疾病的认识、后续治疗及日常保健<br>□ 指导按时服药<br>□ 指导作息、饮食及活动<br>□ 指导复诊时间<br>□ 办理出院手续指导等 |
| 病情<br>变异<br>记录 | □ 无　□ 有，原因：<br>1.<br>2. | □ 无　□ 有，原因：<br>1.<br>2. |
| 护士<br>签名 | | |
| 医师<br>签名 | | |

# 第十五章

# 分化型甲状腺癌临床路径释义

## 一、分化型甲状腺癌编码

1. 卫计委原编码

疾病名称及编码：分化型甲状腺癌（ICD-10：C73，M8050/3 或 C73，M8330/3）

手术操作名称及编码：甲状腺腺叶切除术、甲状腺近全切除术、甲状腺全切除术（ICD-9-CM-3：06.2-06.4）

2. 修改编码

疾病名称及编码：分化型甲状腺癌（ICD-10：C73）

形态学编码：（M8050/3/M8260/3，M8330/3，M8331/3，M8332/3，M8340/3）

手术操作名称及编码：甲状腺腺叶切除术 ICD-9-CM-3：06.2

甲状腺部分切除术 ICD-9-CM-3：06.3

甲状腺全部切除术 ICD-9-CM-3：06.4

胸骨下甲状腺切除术 ICD-9-CM-3：06.5

舌部甲状腺切除术 ICD-9-CM-3：06.6

## 二、临床路径检索方法

C73+（M8050/3/M8260/3/M8330/3/M8331/3/M8332/3/M8340/3）伴（06.2-06.6）

## 三、分化型甲状腺癌临床路径标准住院流程

### （一）适用对象

第一诊断为甲状腺癌（ICD-10：C73，M8050/3 或 C73，M8330/3）。行甲状腺腺叶切除术、甲状腺近全切除术、甲状腺全切除术（ICD-9-CM-3：06.2-06.4）。

> **释义**
>
> ■ 适用对象编码参见第一部分。
> ■ 甲状腺癌从组织病理上可以分为乳头状癌、滤泡癌、髓样癌和未分化癌。其中前两者亦称为分化型甲状腺癌，治疗方案相似，适用本路径。而后两者恶性程度较高，预后差，治疗方案与分化型甲状腺癌不同，不纳入本路径。
> ■ 本临床路径适用于甲状腺癌需行甲状腺腺叶切除术、甲状腺近全切除术、甲状腺全切除术，包括需行单侧或双侧颈淋巴结清扫的患者。[131]I 治疗等非手术治疗不纳入本路径。

### （二）诊断依据

根据《临床诊疗指南·普通外科分册》（中华医学会编著，人民卫生出版社，2006 年）。

1. 临床症状：颈部肿物，可伴有声音嘶哑或呼吸、吞咽困难等。部分患者可体检发现。

2. 体征：甲状腺结节，伴或不伴颈部淋巴结肿大；亦可无明显体征。

3. 辅助检查：甲状腺超声、增强 CT、MRI、放射性核素扫描、SPECT、PET 等影像学检查提示甲状腺占位病变。

4. 病理组织学活检明确诊断（针吸细胞学诊断或术中冷冻活检意义重大，常规病理结合免疫组化最终确诊）。

> **释义**
>
> ■ 部分患者因体检发现甲状腺恶性肿物，发现时无临床症状。颈部肿物通常是甲状腺癌的首发症状，少数患者可因肿物侵犯喉返神经出现声音嘶哑症状。
>
> ■ 彩超通常作为首选的影像学检查，对于判断甲状腺肿物的性质有较高的准确性。结合针吸活检（FNA）准确性可达 90% 以上。CT 对于确定甲状腺病变的位置及与周围结构的关系方面是非常重要的影像学检查，尤其是对于巨大肿瘤侵犯周围软组织的情况下，有重要的参考价值。MRI 则可在轴状位、冠状位、矢状位多个层面提供肿瘤的信息。

### （三）治疗方案的选择

根据《临床诊疗指南·普通外科分册》（中华医学会编著，人民卫生出版社，2006 年）、《临床技术操作规范·耳鼻喉-头颈外科分册》（中华医学会编著，人民军医出版社，2009 年）、《头颈肿瘤综合治疗专家共识》（中国抗癌协会头颈肿瘤专业委员会，中国抗癌协会放射肿瘤专业委员会，中华耳鼻咽喉头颈外科杂志，2010 年）。参考美国甲状腺协会（ATA）、美国国家综合癌症网络（NCCN）、欧洲甲状腺协会（ETA）等甲状腺癌诊疗指南。其治疗原则是以手术为主，辅助内分泌治疗、核素治疗和放射治疗等。手术治疗方案应考虑肿瘤侵犯范围、病理类型、危险分层，结合患者诉求采取不同手术方式。

1. 单侧腺叶及峡部切除术，及同侧Ⅵ区淋巴结清扫：单侧甲状腺癌，危险分层低危患者。
2. 全甲状腺切除及双侧Ⅵ区清扫：双侧有癌灶，或高危病例。
3. 颈淋巴结清扫术：根据术前影像学检查结果、术中探查甲状腺原发灶及Ⅵ区淋巴结情况、患者危险分层决定。如证实侧颈淋巴结转移，则行侧颈淋巴结清扫术。

> **释义**
>
> ■ 分化型甲状腺癌以手术治疗为主，具备手术条件患者，应手术切除至少一侧腺叶及峡部，并行同侧Ⅵ区清扫，根据危险分层，适当选择对侧腺体术后观察随访、部分腺体切除、腺体次全切除、全甲状腺切除等处理。
>
> ■ 肿瘤晚期无法彻底切除者可行姑息手术，如具备手术条件，对累及周围组织、器官的患者，行扩大切除及修复术。对双侧喉返神经麻痹、呼吸困难、病变侵犯气管等患者，行气管切开或气管造瘘术。
>
> ■ 分化型甲状腺癌的其他治疗：$^{131}$I 治疗：适用于全甲状腺或近全甲状腺切除后的 PTC 及 FTC，大多用于已有肺转移及骨转移者。TSH 抑制治疗：TSH 应控制在 0.1μIU/L 以下。
>
> ■ 骨转移者可用：双膦酸盐。

**（四）标准住院日 ≤14 天**

> **释义**
>
> ■甲状腺癌患者入院后，术前准备 1~4 天，在第 4~7 日实施手术，术后恢复 4~10 天出院。总住院时间不超过 14 天均符合路径要求。
> ■条件许可的情况下，患者可在门诊完成术前检查，从而减少住院时间。同时若术后恢复顺利，也可降低住院时间。这仍然符合路径要求。

**（五）进入路径标准**

1. 第一诊断符合甲状腺癌疾病编码（ICD-10：C73）。
2. 当患者同时具有其他疾病诊断，但住院期间不需要特殊处理也不影响第一诊断的临床路径流程实施时，可以进入路径。

> **释义**
>
> ■条件许可的情况下，患者可在门诊完成术前检查，从而减少住院时间。同时若术后恢复顺利，也可降低住院时间。这仍然符合路径要求。

**（六）术前准备 ≤4 天**

1. 必需的检查项目：
(1) 血、尿常规。
(2) 肝功能、肾功能、电解质、血糖、凝血功能。
(3) 感染性疾病筛查（乙型肝炎、丙型肝炎、梅毒、艾滋病等）。
(4) 甲状腺功能检查、抗甲状腺抗体、抗甲状腺球蛋白、血清降钙素等。
(5) 胸部 X 线片、心电图。
(6) 甲状腺及颈部淋巴结 B 超。
(7) 喉镜了解声带运动情况。
(8) 增强 CT 或 MRI。
(9) 标本送病理学检查。
2. 根据患者情况可选择检查项目：气管侧位片、肺功能、超声心动图、血气分析、PET、核素扫描等。

> **释义**
>
> ■必查项目是确保手术治疗安全、有效开展的基础，在术前必须完成。相关人员应认真分析检查结果，以便及时发现异常情况并采取对应处置。
> ■甲状腺癌患者若病变巨大，侵犯周围结构，或是颈部有广泛淋巴结转移，须行颈部及上纵隔 CT 或 MRI，以明确肿物及转移淋巴结与周围结构的关系。怀疑有肺转移者可行胸部 CT 明确。
> ■高龄患者（>70 岁）或既往有心肺功能异常病史者须行肺功能或超声心动图，评估其是否可耐受手术治疗。
> ■为缩短患者术前等待时间，检查项目可以在患者入院前于门诊完成。

### (七) 预防性抗菌药物选择与使用时机

按照《抗菌药物临床应用管理办法》（卫生部令〔2012〕84 号）和《抗菌药物临床应用指导原则》（卫医发〔2004〕285 号）执行，通常不需预防性使用抗菌药物。如手术范围大、时间长、污染机会增加考虑预防性使用时，可使用青霉素、第一代或第二代头孢菌素等；时间为术前 30 分钟，手术超过 3 小时可加用 1 次抗菌药物。总预防性使用时间一般不超过 24 小时，个别情况延长至 48 小时。

> **释义**
>
> ■ 甲状腺癌颈部淋巴结转移者须行颈部淋巴结清扫术，手术时间较长，创面暴露时间长，颈部重要解剖结构密集，一旦感染可导致严重后果。因此可按规定适当预防性应用抗菌药物，通常选用第一代或第二代头孢菌素。

### (八) 手术日为入院 7 日内

1. 麻醉方式：全身麻醉。
2. 手术：见"（三）治疗方案的选择"。
3. 术中用药：麻醉常规用药及扩容补液药物。
4. 输血：视术前及术中情况而定。
5. 标本常规送冷冻病理学检查。如术前已有穿刺细胞学或组织学结果，可术后行石蜡切片病理学检查。

> **释义**
>
> ■ 手术均在全身麻醉下完成。
> ■ 手术前无法获得明确病理的患者，术中可以通过冰冻病理予以明确。
> ■ 术后病理学检查与诊断：包括①切片诊断（分类、分型、分期）；②免疫组化（必要时）；③分子生物学指标（必要时）。

### (九) 术后住院恢复 4~10 天

1. 抗菌药物：按照《抗菌药物临床应用管理办法》（卫生部令〔2012〕84 号）和《抗菌药物临床应用指导原则（2015 年版）》（国卫办医发〔2015〕43 号）合理使用抗菌药物。一般不超过 48 小时。术后应监测血常规，根据情况及时调整。
2. 根据病情，尽早拔除尿管和引流管。
3. 实验室检查：及时复查血生化、钙、磷，必要时查甲状腺及甲状旁腺激素水平。
4. 伤口换药。

> **释义**
>
> ■ 除血常规、甲状腺功能等常规项目需要复查外，必要时需要复查甲状旁腺素（PTH）及离子测定（钙、磷、镁），了解甲状旁腺功能，以便采取适当干预措施。

## （十）出院标准

1. 切口无感染、引流管已拔除。
2. 生命体征平稳，无严重低钙抽搐。
3. 饮食恢复，一般情况良好。
4. 没有需要住院处理的并发症。

释义

■患者出院前不仅应完成必须复查项目，且复查项目应无明显异常。若检查结果明显异常，主管医师应进行仔细分析并作出对应处置。同时，主管医师应告知患者后续的治疗安排。

## （十一）变异及原因分析

1. 术前分型分期不准确者，术中可以根据情况改变术式。
2. 根据临床分期和术中情况决定术后是否需$^{131}$I治疗。晚期已有远端转移的 PTC 及 FTC 患者，行全甲状腺切除术，术后给予$^{131}$I治疗。
3. 伴有影响本病治疗效果的合并症，需要采取进一步检查和诊断，延长住院时间。
4. 甲状腺癌通常对外照射放疗不敏感。但对于有术中无法彻底切除的残余癌灶者，不能经手术或$^{131}$I治疗的局部晚期患者，以及有骨和肺转移灶患者，可考虑采用外照射放疗。

释义

■变异是指入选临床路径的患者未能按路径流程完成医疗行为或未达到预期的医疗质量控制目标。包括以下三方面情况：①按路径流程完成治疗，但出现非预期结果，可能需要后续进一步处理。如术中发现病变范围广，难以切净，需要安排术后放疗；②按路径流程完成治疗，但超出了路径规定的时限或限定的费用。如实际住院日超出　标准住院日要求，或未能在规定的手术日时间限定内实施手术等；③不能按路径流程完成治疗，患者需要中途退出路径。如因为家庭经济原因或不能理解手术可能带来的并发症而拒绝手术者，对这些患者，主管医师均应进行变异原因的分析，并在临床路径的表单中予以说明。

■甲状腺癌手术后常见的并发症如甲状旁腺功能低下、乳糜瘘等，因并发症导致超出路径规定的时限或限定的费用，主管医师应予以说明。

#### 四、推荐表单

##### （一）医师表单

**分化型甲状腺癌临床路径医师表单**

适用对象：第一诊断为分化型甲状腺癌（ICD-10：C73）（无并发症患者）

| 患者姓名： | | 性别：　　年龄：　　门诊号： | 住院号： |
|---|---|---|---|
| 住院日期：　　年　月　日 | | 出院日期：　　年　月　日 | 标准住院日：≤14天 |

| 时间 | 住院第1天 | 住院第2~3天 |
|---|---|---|
| 主要诊疗工作 | □ 询问病史及体格检查<br>□ 完成病历书写<br>□ 上级医师查房与术前评估<br>□ 初步确定手术方式和日期 | □ 上级医师查房<br>□ 完成术前准备与术前评估<br>□ 根据检查结果等，进行术前讨论，确定手术方案<br>□ 完成必要的相关科室会诊<br>□ 签署手术知情同意书、自费用品协议书、输血同意书<br>□ 向患者及家属交代围术期注意事项 |
| 重点医嘱 | **长期医嘱：**<br>□ 耳鼻咽喉科护理常规<br>□ 二级护理<br>□ 普通饮食<br>**临时医嘱：**<br>□ 检查血常规、尿常规<br>□ 检查肝功能、肾功能、血糖、电解质、凝血功能、感染性疾病筛查（乙型肝炎、丙型肝炎、梅毒、艾滋病等）、甲状腺功能、血钙和血磷<br>□ 检查胸部X线片、心电图<br>□ 喉镜检查<br>□ 甲状腺及颈部超声、增强CT或MRI<br>□ 针吸或会诊病理检查<br>□ 手术必需的相关检查 | **长期医嘱：**<br>□ 耳鼻咽喉科护理常规<br>□ 二级护理<br>□ 普通饮食<br>□ 患者既往基础用药<br>**临时医嘱：**<br>□ 术前医嘱：明日全身麻醉下行甲状腺峡部+腺叶切除或全甲状腺切除+淋巴结清扫+喉返神经解剖术<br>□ 术前禁食、禁水<br>□ 术前抗菌药物<br>□ 术前准备<br>□ 必要时备血<br>□ 其他特殊医嘱 |
| 病情变异记录 | □ 无　□ 有，原因：<br>1.<br>2. | □ 无　□ 有，原因：<br>1.<br>2. |
| 医师签名 | | |

| 时间 | 住院第 3~7 天<br>（手术日） | 住院第 4~6 天<br>（术后 1~3 天） | 住院第 7~14 天<br>（出院日） |
|---|---|---|---|
| 主要诊疗工作 | □ 手术<br>□ 术者完成手术记录<br>□ 住院医师完成术后病程<br>□ 上级医师查房<br>□ 确定有无手术并发症<br>□ 向患者及家属交代病情及术后注意事项 | □ 上级医师查房<br>□ 住院医师完成常规病历书写<br>□ 注意病情变化，有无低钙抽搐及手足麻木<br>□ 注意观察生命体征<br>□ 注意引流量，根据引流情况<br>□ 明确是否拔除引流管 | □ 上级医师查房，进行手术及伤口评估<br>□ 完成出院记录、出院证明书<br>□ 向患者交代出院后的注意事项 |
| 重点医嘱 | 长期医嘱：<br>□ 全身麻醉术后常规护理<br>□ 甲状腺腺叶+峡部切除或全甲状腺切除+颈淋巴结清扫+喉返神经探查术后常规护理<br>□ 气管切开术后常规护理<br>□ 一级护理<br>□ 流质饮食<br>□ 抗菌药物<br>□ 其他特殊医嘱<br>临时医嘱：<br>□ 标本送病理检查<br>□ 酌情心电监护<br>□ 酌情吸氧<br>□ 其他特殊医嘱 | 长期医嘱：<br>□ 一/二级护理<br>□ 酌情改为半流质饮食或软食<br>□ 酌情停用抗菌药物<br>□ 其他特殊医嘱<br>临时医嘱：<br>□ 换药<br>□ 其他特殊医嘱：复查血常规、甲状腺素、甲状旁腺激素、肝功能、肾功能、电解质、血糖、血钙、血磷等，补液、补钙（必要时） | 出院医嘱：<br>□ 出院带药<br>□ 酌情肿瘤综合治疗<br>□ 门诊随诊 |
| 病情变异记录 | □ 无　□ 有，原因：<br>1.<br>2. | □ 无　□ 有，原因：<br>1.<br>2. | □ 无　□ 有，原因：<br>1.<br>2. |
| 医师签名 | | | |

　　＊：实际操作时需明确写出具体的术式

　　本路径为分化型甲状腺癌临床路径，既往已有甲状腺癌治疗的临床路径（2009 年），本次版本为细化的临床分期。

## （二）护士表单

### 分化型甲状腺癌临床路径护士表单

适用对象：第一诊断为分化型甲状腺癌（ICD-10：C73）（无并发症患者）

| 患者姓名： | 性别：　年龄：　门诊号： | 住院号： |
|---|---|---|
| 住院日期：　　年　月　日 | 出院日期：　　年　月　日 | 标准住院日：≤14 天 |

| 时间 | 住院第 1~2 天 | 住院第 3~7 天<br>（手术日） | 住院第 4~14 天<br>（术后出院） |
|---|---|---|---|
| 健康宣教 | □ 介绍主管医师、护士<br>□ 介绍环境、设施<br>□ 介绍住院注意事项<br>□ 术前宣教及术前准备<br>□ 提醒患者术晨禁食、禁水 | □ 主管护士与患者沟通，了解并指导心理应对<br>□ 宣教疾病知识、用药知识及特殊检查操作的过程<br>□ 告知检查、操作及手术前后饮食、活动及探视等注意事项及应对方式 | □ 指导患者术后恢复锻炼方法<br>□ 术后随访的时间和方法<br>□ 出院后服药方法<br>□ 饮食、休息等注意事项<br>□ 肿瘤综合治疗方案介绍 |
| 护理处置 | □ 核对患者，佩戴腕带<br>□ 建立入院护理病历<br>□ 卫生处置：剪指甲、沐浴、更换病号服<br>□ 协助医师完成各项检查<br>□ 术前准备，禁食、禁水 | □ 随时观察患者病情变化<br>□ 遵医嘱正确用药 | □ 办理出院手续<br>□ 书写出院小结 |
| 基础护理 | □ 二级护理<br>□ 晨晚间护理<br>□ 患者安全管理 | □ 二级护理<br>□ 晨晚间护理<br>□ 患者安全管理 | □ 二/三级护理<br>□ 晨晚间护理<br>□ 患者安全管理 |
| 专科护理 | □ 护理查体<br>□ 生命体征检测<br>□ 必要时留陪护人员<br>□ 心理护理 | □ 遵医嘱完成相关检查<br>□ 心理护理 | □ 病情观察<br>□ 评估患者生命体征<br>□ 心理护理 |
| 重点医嘱 | □ 详见医嘱执行单 | □ 详见医嘱执行单 | □ 详见医嘱执行单 |
| 病情变异记录 | □ 无　□ 有，原因：<br>1.<br>2. | □ 无　□ 有，原因：<br>1.<br>2. | □ 无　□ 有，原因：<br>1.<br>2. |
| 护士签名 | | | |

## （三）患者表单

### 分化型甲状腺癌临床路径患者表单

适用对象：第一诊断为分化型甲状腺癌（ICD-10：C73）（无并发症患者）

| 患者姓名： | 性别： | 年龄： | 门诊号： | 住院号： |
| --- | --- | --- | --- | --- |
| 住院日期： 年 月 日 | 出院日期： 年 月 日 | | | 标准住院日：≤14天 |

| 时间 | 入院第1天 | 入院第2天 | 住院3~5天（手术日） |
| --- | --- | --- | --- |
| 医患配合 | □ 配合询问病史、收集资料，务必详细告知既往史、用药史、过敏史<br>□ 配合进行体格检查<br>□ 有任何不适告知医师 | □ 配合完善相关检查，如采血、留尿、心电图、X线胸片，超声，颈部CT<br>□ 了解手术方案及围术期注意事项<br>□ 签署手术知情同意书、自费用品协议书、授权书等医疗文书<br>□ 配合麻醉医师术前访视 | □ 接受手术治疗<br>□ 配合监护及检查治疗<br>□ 与医师交流了解手术情况及术后注意事项<br>□ 有任何不适告知医师 |
| 护患配合 | □ 配合测量体温、脉搏、呼吸、血压、体重<br>□ 配合完成入院护理评估（简单询问病史、过敏史、用药史）<br>□ 接受入院宣教（环境介绍、病室规定、订餐制度、贵重物品保管等）<br>□ 配合执行探视和陪伴制度<br>□ 有任何不适告知护士 | □ 配合生命体征监测<br>□ 接受术前宣教<br>□ 接受术前准备<br>□ 准备好必要用物<br>□ 有任何不适告知护士 | □ 术晨生命体征监测<br>□ 术晨剃须漱口更衣<br>□ 既往基础药物一口水送下<br>□ 取下活动义齿、饰品等，贵重物品交家属保管<br>□ 配合完成术前核对，带齐影像资料和自备药物，上手术车<br>□ 返回病房后，协助完成核对，配合过床<br>□ 配合输液吸氧监护<br>□ 有任何不适告知护士 |
| 饮食 | □ 遵医嘱饮食 | □ 术前6~8小时禁食、禁水 | □ 术后当日禁食、禁水<br>□ 术后第1天半流质饮食 |
| 排泄 | □ 正常排尿便 | □ 正常排尿便 | □ 正常排尿便 |
| 活动 | □ 正常活动 | □ 正常活动 | □ 术后当日平卧，床上翻身<br>□ 术后第1日起适当下地活动 |

| 时间 | 入院第 4~14 天<br>（术后日） | 出院 |
|---|---|---|
| 医患配合 | □ 配合术后检查、治疗和换药 | □ 接受出院前指导<br>□ 知道复查程序<br>□ 获取出院诊断书 |
| 护患配合 | □ 配合定时测量生命体征<br>□ 接受输液、服药等治疗<br>□ 接受饮食宣教<br>□ 配合活动，预防皮肤压力伤<br>□ 注意活动安全，避免坠床或跌倒<br>□ 配合执行探视及陪伴 | □ 接受出院宣教<br>□ 办理出院手续<br>□ 获取出院带药<br>□ 知道服药方法、作用、注意事项<br>□ 知道复印病历程序 |
| 饮食 | □ 遵医嘱饮食 | □ 遵医嘱饮食 |
| 排泄 | □ 正常排尿便 | □ 正常排尿便 |
| 活动 | □ 正常适度活动，避免疲劳 | □ 正常适度活动，避免疲劳 |

附：原表单（2016 年版）

## 分化型甲状腺癌临床路径表单

适用对象：第一诊断为分化型甲状腺癌（ICD-10：C73）；

行腺叶及峡部切除或全甲状腺切除，同期淋巴结清扫术（ICD-9-CM-3：06.2-06.4）

| 患者姓名： | 性别： | 年龄： | 门诊号： | 住院号： |
|---|---|---|---|---|
| 住院日期： 年 月 日 | 出院日期： 年 月 日 | | | 标准住院日：≤14 天 |

| 时间 | 住院第 1 天 | 住院第 2~3 天 |
|---|---|---|
| 主要诊疗工作 | □ 询问病史及体格检查<br>□ 完成病历书写<br>□ 上级医师查房与术前评估<br>□ 初步确定手术方式和日期 | □ 上级医师查房<br>□ 完成术前准备与术前评估<br>□ 根据检查结果等，进行术前讨论，确定手术方案<br>□ 完成必要的相关科室会诊<br>□ 签署手术知情同意书、自费用品协议书、输血同意书<br>□ 向患者及家属交代围术期注意事项 |
| 重要医嘱 | **长期医嘱：**<br>□ 耳鼻咽喉科护理常规<br>□ 二级护理<br>□ 普通饮食<br>**临时医嘱：**<br>□ 检查血常规、尿常规<br>□ 检查肝功能、肾功能、血糖、电解质、凝血功能、感染性疾病筛查（乙型肝炎、丙型肝炎、梅毒、艾滋病等）、甲状腺功能、血钙和血磷<br>□ 检查胸部 X 线片、心电图<br>□ 喉镜检查<br>□ 甲状腺及颈部超声、增强 CT 或 MRI<br>□ 针吸或会诊病理检查<br>□ 手术必需的相关检查 | **长期医嘱：**<br>□ 耳鼻咽喉科护理常规<br>□ 二级护理<br>□ 普通饮食<br>□ 患者既往基础用药<br>**临时医嘱：**<br>□ 术前医嘱：明日全身麻醉下行甲状腺峡部+腺叶切除或全甲状腺切除+淋巴结清扫+喉返神经解剖术<br>□ 术前禁食、禁水<br>□ 术前抗菌药物<br>□ 术前准备<br>□ 必要时备血<br>□ 其他特殊医嘱 |
| 主要护理工作 | □ 介绍病房环境、设施和设备<br>□ 入院护理评估 | □ 宣教、备皮等术前准备<br>□ 手术前物品准备<br>□ 手术前心理护理 |
| 病情变异记录 | □ 无 □ 有，原因：<br>1.<br>2. | □ 无 □ 有，原因：<br>1.<br>2. |
| 护士签名 | | |
| 医师签名 | | |

| 时间 | 住院第 3~7 天<br>（手术日） | 住院第 4~6 天<br>（术后 1~3 天） | 住院第 7~14 天<br>（出院日） |
|---|---|---|---|
| 主要诊疗工作 | □ 手术<br>□ 术者完成手术记录<br>□ 住院医师完成术后病程<br>□ 上级医师查房<br>□ 确定有无手术并发症<br>□ 向患者及家属交代病情及术后注意事项 | □ 上级医师查房<br>□ 住院医师完成常规病历书写<br>□ 注意病情变化，有无低钙抽搐及手足麻木<br>□ 注意观察生命体征<br>□ 注意引流量，根据引流情况明确是否拔除引流管 | □ 上级医师查房，进行手术及伤口评估<br>□ 完成出院记录、出院证明书<br>□ 向患者交代出院后的注意事项 |
| 重点医嘱 | **长期医嘱：**<br>□ 全身麻醉术后常规护理<br>□ 甲状腺腺叶+峡部切除或全甲状腺切除+颈淋巴结清扫+喉返神经探查术后常规护理<br>□ 气管切开术后常规护理<br>□ 一级护理<br>□ 流质饮食<br>□ 抗菌药物<br>□ 其他特殊医嘱<br>**临时医嘱：**<br>□ 标本送病理检查<br>□ 酌情心电监护<br>□ 酌情吸氧<br>□ 其他特殊医嘱 | **长期医嘱：**<br>□ 一/二级护理<br>□ 酌情改为半流质饮食或软食<br>□ 酌情停用抗菌药物<br>□ 其他特殊医嘱<br>**临时医嘱：**<br>□ 换药<br>□ 其他特殊医嘱：复查血常规、甲状腺素、甲状旁腺激素、肝功能、肾功能、电解质、血糖、血钙、血磷等，补液、补钙（必要时） | **出院医嘱：**<br>□ 出院带药<br>□ 酌情肿瘤综合治疗<br>□ 门诊随诊 |
| 主要护理工作 | □ 随时观察患者病情变化<br>□ 术后心理与生活护理 | □ 观察患者情况<br>□ 术后心理与生活护理 | □ 指导患者办理出院手续<br>□ 指导术后随访时间 |
| 病情变异记录 | □ 无 □ 有，原因：<br>1.<br>2. | □ 无 □ 有，原因：<br>1.<br>2. | □ 无 □ 有，原因：<br>1.<br>2. |
| 护士签名 | | | |
| 医师签名 | | | |

\* ：实际操作时需明确写出具体的术式

　　本路径为分化型甲状腺癌临床路径，既往已有甲状腺癌治疗的临床路径（2009 年），本次版本为细化的临床分期。

# 第十六章

# 分化型甲状腺癌术后[131]I治疗临床路径释义

## 一、分化型甲状腺癌术后[131]I治疗编码

1. 卫计委原编码

疾病名称及编码：分化型甲状腺癌（ICD-10：C73，D09.301）

手术操作名称及编码：甲状腺全切或次全切除术（ICD-9-CM-3：06.2-06.4）

2. 修改编码

疾病名称及编码：肿瘤术后同位素治疗（ICD-10：Z51.806）

手术操作名称及编码：碘-131放射性同位素注射治疗（ICD-9-CM-3：92.2801）

## 二、临床路径检索方法

Z51.806伴92.2801

## 三、分化型甲状腺癌术后[131]I治疗临床路径标准住院流程

### （一）适用对象

根据《UICC甲状腺癌诊疗规范2008年版》《AJCC甲状腺癌诊疗规范2008年版》《NCCN甲状腺癌临床实践指南2010版》。

第一诊断为甲状腺癌（ICD-10：C73，D09.301），已行甲状腺全切或次全切除术，合并或不合并颈部淋巴结清扫术，病理诊断符合以下条件：

1. 甲状腺乳头状癌，符合以下1项：①肿瘤>1cm；②肿瘤≤1cm但多发；③局部侵犯；④颈部淋巴结转移；⑤脉管瘤栓；⑥远端转移。

2. 甲状腺滤泡状癌。

3. 部分甲状腺髓样癌清甲治疗。

---

释义

■ 适用对象编码参见第一部分。

■ 符合[131]I治疗条件：未用或停用甲状腺激素使促甲状腺激素（TSH）升至30mU/L以上，排除其他来源碘的干扰，患者有治疗意愿、依从性良好。

■ 无治疗禁忌，如妊娠、哺乳、严重肾衰竭以及无法依从放射防护法规要求者。

■ 如患者合并其他疾病但[131]I治疗期间不需要特殊处理、也不影响第一诊断的临床路径流程实施时，可以进入路径。

■ 分化型甲状腺癌（DTC）术后[131]I治疗主要包括清甲治疗、辅助治疗及清灶治疗。清甲治疗：通过清除手术后残留或无法切除的正常甲状腺组织，有助于通过治疗后[131]I全身显像进行准确分期，利于采用血清甲状腺球蛋白（Tg）及[131]I全身显像对患者进行随访和监测；辅助治疗：由于DTC常具有双侧性、多灶性、局部潜伏期长、复发率高等特点，辅助治疗旨在清除潜在的、尚不能被现有临床手段识别的可能残存微小癌灶等，达到降低复发及远端转移，提高患者无病生存率的目的；清灶

治疗：治疗手术无法切除或随访中发现的具有摄取[131]I能力的复发或转移病灶，清除或降低体内肿瘤负荷，达到提高患者无病生存或改善其疾病特异性生存的目的。

■ 由于甲状腺髓样癌（MTC）不表达钠碘转运体（NIS），因此，目前尚无证据支持术后清甲治疗有助于明确改善MTC的预后。但是，如果原发性肿瘤或淋巴结包含MTC和滤泡性肿瘤或乳头状肿瘤的混合病灶，需要考虑放射性碘治疗。

### （二）诊断依据

根据《UICC甲状腺癌诊疗规范2008年版》《AJCC甲状腺癌诊疗规范2008年版》《NCCN甲状腺癌临床实践指南》（中国版，2008年第一版），根据《[131]I治疗分化型甲状腺癌指南》（中华医学会核医学分会等，2014版）。

病理诊断为分化型甲状腺癌（DTC），主要包括甲状腺乳头状癌（PTC）和甲状腺滤泡状癌（FTC），少数为Hurthle细胞或嗜酸性细胞肿瘤。

> **释义**
>
> ■ 本路径的制订主要参考国内权威参考书籍和诊疗指南。
>
> ■ 病史和超声表现是诊断甲状腺癌的初步依据，手术病理报告可明确诊断甲状腺癌。手术病理为PTC、FTC及Hurthle细胞癌者可进入临床路径。
>
> ■ 结合患者性别、年龄、手术病理报告、术后血清Tg水平及颈部超声、胸部CT等影像学资料，可明确甲状腺癌的TNM分期及复发危险度分层，细化甲状腺癌的诊断。
>
> ■ 在辅助治疗或清灶治疗时，病灶的摄碘能力是DTC可行[131]I治疗的病理生理学基础，并且是影响治疗效果的关键所在。在一定程度上保留摄取[131]I能力的DTC主要包括PTC、FTC、部分Hurthle细胞癌等。

### （三）选择治疗方案的依据

《[131]I治疗分化型甲状腺癌指南》（中华医学会核医学分会等，2014版）。

1. 再次手术治疗：根据肿瘤的TNM分期和复发危险度分层、再次手术的风险、随访的便利性、患者的意愿和依从性等因素进行综合分析，确定是否再次手术。

> **释义**
>
> ■ 在同时并存甲状腺残余组织及可疑DTC转移病灶时，由于DTC病灶的NIS表达明显低于残余的正常甲状腺组织，这将使首次[131]I治疗作用主要集中于残余甲状腺组织而延误了患者达到无病生存及其他治疗干预的时间。因此，如在[131]I治疗前评估中发现局部可疑残存或转移病灶，建议首选手术，术后再行[131]I治疗。

2. [131]I治疗：已行甲状腺全切或次全切除术，合并或不合并颈部淋巴结清扫术，术后病理诊断为分化型甲状腺癌（DTC），且符合以下1项或以上者可行[131]I治疗。

（1）癌灶>1cm。

（2）癌灶有显微镜下的甲状腺外浸润（不考虑癌灶大小和年龄）。

（3）有淋巴结转移。

（4）有远端转移。

（5）有脉管瘤栓。

---

**释义**

■ $^{131}$I 治疗前准备

（1）停用左旋甲状腺素（L-T4）至少 2 周或使用重组人促甲状腺激素（rhTSH），使血清 TSH 升高至>30mU/L。

（2）低碘饮食：$^{131}$I 的疗效有赖于进入残留甲状腺组织和 DTC 病灶内的 $^{131}$I 剂量。由于人体内稳定碘离子与 $^{131}$I 竞争进入甲状腺组织和 DTC 病灶，因此患者在治疗前需低碘饮食（<50μg/d）至少 1~2 周，特别注意避免增强 CT 检查。增强 CT 常用的对比剂如碘海醇注射液和碘普罗胺，其活性成分为三碘苯甲酸的衍生物，其含碘量 150mg/ml，如一次注射对比剂 50ml，摄入的碘比每日要求基本摄碘量高出 5 万倍，这样会明显降低病灶对放射性碘的摄取。如已行增强 CT 检查，建议 2~3 个月后再行 $^{131}$I 治疗。

■ DTC $^{131}$I 治疗指征：DTC 患者的长期生存率很高，对于其术后风险的评估更侧重于预测复发风险而不是死亡风险。目前国内外指南中逐渐完善了 DTC 术后复发风险分层的概念，以助于预测患者预后，指导个体化的术后治疗和随访方案。这一复发风险系统主要根据术中肿瘤大小、多灶性、腺外侵犯、血管侵犯、淋巴结转移等侵袭特征、基因分子特征及术后血清学、影像学评估结果将患者分为低危、中危和高危分层。其中的中-高危人群具备 $^{131}$I 治疗指征。详见《$^{131}$I 治疗分化型甲状腺癌指南》（中华医学会核医学分会等，2014 版）。

■ 高危复发风险 DTC 患者具备以下特征之一：肉眼可见肿瘤侵犯周围软组织或器官；癌灶未完全切除，术中有残留；伴有远端转移；全甲状腺切除后，血清 Tg 水平仍较高。$^{131}$I 治疗可显著改善高危 DTC 患者的总生存（OS）、疾病相关生存（DSS）及无病生存（DFS）。

■ 中危复发风险患者符合以下特征之一：初次手术病理检查可在镜下发现肿瘤侵犯甲状腺周围软组织；有颈部淋巴结转移或清甲治疗后 $^{131}$I 全身显像（Rx-WBS）发现异常放射性摄取；肿瘤为侵袭性组织学类型，或有血管侵犯；伴有 BRAF$^{V600E}$ 突变。多项研究显示，对于中危患者，$^{131}$I 治疗可明显降低>45 岁、肿瘤直径>4cm、伴有颈部淋巴结转移、血管侵犯或高侵袭性组织学类型的 DTC 患者复发率，改善其总体预后。

■ 低危复发风险患者须同时具备以下特征：无局部及远端转移表现；所有肉眼可见的肿瘤均被切除；肿瘤未侵犯甲状腺周围组织；肿瘤不是侵袭性组织学亚型，且无血管侵犯；如果行 $^{131}$I 清甲治疗，Rx-WBS 无甲状腺床外碘摄取。鉴于低危 DTC 本身较低的侵袭性，其术后复发、转移甚至死亡率均较低，目前多数研究显示 $^{131}$I 治疗未能进一步改善其预后。综合患者的获益、辐射及经济代价，目前暂不推荐 ps-Tg≤1μg/L 及颈部超声无病灶存在征象的低危 DTC 患者常规行 $^{131}$I 治疗。从便于采用血清 Tg 对患者进行长期随诊的角度出发，低危患者术后亦可行 $^{131}$I 清甲治疗。

■ 强调对 DTC 患者的术后及[131]I 治疗前评估，及时动态地了解患者复发风险并辅助其后续治疗决策。例如 NCCN 指南指出，无论哪一风险分层患者，如实时动态评估中术后 ps-Tg 可疑升高（抑制性 Tg>5ng/ml）或颈部超声异常的患者，可考虑行[131]I 治疗。

3. TSH 抑制治疗：DTC 经过手术治疗和[131]I 治疗后及时给予 TSH 抑制治疗，首选 L-T4 口服制剂，DTC 复发危险度为高中危的 TSH 应控制在 0.1μIU/L 以下，治疗不良反应风险为中高危层次者，应个体化抑制 TSH 至接近达标的最大可耐受程度，5~10 年如无病生存，则可进行甲状腺激素替代治疗。

**释义**

■ 根据患者的综合因素将 TSH 抑制治疗的不良反应风险分为 3 个等级：低危、中危和高危。

符合下述所有条件者为低危：①中青年；②无不适症状；③无心血管疾病；④无心律失常；⑤无肾上腺素能受体激动的症状或体征；⑥无心血管疾病危险因素；⑦无合并疾病；⑧绝经前妇女；⑨骨密度正常；⑩无骨质疏松的危险因素。

符合下述条件之一者为中危：①中年；②高血压；③有肾上腺素能受体激动的症状或体征；④吸烟；⑤存在心血管疾病危险因素或糖尿病；⑥围绝经期妇女；⑦骨量减少；⑧存在骨质疏松（OP）的危险因素。

符合下述条件之一者为高危：①临床心脏病；②老年；③绝经后妇女；④伴发其他严重疾病。

■ 推荐基于患者的复发风险分层及 TSH 抑制治疗不良反应风险分级制订 TSH 抑制治疗目标：

| 治疗不良反应风险 | DTC 的复发危险度 | | | |
|---|---|---|---|---|
| | 初诊期高、中危 | 初诊期低危 | 随访期高、中危 | 随访期低危 |
| 高、中危 | <0.1 | 0.5~1.0 | 0.1~0.5[a] | 1.0~2.0（5~10 年） |
| 低危 | <0.1 | 0.1~0.5[a] | <0.1 | 0.5[a]~2.0（5~10 年） |

注：[a]0.5mU/L 视各实验室 TSH 正常参考范围下限不同而定

■ 对于清甲成功，复发危险度分层较低的患者，在根据复发及死亡风险分层给予 TSH 抑制治疗时，考虑到亚临床甲亢状态对患者心血管系统和骨骼系统等的影响，抑制治疗的时限不宜超过 5~10 年。5~10 年后逐步减低 TSH 抑制治疗的程度，如无病生存，可仅进行甲状腺激素替代治疗。

## （四）标准住院日为≤12 天

> **释义**
>
> ■ 术后需行$^{131}$I 治疗的 DTC 患者入院后，第 1~6 天完善治疗前检查并做治疗前准备，第 7 天口服$^{131}$I，服碘后进入病房隔离 5 天（第 7~11 天），期间主要观察、处理药物不良反应，第 11 天行$^{131}$I 全身扫描，总住院时间不超过 12 天符合本路径要求。

## （五）进入路径标准

1. 第一诊断必须符合 ICD-10：C73，D09.301 甲状腺癌疾病编码，行全甲状腺或近全甲状腺切除后的分化型甲状腺癌（DTC）。
2. 当患者同时具有其他疾病诊断，但在住院期间不需要特殊处理也不影响第一诊断的临床路径流程实施时，可以进入路径。

> **释义**
>
> ■ 入院后常规检查发现有基础疾病，如高血压、冠状动脉粥样硬化性心脏病、糖尿病、肝肾功能不全等，经系统评估后对甲状腺癌诊断治疗无特殊影响者，可进入路径。但可能增加医疗费用，延长住院时间。

## （六）住院期间检查项目

1. 必需的检查项目：
（1）血常规、尿常规、大便常规。
（2）肝肾功能全项、血糖、血脂。
（3）血清甲状腺功能全项（FT4、FT3、TSH、Tg、TGAb 等）。
（4）甲状腺及双颈部淋巴结彩超、肝胆胰脾肾彩超。
（5）$^{131}$I 治疗后 4~10 天之间进行治疗后的$^{131}$I 全身显像。
（6）胸部 CT 平扫。
（7）心电图。
（8）育龄妇女疑怀孕者应行孕检。

> **释义**
>
> ■ 血常规、尿常规、大便常规是最基本的三大常规检查，进入路径的患者均需完成。肝肾功能、血糖、心电图等可评估有无基础疾病，是否影响住院时间、费用及其治疗预后。
>
> ■ 正常甲状腺滤泡上皮细胞表达 NIS，而 DTC 细胞膜上也保留了部分表达 NIS 的能力，NIS 在 TSH 刺激下可加强其摄取$^{131}$I。因此，$^{131}$I 治疗前需要使 TSH 增高刺激残余甲状腺组织或 DTC 病灶对$^{131}$I 的摄取。在$^{131}$I 治疗前可通过停用甲状腺激素或给予外源性 TSH 两种方法可升高 TSH 水平。升高内源性 TSH 的方法是：术后不服 L-T4 或停用 L-T4 2~4 周；或给予 rhTSH 提高患者血清 TSH 水平，该方法可以避免停用甲状腺素后出现甲状腺功能减退（简称甲减）所带来的不适。

■ Tg 和 TGAb 的意义：TSH 升高（>30μIU/ml）状态下测定的血清刺激性 Tg（s-Tg）水平，其水平高低与肿瘤的术后残留情况以及初始治疗后疾病的缓解、持续及复发密切相关。低水平的 s-Tg 预示着较低的复发率及较好的预后。当 s-Tg 水平可疑升高时，Rx-WBS 发现摄碘性远端转移病灶的可能性增加，因而高 s-Tg 水平作为权重因素纳入高危复发风险分层，并被指南推荐行[131]I 清灶治疗。Tg 的检测受到 TGAb 影响，故测定血清 Tg 时应同时检测 TGAb。

■ 颈部超声的意义：由于血清学 Tg 水平等监测可受到残余甲状腺组织、血清 TSH 等影响，因此，术后及[131]I 治疗后超声实时评估是 DTC [131]I 治疗前评估的重要内容，主要是检测复发或持续存在的病灶，其主要评估部位为颈部淋巴结和甲状腺床。甲状腺癌特异度高的超声特征包括微钙化、边缘不规则及纵横比>1 等。颈部淋巴结转移可疑征象包括：微钙化、囊性改变、强回声、淋巴结变圆及周边血流。需要指出的是，任何一个单独的特征诊断灵敏度都不足诊断所有的转移性淋巴结。淋巴结皮髓质分界消失这一特征的灵敏度高，但特异度较低；而微钙化这一特征的特异度最高；周边血流这一特征的灵敏度和特异度都较高，具有重要意义。超声图像的正确解读需结合临床表现和实验室检查指标。颈部超声与 Tg 水平检测相结合较单独检测 Tg 水平具有更高的预测价值。如果出现阳性结果应及时改变管理方法，请专科会诊评估手术指征。

■ Rx-WBS 的意义：一般在[131]I 清甲治疗后 2~10 天内进行 Rx-WBS。因清甲所用的[131]I 剂量远高于[131]I 诊断性显像（Dx-WBS）的剂量，所以在 Dx-WBS 未见 DTC 转移病灶的患者中，10%~26%可通过 Rx-WBS 发现 DTC 转移病灶。10%会因发现新病灶而改变清甲治疗前的肿瘤分期。9%~15%的患者会根据 Rx-WBS 结果调整后续的治疗方案。因此，Rx-WBS 是对 DTC 进行再分期和确定后续[131]I 治疗适应证的基础。采用[131]I SPECT/CT 检查可以进一步提高 Rx-WBS 诊断的准确性。

2. 选择性的检查项目：

(1) 甲状腺[131]I 摄取率。

(2) 血清 TPOAb、PTH。电解质、降钙素、甲状旁腺素、肿瘤标志物、电解质、性激素类项目等。

(3) 心脏彩超。

(4) 有条件的单位[131]I 治疗后 4~10 天，除必须行[131]I 全身扫描外，强烈推荐治疗后行[131]I SPECT 或 SPECT/CT 断层显像。

(5) 疑有骨转移的患者需行骨扫描。

(6) 唾液腺显像。

(7) 肺功能。

(8) 甲状腺扫描。

(9) 骨密度测定。

(10)[131]I 治疗前[131]I 全身显像。

3. 酌情行并发症的相关检查。

4. 合并其他疾病的相关检查。

**释义**

■ $^{131}$I 治疗前实时动态评估时应注意除外患者的远端转移，DTC 最常见的远端转移部位为肺、骨、脑、肾等部位的转移。胸部 CT、骨扫描等有助于探查可疑转移部位。

■ 肺转移多次 $^{131}$I 治疗后纤维化的风险：大剂量 $^{131}$I 治疗后的罕见并发症是放射性肺炎和肺纤维化。有研究显示累积剂量>37GBq 者需警惕发生肺纤维化。肺纤维化的诊断依据包括呼吸系统症状、X 线胸片或胸部 CT、肺功能试验等。

■ 对需要将 TSH 抑制到低于 TSH 正常参考范围下限的 DTC 患者（特别是绝经后妇女），应评估治疗前基础骨矿化状态并定期监测。根据医疗条件酌情选用血清钙或磷，24 小时尿钙、磷，骨转换生化标志物和骨密度测定。

■ 由于 TSH 抑制治疗风险分层中的中高分层患者存在心血管事件及骨质疏松等风险，可采用心脏彩超等监测心血管系统的变化；采用血清电解质、降钙素、PTH 及骨密度测定检测骨质变化。

## （七）治疗用药

1. 口服碘 ［$^{131}$I］ 化钠口服溶液治疗，治疗剂量根据患者病情而定，如有其他情况（如残留甲状腺过多、年龄较小等），则酌情调整给药剂量。
2. DTC 患者 $^{131}$I 治疗后 72 小时内开始 L-T4 治疗。
3. 激素类药物使用：泼尼松、地塞米松等。
4. 升白、保肝、护胃、保护唾液腺等对症支持治疗。

**释义**

■ 清甲剂量一般给予 $^{131}$I 1.11~3.7GBq。多中心临床研究提示，对于非高危甲状腺全切 DTC 患者用 1.11GBq 与 3.7GBq 进行清甲治疗，两者间的疗效无明显差异。

■ 中、高危 DTC 患者兼顾清灶目的时，清甲治疗的 $^{131}$I 剂量为 3.7~7.4GBq。

■ 对于青少年、育龄妇女、高龄患者和肾脏功能轻中度受损的患者可酌情减少 $^{131}$I 剂量。

■ $^{131}$I 治疗后予 L-T4 进行抑制治疗，首次给予 L-T4 按患者的体重估计用药量 ［1.5~2.5μg/(kg·d)］，随访过程中 L-T4 剂量有赖于血清 TSH 的监测来调整。L-T4 剂量调整阶段，约每 4 周测 1 次 TSH，达标后应定期复查甲状腺功能，以保证 TSH 维持于目标范围。早餐前空腹顿服 L-T4 最利于维持稳定的 TSH 水平。部分患者需要根据冬夏季节 TSH 水平的变化调整 L-T4 用量（冬增夏减）。应在间隔足够时间后服用某些特殊药物或食物：与维生素、滋补品间隔 1 小时；与含铁、钙食物或药物间隔 2 小时；与奶、豆类食品间隔 4 小时；与降脂药物间隔 12 小时。

■ 治疗剂量的 $^{131}$I 会导致不同程度的放射性炎性反应，尤其是残留甲状腺组织较多时更为明显。清甲治疗后短期（1~15 天）内常见的不良反应包括：乏力、颈部肿胀和咽部不适、口干甚至唾液腺肿痛、味觉改变、鼻泪管阻塞、上腹部不适甚至恶心、呕吐、泌尿道损伤、外周血象一过性下降等。上述症状常能自行缓解，也可做相应对症处理。

■ 为减轻颈部肿胀，可口服泼尼松，15~30mg/d，持续约 1 周。[131]I 治疗期间服用酸性糖果或维生素 C 片、嚼无糖口香糖、按摩唾液腺或补液等，可减轻唾液腺的辐射损伤。一般在口服[131]I 24 小时内开始含服酸性糖果或维生素 C，连续 3 天。[131]I 前后可应用保胃、止吐药物预防或治疗恶心、呕吐等不良反应。一过性血象降低患者，可应用升白细胞药物。大量饮水、多排尿和服用缓泻剂等有助于减轻腹腔和盆腔的辐射损伤，但需注意可能引发的电解质紊乱。

## （八）出院标准

症状好转，病情改善。

释义

■ 患者出院前体内放射性活度应=400MBq，并应完成[131]I 全身扫描，有条件者同时行 SPECT/CT 断层显像，且开始口服 L-T4 治疗，观察有无明显药物相关不良反应。

## （九）变异及原因分析

1. 经检查发现可手术切除的局部淋巴结转移灶或远端转移灶，根据肿瘤的 TNM 分期和复发危险度分层、再次手术的风险、随访的便利性、患者的意愿和依从性等因素进行综合分析后可再次手术者，应首选手术治疗。
2. 伴有其他系统合并症，需要特殊诊断治疗措施，导致住院时间延长、住院费用增加。
3. 服用[131]I 后出现不良反应，导致住院时间延长、住院费用增加。

## 四、推荐表单

### （一）医师表单

**分化型甲状腺癌术后$^{131}$I治疗临床路径医师表单**

适用对象：第一诊断为甲状腺癌（ICD-10：C73，D09.301）；

行甲状腺全切或次全切除术，同期淋巴结清除术（ICD-9-CM-3：06.2-06.4）

| 患者姓名： | 性别： 年龄： 门诊号： | 住院号： |
|---|---|---|

| 住院日期： 年 月 日 | 出院日期： 年 月 日 | 标准住院日：≤12天 |
|---|---|---|

| 时间 | 住院第1天 | 住院第2~5天 | 住院第6天<br>（$^{131}$I治疗准备日） | 住院第7天<br>（$^{131}$I治疗后第1天） |
|---|---|---|---|---|
| 诊疗工作 | □ 询问病史及体格检查<br>□ 完成病历书写<br>□ 开检查单<br>□ 首次病程与患者病情评估<br>□ 收集手术及病理诊断等资料（前期治疗资料） | □ 上级医师查房<br>□ 完成必要的相关科室会诊<br>□ 根据检查结果分析，制订治疗方案<br>□ 住院医师完成上级医师查房记录等病历资料 | □ 确定$^{131}$I治疗剂量<br>□ 完成病历记录<br>□ 向患者及其家属交代$^{131}$I治疗前后注意事项<br>□ 签署各项知情同意书 | □ 行$^{131}$I治疗<br>□ 完成病程记录和上级医师查房记录<br>□ 观察有无$^{131}$I并发症 |
| 重点医嘱 | **长期医嘱：**<br>□ 影像与核医学护理常规<br>□ 根据病情实施相应级别护理<br>□ 患者既往基础用药<br>□ 忌碘饮食<br>**临时医嘱：**<br>□ 血常规、尿常规、大便常规<br>□ 肝肾功能全项、血糖、血脂<br>□ 血清甲状腺功能全项（血清FT4、FT3、TSH、Tg、TgAb等）<br>□ 甲状腺及双颈部淋巴结彩超、肝胆胰脾肾彩超<br>□ 胸部CT平扫<br>□ 心电图<br>□ 育龄妇女疑怀孕者应行孕检<br>□ 选择性项目 | **长期医嘱：**<br>□ 影像与核医学护理常规<br>□ 根据病情实施相应级别护理<br>□ 患者既往基础用药<br>□ 忌碘饮食<br>**临时医嘱：**<br>□ 必要时行PET-CT检查等相关检查<br>□ 根据病情补充相关治疗<br>□ 血钙降低时静脉补钙或口服钙剂及维生素D制剂 | **长期医嘱：**<br>□ 影像与核医学护理常规<br>□ 根据病情实施相应级别护理<br>□ 患者既往基础用药<br>□ 预防放射性治疗不良反应的药物<br>□ 忌碘饮食<br>**临时医嘱：**<br>□ 特殊疾病护理<br>□ 备激素类、保肝、护胃、护唾液腺及升白药物 | **长期医嘱：**<br>□ 影像与核医学护理常规<br>□ 根据病情实施相应级别护理<br>□ 患者既往基础用药<br>□ 预防放射性治疗不良反应的药物<br>□ 忌碘饮食<br>**临时医嘱：**<br>□ 根据病情补充相关治疗<br>□ 碘（$^{131}$I）化钠口服溶液<br>□ $^{131}$I甲状腺癌转移灶治疗 |

续　表

| 时间 | 住院第 1 天 | 住院第 2~5 天 | 住院第 6 天<br>（$^{131}$I 治疗准备日） | 住院第 7 天<br>（$^{131}$I 治疗后第 1 天） |
|---|---|---|---|---|
| | □ 甲状腺$^{131}$I 摄取率<br>□ 心脏彩超<br>□ 血清 TPOAb、TRAb、降钙素、甲状旁腺素、肿瘤标志物、电解质、性激素类项目等<br>□ 全身骨显像<br>□ 唾液腺显像<br>□ 肺功能<br>□ 甲状腺扫描<br>□ 骨密度测定<br>□ $^{131}$I 全身显像<br>□ PET-CT | | | |
| 病情变异记录 | □ 无　□ 有，原因：<br>1.<br>2. | □ 无　□ 有，原因：<br>1.<br>2. | □ 无　□ 有，原因：<br>1.<br>2. | □ 无　□ 有，原因：<br>1.<br>2. |
| 医师签名 | | | | |

| 时间 | 住院第 8 天<br>($^{131}$I 治疗后第 2 天) | 住院第 9 天<br>($^{131}$I 治疗后第 3 天) | 住院第 10~11 天<br>($^{131}$I 治疗后第 4~5 天) | 住院第 12 天<br>（出院日） |
|---|---|---|---|---|
| 诊疗工作 | □ 上级医师电话或监控查房，确定有无并发症<br>□ 完成病历书写<br>□ 注意观察患者有无不良反应<br>□ $^{131}$I 治疗后 24~72 小时内开始服用 L-T4 治疗 | □ 上级医师电话或监控查房<br>□ 完成病历书写<br>□ $^{131}$I 治疗后 24~72 小时内开始服用 L-T4 治疗 | □ 上级医师电话或监控查房，确定有无$^{131}$I 治疗并发症和不良情况，决定处理措施<br>□ 完成病历书写 | □ 上级医师电话或监控查房，确定有无$^{131}$I 治疗并发症及不良情况，明确是否出院<br>□ 若出院，则交待出院随访事宜，并开具出院证明<br>□ 若病情不允许出院，根据病情制订下一步治疗方案<br>□ 完善病历书写 |
| 重点医嘱 | 长期医嘱：<br>□ 影像与核医学护理常规<br>□ 根据病情实施相应级别护理<br>□ 患者既往基础用药<br>□ 预防放射性治疗不良反应的药物<br>□ 左旋甲状腺素片 50~150μg<br>□ 忌碘饮食<br>临时医嘱：<br>□ 根据病情补充相关治疗<br>□ $^{131}$I 甲状腺癌转移灶治疗 | 长期医嘱：<br>□ 影像与核医学护理常规<br>□ 根据病情实施相应级别护理<br>□ 患者既往基础用药<br>□ 左旋甲状腺素片 50~150μg<br>□ 预防放射性治疗不良反应的药物<br>□ 忌碘饮食<br>临时医嘱：<br>□ 根据病情补充相关治疗<br>□ $^{131}$I 甲状腺癌转移灶治疗 | 长期医嘱：<br>□ 影像与核医学护理常规<br>□ 根据病情实施相应级别护理<br>□ 患者既往基础用药<br>□ 预防放射性治疗不良反应的药物<br>□ 左旋甲状腺素片 50~150μg<br>□ 忌碘饮食<br>临时医嘱：<br>□ $^{131}$I 全身显像+局部显像，有条件的单位强烈推荐行$^{131}$I SPECT 或 SPECT/CT 断层显像<br>□ 特殊疾病护理<br>□ $^{131}$I 甲状腺癌转移灶治疗 | 出院医嘱：<br>□ 出院带药<br>□ 门诊随诊 |
| 病情变异记录 | □ 无 □ 有，原因：<br>1.<br>2. | □ 无 □ 有，原因：<br>1.<br>2. | □ 无 □ 有，原因：<br>1.<br>2. | □ 无 □ 有，原因：<br>1.<br>2. |
| 医师签名 | | | | |

**（二）护士表单**

### 分化型甲状腺癌术后<sup>131</sup>I治疗临床路径护士表单

适用对象：第一诊断为甲状腺癌（ICD-10：C73，D09.301）；

行甲状腺全切或次全切除术，同期淋巴结清除术（ICD-9-CM-3：06.2-06.4）

| 患者姓名： | | 性别： 年龄： 门诊号： | | 住院号： |
|---|---|---|---|---|
| 住院日期： 年 月 日 | | 出院日期： 年 月 日 | | 标准住院日：≤12天 |

| 时间 | 住院第1天 | 住院第2~5天 | 住院第6天<br>（<sup>131</sup>I治疗准备日） | 住院第7天<br>（<sup>131</sup>I治疗后第1天） |
|---|---|---|---|---|
| 健康宣教 | □ 按入院流程做入院介绍<br>□ 介绍病房环境及<sup>131</sup>I治疗特殊性<br>□ 进行入院健康教育及饮食指导 | □ 指导患者到相关科室进行检查并讲明各种检查的目的<br>□ 指导<sup>131</sup>I治疗注意事项及应急处理方法 | □ <sup>131</sup>I治疗前心理疏导<br>□ <sup>131</sup>I相关知识的健康宣教及辐射防护宣教<br>□ 告知<sup>131</sup>I治疗注意事项及应急处理方法 | □ 指导<sup>131</sup>I治疗注意事项及应急处理方法<br>□ <sup>131</sup>I治疗期间心理疏导 |
| 护理处置 | □ 核对患者，佩戴腕带<br>□ 建立入院护理病历<br>□ 协助患者留取各种标本<br>□ 测量体重、血压、心率、身高等 | □ 抽血，大小便常规检查<br>□ 指导预防性用药方法<br>□ 监督低碘饮食 | □ 指导预防性用药方法<br>□ 监督低碘饮食 | □ 病情观察<br>□ 观察<sup>131</sup>I治疗反应<br>□ 监督低碘饮食 |
| 基础护理 | □ 三级护理<br>□ 晨晚间护理<br>□ 患者安全管理 | □ 三级护理<br>□ 晨晚间护理<br>□ 患者安全管理 | □ 三级护理<br>□ 晨晚间护理<br>□ 患者安全管理 | □ 三级护理<br>□ 晨间护理<br>□ 指导排泄物管理<br>□ 患者安全管理 |
| 专科护理 | □ 护理查体<br>□ 入院评估<br>□ 病情观察<br>□ 需要时，填写跌倒及压疮防范表<br>□ 告知低碘饮食<br>□ 心理护理 | □ 病情观察<br>□ 遵医嘱完成相关检查<br>□ 心理护理 | □ 病情观察<br>□ 心理护理 | □ 病情观察<br>□ 心理护理<br>□ 指导患者服药后饮水、口服酸性食物<br>□ 遵医嘱完成不良反应处理<br>□ 必要时指导并协助患者到相关科室进行检查 |
| 重点医嘱 | □ 详见医嘱执行单 | □ 详见医嘱执行单 | □ 详见医嘱执行单 | □ 详见医嘱执行单 |

续 表

| 时间 | 住院第1天 | 住院第2~5天 | 住院第6天<br>（ $^{131}$ I治疗准备日） | 住院第7天<br>（ $^{131}$ I治疗后第1天） |
|---|---|---|---|---|
| 病情<br>变异<br>记录 | □无 □有，原因：<br>1.<br>2. | □无 □有，原因：<br>1.<br>2. | □无 □有，原因：<br>1.<br>2. | □无 □有，原因：<br>1.<br>2. |
| 护士<br>签名 | | | | |

| 时间 | 住院第 8 天<br>($^{131}$I 治疗后第 2 天) | 住院第 9 天<br>($^{131}$I 治疗后第 3 天) | 住院第 10~11 天<br>($^{131}$I 治疗后第 4~5 天) | 住院第 12 天<br>（出院日） |
|---|---|---|---|---|
| 健康宣教 | □ 指导 $^{131}$I 治疗注意事项及应急处理方法<br>□ $^{131}$I 治疗期间心理疏导 | □ 指导 $^{131}$I 治疗注意事项及应急处理方法<br>□ $^{131}$I 治疗期间心理疏导 | □ 指导 $^{131}$I 治疗注意事项及应急处理方法<br>□ $^{131}$I 治疗期间心理疏导 | □ 出院康复指导及告知注意事项<br>□ 出院用药指导<br>□ 家庭及公共场所辐射安全防护指导 |
| 护理处置 | □ 病情观察<br>□ 观察 $^{131}$I 治疗反应<br>□ 监督低碘饮食 | □ 病情观察<br>□ 观察 $^{131}$I 治疗反应<br>□ 监督低碘饮食 | □ 病情观察<br>□ 观察 $^{131}$I 治疗反应<br>□ 监督低碘饮食 | □ 病情观察<br>□ 观察 $^{131}$I 治疗反应<br>□ 监督低碘饮食 |
| 基础护理 | □ 三级护理<br>□ 晨间护理<br>□ 指导排泄物管理<br>□ 患者安全管理 | □ 三级护理<br>□ 晨间护理<br>□ 指导排泄物管理<br>□ 患者安全管理 | □ 三级护理<br>□ 晨晚间护理<br>□ 指导排泄物管理<br>□ 患者安全管理 | □ 三级护理<br>□ 晨间护理<br>□ 指导排泄物管理<br>□ 患者安全管理 |
| 专科护理 | □ 病情观察<br>□ 心理护理<br>□ 指导患者服用左旋甲状腺激素片 50~150μg<br>□ 遵医嘱完成不良反应处理<br>□ 必要时指导并协助患者到相关科室进行检查 | □ 病情观察<br>□ 心理护理<br>□ 指导患者服用左旋甲状腺激素片 50~150μg<br>□ 遵医嘱完成不良反应处理<br>□ 必要时指导并协助患者到相关科室进行检查 | □ 病情观察<br>□ 心理护理<br>□ 指导患者服用左旋甲状腺激素片 50~150μg<br>□ 遵医嘱完成不良反应处理<br>□ 必要时指导并协助患者到相关科室进行检查 | □ 协助患者办理出院手续<br>□ 预约复诊时间 |
| 重点医嘱 | □ 详见医嘱执行单 | □ 详见医嘱执行单 | □ 详见医嘱执行单 | □ 详见医嘱执行单 |
| 病情变异记录 | □ 无　□ 有，原因：<br>1.<br>2. | □ 无　□ 有，原因：<br>1.<br>2. | □ 无　□ 有，原因：<br>1.<br>2. | □ 无　□ 有，原因：<br>1.<br>2. |
| 护士签名 | | | | |

## （三）患者表单

### 分化型甲状腺癌术后[131]I治疗临床路径患者表单

适用对象：第一诊断为甲状腺癌（ICD-10：C73，D09.301）；
　　　　　行甲状腺全切或次全切除术，同期淋巴结清除术（ICD-9-CM-3：06.2-06.4）

| 患者姓名： | | 性别：　年龄：　门诊号： | | 住院号： |
|---|---|---|---|---|
| 住院日期：　　年　月　日 | | 出院日期：　　年　月　日 | | 标准住院日：≤12天 |

| 时间 | 住院第1天 | 住院第2~5天 | 住院第6天<br>([131]I治疗准备日) | 住院第7天<br>([131]I治疗后第1天) |
|---|---|---|---|---|
| 医患配合 | □ 配合询问病史、收集资料，务必详细告知既往史、用药史、过敏史<br>□ 配合进行体格检查<br>□ 有任何不适告知医师 | □ 配合化疗前相关检查<br>□ 医师与患者及家属介绍病情、[131]I治疗方案及治疗相关注意事项 | □ 配合完善相关检查、实验室检查<br>□ 医师与患者及家属介绍病情、[131]I治疗方案及治疗相关注意事项 | □ 配合完成[131]I治疗<br>□ [131]I治疗后在指导下多饮水、含服酸性药物等预防不良反应<br>□ 有任何不适告知医师 |
| 护患配合 | □ 配合测量体温、脉搏、呼吸3次、血压、体重1次<br>□ 配合完成入院护理评估（询问病史、过敏史、用药史）<br>□ 接受入院宣教（环境介绍、病室规定、低碘饮食、订餐制度、贵重物品保管等）<br>□ 配合执行探视和陪伴制度<br>□ 有任何不适告知护士 | □ 配合测量体温、脉搏、呼吸3次、询问大便1次<br>□ 配合低碘饮食及订餐制度<br>□ 接受[131]I治疗不良反应及处理、辐射安全防护宣教<br>□ 配合执行探视和陪伴制度<br>□ 有任何不适告知护士 | □ 配合测量体温、脉搏、呼吸3次、询问大便1次<br>□ 接受低碘饮食及订餐制度<br>□ 接受[131]I治疗不良反应及处理、辐射安全防护宣教<br>□ 配合[131]I治疗预防性用药<br>□ 配合执行探视和陪伴制度<br>□ 有任何不适告知护士 | □ 配合测量体温、脉搏、呼吸3次、询问大便1次<br>□ 接受低碘饮食及订餐制度<br>□ 接受[131]I治疗不良反应及处理、辐射安全防护要求<br>□ 配合[131]I治疗预防性用药<br>□ 配合执行探视和陪伴制度<br>□ 有任何不适告知护士 |
| 饮食 | □ 低碘饮食 | □ 低碘饮食 | □ 低碘饮食 | □ 低碘饮食 |
| 排泄 | □ 正常排尿便 | □ 正常排尿便 | □ 正常排尿便 | □ 正常排尿便，便后冲2~3次厕所 |
| 活动 | □ 正常活动 | □ 正常活动 | □ 正常活动 | □ 隔离区域内正常活动，避免疲劳 |

| 时间 | 住院第 8 天<br>($^{131}$I 治疗后第 2 天) | 住院第 9 天<br>($^{131}$I 治疗后第 3 天) | 住院第 10~11 天<br>($^{131}$I 治疗后第 4~5 天) | 住院第 12 天<br>（出院日） |
|---|---|---|---|---|
| 医患配合 | □ 配合预防性用药<br>□ 配合针对不良反应的治疗<br>□ 配合开始口服左旋甲状腺素片 50~150μg<br>□ 有任何不适告知医师 | □ 配合预防性用药<br>□ 配合针对不良反应的治疗<br>□ 配合口服左旋甲状腺素片 50~150μg<br>□ 有任何不适告知医师 | □ 配合预防性用药<br>□ 配合针对不良反应的治疗<br>□ 配合口服左旋甲状腺素片 50~150μg<br>□ 配合完成 $^{131}$I 全身显像及 SPECT/CT 融合显像<br>□ 有任何不适告知医师 | □ 接受出院前指导及注意事项<br>□ 知道 $^{131}$I 治疗后注意事项及家庭辐射安全防护<br>□ 了解复查程序<br>□ 获取出院诊断书 |
| 护患配合 | □ 配合测量体温、脉搏、呼吸 3 次、询问大便 1 次<br>□ 接受低碘饮食及订餐制度<br>□ 接受 $^{131}$I 治疗不良反应及处理、辐射安全防护要求<br>□ 配合 $^{131}$I 治疗预防性用药<br>□ 配合执行探视和陪伴制度<br>□ 有任何不适告知护士 | □ 配合测量体温、脉搏、呼吸 3 次、询问大便 1 次<br>□ 接受低碘饮食及订餐制度<br>□ 接受 $^{131}$I 治疗不良反应及处理、辐射安全防护要求<br>□ 配合 $^{131}$I 治疗预防性用药<br>□ 配合执行探视和陪伴制度<br>□ 有任何不适告知护士 | □ 配合测量体温、脉搏、呼吸 3 次、询问大便 1 次<br>□ 接受低碘饮食及订餐制度<br>□ 接受 $^{131}$I 治疗不良反应及处理、辐射安全防护宣教<br>□ 配合 $^{131}$I 治疗预防性用药<br>□ 配合执行探视和陪伴制度<br>□ 有任何不适告知护士 | □ 接受出院宣教<br>□ 办理出院手续<br>□ 获取出院带药<br>□ 知道服药方法、作用、注意事项<br>□ 知道复印病历程序 |
| 饮食 | □ 低碘饮食 | □ 低碘饮食 | □ 低碘饮食 | □ 低碘饮食 |
| 排泄 | □ 正常排尿便，便后冲 2~3 次厕所 | □ 正常排尿便，便后冲 2~3 次厕所 | □ 正常排尿便，便后冲 2~3 次厕所 | □ 正常排尿便，便后冲 2~3 次厕所 |
| 活动 | □ 隔离区域内正常活动，避免疲劳 | □ 隔离区域内正常活动，避免疲劳 | □ 隔离区域内正常活动，避免疲劳 | □ 隔离区域内正常活动，避免疲劳 |

附：原表单（2016 年版）

### 分化型甲状腺癌术后$^{131}$I 治疗临床路径表单

适用对象：第一诊断为甲状腺癌（ICD-10：C73，D09.301）

行甲状腺全切或次全切除术，同期淋巴结清除术（ICD-9-CM-3：06.2-06.4）

| 患者姓名： | 性别： 年龄： 门诊号： | 住院号： |
|---|---|---|
| 住院日期： 年 月 日 | 出院日期： 年 月 日 | 标准住院日：≤12 天 |

| 时间 | 住院第 1 天 | 住院第 2~5 天 | 住院第 6 天<br>（$^{131}$I 治疗准备日） |
|---|---|---|---|
| 主要诊疗工作 | □ 询问病史及体格检查<br>□ 完成病历书写<br>□ 开检查单<br>□ 首次病程与患者病情评估 | □ 上级医师查房<br>□ 完成必要的相关科室会诊<br>□ 根据检查结果分析，确定诊疗方案<br>□ 住院医师完成上级医师查房记录等病历资料 | □ 确定$^{131}$I 治疗剂量<br>□ 完成病历记录<br>□ 向患者及其家属交代$^{131}$I 治疗前后注意事项<br>□ 签署各项知情同意书 |
| 重点医嘱 | 长期医嘱：<br>□ 影像与核医学护理常规<br>□ 根据病情实施相应级别护理<br>□ 患者既往基础用药<br>□ 忌碘饮食<br>临时医嘱：<br>□ 血常规、尿常规、大便常规<br>□ 肝肾功能全项、血糖、血脂<br>□ 血清甲状腺功能全项（血清 FT4、FT3、TSH、Tg、TGAb 等）<br>□ 甲状腺及双颈部淋巴结彩超、肝胆胰脾肾彩超<br>□ 胸部 CT 平扫<br>□ 心电图<br>□ 育龄妇女疑怀孕者应行孕检<br>□ 选择性项目<br>□ 甲状腺$^{131}$I 摄取率<br>□ 心脏彩超<br>□ 血清 TPOAb、TRAb、降钙素、甲状旁腺素、肿瘤标志物、电解质、性激素类项目等<br>□ 骨扫描<br>□ 唾液腺显像<br>□ 肺功能<br>□ 甲状腺扫描<br>□ 骨密度测定<br>□ $^{131}$I 全身显像 | 长期医嘱：<br>□ 影像与核医学护理常规<br>□ 根据病情实施相应级别护理<br>□ 患者既往基础用药<br>□ 忌碘饮食<br>临时医嘱：<br>□ 必要时行 PET-CT 检查等相关检查<br>□ 根据病情补充相关治疗<br>□ 血钙降低时静脉补钙或口服钙剂及维生素 D 制剂 | 长期医嘱：<br>□ 影像与核医学护理常规<br>□ 根据病情实施相应级别护理<br>□ 患者既往基础用药<br>□ 预防放射性治疗不良反应的药物<br>□ 忌碘饮食<br>临时医嘱：<br>□ 特殊疾病护理<br>□ 备激素类、保肝、护胃、护唾液腺及升白药物 |

续　表

| 时间 | 住院第 1 天 | 住院第 2~5 天 | 住院第 6 天<br>（$^{131}$I 治疗准备日） |
|---|---|---|---|
| 主要<br>护理<br>工作 | □ 协助患者及家属完成住院<br>　程序<br>□ 介绍设施及相关制度<br>□ 入院患者首次护理评估、实<br>　施相应级别护理<br>□ 入院宣教及饮食指导<br>□ 告知相关检验项目及注意<br>　事项<br>□ 指导并协助患者到相关科室<br>　进行检查<br>□ 介绍本病房的环境以及$^{131}$I<br>　治疗的特殊性<br>□ 护理指导$^{131}$I 治疗注意事项<br>　和应急处理方法 | □ 晨起空腹留取实验室检查<br>　标本<br>□ 实施相应级别护理<br>□ 指导并协助患者到相关科室<br>　进行检查<br>□ 告知特殊检查的注意事项<br>□ 指导预防性用药方法<br>□ 指导$^{131}$I 治疗注意事和应急<br>　处理方法。 | □ $^{131}$I 治疗前心理疏导及$^{131}$I<br>　相关知识的健康宣教<br>□ 告知患者注意事项<br>□ 指导患者用药 |
| 病情<br>变异<br>记录 | □ 无　□ 有，原因：<br>1.<br>2. | □ 无　□ 有，原因：<br>1.<br>2. | □ 无　□ 有，原因：<br>1.<br>2. |
| 护士<br>签名 | | | |
| 医师<br>签名 | | | |

| 时间 | 住院第 7 天<br>（ $^{131}$I 治疗后第 1 天） | 住院第 8 天<br>（ $^{131}$I 治疗后第 2 天） | 住院第 9 天<br>（ $^{131}$I 治疗后第 3 天） |
|---|---|---|---|
| 主要诊疗工作 | □ 行 $^{131}$I 治疗<br>□ 完成病程记录和上级医师查房记录<br>□ 确定有无 $^{131}$I 并发症 | □ 上级医师电话或监控查房，确定有无并发症<br>□ 完成病历书写<br>□ 注意观察患者有无不良反应<br>□ $^{131}$I 治疗后 24~72 小时内开始服用 L-T4 治疗 | □ 上级医师电话或监控查房<br>□ 完成病历书写<br>□ $^{131}$I 治疗后 24~72 小时内开始服用 L-T4 治疗 |
| 重点医嘱 | 长期医嘱：<br>□ 影像与核医学护理常规<br>□ 根据病情实施相应级别护理<br>□ 患者既往基础用药<br>□ 预防放射性治疗不良反应的药物<br>□ 忌碘饮食<br>临时医嘱：<br>□ 根据病情补充相关治疗<br>□ 碘（ $^{131}$I）化钠口服溶液<br>□ $^{131}$I 甲状腺癌转移灶治疗 | 长期医嘱：<br>□ 影像与核医学护理常规<br>□ 根据病情实施相应级别护理<br>□ 患者既往基础用药<br>□ 预防放射性治疗不良反应的药物<br>□ 左旋甲状腺素片 50~150μg<br>□ 忌碘饮食<br>临时医嘱：<br>□ 根据病情补充相关治疗<br>□ $^{131}$I 甲状腺癌转移灶治疗 | 长期医嘱：<br>□ 影像与核医学护理常规<br>□ 根据病情实施相应级别护理<br>□ 患者既往基础用药<br>□ 左旋甲状腺素片 50~150μg<br>□ 预防放射性治疗不良反应的药物<br>□ 忌碘饮食<br>临时医嘱：<br>□ 根据病情补充相关治疗<br>□ $^{131}$I 甲状腺癌转移灶治疗 |
| 主要护理工作 | □ 病情观察<br>□ 观察治疗反应<br>□ 指导 $^{131}$I 治疗注意事项和应急处理方法<br>□ 监控下进行护理指导 | □ 病情观察<br>□ 观察治疗反应<br>□ 监控下进行护理指导<br>□ 实施相应级别护理<br>□ 必要时指导并协助患者到相关科室进行检查<br>□ 给予心理疏导<br>□ 指导患者服药后饮水、口服酸性食物 | □ 病情观察<br>□ 观察治疗反应<br>□ 监控下进行护理指导 |
| 病情变异记录 | □ 无 □ 有，原因：<br>1.<br>2. | □ 无 □ 有，原因：<br>1.<br>2. | □ 无 □ 有，原因：<br>1.<br>2. |
| 护士签名 | | | |
| 医师签名 | | | |

| 时间 | 住院第 10~11 天<br>(¹³¹I 治疗后第 4~5 天) | 住院第 12 天<br>(出院日) |
|---|---|---|
| 主要诊疗工作 | □ 上级医师电话或监控查房，确定有无¹³¹I 治疗并发症和不良情况，决定处理措施<br>□ 完成病历书写 | □ 上级医师电话或监控查房，确定有无手术并发症及不良情况，明确是否出院<br>□ 完成出院记录、病案首页、出院证明书等<br>□ 向患者交代出院后的注意事项 |
| 重点医嘱 | **长期医嘱：**<br>□ 影像与核医学护理常规<br>□ 根据病情实施相应级别护理<br>□ 患者既往基础用药<br>□ 预防放射性治疗不良反应的药物<br>□ 左旋甲状腺素片 50~150μg<br>□ 忌碘饮食<br>**临时医嘱：**<br>□ ¹³¹I 全身显像+局部显像，有条件的单位强烈推荐行¹³¹I SPECT 或 SPECT/CT 断层显像<br>□ 特殊疾病护理<br>□ ¹³¹I 甲状腺癌转移灶治疗 | **出院医嘱：**<br>□ 出院带药<br>□ 门诊随诊 |
| 主要护理工作 | □ 观察患者病情变化，预防并发症的发生<br>□ 监控下进行护理指导 | □ 出院康复指导<br>□ 出院用药指导<br>□ 辅助患者办理出院手续、交费等事宜<br>□ 预约复诊时间<br>□ 家庭辐射安全指导 |
| 病情变异记录 | □ 无 □ 有，原因：<br>1.<br>2. | □ 无 □ 有，原因：<br>1.<br>2. |
| 护士签名 | | |
| 医师签名 | | |

# 第十七章

# 食管平滑肌瘤临床路径释义

## 一、食管平滑肌瘤编码

疾病名称及编码：食管平滑肌瘤（ICD-10：D13.0，M8890/0）

手术操作名称及编码：食管平滑肌瘤摘除术（ICD-9-CM-3：42.32）

## 二、临床路径检索方法

D13.0　M8890/0 伴 42.32

## 三、食管平滑肌瘤临床标准住院流程

### （一）适用对象

第一诊断为食管平滑肌瘤（ICD-10：D13.0，M8890/0），行食管平滑肌瘤摘除术（ICD-9-CM-3：42.32）。

> **释义**
>
> ■ 适用对象编码参见第一部分。
>
> ■ 食管平滑肌瘤（esophageal leiomyoma）：是最常见的食管良性肿瘤，其多为单发，主要来源于环形肌层，凸出于食管壁外，其大小不一，食管黏膜完整。

### （二）诊断依据

根据《临床诊疗指南·胸外科分册》（中华医学会编著，人民卫生出版社，2009）和《胸心外科疾病诊疗指南（第2版）》（同济医学院编著，科学出版社，2005）。

1. 临床表现：多无明显症状，部分病例可有吞咽梗阻感等。

2. 辅助检查：

（1）上消化道钡剂造影：食管腔内充盈缺损，黏膜光滑。

（2）胃镜可见表面光滑、黏膜完整的食管隆起性病变。

（3）胸部 CT 及增强可见食管壁局部增厚。

（4）食管超声内镜提示肿瘤来源食管肌层。

> **释义**
>
> ■ 该疾病诊断主要依靠影像学检查，上消化道钡剂造影可见食管黏膜光滑，完整的充盈缺损，形成半月状压迹。正位时，可出现圆形征。该疾病一般不引起食管梗阻，所以近段食管不扩张。■ 食管镜检查更加直观，镜下可见肿瘤突向食管腔内，表面黏膜完整光滑，管腔无狭窄。若黏膜光滑，不应行食管黏膜活检，其原因：①取不到肿瘤组织；②损伤食管黏膜，使黏膜与肿瘤粘连，以后手术切除时易发生黏膜撕破。若黏膜表面有改变，不能除外恶性病变可能，应取活检。

■ 食管超声内镜检查对该病的诊断非常必要，尤其在判断食管平滑肌瘤的大小、形状、界限以及对食管恶性肿瘤的鉴别上意义重大。

## （三）选择治疗方案的依据

根据《胸心外科疾病诊疗指南》（第 2 版）（同济医学院编著，科学出版社，2005）。

手术治疗：经左胸入路或右胸入路行食管肿瘤摘除术。

> 释义
>
> ■ 手术适应证：①症状明显，瘤体较大；②肿瘤性质不确定、怀疑恶变者；③无开胸禁忌证及严重心、肺功能不全。
>
> ■ 根据肿瘤所在部位，选择左或右胸手术入路。

## （四）标准住院日≤14 天

> 释义
>
> ■ 如果患者条件允许，住院时间可以低于上述住院天数。

## （五）进入路径标准

1. 第一诊断必须符合 ICD-10：D13.0，M8890/0 食管平滑肌瘤疾病编码。

2. 当患者同时具有其他疾病诊断，但在门诊治疗期间不需要特殊处理也不影响第一诊断的临床路径流程实施时，可以进入路径。

> 释义
>
> ■ 患者同时具有其他影响第一诊断疾病、临床路径流程实施时不适合进入临床路径。

## （六）术前准备≤4 天

1. 必需的检查项目：

（1）血常规、尿常规、便常规+隐血试验。

（2）血型、凝血功能、肝功能测定、肾功能测定、电解质、感染性疾病筛查（乙型病毒性肝炎、丙型病毒性肝炎、梅毒、艾滋病）。

（3）X 线胸片、心电图、肺功能。

（4）胃镜、腹部超声检查。

（5）上消化道钡剂造影、胸部 CT。

2. 根据患者病情，可选择的检查项目：血气分析、相关肿瘤标志物检查、超声胃镜、超声心动图、胸部 MRI 等。

> **释义**
>
> ■ 根据病情决定所需要的检查。例如有胸部 CT，可不进行 X 线胸片检查。

### （七）预防性抗菌药物的选择与使用时机

1. 按照《抗菌药物临床应用指导原则》（卫医发〔2004〕285 号）执行，并根据患者的病情决定抗菌药物的选择与使用时间。如可疑感染，需要做相应的微生物学检查，必要时做药敏试验。

2. 建议使用第一、二代头孢菌素，头孢曲松。术前 30 分钟预防性用抗菌药物；手术超过 3 小时加用 1 次抗菌药物；术后预防用药时间一般不超过 24 小时，个别情况可延长至 48 小时。

> **释义**
>
> ■ 如果术中食管黏膜未破损，术后预防性应用抗菌药物不超过 24 小时。
>
> ■ 如果术中食管黏膜破损，术后预防性应用抗菌药物时间相应延长，必要时加用抗厌氧菌的药物。

### （八）手术日为入院≤第 5 天

1. 麻醉方式：气管插管全身麻醉。
2. 手术方式：经左胸入路或右胸入路食管肿瘤摘除术。
3. 输血：视术中具体情况而定。输血前需行血型鉴定、抗体筛选和交叉合血。

> **释义**
>
> ■ 手术切口选择要根据肿瘤生长的部位选择。建议中段食管平滑肌瘤取右前或后外侧切口，经第 4 或 5 肋间进胸；下胸段食管平滑肌瘤经左胸第 6 或 7 肋间进胸；颈段食管平滑肌瘤应取左侧胸锁乳突肌前缘切口。
>
> ■ 术前常规手术备血，但基本上不需要输血。
>
> ■ 除常规的开胸手术食管平滑肌瘤摘除手术外，目前有条件的医院更倾向于胸腔镜下行食管平滑肌瘤摘除术。

### （九）术后住院恢复≤9 天

1. 必须复查的项目：
（1）血常规、肝功能测定、肾功能测定、电解质。
（2）X 线胸片、食管造影。
（3）病理检查。

> **释义**
>
> ■ 术后住院期间，若对术中食管黏膜没造成损伤的把握较大，在术后试饮水、进食前，可不进行食管造影检查。但术后的胸片是必要的。
>
> ■ 术后根据病情可适当增加检查项目。

2. 术后用药：

（1）抗菌药物：按照《抗菌药物临床应用指导原则》（卫医发〔2004〕285号）执行。术后预防用药时间一般不超过24小时，个别情况可延长至48小时。如可疑感染，需要做相应的微生物学检查，必要时做药敏试验。

（2）静脉或肠内营养。

> **释义**
>
> ■ 如术中黏膜未破者，术后禁食、禁水24小时后拔出胃管，试饮水24小时后无发热、胸痛、呛咳等症状后，可开始进流食，逐步过渡到半流食。如黏膜损伤，根据损伤情况，术后3~6天拔出胃管，术后7或8天后开始试饮水。
>
> ■ 术后注意水、电解质平衡。
>
> ■ 术后主要应用第一、二代头孢菌素预防性抗感染治疗。
>
> ■ 尽快恢复肠内营养。

### （十）出院标准

1. 恢复饮食。
2. 切口愈合良好，或门诊可处理的愈合不良切口。
3. 体温正常。
4. X线胸片呈正常术后改变，无明显异常。
5. 没有需要住院处理的其他并发症和（或）合并症。

> **释义**
>
> ■ 恢复饮食后，患者体温基本正常，X线胸片无明显异常，血液检查基本正常。
>
> ■ 可以带拆线提前出院。

### （十一）变异及原因分析

1. 存在影响手术的合并症，术前需要进行相关的诊断和治疗。
2. 术后出现肺部感染、呼吸衰竭、心力衰竭、食管胸膜瘘、胃肠功能障碍等并发症，需要延长治疗时间。

**释义**

■ 术前检查发现患者有其他高危疾病（如主动脉瘤、心绞痛、恶性肿瘤等），需要其他专科处理，退出临床路径。

■ 若术后出现并发症超出上述住院天数，则退出临床路径。

## 四、食管平滑肌瘤临床路径给药方案

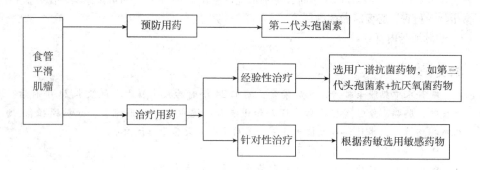

【用药选择】

该手术属于Ⅰ类手术，一般选用第二代头孢菌素作为预防用药，术前 0.5 小时内，或麻醉开始时首次给药；手术时间超过 3 小时，术中可给予第 2 剂。总预防用药时间一般不超过 24 小时。若患者出现体温血象升高等感染迹象，需根据经验选用第三代头孢菌素+抗厌氧菌药物并留取血培养，痰培养，引流物培养，待药敏回报后根据药敏调整用药。

【药学提示】

1. 用药前应仔细询问有无对该药过敏史。

2. 用药前应注意药物对肝肾功能影响，及时调整剂量。如氨基苷类需注意其肾毒性及耳毒性。喹诺酮类肾功能不全者应根据肌酐清除率减量或延长给药时间。

3. 应注意药物与其他药物相互作用，如大环内酯类药物与甲泼尼龙、茶碱、卡马西平、华法林等药物有相互作用。

4. 应注意药物的使用剂量，时间及用药途径。

5. 应注意药物分别针对儿童、孕妇、老人的不同应用。

【注意事项】

主要目标细菌耐药率超过 30% 的抗菌药物，提醒医务人员注意；主要目标细菌耐药率超过 40% 的抗菌药物，应当慎重经验用药；主要目标细菌耐药率超过 50% 的抗菌药物，应当参照药敏试验结果选用；主要目标细菌耐药率超过 75% 的抗菌药物，应当暂停针对此目标细菌的临床应用，根据追踪细菌耐药监测结果，再决定是否恢复临床应用。

## 五、推荐表单

### （一）医师表单

**食管平滑肌瘤临床路径医师表单**

适用对象：第一诊断为食管平滑肌瘤（ICD-10：D13.0，M8890/0）
行食管肿瘤摘除术（ICD-9-CM-3：42.32）

| 患者姓名： | 性别：　　年龄：　　门诊号： | 住院号： |
|---|---|---|
| 住院日期：　　年　月　日 | 出院日期：　　年　月　日 | 标准住院日：≤14天 |

| 时间 | 住院第1天 | 住院第2~4天 | 住院第3~5天（手术日） |
|---|---|---|---|
| 主要诊疗工作 | □ 询问病史及体格检查<br>□ 完成病历书写<br>□ 开检查申请单<br>□ 主管医师查房与术前评估<br>□ 初步确定手术方式和日期 | □ 上级医师查房<br>□ 术前评估及讨论，确定手术方案<br>□ 术前准备<br>□ 完成病程记录、上级医师查房记录、术前小结等病历书写<br>□ 向患者及家属交代病情及围术期注意事项<br>□ 签署手术知情同意书、自费用品协议书、输血同意书、授权同意书 | □ 手术<br>□ 术者完成手术记录<br>□ 住院医师完成术后病程<br>□ 上级医师查房<br>□ 向患者及家属交代病情、手术情况及术后注意事项 |
| 重点医嘱 | **长期医嘱：**<br>□ 胸外科二级护理<br>□ 饮食<br>□ 其他医嘱<br>**临时医嘱：**<br>□ 血常规、尿常规、便常规+隐血<br>□ 血型、凝血功能、肝肾功能、电解质<br>□ 感染性疾病筛查<br>□ 胃镜、腹部B超（肝胆脾胰肾、腹膜后）<br>□ 胸部CT、上消化道钡剂造影<br>□ X线胸片、心电图、肺功能<br>□ 超声胃镜、血气分析（酌情）<br>□ 其他医嘱 | **长期医嘱：**<br>□ 患者既往基础用药<br>□ 其他医嘱<br>**临时医嘱：**<br>□ 拟明日全麻下行食管平滑肌瘤摘除术<br>□ 术前禁食、禁水<br>□ 术前留置胃管、尿管<br>□ 备皮<br>□ 备血<br>□ 术中用药<br>□ 必要时术前肠道准备<br>□ 其他医嘱 | **长期医嘱：**<br>□ 胸外科特/一级护理<br>□ 禁食、禁水<br>□ 吸氧<br>□ 心电监护<br>□ 持续胃肠减压，记量<br>□ 胸管引流，记量<br>□ 持续导尿，记24小时尿量<br>□ 静脉应用抗菌药物<br>□ 静脉营养<br>□ 其他医嘱<br>**临时医嘱：**<br>□ 镇痛药物<br>□ 其他医嘱 |
| 病情变异记录 | □ 无　□ 有，原因：<br>1.<br>2. | □ 无　□ 有，原因：<br>1.<br>2. | □ 无　□ 有，原因：<br>1.<br>2. |
| 医师签名 | | | |

| 时间 | 住院第4~8天（术后第1~3天） | 住院第5~13天（术后第2~10天） | 住院第8~14天（出院日） |
|---|---|---|---|
| 主要诊疗工作 | □ 上级医师查房<br>□ 住院医师完成上级医师查房记录等病历书写<br>□ 观察生命体征、引流量、肺部呼吸音<br>□ 帮助患者咳嗽、咳痰，必要时床边纤支镜吸痰<br>□ 视情况拔尿管 | □ 上级医师查房<br>□ 住院医师完成常规病历书写<br>□ 视病情复查X线胸片、血常规、肝肾功能、电解质及血糖<br>□ 视情况术后3~5天拔除胸腔引流管<br>□ 术后3~5天行食管造影<br>□ 视情况拔胃管，逐步恢复饮食<br>□ 视情况停抗菌药物和静脉营养 | □ 上级医师查房，明确是否出院<br>□ 住院医师完成常规病历书写<br>□ 住院医师完成出院小结、病情证明单、病案首页等<br>□ 向患者及家属交代出院后的注意事项，如饮食、复诊时间、后续治疗等<br>□ 视切口愈合情况拆线 |
| 重点医嘱 | **长期医嘱：**<br>□ 胸外科一级护理<br>□ 停记尿量<br>□ 停吸氧<br>□ 停心电监护<br>□ 其他医嘱<br>**临时医嘱：**<br>□ 拔尿管<br>□ 其他医嘱 | **长期医嘱：**<br>□ 胸外科二级护理<br>□ 停胸腔引流并记量<br>□ 停胃肠减压、记量<br>□ 肠道排气后予肠内营养<br>□ 饮食：◎普通饮食 ◎半流质饮食 ◎流质饮食 ◎禁食<br>□ 其他医嘱<br>**临时医嘱：**<br>□ 拔胸腔引流管<br>□ 换药<br>□ X线胸片<br>□ 血常规、肝肾功能、电解质、血糖<br>□ 碘过敏试验<br>□ 食管造影<br>□ 拔胃管<br>□ 其他医嘱 | **长期医嘱：**<br>□ 胸外科二级护理<br>□ 饮食：◎普通饮食 ◎半流质饮食 ◎流质饮食<br>□ 其他医嘱<br>**临时医嘱：**<br>□ 切口换药<br>□ 切口拆线<br>□ 通知出院<br>□ 出院带药<br>□ 其他医嘱 |
| 病情变异记录 | □ 无　□ 有，原因：<br>1.<br>2. | □ 无　□ 有，原因：<br>1.<br>2. | □ 无　□ 有，原因：<br>1.<br>2. |
| 医师签名 |  |  |  |

## （二）护士表单

### 食管平滑肌瘤临床路径护士表单

适用对象：第一诊断为食管平滑肌瘤（ICD-10：D13.0，M8890/0）
行食管肿瘤摘除术（ICD-9-CM-3：42.32）

| 患者姓名： | 性别：　　年龄：　　门诊号： | 住院号： |
|---|---|---|
| 住院日期：　　年　月　日 | 出院日期：　　年　月　日 | 标准住院日：≤14 天 |

| 时间 | 住院第 1 天 | 住院第 2~4 天 | 住院第 3~5 天（手术日） |
|---|---|---|---|
| 健康宣教 | □ 入院宣教<br>□ 介绍主管医师、护士<br>□ 介绍环境、设施<br>□ 介绍住院注意事项 | □ 术前宣教<br>　宣教疾病知识、术前准备及手术过程<br>　告知准备用物、沐浴<br>　告知术后饮食、活动及探视注意事项<br>　告知术后可能出现的情况及应对方式<br>□ 主管护士与患者沟通，了解并指导心理应对<br>□ 告知家属等候区位置 | □ 术后当日宣教<br>　告知监护设备、管路功能及注意事项<br>　告知饮食、体位要求<br>　告知疼痛注意事项<br>　告知术后可能出现情况的应对方式<br>□ 给予患者及家属心理支持<br>□ 再次明确探视陪护须知 |
| 护理处置 | □ 核对患者，佩戴腕带<br>□ 建立入院护理病历<br>□ 卫生处置：剪指（趾）甲、沐浴，更换病号服 | □ 协助医师完成术前检查化验<br>□ 术前准备<br>　配血<br>　抗菌药物皮试<br>　备皮<br>　肠道准备<br>　禁食、禁水 | □ 送手术<br>　术晨置胃管<br>　摘除患者身上各种物品（病号服除外）<br>　核对患者资料及带药<br>　填写手术交接单，签字确认<br>□ 接手术<br>　核对患者及资料，签字确认 |
| 基础护理 | □ 三级护理<br>　晨晚间护理<br>　患者安全管理 | □ 三级护理<br>　晨晚间护理<br>　患者安全管理 | □ 特级护理<br>　卧位护理：半坐卧位<br>　会阴护理<br>　患者安全管理 |
| 专科护理 | □ 护理查体<br>□ 胃肠道准备：遵医嘱予口服抗菌药物<br>□ 需要时，填写跌倒及压疮防范表<br>□ 需要时，请家属陪护<br>□ 心理护理，护理查体<br>□ 辅助戒烟<br>□ 呼吸训练 | □ 胃肠道准备：遵医嘱予口服抗菌药物<br>□ 遵医嘱完成相关检查<br>□ 心理护理<br>□ 呼吸功能锻炼<br>□ 瞳孔、意识监测<br>□ 遵医嘱完成相关检查 | □ 病情观察，写特护记录<br>　q1h 评估生命体征、意识、疼痛、肢体活动、皮肤情况、伤口敷料、胸管及胃管情况、24 小时出入量<br>□ 遵医嘱予以抗感染、雾化吸入、镇痛、抑制胃酸、呼吸功能锻炼<br>□ 心理护理 |
| 重点医嘱 | □ 详见医嘱执行单 | □ 详见医嘱执行单 | □ 详见医嘱执行单 |

续　表

| 时间 | 住院第1天 | 住院第2~4天 | 住院第3~5天（手术日） |
|------|-----------|-------------|------------------------|
| 病情<br>变异<br>记录 | □无　□有，原因：<br>1.<br>2. | □无　□有，原因：<br>1.<br>2. | □无　□有，原因：<br>1.<br>2. |
| 护士<br>签名 | | | |

| 时间 | 住院第 4~8 天 （术后第 1~3 天） | 住院第 5~13 天 （术后第 2~10 天） | 住院第 8~14 天 （出院日） |
|---|---|---|---|
| 健康宣教 | □ 术后宣教<br>药物作用及频率<br>饮食、活动指导<br>复查患者对术前宣教内容的掌握程度<br>呼吸功能锻炼的作用<br>疾病恢复期注意事项<br>拔尿管后注意事项<br>下床活动注意事项 | □ 术后宣教<br>指导恢复饮食<br>呼吸功能锻炼的作用<br>疾病恢复期注意事项<br>拔尿管后注意事项<br>下床活动注意事项 | □ 出院宣教<br>复查时间<br>服药方法<br>活动休息<br>指导饮食<br>指导办理出院手续 |
| 护理处置 | □ 遵医嘱完成相关检查<br>□ 夹闭尿管，锻炼膀胱功能 | □ 遵医嘱完成相关检查<br>□ 夹闭尿管，锻炼膀胱功能 | □ 办理出院手续<br>□ 书写出院小结办理出院手续<br>□ 书写出院小结 |
| 基础护理 | □ 一/二级护理（根据患者病情和生活自理能力确定护理级别）<br>晨晚间护理<br>禁食、禁水<br>协助坐起、床上或床旁活动，预防压疮<br>会阴护理<br>床上温水擦浴<br>协助更衣<br>患者安全管理特/一级护理 | □ 二级护理（根据患者病情和生活自理能力确定护理级别）<br>晨晚间护理<br>指导恢复饮食<br>协助坐起、床上或床旁活动，预防压疮<br>会阴护理（拔出尿管后停）<br>协助更衣<br>患者安全管理一/二级护理 | □ 三级护理<br>晨晚间护理<br>协助或指导进食、水<br>协助或指导下床活动<br>患者安全管理 |
| 专科护理 | □ 病情观察，写特护记录<br>q2h 评估生命体征、意识、胸管及胃管情况、肢体活动、皮肤情况、伤口敷料、出入量<br>□ 遵医嘱予抗感染、抑酸、镇痛、静脉补液、雾化吸入、呼吸功能锻炼治疗<br>□ 需要时，联系主管医师给予相关治疗及用药<br>□ 心理护理 | □ 病情观察，评估生命体征、意识、胸管及胃管情况、肢体活动、皮肤情况、伤口敷料、出入量<br>□ 遵医嘱予抗感染、抑酸、镇痛、静脉补液、雾化吸入、呼吸功能锻炼治疗<br>□ 需要时，联系主管医师给予相关治疗及用药<br>□ 术后心理、生活护理 | □ 病情观察，评估生命体征、意识、肢体活动、皮肤情况、伤口敷料<br>□ 心理护理 |
| 重点医嘱 | □ 详见医嘱执行单 | □ 详见医嘱执行单 | □ 详见医嘱执行单 |
| 病情变异记录 | □ 无 □ 有，原因：<br>1.<br>2. | □ 无 □ 有，原因：<br>1.<br>2. | □ 无 □ 有，原因：<br>1.<br>2. |
| 护士签名 | | | |

## （三）患者表单

### 食管平滑肌瘤临床路径患者表单

适用对象：第一诊断为食管平滑肌瘤（ICD-10：D13.0，M8890/0）
行食管肿瘤摘除术（ICD-9-CM-3：42.32）

| 患者姓名： | | 性别： 年龄： 门诊号： | 住院号： |
|---|---|---|---|
| 住院日期： 年 月 日 | | 出院日期： 年 月 日 | 标准住院日：≤14 天 |

| 时间 | 住院第 1 天 | 住院第 2~4 天 | 住院第 3~5 天（手术日） |
|---|---|---|---|
| 医患配合 | □ 配合询问病史、采集资料，请务必详细告知既往史、用药史、过敏史<br>□ 如服用抗凝剂，请明确告知<br>□ 配合进行体格检查<br>□ 有任何不适请告知护士 | □ 配合完善术前相关检查，如采血、心电图、X 线胸片、肺功能、上消化道造影、胃镜<br>□ 医师与患者及家属介绍病情及手术谈话，术前签字<br>□ 麻醉师与患者进行术前访视 | □ 配合评估手术效果<br>□ 配合检查意识、疼痛、胸管情况、肢体活动<br>□ 需要时，配合复查 X 线胸片、上消化道造影<br>□ 有任何不适请告知医师 |
| 护患配合 | □ 配合测量体温、脉搏、呼吸、血压、体重 1 次<br>□ 配合完成入院护理评估（简单询问病史、过敏史、用药史）<br>□ 接受入院宣教（环境介绍、病室规定、订餐制度、贵重物品保管等）<br>□ 有任何不适请告知护士<br>□ 测量体温、脉搏、呼吸、血压、体重 1 次<br>□ 重点诊疗<br>□ 三级护理<br>□ 既往基础用药 | □ 配合测量体温、脉搏、呼吸、询问排便 1 次<br>□ 接受术前宣教<br>□ 接受配血，已备术中需要时用<br>□ 接受备皮<br>□ 接受胃肠道准备<br>□ 自行沐浴，加强腋窝清洁<br>□ 准备好必要用物，吸水管、纸巾等<br>□ 取出义齿、饰品等，贵重物品交家属保管<br>□ 每日测量生命体征、询问排便<br>□ 重点诊疗<br>□ 剃头<br>□ 药物灌肠术前签字 | □ 清晨测量体温、脉搏、呼吸、血压 1 次<br>□ 接受置胃管<br>□ 送手术室前，协助完成核对，带齐影像资料，脱去衣物，上手术车<br>□ 返回病房后，协助完成核对，配合过病床<br>□ 配合检查意识、生命体征、疼痛、胃管及胸管情况、肢体活动，询问出入量<br>□ 配合术后吸氧、监护仪监测、输液、排尿用尿管、胸部有引流管、留置胃管<br>□ 遵医嘱采取正确体位<br>□ 配合缓解疼痛<br>□ 有任何不适请告知护士 |
| 饮食 | 流质饮食 | □ 术前 3 日进流食<br>□ 术前 1 日禁食 | □ 禁食、禁水 |
| 排泄 | □ 正常排尿便 | □ 正常排尿便 | □ 保留尿管 |
| 活动 | □ 正常活动 | □ 正常活动 | □ 根据医嘱半坐卧位<br>□ 卧床休息，保护管路<br>□ 双下肢活动 |

| 时间 | 住院第 4~8 天（术后第 1~3 天） | 住院第 5~13 天（术后第 2~10 天） | 住院第 8~14 天（出院日） |
|---|---|---|---|
| 医患配合 | □ 配合检查意识、生命体征、胸管及胃管情况、伤口、肢体活动、胃肠功能恢复情况<br>□ 需要时配合伤口换药<br>□ 配合拔除引流管、尿管<br>□ 配合伤口拆线 | □ 配合检查意识、生命体征、胸管及胃管情况、伤口、肢体活动、胃肠功能恢复情况<br>□ 需要时配合伤口换药<br>□ 配合拔除引流管、尿管<br>□ 配合伤口拆线 | □ 接受出院前指导<br>□ 知道复查程序<br>□ 获得出院诊断书 |
| 护患配合 | □ 配合定时测量生命体征、每日询问排便<br>□ 配合检查意识、生命体征、疼痛、胸管及胃管情况、伤口、肢体活动，询问出入量<br>□ 接受输液、服药等治疗<br>□ 配合夹闭尿管，锻炼膀胱功能<br>□ 接受进食、进水、排便等生活护理<br>□ 配合活动，预防皮肤压力伤<br>□ 注意活动安全，避免坠床或跌倒<br>□ 配合执行探视及陪护<br>□ 接受呼吸功能锻炼 | □ 配合定时测量生命体征、每日询问排气或排便<br>□ 配合检查意识、生命体征、疼痛、胸管及胃管情况、伤口、肢体活动，询问出入量<br>□ 接受输液、服药等治疗<br>□ 配合夹闭尿管，锻炼膀胱功能<br>□ 接受饮食等生活护理<br>□ 配合活动，尽早下床活动，预防皮肤压疮及下肢静脉血栓形成<br>□ 注意活动安全，避免坠床或跌倒<br>□ 配合执行探视及陪护<br>□ 接受呼吸功能锻炼 | □ 接受出院宣教<br>□ 办理出院手续<br>□ 获取出院带药<br>□ 知道服药方法、作用、注意事项<br>□ 知道护理伤口方法<br>□ 知道复印病历方法<br>□ 二/三级护理<br>□ 普通饮食 |
| 饮食 | □ 术后 1 日禁食、禁水<br>□ 根据情况饮食 | □ 待排气后拔出胃管，胃管拔出后第 1 日可饮水<br>□ 胃管拔出后第 2 日可进流食<br>□ 胃管拔出后第 3 日可进半流食 | 根据医嘱，正常普食 |
| 排泄 | □ 保留尿管，正常排尿便<br>□ 避免便秘 | □ 拔除尿管，正常排尿便<br>□ 避免便秘 | □ 正常排尿便<br>□ 避免便秘 |
| 活动 | □ 根据医嘱，半坐位或下床活动<br>□ 保护管路，勿牵拉、脱出、打折等 | □ 根据医嘱，半坐位或下床活动<br>□ 保护管路，勿牵拉、脱出、打折等 | □ 正常适度活动，避免疲劳 |

## 附：原表单（2011 年版）

### 食管平滑肌瘤临床路径表单

适用对象：第一诊断为食管平滑肌瘤（ICD-10：D13.0，M8890∕0）

行食管肿瘤摘除术（ICD-9-CM-3：42.32）

| 患者姓名： | 性别：　　年龄：　　门诊号： | 住院号： |
|---|---|---|
| 住院日期：　　年　月　日 | 出院日期：　　年　月　日 | 标准住院日：≤14 天 |

| 时间 | 住院第 1 天 | 住院第 2~4 天 | 住院第 3~5 天（手术日） |
|---|---|---|---|
| 主要诊疗工作 | □ 询问病史及体格检查<br>□ 完成病历书写<br>□ 开检查申请单<br>□ 主管医师查房与术前评估<br>□ 初步确定手术方式和日期 | □ 上级医师查房<br>□ 术前评估及讨论，确定手术方案<br>□ 术前准备<br>□ 完成病程记录、上级医师查房记录、术前小结等病历书写<br>□ 向患者及家属交代病情及围术期注意事项<br>□ 签署手术知情同意书、自费用品协议书、输血同意书、授权同意书 | □ 手术<br>□ 术者完成手术记录<br>□ 住院医师完成术后病程<br>□ 上级医师查房<br>□ 向患者及家属交代病情、手术情况及术后注意事项 |
| 重点医嘱 | 长期医嘱：<br>□ 胸外科二级护理<br>□ 饮食<br>□ 其他医嘱<br>临时医嘱：<br>□ 血常规、尿常规、便常规+隐血<br>□ 血型、凝血功能、肝肾功能、电解质<br>□ 感染性疾病筛查<br>□ 胃镜、腹部 B 超（肝胆脾胰肾、腹膜后）<br>□ 胸部 CT、上消化道钡餐<br>□ X 线胸片、心电图、肺功能<br>□ 超声胃镜、血气分析（酌情）<br>□ 其他医嘱 | 长期医嘱：<br>□ 患者既往基础用药<br>□ 其他医嘱<br>临时医嘱：<br>□ 拟明日全麻下行食管平滑肌瘤摘除术<br>□ 术前禁食、禁水<br>□ 术前留置胃管、尿管<br>□ 备皮<br>□ 备血<br>□ 术中用药<br>□ 必要时术前肠道准备<br>□ 其他医嘱 | 长期医嘱：<br>□ 胸外科特级或一级护理<br>□ 禁食、禁水<br>□ 吸氧<br>□ 心电监护<br>□ 持续胃肠减压，记量<br>□ 胸管引流，记量<br>□ 持续导尿，记 24 小时尿量<br>□ 静脉应用抗菌药物<br>□ 静脉营养<br>□ 其他医嘱<br>临时医嘱：<br>□ 镇痛药物<br>□ 其他医嘱 |
| 主要护理工作 | □ 介绍病房环境、设施和设备<br>□ 入院护理评估，护理计划<br>□ 辅助戒烟<br>□ 呼吸训练 | □ 宣教、备皮等术前准备<br>□ 提醒患者禁饮食<br>□ 呼吸功能锻炼 | □ 术晨留置胃管、尿管<br>□ 术后密切观察患者病情变化<br>□ 记录 24 小时出入水量<br>□ 术后心理和生活护理 |
| 病情变异记录 | □ 无　□ 有，原因：<br>1.<br>2. | □ 无　□ 有，原因：<br>1.<br>2. | □ 无　□ 有，原因：<br>1.<br>2. |
| 护士签名 | | | |
| 医师签名 | | | |

| 时间 | 住院第 4~8 天<br>（术后第 1~3 天） | 住院第 5~13 天<br>（术后第 2~10 天） | 住院第 8~14 天<br>（出院日） |
|---|---|---|---|
| 主要诊疗工作 | □ 上级医师查房<br>□ 住院医师完成上级医师查房记录等病历书写<br>□ 观察生命征、引流量、肺部呼吸音<br>□ 帮助患者咳嗽、咳痰，必要时床边纤支镜吸痰<br>□ 视情况拔尿管 | □ 上级医师查房<br>□ 住院医师完成常规病历书写<br>□ 视病情复查 X 线胸片、血常规、肝肾功能、电解质及血糖<br>□ 视情况术后 3~5 天拔除胸腔引流管<br>□ 术后 3~5 天行食管造影<br>□ 视情况拔胃管，逐步恢复饮食<br>□ 视情况停抗菌药物和静脉营养 | □ 上级医师查房，明确是否出院<br>□ 住院医师完成常规病历书写<br>□ 住院医师完成出院小结、病情证明单、病案首页等<br>□ 向患者及家属交代出院后的注意事项，如饮食、复诊时间、后续治疗等<br>□ 视切口愈合情况拆线 |
| 重点医嘱 | **长期医嘱：**<br>□ 胸外科一级护理<br>□ 停记尿量<br>□ 停吸氧<br>□ 停心电监护<br>□ 其他医嘱<br>**临时医嘱：**<br>□ 拔尿管<br>□ 其他医嘱 | **长期医嘱：**<br>□ 胸外科二级护理<br>□ 停胸腔引流记量<br>□ 停胃肠减压、记量<br>□ 肠道排气后予肠内营养<br>□ 饮食：◎普通饮食 ◎半流质饮食 ◎流质饮食 ◎禁食<br>□ 其他医嘱<br>**临时医嘱：**<br>□ 拔胸腔引流管<br>□ 换药<br>□ 胸片<br>□ 血常规、肝肾功能、电解质、血糖<br>□ 碘过敏试验<br>□ 食管造影<br>□ 拔胃管<br>□ 其他医嘱 | **长期医嘱：**<br>□ 胸外科二级护理<br>□ 饮食：◎普通饮食 ◎半流质饮食 ◎流质饮食<br>□ 其他医嘱<br>**临时医嘱：**<br>□ 切口换药<br>□ 切口拆线<br>□ 通知出院<br>□ 出院带药<br>□ 其他医嘱 |
| 主要护理工作 | □ 密切观察患者病情变化<br>□ 指导术后呼吸训练<br>□ 术后心理与生活护理 | □ 密切观察患者病情变化<br>□ 指导术后呼吸训练<br>□ 术后心理与生活护理<br>□ 指导恢复饮食 | □ 密切观察患者病情变化<br>□ 指导术后呼吸训练<br>□ 术后心理与生活护理<br>□ 指导恢复饮食<br>□ 帮助患者办理出院手续<br>□ 康复宣教 |
| 病情变异记录 | □ 无　□ 有，原因：<br>1.<br>2. | □ 无　□ 有，原因：<br>1.<br>2. | □ 无　□ 有，原因：<br>1.<br>2. |
| 护士签名 | | | |
| 医师签名 | | | |

# 第十八章
# 食管癌手术治疗临床路径释义

## 一、食管癌手术治疗编码

1. 卫计委原编码

疾病名称及编码：食管癌（ICD-10：C15/D00.1）

2. 修改编码：

疾病名称及编码：食管癌（ICD-10：C15）

手术操作名称及编码：食管切除术（ICD-9-CM-3：42.4）

## 二、临床路径检索方法

C15（除外Z51）伴42.4

## 三、食管癌手术治疗临床路径标准住院流程

### （一）适用对象

第一诊断为食管癌拟行食管癌切除消化道重建术。

> **释义**
>
> ■ 本路径适用对象为临床诊断为食管癌拟行手术治疗患者，如完善检查后拟行其他治疗如放疗或化疗等，需进入其他相应路径。

### （二）诊断依据

根据《临床诊疗指南-胸外科分册》（中华医学会编著，人民卫生出版社）《食管癌规范化诊治指南》（中国抗癌协会食管癌专业委员会编，中国协和医科大学出版社）等。

1. 临床症状：进食哽噎、异物感；进行性吞咽困难；逐渐消瘦、脱水、乏力。

2. 辅助检查：上消化道造影、内镜检查、颈胸腹CT或胸部CT并颈部及腹部B超。

3. 病理学诊断明确（组织病理学、细胞病理学）。

> **释义**
>
> ■ 本路径的制订主要参考国内权威参考书籍和诊疗指南。
>
> ■ 病史和临床症状是诊断食管癌的初步依据，进行性吞咽困难是食管癌的典型症状，可合并反酸、胃灼热、上腹部灼热感、呕吐等症状，胃镜下活检可明确诊断。

### （三）治疗方案的选择。

根据《临床诊疗指南·胸外科分册》（中华医学会编著，人民卫生出版社），《食管癌规范化

诊治指南》（中国抗癌协会食管癌专业委员会编，中国协和医科大学出版社）等。

行食管癌切除消化道重建术：

1. 经左胸手术，食管癌切除+食管-胃胸内或颈部吻合，胸腹部淋巴结清扫术。

2. 经右胸手术，食管癌切除+食管-胃胸内或颈部吻合，胸腹两野淋巴结清扫术。

> 释义
>
> ■ 本临床路径适用于食管癌手术治疗患者，开放手术微创手术均可，但要行规范化手术切除加淋巴结清扫。

## （四）标准住院日≤28 天

> 释义
>
> ■ 因食管癌手术术前需完善检查，明确诊断，对于入院检查患者可能术前时间较长，食管癌手术创伤大，术后恢复时间长，为保证医疗安全，术后需要较长住院时间，故临床路径设定标准住院时间较宽泛。

## （五）进入路径标准

1. 第一诊断必须符合 ICD-10：C15/D00. 1 食管癌疾病编码。

2. 符合手术适应证，无手术禁忌证。

3. 当患者合并其他疾病，但住院期间不需要特殊处理也不影响第一诊断的临床路径流程实施时，可以进入路径。

> 释义
>
> ■ 本路径适用对象为临床诊断为食管癌拟行手术治疗患者，如完善检查后拟行其他治疗如放疗或化疗等，需进入其他相应路径。
>
> ■ 入院后常规检查发现有基础疾病，如心脑血管疾病、糖尿病、肝肾功能不全等，经系统评估后对诊断治疗无特殊影响者，可进入路径。但可能增加医疗费用，延长住院时间，临床路径产生变异。

## （六）术前准备≤7 天

1. 必需的检查项目：

（1）血常规、尿常规+镜检、大便常规+隐血。

（2）凝血功能、血型、肝功能、肾功能、电解质、感染性疾病筛查（乙型肝炎、丙型肝炎、艾滋病病、梅毒等）、血气分析等。

（3）肺功能、心电图、X 线胸片正侧位、上消化道造影、内镜+组织活检、颈部超声或 CT、胸部 CT（平扫+增强扫描）、腹部超声或 CT（平扫+增强扫描）。

2. 根据患者情况可选择：

（1）食管内镜超声。

（2）超声心动、24 小时动态心电图等心脑血管疾病检查项目，肿瘤标志物检测。

（3）全身骨显像，相关部位 MRI。

（4）胸上段及邻近主支气管的胸中段食管癌，行支气管镜检查。

3. 营养状况评估：根据住院患者营养风险筛查 NRS-2002 评估标准进行营养评估，对营养不良患者酌情进行围术期营养支持。

> 释义
>
> ■ 术前检查应明确临床分期，早中期食管癌可选择手术治疗，分期较晚可采用放化疗治疗或新辅助治疗。
>
> ■ 术前常规检查如心肺功能检查，血检查等，进入路径患者均需完成，以除外手术禁忌证。

### （七）手术日为入院≤8 天

1. 麻醉方式：全身麻醉。

2. 手术耗材：根据患者病情，可能使用吻合器和闭合器。

3. 术中用药：抗菌药物等。

4. 输血：视术中情况而定。

> 释义
>
> ■ 食管癌手术治疗基本采用全身麻醉，根据医院条件及医师习惯可采用单腔插管，双腔插管等。
>
> ■ 手术耗材可根据医院条件、医师习惯及患者经济情况酌情使用，以医疗安全为第一选择标准。
>
> ■ 术中术后预防或治疗使用抗菌药物，严格依据《抗菌药物临床应用管理办法》（卫生部令第 84 号）等。

### （八）术后住院恢复≤20 天

1. 必须复查的检查项目：X 线胸片、血常规、血生化、电解质、血气分析等。

2. 术后用药：

（1）抗菌药物使用：按照《抗菌药物临床应用指导原则》（卫医发〔2004〕285 号）执行，进行预防及治疗性抗菌药物应用。

（2）根据患者情况选择抑酸、化痰、镇痛、解痉、抗气道炎症、抗凝等药物。

3. 营养支持：根据住院患者营养风险筛查 NRS-2002 评估标准进行营养评估，在围术期注重肠内外营养支持。

### （九）出院标准

1. 患者一般情况良好，体温正常，X 线胸片、血象提示无感染征象。

2. 可进流质饮食。

3. 切口愈合良好，或门诊可处理的愈合不良切口。

4. 没有需要住院处理的与本手术有关并发症。

### （十）变异及原因分析

1. 有影响手术的合并疾病，需要进行相关的诊断和治疗。
2. 围术期并发症，可能造成住院日延长或费用超出参考费用标准。
3. 高级职称医师认可的变异原因。
4. 患者及其他方面的原因等。

> **释义**
>
> ■ 食管癌临床路径变异主要由于住院时间延长及住院费用超出产生，应严格实施医疗质控，把握手术适应证，减少并发症发生，降低住院费用。
>
> ■ 术前检查明确临床分期较晚是导致食管癌临床路径出径的主要原因。

### （十一）参考费用标准：6~12万元

> **释义**
>
> ■ 因现在国内经济发展不均，各地区医疗水平参差不齐，导致食管癌手术治疗费用差异较大，因此制订参考费用范围跨度较大，建议为6~12万。

## 四、食管癌手术治疗临床路径给药方案

1. 抗菌药物使用：按照《抗菌药物临床应用指导原则》（卫医发〔2004〕285号）执行，进行预防及治疗性抗菌药物应用。
2. 根据患者情况选择抑酸、化痰、镇痛、解痉、抗气道炎症、抗凝等药物。
3. 营养支持：根据住院患者营养风险筛查NRS-2002评估标准进行营养评估，在围术期注重肠内外营养支持。

## 五、推荐表单

### （一）医师表单

**食管癌手术治疗临床路径医师表单**

适用对象：第一诊断为食管癌行手术治疗

| 患者姓名： | 性别： 年龄： 门诊号： | 住院号： |
|---|---|---|
| 住院日期： 年 月 日 | 出院日期： 年 月 日 | 标准住院日：≤28 天 |

| 时间 | 住院第 1 天 | 住院第 2~6 天 | 住院第 5~7 天<br>（手术前 1 天） |
|---|---|---|---|
| 主要诊疗工作 | □ 询问病史及体格检查<br>□ 完成病历书写<br>□ 开实验室检查单及检查申请单<br>□ 医师查房<br>□ 初步确定治疗方案 | □ 上级医师查房<br>□ 临床分期与术前评估<br>□ 根据病情需要，完成相关科室会诊<br>□ 住院医师完成病程日志、上级医师查房记录等病历书写<br>□ 入院病历签字 | □ 上级医师查房<br>□ 完成术前准备<br>□ 术前病例讨论，确定手术方案<br>□ 完成术前小结、签署手术知情同意书、输血同意书、授权同意书 |
| 重点医嘱 | **长期医嘱：**<br>□ 胸外科护理常规<br>□ 一/二级护理<br>□ 饮食<br>**临时医嘱：**<br>□ 血常规、尿常规+镜检、大便常规+隐血<br>□ 凝血功能、肝肾功能、电解质、感染性疾病筛查<br>□ 肿瘤标志物（可选）<br>□ 肺功能、动脉血气分析（吸氧前/吸氧后）、心电图<br>□ 食管内镜+活检<br>□ 影像学检查：X 线胸片正侧位、胸部 CT、上消化道造影、腹部超声或 CT、颈部超声或 CT | **长期医嘱：**<br>□ 雾化吸入<br>□ 营养支持 | **临时医嘱：**<br>□ 拟明日全身麻醉下行胸腹两切口/左胸切口/颈胸腹三切口，食管癌切除+食管-胃吻合，淋巴结清扫术<br>□ 今晚流质饮食<br>□ 明晨禁食、禁水<br>□ 今晚镇静药物（地西泮）<br>□ 明晨留置胃管<br>□ 明晨留置尿管<br>□ 备皮<br>□ 血型<br>□ 备血<br>□ 抗菌药物皮试<br>□ 带入手术室用物<br>□ 其他特殊医嘱 |
| 病情变异记录 | □ 无 □ 有，原因：<br>1.<br>2. | □ 无 □ 有，原因：<br>1.<br>2. | □ 无 □ 有，原因：<br>1.<br>2. |
| 医师签名 | | | |

| 时间 | 住院第6~8天<br>（手术日） | 住院第7~9天<br>（术后第1天） | 住院第8~18天<br>（术后第2~9天） |
|---|---|---|---|
| 主<br>要<br>诊<br>疗<br>工<br>作 | □ 留置胃管、留置十二指肠营养管<br>□ 留置导尿管<br>□ 手术<br>□ 术者完成手术记录<br>□ 住院医师完成术后病程记录、术后医嘱<br>□ 上级医师查房<br>□ 观察生命体征<br>□ 向患者及家属交代病情、手术情况及术后注意事项<br>□ 置放深静脉导管 | □ 上级医师查房<br>□ 住院医师完成病程书写<br>□ 观察胸腔引流及胃肠减压情况<br>□ 观测生命体征<br>□ 注意肺部呼吸音<br>□ 鼓励并协助患者排痰<br>□ 监测相关实验室检查结果<br>□ 切口换药<br>□ X线胸片检查，确定十二指肠营养管位置 | □ 上级医师查房<br>□ 住院医师完成病程书写<br>□ 视病情复查血常规、血生化及X线胸片<br>□ 营养支持（肠内/肠外）<br>□ 视胸腔引流情况拔除胸腔引流管并切口换药<br>□ 视情况停用或调整抗菌药物<br>□ 视情况停用或调整抑酸药、镇痛药、止血药等<br>□ 视情况拔除胃管及十二指肠营养管 |
| 重<br>点<br>医<br>嘱 | 长期医嘱：<br>□ 食管癌术后护理常规<br>□ 特/一级护理<br>□ 禁食、禁水<br>□ 全身麻醉术后护理<br>□ 气管插管护理常规<br>□ 氧气吸入<br>□ 清醒后半卧位<br>□ 保留胃管<br>□ 保留十二指肠营养管<br>□ 持续胃肠减压<br>□ 记录出入量<br>□ 心电监护、血压监护、呼吸监护、血氧饱和度监护<br>□ 保留导尿接无菌袋<br>□ 会阴擦洗、会阴冲洗<br>□ 保留胸腔引流管（负压：有/无）<br>□ 雾化吸入<br>□ 血气分析监测、血糖监测<br>□ 预防性应用抗菌药物<br>□ 镇痛、抑酸、化痰药物<br>□ 其他特殊医嘱<br>□ 中心静脉穿刺护理<br>□ CVP监测<br>临时医嘱：<br>□ 中心静脉穿刺置管<br>□ 明晨血常规、肝肾功能<br>□ X线胸片<br>□ 其他特殊医嘱 | 长期医嘱：<br>□ 半卧位<br>□ 鼻饲流质饮食<br>临时医嘱：<br>□ 静脉营养支持<br>□ 换药<br>□ 其他特殊医嘱<br>□ 纤维支气管镜吸痰（酌情） | 长期医嘱：<br>□ 胸外科二级护理<br>□ 停胸腔闭式引流及负压吸引<br>□ 停胃肠减压<br>□ 停保留胃管<br>□ 停保留尿管<br>□ 术后5~6天进流质饮食<br>□ 术后7~9天进半流质饮食<br>□ 停记尿量、停吸氧、停心电监护<br>□ 停雾化<br>临时医嘱：<br>□ 切口换药<br>□ 复查X线胸片、血常规、肝肾功能、电解质<br>□ 纤维支气管镜吸痰（可选）<br>□ 泛影葡胺上消化道造影（可选） |

续　表

| 时间 | 住院第6~8天<br>（手术日） | 住院第7~9天<br>（术后第1天） | 住院第8~18天<br>（术后第2~9天） |
|---|---|---|---|
| 病情<br>变异<br>记录 | □无　□有，原因：<br>1.<br>2. | □无　□有，原因：<br>1.<br>2. | □无　□有，原因：<br>1.<br>2. |
| 医师<br>签名 | | | |

| 时间 | 住院第 18~28 天<br>（术后第 10~19 天） | 出院日 |
|---|---|---|
| 主要诊疗工作 | □ 上级医师查房<br>□ 住院医师完成病程书写<br>□ 视情况拔除十二指肠营养管，逐步恢复饮食<br>□ 视伤口愈合情况拆线<br>□ 病历及影像学资料留存 | □ 上级医师查房，明确是否出院<br>□ 住院医师完成出院当日病程记录、出院小结、出院卡片、诊断证明、病历首页等，相关文件交予患者或家属<br>□ 向患者及家属交代出院后的注意事项，如饮食、复诊时间、后续治疗等<br>□ 各级医师完成相关病历签字 |
| 重点医嘱 | 长期医嘱：<br>□ 胸外科二级护理常规<br>□ 半流质饮食/普通饮食<br>□ 停保留十二指肠营养管<br>□ 临时医嘱：<br>□ 切口拆线换药<br>□ 明日出院、出院诊断及出院带药（出院日前1天） | 出院医嘱：<br>□ 出院医嘱<br>□ 带药医嘱 |
| 病情变异记录 | □ 无　□ 有，原因：<br>1.<br>2. | □ 无　□ 有，原因：<br>1.<br>2. |
| 医师签名 | | |

## （二）护士表单

### 食管癌手术治疗临床路径护士表单

适用对象：第一诊断为食管癌行手术治疗

| 患者姓名： | 性别： 年龄： 门诊号： | 住院号： |
| --- | --- | --- |
| 住院日期： 年 月 日 | 出院日期： 年 月 日 | 标准住院日：≤28 天 |

| 时间 | 住院第 1 天 | 住院第 2~6 天 | 住院第 5~7 天<br>（手术前 1 天） |
| --- | --- | --- | --- |
| 健康宣教 | □ 入院宣教<br>□ 介绍主管医师、护士<br>□ 介绍环境、设施<br>□ 介绍住院注意事项<br>□ 介绍探视和陪伴制度<br>□ 介绍贵重物品制度 | □ 住院宣教<br>□ 戒烟宣教<br>□ 住院安全提示<br>□ 请假外出制度<br>□ 住院费用介绍<br>□ 护工制度介绍 | □ 术前宣教<br>□ 术前准备事项<br>□ 术前饮食<br>□ 术前清洁<br>□ 术前睡眠<br>□ 呼吸功能锻炼<br>□ 术前物品准备 |
| 主要护理工作 | □ 核对患者，佩戴腕带<br>□ 建立入院护理病历 | □ 协助医师完成术前的相关实验室检查 | □ 协助医师确定术前检查及实验室检查是否完备 |
| 基础护理 | □ 三级护理<br>□ 晨晚间护理<br>□ 患者安全管理 | □ 三级护理<br>□ 晨晚间护理<br>□ 患者安全管理 | □ 三级护理<br>□ 晨晚间护理<br>□ 患者安全管理 |
| 专科护理 | □ 护理查体<br>□ 病情观察<br>□ 需要时，填写跌倒及压疮防范表<br>□ 需要时，请家属陪伴<br>□ 确定饮食种类<br>□ 心理护理 | □ 病情观察<br>□ 遵医嘱完成相关检查<br>□ 心理护理 | □ 病情观察<br>□ 心理护理 |
| 重点医嘱 | 长期医嘱：<br>□ 详见医嘱表单 | 长期医嘱：<br>□ 详见医嘱表单 | 临时医嘱：<br>□ 详见医嘱表单 |
| 病情变异记录 | □ 无 □ 有，原因：<br>1.<br>2. | □ 无 □ 有，原因：<br>1.<br>2. | □ 无 □ 有，原因：<br>1.<br>2. |
| 护士签名 | | | |
| 医师签名 | | | |

| 时间 | 住院第 6~8 天<br>（手术日） | 住院第 7~9 天<br>（术后第 1 天） | 住院第 8~18 天<br>（术后第 2~9 天） |
|---|---|---|---|
| 健康宣教 | □ 术后宣教<br>□ 疼痛<br>□ 康复锻炼<br>□ 引流管路<br>□ 禁食、禁水 | □ 术后宣教<br>□ 疼痛<br>□ 康复锻炼<br>□ 引流管路<br>□ 禁食、禁水 | □ 术后宣教<br>□ 疼痛<br>□ 康复锻炼<br>□ 引流管路<br>□ 禁食、禁水 |
| 主要护理工作 | □ 送患者<br>□ 核对患者及资料<br>□ 摘除患者穿着及佩戴的所有物品<br>□ 接患者<br>□ 核对患者有无皮肤压疮<br>□ 确保管路安全 | □ 遵医嘱输液<br>□ 观察输液情况<br>□ 观察生命体征变化<br>□ 观察各管路引流情况 | □ 遵医嘱输液<br>□ 观察输液情况<br>□ 观察生命体征变化<br>□ 观察各管路引流情况<br>□ 协助患者早期活动 |
| 基础护理 | □ 特级护理 | □ 特/一级护理 | □ 二级护理 |
| 专科护理 | □ 遵医嘱予补液<br>□ 病情观察<br>□ 生命体征<br>□ 心电监测各数值<br>□ 引流情况<br>□ 胸部和（或）腹部、颈部引流<br>□ 胃肠减压 | □ 遵医嘱予补液<br>□ 病情观察<br>□ 生命体征<br>□ 心电监测各数值<br>□ 引流情况<br>□ 胸部和（或）腹部、颈部引流<br>□ 胃肠减压<br>□ 肠内营养 | □ 遵医嘱予补液<br>□ 病情观察<br>□ 生命体征<br>□ 心电监测各数值<br>□ 引流情况<br>□ 胸部和（或）腹部、颈部引流<br>□ 胃肠减压<br>□ 肠内营养 |
| 重点医嘱 | □ 详见医嘱表单 | □ 详见医嘱表单 | □ 详见医嘱表单 |
| 病情变异记录 | □ 无　□ 有，原因：<br>1.<br>2. | □ 无　□ 有，原因：<br>1.<br>2. | □ 无　□ 有，原因：<br>1.<br>2. |
| 护士签名 | | | |

| 时间 | 住院第 18~28 天<br>（术后第 10~19 天） | 出院日 |
|---|---|---|
| 主要诊疗工作 | □ 上级医师查房<br>□ 住院医师完成病程书写<br>□ 视情况拔除十二指肠营养管，逐步恢复饮食<br>□ 视伤口愈合情况拆线<br>□ 病历及影像学资料留存 | □ 上级医师查房，明确是否出院<br>□ 住院医师完成出院当日病程记录、出院小结、出院卡片、诊断证明、病历首页等，相关文件交予患者或家属<br>□ 向患者及家属交代出院后的注意事项，如饮食、复诊时间、后续治疗等<br>□ 各级医师完成相关病历签字 |
| 健康宣教 | □ 术后宣教<br>□ 康复锻炼<br>□ 指导饮食 | □ 出院宣教<br>□ 指导饮食<br>□ 身体锻炼<br>□ 复查<br>□ 随访 |
| 主要护理工作 | □ 指导患者饮食过渡 | □ 办理出院手续 |
| 基础护理 | □ 二级护理<br>□ 晨晚间护理<br>□ 患者安全管理 | □ 二级护理 |
| 专科护理 | □ 遵医嘱予补液<br>□ 病情观察<br>□ 生命体征<br>□ 心电监测各数值<br>□ 引流情况<br>□ 胸部和（或）腹部、颈部引流<br>□ 胃肠减压<br>□ 肠内营养 | □ 办理出院手续 |
| 重点医嘱 | □ 详见医嘱表单 | □ 详见医嘱表单 |
| 病情变异记录 | □ 无　□ 有，原因：<br>1.<br>2. | □ 无　□ 有，原因：<br>1.<br>2. |
| 护士签名 | | |

## （三）患者表单

### 食管癌手术治疗临床路径患者表单

适用对象：第一诊断为食管癌行手术治疗

| 患者姓名： | 性别：　　年龄：　　门诊号： | 住院号： |
|---|---|---|
| 住院日期：　　年　月　日 | 出院日期：　　年　月　日 | 标准住院日：≤28 天 |

| 时间 | 住院第 1 天 | 住院第 2~6 天 | 住院第 5~7 天<br>（手术前 1 天） |
|---|---|---|---|
| 医患配合 | □ 配合询问病史、收集资料，务必详细告知既往史、用药史、过敏史<br>□ 配合进行体格检查<br>□ 有任何不适告知医师 | □ 配合完善术前检查及相关实验室检查 | □ 医师与患者及家属介绍病情及术前谈话签字 |
| 护患配合 | □ 配合测量体温、脉搏、呼吸、血压、体重 1 次<br>□ 配合完成入院护理评估（简单询问病史、过敏史、用药史）<br>□ 接受入院宣教（环境介绍、病室规定、订餐制度、贵重物品保管等）<br>□ 配合执行探视和陪伴制度<br>□ 有任何不适告知护士 | □ 配合测量体温、脉搏、呼吸、血压、询问饮食及排便情况<br>□ 接受饮食宣教<br>□ 接受药物宣教 | □ 接受术查前宣教<br>□ 行术前准备<br>□ 备皮<br>□ 配血 |

| 时间 | 住院第 6~8 天<br>（手术日） | 住院第 7~9 天<br>（术后第 1 天） | 住院第 8~18 天<br>（术后第 2~9 天） |
|---|---|---|---|
| 医患配合 | □ 配合完成手术 | □ 配合完成术后相关检查<br>□ 血<br>□ 床旁 X 线胸片 | □ 配合完成术后相关检查<br>□ 血<br>□ 床旁 X 线胸片 |
| 医护配合 | □ 配合观测生命体征<br>□ 配合观察引流情况<br>□ 配合输液 | □ 配合定时测量生命体征<br>□ 配合接受输液治疗<br>□ 接受生活护理<br>□ 配合活动，预防皮肤压力伤<br>□ 注意活动安全，避免坠床或跌倒<br>□ 配合执行探视及陪伴 | □ 配合定时测量生命体征<br>□ 配合接受输液治疗<br>□ 接受生活护理<br>□ 配合活动，预防皮肤压力伤<br>□ 注意活动安全，避免坠床或跌倒<br>□ 配合执行探视及陪伴 |

| 时间 | 住院第 18~28 天<br>（术后第 10~19 天） | 出院日 |
|---|---|---|
| 医<br>患<br>配<br>合 | □ 配合完成术后相关检查<br>□ 血<br>□ 床旁 X 线胸片 | □ 办理出院手续 |
| 医<br>护<br>配<br>合 | □ 配合定时测量生命体征<br>□ 配合接受输液治疗<br>□ 接受生活护理<br>□ 配合活动，预防皮肤压力伤<br>□ 注意活动安全，避免坠床或跌倒<br>□ 配合执行探视及陪伴 | □ 办理出院手续 |

## 附：原表单（2012 年版）

### 食管癌手术治疗临床路径

适用对象：第一诊断为食管癌行手术治疗

| 患者姓名： | 性别：  年龄：  门诊号： | 住院号： |
|---|---|---|
| 住院日期：    年  月  日 | 出院日期：    年  月  日 | 标准住院日：≤28 天 |

| 时间 | 住院第 1 天 | 住院第 2~6 天 | 住院第 5~7 天（手术前 1 天） |
|---|---|---|---|
| 主要诊疗工作 | □ 询问病史及体格检查<br>□ 完成病历书写<br>□ 开实验室检查单及检查申请单<br>□ 医师查房<br>□ 初步确定治疗方案 | □ 上级医师查房<br>□ 临床分期与术前评估<br>□ 根据病情需要，完成相关科室会诊<br>□ 住院医师完成病程日志、上级医师查房记录等病历书写<br>□ 入院病历签字 | □ 上级医师查房<br>□ 完成术前准备<br>□ 术前病例讨论，确定手术方案<br>□ 完成术前小结、签署手术知情同意书、输血同意书、授权同意书 |
| 重点医嘱 | 长期医嘱：<br>□ 胸外科护理常规<br>□ 一/二级护理<br>□ 饮食<br>临时医嘱：<br>□ 血常规、尿常规+镜检、大便常规+隐血<br>□ 凝血功能、肝肾功能、电解质、感染性疾病筛查<br>□ 肿瘤标志物（可选）<br>□ 肺功能、动脉血气分析（吸氧前/吸氧后）、心电图<br>□ 食管内镜+活检<br>□ 影像学检查：X 线胸片正侧位、胸部 CT、上消化道造影、腹部超声或 CT、颈部超声或 CT | 长期医嘱：<br>□ 雾化吸入<br>□ 营养支持 | 临时医嘱：<br>□ 拟明日全身麻醉下行胸腹两切口/左胸切口/颈胸腹三切口，食管癌切除+食管-胃吻合，淋巴结清扫术<br>□ 今晚流质饮食<br>□ 明晨禁食、禁水<br>□ 今晚镇静药物（地西泮）<br>□ 明晨留置胃管<br>□ 明晨留置尿管<br>□ 备皮<br>□ 血型<br>□ 备血<br>□ 抗菌药物皮试<br>□ 带入手术室用物<br>□ 其他特殊医嘱 |
| 主要护理工作 | □ 介绍病房环境、设施和设备<br>□ 入院护理评估<br>□ 提醒患者转日空腹取血 | □ 呼吸功能锻炼<br>□ 卧位咳痰锻炼 | □ 宣教、备皮、洗肠等术前准备<br>□ 术后相关病房环境、情况介绍<br>□ 提醒患者禁食、禁水 |
| 病情变异记录 | □ 无  □ 有，原因：<br>1.<br>2. | □ 无  □ 有，原因：<br>1.<br>2. | □ 无  □ 有，原因：<br>1.<br>2. |

续　表

| 时间 | 住院第 1 天 | 住院第 2~6 天 | 住院第 5~7 天<br>（手术前 1 天） |
|---|---|---|---|
| 护士<br>签名 | | | |
| 医师<br>签名 | | | |

| 时间 | 住院第6~8天<br>（手术日） | 住院第7~9天<br>（术后第1天） | 住院第8~22天<br>（术后第2~14天） |
|---|---|---|---|
| 主要诊疗工作 | □ 留置胃管、留置十二指肠营养管<br>□ 留置导尿管<br>□ 手术<br>□ 术者完成手术记录<br>□ 住院医师完成术后病程记录、术后医嘱<br>□ 上级医师查房<br>□ 观察生命体征<br>□ 向患者及家属交代病情、手术情况及术后注意事项<br>□ 置放深静脉导管 | □ 上级医师查房<br>□ 住院医师完成病程书写<br>□ 观察胸腔引流及胃肠减压情况<br>□ 观测生命体征<br>□ 注意肺部呼吸音<br>□ 鼓励并协助患者排痰<br>□ 监测相关实验室检查结果<br>□ 切口换药<br>□ X线胸片检查，确定十二指肠营养管位置 | □ 上级医师查房<br>□ 住院医师完成病程书写<br>□ 视病情复查血常规、血生化及X线胸片<br>□ 营养支持（肠内/肠外）<br>□ 视胸腔引流情况拔除胸腔引流管并切口换药<br>□ 视情况停用或调整抗菌药物<br>□ 视情况停用或调整抑酸药、镇痛药、止血药等<br>□ 视情况拔除胃管及十二指肠营养管 |
| 重点医嘱 | **长期医嘱：**<br>□ 食管癌术后护理常规<br>□ 特/一级护理<br>□ 禁食、禁水<br>□ 全身麻醉术后护理<br>□ 气管插管护理常规<br>□ 氧气吸入<br>□ 清醒后半卧位<br>□ 保留胃管<br>□ 保留十二指肠营养管<br>□ 持续胃肠减压<br>□ 记录出入量<br>□ 心电监护、血压监护、呼吸监护、血氧饱和度监护<br>□ 保留导尿接无菌袋<br>□ 会阴擦洗、会阴冲洗<br>□ 保留胸腔引流管（负压：有/无）<br>□ 雾化吸入<br>□ 血气分析监测、血糖监测<br>□ 预防性应用抗菌药物<br>□ 镇痛、抑酸、化痰药物<br>□ 其他特殊医嘱<br>□ 中心静脉穿刺护理<br>□ CVP监测<br>**临时医嘱：**<br>□ 中心静脉穿刺置管<br>□ 明晨血常规、肝肾功能<br>□ X线胸片<br>□ 其他特殊医嘱 | **长期医嘱：**<br>□ 半卧位<br>□ 鼻饲流质饮食<br>**临时医嘱：**<br>□ 静脉营养支持<br>□ 换药<br>□ 其他特殊医嘱<br>□ 纤维支气管镜吸痰（酌情） | **长期医嘱：**<br>□ 胸外科二级护理<br>□ 停胸腔闭式引流及负压吸引<br>□ 停胃肠减压<br>□ 停保留胃管<br>□ 停保留尿管<br>□ 术后5~6天进流质饮食<br>□ 术后7~9天进半流质饮食<br>□ 停记尿量、停吸氧、停心电监护<br>□ 停雾化<br>**临时医嘱：**<br>□ 切口换药<br>□ 复查X线胸片、血常规、肝肾功能、电解质<br>□ 纤维支气管镜吸痰（可选）<br>□ 泛影葡胺上消化道造影（可选） |

续　表

| 时间 | 住院第 6~8 天<br>（手术日） | 住院第 7~9 天<br>（术后第 1 天） | 住院第 8~22 天<br>（术后第 2~14 天） |
|---|---|---|---|
| 主要<br>护理<br>工作 | □ 密切观察患者病情变化<br>□ 心理和生活护理 | □ 密切观察患者病情变化<br>□ 指导术后咳嗽、呼吸训练<br>□ 术后心理与生活护理 | □ 观察患者病情变化<br>□ 呼吸功能训练<br>□ 心理与生活护理 |
| 病情<br>变异<br>记录 | □ 无　□ 有，原因：<br>1.<br>2. | □ 无　□ 有，原因：<br>1.<br>2. | □ 无　□ 有，原因：<br>1.<br>2. |
| 护士<br>签名 | | | |
| 医师<br>签名 | | | |

| 时间 | 住院第 18~28 天<br>（术后第 10~19 天） | 出院日 |
|---|---|---|
| 主要诊疗工作 | □ 上级医师查房<br>□ 住院医师完成病程书写<br>□ 视情况拔除十二指肠营养管，逐步恢复饮食<br>□ 视伤口愈合情况拆线<br>□ 病历及影像学资料留存 | □ 上级医师查房，明确是否出院<br>□ 住院医师完成出院当日病程记录、出院小结、出院卡片、诊断证明、病历首页等，相关文件交予患者或家属<br>□ 向患者及家属交代出院后的注意事项，如饮食、复诊时间、后续治疗等<br>□ 各级医师完成相关病历签字 |
| 重点医嘱 | **长期医嘱：**<br>□ 胸外科二级护理常规<br>□ 半流质饮食/普通饮食<br>□ 停保留十二指肠营养管<br>**临时医嘱：**<br>□ 切口拆线换药<br>□ 明日出院、出院诊断及出院带药（出院日前 1 天） | **出院医嘱：** |
| 主要护理工作 | □ 观察患者病情变化<br>□ 指导术后呼吸训练<br>□ 心理与生活护理<br>□ 指导恢复饮食<br>□ 指导患者及家属做好出院准备 | □ 指导患者办理出院手续<br>□ 交代出院后的注意事项<br>□ 出院后饮食指导<br>□ 病历排序及督促医师签字，尽快归档 |
| 病情变异记录 | □ 无　□ 有，原因：<br>1.<br>2. | □ 无　□ 有，原因：<br>1.<br>2. |
| 护士签名 | | |
| 医师签名 | | |

# 第十九章

# 食管癌化疗临床路径释义

## 一、食管癌化疗编码

1. 卫计委原编码

疾病名称及编码：食管癌（ICD-10：C15.9）

2. 修改编码

疾病名称及编码：食管癌：（ICD-10：C15）

恶性肿瘤化学治疗（ICD-10：Z51.1）

食管恶性肿瘤个人史（ICD-10：Z85.001）

## 二、临床路径检索方法

C15 伴 Z51.1/ Z51.1 伴 Z85.001

## 三、食管癌化疗标准住院流程

### （一）适用对象

第一诊断为食管癌（ICD-10：C15.9）需要化疗的患者。包括术前化疗、术后化疗、姑息性化疗及同步放化疗者，但无化疗禁忌的患者。

> **释义**
>
> ■ 食管癌是发生于食管或食管胃连接部的癌，本路径是指病理类型是鳞状细胞癌的患者。
>
> ■ 对于手术困难或者局部分期晚的患者，术前化疗可以达到降期、缩小手术范围的作用。
>
> ■ 术后化疗的目的是杀灭手术残留的肿瘤细胞及消灭微小转移灶，减少局部复发和远端转移的机会，提高术后长期生存率。
>
> ■ 对于晚期、复发、转移性食管癌，姑息性化疗可以提高生活质量及延长生存期。

### （二）诊断依据

根据《食管癌规范化诊治指南》（卫生部，2011 年）、《临床诊疗指南·胸外科分册》（中华医学会编著，人民卫生出版社）等。

1. 临床症状：食管癌可表现为胸骨后不适、疼痛或烧灼感、吞咽疼痛或吞咽不畅，呈间歇性，逐渐加重呈持续性，晚期可有背痛、声音嘶哑，进食呛咳或大呕血，体重减轻，有时可有黑便及贫血。

2. 临床体征：大多数食管癌患者无明显阳性体征，少数患者锁骨上淋巴结肿大、贫血、消瘦或恶病质。

3. 辅助检查：上消化道造影、胸部 CT 平扫+增强、磁共振成像（MRI）、胃镜检查及活检、内镜下超声检查。

4. 病理学诊断明确。

> **释义**
>
> ■ 结合症状、体征及活组织病理检查，绝大多数患者可以明确诊断。术前病理活检为必须项目，不建议采用术中冷冻病理的方法。活检不能诊断原位癌。
>
> ■ 内镜检查应包括整个上消化道，部分食管癌为多原发，临床上也会看到食管癌合并胃癌的病例。
>
> ■ 对于颈段或者胸上段食管癌伴有颈部淋巴结转移者，除胸部 CT 外还应做颈部 CT；对于食管胃连接部癌，还应加做腹部 CT。有条件的单位，可进行内镜超声、PET-CT 等检查。

## （三）进入路径标准

1. 第一诊断符合食管癌化疗（ICD-10：C15.9）。

2. 符合化疗适应证，无化疗禁忌。

3. 当患者合并其他疾病，但住院期间不需要特殊处理也不影响第一诊断的临床路径流程实施时，可以进入路径。

> **释义**
>
> ■ 本路径主要是针对食管鳞癌的化疗。如果患者合并高血压、糖尿病、心脑血管疾病等慢性病，可以在化疗同时给予对症处理。但如果慢性病的存在使患者身体状况不具备化疗条件，则不能进入路径，需优先处理内科疾病。
>
> ■ 化疗前需评估患者各方面的身体条件，包括 ECOG 评分、骨髓功能、肝肾功能、心脏功能、凝血等。如果存在化疗的禁忌证，不能进入本临床路径。

## （四）标准住院日 5~10 天

> **释义**
>
> ■ 住院时间的长短主要取决于化疗药物的选择和用法，推荐标准住院日为 5~10 天。部分药物需要提前进行预处理，比如紫杉醇提前应用地塞米松、大剂量顺铂需要水化。有些药物需要每周给药，比如紫杉醇每周方案，吉西他滨、博来霉素等。

## （五）住院期间的检查项目

1. 必需的检查项目：

（1）血常规、尿常规、大便常规+隐血。

（2）肝肾功能、电解质、血糖、血脂、消化道肿瘤标志物（CEA、CA19-9、CA72-4、

CA242、SCC 等）。

（3）腹部及盆腔超声或（腹部及盆腔 CT）自选。

（4）胸部 CT、心电图。

2. 根据患者病情选择：

（1）超声心动图、肺功能检查等。

（2）其他病理检测包括相关的免疫组化等。

（3）骨扫描。

（4）PET-CT。

（5）胃镜。

> **释义**
>
> ■ 完善相关检查的目的包括：①评估患者的身体状况和各脏器功能，如血常规、肝肾功能、心电图等，患者是否存在化疗的禁忌证，是否能接受化疗；②评估化疗的疗效，如 CT、MRI、B 超、PET-CT、肿瘤标志物等，从而决定患者是否继续原方案化疗；③其他合并慢性疾病的相关检查。

### （六）化疗前准备

1. 体格检查、体能状况评分。

2. 排除化疗禁忌。

3. 患者、监护人或被授权人签署相关同意书。

> **释义**
>
> ■ 化疗前需对患者身体状况进行总体评估，确定患者能够接受化疗。
>
> ■ 化疗前需签署知情同意书，内容包括：化疗的获益和风险；准备进行的化疗方案，包括药物名称、剂量、使用方法和天数；可能出现的不良反应的处理和监测。

### （七）治疗方案的选择

根据《食管癌规范化诊治指南》（卫生部，2011 年）等，结合患者的病理分型、分期和身体状况选择方案和剂量。食管癌化疗方案包括：

1. 铂类（顺铂或卡铂或奈达铂）加氟尿嘧啶类（5-FU 或卡培他滨或替吉奥）方案。

2. 铂类（顺铂或卡铂或奈达铂）加紫杉类（紫杉醇或多西紫杉醇）方案。

> **释义**
>
> ■ 临床上用于食管癌治疗的主要化疗药物包括三大类：紫杉类、铂类和氟尿嘧啶类。紫杉类目前常用的药物有紫杉醇和多西紫杉醇；铂类常用的有顺铂、卡铂和奈达铂；氟尿嘧啶类包括 5-FU、卡培他滨和替吉奥。通常选择其中两种化疗药物联合治疗。每种药物的不良反应均有自身的特点，需熟悉药物不良反应的发生规律和处理方案。

## （八）化疗后必须复查的检查项目

1. 血常规：建议每周复查 1~2 次。根据具体化疗方案及血象变化，复查时间间隔可酌情增减。

2. 肝肾功能：每化疗周期复查 1 次。根据具体化疗方案及血象变化，复查时间间隔可酌情增减。

> **释义**
>
> ■ 化疗后检查的主要目的是及时发现骨髓抑制、肝肾功能损害等不良事件，保证患者的安全，同时为后续周期治疗是否调整化疗方案提供依据。

## （九）化疗中及化疗后治疗

化疗期间脏器功能损伤的相应防治：止吐、保肝、水化、抑酸、止泻、预防过敏、升白细胞及血小板、治疗贫血。

> **释义**
>
> ■ 化疗期间的治疗包含两部分内容：一是化疗药物本身的预处理，如水化、抗过敏等。大剂量顺铂需要水化，紫杉醇过敏反应发生率高，需要地塞米松预处理，多西他赛也需要地塞米松预处理减少水钠潴留的发生。二是不良反应的处理，如胃肠道反应处理、骨髓毒性及肝肾功能损害等对症治疗。恶心呕吐、食欲下降、腹泻等胃肠道反应的存在会明显降低患者的化疗依从性，使患者恐惧化疗。目前临床上常用的止吐药物包括甲氧氯普胺、苯海拉明、5-HT$_3$ 受体拮抗剂、NK1 受体拮抗剂、糖皮质激素等，可根据不同药物的致吐性强弱来选择相应的止吐方案。临床常用的保肝药包括：双环醇、甘草酸类、多烯磷脂酰胆碱、丁二磺酸腺苷蛋氨酸等，可根据患者肝功能情况合理应用，并不推荐常规预防治疗。

## （十）出院标准

1. 完成既定化疗流程。
2. 无发热等感染表现。
3. 无Ⅲ度及以上的恶心、呕吐及腹泻（NCI 分级）。
4. 无未控制的癌痛。
5. 若行实验室检查，无需干预的异常结果。
6. 无需干预的其他并发症。

> **释义**
>
> ■ 化疗完成后，无特殊情况即可出院。需要住院处理的并发症一般包括Ⅳ度血液学毒性、Ⅲ度非血液学毒性。此外，如果患者化疗期间胃肠道反应明显，食欲下降，营养状况差，体重明显下降，可以住院给予营养支持治疗。

**（十一）变异及原因分析**

1. 治疗前、中、后有感染、贫血、出血、梗阻、穿孔（瘘）及其他合并症者，需进行相关的诊断和治疗，可能延长住院时间并导致费用增加。
2. 化疗后出现严重骨髓抑制，需要对症处理，导致治疗时间延长、费用增加。
3. 药物不良反应需要特殊处理，如过敏反应、神经毒性、心脏毒性等。
4. 高龄患者根据个体化情况具体实施。
5. 医师认可的变异原因分析，如药物减量使用。
6. 其他患者方面的出血、梗阻、吻合口漏等。

> 释义
>
> ■患者入院后治疗过程中可能会出现感染、出血、梗阻、穿孔等严重并发症，需要及时控制、纠正。
>
> ■化疗过程中，少数患者会出现严重的或者少见的不良事件，如喉痉挛、心脏毒性、过敏性休克等，会导致原定治疗计划不能执行，需要进行调整，出现变异。

**四、食管癌化疗临床路径给药方案**

**【用药选择】**

20 世纪 70 年代，食管癌化疗以单药为主，常用药物包括博来霉素、氟尿嘧啶、丝裂霉素等，单药有效率在 15% 左右。20 世纪 80 年代，顺铂开始用于食管癌治疗，单药有效率提高到 20% 以上。近年来，多种新药应用于食管癌的化疗，包括紫杉醇、多西他赛、奈达铂、奥沙利铂、伊立替康、吉西他滨、5-FU 衍生物（卡培他滨、替吉奥）等。总体来看，晚期食管鳞癌至今未能确定标准的化疗方案。目前食管鳞癌一线化疗的主要药物包括紫杉类、铂类、氟尿嘧啶类，联合化疗的有效率可达到 50% 以上。联合化疗多数选择两药联合方案：紫杉类联合铂类，铂类联合氟尿嘧啶类。对于身体状况好的患者，也有三种化疗药物联合应用的尝试。伊立替康、吉西他滨常用于食管癌的二线化疗。在实际临床工作中，需根据患者不同的身体状况及治疗目标，确定化疗药物种类、剂量及具体用法。

常用化疗方案：

顺铂联合氟尿嘧啶方案

DDP 75~100mg/m$^2$，静滴，第 1 天

5-FU 750~1000mg/m$^2$，连续静滴，第 1~4 天

28 天为 1 个周期

紫杉醇联合顺铂方案 1

PTX 135~175mg/m$^2$，静滴，第 1 天

DDP 75mg/m$^2$，静滴，第 2 天

21 天为 1 个周期

紫杉醇联合顺铂方案 2

PTX 135~150mg/m$^2$，静滴，第 1 天

DDP 50mg/m$^2$，静滴，第 2 天

14 天为 1 个周期

多西他赛联合顺铂方案

TXT 70mg/m²，静滴，第 1 天

DDP 70mg/m²，静滴，第 2 天

21 天为 1 个周期

改良的 DCF 方案

TXT 60mg/m²，静滴，第 1 天

DDP 60mg/m²，静滴，第 2 天

5-FU 750mg/m²，连续泵入 24 小时，第 1～4 天

21 天为 1 个周期

**【药学提示】**

紫杉醇：是一种抗微管药物，能特异的结合到微管的 β 位上，导致微管聚合成团块和束状并使其稳定，从而抑制微管网络的正常重组。紫杉醇对 G2 和 M 期细胞敏感，同时具有显著的放射增敏作用。紫杉醇联合用药常用剂量为 135～175mg/m²，3～4 周重复。近来，许多研究采用每周疗法，剂量 60～90mg/m²，也取得不错的疗效。紫杉醇的不良反应包括：过敏反应、骨髓抑制、神经毒性、心血管毒性及关节肌肉酸痛等。

多西他赛：作用机制与紫杉醇相同，稳定微管作用比紫杉醇大 2 倍，并能诱导微管束的装配。多西他赛也具有放射增敏作用。多西他赛国内单药常用剂量为 75mg/m²，联合用药 60mg/m²，每 3 周重复。近年来，国内、外许多学者采用每周疗法，一般剂量为 35～40mg/m²，每周 1 次，连用 2 周，停 1 周。多西他赛最主要的剂量限制性毒性是中性粒细胞减少，呈剂量依赖性。多西他赛有两个独特的水肿综合征：一种是血管水肿，通常在用药后很快出现，用皮质激素后缓解；另一种是液体潴留综合征，特点是进行性外周水肿、胸腔积液和腹水，多见于多西他赛多程治疗的患者。

伊立替康：为半合成水溶性喜树碱衍生物，是 DNA 拓扑异构酶Ⅰ（TopoⅠ）抑制剂。其抗肿瘤作用主要是通过其活性代谢产物 SN-38 发挥细胞毒作用。UGT1A1 是参与伊立替康在人体内失活代谢的最重要的酶。UGT1A1 基因多态性与伊立替康引起的迟发性腹泻和中性粒细胞减少具有相关性。伊立替康在不同肿瘤中的用药方法不一致，胃肠道肿瘤中常用的方法为 150～180mg/m²，静滴，每 2 周重复，联合用药时剂量酌情降低。伊立替康的剂量限制性毒性是迟发性腹泻和骨髓抑制。其他的不良反应包括胆碱能综合征、胃肠道反应、乏力等。

**【注意事项】**

1. 紫杉醇的过敏反应发生率为 11%～20%，多数为Ⅰ型变态反应，表现为支气管痉挛性呼吸困难、荨麻疹和低血压。为防止紫杉醇的过敏反应，应在紫杉醇用药前 12 小时给予地塞米松，治疗前 30～60 分钟给予苯海拉明肌注、静脉注射西咪替丁。

2. 对药物相互作用的研究表明，先用 DDP 会加重紫杉醇的主要不良反应。应先用紫杉醇后用铂类。

3. 伊立替康相关迟发性腹泻中位发生时间为用药后第 5 天，平均持续 4 天。大剂量洛哌丁胺治疗有效，不预防用药，一旦出现迟发性腹泻，首剂口服 4mg，以后每 2 小时口服 2mg，直至末次水样便后继续用药 12 小时。如腹泻 48 小时后仍未缓解，需应用生长抑素、抗菌药物、谷氨酰胺等帮助控制腹泻，同时予静脉营养支持，避免脱水及电解质紊乱。

4. 紫杉类、铂类、氟尿嘧啶通常用于鳞癌及腺癌，如果病理类型是小细胞癌，常用的化疗方案是铂类联合 Vp-16。

## 五、推荐表单

### （一）医师表单

#### 食管癌化疗临床路径医师表单

适用对象：第一诊断为食管癌（ICD-10：C15.9）

| 患者姓名： | 性别： | 年龄： | 门诊号： | 住院号： |
| --- | --- | --- | --- | --- |
| 住院日期： 年 月 日 | 出院日期： 年 月 日 | | | 标准住院日：5~15 天 |

| 时间 | 住院第 1 天 | 住院第 2 天 | 住院第 3~12 天<br>（化疗日） | 住院第 13~15 天 |
| --- | --- | --- | --- | --- |
| 诊疗工作 | □ 询问病史及体格检查<br>□ 完成病历书写<br>□ 开实验室检查单<br>□ 主管医师查房 | □ 上级医师查房<br>□ 住院医师完成常规病历书写<br>□ 签署化疗知情同意书、自费用品协议书<br>□ 根据实验室检查结果，确定化疗方案<br>□ 完成化疗前准备<br>□ 交代化疗注意事项 | □ 上级医师查房<br>□ 化疗<br>□ 住院医师完成常规病历书写 | □ 复查血常规及肝肾功能<br>□ 根据患者检查结果及病情是否决定出院 |
| 重点医嘱 | 长期医嘱：<br>□ 肿瘤内科二级护理常规<br>□ 饮食<br>临时医嘱：<br>□ 胸部 CT 平扫+增强（酌情）<br>□ 常规心电图（酌情）<br>□ 腹部 B 超（肝胆胰脾）（酌情）<br>□ 血、尿、大便常规<br>□ 凝血功能、血型<br>□ 生化全套 B<br>□ 肿瘤标志物（酌情） | 长期医嘱：<br>□ 肿瘤内科二级护理常规<br>□ 饮食<br>□ 护胃（酌情）<br>□ 升白细胞（酌情）<br>□ 止吐（酌情）<br>□ 既往基础用药 | 长期医嘱：<br>□ 营养支持（酌情）<br>□ 止吐（酌情）<br>□ 补液（酌情）<br>□ 护胃（酌情）<br>□ 保肝（酌情）<br>临时医嘱：<br>□ 紫杉类<br>□ 铂类<br>□ 氟尿嘧啶<br>□ 其他（酌情） | 出院医嘱：<br>□ 出院带药 |
| 变异 | □ 无 □ 有，原因： | □ 无 □ 有，原因： | □ 无 □ 有，原因： | □ 无 □ 有，原因： |
| 医师签名 | | | | |

## （二）护士表单

### 食管癌化疗临床路径护士表单

适用对象：第一诊断为食管癌（ICD-10：C15.9）

| 患者姓名： | 性别： 年龄： 门诊号： | 住院号： |
|---|---|---|
| 住院日期： 年 月 日 | 出院日期： 年 月 日 | 标准住院日：5~15 天 |

| 时间 | 住院第 1 天 | 住院第 2 天 | 住院第 3~12 天（化疗日） | 住院第 13~15 天 |
|---|---|---|---|---|
| 主要护理工作 | □ 介绍病房环境、设施和设备<br>□ 入院护理评估<br>□ 提醒患者完成抽血及其他检查等注意事项 | □ 测量并记录患者生命体征<br>□ 协助患者完成检查<br>□ 化疗前宣教、交代化疗注意事项 | □ 完成化疗，化疗期间测量并记录患者生命体征<br>□ 观察患者化疗相关不良事件，及时告知医师并协助医师完成治疗<br>□ 心理和生活护理 | □ 测量和记录患者生命体征<br>□ 心理和生活护理<br>□ 协助患者办理出院手续<br>□ 出院指导，出院后用药方法 |
| 变异 | □ 无 □ 有，原因： | □ 无 □ 有，原因： | □ 无 □ 有，原因： | □ 无 □ 有，原因： |
| 护士签名 | | | | |

### （三）患者表单

**食管癌化疗临床路径患者表单**

适用对象：第一诊断为食管癌（ICD-10：C15.9）

| 患者姓名： | 性别： | 年龄： | 门诊号： | 住院号： |
| --- | --- | --- | --- | --- |
| 住院日期：　　年　月　日 | 出院日期：　　年　月　日 | | | 标准住院日：5~15 天 |

| 时间 | 住院第1天 | 住院第2天 | 住院第3~12天（化疗日） | 住院第13~15天 |
| --- | --- | --- | --- | --- |
| 医患配合 | □ 配合询问病史收集资料，详细告知既往史、用药史、过敏史等<br>□ 配合进行体格检查 | □ 配合完善相关检查<br>□ 完成化疗前谈话，知情同意书签字<br>□ 完成化疗前准备 | □ 接受化疗<br>□ 遵医嘱执行化疗注意事项<br>□ 有不适及时+告知医师 | □ 配合化疗后检查<br>□ 接受出院指导<br>□ 明确出院后注意事项、检查时间及返院时间 |
| 护患配合 | □ 配合生命体征检查<br>□ 配合完成入院护理评估<br>□ 接受入院宣教 | □ 配合生命体征测量<br>□ 接受化疗前宣教<br>□ 明确化疗注意事项，完成化疗前准备 | □ 接受化疗药物治疗<br>□ 必要时配合吸氧、心电监护等措施 | □ 接受出院前指导<br>□ 办理出院手续 |
| 饮食 | □ 按治疗要求饮食 | □ 按治疗要求饮食 | □ 按治疗要求饮食 | □ 按治疗要求饮食 |
| 排泄 | □ 记录大小便情况 | □ 记录大小便情况 | □ 记录大小便情况 | □ 记录大小便情况 |
| 活动 | □ 正常活动 | □ 正常活动 | □ 正常活动 | □ 正常活动 |

## 附：原表单（2016 年版）

**食管癌化疗临床路径表单**

适用对象：第一诊断为食管癌（ICD-10：C15.9）

| 患者姓名： | 性别：　　年龄：　　门诊号： | 住院号： |
|---|---|---|
| 住院日期：　　年　月　日 | 出院日期：　　年　月　日 | 标准住院日：5~10 天 |

| 时间 | 住院第 1 天 | 住院第 2 天 | 住院第 3~4 天（化疗日） | 住院第 5~10 天 |
|---|---|---|---|---|
| 诊疗工作 | □ 询问病史及体格检查<br>□ 完成病历书写<br>□ 开实验室检查单<br>□ 主管医师查房 | □ 上级医师查房<br>□ 住院医师完成常规病历书写<br>□ 签署化疗知情同意书、自费用品协议书<br>□ 根据实验室检查结果，确定化疗方案 | □ 上级医师查房<br>□ 住院医师完成常规病历书写 | □ 复查血常规及肝肾功能<br>□ 根据患者检查结果及病情是否决定出院 |
| 重点医嘱 | 长期医嘱：<br>□ 肿瘤内科二级护理常规<br>□ 饮食<br>临时医嘱：<br>□ 胸部 CT 平扫+增强（酌情）<br>□ 常规心电图（酌情）<br>□ 腹部 B 超（肝胆胰脾）（酌情）<br>□ 血、尿、大便常规<br>□ 凝血功能、血型<br>□ 生化全套 B<br>□ 肿瘤标志物（酌情） | 长期医嘱：<br>□ 肿瘤内科二级护理常规<br>□ 饮食<br>□ 护胃（酌情）<br>□ 升白细胞（酌情）<br>□ 止吐（酌情） | 长期医嘱：<br>□ 营养支持（酌情）<br>□ 止吐（酌情）<br>□ 补液（酌情）<br>□ 护胃（酌情）<br>临时医嘱：<br>□ 氟尿嘧啶针<br>□ 亚叶酸钙针<br>□ 奥沙利铂针<br>□ 氨磷汀针（酌情） | 出院医嘱：<br>□ 出院带药 |
| 护理工作 | □ 入院宣教（环境、设施、人员等）<br>□ 入院护理评估 | □ 观察患者病情变化 | □ 观察患者病情变化 | □ 协助患者办理出院手续<br>□ 进行出院后饮食、防护等健康宣教 |
| 变异 | □ 无　□ 有，原因： | □ 无　□ 有，原因： | □ 无　□ 有，原因： | □ 无　□ 有，原因： |
| 护士签名 | | | | |
| 医师签名 | | | | |

# 第二十章

# 食管癌放射治疗临床路径释义

## 一、食管癌放射治疗编码

1. 卫计委原编码

疾病名称与编码：食管癌（ICD-10：C15 伴 Z51.0，Z51.0 伴 Z85.001）

2. 修改编码

疾病名称与编码：食管癌：（ICD-10：C15）

　　　　　　　　恶性肿瘤放射治疗（ICD-10：Z51.0）

## 二、临床路径检索方法

C15 伴 Z51.0/Z51.0 伴 Z85.001

## 三、食管癌放射治疗临床路径标准住院流程

### （一）适用对象

1. 第一诊断为食管癌（ICD-10：C15 伴 Z51.0，Z51.0 伴 Z85.001）。

2. 不适合手术治疗或患者不愿接受手术治疗的 I～III 期病例。

3. 不可切除的 T4 期肿瘤。

> **释义**
>
> ■ 不可手术切除的局部晚期食管癌。

4. 需要术前/术后放射治疗。

> **释义**
>
> ■ 可手术食管癌推荐治疗方案为术前同步放化疗或术前放疗；食管癌术后病理分期为 IIb（有淋巴结转移）或 III 期、切缘不净或肿瘤残存患者需要术后预防性放射治疗。

5. 姑息性放疗。

> **释义**
>
> ■ 姑息放疗或放化疗包括术后瘤床复发、吻合口复发、淋巴结转移失败的挽救性治疗或减轻吞咽困难症状的局部姑息性放射治疗。

> **释义**
>
> ■ 适用对象编码参见第一部分。
>
> ■ 初次诊断的食管癌需要有病理组织学证据。
>
> ■ 本路径适用于如下情况：①不愿手术或因高龄或合并其他疾病等原因不能手术的早期食管癌患者，放射治疗或放化同步治疗为首选的治疗方案；②可手术食管癌术前放化同步为首选方案；③局部晚期食管癌经过（MDT 多学科会诊）有计划的术前放化同步后行手术或根治性放化同步治疗；④不能手术但没有广泛的区域外淋巴结转移的晚期食管癌；⑤术后有高危因素如淋巴结转移、残端不净或原发肿瘤/淋巴结残存患者；⑥姑息性放疗包括术后瘤床复发、吻合口复发、淋巴结转移失败或为减轻吞咽困难症状的局部姑息性治疗。
>
> ■ 放疗需要结合患者体力状况、症状、分期、复发转移类型等综合判断预期效果，并与患者及家属及时、充分的沟通病情及预后。

## （二）诊断依据

根据《临床诊疗指南·胸外科分册》（中华医学会编著，人民卫生出版社）等。

1. 临床症状：进食哽噎、异物感；进行性吞咽困难；逐渐消瘦、脱水、乏力。

> **释义**
>
> ■ 临床症状：进食哽噎、异物感、吞咽疼痛和（或）合并声音嘶哑；进行性吞咽困难；逐渐消瘦、脱水、乏力等。

2. 辅助检查：食管造影、内镜检查、颈胸腹 CT 或胸部 CT 并颈部及腹部 B 超。

> **释义**
>
> ■ 食管造影、内镜检查、食管腔内超声（EUS）检查、颈部、胸部、腹部的增强 CT 检查或胸部增强 CT 检查和颈部及腹部 B 超检查。
>
> ■ 食管腔内超声（EUS）更能准确的 T 分期和了解淋巴结转移情况，必要时行淋巴结穿刺以获得淋巴结是否转移的病理或细胞学诊断。

3. 病理学诊断明确（组织病理学、细胞病理学）。

> **释义**
>
> ■ 早期可无症状和体征，但常出现吞咽粗、硬食物时可能有不同程度的不适感觉，包括咽下食物阻挡感，胸骨后烧灼样、针刺样或牵拉样疼痛，食物通过缓慢，并有停滞感或异物感。随着病情的进展出现哽噎感，但可通过喝水后缓解消失，症状时轻时重。晚期可出现持续胸痛或背痛，声音嘶哑、饮水呛咳，消瘦、脱水、乏力，最后出现恶病质状态。体格检查时应特别注意锁骨上区或颈部有无增大淋巴结。肿瘤标志物可能有异常增高。

> ■ 明确诊断主要依靠内镜活检的病理组织学或细胞学的诊断。
> ■ 影像学主要明确食管癌的临床分期及判断手术的可切除性，食管造影、CT 及内镜超声均为有效手段。影像学分期主要依靠对肿瘤局部情况、淋巴结及脏器转移情况综合判定，主要包括颈胸腹的增强 CT 或胸部增强 CT 以及颈部、腹部 B 超检查。必要时建议行脑 MRI、PET-CT 检查。
> ■ 在治疗前准确的分期对制订综合治疗方案具有重要的临床意义。

### （三）放射治疗方案的选择

根据《临床诊疗指南·胸外科分册》（中华医学会编著，人民卫生出版社）等，实施规范化放射治疗：

1. 对于不适合外科手术或拒绝手术的病例，根据患者的身体条件，可以选择放化同步治疗或单纯放疗±化疗。

2. 颈部食管癌，T1b 分期及以上，可选放化综合治疗。

> **释义**
> ■ 颈段食管癌 $T_{1b-4}N_{0-1}M_0$ 期，可选放化同步治疗或单一放射治疗。

3. 对于 T2 期以上可手术的食管癌，可选择术前放化同步治疗。

> **释义**
> ■ 可手术的胸段食管癌，术前放化同步是 NCCN 推荐的标准治疗模式，不仅能降期，还能提高总生存率、降低复发转移率。

4. $T_3$ 期以上或淋巴结阳性的，可选择术后放疗、化疗。

> **释义**
> ■ 胸段食管癌术后病理显示有淋巴结转移、Ⅲ期可选择术后放疗，如有血行转移，可先选择化疗。

5. 对于切缘阳性的病例，应接受术后放疗。

> **释义**
> ■ 对于手术切缘不净、肿瘤残存的患者，术后行放化疗或放射治疗。

6. Ⅳ期病例，可考虑局部姑息性放疗。

> **释义**
>
> ■ 放疗计划的制订应在多学科讨论的基础上进行，应充分考虑食管癌病变位置、病理类型、患者症状、肿瘤分期、放疗目的以及既往治疗经过，由包括放疗科、外科、肿瘤内科、影像科、病理科等在内的多学科讨论决定。
>
> ■ 患者病灶无法切除以及一般情况或脏器功能差不能耐受手术者，可行放化疗。不能耐受手术者，更应该重视患者脏器功能和营养状况的保护和改善，根据情况决定是否在放疗的同时合并化疗。单一放疗也是疗效较好的治疗方法。
>
> ■ 对于可手术切除的胸段食管癌，NCCN推荐术前放化同步治疗能降低分期提高手术切除率和生存率，但要高度重视与治疗相关的并发症。
>
> ■ 手术后病理显示有高危因素包括淋巴结转移、Ⅲ期可选择术后预防性放疗；对于切缘不净、肿瘤残存的患者，术后行放化疗或放射治疗。
>
> ■ 晚期食管癌可姑息减症放疗。

## （四）标准住院日为≤55天

> **释义**
>
> ■ 患者收治入院后，放疗前准备（治疗前评估、模拟定位、靶区勾画、复位等）3~7天，可根据临床科室不同的运行状况在此时间范围内完成诊治均符合路径要求。部分检查可在入院前完成。
>
> ■ 放疗相关的不良反应可发生在放疗过程中或放疗后，故应加强出院前患者及家属的沟通与宣教，及时检查、记录并与医师及时联系处理不良反应，避免严重不良反应的发生。
>
> ■ 放疗过程中患者住院并非必需，可根据医疗单位实际情况酌定，原则需保障患者医疗安全。

## （五）进入路径标准

1. 第一诊断符合ICD-10：C15伴Z51.0，Z51.0伴Z85.001食管癌疾病编码。

2. 无放疗禁忌证。

3. 当患者合并其他疾病，但住院期间不需要特殊处理也不影响第一诊断的临床路径流程实施时，可以进入路径。

> **释义**
>
> ■ 进入路径前必须有确诊食管癌的临床病理证据以及明确的临床或病理的分期。
>
> ■ 食管癌放射治疗适合于病变局限或虽病变广泛、但局部症状严重影响患者生活质量者。放疗禁忌证包括：①穿孔：患者有发热、或呛咳的症状；检查发现已穿孔如纵隔炎，或食管气管瘘；②有严重的并发症且KS≤60分；③严重恶病质及严重的心肺、肝肾疾病不能耐受放射治疗的患者。

■如患者存在食管穿孔，应放置食管支架或鼻饲管改善症状后化疗，再根据情况姑息放疗；如患者恶病质状态，应经肠内（首选）或肠外营养治疗改善营养状态，为进一步放化疗创造条件。

■入院检查发现其他疾患或伴随疾病时，如该疾病必须于放疗前治疗或调整，否则增大放疗风险，增加并发症出现概率，则不宜进入路径。如：高血压三级，严重的未良好控制的糖尿病，心肺功能不全，肝肾功能不全，严重出血倾向，严重感染等。

### （六）放射治疗前准备

1. 必需的检查项目：
（1）血常规、尿常规、大便常规。
（2）感染性疾病筛查、肝功能、肾功能。
（3）食管造影。
（4）胸部增强 CT 扫描。
（5）心电图、肺功能。

2. 根据患者情况，可选检查项目：
（1）凝血功能、肿瘤标志物。
（2）食管腔内超声检查。
（3）颅脑 MRI 检查。
（4）全身骨显像。

> **释义**
>
> ■放疗前需完善必要的基线检查，以便后期随访；治疗前检查血液肿瘤标志物有升高者。
> ■食管癌 NCCN 推荐的治疗方案为放化同步治疗，选择紫杉类或铂类等药物前必须询问药物过敏史、心脏等相关病史。放疗前的体格检查也是必需的，尤其应注意锁骨上区和颈部淋巴结是否肿大、腹部有无肿块等。
> ■高龄患者应进行心肺功能评价，治疗前征询患者及家属的治疗意见非常重要。
> ■大型医院食管腔内超声检查应作为常规检查手段之一，对肿瘤侵犯深度、淋巴结转移情况能够提供有效的证据，可进一步精确术前分期，明确治疗方向。

### （七）放射治疗方案

1. 靶区的确定：CT 扫描、钡餐造影、食管内超声检查，均可以为靶体积及其边界的确定提供参考。

> **释义**
>
> ■照射范围即靶区的确定主要由食管钡餐、食管镜、食管内超声以及胸部增强 CT（必要时加颈部及上腹部强化 CT）多项检查的综合考虑为靶体积及其边界的确定提供参考。

2. 放射治疗计划：推荐使用 CT 模拟定位和三维计划系统，应该使用静脉或口服对比剂以增进显像。

3. 放射治疗剂量：术前放疗，总剂量 40Gy、常规分割；同期放化疗，总剂量 50.4~60Gy、常规分割；单纯放疗剂量 60~64Gy、常规分割。

> **释义**
>
> ■ 放射治疗剂量：术前放疗或放化同步的剂量为 40~41.4Gy；根治性同期放化疗的剂量为 50.4~60Gy；单纯根治性放疗的剂量为 60~64Gy；均为 1.8~2.0Gy 的常规分割。

4. 脏器保护：为了减少术后肺的并发症（比如有症状的肺炎），术前放疗推荐的剂量限制是全肺 $V_{20}$<20%并且 $V_{10}$<40%。根治性放射治疗推荐的剂量限制是全肺 $V_{20}$<37%。一般情况下，肝脏应保证 60%体积受照<30Gy，肾脏单侧应保证 2/3 体积受照<20Gy，脊髓剂量应<45Gy，心脏应保证 1/3 体积<50Gy，并且尽量降低左心室剂量。

> **释义**
>
> ■ 正常组织的限量与具体操作：放疗的处方剂量均按 95% PTV 体积 60Gy、常规分割的计划来评价正常组织的受量，要求正常组织的剂量在规定的安全范围内。而术前放疗的计划是将 95% PTV 体积 60Gy、常规分割的计划降到执行 40~41.4Gy 的计划，此时获得相应的正常组织剂量。
>
> ■ 正常组织的限量：双肺平均剂量 15~17Gy，双肺 $V_{20}$≤30%，双肺 $V_{30}$≤20%。同步放化疗患者双肺 $V_{20}$≤28%。脊髓剂量：平均剂量 9~21Gy 和 0 体积剂量≤45Gy/6 周。心脏：$V_{40}$≤30%。术后胸胃：$V_{40}$≤40%~50%（不能有高剂量点）。肝脏：$V_{30}$≤50%。肾脏：$V_{20}$≤20%。

5. 同步放化疗的化疗方案按相应的指南、诊疗规范执行。

> **释义**
>
> ■ 放疗计划的制订应在多学科讨论的基础上进行，应充分考虑食管癌病变位置、病理类型、患者症状、肿瘤的分期、放疗目的以及既往治疗经过，由包括放疗科、外科、肿瘤内科、影像科、病理科等在内的多学科讨论决定。
>
> ■ 有条件的情况下尽量采用增强 CT 模拟定位和三维放疗技术，以保证肿瘤区域得到足量放疗剂量的前提下，尽量减少正常组织受照射的体积与剂量从而降低毒性反应。放疗的具体靶区勾画应由放疗医师和物理师共同完成，使周围脏器受照射的剂量在正常可接受的范围内。对于老年体弱患者严格控制正常组织受照射的剂量与体积；肺功能差的患者视肺功能的情况，常低于正常肺的限量。
>
> ■ 患者病灶无法切除或一般情况或脏器功能差不能耐受手术的患者，可行放化疗。后一种情况下更应该重视患者脏器功能和营养状况的保护和改善，根据情况决定是否合并化疗。

■ 根据循证医学证据建议联合应用复方苦参注射液，以提高放疗近期疗效及患者生存质量，减轻放射性食管炎等不良反应。

■ 姑息放疗、根治性放疗和术前放疗的剂量应据不同的目的有所不同。

### （八）治疗中的检查和其他治疗

1. 至少每周 1 次体格检查。
2. 每周复查血常规。

> **释义**
>
> ■ 同步放化疗采用每周化疗方案的患者，每周 2 次血常规检查。

3. 密切观察病情，针对急性不良反应，给予必要的治疗，避免可治疗的不良反应造成治疗中断和剂量缩减。
4. 监测体重及能量摄入，如果热量摄入不足（<1500kcal/d），则应考虑给予肠内（首选）或肠外营养支持治疗，可以考虑留置十二指肠营养管或胃造瘘进行肠内营养支持。
5. 治疗中根据病情复查影像学检查，酌情对治疗计划进行调整或重新定位。

> **释义**
>
> ■ 注意询问患者放疗前后症状的变化如吞咽困难的改善是判断治疗疗效的重要依据；详细的体格检查和病史采集是发现远端转移、开具有针对性检查项目的基础。
>
> ■ 放疗前应根据卡氏评分和（或）ECOG 评分判断患者的体能状态，以评估患者的耐受程度、评估完成治疗计划全过程的关键。
>
> ■ 放疗前应客观地向患者和家属交代放疗必要性、风险，并签署相关同意书。
>
> ■ 放疗前以及放疗过程中的营养评估非常重要。在治疗过程中，因放化疗反应如急性放射性食管炎，出现饮食少影响体重时，建议积极给予胃肠外或肠内营养支持。建议在治疗开始前，能够预判并及早作出相应处理。
>
> ■ 放疗常见的不良反应是放射性食管炎、血液学毒性、肝肾功能损害、放射性肺炎等。每周至少 1 次，对于每周方案化疗的患者，建议每周 2 次复查血常规；放疗中（40Gy）建议复查食管造影、胸部 CT 或模拟 CT 并与初始计划 CT 进行融合，更能直观肿瘤的变化情况，同时确定是否需要调整或更改治疗计划。放化同步治疗的患者，疗中复查肝肾功能或视患者的病情变化及时复查，可以及早发现、及时处理。在放疗期间，对患者应全面密切监测，并予以积极支持治疗。

### （九）治疗后复查

治疗后复查及长期随访：

1. 血常规、肝功能、肾功能。
2. 胸部及上腹 CT。
3. 食管造影，必要时可行内镜检查。

> **释义**
>
> ■ 颈部、腹部 B 超声检查。
>
> ■ 治疗疗效评价的手段：放疗结束后需要评估治疗疗效与治疗相关的不良反应包括症状的改善、影像学评价以及血液学的检查等。建议放疗结束后 1~2 个月复查并评价治疗效果。根据患者治疗后症状的改善如吞咽困难、体重、KS 评分等生活质量评价；影像学评价需要食管造影、胸部 CT（必要时加颈部及上腹部 CT）、建议增加食管腔内超声等检查并与治疗前的检查对比进行综合评价。
>
> ■ 评价内容：原发肿瘤和局部区域淋巴结。除对治疗前后靶区病灶的评价（是否有肿瘤或区域淋巴结的残存）外，全面的复查对比十分必要，以除外靶区外的新发病灶。
>
> ■ 根治性计划完成后，原则上不需要进一步的后续治疗。据目前国际上报道的结果显示仅 1/3 的食管癌患者经过治疗后没有肿瘤残存，70% 的患者或多或少有原发肿瘤或淋巴结的残存并带瘤生存，因此，预后较差，需要和患者及家属及时沟通。以后就是密切随访。98% 的患者在 3 年内复发或转移，因此，3 年内的随访非常重要。
>
> ■ 随访建议：放疗结束后的第 1~2 年，每 3 个月复查 1 次；放疗结束后第 3 年，每 6 个月复查 1 次；放疗结束后第 4 年以后，每 1 年复查 1 次。

### （十）出院标准

1. 完成全部放射治疗计划。
2. 无严重毒性反应需要住院处理。
3. 无需要住院处理的其他合并症/并发症。

> **释义**
>
> ■ 完成治疗计划后，患者一般情况良好，生命体征平稳，无明显不适即可达到出院标准。
>
> ■ 放疗相关的不良反应可发生在放疗后，故应加强出院前与患者、家属充分沟通与交流，并嘱咐出院后的一段时间必须注意的事项如体温的变化、咳嗽以及吞咽疼痛的程度，多数患者在放疗结束后 3~4 周，这些放疗期间的反应随时间的推移而减轻或消失。如有不正常情况及时到就近医院检查、记录并与治疗医师沟通和处理不良反应，避免严重不良反应的发生。
>
> ■ 建议出院应有详细的出院指导包括注意事项、复诊计划、应急处理方案及联系方式等。

### （十一）参考费用标准

1. 二维外照射治疗：1.5 万~2.0 万元。
2. 三维适形放射治疗：4 万~7 万元。

释义

■ 二维外照射治疗：1.5万~2.0万元。
■ 医科院肿瘤医院2017年5月起放疗收费：普通调强技术计划费：IMRT 2500元/次，放疗疗程6万封顶；旋转调强放疗技术计划费3000元/次，放疗疗程7.5万封顶。IGRT 850元/次，EPID 300元/野，人工制订计划费120元/次。

### 四、食管癌放射治疗临床路径给药方案

化疗药物：

根治性放化同步治疗方案中的化疗剂量：

紫杉醇（135~150mg/m$^2$）+DDP或奈达铂（50mg/m$^2$）。

或者DDP或奈达铂（50mg/m$^2$）+5-FU（750~1000mg/m$^2$），21天或28天为1个周期的方案，放疗期间为2个周期。

或者每周1次方案：紫杉醇（45~60mg/m$^2$）+DDP或奈达铂（25mg/m$^2$），放疗期间共5~6次的每周方案。

术前同步放化疗的化疗方案：紫杉醇（45~60mg/m$^2$）+DDP或奈达铂（25mg/m$^2$）每周方案，共4~5周，休息5~7周后手术。

## 五、推荐表单

### （一）医师表单

#### 食管癌放射治疗临床路径医师表单

适用对象：第一诊断为食管癌（ICD-10：C15 伴 Z51.0，Z51.0 伴 Z85.001）的患者。术前/术后放射治疗或术前同步放化疗；术后放射治疗；根治性放疗或放化同步治疗；姑息性放疗

| 患者姓名： | 性别： 年龄： 门诊号： | 住院号： |
| --- | --- | --- |
| 住院日期： 年 月 日 | 出院日期： 年 月 日 | 标准住院日：≤55 天 |

| 日期 | 住院第 1 天 | 住院第 2~3 天 | 住院第 3~7 天 |
| --- | --- | --- | --- |
| 主要诊疗工作 | □ 询问病史及体格检查<br>□ 交代病情<br>□ 书写病历<br>□ 完善病理诊断与分期的相关检查 | □ 上级医师查房和评估<br>□ 完成放疗前准备<br>□ 根据病理结果、影像资料等，结合患者的基础疾病和综合治疗方案，行放疗前讨论，确定放疗方案<br>□ 完成必要的相关科室会诊<br>□ 住院医师完成上级医师查房记录等病历书写<br>□ 上级医师查房除明确分期外、确定治疗原则如根治性或姑息性以及在治疗中可能出现的合并症或并发症<br>□ 上级医师查房确定放射治疗靶区和剂量<br>□ 签署放疗知情同意书、自费用品协议书（如有必要）、向患者及家属交代放疗注意事项、放疗费用和与治疗相关的主要常见或可能发生的并发症等 | □ 放疗定位，可普通模拟剂定位，推荐模式 CT 室行增强 CT 定位<br>□ 住院医师完成放射治疗靶区的初步勾画、主任医师修改并确定靶区、确定处方剂量和正常组织的剂量限制并提交放疗计划<br>□ 物理师完成满意的物理计划<br>□ 主任医师评估并确认计划<br>□ 在模拟机和加速器分别由主管医师、物理师、技师共同参与的计划确认和核对<br>□ 住院医师完成必要病程记录<br>□ 上级医师查房<br>□ 向患者及家属交代病情及放疗注意事项<br>□ 明确分期 |
| 重点医嘱 | 长期医嘱：<br>□ 放疗科__级护理常规<br>□ 饮食：普通饮食/糖尿病饮食/其他<br>临时医嘱：<br>□ 血常规、尿常规、便常规<br>□ 肝功能、肾功能、肿瘤标志物<br>□ 胃镜或超声胃镜检查<br>□ 上消化道气钡双重造影<br>□ 胸部增强 CT 扫描 | 长期医嘱：<br>□ 患者既往基础用药<br>□ 抗菌药物（必要时，如有溃疡、胸背疼痛时需要积极消炎治疗）<br>□ 其他医嘱<br>临时医嘱：<br>□ 其他特殊医嘱 | |

续　表

| 日期 | 住院第 1 天 | 住院第 2~3 天 | 住院第 3~7 天 |
|---|---|---|---|
| | □ 腹部、颈部及锁骨上淋巴结<br>　B 超<br>□ 根据病情：骨 ECT、头 MRI、<br>　肺功能、心电图、必要时心脏<br>　超声心动<br>□ 备注：患者在入院前的门<br>　诊，已经完成上述检查后，<br>　入院后不必重复检查。 | | |
| 病情<br>变异<br>记录 | □无　□有，原因：<br>1.<br>2. | □无　□有，原因：<br>1.<br>2. | □无　□有，原因：<br>1.<br>2. |
| 医师<br>签名 | | | |

| 日期 | 住院第 8~44 天<br>（放疗过程） | 住院第 45~55 天<br>（出院日） |
|---|---|---|
| 主要诊疗工作 | □ 放疗开始<br>□ 住院医师每天查房、注意患者病情变化并及时想向上级医师汇报<br>□ 上级医师每周查房，根据患者情况提出相应治疗方案<br>□ 住院医师如实、及时记录上级医师查房和处理的意见<br>□ 注意记录患者放疗后正常组织的不良反应的发生日期和程度以及对症治疗后的反应情况 | □ 上级医师查房，对放疗区域不良反应等进行评估，明确是否出院<br>□ 住院医师完成常规病历书写及完成出院记录、病案首页、出院证明书等，向患者交代出院后的注意事项，如返院复诊的时间、地点，后续治疗方案及用药方案<br>□ 完善出院前检查并及时查看和记录出院前检查结果，有重要或异常的结果及时向上级医师汇报，并执行处理医嘱和意见 |
| 重点医嘱 | **长期医嘱：**<br>□ 患者既往基础用药<br>□ 抗菌药物（必要时）<br>□ 营养支持治疗<br>□ 其他医嘱<br>**临时医嘱：**<br>□ 同步化疗<br>□ 正常组织放疗保护剂<br>□ 针对放疗急性反应的对症处理药物<br>□ 复查影像学检查<br>□ 调整治疗计划/重新定位<br>□ 其他特殊医嘱 | **长期医嘱：**<br>□ 患者既往基础用药<br>□ 抗菌药物（必要时）<br>□ 其他医嘱，可包括内分泌治疗<br>**临时医嘱：**<br>□ 血常规、肝肾功能<br>□ 胸部上腹 CT 检查<br>□ 肿瘤标志物<br>□ 出院医嘱<br>□ 出院带药 |
| 病情变异记录 | □ 无　□ 有，原因：<br>1.<br>2. | □ 无　□ 有，原因：<br>1.<br>2. |
| 医师签名 | | |

## （二）护士表单

### 食管癌临床路径护士表单

适用对象：第一诊断为食管癌（ICD-10：C15 伴 Z51.0，Z51.0 伴 Z85.001）的患者。术前/术后同步放化疗，无法切除肿瘤放化同步治疗，姑息性放疗

| 患者姓名： | | 性别： 年龄： 门诊号： | 住院号： |
|---|---|---|---|
| 住院日期： 年 月 日 | | 出院日期： 年 月 日 | 标准住院日：≤55 天 |

| 时间 | 住院第 1 天 | 住院第 2~3 天 | 住院第 3~7 天 |
|---|---|---|---|
| 健康宣教 | □ 入院宣教<br>□ 介绍病房环境、设施<br>□ 介绍主管医师、责任护士、护士长<br>□ 介绍住院注意事项<br>□ 告知探视制度 | □ 放疗前宣教<br>□ 告知放疗前检查项目及注意事项<br>□ 宣教疾病知识、说明术前放疗的目的<br>□ 放疗前准备及化疗过程<br>□ 告知相关药物知识及不良反应预防<br>□ 责任护士与患者沟通，了解心理反应指导应对方法<br>□ 告知家属等候区位置 | □ 放疗后宣教<br>□ 告知监护设备的功能及注意事项<br>□ 告知输液管路功能及放疗过程中的注意事项<br>□ 告知放疗后可能出现情况的应对方式<br>□ 给予患者及家属心理支持<br>□ 再次明确探视陪伴须知 |
| 护理处置 | □ 核对患者信息，佩戴腕带<br>□ 卫生处置：剪指（趾）甲、洗澡，更换病号服<br>□ 入院评估 | □ 协助医师完成放疗前检查<br>□ 放疗前准备 | □ 核对患者及资料，签字确认<br>□ 接通各管路，保持畅通<br>□ 心电监护 |
| 基础护理 | □ 三级护理<br>□ 患者安全管理 | □ 三级护理<br>□ 卫生处置<br>□ 患者睡眠管理<br>□ 患者安全管理 | □ 特级护理<br>□ 患者安全管理 |
| 专科护理 | □ 护理查体<br>□ 跌倒、压疮等风险因素评估，需要时安置危险标志<br>□ 心理护理 | □ 相关指征监测，如血压、血糖等<br>□ 心理护理<br>□ 饮食指导 | □ 病情观察，记特护记录<br>□ 评估生命体征、患者症状、穿刺输液部位<br>□ 心理护理 |
| 病情变异记录 | □ 无 □ 有，原因<br>1.<br>2. | □ 无 □ 有，原因<br>1.<br>2. | □ 无 □ 有，原因<br>1.<br>2. |
| 护士签名 | | | |

| 时间 | 住院第 8~44 天<br>（放疗过程） | 住院第 45~55 天<br>（出院日） |
|---|---|---|
| 健康宣教 | □ 放疗后宣教<br>□ 药物作用及频率<br>□ 饮食、活动指导<br>□ 强调拍背咳嗽的重要性<br>□ 复查患者对放疗前宣教内容的掌握程度<br>□ 告知拔管后注意事项 | □ 出院宣教<br>□ 复查时间<br>□ 服药方法<br>□ 活动指导<br>□ 饮食指导<br>□ 告知办理出院的流程<br>□ 指导出院带管的注意事项 |
| 护理处置 | □ 遵医嘱完成相应检查及治疗 | □ 办理出院手续 |
| 基础护理 | □ 特/一级护理（根据患者病情和自理能力给予相应的护理级别）<br>□ 晨晚间护理<br>□ 患者安全管理 | □ 二级护理<br>□ 晨晚间护理<br>□ 协助进食<br>□ 患者安全管理 |
| 专科护理 | □ 病情观察，记特护记录<br>□ 评估生命体征、穿刺输液部位、皮肤、水化情况<br>□ 心理护理 | □ 病情观察<br>□ 心理护理 |
| 病情变异记录 | □ 无　□ 有，原因：<br>1.<br>2. | □ 无　□ 有，原因：<br>1.<br>2. |
| 护士签名 | | |

### （三）患者表单

#### 食管癌临床路径患者表单

适用对象：第一诊断为食管癌（ICD-10：C15 伴 Z51.0，Z51.0 伴 Z85.001）的患者。术前/术后放射治疗或术前同步放化疗；术后放射治疗；根治性放疗或放化同步治疗；姑息性放疗

| 患者姓名： | 性别： | 年龄： | 门诊号： | 住院号： |
|---|---|---|---|---|
| 住院日期：　　年　月　日 | 出院日期：　　年　月　日 | | | 标准住院日：≤55 天 |

| 时间 | 住院第 1 天 | 住院第 2~3 天 |
|---|---|---|
| 医患配合 | □ 配合询问病史、收集资料，详细告知既往史、用药史、过敏史、家族史<br>□ 如服用抗凝药，明确告知<br>□ 配合进行体格检查<br>□ 有任何不适及时告知主管医师 | □ 配合完善放疗前相关检查：采血、留尿便、心电图、肺功能、胸部 CT、胃镜、上消化道造影、腹部 B 超等常规项目。需要时完成特殊检查，如 CT、PET-CT、MRI 等<br>□ 医师与患者及家属介绍病情及放疗谈话及签字 |
| 护患配合 | □ 配合测量体温、脉搏、呼吸、血压、体重<br>□ 配合完成入院护理评估<br>□ 接受入院宣教（环境介绍、病室规定、订餐制度、探视制度、贵重物品保管等）<br>□ 有任何不适及时告知护士 | □ 配合测量体温、脉搏、呼吸、询问排便次数<br>□ 接受放疗前宣教<br>□ 自行卫生处置：剪指（趾）甲、剃胡须、洗澡<br>□ 准备好必要用物、吸水管、纸巾 |
| 饮食 | □ 正常饮食 | □ 半流质饮食；术前 12 小时禁食、禁水 |
| 排泄 | □ 正常排尿便 | □ 正常排尿便 |
| 活动 | □ 正常活动 | □ 正常活动 |

| 时间 | 住院第 8~44 天<br>（放疗过程） | 住院第 45~55 天<br>（出院日） |
|---|---|---|
| 医患配合 | □ 遵守医院的管理和查房制度，医师查房时患者应<br>　在病房本人的床位，等待上级医师的查房<br>□ 及时告知放疗过程中特殊情况和症状<br>□ 向患者及家属交代放疗中情况及放疗后注意事项<br>□ 完成病程记录和上级医师查房记录 | □ 上级医师查房，对放疗近期反应进行评估<br>□ 完成病历书写<br>□ 根据情况决定是否需要复查实验室检查 |
| 护患配合 | □ 配合定时测量生命体征、每日询问排便<br>□ 接受输液、注射、服药、雾化吸入等治疗<br>□ 配合晨晚间护理<br>□ 配合拍背咳痰，预防肺部并发症<br>□ 配合活动，预防压疮<br>□ 注意活动安全，避免坠床或跌倒<br>□ 配合执行探视及陪伴 | □ 接受出院宣教<br>□ 办理出院手续<br>□ 获取出院带药<br>□ 知道服药方法、作用、注意事项<br>□ 知道复印病历方法 |
| 饮食 | □ 普通饮食 | □ 普通饮食 |
| 排泄 | □ 保留尿管至正常排尿便 | □ 正常排尿便 |
| 活动 | □ 根据医嘱，半卧位至床边或下床活动<br>□ 注意保护管路，勿牵拉、脱出等 | □ 正常适度活动，避免疲劳 |

附：原表单（2012 年版）

### 食管癌放射治疗临床路径表单

适用对象：第一诊断为食管癌（ICD-10：C15 伴 Z51.0，Z51.0 伴 Z85.001）的患者

| 患者姓名： | 性别： | 年龄： | 门诊号： | 住院号： |
|---|---|---|---|---|

| 住院日期： 年 月 日 | 出院日期： 年 月 日 | 标准住院日：≤55 天 |
|---|---|---|

| 日期 | 住院第 1 天 | 住院第 2~3 天 | 住院第 3~7 天 |
|---|---|---|---|
| 主要诊疗工作 | □ 询问病史及体格检查<br>□ 交代病情<br>□ 书写病历<br>□ 开具检查申请<br>□ 初步诊断 | □ 上级医师查房和评估<br>□ 完成放疗前检查、准备<br>□ 根据病理结果影像资料等，结合患者的基础疾病和综合治疗方案，行放疗前讨论，确定放疗方案<br>□ 完成必要的相关科室会诊<br>□ 住院医师完成上级医师查房记录等病历书写<br>□ 签署放疗知情同意书、自费用品协议书（如有必要）、向患者及家属交代放疗注意事项 | □ 放疗定位，定位后 CT 扫描或直接行模拟定位 CT，或模拟机定位<br>□ 医师勾画靶区<br>□ 物理师初步制订计划<br>□ 医师评估并确认计划<br>□ 模拟机及加速器计划确认和核对<br>□ 住院医师完成必要病程记录<br>□ 上级医师查房<br>□ 向患者及家属交代病情及放疗注意事项 |
| 重点医嘱 | **长期医嘱：**<br>□ 放疗科<br>□ 一/二/三级护理常规<br>□ 饮食：普通饮食/糖尿病饮食/其他<br>**临时医嘱：**<br>□ 血、尿、便常规<br>□ 肝肾功能<br>□ 食管钡餐造影<br>□ 胸部增强 CT<br>□ 根据病情：骨 ECT、头 MRI、肺功能、心电图、超声心动、腹部增强 CT 扫描<br>□ 其他 | **长期医嘱：**<br>□ 患者既往基础用药<br>□ 抗菌药物（必要时）<br>□ 其他医嘱<br>**临时医嘱：**<br>□ 其他特殊医嘱 | |
| 主要护理工作 | □ 入院介绍<br>□ 入院评估<br>□ 指导患者进行相关辅助检查 | □ 放疗前准备<br>□ 放疗前宣教（正常组织保护等）<br>□ 心理护理 | □ 观察患者病情变化<br>□ 定时巡视病房 |
| 病情变异记录 | □ 无 □ 有，原因：<br>1.<br>2. | □ 无 □ 有，原因：<br>1.<br>2. | □ 无 □ 有，原因：<br>1.<br>2. |

| 日期 | 住院第1天 | 住院第2~3天 | 住院第3~7天 |
|---|---|---|---|
| 护士<br>签名 | | | |
| 医师<br>签名 | | | |

| 日期 | 住院第 4~53 天<br>（放疗过程） | 住院第 53~54 天<br>（出院日） |
|---|---|---|
| 主要诊疗工作 | □ 放疗开始<br>□ 上级医师查房，注意病情变化<br>□ 住院医师完成常规病历书写<br>□ 注意记录患者放疗后正常组织的不良反应的发生日期和程度 | □ 上级医师查房，对放疗区域不良反应等进行评估，明确是否出院<br>□ 住院医师完成常规病历书写及完成出院记录、病案首页、出院证明书等，向患者交代出院后的注意事项，如返院复诊的时间、地点，后续治疗方案及用药方案<br>□ 完善出院前检查 |
| 重点医嘱 | 长期医嘱：<br>□ 患者既往基础用药<br>□ 抗菌药物（必要时）<br>□ 其他医嘱<br>临时医嘱：<br>□ 同期化疗<br>□ 正常组织放疗保护剂<br>□ 针对放疗急性反应的对症处理药物<br>□ 复查影像学检查<br>□ 调整治疗计划/重新定位<br>□ 其他特殊医嘱 | 长期医嘱：<br>□ 患者既往基础用药<br>□ 抗菌药物（必要时）<br>□ 其他医嘱<br>临时医嘱：<br>□ 血常规、肝肾功能<br>□ 胸部 CT 检查<br>□ 出院医嘱<br>□ 出院带药 |
| 主要护理工作 | □ 观察患者病情变化<br>□ 定时巡视病房 | □ 指导患者放疗结束后注意事项<br>□ 出院指导<br>□ 协助办理出院手续 |
| 病情变异记录 | □ 无　□ 有，原因：<br>1.<br>2. | □ 无　□ 有，原因：<br>1.<br>2. |
| 护士签名 | | |
| 医师签名 | | |

# 第二十一章

# 贲门癌（食管-胃交界部癌）临床路径释义

## 一、贲门癌编码

疾病名称及编码：贲门癌（食管-胃交界部癌）（ICD-10：C16.000/C16.001/C16.002）

手术操作及编码：贲门癌根治术（ICD-9-CM-3：42.41/42.5/43.5）

## 二、临床路径检索方法

C16.0 伴 42.41/42.5/43.5

## 三、贲门癌临床路径标准住院流程

### （一）适用对象

第一诊断为贲门癌（ICD-10：C16.001/C16.002/C16.051），行贲门癌根治术（ICD-9-CM-3：42.41/42.5/43.5）。

> 释义
>
> ■ 适用对象编码参见第一部分。
>
> ■ 本路径适用对象为原发的胃贲门部癌，也就是食管胃交界线下约 2cm 范围内的腺癌。治疗手段在本路径内是指经胸切口或经腹部切口的开放和腔镜手术，手术方式为食管次全切除+胃部分切除+胸腔、腹腔淋巴结清扫+食管胃吻合术。

### （二）诊断依据

根据《临床诊疗指南·胸外科分册》（中华医学会编著，人民卫生出版社，2009）。

1. 临床症状：早期可无症状，随病情进展可出现上腹部不适或进行性吞咽困难、呕血或黑便。

2. 辅助检查：上消化道钡餐造影、胃镜检查、胸腹部 CT。

> 释义
>
> ■ 进行性吞咽困难：贲门癌肿累及贲门全周 1/2 以上时才出现进食哽噎的症状；累及贲门全周，肿瘤完全堵塞贲门口，则出现严重吞咽困难。贲门癌呈菜花样突出到管腔内生长，特别是向上侵及食管下端，梗阻症状更为明显。呈溃疡型生长的贲门癌，溃疡面积可很大，梗阻症状较轻，但是消瘦和体重减轻更为突出。
>
> ■ 腰背部疼痛：提示贲门癌已经外侵，累及腹膜后脏器或胸腰椎体。有时贲门癌局部生长穿破胃后壁，侵犯胰腺、脾和结肠，呈巨大团块。如触到腹部包块则表明肿瘤侵犯胃体。
>
> ■ 钡剂造影检查：早期贲门癌的造影表现有贲门黏膜皱襞中断、破坏及不规则充盈缺损，有时可见到小龛影。中晚期贲门癌则显示贲门管腔狭窄，并有软组

织突向管腔。溃疡型则显示大小、深浅不一、形态不规则的龛影，周围黏膜有破坏和充盈缺损。

### （三）治疗方案的选择

根据《临床诊疗指南·胸外科分册》（中华医学会编著，人民卫生出版社，2009）。

1. 经左胸或胸腹联合切口贲门癌切除，消化道重建，胸腔内吻合术（含腔镜）。
2. 经右胸-上腹两切口贲门癌切除，消化道重建，胸腔内吻合术（含腔镜）。
3. 经腹贲门癌切除，经食管裂孔消化道重建术（含腔镜）。

> **释义**
>
> ■ 贲门癌手术应距肿瘤边缘5cm以远切断胃及食管，如贲门癌浸润胃小弯超过1/3者，可考虑行全胃切除，并要有足够的切缘，以防切缘癌残留，必要时行术中冷冻切片检查。

### （四）标准住院日≤18天

> **释义**
>
> ■ 术前准备1~5天，在第4~6天实施手术，术后恢复11~13天。总住院时间不超过18天均符合路径要求。

### （五）进入路径标准

1. 第一诊断必须符合ICD-10：C16.001/C16.002/C16.051贲门癌疾病编码。
2. 当患者同时具有其他疾病诊断，但住院期间不需特殊处理也不影响第一诊断的临床路径流程实施时，可以进入此路径。

> **释义**
>
> ■ 对于所有能耐受手术且能手术切除的贲门癌患者为手术适应证。不能完全切除的贲门癌，为解除梗阻可行姑息性切除，该种情况也应进入此路径。
>
> ■ 贲门癌手术禁忌包括：①有远处脏器转移或锁骨上淋巴结转移；②肿瘤已经严重侵犯周围脏器，腹腔内淋巴结广泛转移；③严重恶病质，心肺功能不全，不能耐受手术。除非有确定的证据表明远处转移，所有贲门癌患者均应行探查，探查时如发现贲门肿瘤侵犯胰腺、肝、脾等脏器时，根据术中情况及医师经验，应尽可能争取行手术切除肿瘤，重建消化道的连续性，恢复经口进食，改善和提高患者的生活质量，延长患者生命。
>
> ■ 胃受侵严重，需行全胃切除，或合并胰腺、肝脏等脏器受侵，如术中人工材料增加，或临床医师判断术后治疗时间及费用将显著增加的，可不进入临床路径。

**（六）术前准备（术前评估）≤7 天**

1. 常规检查项目：

（1）血常规、尿常规、便常规+隐血。

（2）凝血功能、血型、肝肾功能、电解质、感染性疾病筛查（乙型肝炎、丙型肝炎、艾滋病、梅毒等）。

（3）肺功能、心电图。

（4）内镜检查+活检。

（5）影像学检查：X 线胸片正侧位、上消化道造影、胸腹部 CT（平扫+增强扫描）。

2. 根据患者病情可选择：超声心动图、冠脉 CTA、动脉血气分析、颈部超声、腹部超声、食管内镜超声等。

> **释义**
>
> ■ 必查项目是确保手术治疗安全、有效开展的基础，在术前必须完成。相关人员应认真分析检查结果，以便及时发现异常情况并采取对应处置。
>
> ■ 对于年龄大于 65 岁，或患者自述既往有明确的心绞痛，或入院检查心电图发现异常的，应行超声心动图检查。
>
> ■ 为缩短患者术前等待时间，检查项目可以在患者入院前于门诊完成。

**（七）预防性抗菌药物选择与使用时机**

抗菌药物按照《抗菌药物临床应用指导原则（2015 年版）》（国卫办医发〔2015〕43 号）执行。

> **释义**
>
> ■ 术前 30 分钟预防性使用抗菌药物；手术超时 3 小时加用 1 次抗菌药物。
>
> ■ 贲门癌根治术进入消化道腔内，属于 II 类切口手术，需要预防性应用抗菌药物，通常选用第二代头孢菌素。

**（八）手术日为入院第≤8 天**

1. 麻醉方式：全麻。

2. 手术耗材：根据患者病情使用（圆形吻合器、闭合器、切割缝合器、止血材料、血管夹、超声刀等能量器械等）。

3. 术中用药：预防性应用抗菌药物。

4. 输血：视术中情况而定。

> **释义**
>
> ■ 本路径规定的贲门癌根治术均是在全身麻醉下实施。
>
> ■ 术中输血指征：①Hb>100g/L，一般不必输血；②Hb<70g/L，才需输血；③Hb 在 70~100g/L，结合患者心肺功能情况、年龄以及术后是否有继续出血可能而决定是否输血。

## （九）术后住院恢复≤16天

1. 必须复查的项目：X线胸片，血常规、肝肾功能、电解质等。
2. 根据病情可选择的项目：胸腹部CT、上消化道造影、纤维支气管镜、胃镜、超声等。
3. 术后用药：
（1）抗菌药物使用，应按照《抗菌药物临床应用指导原则（2015年版）》（国卫办医发〔2015〕43号）执行。
（2）静脉和（或）肠内营养。

> **释义**
>
> ■ 结合患者病情术后行心电监护、胃肠减压。
>
> ■ 贲门癌手术对患者创伤较大，术后早期应对患者进行持续的监护，以便及时掌握病情变化，主管医师评估患者病情平稳后，方可中止持续监测。
>
> ■ 术后胃肠减压管应保持通畅，每日定期通管，术后1周左右饮水后未出现不适可拔除胃管。如术中留置十二指肠营养管，术后应尽早开始肠内营养支持治疗，早期肠内营养支持对于术后快速康复具有很大作用。
>
> ■ 根据患者病情需要，开展相应的检查及治疗。检查内容不只限于路径中规定的必需的复查项目，可根据需要增加可选择项目，如怀疑吻合口瘘可行消化道造影等。必要时可增加同一项目的检查频次。
>
> ■ 贲门癌切除后患者抗反流结构消失，往往合并反流性食管炎，术后建议加用抑酸药物。如为开胸或开腹手术，术后往往出现疼痛、不敢咳痰等表现，可酌情加用镇痛药物、化痰药物、雾化吸入药物。

## （十）出院标准

1. 进流食顺利。
2. 切口愈合良好，或门诊可处理的愈合不良切口。
3. 体温正常，X线胸片提示术后改变。

> **释义**
>
> ■ 患者出院前完成必需的复查项目，且血常规、肝肾功能、电解质无明显异常。若检查结果明显异常，主管医师应进行仔细分析并做出对应处置。

## （十一）变异及原因分析

1. 有影响手术的合并症，需要进行相关的诊断和治疗。
2. 术后出现肺部感染、呼吸衰竭、心脏衰竭、吻合口瘘等并发症，需要延长治疗时间。

> 释义

> ■ 变异是指入选临床路径的患者未能按路径流程完成医疗行为或未达到预期的医疗质量控制目标。这包括两方面的情况：①按路径流程完成治疗，但超出了路径规定的时限或限定的费用，如实际住院日超出标准住院日要求，或未能在规定的手术日时间限定内实施手术等；②不能按路径流程完成治疗，患者需要中途退出路径，如治疗过程中出现严重并发症，如吻合口瘘、乳糜胸等，导致必须终止路径或需要转入其他路径进行治疗等。对这些患者，主管医师均应进行变异原因的分析，并在临床路径的表单中予以说明。

> ■ 经入院常规检查发现以往所没有发现的疾病，而该疾病可能对患者生命威胁更为严重，或者该疾病可能影响手术实施、提高手术和麻醉风险、影响预后，则应优先考虑治疗该种疾病，暂不宜进入路径。如高血压、糖尿病、心功能不全、肝肾功能不全、凝血功能障碍等。若既往患有上述疾病，经合理治疗后达到稳定，抑或目前尚需要持续用药，经评估无手术及麻醉禁忌，则可进入路径。但可能会增加医疗费用，延长住院时间。

> ■ 因患者方面的主观原因导致执行路径出现变异，也需要医师在表单中予以说明。

## 四、贲门癌临床路径给药方案

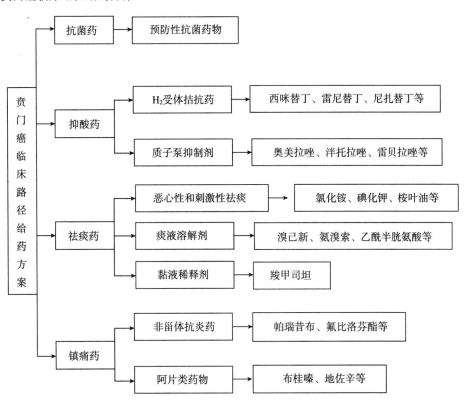

**【用药选择】**

1. 预防使用抗菌药物：一般选用第二代头孢菌素作为预防用药。

2. 抑酸药：常用的抑酸药包括 $H_2$ 受体拮抗药和质子泵抑制剂，术后早期可用静脉输注，待胃肠功能恢复后可改用口服制剂鼻饲。

3. 祛痰药：呼吸道分泌物多、痰液黏稠、长期吸烟者可使用祛痰药。可以选用一种或多种药物，如氨溴索、乙酰半胱氨酸、胰蛋白酶、羧甲司坦等。

4. 镇痛药：可给予一种或多种镇痛方法，根据术后疼痛强度评分评价镇痛效果调整用药时间和剂量。

【药学提示】

1. 预防性抗菌药物：给药方法要按照《抗菌药物临床应用指导原则》，术前 0.5~2 小时，或麻醉开始时首次给药；手术时间超过 3 小时或失血量大于 1500ml，术中可给予第 2 剂。总预防用药时间一般不超过 24 小时，个别情况可延长至 48 小时。

2. 祛痰药：乙酰半胱氨酸。支气管哮喘患者禁用，偶可引起咯血，部分患者引起恶心、呕吐、流涕、胃炎等。

3. 镇痛药：阿片受体类激动剂镇痛药具有抑制呼吸中枢、镇咳的作用，应谨慎使用。

【注意事项】

1. 使用抗菌药物期间若患者出现发热、白细胞增多等感染迹象应根据药敏及时调整用药。

2. 奥美拉唑在 0.9%氯化钠溶液中比 5%葡萄糖溶液更稳定，最好选用 0.9%氯化钠来配制静脉输注的奥美拉唑溶液，且 0.9%氯化钠输液体积以 100ml 为宜；奥美拉唑溶液应单独使用，不应添加其他药物。

## 五、推荐表单

### （一）医师表单

#### 贲门癌临床路径医师表单

适用对象：第一诊断为贲门癌（ICD-10：C16.000/C16.001/C16.002）
行贲门癌根治术（ICD-9-CM-3：42.41/42.5/43.5）

| 患者姓名： | 性别：　　年龄：　　门诊号： | 住院号： |
| --- | --- | --- |
| 住院日期：　　年　月　日 | 出院日期：　　年　月　日 | 标准住院日：≤18 天 |

| 时间 | 住院第 1 天 | 住院第 2~4 天 | 住院第 3~5 天（手术前 1 天） |
| --- | --- | --- | --- |
| 主要诊疗工作 | □ 询问病史及体格检查<br>□ 完成病历书写<br>□ 开检查申请单<br>□ 主管医师查房<br>□ 初步确定治疗方案 | □ 上级医师查房<br>□ 临床分期与术前评估<br>□ 根据病情需要，完成相关科室会诊<br>□ 住院医师完成病程日志、上级医师查房记录等病历书写<br>□ 术前心肺功能准备，血糖血压调整等 | □ 上级医师查房<br>□ 完成术前准备<br>□ 术前病例讨论，确定手术方案<br>□ 完成术前小结、签署手术知情同意书、输血同意书、授权同意书 |
| 重点医嘱 | **长期医嘱：**<br>□ 胸外科二级护理常规<br>□ 饮食：◎半流质饮食 ◎流质饮食<br>**临时医嘱：**<br>□ 血常规、尿常规、便常规+隐血<br>□ 凝血功能、血型、肝肾功能、电解质<br>□ 感染性疾病筛查<br>□ 肺功能、动脉血气分析、心电图<br>□ 内镜检查+活检<br>□ 影像学检查：X 线胸片正侧位、胸腹部 CT（平扫+增强扫描）<br>□ 上消化道造影超声心动图、食管内镜超声、颈部超声（可选） | **长期医嘱：**<br>□ 呼吸道准备<br>□ 相关科室会诊 | **临时医嘱：**<br>□ 拟明日全麻下行贲门癌切除术<br>□ 术前禁食、禁水<br>□ 术前肠道准备<br>□ 术前留置胃管<br>□ 备血<br>□ 抗菌药物皮试<br>□ 其他特殊医嘱 |
| 病情变异记录 | □ 无　□ 有，原因：<br>1.<br>2. | □ 无　□ 有，原因：<br>1.<br>2. | □ 无　□ 有，原因：<br>1.<br>2 |
| 医师签名 | | | |

| 时间 | 住院第 4~6 天（手术日） | 住院 5~7 天（术后第 1 天） |
|---|---|---|
| 主要诊疗工作 | □ 留置胃管或加留置十二指肠营养管<br>□ 留置尿管<br>□ 手术<br>□ 术者完成手术记录<br>□ 住院医师完成术后病程<br>□ 主管医师查房<br>□ 观察生命体征<br>□ 向患者及家属交代病情、手术情况及术后注意事项<br>□ 呼吸道管理 | □ 上级医师查房<br>□ 住院医师完成病程书写<br>□ 观察胸腔引流及胃肠减压情况<br>□ 观测生命体征<br>□ 注意生命体征及肺部呼吸音<br>□ 鼓励并协助患者排痰<br>□ 必要时纤支镜吸痰<br>□ 静脉和（或）肠内营养<br>□ 呼吸道管理 |
| 重点医嘱 | 长期医嘱：<br>□ 特/一级护理<br>□ 禁食、禁水<br>□ 吸氧<br>□ 清醒后半卧位<br>□ 持续胃肠减压，心电监护<br>□ 体温、血压、呼吸、脉搏、血氧饱和度监测<br>□ 胸管引流记量<br>□ 持续导尿，记 24 小时出入量<br>□ 气道管理相应用药<br>□ 预防性应用抗菌药物<br>□ 镇痛药物<br>□ 抑酸药物<br>临时医嘱：<br>□ 其他特殊医嘱 | 长期医嘱：<br>□ 胸外科一级护理<br>□ 静脉或肠内营养支持<br>□ 抗凝药物（依据血栓风险可选）<br>临时医嘱：<br>□ 复查血常规、肝肾功能、电解质<br>□ 胸片<br>□ 其他特殊医嘱 |
| 病情变异记录 | □ 无　□ 有，原因：<br>1.<br>2. | □ 无　□ 有，原因：<br>1.<br>2. |
| 医师签名 | | |

| 时间 | 住院6~17天（术后第2~15天） | 住院第≤18天（出院日） |
| --- | --- | --- |
| 主要诊疗工作 | □ 上级医师查房<br>□ 住院医师完成病程书写<br>□ 视病情复查血常规、血生化及胸片<br>□ 应用静脉和（或）肠内营养<br>□ 视胸腔引流情况拔除胸腔引流管并切口换药<br>□ 必要时纤支镜吸痰<br>□ 视情况停用或调整抗菌药物<br>□ 视情况拔除胃管及十二指肠营养管<br>□ 呼吸道管理 | □ 上级医师查房，明确是否出院<br>□ 住院医师完成出院小结、出院证明、病历首页等<br>□ 向患者及家属交代出院后的注意事项，如饮食、复诊时间、后续治疗等 |
| 重点医嘱 | 长期医嘱：<br>□ 胸外科二级护理<br>□ 停胸腔闭式引流计量<br>□ 停胃肠减压<br>□ 进流食<br>□ 停记尿量、停吸氧、停心电监护<br>临时医嘱：<br>□ 拔胸腔闭式引流管<br>□ 拔除尿管<br>□ 拔除胃管<br>□ 切口换药<br>□ 胸片、血常规、肝肾功能、电解质<br>□ 必要时上消化道造影 | 出院医嘱：<br>□ 注意饮食<br>□ 睡眠时头高位<br>□ 出院带药胃肠动力药、抗酸药、镇痛药等 |
| 病情变异记录 | □ 无　□ 有，原因：<br>1.<br>2. | □ 无　□ 有，原因：<br>1.<br>2. |
| 医师签名 | | |

## （二）护士表单

### 贲门癌临床路径护士表单

适用对象：第一诊断为贲门癌（ICD-10：C16.000/C16.001/C16.002）
行贲门癌根治术（ICD-9-CM-3：42.41/42.5/43.5）

| 患者姓名： | | 性别： | 年龄： | 门诊号： | 住院号： |
|---|---|---|---|---|---|
| 住院日期： 年 月 日 | | 出院日期： 年 月 日 | | | 标准住院日：≤18天 |

| 时间 | 住院第1天 | 住院第2~5天（术前） | 住院第4~6天（手术当天） |
|---|---|---|---|
| 健康宣教 | □ 入院宣教<br>介绍主管医师、护士<br>介绍环境、设施<br>介绍住院注意事项 | □ 术前宣教<br>宣教疾病知识、术前准备及手术过程<br>告知准备用物、沐浴<br>告知术后饮食、活动及探视注意事项<br>告知术后可能出现的情况及应对方式<br>□ 主管护士与患者沟通，了解并指导心理应对<br>□ 告知家属等候区位置 | □ 术后当日宣教<br>告知监护设备、管路功能及注意事项<br>告知饮食、体位要求<br>告知疼痛注意事项<br>告知术后可能出现情况的应对方式<br>□ 给予患者及家属心理支持<br>□ 再次明确探视陪护须知 |
| 护理处置 | □ 核对患者，佩戴腕带<br>□ 建立入院护理病历<br>□ 卫生处置：剪指（趾）甲、沐浴，患者更换病号服 | □ 协助医师完成术前检查<br>□ 术前准备<br>配血<br>抗菌药物皮试<br>备皮<br>肠道准备<br>禁食、禁水 | □ 送手术<br>术前置胃管<br>摘除患者各种活动物品<br>核对患者资料及带药<br>填写手术交接单，签字确认<br>□ 接手术<br>核对患者及资料，签字确认 |
| 基础护理 | □ 三级护理<br>晨晚间护理<br>患者安全管理 | □ 三级护理<br>晨晚间护理<br>患者安全管理 | □ 特级护理<br>卧位护理：半坐卧位<br>排泄护理<br>患者安全管理 |
| 专科护理 | □ 护理查体<br>□ 需要时，填写跌倒及压疮防范表<br>□ 需要时，请家属陪护<br>□ 心理护理<br>□ 辅助戒烟 | □ 遵医嘱完成相关检查<br>□ 心理护理<br>□ 呼吸功能锻炼<br>□ 遵医嘱完成相关检查 | □ 病情观察，写特护记录<br>q2h评估生命体征、意识、疼痛、肢体活动、皮肤情况、伤口敷料、胸管及胃管情况、出入量<br>□ 遵医嘱予抗感染、雾化吸入、镇痛、抑制胃酸、呼吸功能锻炼<br>□ 心理护理<br>□ 保持呼吸道通畅 |
| 重点医嘱 | □ 详见医嘱执行单 | □ 详见医嘱执行单 | □ 详见医嘱执行单 |
| 病情变异记录 | □ 无 □ 有，原因：<br>1.<br>2. | □ 无 □ 有，原因：<br>1.<br>2. | □ 无 □ 有，原因：<br>1.<br>2. |
| 护士签名 | | | |

| 时间 | 住院第 5~13 天（术后第 1~7 天） | 第 12~18 天（术后第 8~13 天） |
|---|---|---|
| 健康宣教 | □ 术后宣教<br>　药物作用及频率<br>　饮食、活动指导<br>　复查患者对术前宣教内容的掌握程度<br>　呼吸功能锻炼的作用<br>　疾病恢复期注意事项<br>　拔尿管后注意事项<br>　下床活动注意事项 | □ 出院宣教<br>　复查时间<br>　服药方法<br>　活动休息<br>　指导饮食<br>　指导办理出院手续 |
| 护理处置 | □ 遵医嘱完成相关检查<br>□ 夹闭尿管，锻炼膀胱功能 | □ 办理出院手续<br>□ 书写出院小结 |
| 健康宣教 | □ 一/二级护理（根据患者病情和生活自理能力确定护理级别）<br>　晨晚间护理<br>　禁食、禁水<br>　协助坐起、床上或床旁活动，预防压疮<br>　排泄护理<br>　床上温水擦浴<br>　协助更衣<br>　患者安全管理 | □ 三级护理<br>　晨晚间护理<br>　协助或指导进食、水<br>　协助或指导下床活动<br>　患者安全管理 |
| 专科护理 | □ 病情观察，写特护记录<br>　q2h 评估生命体征、意识、胸管及胃管情况、肢体活动、皮肤情况、伤口敷料、出入量<br>□ 遵医嘱予抗感染、抑酸、镇痛、静脉补液、雾化吸入、呼吸功能锻炼治疗<br>□ 需要时，联系主管医师给予相关治疗及用药<br>□ 心理护理 | □ 病情观察<br>　评估生命体征、意识、肢体活动、皮肤情况、伤口敷料<br>□ 心理护理 |
| 重点医嘱 | □ 详见医嘱执行单 | □ 详见医嘱执行单 |
| 病情变异记录 | □ 无　□ 有，原因：<br>1.<br>2. | □ 无　□ 有，原因：<br>1.<br>2. |
| 护士签名 | | |

### （三）患者表单

## 贲门癌临床路径患者表单

适用对象：第一诊断为贲门癌（ICD-10：C16.000/C16.001/C16.002）
行贲门癌根治术（ICD-9-CM-3：42.41/42.5/43.5）

| 患者姓名： | | 性别： 年龄： 门诊号： | 住院号： |
| --- | --- | --- | --- |
| 住院日期： 年 月 日 | | 出院日期： 年 月 日 | 标准住院日：≤18 天 |

| 时间 | 入院 | 手术前 | 手术当天 |
| --- | --- | --- | --- |
| 医患配合 | □ 配合病史询问、资料采集，请务必详细告知既往史、用药史、过敏史<br>□ 如服用抗凝药，请明确告知<br>□ 配合进行体格检查<br>□ 有任何不适请告知护士 | □ 配合完善术前相关检查、化验，如采血、心电图、胸腹部 CT、肺功能、上消化道造影、胃镜<br>□ 医师给患者及家属介绍病情及手术谈话、术前签字<br>□ 麻醉师对患者进行术前访视 | □ 配合评估手术效果<br>□ 配合检查意识、疼痛、胸管情况、肢体活动<br>□ 需要时，配合复查 X 线胸片、上消化道造影<br>□ 有任何不适请告知医师 |
| 护患配合 | □ 配合测量体温、脉搏、呼吸、血压、体重 1 次<br>□ 配合完成入院护理评估（简单询问病史、过敏史、用药史）<br>□ 接受入院宣教（环境介绍、病室规定、订餐制度、贵重物品保管等）<br>□ 有任何不适请告知护士<br>□ 既往重点诊疗病史<br>□ 三级护理<br>□ 既往基础用药 | □ 配合测量体温、脉搏、呼吸、询问排便 1 次<br>□ 接受术前宣教<br>□ 接受配血，以备术中需要时用<br>□ 接受备皮<br>□ 接受胃肠道准备<br>□ 自行沐浴，加强腋窝清洁<br>□ 准备好必要用物，吸水管、纸巾等<br>□ 取下义齿、饰品等，贵重物品交家属保管<br>□ 既往重点诊疗病史<br>□ 剃头<br>□ 药物灌肠术前签字 | □ 清晨测量体温、脉搏、呼吸、血压 1 次<br>□ 接受置胃管<br>□ 送手术室前，协助完成核对，带齐影像资料，脱去衣物，上手术车<br>□ 返回病房后，协助完成核对，配合过病床<br>□ 配合检查意识、生命体征、疼痛、胃管及胸管情况、肢体活动，询问出入量<br>□ 配合术后吸氧、监护仪监测、输液、排尿用尿管、胸部留置引流管、留置胃管<br>□ 遵医嘱采取正确体位<br>□ 配合缓解疼痛<br>□ 有任何不适请告知护士 |
| 饮食 | □ 半流质饮食或流质饮食 | □ 半流质饮食或流质饮食 | □ 禁食、禁水 |
| 排泄 | □ 正常排尿便 | □ 正常排尿便 | □ 保留尿管 |
| 活动 | □ 正常活动 | □ 正常活动 | □ 根据医嘱半坐卧位<br>□ 卧床休息，保护管路<br>□ 双下肢活动 |

| 时间 | 手术后 | 出院 |
|---|---|---|
| 医患配合 | □ 配合检查意识、生命体征、胸管及胃管情况、伤口、肢体活动、胃肠功能恢复情况<br>□ 需要时配合伤口换药<br>□ 配合拔除引流管、尿管<br>□ 配合伤口拆线 | □ 接受出院前指导<br>□ 知晓复查程序<br>□ 获取出院诊断书 |
| 护患配合 | □ 配合定时测量生命体征、每日询问排便<br>□ 配合检查意识、生命体征、疼痛、胸管及胃管情况、伤口、肢体活动，询问出入量<br>□ 接受输液、服药等治疗<br>□ 配合夹闭尿管，锻炼膀胱功能<br>□ 接受进食、进水、排便等生活护理<br>□ 配合活动，预防压疮<br>□ 注意活动安全，避免坠床或跌倒<br>□ 配合执行探视及陪护<br>□ 接受呼吸功能锻炼 | □ 接受出院宣教<br>□ 办理出院手续<br>□ 获取出院带药<br>□ 知道服药方法、作用、注意事项<br>□ 知道护理伤口方法<br>□ 知道复印病历方法<br>□ 二/三级护理<br>□ 流质饮食或半流质饮食 |
| 饮食 | □ 术后第 1~6 天，禁食、禁水<br>□ 术后第 7~10 天，逐渐从喝水过渡到流食<br>□ 术后 10 天以后，从流食过渡到半流食 | □ 根据医嘱，流食或半流食 |
| 排泄 | □ 保留尿管，正常排尿便<br>□ 避免便秘 | □ 正常排尿便<br>□ 避免便秘 |
| 活动 | □ 根据医嘱，半坐位或下床活动<br>□ 保护管路，勿牵拉、脱出、打折等 | □ 正常适度活动，避免疲劳 |

附：原表单（2016 年版）

## 贲门癌临床路径表单

适用对象：第一诊断为贲门癌（ICD-10：C16.001/C16.002/C16.051）

行贲门癌根治术（ICD-9-CM-3：42.41/42.5/43.5）

| 患者姓名： | 性别： 年龄： 门诊号： | 住院号： |
|---|---|---|
| 住院日期： 年 月 日 | 出院日期： 年 月 日 | 标准住院日：≤18 天 |

| 时间 | 住院第 1 天 | 住院第 2~7 天 | 住院第 3~8 天（手术前 1 天） |
|---|---|---|---|
| 主要诊疗工作 | □ 询问病史及体格检查<br>□ 完成病历书写<br>□ 开检查申请单<br>□ 主管医师查房<br>□ 初步确定治疗方案 | □ 上级医师查房<br>□ 临床分期与术前评估<br>□ 根据病情需要，完成相关科室会诊<br>□ 住院医师完成病程日志、上级医师查房记录等病历书写<br>□ 术前心肺功能准备，血糖血压调整等 | □ 上级医师查房<br>□ 完成术前准备<br>□ 术前病例讨论，确定手术方案<br>□ 完成术前小结、签署手术知情同意书、输血同意书、授权同意书 |
| 重点医嘱 | 长期医嘱：<br>□ 胸外科二级护理常规<br>□ 饮食：◎半流质饮食 ◎流质饮食<br>临时医嘱：<br>□ 血常规、尿常规、便常规+潜血<br>□ 凝血功能、血型、肝肾功能、电解质<br>□ 感染性疾病筛查<br>□ 肺功能、动脉血气分析、心电图<br>□ 内镜检查+活检<br>□ 影像学检查：X 线胸片正侧位、胸腹部 CT（平扫+增强扫描）<br>□ 上消化道造影超声心动图、食管内镜超声、颈部超声（可选） | 长期医嘱：<br>□ 呼吸道准备<br>□ 相关科室会诊 | 临时医嘱：<br>□ 拟明日全麻下行贲门癌切除术<br>□ 术前禁食、禁水<br>□ 术前肠道准备<br>□ 术前留置胃管<br>□ 备血<br>□ 抗菌药物皮试<br>□ 其他特殊医嘱 |
| 主要护理工作 | □ 介绍病房环境、设施和设备<br>□ 入院护理评估<br>□ 宣教及辅助戒烟 | □ 观察患者病情变化<br>□ 呼吸功能锻炼 | □ 宣教等术前准备<br>□ 提醒患者禁食、禁水 |
| 病情变异记录 | □ 无 □ 有，原因：<br>1.<br>2. | □ 无 □ 有，原因：<br>1.<br>2. | □ 无 □ 有，原因：<br>1.<br>2. |
| 护士签名 | | | |
| 医师签名 | | | |

| 时间 | 住院第 2~8 天（手术日） | 住院第 3~9 天（术后第 1 天） |
|---|---|---|
| 主要诊疗工作 | □ 留置胃管或加留置十二指肠营养管<br>□ 留置尿管<br>□ 手术<br>□ 术者完成手术记录<br>□ 住院医师完成术后病程<br>□ 主管医师查房<br>□ 观察生命体征<br>□ 向患者及家属交代病情、手术情况及术后注意事项<br>□ 呼吸道管理 | □ 上级医师查房<br>□ 住院医师完成病程书写<br>□ 观察胸腔引流及胃肠减压情况<br>□ 观测生命体征<br>□ 注意生命体征及肺部呼吸音<br>□ 鼓励并协助患者排痰<br>□ 必要时纤支镜吸痰<br>□ 静脉或（和）肠内营养<br>□ 呼吸道管理 |
| 重点医嘱 | **长期医嘱：**<br>□ 特/一级护理<br>□ 禁食、禁水<br>□ 吸氧<br>□ 清醒后半卧位<br>□ 持续胃肠减压，心电监护<br>□ 体温、血压、呼吸、脉搏、血氧饱和度监测<br>□ 胸管引流记量<br>□ 持续导尿，记 24 小时出入量<br>□ 气道管理相应用药<br>□ 预防性应用抗菌药物<br>□ 镇痛药物<br>□ 抑酸药物<br>**临时医嘱：**<br>□ 其他特殊医嘱 | **长期医嘱：**<br>□ 胸外科一级护理<br>□ 静脉或肠内营养支持<br>□ 抗凝药物（依据血栓风险可选）<br>**临时医嘱：**<br>□ 复查血常规、肝肾功能、电解质<br>□ X 线胸片<br>□ 其他特殊医嘱 |
| 主要护理工作 | □ 术晨留置胃管、尿管<br>□ 密切观察患者病情变化<br>□ 心理和生活护理<br>□ 保持呼吸道通畅 | □ 密切观察患者病情变化<br>□ 指导术后呼吸训练<br>□ 术后心理与生活护理<br>□ 鼓励患者咳嗽、下床活动 |
| 病情变异记录 | □ 无 □ 有，原因：<br>1.<br>2. | □ 无 □ 有，原因：<br>1.<br>2. |
| 护士签名 | | |
| 医师签名 | | |

| 时间 | 住院第 4~17 天（术后第 2~15 天） | 住院第 ≤18 天（出院日） |
|---|---|---|
| 主要诊疗工作 | □ 上级医师查房<br>□ 住院医师完成病程书写<br>□ 视病情复查血常规、血生化及胸片<br>□ 应用静脉和（或）肠内营养<br>□ 视胸腔引流情况拔除胸腔引流管并切口换药<br>□ 必要时纤支镜吸痰<br>□ 视情况停用或调整抗菌药物<br>□ 视情况拔除胃管及十二指肠营养管<br>□ 呼吸道管理 | □ 上级医师查房，明确是否出院<br>□ 住院医师完成出院小结、出院证明、病历首页等<br>□ 向患者及家属交代出院后的注意事项，如饮食、复诊时间、后续治疗等 |
| 重点医嘱 | 长期医嘱：<br>□ 胸外科二级护理<br>□ 停胸腔闭式引流计量<br>□ 停胃肠减压<br>□ 进流食<br>□ 停记尿量、停吸氧、停心电监护<br>临时医嘱：<br>□ 拔胸腔闭式引流管<br>□ 拔除尿管<br>□ 拔除胃管<br>□ 切口换药<br>□ X 线胸片、血常规、肝肾功能、电解质<br>□ 必要时上消化道造影 | 出院医嘱：<br>□ 注意饮食<br>□ 睡眠时头高位<br>□ 出院带药胃肠动力药、抗酸药、镇痛药等 |
| 主要护理工作 | □ 观察患者病情变化<br>□ 呼吸功能训练<br>□ 心理与生活护理 | □ 指导患者办理出院手续<br>□ 交代出院后的注意事项<br>□ 出院后饮食指导 |
| 病情变异记录 | □ 无　□ 有，原因：<br>1.<br>2. | □ 无　□ 有，原因：<br>1.<br>2. |
| 护士签名 | | |
| 医师签名 | | |

# 第二十二章

# 胃部 ESD/EMR 术临床路径释义

## 一、胃部 ESD/EMR 术编码

1. 卫计委原编码：

未提供

2. 修改编码：

疾病名称及编码：消化道（不包括肛门）恶性肿瘤（ICD-10：C15-20）

结肠、直肠良性肿瘤（ICD-10：D12.0-D12.8）

食管良性肿瘤（ICD-10：D13.0）

胃良性肿瘤（ICD-10：D13.1）

十二指肠良性肿瘤（ICD-10：D13.2）

小肠良性肿瘤（ICD-10：D13.3）

食管交界恶性肿瘤（ICD-10：D37.701）

食管肿瘤（ICD-10：D37.702）

消化道交界恶性或性质未知的肿瘤（ICD-10：D37.1-D37.5）

手术操作名称及编码：内镜下胃黏膜下剥离术（ESD）（ICD-9-CM-3：43.4107）

内镜下胃黏膜切除术（EMR）（ICD-9-CM-3：43.4108）

## 二、临床路径检索方法

C15-20/D12.0-D12.8/D13.0-D13.3/D37.701/D37.702/D37.1-D37.5 伴 43.4107/43.4108

## 三、胃部 ESD/EMR 术临床路径标准住院流程

### （一）适用对象

胃黏膜中高级别上皮内瘤变或早期胃癌拟行 ESD/EMR 术。

> **释义**
>
> ■ ESD/EMR，即内镜下黏膜剥离术/内镜下黏膜切除术，均可用于局限于消化道表浅肿瘤性病变的切除。EMR 可以对 2cm 以下的病变进行整块切除，而对 2cm 以上的病变往往需要 EMR 分片切除，不利于病理评估，且增加残留复发风险。与 EMR 相比，ESD 可以对较大面积的病变进行整块切除，包括合并溃疡甚至纤维化疤痕的病变，因此对于早期癌变病灶或怀疑癌变者更适合采用 ESD，但其操作难度及相关并发症风险较 EMR 均明显增高。
>
> ■ 胃癌的治疗主要包括内镜下治疗、手术治疗和化疗。根据中国早期胃癌筛查及内镜诊治共识意见（2014 年，长沙），内镜下治疗主要用于淋巴结转移风险低且可能完整切除的胃癌病变。国内参考日本胃癌指南（2010 年版），其绝对适应证为：病变最大径≤2cm 且无溃疡的分化型黏膜内癌。相对适应证为：①无溃疡性病灶，且最大径>2cm 的分化型黏膜内癌；②合并溃疡者，病变最大径≤3cm 的分化型黏膜

内癌；③无溃疡性病灶，且最大径≤2cm的未分化型黏膜内癌。对于上述适应证以外的胃癌，仍以手术治疗为主，不适用于本路径。

■ 不同消化道部位的病变，其进行内镜下切除（ESD/EMR）的适应证有所不同。根据中国早期食管癌筛查及内镜诊治专家共识意见（2014年，北京），早期食管癌和癌前病变内镜下切除的绝对适应证为：病变局限于上皮层或黏膜固有层（$M_1$、$M_2$）；食管黏膜重度异型增生。相对适应证为：病变浸润黏膜肌层或黏膜下层（$M_3$、$SM_1$），未发现淋巴结转移征象；病变范围大于3/4环周、切除后狭窄风险大者亦为相对适应证。根据中国早期结直肠癌及癌前病变筛查与诊治共识，推荐结直肠腺瘤、黏膜内癌为内镜下治疗的绝对适应证；向黏膜下层轻度浸润的$SM_1$癌为内镜下治疗的相对适应证。

## （二）诊断依据

根据《中华胃肠外科杂志》2012年10月第15期第10卷等国内、外临床、内镜诊断及治疗指南。

1. 胃镜发现胃黏膜中高级别上皮内瘤变或早期癌病变。
2. 病理证实。
3. 必要时超声内镜明确病变浸润深度不超过$SM_1$。

> **释义**
>
> ■ 内镜下治疗前，通常需要活检病理证实为肿瘤性病变或癌前病变。同时，应结合内镜下病变大体形态、色素和放大内镜下的表面微细结构及血管形态，以及超声内镜检查，对组织病理分化类型、浸润深度等进行临床判断。

## （三）治疗方案的选择

根据《中华胃肠外科杂志》2012年10月第15期第10卷等国内、外临床、内镜诊断及治疗指南。

1. 内科基本治疗（包括生活方式、饮食等）。
2. 内镜下治疗。

> **释义**
>
> ■ 内科一般治疗包括生活方式改变及饮食习惯的调整，如：戒烟、戒酒，不吃腌制食品，增加新鲜蔬菜水果的摄入等。此外，对于合并Hp感染者，推荐予以根除治疗。
>
> ■ 根据病变大小、是否合并溃疡和（或）瘢痕等因素，选择EMR或ESD。

## （四）标准住院日 5~7 天

> **释义**
>
> ■ 内镜下切除（ESD/EMR）标准住院时间为 5~7 天：第 1~2 天完善操作前准备；第 3 天行内镜下治疗；第 4~7 天监测术后并发症，逐渐过渡经口进食后可准予出院。总住院时间不超过 7 天者均可进入本路径。

## （五）进入临床路径标准

1. 第一诊断必须符合胃黏膜中高级别上皮内瘤变或早期胃癌。
2. 符合内镜下治疗的适应证。
3. 当患者同时具有其他疾病诊断时，但在住院期间不需要特殊处理也不影响第一诊断的临床路径流程实施时，可以进入路径。

> **释义**
>
> ■ 入院常规检查发现其他基础疾病，如高血压、糖尿病、心功能不全、心律失常、肝肾功能不全、心脑血管疾病、凝血功能障碍等，对患者健康影响严重，影响手术实施、增加手术和麻醉风险、影响预后，则应优先考虑治疗该基础疾病，暂不宜进入路径。近期因各种原因使用抗凝血或抗血小板药物者，亦不宜进入本路径。
>
> ■ 若既往患有上述基础疾病，经治疗后病情稳定，经评估无手术及麻醉禁忌证，可以进入路径，但可能增加围术期并发症及医疗费用，延长住院时间。

## （六）住院期间检查项目

1. 必需的检查项目：
（1）血常规，血型及 Rh 因子。
（2）尿常规。
（3）大便常规+隐血。
（4）肝肾功能、电解质、血糖。
（5）感染指标筛查（乙型肝炎病毒、丙型肝炎病毒，艾滋病，梅毒）。
（6）凝血功能。
（7）心电图、腹部超声、X 线胸片。
2. 根据病情可选择的检查项目：
（1）消化道肿瘤指标筛查（CA19-9、CA242、CEA 等）。
（2）超声内镜检查。
（3）腹部增强 CT
（4）动脉血气分析（既往有基础肺病的患者）。

> **释义**
>
> ■ 必查项目是确保手术治疗安全、有效的基础，在术前必须完成。
>
> ■ 应认真分析检查结果，及时发现异常情况并采取对应处置。重要的异常发现，若可能影响手术实施、增加操作风险时，应权衡利弊，可暂不进入本路径。为缩短患者术前等待时间，检查项目可以在患者入院前于门诊完成。

■ 超声内镜检查可以进一步了解病变在胃壁的浸润层次，尤其对于内镜下大体形态有可疑黏膜下累及的病例，有助于治疗方案的选择。

■ 腹部 CT 可以显示胃及周围脏器的结构，有利于除外区域性淋巴结转移。

## （七）内镜下治疗

住院后第 2~3 天。

1. 术前完成胃镜检查和治疗同意书、全麻同意书。

2. 使用镇静或麻醉药：术中需监测生命体征，术后要在内镜室观察至清醒后返回病房；麻醉药品及麻醉操作费、监护费用另行收取。

3. 按顺序进行常规胃镜检查。

4. 根据术中所见病灶形态、大小、数目等决定内镜下治疗方案并按内镜治疗规范实施治疗，围术期采用适当措施避免可能的治疗并发症。

5. 切除标本送病理检查，报告包括切缘及浸润深度。

6. 术后密切观察病情，及时发现并处理可能的并发症。

释义

■ 内镜下治疗属于有创性操作，有潜在并发症的风险，必须在患者充分知情并签署知情同意书后才可以进行。

■ 采用麻醉状态下进行内镜下切除的患者，术前需经麻醉科医师会诊评估麻醉风险，并充分告知麻醉风险及注意事项，并签署麻醉同意书。

■ 各医疗单位应根据自身设备条件、治疗经验及病变形态类型、大小、部位等因素，合理选择内镜下治疗器械及设备参数，按照治疗规范安全有效地进行内镜下切除，并采取适当措施［如金属钛夹钳夹和（或）尼龙圈套封闭创面］处理/避免出血、穿孔等治疗相关并发症，可能会由此增加一定医疗费用。

■ 病变范围广泛、局部黏膜下层粘连/浸润、困难部位、出血倾向明显者，往往造成内镜下操作困难，将延长操作时间、增加操作及麻醉并发症，并增加医疗费用。

■ 应及时妥善处理切除后标本以便病理组织学评估，包括展平固定、测量观察、标记口侧/肛侧等多个环节。

■ 术后 1 天禁食，密切观察生命体征，并进行相关检查（血常规、便常规与隐血、腹平片等），必要时可以增加同一检查的频次。术后应注意休息，避免剧烈运动，根据术中切除情况短期禁食或进流食-少渣半流食。

## （八）选择用药

1. 术后使用静脉 PPI 3 天。

2. 黏膜保护剂。

3. 必要时抗菌药物治疗。

■ 内镜下治疗后，局部将形成溃疡，因此推荐使用 PPI 治疗。个别创面较大，延迟出血或迟发穿孔风险高者，可以酌情加大 PPI 剂量。联合使用黏膜保护剂如瑞巴派特能有效提高人工溃疡的愈合速度和质量。对于切除范围大、操作时间长、术中曾有/可能穿孔、有误吸导致肺部感染风险、免疫力低下等易合并感染的患者可以酌情使用抗菌药物治疗。

## （九）出院标准

1. 无出血、穿孔、感染等并发症。
2. 患者一般情况允许。

■ 患者出院前应完成必须的复查项目，且无明显异常。检查结果明显异常者，应进行仔细分析并做出相应处置。内镜治疗后无相关并发症但合并其他基础疾病者，如病情稳定不影响出院；对于病情不稳定或恶化，需住院处理者，转入相应基础疾病治疗临床路径流程。

■ 出院时获得病理检查结果者，主管医生应为其制订进一步治疗及随诊方案。出院时尚未获得病理诊断者，应约定患者近期门诊复诊。

## （十）变异及原因分析

1. 患者年龄小于 18 岁或大于 75 岁者，进入特殊人群临床路径。
2. 具有胃镜操作禁忌证的患者进入特殊人群临床路径：如心肺等重要脏器功能障碍及凝血功能障碍，有精神疾患不能配合者，上消化道穿孔的急性期或消化道手术的围术期，严重咽喉部疾患内镜不能插入，腐蚀性食管损伤的急性期等。
3. 应用影响血小板及凝血功能药物者，进入特殊人群临床路径。
4. 病变不符合内镜治疗指征，或患者存在内镜治疗禁忌证，出院或转外科，进入胃肿瘤外科治疗临床路径。
5. 合并急性消化道大出血，进入消化道出血临床路径，进行内镜下止血，必要转外科手术。
6. 合并感染，需要继续抗感染治疗，进入消化道感染临床路径。
7. 合并消化道穿孔，转外科手术，进入相应临床路径。

■ 变异是指入选临床路径的患者未能按路径流程完成医疗行为或未达到预期的医疗质量控制目标。包含三方面情况：①按路径流程完成治疗，但出现非预期结果，可能需要后续进一步处理。如本路径治疗后出现并发症等；②按路径流程完成治疗，但超出了路径规定的时限或限定的费用。如实际住院日超出标准住院日要求或未能在规定的时间限定内实施内镜下治疗等；③不能按路径流程完成治疗，患者需要中途退出路径。如治疗过程中出现严重并发症（如消化道大出血、胃穿孔），导致必须终止路径或需要转入其他路径进行治疗等。对这些患者，均应进行变异原因的分析，并在临床路径的表单中予以说明。

■患者入选路径后，在检查及治疗过程中发现患者合并事前未预知的对本路径治疗可能产生影响的情况，需中止执行路径或延长治疗时间、增加治疗费用等，医师需在表单中明确说明。如本路径术前检查发现严重凝血功能障碍；如胃镜检查发现病变不符合内镜治疗指征等。

■患者原因导致执行路径出现变异，如未按要求进行胃镜的术前准备，不能配合进行内镜下治疗等，需医师在表单中予以说明。

■其他意外情况导致执行路径出现变异，需医师在表单中予以说明。

■患者年龄小于18岁的患者，不适用本路径。老年患者（>65岁）需要在内镜下治疗前充分地评估风险，并及时治疗合并疾病。

### 四、胃部 ESD/EMR 临床路径给药方案

#### 【用药选择】

1. 内镜下黏膜切除术后，局部形成溃疡，应采用 PPI 或者 $H_2$ 受体拮抗剂进行抗溃疡治疗。在预防胃部 ESD 术后出血方面，PPI 疗效优于 $H_2$ 受体拮抗剂。常用的 PPI 药物包括奥美拉唑、埃索美拉唑、泮托拉唑、雷贝拉唑、兰索拉唑、艾普拉唑等。术后短期可以予以 PPI 静脉输注，如奥美拉唑或埃索美拉唑 40mg，每 12 小时 1 次；如出血明显，可予以静脉持续泵入。经口进食后，可序贯口服 PPI 药物，每日 1～2 次，或 $H_2$ 受体拮抗剂，如法莫替丁 20mg，每日 2 次。

2. 黏膜保护剂联合抑酸药，可促进黏膜溃疡愈合。常用的黏膜保护剂有胶体铋、硫糖铝等。

3. 切除范围大、操作时间长、并发消化道穿孔风险高者，可以预防性使用抗菌药物。切除术后可酌情应用抗菌药物。

#### 【药学提示】

1. 奥美拉唑常见不良反应包括：头痛、腹泻、恶心、呕吐、便秘、腹痛及腹胀等。长期用药可能造成骨质疏松症和肠道菌群紊乱。对该药品过敏者禁用，过敏体质者慎用。法莫替丁不良反应较少，最常见的有头痛、头晕、便秘和腹泻，偶有皮疹、荨麻疹、白细胞减少、转氨酶升高等。

2. 黏膜保护剂不良反应少，少数患者可以出现黑便、恶心等不适。

#### 【注意事项】

1. 奥美拉唑具有酶抑制作用，可延缓经肝脏细胞色素 P450 系统代谢的药物（如双香豆素、地西泮、苯妥英钠、华法林、硝苯地平）在体内的消除。当本药品与上述药物一起使用时，应酌情减轻后者用量。

2. 铋剂服用后可以造成粪便呈灰黑色，停药后可自行消失。硫糖铝应不宜与多酶片合用，否则二者疗效均有所下降。

## 五、推荐表单

### （一）医师表单

#### 胃部 ESD/EMR 临床路径医师表单

适用对象：胃黏膜中、高级别上皮内瘤变或早期胃癌
拟行 ESD/EMR 术

| 患者姓名： | 性别：　　年龄：　　门诊号： | | 住院号： |
|---|---|---|---|
| 住院日期：　　年　月　日 | 出院日期：　　年　月　日 | | 标准住院日：5~7 天 |

| 日期 | 住院第 1 天 | 住院第 2 天 | 住院第 3 天 |
|---|---|---|---|
| 主要诊疗工作 | □ 完成询问病史和体格检查<br>□ 完成病历书写<br>□ 开据检查单，完善术前检查<br>□ 确认停止服用阿司匹林、波利维等抗血小板药物至少 7 天以上 | □ 上级医师查房<br>□ 评估内镜下治疗的指征与风险<br>□ 确定胃镜检查时间、落实术前检查<br>□ 确定内镜下治疗方案，向患者及其家属交代手术前、手术中和手术后注意事项<br>□ 与患者及家属签署胃镜检查及治疗同意书，全麻同意书<br>□ 签署自费用品协议书<br>□ 完成上级医师查房记录<br>□ 根据需要，请相关科室会诊 | □ 术前禁食、禁水 8 小时<br>□ 上级医师查房<br>□ 完成查房记录<br>□ 行胃镜检查治疗，酌情行超声内镜检查，根据检查所见采用相应内镜下治疗措施<br>□ 将回收标本送病理检查<br>□ 观察有无胃镜治疗后并发症（如穿孔、出血等）<br>□ 病程记录 |
| 重点医嘱 | **长期医嘱：**<br>□ 消化内科护理常规<br>□ 二级护理<br>□ 少渣饮食<br>**临时医嘱：**<br>□ 血常规；血型、Rh 因子<br>□ 尿常规<br>□ 大便常规+隐血<br>□ 肝肾功能、电解质、血糖<br>□ 凝血功能<br>□ 感染指标筛查<br>□ 心电图、腹部超声、X 线胸片<br>□ 肿瘤指标筛查<br>□ 超声内镜<br>□ 动脉血气分析 | **长期医嘱：**<br>□ 消化内科护理常规<br>□ 一级护理<br>□ 少渣饮食<br>**临时医嘱：**<br>□ 次晨禁食、禁水 | **长期医嘱：**<br>□ 消化内科护理常规<br>□ 特级护理<br>□ 禁食，不禁水（检查治疗后）<br>□ 酌情予静脉输液治疗<br>□ PPI 治疗<br>□ 黏膜保护剂<br>**临时医嘱：**<br>□ 利多卡因胶浆 |
| 主要护理工作 | □ 协助患者及家属办理入院手续<br>□ 进行入院宣教<br>□ 准备次晨空腹静脉抽血 | □ 基本生活和心理护理<br>□ 进行关于胃镜检查宣教 | □ 基本生活和心理护理<br>□ 检查及治疗后常规护理<br>□ 治疗后饮食生活宣教<br>□ 并发症观察 |

续　表

| 日期 | 住院第 1 天 | 住院第 2 天 | 住院第 3 天 |
|---|---|---|---|
| 病情<br>变异<br>记录 | □无　□有，原因：<br>1.<br>2. | □无　□有，原因：<br>1.<br>2. | □无　□有，原因：<br>1.<br>2. |
| 护士<br>签名 | | | |
| 医师<br>签名 | | | |

| 日期 | 住院第 4 天 | 住院第 5 天 | 住院第 6~7 天（出院日） |
|---|---|---|---|
| 主要诊疗工作 | □ 观察患者生命体征、腹部症状和体征，观察大便性状，注意有无消化道出血、感染及穿孔<br>□ 上级医师查房<br>□ 完成病程记录 | □ 继续观察患者腹部症状和体征，注意观察有无并发症情况<br>□ 上级医师查房<br>□ 完成查房记录 | □ 继续观察患者腹部症状和体征，注意观察有无并发症<br>□ 如果患者可以出院<br>□ 通知出院处<br>□ 通知患者及家属今日出院<br>□ 向患者及家属交代出院后注意事项，不适及时就诊；饮食宣教，预约复诊时间，随诊切除病变病理报告<br>□ 将出院记录的副本交给患者<br>□ 准备出院带药及出院证明<br>□ 如果患者不能出院，在病程记录中说明原因和继续治疗的方案 |
| 重点医嘱 | **长期医嘱：**<br>□ 消化内科护理常规<br>□ 一级护理<br>□ 半流食<br>□ PPI 治疗<br>□ 黏膜保护剂<br>**临时医嘱：**<br>□ 复查血常规 | **长期医嘱：**<br>□ 消化内科护理常规<br>□ 二级护理<br>□ 少渣饮食<br>□ PPI 治疗<br>□ 黏膜保护剂 | **长期医嘱：**<br>□ 消化内科护理常规<br>□ 二级护理<br>□ 少渣饮食<br>□ PPI 治疗<br>□ 黏膜保护剂<br>**临时医嘱：**<br>□ 出院带药 |
| 主要护理工作 | □ 基本生活和心理护理<br>□ 检查治疗后常规护理<br>□ 饮食生活宣教、并发症观察 | □ 基本生活和心理护理<br>□ 检查治疗后常规护理 | □ 帮助患者办理出院手续、交费等事宜<br>□ 出院指导 |
| 病情变异记录 | □ 无　□ 有，原因：<br>1.<br>2. | □ 无　□ 有，原因：<br>1.<br>2. | □ 无　□ 有，原因：<br>1.<br>2. |
| 护士签字 | | | |
| 医师签字 | | | |

## （二）护士表单

### 胃部 ESD/EMR 术临床路径护士表单

适用对象：胃黏膜中、高级别上皮内瘤变或早期胃癌

拟行 ESD/EMR 术

| 患者姓名： | 性别： 年龄： 门诊号： | 住院号： |
|---|---|---|
| 住院日期： 年 月 日 | 出院日期： 年 月 日 | 标准住院日：5~7 天 |

| 时间 | 住院第 1 天 | 住院第 2 天 | 住院第 3 天 |
|---|---|---|---|
| 健康宣教 | □ 入院宣教<br>　介绍主管医师、责任护士<br>　介绍环境、设施、贵重物品保管<br>　介绍注意事项、探视和陪护制度<br>□ 饮食宣教：少渣饮食<br>□ 出入量宣教，留取标本的宣教<br>□ 确认停用阿司匹林、氯吡格雷等抗血小板药物至少 7 天以上 | □ 宣教用药知识<br>□ 宣教疾病知识<br>□ 宣教胃镜的注意事项<br>□ 宣教麻醉的注意事项<br>□ 主管护士与患者沟通，了解并指导心理应对 | □ 宣教用药知识<br>□ 宣教疾病知识<br>□ 宣教胃镜的注意事项<br>□ 宣教麻醉的注意事项<br>□ 主管护士与患者沟通，了解并指导心理应对 |
| 护理处置 | □ 核对患者姓名，佩戴腕带<br>□ 建立入院护理病历<br>□ 卫生处置：前指（趾）甲、沐浴，更换病号服<br>□ 静脉抽血 | □ 遵医嘱记录 24 小时出入量<br>□ 遵医嘱完成相关检查<br>□ 正确执行医嘱<br>□ 静脉抽血（备血） | □ 术前禁食、禁水 6~8 小时<br>□ 核对患者资料及带药<br>□ 送患者至内镜中心<br>□ 嘱患者摘除义齿<br>□ 内镜治疗后记护理记录<br>□ 记录 24 小时出入量<br>□ 遵医嘱完成相关检查<br>□ 正确执行医嘱 |
| 基础护理 | □ 二级护理<br>□ 晨晚间护理<br>□ 患者安全管理 | □ 一级护理<br>□ 晨晚间护理<br>□ 患者安全管理 | □ 特级护理<br>□ 晨晚间护理<br>□ 患者安全管理 |
| 专科护理 | □ 监测生命体征、测量体重<br>□ 少渣食物<br>□ 需要时，填写跌倒及压疮防范表<br>□ 需要时，请家属陪护<br>□ 心理护理 | □ 监测生命体征<br>□ 观察腹部体征<br>□ 少渣食物，次日晨禁食、禁水<br>□ 心理护理 | □ 监测生命体征<br>□ 胃镜护理<br>□ 观察患者神志情况<br>□ 观察腹部体征<br>□ 禁食、禁水，出入量护理<br>□ 遵医嘱静脉输液治疗<br>□ 遵医嘱 PPI 治疗遵医嘱黏膜保护剂<br>□ 遵医嘱抗菌药物、心电监护（必要时）<br>□ 心理护理 |

| 时间 | 住院第1天 | 住院第2天 | 住院第3天 |
|------|-----------|-----------|-----------|
| 重点医嘱 | □ 详见医嘱执行单 | □ 详见医嘱执行单<br>□ 次日晨禁食、禁水 | □ 详见医嘱执行单 |
| 病情变异记录 | □ 无　□ 有，原因：<br>1.<br>2. | □ 无　□ 有，原因：<br>1.<br>2. | □ 无　□ 有，原因：<br>1.<br>2. |
| 护士签名 | | | |

| 时间 | 住院第 4 天 | 住院第 5 天 | 住院第 6~7 天 |
|---|---|---|---|
| 健康宣教 | □ 药物宣教<br>□ 饮食宣教 | □ 药物宣教<br>□ 饮食宣教 | □ 出院宣教<br>□ 复查时间<br>□ 服药方法<br>□ 活动休息<br>□ 指导饮食<br>□ 指导办理出院手续<br>□ 对患者进行坚持治疗和预防复发的宣教 |
| 护理处置 | □ 遵医嘱完成相关检查<br>□ 正确完成医嘱<br>□ 静脉抽血 | □ 遵医嘱完成相关检查<br>□ 正确完成医嘱<br>□ 静脉抽血（必要时）<br>□ 留取大便（必要时） | □ 办理出院手续<br>□ 书写出院小结 |
| 基础护理 | □ 一级护理<br>□ 晨晚间护理<br>□ 患者安全管理 | □ 二级护理<br>□ 晨晚间护理<br>□ 患者安全管理 | □ 二级护理<br>□ 晨晚间护理<br>□ 患者安全管理 |
| 专科护理 | □ 监测生命体征、观察腹部体征及大便<br>□ 遵嘱饮食<br>□ 遵医嘱 PPI 治疗<br>□ 遵医嘱予黏膜保护剂<br>□ 心理护理 | □ 生命体征、观察腹部体征及大便<br>□ 遵嘱饮食<br>□ 遵医嘱 PPI 治疗<br>□ 遵医嘱予黏膜保护剂<br>□ 心理护理 | □ 监测生命体征、测量体重<br>□ 遵嘱饮食<br>□ 心理护理 |
| 重点医嘱 | □ 详见医嘱执行单 | □ 详见医嘱执行单 | □ 详见医嘱执行单 |
| 病情变异记录 | □ 无　□ 有，原因：<br>1.<br>2. | □ 无　□ 有，原因：<br>1.<br>2. | □ 无　□ 有，原因：<br>1.<br>2. |
| 护士签名 | | | |

## （三）患者表单

### 胃部 ESD/EMR 术临床路径患者表单

适用对象：胃黏膜中、高级别上皮内瘤变或早期胃癌

　　　　　拟行 ESD/EMR 术

| 患者姓名： | 性别：　　年龄：　　门诊号： | 住院号： |
|---|---|---|
| 住院日期：　　年　月　日 | 出院日期：　　年　月　日 | 标准住院日：5~7 天 |

| 时间 | 入院 | 内镜治疗当天 |
|---|---|---|
| 医患配合 | □ 配合询问病史、收集资料，请务必详细告知既往史、用药史、过敏史<br>□ 配合进行体格检查<br>□ 有任何不适请告知医生 | □ 配合完善内镜治疗前相关检查、化验，医生与患者及家属介绍病情及内镜治疗前谈话、签字 |
| 护患配合 | □ 配合测量体温、脉搏、呼吸频率、血压、体重1 次<br>□ 配合完成入院护理评估（简单询问病史、过敏史、用药史）<br>□ 接受入院宣教（环境介绍、病室规定、订餐制度、贵重物品保管等）<br>□ 有任何不适请告知护士 | □ 配合测量体温、脉搏、呼吸频率3 次，询问大便1 次<br>□ 接受穿刺前相关知识的宣教<br>□ 去掉活动性义齿<br>□ 配合内镜治疗及麻醉时的注意事项 |
| 饮食 | □ 少渣饮食 | □ 遵嘱禁食 |
| 排泄 | □ 正常排尿便<br>□ 避免便秘 | □ 正常排尿便<br>□ 避免便秘 |
| 活动 | □ 正常活动，避免疲劳 | □ 正常活动，避免疲劳 |

| 时间 | 内镜治疗后 | 出院 |
|---|---|---|
| 医患配合 | □ 配合腹部查体<br>□ 配合完成相关检查 | □ 接受出院前指导<br>□ 知道复查程序<br>□ 获取出院诊断书 |
| 护患配合 | □ 配合定时测量生命体征、每日询问大便<br>□ 配合测量体重，询问出入量<br>□ 接受静脉输液等治疗<br>□ 接受必要的生活护理<br>□ 配合检查穿刺处情况<br>□ 注意活动安全，避免坠床或跌倒<br>□ 配合执行探视及陪护 | □ 接受出院宣教<br>□ 办理出院手续<br>□ 获取出院带药<br>□ 知道服药方法、作用、注意事项<br>□ 知道复印病历程序 |
| 饮食 | □ 遵嘱饮食并逐渐过渡 | □ 遵嘱饮食 |
| 排泄 | □ 正常排尿便<br>□ 避免便秘 | □ 正常排尿便<br>□ 避免便秘 |
| 活动 | □ 避免剧烈活动，避免疲劳 | □ 避免剧烈活动，避免疲劳 |

## 附：原表单（2016 年版）

### 胃部 ESD/EMR 术临床路径表单

适用对象：胃黏膜中、高级别上皮内瘤变或早期胃癌

拟行 ESD/EMR 术

| 患者姓名： | 性别：　　年龄：　　门诊号： | 住院号： |
|---|---|---|
| 住院日期：　　年　月　日 | 出院日期：　　年　月　日 | 标准住院日：5~7 天 |

| 日期 | 住院第 1 天 | 住院第 2 天 | 住院第 3 天 |
|---|---|---|---|
| 主要诊疗工作 | □ 完成询问病史和体格检查<br>□ 完成病历书写<br>□ 开据检查单，完善术前检查<br>□ 确认停止服用阿司匹林、硫酸氢氯吡格雷等抗血小板药物至少 7 天以上 | □ 上级医师查房<br>□ 评估内镜下治疗的指征与风险<br>□ 确定胃镜检查时间、落实术前检查<br>□ 确定内镜下治疗方案，向患者及其家属交代手术前、手术中和手术后注意事项<br>□ 与患者及家属签署胃镜检查及治疗同意书，全麻同意书<br>□ 签署自费用品协议书<br>□ 完成上级医师查房记录<br>□ 根据需要，请相关科室会诊 | □ 术前禁食、禁水 8 小时<br>□ 上级医师查房<br>□ 完成查房记录<br>□ 行胃镜检查治疗，酌情行超声内镜检查，根据检查所见采用相应内镜下治疗措施<br>□ 将回收标本送病理检查<br>□ 观察有无胃镜治疗后并发症（如穿孔、出血等）<br>□ 病程记录 |
| 重点医嘱 | **长期医嘱：**<br>□ 消化内科护理常规<br>□ 二级护理<br>□ 少渣饮食<br>**临时医嘱：**<br>□ 血常规；血型、Rh 因子<br>□ 尿常规<br>□ 大便常规+隐血<br>□ 肝肾功能、电解质、血糖<br>□ 凝血功能<br>□ 感染指标筛查<br>□ 心电图、腹部超声、X 线胸片<br>□ 肿瘤指标筛查<br>□ 超声内镜<br>□ 动脉血气分析 | **长期医嘱：**<br>□ 消化内科护理常规<br>□ 一级护理<br>□ 少渣饮食<br>**临时医嘱：**<br>□ 次晨禁食、禁水 | **长期医嘱：**<br>□ 消化内科护理常规<br>□ 特级护理<br>□ 禁食，不禁水（检查治疗后）<br>□ 酌情予静脉输液治疗<br>□ PPI 治疗<br>□ 黏膜保护剂<br>**临时医嘱：**<br>□ 利多卡因胶浆 |
| 主要护理工作 | □ 协助患者及家属办理入院手续<br>□ 进行入院宣教<br>□ 准备次晨空腹静脉抽血 | □ 基本生活和心理护理<br>□ 进行关于胃镜检查宣教 | □ 基本生活和心理护理<br>□ 检查及治疗后常规护理<br>□ 治疗后饮食生活宣教<br>□ 并发症观察 |

续 表

| 日期 | 住院第1天 | 住院第2天 | 住院第3天 |
|---|---|---|---|
| 病情<br>变异<br>记录 | □无 □有，原因：<br>1.<br>2. | □无 □有，原因：<br>1.<br>2. | □无 □有，原因：<br>1.<br>2. |
| 护士<br>签名 | | | |
| 医师<br>签名 | | | |

| 日期 | 住院第 4 天 | 住院第 5 天 | 住院第 6~7 天（出院日） |
|---|---|---|---|
| 主要诊疗工作 | □ 观察患者生命体征、腹部症状和体征，观察大便性状，注意有无消化道出血、感染及穿孔<br>□ 上级医师查房<br>□ 完成病程记录 | □ 继续观察患者腹部症状和体征，注意观察有无并发症情况<br>□ 上级医师查房<br>□ 完成查房记录 | □ 继续观察患者腹部症状和体征，注意观察有无并发症<br>□ 如果患者可以出院<br>□ 通知出院处<br>□ 通知患者及家属今日出院<br>□ 向患者及家属交代出院后注意事项，不适及时就诊；饮食宣教，预约复诊时间，随诊切除病变病理报告<br>□ 将出院记录的副本交给患者<br>□ 准备出院带药及出院证明<br>□ 如果患者不能出院，在病程记录中说明原因和继续治疗的方案 |
| 重点医嘱 | 长期医嘱：<br>□ 消化内科护理常规<br>□ 一级护理<br>□ 半流食<br>□ PPI 治疗<br>□ 黏膜保护剂<br>临时医嘱：<br>□ 复查血常规 | 长期医嘱：<br>□ 消化内科护理常规<br>□ 二级护理<br>□ 少渣饮食<br>□ PPI 治疗<br>□ 黏膜保护剂 | 长期医嘱：<br>□ 消化内科护理常规<br>□ 二级护理<br>□ 少渣饮食<br>□ PPI 治疗<br>□ 黏膜保护剂<br>临时医嘱：<br>□ 出院带药 |
| 主要护理工作 | □ 基本生活和心理护理<br>□ 检查治疗后常规护理<br>□ 饮食生活宣教、并发症观察 | □ 基本生活和心理护理<br>□ 检查治疗后常规护理 | □ 帮助患者办理出院手续、交费等事宜<br>□ 出院指导 |
| 病情变异记录 | □ 无 □ 有，原因：<br>1.<br>2. | □ 无 □ 有，原因：<br>1.<br>2. | □ 无 □ 有，原因：<br>1.<br>2. |
| 护士签字 | | | |
| 医师签字 | | | |

# 第二十三章

# 胃癌根治手术临床路径释义

## 一、胃癌编码

疾病名称及编码：胃癌（ICD-10：C16）

手术操作及编码：胃癌根治术（ICD-9-CM-3：43.5-43.9）

## 二、临床路径检索方法

C16 伴（43.5-43.9）

## 三、胃癌根治手术临床路径标准住院流程

### （一）适用对象

1. 第一诊断为胃癌（ICD-10：C16）。

2. 行胃癌根治术（ICD-9-CM-3：43.5-43.9）。

3. 肿瘤分期为 $cT_{1\sim4a}N_{0\sim3}M_0$（根据 AJCC 第 8 版）。

> **释义**
>
> ■ 适用对象编码参见第一部分。
>
> ■ 本路径适用于外科手术途径（包括开腹手术、腹腔镜辅助手术和机器人腹腔镜辅助手术）治疗胃癌患者。手术切除是胃癌的主要治疗手段，也是目前能治愈胃癌的唯一方法。NCCN 对胃癌外科手术指征具有严格的适应证原则。
>
> ■ 早期局限于黏膜层和黏膜下层的部分 $T_1$ 期肿瘤可分别考虑内镜下黏膜切除术（EMR）和内镜下黏膜下层切除术（ESD），需要在有经验的单位进行诊断评估和治疗，但不进入本路径。不适合内镜手术的早期胃癌患者，应行标准胃癌根治术，进入路径。
>
> ■ 早期胃癌的诊断需要在有经验的医院和医师经过超声胃镜等分期检查确定。对于进展期胃癌，应实行标准胃癌根治术或扩大的胃癌根治术，推荐适用于临床 I B 期、II 期，III 期即 $T_{1b\sim4a}N_{0\sim3}$ 的胃癌。临床 $T_{4b}$ 期胃癌在 AJCC 第 8 版分期中为临床 IV A 期不纳入临床路径，可以考虑腹腔镜探查灌洗细胞学检查或组织学检查，如果证实转移，分期为 $cT_xN_pM_1$，既是临床 IV 期，也是病理学 IV 期，应该接受内科治疗或进入临床试验；即使无腹腔转移，也可以考虑将受侵部位联合切除，但不纳入临床路径。目前对临床 I B 期以上的胃癌进行围术期化疗也是治疗的选择之一，因此接受围术期化疗的患者如果在术前化疗结束后，再次入院拟行根治性手术治疗也可纳入本路径。手术方式为胃切除术加合理范围的区域淋巴结清扫术（D），进展期胃癌需行 $D_2$ 淋巴结清扫手术。淋巴结检出数目一般应超过 15 枚。
>
> ■ 对于无法切除的肿瘤，短路手术有助于缓解梗阻症状，胃造口术和放置空肠营养管可改善患者生活质量，但不进入本路径。

## （二）诊断依据

根据原卫生部《胃癌诊疗规范（2011 年）》、NCCN《胃癌临床实践指南中国版（2011年)》等。

1. 临床表现：上腹不适、隐痛、贫血等。

2. 大便隐血试验多呈持续阳性。

3. 胃镜及超声胃镜（必要时）检查明确肿瘤情况，取活组织检查作出病理学诊断。

4. 影像学检查提示并了解有无淋巴结及脏器转移；钡剂造影、CT 或 MRI 检查了解肿瘤大小、形态和病变范围。

5. 根据上述检查结果进行术前临床分期。

---

**释义**

■ 早期可无症状和体征，常见的症状为无规律性上腹部疼痛、饱胀不适、食欲减退、消瘦，晚期可出现呕血、黑便。贲门部癌可引起吞咽困难。幽门部癌可出现幽门梗阻症状和体征。实验室检查大便隐血（+）。肿瘤标志物可有异常增高。

■ 影像学主要明确胃癌的临床分期及判断手术切除性，CT、内镜超声、双重对比造影、PET-CT、MRI 等均为参考手段，CT 腹部增强一般作为必需手段。影像学分期主要依靠对肿瘤局部情况、淋巴结及脏器转移情况综合判定。近年来 NCCN 推荐腹腔镜探查及腹腔游离细胞学检测亦可作为治疗前分期的手段。

■ 确诊主要依赖胃镜活检病理组织学诊断。

■ 正确的治疗前分期对指导选择手术适应证及制订综合治疗方案具有重要的临床意义。

■ 术前评估还应包括营养风险评估、心肺功能、是否伴随其他基础疾病（如糖尿病、高血压）等综合评估。

---

## （三）治疗方案的选择

根据《临床诊疗指南·外科学分册》（中华医学会编著，人民卫生出版社），《临床诊疗指南·肿瘤分册》（中华医学会编著，人民卫生出版社），《NCCN 胃癌临床实践指南》（中国版，2012 年）等。

1. 胃癌根治手术（胃癌 $D_2$ 根治术，缩小/扩大胃癌根治术）：早期胃癌或进展期胃癌，无远端转移。

2. 胃切除范围：全胃切除、远端胃大部切除、近端胃大部切除、胃部分切除。

---

**释义**

■ 国际、国内胃癌指南对不同分期的胃癌手术方式均有明晰的介绍，因此，术前分期对进入临床路径至关重要。

■ 胃癌手术治疗方式近年有较大进步，早期胃癌腹腔镜和机器人腔镜切除手术的安全和有效性已经得到证实，但需要在有经验的单位进行。进展期胃癌应行标准的开腹胃癌根治术，确保阴性的外科切缘（R0）、淋巴结清扫范围以及合理的消化道重建。

## （四）标准住院日

16~18 天。

> **释义**
>
> ■ 患者收治入院后，术前准备（术前评估）2~3 天，手术日为入院第 4~6 天，术后住院恢复 12~14 天，各医疗机构根据临床科室不同的运行状况在此时间范围内完成诊治均符合路径要求。可能包括确诊性质的部分检查需在入院前完成，且患者术后需正常恢复，无影响住院日的并发症出现。

## （五）进入路径标准

1. 第一诊断必须符合 ICD-10：C16 胃癌疾病编码。

2. 术前评估肿瘤切除困难者可先行新辅助化疗后再次评估，符合手术条件者可以进入路径（包括新辅助化疗后符合手术条件者）。

3. 当患者合并其他疾病，但住院期间不需要特殊处理也不影响第一诊断的临床路径流程实施时，可以进入路径。

4. 早期患者行胃镜下肿物切除术，不进入本路径。

> **释义**
>
> ■ 无论患者是否已经入院，进入路径前必须有确诊胃癌的临床病理证据。
>
> ■ 具备手术适应证，且无下列禁忌证：①全身状况恶化无法耐受手术；②局部浸润过于广泛已无法切除；③已有远端转移的确切证据，包括 $D_2$ 手术范围外的淋巴结转移、腹腔转移（包括肉眼转移和腹腔游离细胞学检测阳性）和肝脏转移等；④心、肺、肝、肾等重要脏器功能有明显缺陷；⑤存在营养风险需要进行营养支持或存在严重的低蛋白血症和贫血、营养不良无耐受手术之可能者。
>
> ■ 对部分局部晚期胃癌（无法切除或切除困难者，胃周淋巴结转移较多）一般为经病理证实的进展期（Ⅱ、ⅢA、ⅢB、ⅢC 期）的胃癌患者，经多学科联合讨论（MDT）纳入术前化疗（新辅助化疗）但需有客观的基线检测水平（如可测量的病灶）便于评价效果，患者的其他脏器功能可以耐受化疗，经过 2~4 个周期治疗后，再次经 MDT 讨论后，对可获得手术治疗机会者亦可进入路径。接受新辅助放疗或放化疗的患者应参照上述原则。
>
> ■ 入院检查发现其他疾患或伴随疾病时，如该疾病必须于术前治疗或调整，否则增大手术风险，增加并发症出现概率，延长术前准备时间及住院时间影响患者预后，则不宜进入路径，如高血压三级、严重的未良好控制的糖尿病、心肺功能不全、肝肾功能不全、严重出血倾向、严重感染等。
>
> ■ 部分预约时间较长的检查以及活检病理等耗时较长的检查，应争取门诊完成。

## （六）术前准备（术前评估）2~3 天

1. 必需的检查项目：

（1）血常规、尿常规、大便常规+隐血。

（2）肝功能、肾功能、电解质、凝血功能、消化道肿瘤标志物、幽门螺杆菌检查、感染性疾病筛查（乙型肝炎、丙型肝炎、艾滋病、梅毒等）。

（3）胃镜、腹部及盆腔超声（女性）、腹部及盆腔 CT 平扫+增强。

（4）心电图、胸部 X 线检查或胸部 CT。

（5）病理学活组织检查与诊断。

2. 根据患者病情可选择的检查：

（1）血型、交叉配血、血糖、血脂。

（2）年龄>60 岁或既往有心肺疾患病史，行超声心动图、肺功能、动脉血气分析。

（3）根据患者病情必要时行钡剂造影、超声内镜检查等鉴别诊断。

**释义**

■ 必需检查项目旨在术前明确诊断、明确手术指征、排除手术禁忌证并指导术后治疗和随访，不可或缺。对疑难者或出现指标明显异常者必要时复查明确，且应采取相应处置措施直至指标符合手术要求。

■ 多学科术前讨论能有效控制质量。

■ 胃癌肿瘤标志物检查是评价手术、放化疗效果及随访的重要指标。

■ 详细询问病情，了解患者既往史、家族史及用药情况是术前准备基础性的重要工作，也是保障围术期安全的重要因素。

■ 高龄患者应进行心肺肾功能评价，术前征询患者及家属的治疗意见非常重要。

■ PET-CT 对发现微小病变或转移灶，超声内镜对早期病变及肿瘤侵犯深度，淋巴结转移情况能够提供有效的证据，可进一步精确术前分期，明确治疗方向。有条件的医疗机构可以根据诊断具体需要添加。

■ 超声内镜检查（EUS）对于检测肿瘤浸润深度及周边淋巴结转移具有较好的指示意义，腹腔镜探查及腹腔脱落细胞学检查对于检测腹膜转移及远端转移具有较好的指示意义，各医疗机构可以根据具体需要添加，但尚不能替代上述传统的诊断手段。

**（七）预防性抗菌药物选择与使用时机**

抗菌药物使用：按照《抗菌药物临床应用指导原则》（卫医发〔2004〕285 号）执行，并结合患者的病情决定抗菌药物的选择与使用时间。建议使用第一、二代头孢菌素。

**释义**

■ 胃癌手术切口为Ⅱ类切口，术后有发生感染的风险，按照规定于围术期可预防性使用抗菌药物，可选用第一代或第二代头孢菌素或改良的青霉素类，但应严格掌握使用指征，使用剂量及疗程根据患者身体状况，手术分级，发热情况，血象情况综合判断。胃肠道内存在厌氧菌属，通常情况下应联合抗厌氧菌药物。

■ 围术期可根据患者情况预防性应用重组人粒细胞巨噬细胞集落刺激因子（rhGM-CSF）皮下注射 $2 \sim 3 \mu g/(kg \cdot d)$，以增加体内巨噬细胞、中性粒细胞及树突状细胞数量并增强其活性、提高机体免疫抗感染能力，降低术后感染风险。

### （八）手术日为入院第4~6天（检查齐全可提前）

1. 麻醉方式：连续硬膜外麻醉或全身麻醉。
2. 手术耗材：根据患者病情，可能使用吻合器和闭合器（肠道重建用）。
3. 术中用药：麻醉常规用药，腹腔化疗、腹腔热灌注化疗相关耗材及药物。
4. 术中病理：冷冻（必要时），腹腔灌洗液细胞学检查（必要时）。
5. 输血：视术中情况而定。

**释义**

■ 应用外科器械进行切除吻合目前在具备相当条件的医疗机构中已经逐步成为常规，特别是对困难吻合者（近端胃切除高位吻合，全胃切除吻合等），可减少创伤，缩短手术时间。但这不意味着排斥传统的手工吻合。器械吻合会增加相应的治疗费用。

■ 术中行腹腔化疗或腹腔热灌注化疗，可预防或阻止腹膜转移和淋巴转移，减少或杀死腹腔脱落肿瘤细胞，如氟尿嘧啶植入剂以清除残留癌细胞，降低局部复发率。

■ 术中如发现可疑转移病灶（淋巴结、腹腔转移等）、术前未取得明确病理者、为明确肿瘤切除范围（切缘）等需术中获得病理证据时，应进行术中冷冻病理或细胞学检查，根据结果明确诊断，修正分期，明确治疗包括手术方式及范围。

■ 由于胃癌肿瘤的大小、浸润深度和范围、部位等会影响淋巴转移，因此肿瘤的淋巴流注及淋巴结转移有不确定性。为了彻底清除转移淋巴结，提高微转移淋巴结的清除率，明确病理分期，必要时可在术中采用淋巴示踪技术，为术后治疗方案的选择提供指南（放疗方案、化疗方案）。

■ 严重贫血影响手术治疗者应术前输注血制品纠正，除非出现急性失血状况或预计出现手术失血较多的情况下，否则不鼓励术中常规输血。

■ NCCN不推荐腹腔化疗和腹腔热灌注化疗。各医疗单位可以根据经验选择，并鼓励进行深入的临床研究。

### （九）术后住院恢复12~14天

1. 术后病理：病理学检查与诊断包括：
（1）切片诊断（分类、分型、分期、切缘、脉管侵犯、淋巴结情况、神经纤维受侵情况）。
（2）免疫组化指标，包括诊断、治疗、预后相关指标，如HER2、CK等。
2. 必须复查的检查项目：血常规、肝肾功能、电解质、消化道肿瘤标志物、幽门螺杆菌检查。
3. 术后抗菌药物使用：按照《抗菌药物临床应用指导原则》（卫医发〔2004〕285号）执行，并结合患者的病情决定抗菌药物的选择与使用时间。

**释义**

■ 胃癌术后获取足够数目的淋巴结需要病理科、外科共同配合，是诊疗单位胃癌诊治质量的关键指标。

　　■胃癌标准的病理报告应包括大体标本描述及病理诊断内容。Lauren 分型应作为病理常规报告。淋巴结应描述为：受累淋巴结数目/检取淋巴结总数目，应分组报告淋巴结转移情况。

　　■原发瘤的 HER2 免疫组织化学检测应作为常规，为指导下一步治疗提供依据。

　　■术后 1~7 天应根据患者的恢复状况按时复查，包括血象、肝肾功能、电解质情况、血糖等，及时掌握患者状态并完成相应处置。若患者出现水电解质紊乱，应及时考虑使用复方（糖）电解质注射液，如醋酸钠林格注射液等用于液体补充治疗。除此常规项目外，可根据患者围术期出现的异常情况添加相关检查以便准确把握并正确处理。

## （十）出院标准

1. 伤口愈合好：引流管拔除，无伤口感染、无皮下积液。
2. 患者恢复经口进流质饮食，无需肠外营养支持，满足日常能量和营养素供给。
3. 没有需要住院处理的并发症。

> **释义**
>
> 　　■在伤口基本愈合，无感染、无积液及脂肪液化情况下，如患者同意且条件允许，可出院后拆线。
>
> 　　■对于肠内营养管饲患者，在本人或家属掌握肠内营养流程情况下，可出院继续予以肠内营养，直到恢复经口进食。
>
> 　　■出院证明材料中，应包括：手术时间及方式、肿瘤的详细病理诊断、出院注意事项、下一步治疗方案及复查计划等。
>
> 　　■无需住院处理的并发症包括胃肠道功能紊乱（便秘、腹泻）、食欲缺乏、近端胃切除患者胃灼热、术后轻度贫血、引流管口尚未完全愈合、营养不良等。

## （十一）变异及原因分析

1. 围术期的合并症和（或）并发症，需要进行相关的诊断和治疗，导致住院时间延长、费用增加。
2. 胃癌根治术中，胃的切除范围根据肿瘤部位、大小、浸润程度等决定，可分为根治性远端胃大部切除、近端胃大部切除、全胃切除术、胃部分切除。
3. 营养不良、贫血或幽门梗阻者术前准备阶段可延长 7 天。

> **释义**
>
> 　　■围术期时伴随疾病，住院期间必须予以治疗或调整改善，否则增加手术风险或术后增加患者出现并发症概率，影响恢复。如高血压、未良好控制的糖尿病、呼吸道感染、梗阻造成营养不良、出血、贫血、术前放化疗等情况，造成延长术前准备时间及住院时间，以及增加住院费用，应视为变异情况。

■ 术后出现并发症，包括感染情况（腹腔、伤口等）、出血（急性出血、慢性失血）、吻合口漏、机械性梗阻、伤口延迟愈合等情况，部分并发症需进行再次手术解决，部分需经过相应的非手术治疗，造成延长准备时间及术后住院时间以及增加住院费用，应视为变异情况。

■ 手术方式（开腹手术、腹腔镜手术、机器人腔镜辅助手术）不同会造成住院费用的差异。

■ 患者或家属于术前准备期间因自身原因提出放弃手术或终止治疗出院，患者或家属术后恢复期间在尚未达到出院标准因自身原因提出终止治疗自动出院情况，应视为变异情况。

**（十二）参考费用标准**

3万~5万元。

### 四、胃癌根治手术给药方案

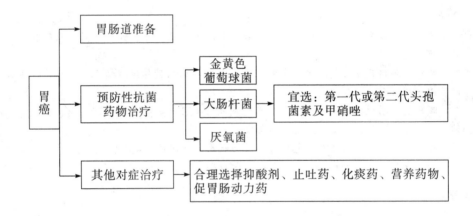

### （一）抗菌药物使用

**【用药选择】**

1. 为预防术后切口感染，应针对金黄色葡萄球菌、大肠埃希菌等革兰阴性杆菌以及部分厌氧菌选用药物。

2. 进入消化道的手术可以用第一代头孢菌素，常用的注射剂有头孢唑林、头孢噻吩、头孢拉定等，口服制剂有头孢拉定、头孢氨苄和头孢羟氨苄等。但考虑到深部器官或腔隙感染常由革兰阴性杆菌引起，可以选用第二代头孢菌素，注射剂有头孢呋辛、头孢替安等，口服制剂有头孢克洛、头孢呋辛酯和头孢丙烯等。考虑到厌氧菌感染，可以给予口服甲硝唑等。

**【药学提示】**

1. 接受胃癌根治手术者，应在术前0.5~2小时内给药，或麻醉开始时给药，使手术切口暴露时局部组织中已达到足以杀灭手术过程中入侵切口细菌的药物浓度。

2. 若手术时间超过3小时，或失血量大（>1500ml），可手术中给予第2剂。

3. 接受胃癌根治手术者，抗菌药物的有效覆盖时间应包括整个手术过程和手术结束后4小时。总的预防用药时间不超过 24 小时，必要情况下可延长至 48 小时。

**【注意事项】**

1. 胃癌根治手术属于 II 类切口，由于手术部位存在大量人体寄生菌群，手术时可能污染手术野，导致感染，故需要常规预防性使用抗菌药物。

2. 用药前必须详细询问患者先前有否对头孢菌素类、青霉素类或其他药物的过敏史，并做相应的皮试。

**（二）根据病情，按照《国家基本药物》目录要求选择**

（1）抑酸剂，如奥美拉唑、兰索拉唑等。

（2）止吐药，如甲氧氯普胺等。

（3）止血药或抗凝药：因为肿瘤患者常存在高凝状态，应该评估静脉血栓形成风险。对存在中高风险者，应用止血药可能增加手术后下肢静脉血栓形成甚至肺栓塞风险，因此建议不要常规使用止血药。

（4）化痰药。

（5）镇痛药。

（6）肠内肠外营养药物等，术后加强营养支持治疗，按照能量估计分配原则给与肠外营养，肠内营养应尽早给与以维持肠屏障功能，待患者能经口进食后停用。

（7）注意调节水、电解质和酸碱平衡紊乱。

## 五、推荐表单

### （一）医师表单

**胃癌根治手术临床路径医师表单**

适用对象：第一诊断胃癌（ICD-10：C16）

　　　　　行胃癌根治术（ICD-9-CM-3：43.5-43.9）

| 患者姓名： | 性别：　　年龄：　　门诊号： | 住院号： |
|---|---|---|
| 住院日期：　　年　月　日 | 出院日期：　　年　月　日 | 标准住院日：16~18 天 |

| 时间 | 住院第 1 天 | 住院第 2 天 | 住院第 3 或 4 天<br>（手术准备日） |
|---|---|---|---|
| 主要诊疗工作 | □ 询问病史及体格检查<br>□ 完成病历书写<br>□ 完善检查<br>□ 上级医师查房与初步术前评估<br>□ 初步确定手术方式和日期 | □ 上级医师查房，根据检查结果完善诊疗方案<br>□ 根据检查结果进行术前分期，判断手术切除的可能性<br>□ 完成必要的会诊，综合评估身体健康状况<br>□ 完成上级医师查房记录等病历书写 | □ 术前讨论，确定手术方案<br>□ 签署手术知情同意书、自费用品协议书、输血同意书<br>□ 麻醉科医师访视患者并完成麻醉前评估<br>□ 向患者及家属交代围术期注意事项 |
| 重点医嘱 | **长期医嘱：**<br>□ 外科护理常规<br>□ 二级护理<br>□ 饮食：根据患者情况<br>**临时医嘱：**<br>□ 血、尿、大便常规+隐血<br>□ 肝肾功能、电解质、凝血功能、消化道肿瘤标志物<br>□ 乙型肝炎两对半、肝炎系列抗体、抗 HIV 抗体、梅毒抗体<br>□ X 线胸片、胸部 CT（可选）、心电图<br>□ 胃镜、幽门螺杆菌、腹部及盆腔超声、腹部及盆腔 CT 平扫+增强<br>□ 病理或会诊病理<br>□ 上消化道造影<br>□ PET-CT、EUS、MRI（可选）<br>□ 营养风险筛查 | **长期医嘱：**<br>□ 外科护理常规<br>□ 二级护理<br>□ 饮食：根据患者情况<br>□ 患者既往疾病基础用药<br>**临时医嘱：**<br>□ 纠正水电解质紊乱（酌情）<br>□ 必要时行血型、配血、肺功能、超声心动图<br>□ 请相关科室会诊、MDT 讨论 | **长期医嘱：**<br>□ 同前<br>**临时医嘱：**<br>□ 术前医嘱<br>□ 拟明日在连续硬膜外或气管插管全身麻醉下行胃部分切除术/胃大部切除术/胃癌根治术<br>□ 明晨禁食、禁水<br>□ 明晨术前置胃管<br>□ 中心静脉置管<br>□ 术前留置导尿管<br>□ 手术区域皮肤准备<br>□ 肠道准备抗菌药物皮试<br>□ 阿托品 0.5mg im，术前 30 分钟<br>□ 备血<br>□ 其他特殊医嘱 |
| 病情变异记录 | □ 无　□ 有，原因：<br>1.<br>2. | □ 无　□ 有，原因：<br>1.<br>2. | □ 无　□ 有，原因：<br>1.<br>2. |
| 医师签名 | | | |

| 时间 | 住院第 4~6 天<br>（手术日） | 住院第 5~7 天<br>（术后第 1 天） | 住院第 6~8 天<br>（术后第 2 天） |
|---|---|---|---|
| 主要诊疗工作 | □ 进行术中分期，根据分期决定手术范围<br>□ 确定有无手术或麻醉并发症<br>□ 向患者及家属交代术中情况及术后注意事项<br>□ 术者完成手术记录<br>□ 上级医师查房<br>□ 完成术后病程记录和上级医师查房记录 | □ 上级医师查房，对手术及手术伤口进行评估<br>□ 完成病历书写<br>□ 注意观察胃液、腹腔引流液的量、颜色、性状<br>□ 观察胃肠功能恢复情况<br>□ 注意观察生命体征<br>□ 根据情况决定是否需要复查实验室检查 | □ 上级医师查房，进行手术及伤口评估<br>□ 完成病历书写<br>□ 观察胃肠功能恢复情况，决定是否拔除胃管<br>□ 注意观察胃液、腹腔引流液的量、颜色、性状<br>□ 注意观察生命体征<br>□ 根据情况决定是否需要复查 |
| 重点医嘱 | **长期医嘱：**<br>□ 外科手术术后护理常规<br>□ 一级护理<br>□ 手术后半卧位（血压平稳后）<br>□ 心电监护、SpO<sub>2</sub> 监护<br>□ 持续吸氧<br>□ 禁食、禁水<br>□ 胃肠减压记量<br>□ 腹腔引流记量<br>□ 尿管记量<br>□ 保留中心静脉置管、肠外营养<br>□ 记录 24 小时出入量<br>□ 补液、补钾<br>**临时医嘱：**<br>□ 酌情抑酸<br>□ 镇痛<br>□ 止血<br>□ 抗菌药物 | **长期医嘱：**<br>□ 同前<br>**临时医嘱：**<br>□ 复查血常规、电解质、血糖，根据结果决定是否需要输血，调整电解质、血糖等<br>□ 换药<br>□ 镇痛<br>□ 抗菌药物<br>□ 改善呼吸功能，祛痰，雾化 | **长期医嘱：**<br>□ 同前<br>□ 饮食：禁食或流质饮食<br>□ 拔尿管，停尿管接袋记量<br>**临时医嘱：**<br>□ 测心率、血压<br>□ 开始肠内营养，补液<br>□ 改善呼吸功能，祛痰，雾化 |
| 病情变异记录 | □ 无　□ 有，原因：<br>1.<br>2. | □ 无　□ 有，原因：<br>1.<br>2. | □ 无　□ 有，原因：<br>1.<br>2. |
| 医师签名 | | | |

| 时间 | 住院第 7~9 天<br>（术后第 3 天） | 住院第 8 或 9~15、16、17 天<br>（术后第 4~12 天） | 住院第 16、17 或 18 天<br>（出院日） |
|---|---|---|---|
| 主要诊疗工作 | □ 上级医师查房，进行术后恢复及伤口评估<br>□ 完成常规病历书写<br>□ 根据腹腔引流液情况，拔除部分引流管<br>□ 根据胃肠功能恢复情况，决定是否拔除胃管<br>□ 注意观察生命体征<br>□ 根据情况决定是否需要复查实验室检查等 | □ 上级医师查房，进行手术及伤口评估<br>□ 完成常规病历书写<br>□ 根据腹腔引流液情况，拔除全部引流管<br>□ 根据情况决定是否需要复查血常规、肝肾功能、电解质、血糖等 | □ 上级医师查房，进行手术后评估，明确是否出院<br>□ 根据术后病理进行最终病理分期，制订进一步治疗计划及随访计划<br>□ 完成出院记录、病案首页、出院证明书等<br>□ 向患者交代出院后注意事项，预约复诊日期，告知化疗方案 |
| 重点医嘱 | 长期医嘱：<br>□ 二级护理<br>□ 饮食：禁食或流质饮食<br>□ 腹腔引流接引流袋，记量<br>□ 保留中心静脉置管<br>□ 记录 24 小时出入量<br>□ 根据肠道功能恢复情况，拔除胃管者，停胃肠减压<br>临时医嘱：<br>□ 测心率、血压<br>□ 肠内营养 | 长期医嘱：<br>□ 二级护理<br>□ 饮食：禁食或流质饮食或半流质饮食<br>□ 保留中心静脉置管<br>□ 记录 24 小时出入量<br>临时医嘱：<br>□ 必要时复查血常规、肝肾功能、电解质、血糖<br>□ 换药<br>□ 拔引流管，根据肠道功能恢复情况，拔除胃管者，停胃肠减压<br>□ 逐渐减少肠外营养，直至完全停止 | 出院医嘱：<br>□ 门诊随诊<br>临时医嘱：<br>□ 复查血常规、肝功能、肿瘤标志物 |
| 病情变异记录 | □ 无 □ 有，原因：<br>1.<br>2. | □ 无 □ 有，原因：<br>1.<br>2. | □ 无 □ 有，原因：<br>1.<br>2. |
| 医师签名 | | | |

## （二）护士表单

### 胃癌根治手术临床路径护士表单

适用对象：第一诊断胃癌（ICD-10：C16）

行胃癌根治术（ICD-9-CM-3：43.5-43.9）

| 患者姓名： | 性别： 年龄： 门诊号： | 住院号： |
| --- | --- | --- |
| 住院日期： 年 月 日 | 出院日期： 年 月 日 | 标准住院日：16~18 天 |

| 时间 | 住院第 1 天 | 住院第 2 天 | 住院第 3 或 4 天<br>（手术准备日） |
| --- | --- | --- | --- |
| 主要诊疗工作 | □ 询问病史及体格检查<br>□ 完成病历书写<br>□ 完善检查<br>□ 上级医师查房与初步术前评估<br>□ 初步确定手术方式和日期 | □ 上级医师查房，根据检查结果完善诊疗方案<br>□ 根据检查结果进行术前分期，判断手术切除的可能性<br>□ 完成必要的会诊，综合评估身体健康状况<br>□ 完成上级医师查房记录等病历书写 | □ 术前讨论，确定手术方案<br>□ 签署手术知情同意书、自费用品协议书、输血同意书<br>□ 麻醉科医师访视患者并完成麻醉前评估<br>□ 向患者及家属交代围术期注意事项 |
| 重点医嘱 | 长期医嘱：<br>□ 外科护理常规<br>□ 二级护理<br>□ 饮食：根据患者情况<br>临时医嘱：<br>□ 血、尿、大便常规+隐血<br>□ 肝肾功能、电解质、凝血功能、消化道肿瘤标志物<br>□ 乙型肝炎两对半、肝炎系列抗体、抗 HIV 抗体、梅毒抗体<br>□ X 线胸片、胸部 CT（可选）、心电图<br>□ 胃镜、幽门螺杆菌、腹部及盆腔超声、腹部及盆腔 CT 平扫+增强<br>□ 病理或会诊病理<br>□ 上消化道造影<br>□ PET-CT、EUS、MRI（可选）<br>□ 营养风险筛查 | 长期医嘱：<br>□ 外科护理常规<br>□ 二级护理<br>□ 饮食：根据患者情况<br>□ 患者既往疾病基础用药<br>临时医嘱：<br>□ 纠正水电解质紊乱（酌情）<br>□ 必要时行血型、配血、肺功能、超声心动图<br>□ 请相关科室会诊、MDT 讨论 | 长期医嘱：<br>□ 同前<br>临时医嘱：<br>□ 术前医嘱<br>□ 拟明日在连续硬膜外或气管插管全身麻醉下行胃部分切除术/胃大部切除术/胃癌根治术<br>□ 明晨禁食、禁水<br>□ 明晨术前置胃管<br>□ 中心静脉置管<br>□ 术前留置导尿管<br>□ 手术区域皮肤准备<br>□ 肠道准备抗菌药物皮试<br>□ 阿托品 0.5mg im，术前 30 分钟<br>□ 备血<br>□ 其他特殊医嘱 |
| 主要护理工作 | □ 入院宣教<br>□ 入院护理评估<br>□ 实施相应级别护理及饮食护理<br>□ 告知相关检验项目及注意事项，指导并协助患者到相关科室进行检查 | □ 晨起空腹留取实验室检查<br>□ 实施相应级别护理及饮食护理<br>□ 告知特殊检查注意事项<br>□ 指导并协助患者进行检查<br>□ 相关治疗配合及用药指导<br>□ 心理疏导 | □ 手术前皮肤准备、交叉配血、抗菌药物皮试<br>□ 手术前肠道准备<br>□ 手术前物品准备<br>□ 手术前心理疏导及手术相关知识的指导<br>□ 告知患者明晨禁食、禁水 |

续　表

| 时间 | 住院第 1 天 | 住院第 2 天 | 住院第 3 或 4 天<br>（手术准备日） |
|---|---|---|---|
| 病情<br>变异<br>记录 | □无　□有，原因：<br>1.<br>2. | □无　□有，原因：<br>1.<br>2. | □无　□有，原因：<br>1.<br>2. |
| 护士<br>签名 | | | |

| 时间 | 住院第 4~6 天<br>（手术日） | 住院第 5~7 天<br>（术后第 1 天） | 住院第 6~8 天<br>（术后第 2 天） |
|---|---|---|---|
| 主要诊疗工作 | □ 进行术中分期，根据分期决定手术范围<br>□ 确定有无手术、麻醉并发症<br>□ 向患者及家属交代术中情况及术后注意事项<br>□ 术者完成手术记录<br>□ 上级医师查房<br>□ 完成术后病程记录和上级医师查房记录 | □ 上级医师查房，对手术及手术伤口进行评估<br>□ 完成病历书写<br>□ 注意观察胃液、腹腔引流液的量、颜色、性状<br>□ 观察胃肠功能恢复情况<br>□ 注意观察生命体征<br>□ 根据情况决定是否需要复查实验室检查 | □ 上级医师查房，进行手术及伤口评估<br>□ 完成病历书写<br>□ 观察胃肠功能恢复情况，决定是否拔除胃管<br>□ 注意观察胃液、腹腔引流液的量、颜色、性状<br>□ 注意观察生命体征<br>□ 根据情况决定是否需要复查 |
| 重点医嘱 | 长期医嘱：<br>□ 外科手术术后护理常规<br>□ 一级护理<br>□ 手术后半卧位（血压平稳后）<br>□ 心电监护、SpO₂ 监护<br>□ 持续吸氧<br>□ 禁食、禁水<br>□ 胃肠减压记量<br>□ 腹腔引流记量<br>□ 尿管记量<br>□ 保留中心静脉置管、肠外营养<br>□ 记录 24 小时出入量<br>□ 补液、补钾<br>临时医嘱：<br>□ 酌情抑酸<br>□ 镇痛<br>□ 止血<br>□ 抗菌药物 | 长期医嘱：<br>□ 同前<br>临时医嘱：<br>□ 复查血常规、电解质、血糖，根据结果决定是否需要输血，调整电解质、血糖等<br>□ 换药<br>□ 镇痛<br>□ 抗菌药物<br>□ 改善呼吸功能，祛痰，雾化 | 长期医嘱：<br>□ 同前<br>□ 饮食：禁食或流质饮食<br>□ 拔尿管，停尿管接袋记量<br>临时医嘱：<br>□ 测心率、血压<br>□ 开始肠内营养，补液<br>□ 改善呼吸功能，祛痰，雾化 |
| 主要护理工作 | □ 晨起完成术前常规准备<br>□ 术前置胃管、营养管、尿管，术前 30 分钟静脉输注抗菌药物<br>□ 全身麻醉复苏物品准备<br>□ 与医师进行术后患者交接<br>□ 书写重症护理记录<br>□ 各种管道的观察与护理<br>□ 观察患者病情变化<br>□ 准确记录出入量 | □ 各种管道的观察与护理<br>□ 观察患者病情变化<br>□ 书写重症护理记录<br>□ 准确记录出入量<br>□ 协助患者床上活动，促进肠蠕动恢复，预防并发症发生<br>□ 用药及相关治疗指导 | □ 各种管道的观察与护理<br>□ 观察患者病情变化<br>□ 书写护理记录<br>□ 准确记录出入量<br>□ 协助患者活动，促进肠蠕动恢复，预防并发症发生<br>□ 用药及相关治疗指导 |
| 病情变异记录 | □ 无 □ 有，原因：<br>1.<br>2. | □ 无 □ 有，原因：<br>1.<br>2. | □ 无 □ 有，原因：<br>1.<br>2. |
| 护士签名 | | | |

| 时间 | 住院第 7~9 天<br>（术后第 3 天） | 住院第 8 或 9~15、16、17 天<br>（术后第 4~11 天） | 住院第 16、17 或 18 天<br>（出院日） |
|---|---|---|---|
| 主要诊疗工作 | □ 上级医师查房，进行术后恢复及伤口评估<br>□ 完成常规病历书写<br>□ 根据腹腔引流液情况，拔除部分引流管<br>□ 根据胃肠功能恢复情况，决定是否拔除胃管<br>□ 注意观察生命体征<br>□ 根据情况决定是否需要复查实验室检查等 | □ 上级医师查房，进行手术及伤口评估<br>□ 完成常规病历书写<br>□ 根据腹腔引流液情况，拔除全部引流管<br>□ 根据情况决定是否需要复查血常规、肝肾功能、电解质、血糖等 | □ 上级医师查房，进行手术后评估，明确是否出院<br>□ 根据术后病理进行最终病理分期，制订进一步治疗计划及随访计划<br>□ 完成出院记录、病案首页、出院证明书等<br>□ 向患者交代出院后注意事项，预约复诊日期，告知化疗方案 |
| 重点医嘱 | 长期医嘱：<br>□ 二级护理<br>□ 饮食：禁食或流质饮食<br>□ 腹腔引流接引流袋，记量<br>□ 保留中心静脉置管<br>□ 记录 24 小时出入量<br>□ 根据肠道功能恢复情况，拔除胃管者，停胃肠减压<br>临时医嘱：<br>□ 测心率、血压<br>□ 肠内营养 | 长期医嘱：<br>□ 二级护理<br>□ 饮食：禁食或流质饮食或半流质饮食<br>□ 保留中心静脉置管<br>□ 记录 24 小时出入量<br>临时医嘱：<br>□ 必要时复查血常规、肝肾功能、电解质、血糖<br>□ 换药<br>□ 拔引流管，根据肠道功能恢复情况，拔除胃管者，停胃肠减压<br>□ 逐渐减少肠外营养，直至完全停止 | 出院医嘱：<br>□ 门诊随诊<br>临时医嘱：<br>□ 复查血常规、肝功能、肿瘤标志物 |
| 主要护理工作 | □ 做好饮食指导<br>□ 拔除胃管后的观察<br>□ 各种管道的观察与护理<br>□ 观察患者病情变化<br>□ 书写护理记录<br>□ 准确记录出入量<br>□ 协助患者活动，促进肠蠕动恢复，预防并发症发生<br>□ 肠内营养液灌注后的观察<br>□ 心理及生活护理 | □ 做好饮食指导<br>□ 各种管道的观察与护理<br>□ 定时观察患者病情变化<br>□ 书写一般护理记录<br>□ 准确记录出入量<br>□ 鼓励患者下床活动，并逐步增加活动量<br>□ 肠内营养液灌注后的观察<br>□ 心理及生活护理 | □ 告知拆线及拔管后相关注意事项<br>□ 对即将出院的患者进行出院指导 |
| 病情变异记录 | □ 无 □ 有，原因：<br>1.<br>2. | □ 无 □ 有，原因：<br>1.<br>2. | □ 无 □ 有，原因：<br>1.<br>2. |
| 护士签名 | | | |

| 时间 | 住院第 1 天 | 住院第 2~4 天 | 住院第 4 或 5 天（手术日） |
|---|---|---|---|
| 健康宣教 | □ 入院宣教<br>□ 介绍病房环境、设施<br>□ 介绍主管医师、责任护士、护士长<br>□ 介绍住院注意事项<br>□ 告知探视制度 | □ 术前宣教<br>□ 告知术前检查项目及注意事项<br>□ 宣教疾病知识、说明手术的目的；术前准备及手术过程；强调洗胃的重要性<br>□ 告知围术期营养支持重要性<br>□ 告知相关药物知识及不良反应预防<br>□ 训练床上排尿便、深呼吸、咳嗽<br>□ 责任护士与患者沟通，了解心理反应指导应对方法<br>□ 告知家属等候区位置 | □ 术后当日宣教<br>□ 告知监护设备的功能及注意事项<br>□ 告知胃管、营养管、引流管等管路的功能及注意事项<br>□ 告知饮食、体位的要求<br>□ 告知术后可能出现情况的应对方式<br>□ 给予患者及家属心理支持<br>□ 再次明确探视陪伴须知 |
| 护理处置 | □ 核对患者信息，佩戴腕带<br>□ 卫生处置：剪指（趾）甲、沐浴，更换病号服<br>□ 入院评估 | □ 协助医师完成术前检查<br>□ 术前准备<br>□ 交叉配血<br>□ 皮肤准备<br>□ 抗菌药物皮试<br>□ 洗胃<br>□ 肠道准备<br>□ 术前晚禁食、禁水 | □ 术前置胃管<br>□ 送手术<br>□ 摘除患者各种活动物品<br>□ 核对患者资料及药物<br>□ 核对手术交接单，签字确认<br>□ 接手术<br>□ 核对患者及资料，签字确认<br>□ 接通各管路，保持畅通<br>□ 给予吸氧、心电监护 |
| 基础护理 | □ 三级护理<br>□ 患者安全管理 | □ 三级护理<br>□ 卫生处置<br>□ 患者睡眠管理<br>□ 患者安全管理 | □ 特级护理<br>□ 卧位护理：协助翻身、床上移动、预防压疮<br>□ 排泄护理<br>□ 患者安全管理 |
| 专科护理 | □ 护理查体<br>□ 跌倒、压疮等风险因素评估需要时安置危险标志<br>□ 心理护理 | □ 相关指征监测，如血压、血糖等<br>□ 心理护理<br>□ 饮食指导 | □ 病情观察，记特护记录<br>□ 评估生命体征、引流液性质及量、出入量、伤口敷料、皮肤情况<br>□ 遵医嘱给予抗感染、营养支持治疗<br>□ 心理护理 |
| 病情变异记录 | □ 无　□ 有，原因<br>1.<br>2. | □ 无　□ 有，原因<br>1.<br>2. | □ 无　□ 有，原因<br>1.<br>2. |
| 护士签名 | | | |

| 时间 | 住院第 6~15 天<br>（术后第 1~10 天） | 住院第 16、17 或 18 天（出院日） |
|---|---|---|
| 健康宣教 | □ 术后宣教<br>□ 药物作用及频率<br>□ 饮食、活动指导<br>□ 强调拍背咳嗽的重要性<br>□ 复查患者对术前宣教内容的掌握程度<br>□ 指导下床活动注意事项<br>□ 告知拔管后注意事项<br>□ 告知拆线注意事项<br>□ 疾病恢复期注意事项 | □ 出院宣教<br>□ 复查时间<br>□ 服药方法<br>□ 活动指导<br>□ 饮食指导<br>□ 告知办理出院的流程<br>□ 指导出院带管的注意事项 |
| 护理处置 | □ 遵医嘱完成相应检查及治疗<br>□ 夹闭尿管，训练膀胱功能 | □ 办理出院手续 |
| 基础护理 | □ 特/一级护理（根据患者病情和自理能力给予相<br>　应的护理级别）<br>□ 晨晚间护理<br>□ 协助翻身、下床活动<br>□ 排泄护理<br>□ 协助进食、进水<br>□ 患者安全管理 | □ 二级护理<br>□ 晨晚间护理<br>□ 协助进食、进水<br>□ 患者安全管理 |
| 专科护理 | □ 病情观察，记特护记录<br>□ 评估生命体征、引流液性质及量、出入量、伤口<br>　敷料、皮肤情况<br>□ 遵医嘱给予抗感染、营养支持治疗<br>□ 鼓励患者下床活动<br>□ 肠内营养的护理<br>□ 心理护理 | □ 病情观察<br>□ 心理护理 |
| 病情变异记录 | □ 无 　□ 有，原因：<br>1.<br>2. | □ 无 　□ 有，原因：<br>1.<br>2. |
| 护士签名 |  |  |

## （三）患者表单

### 胃癌根治手术临床路径患者表单

适用对象：第一诊断胃癌（ICD-10：C16）

行胃癌根治术（ICD-9-CM-3：43.5-43.9）

| 患者姓名： | 性别： | 年龄： | 门诊号： | 住院号： |
|---|---|---|---|---|
| 住院日期：　年　月　日 | 出院日期：　年　月　日 | | 标准住院日：16~18 天 | |

| 时间 | 入院 | 住院第 2~3 天 |
|---|---|---|
| 医患配合 | □ 配合询问病史、收集资料，详细告知既往史、用药史、过敏史、家族史<br>□ 如服用抗凝药，明确告知<br>□ 配合进行体格检查<br>□ 有任何不适告知医师 | □ 配合完善术前相关检查：采血、留尿便、心电图、肺功能、X 线胸片、胃镜、上消化道造影、腹部、盆腔 B 超和 CT 等常规项目。需要时完成特殊检查，如 PET-CT、MRI 等（腹部检查要空腹）<br>□ 医师与患者及家属介绍病情及手术谈话、术前签字<br>□ 麻醉师与患者进行术前访视 |
| 护患配合 | □ 配合测量体温、脉搏、呼吸、血压、体重<br>□ 配合完成入院护理评估<br>□ 接受入院宣教（环境介绍、病室规定、订餐制度、探视制度、贵重物品保管等）<br>□ 有任何不适告知护士 | □ 配合测量体温、脉搏、呼吸、询问排便次数<br>□ 接受术前宣教<br>□ 接受配血，以备术中需要时用<br>□ 抗菌药物皮试<br>□ 接受备皮<br>□ 自行卫生处置：剪指（趾）甲、剃胡须、沐浴<br>□ 肠道准备<br>□ 准备好必要用物、吸水管、纸巾<br>□ 取下义齿、饰品等，贵重物品交家属保管 |
| 饮食 | □ 正常饮食 | □ 半流质饮食；术前 12 小时禁食、禁水 |
| 排泄 | □ 正常排尿便 | □ 正常排尿便 |
| 活动 | □ 正常活动 | □ 正常活动 |

| 时间 | 手术后 | 出院 |
|---|---|---|
| 医患配合 | □ 术中分期，根据分期决定手术范围<br>□ 确定有无手术、麻醉并发症<br>□ 向患者及家属交代术中情况及术后注意事项<br>□ 术者完成手术记录<br>□ 上级医师查房<br>□ 完成术后病程记录和上级医师查房记录 | □ 上级医师查房，对手术及手术伤口进行评估<br>□ 完成病历书写<br>□ 注意观察胃液、腹腔引流液的量、颜色、性状<br>□ 观察胃肠功能恢复情况<br>□ 注意观察生命体征<br>□ 根据情况决定是否需要复查实验室检查 |
| 护患配合 | □ 配合定时测量生命体征、每日询问排便<br>□ 配合冲洗胃管，查看引流管，检查伤口情况<br>□ 接受输液、注射、服药、雾化吸入等治疗<br>□ 接受营养管注入肠内营养液<br>□ 配合夹闭尿管，训练膀胱功能<br>□ 配合晨晚间护理<br>□ 接受进食、进水、排便等生活护理<br>□ 配合拍背咳痰，预防肺部并发症<br>□ 配合活动，预防压疮<br>□ 注意活动安全，避免坠床或跌倒<br>□ 配合执行探视及陪伴 | □ 接受出院宣教<br>□ 办理出院手续<br>□ 获取出院带药<br>□ 知道服药方法、作用、注意事项<br>□ 知道护理伤口方法<br>□ 知道复印病历方法 |
| 饮食 | □ 肛门排气前禁食、禁水<br>□ 肠道功能恢复后，根据医嘱试饮水，无恶心呕吐可进少量清流质饮食，到流质饮食再过渡到半流质饮食 | □ 根据医嘱，从半流质饮食过渡到普通饮食 |
| 排泄 | □ 保留尿管至正常排尿便 | □ 正常排尿便 |
| 活动 | □ 根据医嘱，半卧位至床边或下床活动<br>□ 注意保护管路，勿牵拉、脱出等 | □ 正常适度活动，避免疲劳 |

附：原表单（2012 年版）

**胃癌根治性手术临床路径表单**

适用对象：第一诊断胃癌（ICD-10：C16）

行胃癌根治术（ICD-9-CM-3：43.5-43.9）

| 患者姓名： | 性别： | 年龄： | 门诊号： | 住院号： |

| 住院日期： 年 月 日 | 出院日期： 年 月 日 | 标准住院日：16~18 天 |

| 时间 | 住院第 1 天 | 住院第 2 天 | 住院第 3 或 4 天<br>（手术准备日） |
|---|---|---|---|
| 主要诊疗工作 | □ 询问病史及体格检查<br>□ 完成病历书写<br>□ 完善检查<br>□ 上级医师查房与初步术前评估<br>□ 初步确定手术方式和日期 | □ 上级医师查房，根据检查结果完善诊疗方案<br>□ 根据检查结果进行术前分期，判断手术切除的可能性<br>□ 完成必要的会诊<br>□ 完成上级医师查房记录等病历书写 | □ 术前讨论，确定手术方案<br>□ 签署手术知情同意书、自费用品协议书、输血同意书<br>□ 麻醉科医师看患者并完成麻醉前评估<br>□ 向患者及家属交代围术期注意事项 |
| 重点医嘱 | **长期医嘱：**<br>□ 外科护理常规<br>□ 二级护理<br>□ 饮食：根据患者情况<br>**临时医嘱：**<br>□ 血、尿、大便常规+隐血<br>□ 肝肾功能、电解质、凝血功能、消化道肿瘤标志物<br>□ X 线胸片、胸部 CT（可选）、心电图<br>□ 胃镜、幽门螺杆菌、腹部及盆腔超声、CT 平扫+增强<br>□ 病理或会诊病理<br>□ 钡餐造影（可选） | **长期医嘱：**<br>□ 外科护理常规<br>□ 二级护理<br>□ 饮食：根据患者情况<br>□ 患者既往疾病基础用药<br>**临时医嘱：**<br>□ 术前营养支持（营养不良或幽门梗阻者）<br>□ 纠正贫血、低蛋白血症、水电解质紊乱（酌情）<br>□ 必要时行血型、配血、肺功能、超声心动图、超声内镜检查 | **长期医嘱：**<br>□ 同前<br>**临时医嘱：**<br>□ 术前医嘱<br>□ 拟明日在连续硬膜外或全身麻醉下行胃部分切除术/胃大部切除术/胃癌根治术<br>□ 明晨禁食、禁水<br>□ 明晨置胃管、营养管、尿管<br>□ 手术区域皮肤准备<br>□ 肠道准备（口服药物或灌肠）<br>□ 抗菌药物皮试<br>□ 备血<br>□ 其他特殊医嘱 |
| 主要护理工作 | □ 入院宣教<br>□ 入院护理评估<br>□ 实施相应级别护理及饮食护理<br>□ 告知相关检验项目及注意事项，指导并协助患者到相关科室进行检查 | □ 晨起空腹留取实验室检查<br>□ 实施相应级别护理及饮食护理<br>□ 告知特殊检查注意事项<br>□ 指导并协助患者进行检查<br>□ 相关治疗配合及用药指导<br>□ 心理疏导 | □ 手术前皮肤准备、交叉配血、抗菌药物皮试<br>□ 手术前肠道准备<br>□ 手术前物品准备<br>□ 手术前心理疏导及手术相关知识的指导<br>□ 告知患者明晨禁食、禁水 |
| 病情变异记录 | □ 无 □ 有，原因：<br>1.<br>2. | □ 无 □ 有，原因：<br>1.<br>2. | □ 无 □ 有，原因：<br>1.<br>2. |

续　表

| 时间 | 住院第 1 天 | 住院第 2 天 | 住院第 3 或 4 天（手术准备日） |
|---|---|---|---|
| 护士签名 | | | |
| 医师签名 | | | |

| 时间 | 住院第 4 或 5 天<br>（手术日） | 住院第 5 或 6 天<br>（术后第 1 天） | 住院第 6 或 7 天<br>（术后第 2 天） |
|---|---|---|---|
| 主要诊疗工作 | □ 进行术中分期，根据分期决定手术范围<br>□ 确定有无手术或麻醉并发症<br>□ 向患者及家属交代术中情况及术后注意事项<br>□ 术者完成手术记录<br>□ 上级医师查房<br>□ 完成术后病程记录和上级医师查房记录 | □ 上级医师查房，对手术及手术伤口进行评估<br>□ 完成病历书写<br>□ 注意观察胃液、腹腔引流液的量、颜色、性状<br>□ 观察胃肠功能恢复情况<br>□ 注意观察生命体征<br>□ 根据情况决定是否需要复查实验室检查 | □ 上级医师查房，进行手术及伤口评估<br>□ 完成病历书写<br>□ 观察胃肠功能恢复情况，决定是否拔除胃管<br>□ 注意观察胃液、腹腔引流液的量、颜色、性状<br>□ 注意观察生命体征<br>□ 根据情况决定是否需要复查 |
| 重点医嘱 | 长期医嘱：<br>□ 外科手术术后护理常规<br>□ 一级护理<br>□ 心电监护、$SpO_2$ 监护<br>□ 禁食、禁水<br>□ 胃肠减压接袋记量<br>□ 腹腔引流接袋记量<br>□ 尿管接袋记量<br>□ 保留营养管<br>□ 记录出入量<br>临时医嘱：<br>□ 手术后半卧位<br>□ 心电、$SpO_2$ 监护<br>□ 持续吸氧<br>□ 酌情抑酸<br>□ 镇痛、补液<br>□ 抗菌药物 | 长期医嘱：<br>□ 同前<br>临时医嘱：<br>□ 心电监护、$SpO_2$ 监护<br>□ 持续吸氧<br>□ 复查血常规、电解质、血糖，根据结果决定是否需要输血、调整电解质、血糖等<br>□ 换药<br>□ 镇痛、补液<br>□ 抗菌药物<br>□ 改善呼吸功能，祛痰，雾化 | 长期医嘱：<br>□ 同前<br>□ 饮食：禁食或流质饮食<br>临时医嘱：<br>□ 测心率、血压<br>□ 持续吸氧<br>□ 开始肠内营养，补液<br>□ 抗菌药物<br>□ 改善呼吸功能，祛痰，雾化 |
| 主要护理工作 | □ 晨起完成术前常规准备<br>□ 术前置胃管、营养管、尿管，术前 30 分钟静脉输注抗菌药物<br>□ 全身麻醉复苏物品准备<br>□ 与医师进行术后患者交接<br>□ 书写重症护理记录<br>□ 各种管道的观察与护理<br>□ 观察患者病情变化<br>□ 准确记录出入量 | □ 各种管道的观察与护理<br>□ 观察患者病情变化<br>□ 书写重症护理记录<br>□ 准确记录出入量<br>□ 协助患者床上活动，促进肠蠕动恢复，预防并发症发生<br>□ 用药及相关治疗指导 | □ 各种管道的观察与护理<br>□ 观察患者病情变化<br>□ 书写护理记录<br>□ 准确记录出入量<br>□ 协助患者活动，促进肠蠕动恢复，预防并发症发生<br>□ 用药及相关治疗指导 |
| 病情变异记录 | □ 无　□ 有，原因：<br>1.<br>2. | □ 无　□ 有，原因：<br>1.<br>2. | □ 无　□ 有，原因：<br>1.<br>2. |
| 护士签名 | | | |
| 医师签名 | | | |

| 时间 | 住院第 7 或 8 天<br>（术后第 3 天） | 住院第 7 或 8~15、16 或 17 天<br>（术后第 4~11、12、13 或 14 天） | 住院第 16、17 或 18 天<br>（出院日） |
|---|---|---|---|
| 主要诊疗工作 | □ 上级医师查房，进行术后恢复及伤口评估<br>□ 完成常规病历书写<br>□ 根据腹腔引流液情况，拔除部分引流管<br>□ 根据胃肠功能恢复情况，决定是否拔除胃管<br>□ 注意观察生命体征<br>□ 根据情况决定是否需要复查实验室检查等 | □ 上级医师查房，进行手术及伤口评估<br>□ 完成常规病历书写<br>□ 根据腹腔引流液情况，拔除全部引流管<br>□ 根据情况决定是否需要复查血常规、肝肾功能、电解质、血糖等 | □ 上级医师查房，进行手术后评估，明确是否出院<br>□ 根据术后病理进行最终病理分期，制订进一步治疗计划<br>□ 完成出院记录、病案首页、出院证明书等<br>□ 向患者交代出院后注意事项，预约复诊日期，告知化疗方案 |
| 重点医嘱 | 长期医嘱：<br>□ 二级护理<br>□ 饮食：禁食或流质饮食<br>□ 腹腔引流接袋记量<br>□ 保留营养管<br>□ 记录出入量<br>□ 根据肠道功能恢复情况，拔除胃管者，停胃肠减压<br>□ 拔尿管，停尿管接袋记量<br>临时医嘱：<br>□ 测心率、血压<br>□ 肠内营养 | 长期医嘱：<br>□ 二级护理<br>□ 饮食：禁食或流质饮食或半流质饮食<br>□ 保留营养管<br>□ 记录出入量<br>临时医嘱：<br>□ 必要时复查血常规、肝肾功能、电解质、血糖<br>□ 换药<br>□ 拔引流管，根据肠道功能恢复情况，拔除胃管者，停胃肠减压<br>□ 逐渐减少肠外营养，直至完全停止 | 出院医嘱：<br>□ 门诊随诊<br>临时医嘱：<br>□ 复查血常规、肝功能、肿瘤标志物 |
| 主要护理工作 | □ 做好饮食指导<br>□ 拔除胃管后的观察<br>□ 各种管道的观察与护理<br>□ 观察患者病情变化<br>□ 书写护理记录<br>□ 准确记录出入量<br>□ 协助患者活动，促进肠蠕动恢复，预防并发症发生<br>□ 肠内营养液灌注后的观察<br>□ 心理及生活护理 | □ 做好饮食指导<br>□ 各种管道的观察与护理<br>□ 定时观察患者病情变化<br>□ 书写一般护理记录<br>□ 准确记录出入量<br>□ 鼓励患者下床活动，并逐步增加活动量<br>□ 肠内营养液灌注后的观察<br>□ 心理及生活护理 | □ 告知拆线及拔管后相关注意事项<br>□ 对即将出院的患者进行出院指导 |
| 病情变异记录 | □ 无 □ 有，原因：<br>1.<br>2. | □ 无 □ 有，原因：<br>1.<br>2. | □ 无 □ 有，原因：<br>1.<br>2. |
| 护士签名 | | | |
| 医师签名 | | | |

# 第二十四章

# 胃癌联合脏器切除手术临床路径释义

## 一、胃癌联合脏器切除手术编码

1. 卫计委原编码

疾病名称及编码：胃癌（ICD-10：C16）

手术操作及编码：胃癌根治术（ICD-9-CM-3：43.5-43.9）

2. 修改编码

疾病名称及编码：胃癌（ICD-10：C16）肿瘤分期为 T4

手术操作及编码：胃癌根治术（ICD-9-CM-3：43.5-43.9）

脾切除术（ICD-9-CM-3：41.43/41.5）

胰腺部分切除术（ICD-9-CM-3：52.5）

胰十二指肠切除术（ICD-9-CM-3：52.6/52.7）

横结肠切除术（ICD-9-CM-3：45.74）

部分肝切除术（ICD-9-CM-3：50.22/50.3）

## 二、临床路径检索方法

C16 伴（43.5-43.9）+（41.43/405/52.5-52.7/45.74/5022/50.3）

## 三、胃癌联合脏器切除手术临床路径标准住院流程

### （一）适用对象

1. 第一诊断为胃癌（ICD-10：C16）。

2. 肿瘤分期为 $T_4$，与周围脏器浸润，无远端转移。

3. 需行联合脏器切除的扩大胃癌根治术（ICD-9-CM-3：43.5-43.9），或联合脏器切除的姑息性胃切除术（ICD-9-CM-3：43.5-43.9）。

> **释义**
>
> ■ 适应对象编码参见第一部分。
>
> ■ 本路径适用于术前判断有可能需行联合脏器切除术手术者，包括胃肿瘤直接侵犯脏器和（或）脏器转移。
>
> ■ 术前的分期检查至关重要，根据最新 NCCN 指南，临床分期为 $T_{4b}$ 考虑进入此临床路径，术前的增强影像学检查是必须的，临床分期未达到 $T_4$，但存在符合下述条件（治疗方案选择）肿瘤转移的胃癌病例也可酌情纳入临床路径。
>
> ■ 对脏器转移病灶的同期切除要慎重考虑，应在术前充分讨论、综合评价患者联合脏器切除后的生存或生活质量获益后决定。
>
> ■ 联合脏器切除实施应在保障患者安全的前提下，保证手术的根治性，不推荐姑息性联合脏器切除。联合脏器切除应当由有经验的外科医师完成，必要时请相关学科术中会诊，以减少术后并发症。

■ 多数 $T_4$ 期患者，可首先考虑术前治疗，包括术前化疗或放化疗，然后再进入临床路径，以期达到术前降期和长期生存获益的目标。

■ 对于无法切除的肿瘤，短路手术有助于缓解梗阻症状，胃造口术和放置空肠营养管可改善患者生活质量，但不进入本路径。

## （二）诊断依据

根据原卫生部《胃癌诊疗规范（2011 年)》、NCCN《胃癌临床实践指南中国版（2011 年)》等。

1. 临床表现：上腹不适、隐痛、贫血等。

2. 大便隐血试验多呈持续阳性。

3. 胃镜检查明确肿瘤情况，取活组织检查作出病理学诊断。

4. 影像学检查提示并了解有无淋巴结及肝脏转移，肿瘤局部脏器浸润；钡餐检查了解肿瘤大小、形态和病变范围。

5. 根据上述检查结果进行临床分期。

> **释义**
>
> ■ 根据原卫生部《胃癌诊疗规范（2015 年)》、NCCN《胃癌临床实践指南中国版（2015 年)》等。
>
> ■ 早期可无症状和体征，常见的症状为无规律性上腹部疼痛、饱胀不适、食欲减退、消瘦，晚期可出现呕血、黑便。贲门部癌可引起吞咽困难。幽门部癌可出现幽门梗阻症状和体征。实验室检查大便隐血（+）。肿瘤标志物可有异常增高。
>
> ■ 影像学主要明确胃癌的临床分期及判断手术切除性，腹部及盆腔超声、CT 平扫及增强、内镜超声及以上消化道造影，PET-CT、MRI 等均为有效手段，其中 PET-CT 不推荐常规使用，但对于常规检查无法明确的转移复发病灶可作为有效的辅助检查。影像学分期主要对肿瘤局部情况、淋巴结及脏器转移情况进行综合判定。近年来 NCCN 推荐腹腔镜探查及腹腔游离细胞学检测亦可作为治疗分期的手段。
>
> ■ 确诊主要依赖胃镜活检病理组织学诊断，应充分掌握肿瘤的浸润与远端转移情况。
>
> ■ 不能忽略充分的体格检查，如锁骨上窝淋巴结转移、盆腔转移等可通过查体发现。
>
> ■ 正确的治疗前分期对指导选择手术适应证及制订综合治疗方案具有重要的临床意义。
>
> ■ 术前评估还应包括营养风险评估、心肺功能、是否伴随其他基础疾病（如糖尿病、高血压）等综合评估。

## （三）治疗方案的选择

根据原卫生部《胃癌诊疗规范（2011 年)》、NCCN《胃癌临床实践指南中国版（2011 年)》等。

1. 根治性手术：对于 $T_4$ 期胃癌，行根治性联合脏器切除手术。

（1）胃癌根治联合脾脏切除：胃癌直接侵犯脾实质或脾门，或脾门区转移淋巴结融合成团。

（2）胃癌根治联合胰体尾加脾切除：胃癌直接侵犯胰腺体尾部实质或脾血管。

（3）胃癌根治联合部分肝切除：胃癌直接侵犯肝脏。

（4）胃癌根治联合横结肠及其系膜切除：胃癌直接侵犯横结肠或横结肠系膜。

（5）胃癌根治联合胰十二指肠切除：胃癌直接侵犯胰头区的胰腺实质。

2. 姑息手术：仅对于非手术治疗无法控制的出血、梗阻症状，且肿瘤与周围脏器浸润的胃癌患者。

> **释义**
>
> ■ 根据原卫生部《胃癌诊疗规范（2015 年)》、NCCN《胃癌临床实践指南中国版（2015 年)》等。
>
> 目前没有明确指南指示胃癌联合脏器切除术的适应证，多数数据来自临床报道和专家共识。胃癌联合脏器切除术后并发症发生率相应增加，应在术前与患者和家属充分沟通。
>
> ■ 术前或术中判断胃肿瘤直接侵犯脾脏、胰腺、肝脏、结肠及结肠系膜，需要综合评估患者病期、手术麻醉风险及手术团队能力及患者可能获益后决定是否行联合脏器切除。
>
> ■ 联合脾脏切除至今存在争议，目前保留脾脏的脾门淋巴结清扫术也已可行，若①脾门淋巴结转移、粘连并侵犯脾门血管或脾动脉干；②肿瘤直接侵犯脾脏或脾脏发生转移，可以进行联合脾脏切除，但不建议以淋巴结清扫为目的的预防性脾脏切除。
>
> ■ 胃癌根治联合胰体尾切除尤其适合淋巴结转移数目较少的情况，若胰尾、脾门明显肿大，淋巴结无法分离应加脾脏切除。
>
> ■ 胃癌根治联合部分肝切除适用于胃癌直接侵犯肝脏以及转移灶局限于 1 个肝叶内（H1）或 2 叶内散在的少数转移灶（H2）的患者，但是肝脏多灶性转移是本路径的禁忌证，若胃癌肝转移灶为单个或局限于单叶，在不存在其他非治愈因素时，可采用包含外科切除的综合治疗。临床肝转移手术成功的前提，往往具备以下的一个条件：①HER2 阳性、肝转移灶数目少，局限在 1 个肝叶或肝段，在肝转移灶切除前，经过多个周期的曲妥珠单抗联合化疗治疗有效，或者是在肝转移灶切除后，以曲妥珠单抗联合化疗巩固治疗的患者；②个别病例经过术前化疗后，肝转移灶明显缩小，缓解期较长。故肝转移灶的个数少，不存在其他非治愈因素时，经过全身治疗后病灶能获长期缓解时，可选择包含外科切除的综合治疗。
>
> ■ 胃癌根治联合横结肠及其系膜切除：胃癌直接侵犯横结肠或横结肠系膜、结肠中动脉。
>
> ■ 胃癌根治联合胰十二指肠切除：胃癌或转移的淋巴结侵犯十二指肠，淋巴结转移局限于第二站以内，原发灶及淋巴结能行根治性切除，无远端转移，且患者一般情况良好可以耐受手术。要强调的是此类手术创伤大，应该由有经验的医师实施。
>
> ■ 肝十二指肠韧带有肿瘤侵犯者慎行联合脏器切除。
>
> ■ 胃癌的姑息性切除应仅限于非手术治疗无法控制的出血、梗阻等症状，目标在于减轻患者症状和严重并发症，并改善患者生活质量。

## （四）标准住院日 18~20 天

> **释义**
>
> ■ 患者收治入院后，术前准备（术前评估）3~4 天，手术日为入院第 5~7 天，术后住院恢复 8~10 天，各医疗机构根据临床科室不同的运行状况在此时间范围内完成诊治均符合路径要求。推荐标准住院日为 14~16 天可能包括确诊性质的部分检查需在入院前完成，且患者术后需正常恢复，无影响住院目的并发症出现。

## （五）进入路径标准

1. 第一诊断必须符合 ICD-10：C16 胃癌疾病编码。
2. 术前评估肿瘤切除困难者可先行新辅助化疗后再次评估，符合手术条件者可以进入路径。
3. 当患者合并其他疾病，但住院期间不需要特殊处理也不影响第一诊断的临床路径流程实施时，可以进入路径。

> **释义**
>
> ■ 无论患者是否已经入院，进入路径前必须有确诊胃癌的临床病理证据。
>
> ■ 具备手术适应证，且无下列禁忌证：①全身状况恶化无法耐受手术；②局部浸润过于广泛已无法切除；③已有远端转移的确切证据，包括 $D_2$ 手术范围外的淋巴结转移、腹腔转移（包括肉眼转移和腹腔游离细胞学检测阳性）和多发肝脏转移等；④心、肺、肝、肾等重要脏器功能有明显缺陷，或严重的低蛋白血症和贫血或营养不良等无法纠正、无法耐受手术之情况者。
>
> ■ 对部分局部晚期胃癌（无法切除或切除困难者，胃周淋巴结转移较多）一般为经病理证实的进展期的胃癌患者，经多学科联合讨论（MDT）纳入术前化疗（新辅助化疗），但需有客观可测量的病灶便于评价效果，患者的其他脏器功能可以耐受化疗，经过 2~4 周期治疗，再次经 MDT 讨论后，对可获得手术治疗机会者亦可进入路径。接受新辅助放疗或放化疗的患者应参照上述原则。
>
> ■ 入院检查发现其他疾患或伴随疾病时，如该疾病必须于术前治疗或调整，否则增大手术风险，增加并发症出现概率，延长术前准备时间及住院时间影响患者预后，则不宜进入路径，如高血压三级；严重的未良好控制的基础病，如糖尿病、心肺功能不全、肝肾功能不全、严重出血倾向、严重感染等；患有免疫系统疾病需服用糖皮质激素类药物患者可能影响愈合等情况。
>
> ■ 部分预约时间较长的检查，及活检病理等耗时较长的检查，应争取门诊完成。

## （六）住院期间检查项目

1. 术前准备：
(1) 血常规、尿常规、大便常规+隐血。
(2) 肝功能、肾功能、电解质、凝血功能、消化道肿瘤标志物、感染性疾病筛查（乙型肝炎、丙型肝炎、艾滋病、梅毒等）、幽门螺杆菌检查。
(3) 胃镜、钡餐造影。

（4）腹部及盆腔超声、CT平扫+强化，全身PET-CT。

（5）X线胸片、心电图。

（6）病理学活组织检查与诊断。

（7）CVS或PICC或输液港等深静脉输液通道的建立。

2. 根据患者病情可选择的检查：

（1）年龄>50岁或既往有心肺疾患的患者，还需行肺功能、血气分析、超声心动图检查。

（2）超声胃镜检查、腹部及盆腔MRI平扫+增强、胸部CT平扫+增强等，腹腔血管重建（CTA）。

> **释义**
>
> ■ 必须检查的项目旨在术前明确诊断、明确手术指征、排除手术禁忌证并指导术后治疗和随访，不可或缺。对疑难或出现指标明显异常者必要时复查明确，且应采取相应处置措施直至指标符合手术要求。
>
> ■ 多学科术前讨论能有效控制质量。
>
> ■ 胃癌肿瘤标志物检查是评价手术、放化疗效果及随访的重要指标。
>
> ■ 详细询问病情，了解患者既往史、家族史及用药史是术前准备基础性的重要工作，也是保障围术期安全的重要因素。
>
> ■ 高龄患者应进行心、肺、肾功能评价，术前征询患者及家属的治疗意见非常重要。
>
> ■ PET-CT对发现微小病变或转移灶，有助于预测胃癌患者术前化疗的疗效及评估复发。尽管可能存在假阳性，但其对隐匿性转移也有价值。因此，对于CT疑诊全身转移时，推荐对PET浓聚的潜在隐匿性转移灶进行组织学确认。超声内镜对早期病变及肿瘤侵犯深度、淋巴结转移情况能够提供有效的证据，可进一步精确术前分期，明确治疗方向。有条件的医疗机构可以根据诊断具体需要添加。

### （七）预防性抗菌药物选择与使用时机

抗菌药物使用：按照《抗菌药物临床应用指导原则》（卫医发〔2004〕285号）执行，并结合患者的病情决定抗菌药物的选择与使用时间。建议使用第一、二代头孢菌素。

> **释义**
>
> ■ 胃癌手术切口为Ⅱ类切口，术后有发生感染的风险，按照规定围术期可预防性使用抗菌药物，可选用第一代或第二代头孢菌素，或改良的青霉素类，但应严格掌握使用指征，使用剂量及疗程根据患者身体状况、手术分级、发热情况、血象情况综合判断。单一药物可有效的治疗的感染不需要联合用药，仅在有指征联合用药情况下才用联合用药。胃肠道内存在厌氧菌属，在联合脏器切除手术中涉及下消化道的手术，如联合阑尾、结直肠切除时，通常情况下应联合抗厌氧菌药物。

### （八）手术日为入院第5~6天

1. 麻醉方式：全身麻醉。

2. 手术耗材：根据患者病情，可能使用吻合器和闭合器（肠道重建用）。

3. 术中用药：麻醉常规用药。

4. 术中病理：冷冻（必要时），腹腔灌洗液细胞学检查（必要时）。

5. 输血：视术中情况而定。

---

**释义**

■ 术前预防性抗菌药物的使用应在术前 0.5~2 小时或麻醉开始时首次给药；手术时间超过 3 小时或失血量>1500ml，术中可给予第二剂；总预防用药时间一般不超过 24 小时，个别情况可延长至 48 小时。

■ 低分子肝素预防 VTE，皮下注射，推荐术前 12 小时给药。

■ 术中应根据探查情况决定手术方式，应该提前与患者家属做好沟通。对于 CT 疑诊腹膜转移时可选择运用进行腹腔镜探查。

■ 应用外科器械进行切除吻合目前在具备相当条件的医疗机构中已经逐步成为常规，特别是对吻合困难者（近端胃切除高位吻合、全胃切除吻合等），可减少创伤，缩短手术时间。但这不意味着排斥传统的手工吻合。器械吻合会增加相应的治疗费用。

■ 术中如发现可疑转移病灶（淋巴结、腹腔转移等），术前未取得明确病理者，为明确肿瘤切除范围（切缘）等需术中获得病理证据时，应进行术中冷冻病理或细胞学检查，根据结果明确诊断，修正分期，明确治疗包括手术方式及范围。

■ 严重贫血影响手术治疗者，应术前输注血制品、纠正缺铁性。除非出现急性失血状况或预计手术失血较多的情况，否则不鼓励术中常规输血。

---

## （九）术后住院恢复 15~16 天

1. 术后病理：病理学检查与诊断包括：

（1）切片诊断（分类分型、分期、切缘、脉管侵犯、淋巴结情况、神经纤维受侵情况）。

（2）免疫组化指标，包括诊断、治疗、预后相关指标，如 HER2、CK 等。

2. 必须复查的检查项目：血常规、肝肾功能、电解质，引流液淀粉酶。

3. 术后用药：按照《抗菌药物临床应用指导原则》（卫医发〔2004〕285 号）执行，并结合患者的病情决定抗菌药物的选择与使用时间。

---

**释义**

■ 胃癌术后获取足够数目（不少于 15 枚）的淋巴结需要、外科共同配合，是诊疗单位胃癌诊治质量的关键指标。

■ 胃癌标准的病理报告应包括大体标本描述及病理诊断内容。Lauren 分型应作为病理报告常规。淋巴结应描述为：受累淋巴结数目/检取淋巴结总数目。

■ 应分组报告淋巴结转移情况；原发肿瘤的 HER2 免疫组织化学检测应作为常规。

■ 术后 1~7 天应根据患者的恢复状况按时复查，包括血象、肝肾功能、电解质情况、血糖等，及时掌握患者状态并完成相应处置。除常规项目外，可根据患者围术期出现的异常情况添加相关检查以便准确把握并正确处理。

■ 患者因手术导致免疫功能低下，可考虑选用免疫调节药，如脾多肽注射液等，以提高免疫功能，利于疾病恢复。

### （十）出院标准

1. 伤口愈合好：引流管拔除，伤口无感染、无皮下积液。
2. 患者恢复经口进食，无需静脉输液，可以满足日常能量和营养素供给。
3. 没有需要住院处理的并发症。

> **释义**
>
> ■ 在伤口基本愈合，无感染、无积液及脂肪液化情况下，如患者同意且条件允许，可出院后拆线。
>
> ■ 对于肠内营养管饲患者，在本人或家属掌握肠内营养流程情况下，可出院继续予以肠内营养，直到恢复经口进食。
>
> ■ 出院证明材料中，应包括手术时间及方式、肿瘤的详细病理诊断、出院注意事项、下一步治疗方案及复查计划等。
>
> ■ 无需住院处理的并发症包括胃肠道功能紊乱（便秘、腹泻）、食欲缺乏、近端胃切除患者反酸、术后轻度贫血、引流管口尚未完全愈合、营养不良等。

### （十一）变异及原因分析

1. 围术期的合并症或并发症，需要进行相关的诊断和治疗，导致住院时间延长、费用增加。
2. 胃癌根治术中，胃的切除范围根据肿瘤部位、大小、浸润程度等决定，联合脏器切除术根据胃癌浸润脏器而定。

> **释义**
>
> ■ 围术时伴随疾病，住院期间必须予以治疗或调整改善，否则增加手术风险或术后增加患者出现并发症概率，影响恢复。如高血压、未良好控制的糖尿病、呼吸道感染、梗阻造成营养不良、出血、贫血、术前放化疗等情况，造成术前准备时间及住院时间延长，以及住院费用增加，应视为变异情况。
>
> ■ 术后出现并发症，包括感染情况（肺部感染、泌尿系统感染等）、出血（急性出血、慢性失血及延迟出血）、吻合口漏、胰漏、胆漏、机械性梗阻、伤口延迟愈合等情况，部分并发症需进行再次手术解决，部分需经过相应的非手术治疗，造成准备时间及术后住院时间延长，以及住院费用增加，应视为变异情况。
>
> ■ 患者或家属于术前准备期间因自身原因提出放弃手术或终止治疗出院，患者或家属术后恢复期间在尚未达到出院标准因自身原因提出终止治疗自动出院，应视为变异情况。

### （十二）参考费用标准

4万~7万元。

> **释义**
>
> ■ 建议参考费用标准为：8万~12万元。

### 四、胃癌联合脏器切除术临床路径给药方案

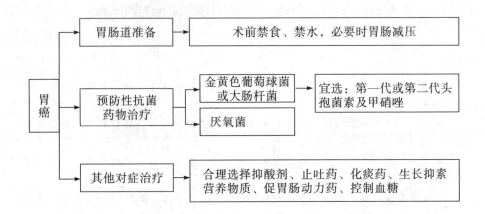

【用药选择】

1. 为预防术后切口感染，应针对金黄色葡萄球菌，大肠埃希菌等革兰阴性杆菌以及部分厌氧菌选用药物。

2. 进入消化道的手术可以用第一代头孢菌素，常用的注射剂有头孢唑林、头孢噻肟、头孢拉定等，口服制剂有头孢拉定、头孢氨苄和头孢羟氨苄等。但考虑到深部器官或腔隙感染常由革兰阴性杆菌引起，可以选用第二代头孢菌素，注射剂有头孢呋辛、头孢替安等，口服制剂有头孢克洛、头孢呋辛酯和头孢丙烯等。考虑到厌氧菌感染，可以给予口服甲硝唑等。

3. 根据病情，按照《国家基本药物》目录要求选择

（1）抑酸剂，如奥美拉唑、兰索拉唑等。

（2）止吐药，如甲氧氯普胺等。

（3）纠正贫血。

（4）化痰药。

（5）镇痛药，若患者术后疼痛剧烈，给予术后镇痛泵或吗啡皮下注射，常用量：一次 5～15mg，一日 10～40mg；极量：一次 20mg，一日 60mg。

（6）肠内肠外营养药物等，术后加强营养支持治疗，按照能量估计分配原则给予肠外营养，肠内营养应尽早给予以维持肠屏障功能，待患者能经口进食后停用。

（7）注意调节水、电解质和酸碱平衡紊乱。

（8）生长抑素或生长抑素类似物：静脉给药，通过慢速冲击注射（3～5 分钟）0.25mg 或以每小时 0.25mg 的速度连续滴注给药（一般是每小时每千克体重用药量为 0.0035mg），3mg 配备够使用 12 小时的药液。

（9）Caprini 评分≥3 分的运用低分子肝素钠，<3 分的不推荐使用。低分子肝素钠预防 VTE，皮下注射，1 次/天。建议术前 12 小时开始给药，4000～4500IU。

【抗菌药物药学提示】

1. 接受胃癌联合脏器切除手术者，应在术前 0.5～2 小时内给药，或麻醉开始时给药，使手术切口暴露时局部组织中已达到足以杀灭手术过程中入侵切口细菌的药物浓度。

2. 若手术时间超过 3 小时，或失血量大（>1500ml），可手术中予以第 2 剂。

3. 接受胃癌联合脏器切除术者，抗菌药物的有效覆盖时间应包括整个手术过程和手术结束

后 4 小时。总的预防用药时间不超过 24 小时，必要情况下可延长至 48 小时。

**【注意事项】**

1. 胃癌联合脏器切除术属于 Ⅱ 类切口，由于手术部位存在大量人体寄生菌群，手术时可能污染手术野，导致感染，故需要常规预防性使用抗菌药物。

2. 用药前必须详细询问患者先前有否对头孢菌素类、青霉素类或其他药物的过敏史，并作相应的皮试。

## 五、推荐表单

### （一）医师表单

#### 胃癌联合脏器切除术临床路径医师表单

适用对象：第一诊断胃癌（ICD-10：C16）

行胃癌联合脏器切除术（ICD-9-CM-3：43.5-43.9）

| 患者姓名： | 性别：　年龄：　门诊号： | 住院号： |
|---|---|---|
| 住院日期：　　年　月　日 | 出院日期：　　年　月　日 | 标准住院日：18～20 天 |

| 时间 | 住院第 1 天 | 住院第 2 天 | 住院第 3~4 天 |
|---|---|---|---|
| 主要诊疗工作 | □ 询问病史及体格检查<br>□ 完成病历书写<br>□ 完善检查<br>□ 上级医师查房与初步术前评估<br>□ 初步确定手术方式和日期 | □ 上级医师查房，根据检查结果完善诊疗方案<br>□ 根据检查结果进行术前分期，判断手术切除的可能性<br>□ 完成必要的会诊<br>□ 完成上级医师查房记录等病历书写 | □ 上级医师查房，根据检查结果完善诊疗方案<br>□ 根据检查结果进行术前分期，判断手术切除的可能性<br>□ 完成必要的会诊<br>□ 完成上级医师查房记录等病历书写 |
| 重点医嘱 | **长期医嘱：**<br>□ 外科护理常规<br>□ 一/二级护理<br>□ 饮食：禁食、禁水或软质半流质为主，根据患者情况<br>□ 雾化、肺功能锻炼<br>**临时医嘱：**<br>□ 血常规、尿常规、大便常规+隐血<br>□ 肝功能、肾功能、电解质、凝血功能、生化全套、消化道肿瘤标志物、感染性疾病筛查，血型，必要时备皮<br>□ 胃镜、钡餐造影，必要时行超声内镜检查；<br>□ 腹部及盆腔超声、CT 平扫+强化<br>□ 应激反应<br>□ X 线胸片、心电图；有条件时建议选择 PET-CT 查转移灶 | **长期医嘱：**<br>□ 外科护理常规<br>□ 二级护理<br>□ 饮食：根据患者情况<br>□ 患者既往疾病基础用药<br>**临时医嘱：**<br>□ 开始术前营养支持（营养不良或幽门梗阻者）<br>□ 继续完善术前检查盆腔超声、CT，肺功能，超声心动图<br>□ 病理或会诊病理<br>□ 行血型、配血 | **长期医嘱：**<br>□ 外科护理常规<br>□ 二级护理<br>□ 饮食：根据患者情况<br>□ 患者既往疾病基础用药<br>**临时医嘱：**<br>□ 继续术前营养支持（营养不良或贲门幽门梗阻者）<br>□ 纠正贫血、低蛋白血症、水电解质紊乱（酌情）<br>□ 抑酸护胃<br>□ 必要时免疫治疗<br>□ 检验（急）<br>□ 输血，白蛋白 |

| 时间 | 住院第 1 天 | 住院第 2 天 | 住院第 3~4 天 |
|---|---|---|---|
| 主要护理工作 | □ 入院宣教<br>□ 入院护理评估<br>□ 实施相应级别护理及饮食护理<br>□ 告知相关检验项目及注意事项，指导并协助患者到相关科室进行检查<br>□ 入院处置（卫生处置，戴腕带）<br>□ 执行医嘱，抽血 | □ 病情观察<br>□ 晨起空腹留取实验室检查<br>□ 实施相应级别护理及饮食护理<br>□ 告知特殊检查注意事项<br>□ 指导并协助患者进行检查<br>□ 相关治疗配合及用药指导<br>□ 心理疏导 | □ 病情观察<br>□ 必要时肠道准备<br>□ 根据患者血红蛋白，血白蛋白情况予以其他相关处置<br>□ 晨起空腹留取实验室检查<br>□ 实施相应级别护理及饮食护理<br>□ 告知特殊检查注意事项<br>□ 指导并协助患者进行检查<br>□ 相关治疗配合及用药指导<br>□ 心理疏导 |
| 病情变异记录 | □ 无　□ 有，原因：<br>1.<br>2. | □ 无　□ 有，原因：<br>1.<br>2. | □ 无　□ 有，原因：<br>1.<br>2. |
| 医师签名 | | | |

| 时间 | 住院第 4~5 天<br>（手术准备日） | 住院第 5~6 天<br>（手术日） | 住院第 6~7 天<br>（术后第 1 天） |
|---|---|---|---|
| 主要诊疗工作 | □ 术前讨论：确定手术方案<br>□ 签署手术知情同意书、自费用品协议书、输血同意书<br>□ 麻醉科医师看患者并完成麻醉前评估<br>□ 向患者及家属交代围术期注意事项<br>□ 备皮 | □ 导尿，插胃管或营养管<br>□ 补充液体<br>□ 进行术中分期，根据分期决定手术范围<br>□ 确定有无手术、麻醉并发症<br>□ 向患者及家属交代术中情况及术后注意事项<br>□ 术者完成手术记录<br>□ 上级医师查房<br>□ 完成术后病程记录和上级医师查房记录 | □ 上级医师查房，对手术及手术伤口进行评估<br>□ 完成病历书写<br>□ 注意观察胃液、腹腔引流液的量、颜色、性状<br>□ 观察胃肠功能恢复情况<br>□ 注意观察生命体征<br>□ 根据情况决定是否需要复查实验室检查 |
| 重点医嘱 | 长期医嘱：<br>□ 同前<br>临时医嘱：<br>□ 术前医嘱<br>□ 拟明日在连续硬膜外或全身麻醉下行扩大胃癌根治术<br>□ 通知麻醉会诊<br>□ 营养支持<br>□ 流质饮食<br>□ 术前小时禁食、禁水<br>□ 明晨置胃管、营养管、尿管<br>□ 手术区域皮肤准备<br>□ 肠道准备（口服药物或灌肠）<br>□ 抗菌药物皮试<br>□ 备血<br>□ 通知血库手术用血<br>□ 其他特殊医嘱<br>□ 快速康复［术前 12 小时饮 800ml 清亮碳水化合物（12.5%）饮品，术前 2~3 小时再饮 400ml］ | 长期医嘱：<br>□ 胃外科手术术后护理常规<br>□ 一级护理<br>□ 心电监护、$SpO_2$ 监护<br>□ 禁食、禁水<br>□ TPN<br>□ 胃管护理<br>□ 胃肠减压接袋记量<br>□ 腹腔引流接袋记量<br>□ 尿管接袋记量<br>□ 中心静脉置管护理<br>□ 肠外静脉营养支持治疗<br>□ 保留营养管<br>□ 记录出入量<br>□ 肝素钠；必要时生长抑素<br>临时医嘱：<br>□ 术前 30 分钟抗菌药物使用<br>□ 手术后半卧位<br>□ 心电、$SpO_2$ 监护<br>□ 持续吸氧<br>□ 持续胃肠减压<br>□ 抑酸（胃次全切除者）可选<br>□ 镇痛、补液<br>□ 抗菌药物 | 长期医嘱：<br>□ 同前<br>□ TPN<br>临时医嘱：<br>□ 心电监护、$SpO_2$ 监护<br>□ 持续吸氧<br>□ 复查血常规、电解质、血糖，根据结果决定是否需要输血，调整电解质、血糖等<br>□ 镇痛、补液、支持治疗<br>□ 术后 24 小时内进行鼻饲<br>□ 改善呼吸功能，祛痰，雾化<br>□ 根据情况决定是否给予保肝治疗 |

续 表

| 时间 | 住院第 4~5 天<br>（手术准备日） | 住院第 5~6 天<br>（手术日） | 住院第 6~7 天<br>（术后第 1 天） |
|---|---|---|---|
| 主<br>要<br>护<br>理<br>工<br>作 | □ 病情观察<br>□ 流质饮食<br>□ 手术前皮肤准备、交叉配血、抗菌药物皮试<br>□ 手术前肠道准备<br>□ 手术前物品准备<br>□ 手术前心理疏导及手术相关知识的指导<br>□ 告知患者术前 8 小时禁食、禁水<br>□ 促进睡眠（环境、药物） | □ 晨起完成术前常规准备<br>□ 置胃管、营养管、尿管，术前 30 分钟静脉输注抗菌药物<br>□ 全身麻醉复苏物品准备<br>□ 与医师进行术后患者交接<br>□ 书写重症护理记录<br>□ 各种管道的观察与护理<br>□ 观察患者病情变化<br>□ 准确记录出入量 | □ 各种管道的观察与护理<br>□ 观察患者病情变化<br>□ 书写重症护理记录<br>□ 准确记录出入量<br>□ 协助患者床上活动，促进肠蠕动恢复，预防并发症发生<br>□ 用药及相关治疗指导 |
| 病情<br>变异<br>记录 | □ 无 □ 有，原因：<br>1.<br>2. | □ 无 □ 有，原因：<br>1.<br>2. | □ 无 □ 有，原因：<br>1.<br>2. |
| 医师<br>签名 | | | |

| 时间 | 住院第 7 或 8 天<br>（术后第 2 天） | 住院第 8 或 9 天<br>（术后第 3 天） | 住院第 9 或 10~12 天<br>（术后第 4~6 天） |
|---|---|---|---|
| 主要诊疗工作 | □ 上级医师查房，进行手术及伤口评估<br>□ 完成病历书写<br>□ 观察胃肠功能恢复情况，决定是否拔除胃管<br>□ 注意观察胃液、腹腔引流液的量、颜色、性状<br>□ 注意观察生命体征<br>□ 根据情况决定是否需要复查 | □ 上级医师查房，进行术后恢复及伤口评估<br>□ 完成常规病历书写<br>□ 根据腹腔引流液情况，拔除部分引流管<br>□ 根据胃肠功能恢复情况，决定是否拔除胃管<br>□ 注意观察生命体征<br>□ 根据情况决定是否需要复查实验室检查等 | □ 上级医师查房，进行手术及伤口评估<br>□ 完成常规病历书写<br>□ 根据腹腔引流液情况，拔除全部引流管<br>□ 根据情况决定是否需要复查血常规、肝肾功能、电解质、血糖等 |
| 重点医嘱 | **长期医嘱：**<br>□ 同前<br>□ 饮食：禁经口饮食<br>**临时医嘱：**<br>□ 测心率、血压<br>□ 持续吸氧<br>□ 改善呼吸功能，祛痰，雾化 | **长期医嘱：**<br>□ 一级护理<br>□ 腹腔引流接袋记量<br>□ 保留营养管<br>□ 记录出入量<br>□ 观察引流情况，肠道功能恢复情况<br>**临时医嘱：**<br>□ 排除吻合口漏<br>□ 测心率、血压<br>□ 继续营养支持 | **长期医嘱：**<br>□ 二级护理<br>□ 饮食：全胃切除者，禁食或流质饮食；远侧胃大部切除者，经口流质饮食<br>□ 保留营养管<br>□ 停心电监护，停尿管，远侧胃大部切除者拔胃管<br>□ 记录出入量<br>**临时医嘱：**<br>□ 必要时复查血常规、肝肾功能、电解质、血糖<br>□ 伤口换药<br>□ 拔引流管<br>□ 逐渐减少肠外营养 |
| 主要护理工作 | □ 各种管道的观察与护理<br>□ 观察患者病情变化<br>□ 书写护理记录<br>□ 准确记录出入量<br>□ 协助患者活动，促进肠蠕动恢复，预防并发症发生<br>□ 用药及相关治疗指导 | □ 做好饮食指导<br>□ 拔除胃管后的观察<br>□ 各种管道的观察与护理<br>□ 观察患者病情变化<br>□ 书写护理记录<br>□ 准确记录出入量<br>□ 协助患者活动，促进肠蠕动恢复，预防并发症发生<br>□ 肠内营养液灌注的观察<br>□ 心理及生活护理 | □ 做好饮食指导<br>□ 各种管道的观察与护理<br>□ 定时观察患者病情变化<br>□ 书写一般护理记录<br>□ 准确记录出入量<br>□ 鼓励患者下床活动，并逐步增加活动量<br>□ 肠内营养液灌注后的观察<br>□ 心理及生活护理 |
| 病情变异记录 | □ 无　□ 有，原因：<br>1.<br>2. | □ 无　□ 有，原因：<br>1.<br>2. | □ 无　□ 有，原因：<br>1.<br>2. |
| 医师签名 | | | |

| 时间 | 住院第 13 天<br>（术后 7 天） | 住院第 14~16 天<br>（术后 8~10 天，出院日） |
|---|---|---|
| 主要诊疗工作 | □ 上级医师查房，进行手术及伤口评估<br>□ 完成常规病历书写<br>□ 根据腹腔引流液情况，拔除全部引流管<br>□ 根据情况决定是否需要复查血常规、肝肾功能、电解质、血糖等 | □ 根据术后病理进行病理分期，制订进一步治疗计划<br>□ 上级医师查房，进行手术后评估，明确是否出院<br>□ 评估切口恢复情况<br>□ 完成出院记录、病案首页、出院证明书等<br>□ 向患者交代出院后注意事项，及进一步治疗计划，预约复诊日期，告知化疗方案 |
| 重点医嘱 | **长期医嘱：**<br>□ 二级护理<br>□ 饮食：远侧胃大部切除者经口半流质，全胃切除者经口流质<br>□ 停营养管<br>**临时医嘱：**<br>□ 必要时复查血常规、肝肾功能、电解质、血糖、引流液实验室检查，腹部超声或 CT<br>□ 换药<br>□ 远侧胃大部切除者拔鼻饲管<br>□ 全胃切除者拆线<br>□ 逐渐减少肠外营养<br>□ 促进排气<br>□ 可能需要的检查<br>□ 可疑腹腔感染检查<br>□ 雾化吸入<br>□ 化痰<br>□ 保肝<br>□ 纠正贫血<br>□ 补液，升白蛋白<br>□ 营养支持<br>□ 抗感染 | **出院医嘱：**<br>□ 8 天，远侧胃大部切除者出院；9 天，全胃切除者经口半流质饮食；10 天，全胃切除者出院<br>□ 出院带药<br>□ 门诊随诊，定期化疗<br>□ 门诊随诊，定期复查<br>□ 快速检验：复查血常规、肝功能、肿瘤标志物<br>□ 临出院治疗 |
| 主要护理工作 | □ 做好饮食指导<br>□ 各种管道的观察与护理<br>□ 定时观察患者病情变化<br>□ 书写一般护理记录<br>□ 准确记录出入量<br>□ 肠内营养液灌注后的观察<br>□ 心理及生活护理 | □ 告知拆线及拔管后相关注意事项<br>□ 对即将出院的患者进行出院指导 |
| 病情变异记录 | □ 无　□ 有，原因：<br>1.<br>2. | □ 无　□ 有，原因：<br>1.<br>2. |
| 医师签名 | | |

## （二）护士表单

**胃癌联合脏器切除术临床路径护士表单**

适用对象：第一诊断胃癌（ICD-10：C16）

行胃癌联合脏器切除术（ICD-9-CM-3：43.5-43.9）

| 患者姓名： | | 性别： 年龄： 门诊号： | | 住院号： |
|---|---|---|---|---|
| 住院日期： 年 月 日 | | 出院日期： 年 月 日 | | 标准住院日：18~20 天 |

| 时间 | 住院第 1 天 | 住院第 2~4 天 | 住院第 4 或 5 天（手术日） |
|---|---|---|---|
| 主要诊疗工作 | □ 入院宣教<br>□ 介绍病房环境、设施<br>□ 介绍主管医师、责任护士、护士长<br>□ 介绍住院注意事项<br>□ 告知探视制度 | □ 术前宣教<br>□ 告知术前检查项目及注意事项<br>□ 宣教疾病知识、说明手术的目的<br>□ 术前准备及手术过程；强调洗胃的重要性<br>□ 告知围术期营养支持的重要性<br>□ 告知相关药物知识及不良反应预防<br>□ 训练床上排尿便、深呼吸、咳嗽<br>□ 责任护士与患者沟通，了解心理反应，指导应对方法<br>□ 告知家属等候区位置 | □ 术后当日宣教<br>□ 告知监护设备的功能及注意事项<br>□ 告知胃管、营养管、引流管等管路的功能及注意事项<br>□ 告知饮食、体位的要求<br>□ 告知术后可能出现情况的应对方式<br>□ 给予患者及家属心理支持<br>□ 再次明确探视陪伴须知 |
| 护理处置 | □ 核对患者信息，佩戴腕带<br>□ 卫生处置：剪指（趾）甲、沐浴，更换病号服<br>□ 入院评估 | □ 协助医师完成术前检查实验室检查<br>□ 术前准备<br>□ 交叉配血<br>□ 皮肤准备<br>□ 抗菌药物皮试<br>□ 洗胃<br>□ 肠道准备<br>□ 术前晚禁食、禁水 | □ 术前置胃管<br>□ 送手术<br>□ 摘除患者各种活动物品<br>□ 核对患者资料及药物<br>□ 核对手术交接单，签字确认<br>□ 接手术<br>□ 核对患者及资料，签字确认<br>□ 接通各管路，保持畅通<br>□ 给予吸氧、心电监护 |
| 基础护理 | □ 三级护理<br>□ 患者安全管理 | □ 三级护理<br>□ 卫生处置<br>□ 患者睡眠管理<br>□ 患者安全管理 | □ 特级护理<br>□ 卧位护理：协助翻身、床上<br>□ 移位、预防压疮<br>□ 排泄护理<br>□ 患者安全管理 |
| 专科护理 | □ 护理查体<br>□ 跌倒、压疮等风险因素评估，需要时安置 | □ 护理查体<br>□ 跌倒、压疮等风险因素评估，需要时安置 | □ 护理查体<br>□ 跌倒、压疮等风险因素评估，需要时安置 |

| 时间 | 住院第 1 天 | 住院第 2~4 天 | 住院第 4 或 5 天（手术日） |
|---|---|---|---|
| 病情<br>变异<br>情况 | □ 无　□ 有，原因：<br>1.<br>2. | □ 无　□ 有，原因：<br>1.<br>2. | □ 无　□ 有，原因：<br>1.<br>2. |
| 护士<br>签名 | | | |

| 时间 | 住院第 6~13 天<br>（术后第 1~7 天） | 住院第 14、15 或 16 天（出院日） |
|---|---|---|
| 健康宣教 | □ 术后宣教<br>□ 药物作用及频率<br>□ 饮食、活动指导<br>□ 强调拍背咳嗽的重要性<br>□ 复查患者对术前宣教内容的掌握程度<br>□ 指导下床活动注意事项<br>□ 告知拔管后注意事项<br>□ 告知拆线注意事项<br>□ 疾病恢复期注意事项 | □ 出院宣教<br>□ 复查时间<br>□ 服药方法<br>□ 活动方法<br>□ 饮食指导<br>□ 告知办理出院的流程<br>□ 指导出院带管的注意事项 |
| 护理处置 | □ 遵医嘱完成相应检查及治疗<br>□ 拔导尿管，训练膀胱功能 | □ 办理出院手续 |
| 基础护理 | □ 特/一级护理（根据患者病情和自理能力给予相<br>　应的护理级别）<br>□ 晨晚间护理<br>□ 协助翻身、下床活动<br>□ 排泄护理<br>□ 协助进食、进水<br>□ 患者安全管理 | □ 二级护理<br>□ 晨晚间护理<br>□ 协助进食、进水<br>□ 患者安全管理 |
| 专科护理 | □ 病情观察，记特护记录<br>□ 评估生命体征、引流液性质及量、出入量、伤口<br>　敷料、皮肤情况<br>□ 遵医嘱给予抗感染、营养支持治疗<br>□ 鼓励患者下床活动<br>□ 肠内营养的护理<br>□ 心理护理 | □ 病情观察<br>□ 心理护理 |
| 病情变异情况 | □ 无　□ 有，原因：<br>1.<br>2. | □ 无　□ 有，原因：<br>1.<br>2. |
| 护士签名 | | |

### （三）患者表单

#### 胃癌联合脏器切除术临床路径患者表单

适用对象：第一诊断胃癌（ICD-10：C16）

行胃癌联合脏器切除术（ICD-9-CM-3：43.5-43.9）

| 患者姓名： | | 性别： 年龄： 门诊号： | 住院号： |
|---|---|---|---|
| 住院日期： 年 月 日 | | 出院日期： 年 月 日 | 标准住院日：18~20 天 |

| 时间 | 入院 | 住院第 2~3 天 |
|---|---|---|
| 医患配合 | □ 配合询问病史、收集资料，详细告知既往史、用药史、过敏史、家族史<br>□ 如服用抗凝药，明确告知<br>□ 配合进行体格检查<br>□ 有任何不适告知医师 | □ 配合完善术前相关检查、实验室检查：采血、留尿便、心电图、肺功能、X 线胸片、胃镜、上消化道造影、腹部及盆部 B 超和 CT 等常规项目。需要时完成特殊检查，如 PET-CT、MRI 等（腹部检查要空腹）<br>□ 医师与患者及家属介绍病情及手术谈话、术前签字<br>□ 麻醉师对患者进行术前访视 |
| 护患配合 | □ 配合测量体温、脉搏、呼吸、血压、体重<br>□ 配合完成入院护理评估<br>□ 接受入院宣教（环境介绍、病室规定、订餐制度、探视制度、贵重物品保管等）<br>□ 有任何不适告知护士 | □ 配合测量体温、<br>□ 脉搏、呼吸、询问排便次数<br>□ 接受术前宣教，接受配血，以备术中需要时用<br>□ 抗菌药物皮试<br>□ 接受备皮<br>□ 自行卫生处置：剪指（趾）甲、剃胡须、沐浴<br>□ 肠道准备<br>□ 准备好必要用物、吸水管、纸巾<br>□ 取下义齿、饰品等，尊重物品交家属保管 |
| 饮食 | □ 正常饮食 | □ 正常饮食或半流质饮食：术前 12 小时禁食、禁水 |
| 排泄 | □ 正常排尿便 | □ 正常排尿便 |
| 医师签名 | □ 正常活动 | □ 正常活动 |

| 时间 | 手术后 | 出院 |
|---|---|---|
| 医患配合 | □ 术中分期，根据分期决定手术范围<br>□ 确定有无手术、麻醉并发症<br>□ 向患者及家属交代术中情况及术后注意事项<br>□ 术者完成手术记录<br>□ 上级医师查房<br>□ 完成术后病程记录和上级医师查房记录 | □ 上级医师查房，对手术及手术伤口进行评估<br>□ 完成病历书写<br>□ 注意观察胃液、腹腔引流液的量、颜色、性状<br>□ 观察胃肠功能恢复情况<br>□ 注意观察生命体征<br>□ 根据情况决定是否需要复查实验室检查 |
| 护患配合 | □ 配合定时测量生命体征、每日询问排便<br>□ 配合冲洗胃管，查看引流管，检查伤口情况<br>□ 接受输液、注射、服药、雾化吸入等治疗<br>□ 配合营养管注入肠内营养液<br>□ 配合夹闭尿管，训练膀胱功能<br>□ 配合晨晚间护理<br>□ 接受进食、进水、排便等生活护理<br>□ 配合拍背咳嗽，预防肺部并发症<br>□ 配合活动，预防压疮<br>□ 注意活动安全，避免坠床或跌倒<br>□ 配合执行探视及陪伴 | □ 接受出院宣教<br>□ 办理出院手续<br>□ 获取出院带药<br>□ 知道服药方法、作用、注意事项<br>□ 知道护理伤口方法<br>□ 知道复印病历方法 |
| 饮食 | □ 肛门排气前禁食、禁水<br>□ 肠道功能恢复后，根据医嘱试饮水，无恶心呕吐可进少量清流质饮食，到流质饮食再过渡到半流质饮食 | □ 根据医嘱，从半流质饮食过渡到普通饮食 |
| 排泄 | □ 保留尿管至正常排尿便 | □ 正常排尿便 |
| 活动 | □ 根据医嘱，半卧位至床边或下床活动<br>□ 注意保护管路，无牵拉、脱出等 | □ 正常适度活动，避免疲劳 |

## 附：原表单（2012 年版）

### 胃癌联合脏器切除术临床路径表单

适用对象：第一诊断胃癌（ICD-10：C16）

行胃癌联合脏器切除术（ICD-9-CM-3：43.5-43.9）

| 患者姓名： | 性别： 年龄： 门诊号： | 住院号： |
|---|---|---|
| 住院日期： 年 月 日 | 出院日期： 年 月 日 | 标准住院日：18~20 天 |

| 时间 | 住院第 1 天 | 住院第 2 天 | 住院第 3~4 天 |
|---|---|---|---|
| 主要诊疗工作 | □ 询问病史及体格检查<br>□ 完成病历书写<br>□ 完善检查<br>□ 上级医师查房与初步术前评估<br>□ 初步确定手术方式和日期 | □ 上级医师查房，根据检查结果完善诊疗方案<br>□ 根据检查结果进行术前分期，判断手术切除的可能性<br>□ 完成必要的会诊<br>□ 完成上级医师查房记录等病历书写 | □ 上级医师查房，根据检查结果完善诊疗方案<br>□ 根据检查结果进行术前分期，判断手术切除的可能性<br>□ 完成必要的会诊<br>□ 完成上级医师查房记录等病历书写 |
| 重点医嘱 | **长期医嘱：**<br>□ 外科护理常规<br>□ 二级护理<br>□ 饮食：根据患者情况<br>**临时医嘱：**<br>□ 血常规、尿常规、大便常规+隐血<br>□ 肝功能、肾功能、电解质、凝血功能、消化道肿瘤标志物、感染性疾病筛查、幽门螺杆菌检查<br>□ 胃镜、钡餐造影<br>□ 腹部及盆腔（妇科）超声（女性）、或腹部及盆腔 CT 平扫+强化<br>□ X 线胸片、心电图 | **长期医嘱：**<br>□ 外科护理常规<br>□ 二级护理<br>□ 饮食：根据患者情况<br>□ 患者既往疾病基础用药<br>**临时医嘱：**<br>□ 开始术前营养支持（营养不良或幽门梗阻者）<br>□ 继续完善术前检查盆腔超声、盆腔强化 CT，肺功能，超声心动图<br>□ 病理或会诊病理<br>□ 必要时行血型、配血 | **长期医嘱：**<br>□ 外科护理常规<br>□ 二级护理<br>□ 饮食：根据患者情况<br>□ 患者既往疾病基础用药<br>**临时医嘱：**<br>□ 继续术前营养支持（营养不良或幽门梗阻者）<br>□ 纠正贫血、低蛋白血症、水电解质紊乱（酌情） |
| 主要护理工作 | □ 入院宣教<br>□ 入院护理评估<br>□ 实施相应级别护理及饮食护理<br>□ 告知相关检验项目及注意事项，指导并协助患者到相关科室进行检查 | □ 晨起空腹留取实验室检查<br>□ 实施相应级别护理及饮食护理<br>□ 告知特殊检查注意事项<br>□ 指导并协助患者进行检查<br>□ 相关治疗配合及用药指导<br>□ 心理疏导 | □ 晨起空腹留取实验室检查<br>□ 实施相应级别护理及饮食护理<br>□ 告知特殊检查注意事项<br>□ 指导并协助患者进行检查<br>□ 相关治疗配合及用药指导<br>□ 心理疏导 |
| 病情变异记录 | □ 无 □ 有，原因：<br>1.<br>2. | □ 无 □ 有，原因：<br>1.<br>2. | □ 无 □ 有，原因：<br>1.<br>2. |

续　表

| 时间 | 住院第 1 天 | 住院第 2 天 | 住院第 3~4 天 |
|------|-----------|-----------|-------------|
| 护士<br>签名 |  |  |  |
| 医师<br>签名 |  |  |  |

| 时间 | 住院第 4~5 天<br>（手术准备日） | 住院第 5~6 天<br>（手术日） | 住院第 6~7 天<br>（术后第 1 天） |
|---|---|---|---|
| 主要诊疗工作 | □ 术前讨论，确定手术方案<br>□ 签署手术知情同意书、自费用品协议书、输血同意书<br>□ 麻醉科医师看患者并完成麻醉前评估<br>□ 向患者及家属交代围术期注意事项 | □ 进行术中分期，根据分期决定手术范围<br>□ 确定有无手术、麻醉并发症<br>□ 向患者及家属交代术中情况及术后注意事项<br>□ 术者完成手术记录<br>□ 上级医师查房<br>□ 完成术后病程记录和上级医师查房记录 | □ 上级医师查房，对手术及手术伤口进行评估<br>□ 完成病历书写<br>□ 注意观察胃液、腹腔引流液的量、颜色、性状<br>□ 观察胃肠功能恢复情况<br>□ 注意观察生命体征<br>□ 根据情况决定是否需要复查实验室检查 |
| 重点医嘱 | 长期医嘱：<br>□ 同前<br>临时医嘱：<br>□ 术前医嘱<br>□ 拟明日在连续硬膜外或全身麻醉下行扩大胃癌根治术<br>□ 明晨禁食、禁水<br>□ 明晨置胃管、营养管、尿管<br>□ 手术区域皮肤准备<br>□ 肠道准备（口服药物或灌肠）<br>□ 抗菌药物皮试<br>□ 备血，其他特殊医嘱 | 长期医嘱：<br>□ 外科手术术后护理常规<br>□ 一级护理<br>□ 心电监护、$SpO_2$ 监护<br>□ 禁食、禁水<br>□ 胃肠减压接袋记量<br>□ 腹腔引流接袋记量<br>□ 尿管接袋记量<br>□ 保留营养管<br>□ 记录出入量<br>临时医嘱：<br>□ 手术后半卧位<br>□ 心电、$SpO_2$ 监护<br>□ 持续吸氧<br>□ 抑酸（胃次全切除者）<br>□ 镇痛、补液<br>□ 抗菌药物 | 长期医嘱：<br>□ 同前<br>临时医嘱：<br>□ 心电监护、$SpO_2$ 监护<br>□ 持续吸氧<br>□ 复查血常规、电解质、血糖，根据结果决定是否需要输血，调整电解质、血糖等<br>□ 换药<br>□ 镇痛、补液、支持治疗<br>□ 抗菌药物<br>□ 改善呼吸功能，祛痰，雾化<br>□ 根据情况决定是否给予保肝治疗 |
| 主要护理工作 | □ 手术前皮肤准备、交叉配血、抗菌药物皮试<br>□ 手术前肠道准备<br>□ 手术前物品准备<br>□ 手术前心理疏导及手术相关知识的指导<br>□ 告知患者明晨禁食、禁水 | □ 晨起完成术前常规准备<br>□ 置胃管、营养管、尿管，术前30分钟静脉输注抗菌药物<br>□ 全身麻醉复苏物品准备<br>□ 与医师进行术后患者交接<br>□ 书写重症护理记录<br>□ 各种管道的观察与护理<br>□ 观察患者病情变化<br>□ 准确记录出入量 | □ 各种管道的观察与护理<br>□ 观察患者病情变化<br>□ 书写重症护理记录<br>□ 准确记录出入量<br>□ 协助患者床上活动，促进肠蠕动恢复，预防并发症发生<br>□ 用药及相关治疗指导 |
| 病情变异记录 | □ 无　□ 有，原因：<br>1.<br>2. | □ 无　□ 有，原因：<br>1.<br>2. | □ 无　□ 有，原因：<br>1.<br>2. |
| 护士签名 | | | |
| 医师签名 | | | |

| 时间 | 住院第 7 或 8 天<br>（术后第 2 天） | 住院第 8 或 9 天<br>（术后第 3 天） | 住院第 9 或 10~15 天<br>（术后第 4~9 天） |
|---|---|---|---|
| 主要诊疗工作 | □ 上级医师查房，进行手术及伤口评估<br>□ 完成病历书写<br>□ 观察胃肠功能恢复情况，决定是否拔除胃管<br>□ 注意观察胃液、腹腔引流液的量、颜色、性状<br>□ 注意观察生命体征<br>□ 根据情况决定是否需要复查 | □ 上级医师查房，进行术后恢复及伤口评估<br>□ 完成常规病历书写<br>□ 根据腹腔引流液情况，拔除部分引流管<br>□ 根据胃肠功能恢复情况，决定是否拔除胃管<br>□ 注意观察生命体征<br>□ 根据情况决定是否需要复查实验室检查等 | □ 上级医师查房，进行手术及伤口评估<br>□ 完成常规病历书写<br>□ 根据腹腔引流液情况，拔除全部引流管<br>□ 根据情况决定是否需要复查血常规、肝肾功能、电解质、血糖等 |
| 重点医嘱 | 长期医嘱：<br>□ 同前<br>□ 饮食：禁食<br>临时医嘱：<br>□ 测心率、血压<br>□ 持续吸氧<br>□ 考虑开始肠内营养，继续支持治疗<br>□ 抗菌药物<br>□ 改善呼吸功能，祛痰，雾化 | 长期医嘱：<br>□ 一级护理<br>□ 饮食：禁食<br>□ 腹腔引流接袋记量<br>□ 保留营养管<br>□ 记录出入量<br>□ 观察引流情况，肠道功能恢复情况<br>临时医嘱：<br>□ 测心率、血压<br>□ 继续营养支持 | 长期医嘱：<br>□ 二级护理<br>□ 饮食：禁食或流质饮食<br>□ 保留营养管<br>□ 停心电监护，停尿管，停胃管<br>□ 记录出入量<br>临时医嘱：<br>□ 必要时复查血常规、肝肾功能、电解质、血糖<br>□ 伤口换药<br>□ 拔引流管<br>□ 逐渐减少肠外营养 |
| 主要护理工作 | □ 各种管道的观察与护理<br>□ 观察患者病情变化<br>□ 书写护理记录<br>□ 准确记录出入量<br>□ 协助患者活动，促进肠蠕动恢复，预防并发症发生<br>□ 用药及相关治疗指导 | □ 做好饮食指导<br>□ 拔除胃管后的观察<br>□ 各种管道的观察与护理<br>□ 观察患者病情变化<br>□ 书写护理记录<br>□ 准确记录出入量<br>□ 协助患者活动，促进肠蠕动恢复，预防并发症发生<br>□ 肠内营养液灌注后的观察<br>□ 心理及生活护理 | □ 做好饮食指导<br>□ 各种管道的观察与护理<br>□ 定时观察患者病情变化<br>□ 书写一般护理记录<br>□ 准确记录出入量<br>□ 鼓励患者下床活动，并逐步增加活动量<br>□ 肠内营养液灌注后的观察<br>□ 心理及生活护理 |
| 病情变异记录 | □ 无 □ 有，原因：<br>1.<br>2. | □ 无 □ 有，原因：<br>1.<br>2. | □ 无 □ 有，原因：<br>1.<br>2. |
| 护士签名 | | | |
| 医师签名 | | | |

| 时间 | 住院第 16~18 天<br>（术后 10~12 天） | 住院第 18~20 天<br>（术后 12~14 天，出院日） |
|---|---|---|
| 主要诊疗工作 | □ 上级医师查房，进行手术及伤口评估<br>□ 完成常规病历书写<br>□ 根据腹腔引流液情况，拔除全部引流管<br>□ 根据情况决定是否需要复查血常规、肝肾功能、电解质、血糖等 | □ 完成出院记录、病案首页、出院证明书等<br>□ 向患者交代出院后注意事项及进一步治疗计划，预约复诊日期，告知化疗方案 |
| 重点医嘱 | **长期医嘱：**<br>□ 二级护理<br>□ 饮食：流质饮食<br>□ 停营养管<br>**临时医嘱：**<br>□ 必要时复查血常规、肝肾功能、电解质、血糖、引流液实验室检查，腹部超声或 CT<br>□ 换药<br>□ 拔引流管，拆线<br>□ 逐渐减少肠外营养 | **出院医嘱：**<br>□ 门诊随诊<br>□ 复查血常规、肝功能、肿瘤标志物 |
| 主要护理工作 | □ 做好饮食指导<br>□ 各种管道的观察与护理<br>□ 定时观察患者病情变化<br>□ 书写一般护理记录<br>□ 准确记录出入量<br>□ 肠内营养液灌注后的观察<br>□ 心理及生活护理 | □ 告知拆线及拔管后相关注意事项<br>□ 对即将出院的患者进行出院指导 |
| 病情变异记录 | □ 无　□ 有，原因：<br>1.<br>2. | □ 无　□ 有，原因：<br>1.<br>2. |
| 护士签名 | | |
| 医师签名 | | |

# 第二十五章
# 胃癌术前化疗临床路径释义

## 一、胃癌术前化疗编码

1. 卫计委原编码

疾病名称及编码：胃癌（ICD-10：C16 伴 Z51.1）

2. 修改编码

疾病名称及编码：胃癌（ICD-10：C16）

恶性肿瘤术前化学化疗（ICD-10：Z51.101）

## 二、临床路径检索方法

C16 伴 Z51.101

## 三、胃癌术前化疗临床路径标准住院流程

### （一）适用对象

1. 第一诊断为胃癌（ICD-10：C16 伴 Z51.1）。

2. 术前化疗：无远端转移、身体状况良好、肿瘤潜在可切除或无法切除的胃癌患者，即术前临床分期 $T_2$ 或 $T_2$ 以上、N+患者。

> **释义**
>
> ■ 适用对象编码参见第一部分。
>
> ■ 本路径适用于术前评估无远端转移、身体状况良好、肿瘤可切除或潜在可切除，术前分期 $T_{2\sim4}$、N+、$M_0$ 患者，化疗近期目的是缩小肿瘤、降期并观察肿瘤生物学特性。因此，术前化疗应明确治疗目的，充分权衡疗效、安全性及化疗周期数。
>
> ■ 术前分期检查至关重要，应包括胸腹部及盆腔增强 CT，超声内镜作为推荐，对于临床怀疑但无转移证据者可行 PET-CT 为分期提供参考依据。必要时行腹腔镜检查进行分期。
>
> ■ 治疗前的病理组织学证据是必要的。临床高度怀疑但多次活检无法证实胃癌的不建议术前化疗。

### （二）诊断依据

根据原卫生部《胃癌诊疗规范（2011 年)》、NCCN《胃癌临床实践指南（2017 年)》等。

1. 临床表现：上腹不适、隐痛、贫血等。

2. 大便隐血试验多呈持续阳性。

3. 胃镜及超声胃镜检查明确肿瘤情况，取活组织检查作出病理学诊断。

4. 影像学检查提示并了解有无淋巴结及脏器转移，肿瘤局部脏器浸润；气钡双重造影检查了解肿瘤大小、形态和病变范围。

5. 根据上述检查结果进行临床分期。

> **释义**
>
> ■ 早期可无症状和体征，常见的症状为无规律性上腹部疼痛（对于有消化性溃疡病史者可表现为疼痛规律改变）、上腹部饱胀不适、食欲减退、胃灼热、嗳气、消瘦、贫血，严重时可出现呕血、黑便。胃食管结合部肿瘤可引起吞咽困难。幽门部肿瘤可出现幽门梗阻症状和体征。实验室检查大便隐血可持续阳性。肿瘤标志物可有异常升高。
>
> ■ 影像学主要明确胃癌的临床分期及判断手术切除的可能性。CT、PET-CT、超声内镜（EUS）、MRI、腹腔镜等检查有助于临床分期的确立。EUS 可用于评估肿瘤浸润深度及胃周淋巴结转移情况，腹腔镜可发现其他影像学检查无法发现的腹腔内转移灶。影像学分期主要依靠对肿瘤局部情况、淋巴结受累及脏器远端转移等情况综合判定。
>
> ■ 确诊依靠活检病理组织学诊断。对于转移性胃癌推荐 HER2 检测。
>
> ■ 正确的治疗前分期对指导选择手术适应证及制订综合治疗方案具有重要临床意义。

## （三）标准住院日 5~9 天

> **释义**
>
> ■ 患者收治入院后，进行全面的化疗前评估（2~4 天），根据临床科室的运行状况在此时间范围内完成诊治均符合路径要求。部分确诊性质的检查可在入院前完成。
>
> ■ 化疗相关的不良反应可能发生在化疗过程中或化疗后，应加强患者宣教，及时检测、记录和处理不良反应，避免严重不良反应的发生。

## （四）进入路径标准

1. 第一诊断必须符合 ICD-10：C16 伴 Z51.1 胃癌疾病编码。
2. 无远端转移。
3. 无需特殊处理的合并症，如消化道大出血、梗阻、穿孔等。
4. 当患者合并其他疾病，但住院期间不需要特殊处理也不影响第一诊断的临床路径流程实施时，可以进入路径。

> **释义**
>
> ■ 进入路径前患者必须有确诊胃癌的病理组织学证据。
>
> ■ 无远端转移、身体状况良好、可切除或潜在可切除的胃癌患者，且无下列禁忌证：①全身状况恶化无法耐受手术；②具有远端转移的确切证据，包括 D2 手术范围外的淋巴结转移、腹腔转移（包括肉眼转移和腹腔游离细胞学检测阳性）和脏器转移等；③心、肺、肝、肾等重要脏器功能有明显缺陷，严重的低蛋白血症、贫血、营养不良，无法耐受手术者。

> ■ 入院检查发现其他疾病或伴随疾病时，如该疾病必须于化疗前治疗或调整，否则增加化疗风险，增加并发症发生概率，则不宜进入路径，如未控制的高血压三级、严重的未控制的糖尿病、心肺功能不全、肝肾功能不全、严重出血倾向、严重感染等。
>
> ■ 部分预约周期较长的检查以及活检病理等耗时较长的检查，应于门诊完成。

### （五）明确诊断及入院常规检查需 1~3 天

1. 基线检查项目（第一次化疗前）：

（1）胃镜、胸腹部及盆腔增强 CT、颈部及锁骨上淋巴结超声。

（2）病理学活组织检查与诊断。

（3）心肺功能评估。

2. 每周期化疗前检查项目：

（1）血常规、尿常规、大便常规+隐血。

（2）肝肾功能、电解质、血糖、凝血功能、CEA。

（3）心电图。

3. 根据情况可选择的检查项目：

（1）AFP、CA19-9、CA125、CA72-4、CA242、HER2 免疫组化检测。

（2）上消化道造影，特别是气钡双重造影（对疑有幽门梗阻的患者建议使用水溶性对比剂）。

（3）必要时可以于基线和评效时行超声胃镜检查。

（4）必需检查的项目提示肿瘤有转移时，可进行相关部位 CT 或 MRI。

（5）骨扫描：对怀疑有骨转移的胃癌患者，应骨扫描筛查。

（6）合并其他疾病相关检查。

释义

> ■ 胃镜、胸腹部及盆腔增强 CT 等必需检查项目旨在术前明确诊断、明确肿瘤基线状态、是否具有手术指征，并指导化疗疗程、手术时机、术后治疗和随访，不可或缺。
>
> ■ 高龄患者应进行心肺肾功能评价，治疗前征询患者及家属的治疗意见非常重要。
>
> ■ PET-CT 有助于发现部分微小转移灶，超声内镜有助于评价早期病变、肿瘤浸润深度及胃周淋巴结转移情况，可进一步明确术前分期。有条件的医疗机构可根据具体情况添加。
>
> ■ 对于转移性胃癌推荐 HER2 检测，局部晚期患者亦可行 HER2 检测。

### （六）化疗前准备

1. 体格检查、体能状况评分。

2. 排除化疗禁忌。

3. 患者、监护人或被授权人签署相关同意书。

> **释义**
>
> ■ 注意询问患者化疗前后症状的变化是判断术前化疗患者临床获益的重要依据；详细的体格检查和病史采集是发现远端转移、开具有针对性检查项目的基础。
>
> ■ 化疗前应根据卡氏评分和（或）ECOG 评分判断患者的体能状态，以评估者对化疗的耐受程度和获益风险。化疗药物剂量应根据体表面积等进行计算，需要完善身高、体重、年龄等信息的收集，并根据化疗不良反应类型及程度适时调整用药剂量。
>
> ■ 化疗前应客观地向患者和家属交代化疗的必要性及风险，并签署相关知情同意书。

## （七）化疗药物

| 药物 | 给药剂量（mg/m²）及给药途径 | 给药时间及周期间隔 |
| --- | --- | --- |
| 替吉奥 | 40 bid po（体表面积<1.25）<br>50 bid po（1.25≤体表面积<1.5）<br>60 bid po（体表面积≥1.5） | d1~14 q3w |
| 卡培他滨 | 1000　bid po | d1~14 q3w |
| 5-FU | 425~750 civ 24h<br>800~1200 civ 22h | d1~5 q3w<br>d1~2 q2w |
| 顺铂 | 60~80 iv drip | d1 或分 2~3d q3w |
| 奥沙利铂 | 130iv drip<br>85 iv drip | d1 q3w<br>d1 q2w |
| 紫杉醇 | 150~175 iv drip | d1 或分为 d1、d8 q3w |
| 多西紫杉醇 | 60~75 iv drip | d1 q3w |
| 表柔比星 | 50~60 iv | d1 q3w |
| 四氢叶酸 | 20~200 iv | d1~2 q2w |

> **释义**
>
> ■ 胃癌化疗常用的推荐药物如上表所示，大多经大样本临床研究证实其有效性及安全性，具体使用应按照化疗组合方案中的剂量实施。
>
> ■ 不同药物和方案的选择需考虑胃癌的临床病理学特征、患者年龄及脏器功能，由肿瘤内科专科医师制订。

> ■ 不同化疗方案具有不同的毒性反应，应就此和患者及家属充分沟通交代，减少患者的恐惧，防范相关风险。

### （八）选择化疗方案。

依据原卫生部《胃癌诊疗规范（2011 年）》等。

1. 推荐使用 3 药或两药联合方案，不推荐使用单药化疗。
2. 3 药方案包括：ECF 及其衍生方案（EOX、ECX、EOF），DCF 及其改良方案等。
3. 两药方案包括：5-FU+顺铂、卡培他滨+顺铂、替吉奥+顺铂、卡培他滨+奥沙利铂（XE-LOX）、FOLFOX、替吉奥+奥沙利铂（SOX）、卡培他滨+紫杉醇。

> **释义**
>
> ■ 胃癌术前化疗建议使用联合方案，不推荐单药化疗，不能耐受联合化疗者不推荐进行术前化疗。
>
> ■ 不同药物和方案的选择需考虑胃癌的临床病理学特征、患者年龄及脏器功能，化疗方案应由肿瘤内科专科医师制订。
>
> ■ 不同化疗方案具有不同的毒性反应，应就此和患者及家属充分沟通交代，减少患者的恐惧，防范相关风险，尤其应注意化疗药物的剂量限制性毒性。
>
> ■ 术前化疗并不增加手术的并发症，但存在个体差异。

### （九）化疗后必须复查的检查项目

1. 血常规：建议每周复查 1~2 次。根据具体化疗方案及血象变化，复查时间间隔可酌情增减。
2. 肝肾功能：每化疗周期复查 1 次。根据具体化疗方案及血象变化，复查时间间隔可酌情增减。
3. 每 6~8 周，行疗效评估。

> **释义**
>
> ■ 化疗毒性因方案及药物的不同而有所不同，胃癌术前化疗方案中常见的不良反应包括胃肠道反应、骨髓抑制、肝肾功能损害、神经毒性、手足综合征、黏膜损伤等。定期复查血常规及肝肾功能有助于不良反应的及早发现和纠正。
>
> ■ 术前化疗需要对化疗效果和毒性进行定期评估，包括临床获益、影像学评价等，一般每 6 周进行 1 次疗效评价（3 周方案每 2 周期评价 1 次，双周方案每 3 周期评价 1 次）。必要时可根据临床具体情况缩短评效间隔。临床获益是化疗评效的重要指标，影像学评价相对客观，但目前 WHO 及 RESIST 标准仍存在一定的局限性，应综合评价。
>
> ■ 疗效评价无效者，若患者经外科评估仍可手术，应及时予以终止化疗改行手术治疗。若患者疾病进展，经评估无法手术，则应按晚期胃癌予以系统性治疗。不能耐受者应及时调整药物剂量或化疗方案。必要时予以停止化疗，及时对相应不良反应进行处理。化疗评效及具体治疗方案的制订建议由多学科查房讨论制订。

## （十）化疗中及化疗后治疗

化疗期间脏器功能损伤的相应防治：止吐、保肝、水化、抑酸、预防过敏、止泻、通便、营养神经、升白细胞及血小板、纠正贫血。

### 释义

■ 预防性治疗的选择应针对不同的化疗方案可能出现的毒性反应合理应用。

■ 化疗期间预防性的治疗如止吐、抑酸、预防过敏，化疗后及时予以保肝、升白细胞、升血小板等对症治疗，以期保护脏器功能，减轻患者不适，有助于化疗顺利进行。

## （十一）出院标准

1. 患者一般情况良好，生命体征平稳正常。
2. 没有需要住院处理的并发症。

### 释义

■ 患者一般情况良好，生命体征平稳，未出现明显不良反应，或不良反应经处理已明显缓解，无明显不适即可达到出院标准。

■ 化疗相关的不良反应可发生于化疗之后，故应加强出院前患者教育，及时检测、记录和处理不良反应，避免严重不良反应的发生。

■ 建议出院应有详细的出院指导，包括化疗后相关注意事项、复诊及后续治疗计划、不良反应应急处理方案及联系方式等。

## （十二）变异及原因分析

1. 治疗前、中、后有感染、严重贫血、出血、梗阻及其他合并症者，需进行相关的诊断和治疗，可能延长住院时间并致费用增加。
2. 化疗后出现骨髓抑制，需要对症处理，导致治疗时间延长、费用增加。
3. 药物不良反应需要特殊处理，如过敏反应、神经毒性、心脏毒性等。
4. 高龄患者根据个体化情况具体实施。
5. 医师认可的变异原因分析，如药物使用减量。
6. 其他患者方面的原因等。

### 释义

■ 治疗前存在感染、严重贫血、出血、梗阻及其他合并症者，需要在及时控制、纠正的前提下进行术前化疗。有大出血病史、完全性梗阻者不宜进行术前化疗。

■ 治疗期间出现感染者需积极寻找感染部位，控制感染。及时完善血常规、感染相关实验室检查及病原学检查，警惕化疗引起的粒细胞减少合并感染，可予以升白细胞及抗感染治疗，必要时可采取隔离等保护措施。

■ 化疗中极少数可出现喉痉挛、视物障碍、过敏性休克、腹泻所致脱水、严重凝血障碍、精神障碍等严重不良反应，一旦出现应及时终止化疗，及时处理，待不良反应恢复后，经多学科讨论调整治疗策略。

**（十二）参考费用标准**

每周期 2000~15 000 元。

## 四、推荐表单

### （一）医师表单

**胃癌术前化疗临床路径医师表单**

适用对象：第一诊断胃癌（ICD-10：C16 伴 Z51.1）

行术前化疗

| 患者姓名： | 性别：　　年龄：　　门诊号： | 住院号： |
|---|---|---|
| 住院日期：　　年　月　日 | 出院日期：　　年　月　日 | 标准住院日：6~9 天 |

| 时间 | 住院第 1~2 天 | 住院第 2~5 天 | 住院第 5~8 天 |
|---|---|---|---|
| 主要诊疗工作 | □ 询问病史及体格检查<br>□ 完成病历书写<br>□ 完善检查<br>□ 交代病情 | □ 上级医师查房，根据检查结果完善诊疗方案<br>□ 完成化疗前准备<br>□ 根据体检、影像学检查、病理结果等，行病例讨论，确定化疗方案<br>□ 完成必要的相关科室会诊<br>□ 住院医师完成上级医师查房记录等病历书写<br>□ 签署化疗知情同意书、自费用品协议书<br>□ 向患者及家属交代化疗注意事项、可能出现的不良反应及应对措施 | □ 化疗<br>□ 住院医师完成病程记录<br>□ 上级医师查房<br>□ 向患者及家属交代病情及化疗后注意事项、可能出现的不良反应及应对措施 |
| 重点医嘱 | 长期医嘱：<br>□ 肿瘤内科护理常规<br>□ 三级护理<br>□ 饮食：根据患者情况<br>临时医嘱：<br>□ 胃镜、胸腹部增强 CT、盆腔增强 CT、颈部及锁骨上淋巴结超声，必要时 PET-CT、全身骨 ECT<br>□ 病理学活组织检查与诊断<br>□ 每周期化疗前检查项目：血常规、尿常规、大便常规+隐血、肝肾功能、电解质、血糖、CEA 等肿瘤标志物<br>□ 心电图 | 长期医嘱：<br>□ 患者既往基础用药<br>□ 补液治疗（水化、碱化）<br>□ 其他医嘱（化疗期间二级护理）<br>临时医嘱：<br>□ 化疗<br>□ 重要脏器保护<br>□ 止吐<br>□ 其他特殊医嘱 | 长期医嘱：<br>□ 患者既往基础用药<br>□ 补液治疗（水化、碱化）<br>□ 其他医嘱（化疗期间二级护理）<br>临时医嘱：<br>□ 化疗<br>□ 复查血常规、肝肾功能<br>□ 重要脏器保护<br>□ 止吐、止泻<br>□ 其他特殊医嘱 |
| 主要护理工作 | □ 入院介绍<br>□ 入院评估<br>□ 指导患者进行相关辅助检查 | □ 化疗前准备<br>□ 宣教 | □ 观察患者病情变化 |

续　表

| 时间 | 住院第1~2天 | 住院第2~5天 | 住院第5~8天 |
|---|---|---|---|
| 病情<br>变异<br>记录 | □无　□有，原因：<br>1.<br>2. | □无　□有，原因：<br>1.<br>2. | □无　□有，原因：<br>1.<br>2. |
| 护士<br>签名 | | | |
| 医师<br>签名 | | | |

| 时间 | 住院第 9 天（出院日） |
|------|------------------------|
| 主要诊疗工作 | □ 上级医师查房确定能否出院<br>□ 通知患者及家属准备出院<br>□ 向患者及家属交代出院后注意事项，不良反应及应对措施，预约复诊时间<br>□ 指导患者出院后监测血常规、血生化<br>□ 指导患者出院后完善影响学复查（疗效评估时）<br>□ 将出院记录的副本交给患者<br>□ 如果患者不能出院，在病程记录中说明原因和继续治疗的方案 |
| 重点医嘱 | **出院医嘱：**<br>□ 出院带药<br>□ 门诊随诊 |
| 病情变异记录 | □ 无　□ 有，原因：<br>1.<br>2. |
| 医师签名 | |

## （二）护士表单

### 胃癌术前化疗临床路径护士表单

适用对象：第一诊断为胃癌（ICD-10：C16 伴 Z51.1）
行术前化疗

| 患者姓名： | 性别： 年龄： | 住院号： |
|---|---|---|
| 住院日期： 年 月 日 | 出院日期： 年 月 日 | 标准住院日：6~9 天 |

| 时间 | 住院第 1 天 | 住院第 2~4 天 | 住院第 5~8 天（化疗日） |
|---|---|---|---|
| 健康宣教 | □ 入院宣教<br>□ 介绍主管医师、护士<br>□ 介绍环境、设施<br>□ 介绍住院注意事项<br>□ 介绍探视和陪伴制度<br>□ 介绍贵重物品制度 | □ 化疗前宣教<br>□ 告知化疗前检查、实验室检查项目及注意事项<br>□ 宣教疾病知识、说明术前化疗的目的<br>□ 化疗前准备及化疗过程<br>□ 告知相关药物知识及不良反应预防<br>□ 责任护士与患者沟通，了解心理反应指导应对方法 | □ 化疗后宣教<br>□ 告知监护设备的功能及注意事项<br>□ 告知输液管路功能及化疗过程中的注意事项<br>□ 告知化疗后可能出现的情况的应对方式<br>□ 给予患者及家属心理支持<br>□ 再次明确探视陪伴须知 |
| 护理处置 | □ 核对患者信息，佩戴腕带<br>□ 卫生处置：剪指（趾）甲、沐浴、更换病号服<br>□ 入院评估<br>□ 测量体重、身高 | □ 协助医师完成化疗前检查<br>□ 化疗前准备 | □ 核对患者资料，签字确认<br>□ 接通各管路，保持通畅<br>□ 心电监护（必要时） |
| 基础护理 | □ 三级护理<br>□ 患者安全管理 | □ 三级护理<br>□ 卫生处置<br>□ 患者睡眠管理<br>□ 患者安全管理 | □ 二/一级护理<br>□ 患者安全管理 |
| 专科护理 | □ 护理查体<br>□ 病情观察<br>□ 呕吐物及大便性状的观察<br>□ 腹部体征的观察<br>□ 跌倒及压疮等风险因素评估，需要时，安置危险标志<br>□ 心理护理 | □ 相关指标监测，如血压、血糖等<br>□ 病情观察<br>□ 呕吐物及大便性状的观察<br>□ 腹部体征的观察<br>□ 心理护理<br>□ 饮食指导 | □ 评估生命体征、患者症状、穿刺输液部位<br>□ 病情观察<br>□ 呕吐物及大便的观察<br>□ 腹部体征的观察<br>□ 心理护理 |
| 病情变异记录 | □ 无 □ 有，原因：<br>1.<br>2. | □ 无 □ 有，原因：<br>1.<br>2. | □ 无 □ 有，原因：<br>1.<br>2. |
| 护士签名 | | | |

| 时间 | 住院第 9 天<br>（出院日） |
|---|---|
| 健康宣教 | □ 出院宣教<br>□ 复查时间<br>□ 服药方法<br>□ 活动休息<br>□ 指导饮食<br>□ 指导办理出院手续<br>□ 指导出院带管的注意事项 |
| 护理处置 | □ 办理出院手续 |
| 基础护理 | □ 三级护理<br>□ 晨晚间护理<br>□ 协助或指进食、进水<br>□ 患者安全管理 |
| 专科护理 | □ 病情观察<br>□ 监测生命体征<br>□ 出血、穿孔、感染等并发症的观察<br>□ 大便的观察<br>□ 腹部体征的观察<br>□ 心理护理<br>□ 出院指导（告知化疗后可能出现的情况的应对方式） |
| 病情变异记录 | □ 无　□ 有，原因：<br>1.<br>2. |
| 护士签名 | |

## （三）患者表单

### 胃癌术前化疗临床路径患者表单

适用对象：第一诊断为胃癌（ICD-10：C16 伴 Z51.1）
行术前化疗

| 患者姓名： | 性别： 年龄： 门诊号： | 住院号： |
|---|---|---|
| 住院日期： 年 月 日 | 出院日期： 年 月 日 | 标准住院日：6~9 天 |

| 时间 | 入院第1天 | 住院第2~4天 | 住院第5~8天 |
|---|---|---|---|
| 医患配合 | □ 配合询问病史、收集资料，详细告知既往史、用药史、过敏史、家族史<br>□ 配合进行体格检查<br>□ 有任何不适告知医师 | □ 配合完善化疗前相关检查：采血、留尿便、心电图、胃镜、胸腹部增强 CT、盆腔增强 CT 等<br>□ 医师与患者及家属介绍病情及化疗谈话及签字 | □ 及时告知化疗过程中的特殊情况和症状<br>□ 医师向患者及家属交代化疗中及化疗后注意事项、不良反应及应对措施 |
| 护患配合 | □ 配合测量体温、脉搏、呼吸、血压、体重<br>□ 配合完成入院护理评估<br>□ 接受入院宣教（环境介绍、病室规定、订餐制度、贵重物品保管等）<br>□ 配合执行探视和陪伴制度<br>□ 有任何不适告知护士 | □ 配合测量体温、脉搏、呼吸、询问排便次数及性状<br>□ 接受化疗前宣教<br>□ 接受饮食宣教<br>□ 自行卫生处置：剪指（趾）甲、剃胡须、沐浴<br>□ 配合执行探视和陪伴制度 | □ 配合测量体温、脉搏、呼吸、询问排便次数及性状<br>□ 接受输液、注射、服药等治疗<br>□ 接受药物宣教<br>□ 接受饮食宣教<br>□ 有任何不适告知护士<br>□ 配合执行探视和陪伴制度 |
| 饮食 | □ 遵医嘱饮食 | □ 遵医嘱饮食 | □ 遵医嘱饮食 |
| 排泄 | □ 正常排尿便 | □ 正常排尿便 | □ 正常排尿便 |
| 活动 | □ 正常活动 | □ 正常适度活动，避免疲劳 | □ 正常适度活动，避免疲劳 |

| 时间 | 住院第 9 天（出院日） |
|---|---|
| 医患配合 | □ 接受出院前指导<br>□ 获取出院诊断证明书<br>□ 指导化疗后可能出现的不良反应及应对措施<br>□ 指导出院后复查项目及流程 |
| 护患配合 | □ 接受出院宣教<br>□ 办理出院手续<br>□ 获取出院带药<br>□ 指导服药方法、作用、注意事项<br>□ 指导复印病历程序 |
| 饮食 | □ 遵医嘱饮食 |
| 排泄 | □ 正常排尿便 |
| 活动 | □ 正常适度活动，避免疲劳 |

## 附：原表单（2012 年版）

### 胃癌术前化疗临床路径表单

适用对象：第一诊断胃癌（ICD-10：C16 伴 Z51.1）
行术前化疗

| 患者姓名： | 性别： | 年龄： | 门诊号： | 住院号： |

| 住院日期： 年 月 日 | 出院日期： 年 月 日 | 标准住院日：6~9 天 |

| 时间 | 住院第 1~2 天 | 住院第 2~5 天 | 住院第 5~8 天 |
| --- | --- | --- | --- |
| 主要诊疗工作 | □ 询问病史及体格检查<br>□ 完成病历书写<br>□ 完善检查<br>□ 交代病情 | □ 上级医师查房，根据检查结果完善诊疗方案<br>□ 完成化疗前准备<br>□ 根据体检、影像学检查、病理结果等，行病例讨论，确定化疗方案<br>□ 完成必要的相关科室会诊<br>□ 住院医师完成上级医师查房记录等病历书写<br>□ 签署化疗知情同意书、自费用品协议书、输血同意书<br>□ 向患者及家属交代化疗注意事项 | □ 化疗<br>□ 住院医师完成病程记录<br>□ 上级医师查房<br>□ 向患者及家属交代病情及化疗后注意事项 |
| 重点医嘱 | 长期医嘱：<br>□ 肿瘤内科护理常规<br>□ 二级护理<br>□ 饮食：根据患者情况<br>临时医嘱：<br>□ 胃镜、X 线胸片（正侧位）或胸部 CT、腹部增强 CT、盆腔超声、颈部及锁骨上淋巴结超声<br>□ 病理学活组织检查与诊断<br>□ 每周期化疗前检查项目：<br>□ 血常规、尿常规、大便常规+隐血<br>□ 肝肾功能、电解质、血糖、凝血功能、CEA<br>□ 心电图 | 长期医嘱：<br>□ 患者既往基础用药<br>□ 补液治疗（水化、碱化）<br>□ 其他医嘱（化疗期间一级护理）<br>临时医嘱：<br>□ 化疗<br>□ 重要脏器保护<br>□ 止吐<br>□ 其他特殊医嘱 | 长期医嘱：<br>□ 患者既往基础用药<br>□ 补液治疗（水化、碱化）<br>□ 其他医嘱（化疗期间一级护理）<br>临时医嘱：<br>□ 化疗<br>□ 复查血常规、肝肾功能<br>□ 重要脏器保护<br>□ 止吐、止泻<br>□ 其他特殊医嘱 |
| 主要护理工作 | □ 入院介绍<br>□ 入院评估<br>□ 指导患者进行相关辅助检查 | □ 化疗前准备<br>□ 宣教 | □ 观察患者病情变化 |

续　表

| 时间 | 住院第 1~2 天 | 住院第 2~5 天 | 住院第 5~8 天 |
|---|---|---|---|
| 病情<br>变异<br>记录 | □无　□有，原因：<br>1.<br>2. | □无　□有，原因：<br>1.<br>2. | □无　□有，原因：<br>1.<br>2. |
| 护士<br>签名 | | | |
| 医师<br>签名 | | | |

| 时间 | 住院第 6~9 天 |
|---|---|
| 主要诊疗工作 | □ 上级医师查房，评估患者化疗后病情变化情况，确定是否转手术治疗及手术治疗方案 |
| 重点医嘱 | **出院医嘱：**<br>□ 转手术治疗 |
| 主要护理工作 | □ 术前准备 |
| 病情变异记录 | □ 无　□ 有，原因：<br>1.<br>2. |
| 护士签名 | |
| 医师签名 | |

# 第二十六章

# 胃癌术后辅助化疗临床路径释义

## 一、胃癌术后辅助化疗编码

1. 卫计委原编码

疾病名称及编码：胃癌（ICD-10：Z51.101）

2. 修改编码

疾病名称及编码：恶性肿瘤术后化疗（ICD-10：Z51.102）

## 二、临床路径检索方法

Z51.102

## 三、胃癌术后辅助化疗临床路径标准住院流程

### （一）适用对象

第一诊断为胃或食管胃结合部恶性肿瘤（ICD-10：Z51.101）

符合术后辅助化疗条件：术后病理证实胃或食管胃结合部腺癌，术后分期为ⅠB期、Ⅱ期、Ⅲ期（$T_3$、$T_4$或任何T、N+）、Ⅳ期不含远端转移行术后辅助化疗。

> **释义**
>
> ■ 适用对象编码参见第一部分。
>
> ■ 本路径适用于接受根治性手术切除的胃癌患者。根治性切除包括肿瘤的完整切除，阴性的外科切缘（如胃切缘，食管切缘，十二指肠切缘等），足够的淋巴结清扫范围。
>
> ■ 进入路径前必须有手术记录，详细的病理报告。术后病理为确认的ⅠB至Ⅳ期的胃或食管胃结合部腺癌。且术后CT或MRI等确认为根治术后无远端转移。

### （二）诊断依据

根据《临床诊疗指南·肿瘤分册》（中华医学会编著，人民卫生出版社），《AJCC癌症分期手册》（第7版）。

1. 症状：早期胃癌多数患者无明显症状，腹部疼痛与体重减轻是进展期胃癌最常见的临床症状。

2. 体格检查：腹部检查，左锁骨上淋巴结检查，直肠指诊。

3. 一般情况评估：体力状态评估。

4. 实验室检查：大便隐血试验，胃镜检查，腹部B超或CT，胸部X线片或CT，血清肿瘤标志物检查如CEA、CA72-4及CA19-9，三大常规，心电图等。

5. 病理证实胃或食管胃结合部腺癌。

> **释义**
>
> ■ 进入路径前必须有确诊胃或食管胃结合部腺癌的临床病理证据。

### （三）进入路径标准

1. 第一诊断必须符合（ICD-10：Z51. 101）胃癌疾病编码。
2. 符合化疗适应证，无化疗禁忌。
3. 当患者同时具有其他疾病诊断，但在住院期间不需要特殊处理也不影响第一诊断的临床路径流程实施时，可以进入路径。

> **释义**
>
> ■ 无明确的化疗禁忌，如血常规、血生化等符合化疗基本要求。
> ■ 患者根治术后体力恢复，可进半流质饮食或普通饮食，无需要特殊处理的合并症如消化道出血、梗阻、腹水、感染等。
> ■ 患者存在其他疾病，如高血压、糖尿病、冠心病等，必须调整控制良好，在住院期间不需要特殊处理。

### （四）标准住院日 5~7 天

> **释义**
>
> ■ 患者收治入院后，化疗前准备（化疗前评估）2~4 天，可根据临床科室不同的运行状况在此时间范围内完成诊治均符合路径要求。
> ■ 化疗相关的不良反应可发生在化疗后，故应加强出院前患者教育，强调及时检测，记录和处理不良反应，避免严重不良反应的发生。

### （五）住院期间的检查项目

1. 必需的检查项目：
（1）血常规、尿常规、大便常规+隐血。
（2）肝肾功能、电解质、血糖、血脂、消化道肿瘤标志物（CEA 必查，而 CA19-9、CA72-4、CA125、CA15-3 选查）。
（3）腹部及盆腔超声或增强 CT。
（4）X 线胸片或 CT、心电图。
2. 根据患者病情选择：
（1）胃镜、幽门螺杆菌检测、超声心动图、肺功能检查等。
（2）胃癌术后定期随访肿标和影像学检查：所有胃癌患者都应接受系统的随访。随访内容包括全面的病史询问和体格检查，每 3~6 个月随访 1 次，共 1~2 年；之后每 6~12 个月随访 1 次，共 3~5 年；以后每年 1 次。同时根据临床情况，建议不超过 6 个月行影像学检查（首选 CT 或 MRI，超声次选）或内镜检查（术后半年可以首次复查）。
（3）治疗或随访过程中有骨痛症状患者，加做骨扫描，不作为常规检查。
（4）PET-CT 不作为辅助治疗随访的常规检查。

> **释义**
>
> ■ 胃或食管胃结合部癌根治术后 4~8 周应完善必要的基线检查，以便后期随访。最主要的是评估患者处于根治术后状态，无肿瘤残留和远端转移。
>
> ■ 对于治疗前检查肿瘤标志物有升高者，术后可定期复查监测。
>
> ■ 建议按照上述建议进行随访检查。

## （六）化疗前准备

1. 体格检查、体能状况评分。
2. 排除化疗禁忌。
3. 患者、监护人或被授权人签署相关同意书。

> **释义**
>
> ■ 化疗前应根据卡氏评分和（或）ECOG 评分判断患者的体能状态，以评估患者的耐受程度和获益风险。术后患者化疗耐受性可能较差，每次化疗前需仔细评估。化疗药物使用剂量需要计算体表面积等，需要完善年龄、身高、体重等信息的收集。
>
> ■ 化疗前根据常规检查，如血常规、肝肾功能、心电图等，排除有化疗禁忌的患者。
>
> ■ 化疗前应客观地向患者和家属交代化疗的必要性、风险和获益，以及相关注意事项，并签署化疗知情同意书。

## （七）治疗方案的选择

根据《临床诊疗指南·肿瘤分册》（中华医学会编著，人民卫生出版社），《NCCN 胃癌临床实践指南》（每年更新）。

1. 术后分期 $T_2N_0M_0$：辅助化疗（以氟尿嘧啶为基础的单药化疗）或观察。
2. 术后分期 $T_3$、$T_4$ 或任何 T、N+：S1 单药 1 年或 XELOX 方案 8 周期或 ECF 方案围术期化疗 6 周期。

> **释义**
>
> ■ 胃癌术后辅助化疗方案如上所示，经过Ⅲ期临床研究证实有效性和安全性的方案即为 S1 和 XELOX 方案。围术期化疗为 ECF 方案。对于病理残留及肉眼残留的早期胃癌患者，术后推荐行氟尿嘧啶或紫杉类为基础的同步放化疗。与普通紫杉醇药物相比，注射用紫杉醇脂质体具有超敏风险较低、不良反应减轻、耐受性更好、半衰期延长、总有效率更高等优势，需结合肿瘤情况、患者对化疗的耐受性和经济承受能力综合考量选择使用。
>
> ■ $T_2N_0M_0$ 的患者 $D_2$ 术后辅助化疗的证据不足，可根据情况建议氟尿嘧啶单药治疗或观察。
>
> ■ 根据患者的年龄和脏器状态，建议由肿瘤内科专科医师会诊确定方案。具体使用按照标准的剂量执行。
>
> ■ 不同的化疗方案具有不同的毒性反应，充分和患者及家属沟通交代，避免其恐慌，预防并减少不良反应的发生。

### （八）化疗后必须复查的检查项目

1. 血常规：建议每周复查 1 次。根据具体化疗方案及血象变化，复查时间间隔可酌情增减。
2. 肝肾功能：每化疗周期复查 1 次。根据具体化疗方案及血象变化，复查时间间隔可酌情增减。

> **释义**
>
> ■ 化疗最常见的不良反应是胃肠道反应、骨髓毒性、肝肾功能损害等，定期复查血常规和肝肾功能，以便及早发现和对症处理。
>
> ■ 不同的化疗药物和化疗方案导致的不良反应出现的时间有差异，需密切监测。
>
> ■ 化疗后需要定期评估毒性反应，评价标准可参照 CTC-AE 4.0 进行。化疗后患者一般情况和体能状况也必须同期观察，如有变化及时调整治疗方案。

### （九）化疗中及化疗后治疗

化疗期间脏器功能损伤的相应防治：止吐、保肝、水化、抑酸、止泻、预防过敏、升白细胞及血小板、纠正贫血。

> **释义**
>
> ■ 化疗期间预防性的治疗如止吐、保肝、抑酸、预防过敏、预防术后并发症、升白细胞及血小板等治疗以期保护脏器功能，减轻患者不适，有助于化疗顺利进行。5-HT$_3$ 受体拮抗剂多拉司琼、格拉司琼，NK-1 受体拮抗剂等的使用均有助于预防化疗呕吐的发生。磷酸肌酸的使用有助于修复化疗损伤的细胞，减轻患者术后炎症反应，改善胃癌术后疲劳综合征症状。
>
> ■ 预防性治疗的选择应针对不同的化疗方案可能出现的不良反应合理应用。
>
> ■ 化疗期间出现脏器功能损伤根据 CTC-AE 4.0 版进行评估，及时对症处理和调整治疗方案。

### （十）出院标准

1. 完成既定化疗流程。
2. 无发热等感染表现。
3. 无 Ⅱ 度及以上的严重不良反应（根据 NCICTCAE 分级）。
4. 无未控制的疼痛。
5. 若行实验室检查，无需干预的异常结果。
6. 无需干预的其他并发症。

> **释义**
>
> ■ 患者完成了相关化疗流程，一般情况良好、生命体征平稳、无明显不适、无检验异常，即可达到出院标准。
>
> ■ 化疗相关不良反应可发生在出院后，故需要加强出院前教育，有详细的出院指导。包括注意事项、复诊计划、应急处理方案及联系方式等。

### (十一) 变异及原因分析

1. 化疗期间的合并症和 (或) 并发症, 需要进行相关的诊断和治疗, 导致住院时间延长、费用增加。

2. 因化疗严重不良反应导致的方案、药物或剂量的临时调整。

3. 消化道出血、穿孔, 肠梗阻、粘连等。

> **释义**
>
> ■ 化疗期间出现出血、梗阻、穿孔及其他合并症者, 需要及时控制和对症治疗, 并对化疗及时调整。
>
> ■ 化疗中出现严重不良反应如过敏性休克、粒细胞缺乏伴发热等, 立即终止化疗, 及时处理, 并应将不良反应的具体情况上报相关部门。

### 四、胃癌术后辅助化疗给药方案

**【用药选择】**

1. S-1 (替吉奥): 按体表面积给药, <$1.25m^2$, 每次 40mg; $1.25\sim1.5\ m^2$, 每次 50mg; ≥ $1.5\ m^2$, 每次 60mg, 每日 2 次。早餐晚餐后 30 分钟服用。连续口服 28 天, 休息 14 天为 1 个周期, 共 8 个周期。

2. XELOX 方案 (奥沙利铂+卡培他滨): 奥沙利铂 $130mg/m^2$, 第 1 天; 卡培他滨 $1000mg/m^2$, 每天 2 次, 早餐晚餐后 30 分钟服用, 第 1~14 天。21 天为 1 个周期, 共 8 个周期。

**【药学提示】**

1. S-1: 单药使用不良反应较轻, 耐受性较好。最常见的为消化道反应, 如恶心、呕吐、食欲缺乏、黏膜炎等; 还可见骨髓抑制和色素沉着。

2. 奥沙利铂: 最常见的不良反应为胃肠道 (腹泻、恶心、呕吐以及黏膜炎)、血液系统 (中性粒细胞减少、血小板减少) 以及神经系统反应 (急性、剂量累积性外周感觉神经病变)。

3. 卡培他滨: 与 S-1 相同, 为氟尿嘧啶类的口服制剂。常见的不良反应与 S-1 类似。比较特殊的是手足综合征。

**【注意事项】**

1. 药物剂量建议足量足疗程, 根据不良反应的分级, 再调整剂量。剂量减量后, 无特殊情况不再加量。

2. 奥沙利铂必须在 5% 葡萄糖溶液里配制。其神经毒性与冷刺激相关, 故输注奥沙利铂后不应接触任何冷刺激, 注意保暖, 以免诱发和加重神经毒性。主要表现为手足的麻木、触电感, 以外周感觉神经为主。

3. 卡培他滨的手足综合征主要表现在手足的皮肤, 轻度的为皮肤红斑、干裂、脱皮和肿胀, 严重者渗液、脱甲。建议使用凡士林等预防性涂抹保护, 严重者停用药物。

## 五、推荐表单

### （一）医师表单

#### 胃癌术后辅助化疗临床路径医师表单

适用对象：第一诊断为胃癌（ICD-10：Z51.101）行胃局部切除术、胃癌根治术或扩大胃癌根治术术后患者（ICD-9-CM-3：43.4-43.9）进行首次辅助化疗

| 患者姓名： | 性别： 年龄： 门诊号； | 住院号： |
|---|---|---|
| 住院日期： 年 月 日 | 出院日期： 年 月 日 | 标准住院日：5~7 天 |

| 时间 | 住院第 1 天 | 住院第 2 天 | 住院第 3~4 天 | 住院第 5~7 天 |
|---|---|---|---|---|
| 诊疗工作 | □ 询问病史<br>□ 体格检查<br>□ 开出各项检验检查项目<br>□ 完善医患沟通和病历书写<br>□ 上级医师查房 | □ 查看检查/检验报告，明确有无化疗禁忌<br>□ 上级医师查房，并制订化疗方案，交待化疗不良反应及注意事项<br>□ 签署化疗同意书<br>□ 完善病历书写 | □ 给予化疗及对症治疗<br>□ 观察患者化疗过程中的病情变化及不良反应<br>□ 上级医师查房，完善病历书写 | □ 复查血常规及肝肾功能<br>□ 根据患者检查结果及病情是否决定出院<br>□ 若出院，则交代出院随访事宜，并开具出院证明<br>□ 若病情不允许出院，根据病情制订下一步治疗方案<br>□ 完善病历书写 |
| 重点医嘱 | 长期医嘱：<br>□ 肿瘤科护理常规<br>□ 二级护理<br>□ 饮食<br>□ 根据患者一般情况给予相应治疗<br>临时医嘱：<br>□ 血、尿、大便常规+隐血<br>□ 肝肾功能、电解质、血糖、消化道肿瘤标志物<br>□ X 线胸片或胸 CT、心电图<br>□ 腹部及盆腔 CT<br>□ 病理或会诊病理<br>□ 必要时超声心动图、PET-CT、超声内镜检查 | 长期医嘱：<br>□ 肿瘤科护理常规<br>□ 二级护理<br>□ 饮食<br>□ 根据患者一般情况给予相应治疗<br>临时医嘱：<br>□ 明日行化疗 | 长期医嘱：<br>□ 肿瘤科护理常规<br>□ 二级护理<br>□ 饮食<br>□ 根据患者一般情况给予相应治疗<br>□ 化疗药物<br>□ 止吐药物<br>□ 其他对症治疗药物<br>临时医嘱：<br>□ 化疗药物<br>□ 其他对症治疗药物 | 出院医嘱：<br>□ 出院带药 |
| 变异 | □ 无 □ 有，原因： | □ 无 □ 有，原因： | □ 无 □ 有，原因： | □ 无 □ 有，原因： |
| 医师签名 | | | | |

## （二）护士表单

### 胃癌术后辅助化疗临床路径护士表单

适用对象：第一诊断为胃癌（ICD-10：Z51.101）行胃局部切除术、胃癌根治术或扩大胃癌根治术术后患者（ICD-9-CM-3：43.4-43.9）进行首次辅助化疗

患者姓名：　　　　　　性别：　　年龄：　　门诊号：　　住院号：

住院日期：　　年　月　日　　出院日期：　　年　月　日　　标准住院口：5~7天

| 时间 | 住院第1天 | 住院第2天 | 住院第3~4天 | 住院第5~7天 |
|---|---|---|---|---|
| 健康宣教 | □ 入院宣教<br>□ 介绍主管医师、护士<br>□ 介绍环境、设施<br>□ 介绍住院注意事项<br>□ 介绍探视和陪伴制度 | □ 指导患者到相关科室进行检查并讲明各种检查的目的 | □ 进行化疗期间饮食、防护及心理宣教 | □ 进行出院后饮食、防护等健康宣教 |
| 护理处置 | □ 核对患者，佩戴腕带<br>□ 建立入院护理病历 | □ 抽血，大小便常规检查 | □ 执行医嘱单 | □ 协助患者办理出院手续 |
| 基础护理 | □ 三级护理 | □ 三级护理 | □ 二级护理 | □ 三级护理 |
| 专科护理 | □ 病情观察<br>□ 需要时，填写跌倒及压疮防范表<br>□ 需要时，请家属陪伴<br>□ 确定饮食种类<br>□ 心理护理 | □ 病情观察<br>□ 遵医嘱完成相关检查<br>□ 心理护理 | □ 遵医嘱治疗<br>□ 观察不良反应的发生<br>□ 心理护理 | □ 观察不良反应的发生<br>□ 出院指导<br>□ 心理护理 |
| 重点医嘱 | □ 详见医嘱执行单 | □ 详见医嘱执行单 | □ 详见医嘱执行单 | □ 详见医嘱执行单 |
| 护士签名 | | | | |

## （三）患者表单

### 胃癌术后辅助化疗临床路径患者表单

适用对象：第一诊断为胃癌（ICD-10：Z51.101）行胃局部切除术、胃癌根治术或扩大胃癌根治术术后患者（ICD-9-CM-3：43.4-43.9）进行首次辅助化疗

| 患者姓名： | | 性别： 年龄： 门诊号： | | 住院号： |
|---|---|---|---|---|
| 住院日期： 年 月 日 | | 出院日期： 年 月 日 | | 标准住院日：5~7 天 |

| 时间 | 住院第 1 天 | 住院第 2 天 | 住院第 3~4 天 | 住院第 5~7 天 |
|---|---|---|---|---|
| 医患配合 | □ 配合病史采集<br>□ 配合体格检查 | □ 配合完善相关检查<br>□ 医师与患者及家属介绍病情及化疗谈话签字 | □ 配合化疗药物的治疗<br>□ 配合治疗注意事项 | □ 接受出院前指导<br>□ 知道下次返院时间<br>□ 了解出院后定期复查时间和项目 |
| 护患配合 | □ 配合测量生命体征<br>□ 配合完成入院护理评估（简单询问病史、过敏史、用药史）<br>□ 接受入院宣教（环境介绍、病室规定等）<br>□ 配合执行探视和陪伴制度<br>□ 有任何不适告知护士 | □ 配合测量体温、脉搏、呼吸<br>□ 接受化疗前宣教<br>□ 接受饮食宣教 | □ 配合测量体温、脉搏、呼吸<br>□ 接受化疗宣教<br>□ 接受饮食宣教<br>□ 接受心理宣教 | □ 接受出院宣教<br>□ 办理出院手续<br>□ 获取出院带药<br>□ 知道服药方法、作用、注意事项<br>□ 知道复印病历程序 |
| 饮食 | □ 遵医嘱饮食 | □ 遵医嘱饮食 | □ 遵医嘱饮食 | □ 遵医嘱饮食 |
| 活动 | □ 正常适度活动 | □ 正常适度活动 | □ 正常适度活动，避免疲劳 | □ 正常适度活动，避免疲劳 |

## 附：原表单（2016年版）

### 胃癌术后辅助化疗临床路径表单

适用对象：第一诊断为胃癌（ICD-10：Z51.101）行胃局部切除术、胃癌根治术或扩大胃癌根治术术后患者（ICD-9-CM-3：43.4-43.9）进行首次辅助化疗

| 患者姓名： | 性别： 年龄： 门诊号： | 住院号： |
|---|---|---|
| 住院日期： 年 月 日 | 出院日期： 年 月 日 | 标准住院口：5~7天 |

| 时间 | 住院第1天 | 住院第2天 | 住院第3~4天 | 住院第5~7天 |
|---|---|---|---|---|
| 诊疗工作 | □ 询问病史<br>□ 体格检查<br>□ 开出各项检验检查项目<br>□ 完善医患沟通和病历书写<br>□ 上级医师查房 | □ 查看检查/检验报告，明确有无化疗禁忌<br>□ 上级医师查房，并制订化疗方案，交待化疗不良反应及注意事项<br>□ 签署化疗同意书<br>□ 完善病历书写 | □ 给予化疗及对症治疗<br>□ 观察患者化疗过程中的病情变化及不良反应<br>□ 上级医师查房，完善病历书写 | □ 复查血常规及肝肾功能<br>□ 根据患者检查结果及病情是否决定出院<br>□ 若出院，则交待出院随访事宜，并开具出院证明<br>□ 若病情不允许出院，根据病情制订下一步治疗方案<br>□ 完善病历书写 |
| 重点医嘱 | **长期医嘱：**<br>□ 肿瘤科护理常规<br>□ 二级护理<br>□ 饮食<br>□ 根据患者一般情况给予相应治疗<br>**临时医嘱：**<br>□ 血、尿、大便常规+隐血<br>□ 肝肾功能、电解质、血糖、血脂、消化道肿瘤标志物<br>□ X线胸片、心电图<br>□ 腹部及盆腔超声、CT或浅表淋巴结超声<br>□ 病理或会诊病理<br>□ 必要时超声心动图、PET-CT、超声内镜检查 | **长期医嘱：**<br>□ 肿瘤科护理常规<br>□ 二级护理<br>□ 饮食<br>□ 根据患者一般情况给予相应治疗<br>**临时医嘱：**<br>□ 明日行化疗 | **长期医嘱：**<br>□ 肿瘤科护理常规<br>□ 二级护理<br>□ 饮食<br>□ 根据患者一般情况给予相应治疗<br>□ 化疗药物<br>□ 止吐药物<br>□ 其他对症治疗药物<br>**临时医嘱：**<br>□ 化疗药物<br>□ 其他对症治疗药物 | **出院医嘱：**<br>□ 出院带药 |

续　表

| 时间 | 住院第1天 | 住院第2天 | 住院第3~4天 | 住院第5~7天 |
|---|---|---|---|---|
| 护理工作 | □ 按入院流程做入院介绍<br>□ 入院评估<br>□ 进行入院健康教育 | □ 抽血，大小便常规检查<br>□ 指导患者到相关科室进行检查并讲明各种检查的目的<br>□ 进行化疗期间饮食、防护及心理宣教 | □ 进行化疗期间饮食、防护及心理宣教 | □ 协助患者办理出院手续<br>□ 进行出院后饮食、防护等健康宣教 |
| 变异 | □无　□有，原因： | □无　□有，原因： | □无　□有，原因： | □无　□有，原因： |
| 护士签名 | | | | |
| 医师签名 | | | | |

# 第二十七章

# 晚期胃癌姑息化疗临床路径释义

## 一、晚期胃癌姑息化疗编码

　　疾病名称及编码：胃癌（ICD-10：C16 伴 Z51.1）

　　　　　　　　　　　恶性肿瘤化学治疗（ICD-10：Z51.1）

## 二、临床路径检索方法

　　C16 伴 Z51.1

## 三、晚期胃癌姑息化疗临床路径标准住院流程

### （一）适用对象

1. 第一诊断为胃癌（ICD-10：C16 伴 Z51.1）

2. 姑息化疗：有复发转移胃癌患者，或因其他原因无法根治手术的患者。

> **释义**
>
> ■ 适用对象编码参见第一部分。
>
> ■ 初次诊断的胃癌需要有病理组织学证据。
>
> ■ 本路径适用于初诊时伴有远处脏器或组织转移（包括肝、肺、卵巢、骨、脑、腹膜、腹膜后、锁骨上、颈部淋巴结转移）、胃癌根治术后出现的复发和转移或因各种原因无法行根治手术的患者。但部分孤立单发转移或潜在可切除患者，需进入其他相应路径。
>
> ■ 姑息化疗要结合患者体力状况、症状和体征、病理类型、肿瘤负荷、肿瘤发展速度、经济状况和患者意愿，与患者及家属充分沟通疾病预后和治疗预期效果和风险后制订和实施。

### （二）诊断依据

根据原卫生部《胃癌诊疗规范（2011 年）》、NCCN《胃癌临床实践指南中国版（2017年）》等。

1. 临床表现：上腹不适、隐痛、贫血等。

2. 大便隐血试验多呈持续阳性。

3. 胃镜检查明确肿瘤情况，取活组织检查作出病理学诊断。

4. 影像学检查提示并了解有无淋巴结及脏器转移、肿瘤局部脏器浸润，气钡双重造影检查了解肿瘤大小、形态和病变范围。

5. 根据上述检查结果进行临床分期。

> **释义**
>
> ■ 本路径的制定主要参考国内权威参考书籍和诊疗指南。
>
> ■ 症状和体征是诊断胃癌的初步依据，常见症状为无规律的上腹疼痛、食欲缺乏、饱胀不适、消瘦、贫血，晚期可以出现呕血和黑便。食管胃结合部癌可出现进食哽噎，胃窦幽门癌可出现上腹胀、呕吐等幽门梗阻症状。体征包括腹部包块，颈部和锁骨上肿大淋巴结，移动性浊音和腹膜转移引起的肠梗阻表现。
>
> ■ 实验室检查大便隐血可为阳性，肿瘤标志物 CEA 和 CA19-9 常见升高。
>
> ■ 确诊主要病理组织活检，常规胃镜活检病理阴性而其他影像学检查结果提示肿瘤者应重复胃镜活检或改行超声内镜活检。活检癌组织除了常规 HE 染色，应行 HER2 基因检测。
>
> ■ 应行充分影像学检查以明确分期，原发灶和转移灶情况。腹盆腔 CT 检查如无禁忌证应行增强 CT。

## （三）标准住院日 5~9 天

> **释义**
>
> ■ 患者收治入院后，化疗前准备（化疗前评估）2~4 天，可根据临床科室不同的运行情况在此时间范围内完成诊治均符合路径要求。可能包括确诊性质的部分检查需在入院前完成。
>
> ■ 化疗相关的不良反应可发生在化疗后，故应加强出院前患者教育，以及时检测、记录和处理不良反应，避免严重不良反应的发生。

## （四）进入路径标准

1. 第一诊断必须符合 ICD-10：C16 伴 Z51.1 胃癌疾病编码。
2. 有复发转移或准备入院检查确认复发转移，或因其他原因无法根治手术
3. 无需特殊处理的合并症，如消化道大出血、幽门梗阻、胸腹腔积液、肠梗阻等。
4. 当患者合并其他疾病，但住院期间不需要特殊处理也不影响第一诊断的临床路径流程实施时，可以进入路径。

> **释义**
>
> ■ 进入路径前必须有明确的胃癌病理证据。
>
> ■ 本路径适用于初诊时伴有远处脏器或组织转移（包括肝、肺、卵巢、骨、脑、腹膜、腹膜后、锁骨上、颈部淋巴结转移）、胃癌根治术后出现的复发和转移或因各种原因无法行根治手术的患者。但部分孤立单发转移或潜在可切除患者，需进入其他相应路径。
>
> ■ 如患者存在需要立即处理的合并症，如消化道大出血、幽门梗阻、肠梗阻、大量胸腹腔积液影响心肺功能，不建议化疗。应给予相应药物、手术、介入、穿刺引流等手段改善症状后再行化疗。

　　■ 如患者入院诊治时存在伴随疾病，要正确评估伴随疾病的严重程度。严重的高血压、糖尿病、冠心病、心律失常、心肺功能不全、肝肾功能不全、感染、出血倾向患者不宜马上进入路径。应给予相应的积极治疗明显改善上述疾病并达到化疗标准后方可考虑进入路径，否则将增大化疗风险。

### （五）明确诊断及入院常规检查需 1~3 天

1. 基线及评效检查项目：

（1）胃镜、X 线胸片（正侧位）或胸部 CT、腹部增强 CT、盆腔增强 CT、颈部及锁骨上淋巴结超声。

（2）病理学活组织检查与诊断（必要时）。

2. 每周期化疗前检查项目：

（1）血常规、尿常规、大便常规+隐血。

（2）肝肾功能、电解质、血糖、凝血功能、CEA。

（3）心电图。

3. 根据情况可选择的检查项目：

（1）AFP、CA19-9、CA125、CA72-4、CA242、HER2 免疫组化检测。

（2）上消化道造影，特别是气钡双重造影（对疑有幽门梗阻的患者，建议使用水溶性对比剂）。

（3）必要时可以在基线和评效时行超声胃镜检查。

（4）骨扫描：对怀疑有骨转移的胃癌患者，应行骨扫描筛查。

（5）合并其他疾病的相关检查。

> **释义**
>
> 　　■ 化疗前的基线检查是评价疗效的重要依据，要尽可能的充分，不同医院可以根据自己的实际条件有所不同。腹盆腔检查推荐强化的 CT 或 MRI，但 CT 更为常用。肝脏、脑和骨转移首选 MRI。
>
> 　　■ 建议常规检测 HER2 状态，如 HER2 免疫组化为（++），应进一步 FISH/SISH 检测。
>
> 　　■ PET-CT 在胃癌有一定的假阴性和假阳性率，尤其直径<1cm 的病灶漏诊率较高，因此 PET-CT 并非常规检查。但对于常规检查不能明确的可疑病灶，PET-CT 仍有重要的价值。
>
> 　　■ 血常规、肝肾功能、电解质、血糖、出凝血功能、心肺功能必须有基本的评估，是否能够接受化疗。

### （六）化疗前准备

1. 体格检查、体能状况评分。

2. 排除化疗禁忌。

3. 患者、监护人或被授权人签署相关同意书。

释义

■ 详细的体格检查和病史采集是发现病灶、准确判断患者身体状态、合理开具检查和治疗的基础。化疗剂量的制订需要根据患者的体表面积计算。

■ 化疗前应根据卡氏评分或 ECOG 评分判断患者的体能状态，并充分排查化疗禁忌证，以准确评估患者化疗的风险和获益。

■ 化疗前医师应充分客观地与患者及家属沟通化疗的风险获益和花费等信息，并签署相关同意书。

## （七）化疗药物

| 药物 | 给药剂量（mg/m²）及给药途径 | 给药时间及周期间隔 |
|---|---|---|
| 替吉奥 | 40，bid，po | d1~14，q3w |
| 卡培他滨 | 1000，bid，po | d1~14，q3w |
| 5-FU | 425~750，civ，24h<br>800~1200，civ，22h | d1~5，q3w<br>d1~2，q2w |
| 顺铂 | 60~80，iv drip | d1 或分 2~3d，q3w |
| 奥沙利铂 | 130，iv drip<br>85，iv drip | d1，q3w<br>d1，q2w |
| 紫杉醇 | 150~175，iv drip | d1 或分为 d1、d8，q3w |
| 多西紫杉醇 | 60~75，iv drip | d1，q3w |
| 表柔比星 | 50~60，iv | d1，q3w |
| 醛氢叶酸 | 20~200，iv | d1~2，q2w |
| 伊立替康 | 180mg，iv | d1，q2w |

释义

■ 胃癌化疗常用药物大多经过大样本的前瞻性随机对照研究证实了有效性和安全性，具体用药及剂量参见上表。

■ 不同的化疗方案具有不同的毒性特点，应根据患者年龄、体力状态、伴随疾病、病理特征、肿瘤负荷和伴随症状等综合考量选择和制订。如有心脏基础疾病者不宜选用蒽环类药物，消化道通畅程度不佳者不宜选用口服药，合并消化道出血的深大溃疡型胃癌不宜选用紫杉类药物等。

### （八）选择化疗方案

1. 推荐使用两药或 3 药联合方案，对体力状态差、高龄患者，可以考虑采用口服氟尿嘧啶类药物或紫杉类药物的单药化疗方案。
2. 两药方案包括：5-FU+顺铂、卡培他滨+顺铂、替吉奥+顺铂、卡培他滨+奥沙利铂（XELOX）、FOLFOX、替吉奥+奥沙利铂、卡培他滨+紫杉醇、FOLFIRI。
3. 3 药方案包括：ECF 及其衍生方案（EOX、ECX、EOF），DCF 及其改良方案等。

> **释义**
>
> ■ 姑息化疗要结合患者体力状况、症状和体征、病理类型、肿瘤负荷、肿瘤发展速度、经济状况和患者意愿，与患者及家属充分沟通疾病预后和治疗预期效果和风险后制订和实施。
>
> ■ 胃癌姑息化疗方案参考原卫生部《胃癌诊疗规范（2011 年）》和《NCCN 胃癌指南（2017）》制订。胃癌姑息化疗联合方案疗效优于单药，但对于体力状态差、年老体弱者，单药方案更为适宜，此类患者可以选用口服氟尿嘧啶类药物或紫杉类单药方案。对于体力状态好、症状明显、肿瘤负荷大、疾病发展迅速的患者，建议给予两药或者 3 药的联合方案化疗。化疗耐受性差时，可考虑加用抗肿瘤植物化学药榄香烯乳注射液、口服乳，协同增强抗肿瘤疗效，并减轻化疗不良反应。
>
> ■ 伊立替康单药方案目前仅用于胃癌二线治疗。

### （九）化疗后必须复查的检查项目

1. 血常规：建议每周复查 1~2 次。根据具体化疗方案及血象变化，复查时间间隔可酌情增减。
2. 肝肾功能：每周期复查 1 次。根据具体化疗方案及结果，复查时间间隔可酌情增减。

> **释义**
>
> ■ 化疗引起的骨髓抑制是最常见的不良反应，发生时间多在化疗开始后 7~14 天，第 2 周血常规复查建议查 2 次。但不同方案不同剂量强度化疗带来骨髓抑制出现早晚不一、程度不一，可以根据实际情况酌情增减复查频率。
>
> ■ 肝肾功能损伤是化疗常见不良反应之一，大多数胃癌化疗药物都经肝脏代谢，而顺铂的肾脏毒性较为明显，因此肝肾功能需要定期检测。

### （十）化疗中及化疗后治疗

化疗期间脏器功能损伤的相应防治：止吐、保肝、水化、抑酸、止泻、预防过敏、升白细胞及血小板、纠正贫血。

> **释义**
>
> ■ 化疗可以引起各系统不良反应，包括恶心呕吐、肝肾功能损伤、胃肠黏膜炎症、过敏、骨髓抑制等。止吐药物可以预防给药，紫杉类药物要给予抗过敏预处理，大剂量顺铂需要同步水化利尿，但是并不推荐常规给予预防性保肝、升血、止泻和抑酸治疗。

## （十一）出院标准

1. 患者一般情况良好，生命体征平稳正常。
2. 没有需要住院处理的并发症。

> **释义**
>
> ■ 患者一般情况良好、生命体征平稳、无明显不适可以出院。
> ■ 化疗相关不良反应可以发生在化疗后，故应加强出院前患者教育，以及时检查、发现、记录和处理不良反应。
> ■ 出院指导应包括注意事项、复诊计划、应急处理方案和联系方式等。

## （十二）变异及原因分析

1. 治疗前、中、后有感染、严重贫血、出血、梗阻及其他合并症者，需进行相关的诊断和治疗，可能延长住院时间并致费用增加。
2. 化疗后出现骨髓抑制，需要对症处理，导致治疗时间延长、费用增加。
3. 药物不良反应需要特殊处理，如过敏反应、神经毒性、心脏毒性等。
4. 对 HER2 表达呈阳性（免疫组化染色呈+++，或免疫组化染色呈++且 FISH 检测呈阳性）的晚期胃癌患者，可考虑在化疗的基础上，联合使用分子靶向治疗药物曲妥珠单抗，导致费用增加。
5. 高龄患者根据个体化情况具体实施。
6. 医师认可的变异原因分析，如药物减量使用。
7. 其他患者方面的原因等。

> **释义**
>
> ■ 化疗后出现骨髓抑制为最常见不良反应，需要密切监测、及时治疗，否则易合并感染甚至严重不良事件发生，导致治疗时间延长、费用增加。
> ■ 胃癌化疗方案中部分药物较易发生过敏，如紫杉类药物和奥沙利铂。严重的过敏反应可以导致休克甚至死亡，相应的处理有可能导致住院时间延长和费用增加。蒽环类药物具有剂量限制性心脏毒性，奥沙利铂具有剂量累积性神经毒性，这些毒性反应的处理都可能导致住院时间延长和费用增加。
> ■ 高龄患者由于脏器功能退化，化疗过程中易出现耐受不良、不良反应大、恢复慢、并发症多等情况导致剂量下调和化疗间期拉长，住院时间延长和费用增加。

**（十三）参考费用标准**

每周期 2000~15 000 元。

## 四、晚期胃癌姑息化疗方案

**【方案和基本原则】**

1. 参考《胃癌诊疗规范（2011 年）》《NCCN 胃癌指南（2017）》和《中华人民共和国药典临床用药须知（2015）》。晚期胃癌姑息化疗的主要化疗药物包括紫杉类药物、铂类药物、氟尿嘧啶类药物、蒽环类药物和拓扑异构酶抑制剂。姑息化疗前应充分考虑和评估患者的体力状态、伴随疾病、肿瘤负荷、肿瘤发展速度和症状、患者的意愿和经济条件，进而合理选择。年老体弱者选择单药化疗，身体耐受性良好可以考虑选择双药联合或 3 药联合方案。HER2 阳性者应考虑给予曲妥珠单抗联合化疗。曲妥珠单抗 8mg/kg，静脉滴注，d1，第 1 周期；第 2 周期及以后 6mg/kg，静脉滴注，q3w。或者曲妥珠单抗 6mg/kg，静脉滴注，d1，第 1 周期；第 2 周期及以后 4mg/kg，静脉滴注，q2w。

（1）双药方案

PF：

顺铂 75mg/m$^2$，iv，d1（亦可分 3 天输注）

5-FU 600~750mg/m$^2$，iv，持续 24 小时，d1~5，q4w

XP：

顺铂 75mg/m$^2$，iv，d1（亦可分 3 天输注）

卡培他滨 1000mg/m$^2$，po，bid，d1~14，q3w

mFOLFOX6：

奥沙利铂 85mg/m$^2$，iv，d1

四氢叶酸 400mg/m$^2$，iv，d1

5-FU 400mg/m$^2$，iv（团注），d1

5-FU 1200mg/m$^2$，iv，持续 24 小时，d1~2，q2w

XELOX：

卡培他滨 1000mg/m$^2$，po，bid，d1~14

奥沙利铂 130mg/m$^2$，iv，d1，q3w

XP：

卡培他滨 1000mg/m$^2$，po，bid，d1~14

顺铂 75mg/m$^2$，iv，d1（可分 3 天输注），q3w

SP：

顺铂 75mg/m$^2$，iv，d1（可分 3 天输注），q3w

替吉奥 40mg，po，bid，d1~14，q3w（BSA ≤ 1.25m$^2$）；50mg，po，bid，d1~14，q3w（1.25m$^2$<BSA≤1.5m$^2$）；60mg，po，bid，d1~14，q3w（BSA>1.5m$^2$）

TP：

紫杉醇 175mg/m$^2$，iv，d1

顺铂 75mg/m$^2$，iv，d1（可分 3 天输注），q3w

DP：

多西他赛 70~85mg/m$^2$，iv，d1

顺铂 70~75mg/m$^2$，iv，d1（可分 3 天输注），q3w

PX：

紫杉醇 175mg/m$^2$，iv，d1

卡培他滨 1000mg/m$^2$，po，bid，d1~14

TS：

多西他赛 75mg/m$^2$，iv，d1

替吉奥 40mg，po，bid，d1～14，q3w（BSA≤1.25m$^2$）；50mg，po，bid，d1～14，q3w（1.25m$^2$<BSA≤1.5m$^2$）；60mg，po，bid，d1～14，q3w（BSA>1.5m$^2$）

（2）3 药方案

DCF：

多西他赛 60～75mg/m$^2$，iv，d1

顺铂 60～75mg/m$^2$，iv，d1（可分 3 天输注）

5-FU 600～750mg/m$^2$，iv，持续 24 小时，d1～5，q4w

ECF 改良方案：

表柔比星 50mg/m$^2$，iv，d1

顺铂 60mg/m$^2$，iv，d1

5-FU 600～750mg/m$^2$，iv，持续 24 小时，d1～5，q3w

EOF：

表柔比星 50mg/m$^2$，iv，d1

奥沙利铂 100～130mg/m$^2$，iv，d1

5-FU 600～750mg/m$^2$，iv，持续 24 小时，d1～5，q3w

ECX：

表柔比星 50mg/m$^2$，iv，d1

顺铂 60mg/m$^2$，iv，d1

卡培他滨 625～825mg/m$^2$，po，bid，d1～21，q3w

EOX：

表柔比星 50mg/m$^2$，iv，d1

奥沙利铂 100～130mg/m$^2$，iv，d1

卡培他滨 625～825mg/m$^2$，po，bid，d1～21，q3w

（3）单药方案

卡培他滨 1000～1250mg/m$^2$，po，bid，d1～14，q3w

替吉奥 40mg，po，bid，d1～14，q3w（BSA≤1.25m$^2$）；50mg，po，bid，d1～14，q3w（1.25m$^2$<BSA≤1.5m$^2$）；60mg，po，bid，d1～14，q3w（BSA>1.5m$^2$）。或者连续服用 4 周休息 2 周后重复

多西他赛 60～75mg/m$^2$，iv，d1，q3w

紫杉醇 150～175mg/m$^2$，iv，d1，q3w

紫杉醇 80mg/m$^2$，iv，d1、8、15，q4w

2. 二线治疗：可以选用未使用过的一线联合化疗方案或选择单药方案。

单药方案

多西他赛 75mg/m$^2$，iv，d1，q3w

伊立替康 180mg/m$^2$，iv，d1，q2w

3. 三线治疗：阿帕替尼 500～850mg，po，qd

【注意事项】

1. 铂类药物是胃癌化疗的基础药物之一，但不同铂类药物毒性特征并不相同。顺铂具有较明显的消化道不良反应和肾毒性，奥沙利铂具有剂量累积性外周神经毒性。

2. 紫杉类药物是胃癌化疗的基础药物之一，包括紫杉醇和多西紫杉醇。过敏、骨髓抑制、神经毒性、脱发是紫杉类药物常见的特征性不良反应。紫杉醇的过敏反应发生率高于多西紫杉醇。此外紫杉醇可出现关节肌肉疼痛，多西紫杉醇可有水钠潴留。

3. 氟尿嘧啶类包括氟尿嘧啶及其衍生物卡培他滨、替吉奥等。氟尿嘧啶类药物常见不良反应包括恶心、呕吐、食欲缺乏、腹痛、腹泻等消化道不良反应。与其他氟尿嘧啶类药物不同，卡培他滨常见手足综合征。

4. 蒽环类药物主要的不良反应为消化道反应、骨髓抑制、心脏毒性、脱发。多柔比星累积剂量达到 $450 \sim 500 mg/m^2$ 时心脏不良事件发生率明显增加，表柔比星的心脏毒性明显小于多柔比星。曲妥珠单抗不宜与蒽环类药物联合，以免增加心脏的不良反应。

5. 伊立替康常见消化道反应、骨髓抑制和脱发。值得注意的是，伊立替康可以发生迟发性腹泻，严重时可导致死亡。

**五、推荐表单**

**（一）医师表单**

胃癌姑息化疗临床路径医师表单

适用对象：第一诊断胃癌（ICD-10：C16 伴 Z51.1）

行姑息化疗

| 患者姓名： | | 性别：　　年龄：　　门诊号： | | 住院号： |
|---|---|---|---|---|
| 住院日期：　　年　月　日 | | 出院日期：　　年　月　日 | | 标准住院日：6~9 天 |

| 时间 | 住院第 1~2 天 | 住院第 2~5 天 | 住院第 5~8 天 |
|---|---|---|---|
| 主要诊疗工作 | □ 询问病史及体格检查<br>□ 完成病历书写<br>□ 完善检查<br>□ 交代病情 | □ 上级医师查房，根据检查结果完善诊疗方案<br>□ 完成化疗前准备<br>□ 根据体检、影像学检查、病理结果等，行病例讨论，确定化疗方案<br>□ 完成必要的相关科室会诊<br>□ 住院医师完成上级医师查房记录等病历书写<br>□ 签署化疗知情同意书、自费用品协议书、输血同意书<br>□ 向患者及家属交代化疗注意事项 | □ 化疗<br>□ 住院医师完成病程记录<br>□ 上级医师查房<br>□ 向患者及家属交代病情及化疗后注意事项 |
| 重点医嘱 | **长期医嘱：**<br>□ 肿瘤内科护理常规<br>□ 二级护理<br>□ 饮食：根据患者情况<br>**临时医嘱：**<br>□ 胃镜、X 线胸片（正侧位）或胸部 CT、腹部增强 CT、盆腔超声、颈部及锁骨上淋巴结超声<br>□ 病理学活组织检查与诊断<br>□ 每周期化疗前检查项目：血常规、尿常规、大便常规+隐血、肝肾功能、电解质、血糖、凝血功能、CEA<br>□ 心电图 | **长期医嘱：**<br>□ 患者既往基础用药<br>□ 补液治疗（水化、碱化）<br>□ 其他医嘱（化疗期间一级护理）<br>**临时医嘱：**<br>□ 化疗<br>□ 重要脏器保护<br>□ 止吐<br>□ 其他特殊医嘱 | **长期医嘱：**<br>□ 患者既往基础用药<br>□ 补液治疗（水化、碱化）<br>□ 其他医嘱（化疗期间一级护理）<br>**临时医嘱：**<br>□ 化疗<br>□ 复查血常规、肝肾功能<br>□ 重要脏器保护<br>□ 止吐、止泻<br>□ 其他特殊医嘱 |
| 主要护理工作 | □ 入院介绍<br>□ 入院评估<br>□ 指导患者进行相关辅助检查 | □ 化疗前准备<br>□ 宣教 | □ 观察患者病情变化 |

续　表

| 时间 | 住院第1~2天 | 住院第2~5天 | 住院第5~8天 |
|---|---|---|---|
| 病情<br>变异<br>记录 | □无 □有，原因：<br>1.<br>2. | □无 □有，原因：<br>1.<br>2. | □无 □有，原因：<br>1.<br>2. |
| 医师<br>签名 | | | |

| 时间 | 住院第 6~9 天 |
|---|---|
| 主要<br>诊疗<br>工作 | □ 完成出院记录、病案首页、出院证明等书写<br>□ 向患者交代出院后的注意事项，重点交代复诊时间及发生紧急情况时处理方法 |
| 重点<br>医嘱 | **出院医嘱：**<br>□ 出院带药 |
| 主要<br>护理<br>工作 | □ 协助患者办理出院手续<br>□ 出院指导，重点出院后用药方法 |
| 病情<br>变异<br>记录 | □ 无　□ 有，原因：<br>1.<br>2. |
| 医师<br>签名 | |

## （二）护士表单

### 胃癌姑息化疗临床路径护士表单

适用对象：第一诊断胃癌（ICD-10：C16 伴 Z51.1）
　　　　　行姑息化疗

| 患者姓名： | 性别：　年龄：　门诊号： | 住院号： |
|---|---|---|
| 住院日期：　　年　月　日 | 出院日期：　　年　月　日 | 标准住院日：6~9 天 |

| 时间 | 住院第 1 天 | 住院第 2~4 天 | 住院第 5~8 天（化疗日） |
|---|---|---|---|
| 健康宣教 | □ 入院宣教<br>□ 介绍病房环境、设施<br>□ 介绍主管医师、责任护士、护士长<br>□ 介绍住院注意事项<br>□ 告知探视制度 | □ 化疗前宣教<br>□ 告知化疗前检查项目及注意事项<br>□ 宣教疾病知识，说明术前化疗的目的、化疗前准备及化疗过程<br>□ 告知相关药物知识及不良反应预防<br>□ 责任护士与患者沟通，了解心理反应指导应对方法<br>□ 告知家属等候区位置 | □ 化疗后宣教<br>□ 告知监护设备的功能及注意事项<br>□ 告知输液管路功能及化疗过程中的注意事项<br>□ 告知化疗后可能出现情况的应对方式<br>□ 给予患者及家属心理支持<br>□ 再次明确探视陪伴须知 |
| 护理处置 | □ 核对患者信息，佩戴腕带<br>□ 卫生处置：剪指（趾）甲、沐浴，更换病号服<br>□ 入院评估 | □ 协助医师完成化疗前检查<br>□ 化疗前准备 | □ 核对患者及资料，签字确认<br>□ 接通各管路，保持畅通<br>□ 心电监护 |
| 基础护理 | □ 三级护理<br>□ 患者安全管理 | □ 三级护理<br>□ 卫生处置<br>□ 患者睡眠管理<br>□ 患者安全管理 | □ 特级护理<br>□ 患者安全管理 |
| 专科护理 | □ 护理查体<br>□ 跌倒、压疮等风险因素评估需要时安置危险标志<br>□ 心理护理 | □ 相关指征监测，如血压、血糖等<br>□ 心理护理<br>□ 饮食指导 | □ 病情观察，记特护记录<br>□ 评估生命体征、患者症状、穿刺输液部位<br>□ 心理护理 |
| 病情变异记录 | □ 无　□ 有，原因<br>1.<br>2. | □ 无　□ 有，原因<br>1.<br>2. | □ 无　□ 有，原因<br>1.<br>2. |
| 护士签名 | | | |

| 时间 | 住院第 6~9 天<br>（术后第 1~10 天） | 住院第 9 天（出院日） |
|---|---|---|
| 健康宣教 | □ 化疗后宣教<br>□ 药物作用及频率<br>□ 饮食、活动指导<br>□ 强调拍背咳嗽的重要性<br>□ 复查患者对化疗前宣教内容的掌握程度<br>□ 告知拔管后注意事项 | □ 出院宣教<br>□ 复查时间<br>□ 服药方法<br>□ 活动指导<br>□ 饮食指导<br>□ 告知办理出院的流程<br>□ 指导出院带管的注意事项 |
| 护理处置 | □ 遵医嘱完成相应检查及治疗 | □ 办理出院手续 |
| 基础护理 | □ 特/一级护理（根据患者病情和自理能力给予相应的护理级别）<br>□ 晨晚间护理<br>□ 患者安全管理 | □ 二级护理<br>□ 晨晚间护理<br>□ 协助进食<br>□ 患者安全管理 |
| 专科护理 | □ 病情观察，记特护记录<br>□ 评估生命体征、穿刺输液部位、皮肤、水化情况<br>□ 心理护理 | □ 病情观察<br>□ 心理护理 |
| 病情变异记录 | □ 无　□ 有，原因：<br>1.<br>2. | □ 无　□ 有，原因：<br>1.<br>2. |
| 护士签名 | | |

## （三）患者表单

### 胃癌姑息化疗临床路径患者表单

适用对象：第一诊断胃癌（ICD-10：C16 伴 Z51.1）

行姑息化疗

| 患者姓名： | 性别： | 年龄： | 门诊号： | 住院号： |

| 住院日期： 年 月 日 | 出院日期： 年 月 日 | 标准住院日：6~9 天 |

| 时间 | 入院 | 住院第 2~3 天 |
| --- | --- | --- |
| 医患配合 | □ 配合询问病史、收集资料，详细告知既往史、用药史、过敏史、家族史<br>□ 如服用抗凝药，明确告知<br>□ 配合进行体格检查<br>□ 有任何不适告知医师 | □ 配合完善化疗前相关检查：采血、留尿便、心电图、肺功能、X 线胸片、胃镜、上消化道造影、腹部 B 超等常规项目。需要时完成特殊检查，如 CT、MRI 等<br>□ 医师与患者及家属介绍病情及化疗谈话及签字 |
| 护患配合 | □ 配合测量体温、脉搏、呼吸、血压、体重<br>□ 配合完成入院护理评估<br>□ 接受入院宣教（环境介绍、病室规定、订餐制度、探视制度、贵重物品保管等）<br>□ 有任何不适告知护士 | □ 配合测量体温、脉搏、呼吸、询问排便次数<br>□ 接受化疗前宣教<br>□ 自行卫生处置：剪指（趾）甲、剃胡须、沐浴<br>□ 准备好必要用物、吸水管、纸巾 |
| 饮食 | □ 正常饮食 | □ 半流质饮食；术前 12 小时禁食、禁水 |
| 排泄 | □ 正常排尿便 | □ 正常排尿便 |
| 活动 | □ 正常活动 | □ 正常活动 |

| 时间 | 化疗后 | 出院 |
|---|---|---|
| 医患配合 | □ 及时告知化疗过程中特殊情况和症状<br>□ 向患者及家属交代化疗中情况及化疗后注意事项<br>□ 上级医师查房<br>□ 完成病程记录和上级医师查房记录 | □ 上级医师查房，对化疗近期反应进行评估<br>□ 完成病历书写<br>□ 根据情况决定是否需要复查实验室检查 |
| 护患配合 | □ 配合定时测量生命体征、每日询问排便<br>□ 配合冲洗胃管，查看引流管，检查伤口情况<br>□ 接受输液、注射、服药、雾化吸入等治疗<br>□ 接受营养管注入肠内营养液<br>□ 配合夹闭尿管，训练膀胱功能<br>□ 配合晨晚间护理<br>□ 接受进食、进水、排便等生活护理<br>□ 配合拍背咳痰，预防肺部并发症<br>□ 配合活动，预防压疮<br>□ 注意活动安全，避免坠床或跌倒<br>□ 配合执行探视及陪伴 | □ 接受出院宣教<br>□ 办理出院手续<br>□ 获取出院带药<br>□ 知道服药方法、作用、注意事项<br>□ 知道复印病历方法 |
| 饮食 | □ 清淡饮食 | □ 普通饮食 |
| 排泄 | □ 保留尿管至正常排尿便 | □ 正常排尿便 |
| 活动 | □ 根据医嘱，半卧位至床边或下床活动<br>□ 注意保护管路，勿牵拉、脱出等 | □ 正常适度活动，避免疲劳 |

## 附：原表单（2012 年版）

### 胃癌姑息化疗临床路径表单

适用对象：第一诊断胃癌（ICD-10：C16 伴 Z51.1）
行姑息化疗

| 患者姓名： | 性别： | 年龄： | 门诊号： | 住院号： |
| 住院日期： 年 月 日 | 出院日期： 年 月 日 | | 标准住院日：6~9 天 | |

| 时间 | 住院第 1~2 天 | 住院第 2~5 天 | 住院第 5~8 天 |
|---|---|---|---|
| 主要诊疗工作 | □ 询问病史及体格检查<br>□ 完成病历书写<br>□ 完善检查<br>□ 交代病情 | □ 上级医师查房，根据检查结果完善诊疗方案<br>□ 完成化疗前准备<br>□ 根据体检、影像学检查、病理结果等，行病例讨论，确定化疗方案<br>□ 完成必要的相关科室会诊<br>□ 住院医师完成上级医师查房记录等病历书写<br>□ 签署化疗知情同意书、自费用品协议书、输血同意书<br>□ 向患者及家属交代化疗注意事项 | □ 化疗<br>□ 住院医师完成病程记录<br>□ 上级医师查房<br>□ 向患者及家属交代病情及化疗后注意事项 |
| 重点医嘱 | 长期医嘱：<br>□ 肿瘤内科护理常规<br>□ 二级护理<br>□ 饮食：根据患者情况<br>临时医嘱：<br>□ 胃镜、X 线胸片（正侧位）或胸部 CT、腹部增强 CT、盆腔超声、颈部及锁骨上淋巴结超声<br>□ 病理学活组织检查与诊断<br>□ 每周期化疗前检查项目：血常规、尿常规、大便常规+隐血、肝肾功能、电解质、血糖、凝血功能、CEA<br>□ 心电图 | 长期医嘱：<br>□ 患者既往基础用药<br>□ 补液治疗（水化、碱化）<br>□ 其他医嘱（化疗期间一级护理）<br>临时医嘱：<br>□ 化疗<br>□ 重要脏器保护<br>□ 止吐<br>□ 其他特殊医嘱 | 长期医嘱：<br>□ 患者既往基础用药<br>□ 补液治疗（水化、碱化）<br>□ 其他医嘱（化疗期间一级护理）<br>临时医嘱：<br>□ 化疗<br>□ 复查血常规、肝肾功能<br>□ 重要脏器保护<br>□ 止吐、止泻<br>□ 其他特殊医嘱 |
| 主要护理工作 | □ 入院介绍<br>□ 入院评估<br>□ 指导患者进行相关辅助检查 | □ 化疗前准备<br>□ 宣教<br>□ 心理护理 | □ 观察患者病情变化<br>□ 定时巡视病房 |
| 病情变异记录 | □ 无 □ 有，原因：<br>1.<br>2. | □ 无 □ 有，原因：<br>1.<br>2. | □ 无 □ 有，原因：<br>1.<br>2. |

续　表

| 时间 | 住院第 1~2 天 | 住院第 2~5 天 | 住院第 5~8 天 |
|---|---|---|---|
| 护士<br>签名 | | | |
| 医师<br>签名 | | | |

| 时间 | 住院第 6~9 天<br>（出院日） |
|---|---|
| 主要<br>诊疗<br>工作 | □ 完成出院记录、病案首页、出院证明等书写<br>□ 向患者交代出院后的注意事项，重点交代复诊时间及发生紧急情况时处理方法 |
| 重点<br>医嘱 | **出院医嘱：**<br>□ 出院带药 |
| 主要<br>护理<br>工作 | □ 协助患者办理出院手续<br>□ 出院指导，重点出院后用药方法 |
| 病情<br>变异<br>记录 | □ 无　□ 有，原因：<br>1.<br>2. |
| 护士<br>签名 | |
| 医师<br>签名 | |

# 第二十八章

# 胃癌放射治疗临床路径释义

## 一、胃癌编码

1. 卫计委原编码

疾病名称及编码：胃癌（ICD-10：C16 伴 Z51.1，Z51.0 伴 Z85.002）

2. 修改编码

疾病名称及编码：胃癌（ICD-10：C16）

恶性肿瘤放射治疗（ICD-10：Z51.0）

## 二、临床路径检索方法

C16 伴 Z51.0

## 三、胃癌临床路径标准住院流程

### （一）适用对象

第一诊断为胃癌（ICD-10：C16 伴 Z51.0，Z51.0 伴 Z85.002），符合以下情形：

1. 无法切除的局部晚期胃癌。

2. 手术困难的局部晚期胃癌推荐术前放化疗。

3. $D_1$ 术后或局部复发高危患者，应推荐术后放化疗。

4. 或符合姑息性放疗指征，无放疗禁忌。

> **释义**
>
> ■ 适用对象编码参见第一部分。
>
> ■ 本路径适用对象为临床病理诊断为胃癌的局部晚期患者，如合并消化道出血、消化道穿孔、梗阻等并发症，需进入其他相应路径。
>
> ■ 无法切除的局部晚期胃癌患者应进行同步放化疗以期达到减轻疼痛、止血、缓解症状等姑息治疗的目的。
>
> ■ 直接手术困难的局部晚期胃癌患者应进行术前放化疗以期达到术前降期，减低手术种植的发生，提高手术切除率的目的。
>
> ■ $D_1$ 术后或局部复发高危患者，应进行术后放化疗，术后同步放化疗可降低远端转移率，提高患者的局部控制率和生存率。
>
> ■ 对于一般状况差的晚期胃癌患者，如无姑息放疗禁忌证，应进行姑息性放疗，姑息放疗具有止血、镇痛的作用，从而达到缓解症状，提高生存质量的目的。

### （二）诊断依据

根据原卫生部《胃癌诊疗规范（2011 年）》、NCCN《胃癌临床实践指南中国版（2011年）》等。

1. 临床表现：上腹痛、胃胀、恶心、呕吐、黑便、消瘦、隐痛、贫血等。

2. 体格检查：

（1）一般情况评价：体力状况评分、是否有贫血、全身浅表淋巴结肿大。

（2）腹部检查：是否看到胃型及胃蠕动波、触及肿块、叩及鼓音等。

3. 实验室检查：大便隐血试验多呈持续阳性；血清肿瘤标志物 CEA 和 CA19-9，必要时可查 CA242、CA72-4、AFP 和 CA125。

4. 辅助检查：治疗前肿瘤定性及 TNM 分期，指导选择正确的治疗方式。

（1）胃镜检查明确肿瘤情况，取活组织检查作出病理学诊断。

（2）影像学检查提示并了解有无淋巴结及肝脏转移，肿瘤局部脏器浸润；钡餐检查了解肿瘤大小、形态和病变范围。

> **释义**
>
> ■ 本路径的制订主要参考国内权威参考书籍和诊疗指南。
>
> ■ 病史和临床症状是诊断胃癌的初步依据，多数患者表现为上腹饱胀、不适，甚至疼痛，可伴有胃灼热、上腹部灼热感、呕吐等症状。胃镜检查可见黏膜溃疡、隆起，X 线钡餐检查提示溃疡。而病理诊断是最终确诊的金标准，诊断依据可参考最新颁布的《国家卫生和计划生育委员会 2016 年胃癌诊疗指南》和《胃癌诊疗规范（2011 年）》、NCCN《胃癌临床实践指南中国版（2011 年）》。
>
> ■ 大便常规+隐血可作为简单的筛查指标；肿瘤标志物检查可了解肿瘤负荷，进行病情诊断和预后判断。
>
> ■ 放疗前病理诊断和 TNM 分期，指导选择正确的治疗方式。分期手段包括胃镜取活检、肝脏 B 超或 CT、胸部 CT 等，依据病情和条件综合选择使用。

### （三）放射治疗方案的选择

根据原卫生部《胃癌诊疗规范（2011 年）》《肿瘤放射治疗学（第四版）》、NCCN《胃癌临床实践指南中国版（2011 年）》等。

1. 术前化放疗：$T_2$ 以上或者 N+的局部进展期病灶，术前放化疗可能降低分期、提高手术切除率。

2. 不能耐受手术治疗，或者虽然能耐受手术但病灶不可切除的病例，可以选择放化同步治疗。

3. 术后放射治疗：术后病理分期为 $T_3$、$T_4$，或姑息切除，或切缘阳性，或具危险因素者、侵犯全层、区域淋巴结阳性的，需要放疗+氟尿嘧啶或紫杉类为基础的增敏剂行同步放化治疗。

4. 局部复发的病例，可以考虑放疗或者放化疗。

5. 为减轻症状，病变相对局限时，可以考虑局部姑息性放疗。

> **释义**
>
> ■ 放疗计划的制订应在多学科讨论的基础上进行，应充分考虑胃癌病变位置、病理类型、患者症状、肿瘤分期、放疗目的以及既往治疗经过，由包括放疗科、外科、肿瘤内科、影像科、病理科等在内的多学科讨论决定。
>
> ■ 对食管胃结合部腺癌有较多研究支持术前化放疗的价值，$T_2$ 以上或者 N+的局部进展期病灶，术前放化疗可能降低分期提高手术切除率。胃中下部的肿瘤术前较少采用术前放疗。

■ 患者一般情况或器官功能差不能耐受手术者，或者病灶无法切除者可行放化疗。前一种情况下更应该重视患者脏器功能和营养状况的保护和改善。

■ 欧美研究认为，术后放化疗可降低胃癌根治手术淋巴结清扫范围和局部复发率，改善患者生存情况。亚洲国家研究结果认为辅助放疗不能改善 D2 淋巴结清扫手术后患者生存情况。非根治性手术尤其局部肉眼或镜下残留或术后局部复发者可考虑放疗或放化疗。

## （四）标准住院日≤45~60 天

> **释义**
>
> ■ 患者收治入院后，放疗前准备（治疗前评估、模拟定位、靶区勾画、制订放疗方案、复位等）3~7 工作日，可根据临床科室不同的运行状况在此时间范围内完成诊治均符合路径要求。部分检查可在门诊完成。
>
> ■ 放疗相关的不良反应可发生在放疗过程中或放疗后，应加强放疗前及出院前患者教育，以及时检测、记录和处理不良反应，避免严重不良反应的发生，放疗期间如无严重不良反应，即可如上述日程顺利完成治疗。如发生不良反应需住院治疗者可适当延长住院时间，发生严重不良反应者需要退出本路径。

## （五）进入路径标准

1. 第一诊断必须符合 ICD-10：C16 伴 Z51.0，Z51.0 伴 Z85.002 胃癌疾病编码。
2. 无放疗禁忌证，如恶病质、大量腹水、广泛转移。
3. 当患者同时具有其他疾病诊断，但在住院期间不需要特殊处理也不影响第一诊断的临床路径流程实施时，可以进入路径。

> **释义**
>
> ■ 进入路径前必须有确诊胃癌的临床病理证据。
>
> ■ 胃癌放疗适合于病变局限，或虽病变广泛但局部症状严重影响患者生活质量者。
>
> ■ 放疗禁忌证包括：恶病质、大量腹水、广泛转移、存在消化道大出血、幽门梗阻、肠梗阻等。
>
> ■ 入院常规检查发现以往没有发现的疾病，该疾病可能影响放疗计划的实施、影响预后，应先治疗该疾病，暂时不宜进入路径。经合理治疗后伴随疾病达稳定或目前尚需要持续用药，经评估无放疗禁忌证，则可进入路径。但可能增加医疗费用，延长住院时间。

## （六）放疗前准备项目

1. 必需的检查项目：

（1）血常规、尿常规、大便常规加隐血。

（2）肝功能、肾功能、肿瘤标志物。

（3）胃镜或超声胃镜检查。

（4）上消化道气钡双重造影。

（5）腹部增强 CT 扫描。

（6）胸部 X 线平片。

（7）锁骨上和盆腔 B 超。

2. 根据患者情况可选检查项目：

（1）肺功能、超声心动图。

（2）凝血功能。

（3）ECT 扫描。

（4）临床需要的其他检查项目，如 PET-CT。

---

**释义**

■ 血常规、尿常规、大便常规+隐血是最基本的三大常规检查，涉及身体状况评估、病情诊断以及分期，因此进入路径的患者均需完成。大便隐血试验和血红蛋白检测可以进一步了解患者有无急性或慢性失血；肝肾功能、电解质、血糖、凝血功能、心电图、X 线胸片可评估有无基础疾病，是否影响住院时间、费用及其治疗预后；血型、Rh 因子、感染性疾病筛查用于胃镜检查前和输血前准备；无禁忌证患者均应行胃镜或 X 线钡餐检查，同时行 $^{13}$C 或 $^{14}$C 尿素呼气试验或者快速尿素酶试验检测幽门螺杆菌感染。

■ 肿瘤标志物检查可了解肿瘤负荷，有助于进行病情诊断和预后判断；X 线胸片检查可评价患者心肺基础疾病。心电图检查可了解有无心律失常、心肌缺血和电解质紊乱等；盆腔增强 CT 或 MRI 扫描可了解肿瘤部位、肌肉侵犯程度、淋巴结转移情况、周围组织受侵情况等，准确进行临床分期，指导放疗方式的合理使用。上腹部 CT 增强扫描或腹部超声检查有助于了解肝脏和腹膜后淋巴结转移情况，合理进行临床分期。

■ PET-CT 对发现微小病变或转移灶，超声内镜对早期病变及肿瘤侵犯深度，淋巴结转移情况能够提供有效的证据，可进一步精确术前分期，明确治疗方向。有条件的医疗机构可以根据需要添加。

---

**（七）放射治疗方案**

1. 靶区确定：可以通过腹部 CT、内镜超声、内镜等技术确定原发肿瘤和淋巴结区。术后患者照射范围应包括瘤床、吻合口和部分残胃，可以通过术中留置标志物确定瘤床、吻合口/残端位置。根据肿瘤位置不同，照射范围和淋巴结引流区亦不相同：胃近 1/3 或贲门食管交界肿瘤，应包括原发肿瘤及食管下段 3~5cm、左半膈肌和邻近胰体，高危淋巴结区包括邻近食管周围、胃周、胰腺上、腹腔干区、脾动脉和脾门淋巴结区；胃中 1/3 肿瘤或胃体癌，靶区应包括原发肿瘤及胰体部，淋巴结区应包括邻近的胃周、胰腺上、腹腔干区和脾门、肝门以及十二指肠淋巴结区；远端 1/3 肿瘤，如果累及胃-十二指肠结合部，照射野应包括原发肿瘤及胰头、十二指肠第一段和第二段，淋巴结区包括胃周、胰腺上、腹腔干、肝门、胰十二指肠淋巴结，术后病例应该包括十二指肠残端 3~5cm，高危淋巴结区相同。制订治疗计划时，还应考虑胃充盈变化和呼吸运动的影响。

2. 推荐使用 CT 模拟定位和三维适形放疗技术，有条件的医院可考虑使用调强放疗技术。如使用二维照射技术，应设计遮挡保护正常组织，减轻毒性反应。

3. 治疗剂量：45~50.4Gy/25~28 次/5~5.5 周，单次 1.8Gy 常规分割，必要时局部可加量到 55~60 Gy。同步化放疗同期给予氟尿嘧啶类或紫杉类为基础的化疗方案。

4. 正常组织保护：采用三维适形放疗技术，正常组织的剂量限制为：肝脏 $V_{30}<60\%$，肾脏至少一侧肾脏其 2/3<20Gy，脊髓<45Gy，1/3 心脏<50Gy，尽量降低左心室剂量。

---

**释义**

■ 放疗计划的制订应在多学科讨论的基础上进行，应充分考虑胃癌病变位置、病理类型、患者状况、肿瘤分期、放疗目的及既往治疗经过，由包括放疗科、外科、肿瘤内科、影像科、病理科等在内的多学科讨论决定。

■ 有条件的情况下尽量采用 CT 模拟定位和三维适形技术，以保证肿瘤区域得到足量放疗剂量的前提下，减少放疗不良反应，放疗靶区应由放疗医师、放射医师和物理师共同完成，注意危及器官受量。

■ 签订放射治疗及其他相关知情同意书的同时，告知患者诊断及治疗过程中的相关风险及获益，加强医患沟通，有助于患者及家属进一步了解病情，积极配合治疗。

■ 化疗药物：根据病情常选择化疗药物推荐采用氟尿嘧啶类或紫杉类为基础的化疗方案，化疗过程中及放疗中，常使用降低胃酸药物（质子泵抑制剂和 $H_2$ 受体拮抗剂）、胃黏膜保护药物、止吐药、对症治疗药物。

■ 含氟尿嘧啶方案包括：①氟尿嘧啶一日 425~600mg/m² 加亚叶酸钙一日 20mg/m²，静脉滴注，第 1~5 天，每周重复 1 次；②卡培他滨一次 625mg/m²，口服，一日 2 次，放疗期间每周第 1~5 天；③氟尿嘧啶联合顺铂（FP）方案：氟尿嘧啶一日 425~750mg/m²，静脉滴注 24 小时，第 1 天。顺铂 60~80mg/m²，静脉滴注，第 1 天（或分 2~3 天用）；或顺铂一日 15~20mg/m²，静脉滴注，第 1~5 天，每 3 周重复 1 次，共 6~8 周期；④卡培他滨联合奥沙利铂（XELOX/CapeOX）：卡培他滨 850~1000mg/m²，口服，一日 2 次，第 1~14 天，间歇 7 天。奥沙利铂 130mg/m²，第 1 天；或奥沙利铂 65mg/m²，静脉滴注，第 1、8 天；每 3 周重复 1 次，共 6~8 周期。氟尿嘧啶应静点 4~6 小时，使用前常规静点亚叶酸钙 2 小时，以增强疗效，两种化疗药物之间需用普通液体冲管。

■ 含紫杉醇方案包括：①紫杉醇 145 mg/m² d1+顺铂 60~75 mg/m² d1~2 方案；②紫杉醇 145 mg/m² d1+5-FU 300 mg/m² 静脉滴注；③多西他赛 60~75 mg/m² d1+顺铂 60~75mg/m² d1~2 方案。使用紫杉类药物时，均须预防性用药，以防止严重的过敏反应发生。每一治疗周期前须预防性用药如下：①地塞米松：紫杉醇开始输注前 12 小时和 6 小时，口服；②异丙嗪：紫杉醇开如输注前 30 分钟，静脉输注；③西咪替丁或雷尼替丁：紫杉醇开始输注前 20 分钟，静脉输注持续 15 分钟以上。

---

### （八）治疗中的检查和治疗

1. 每周体格检查 1 次。

2. 每周复查血常规，必要时复查肝肾功能。注意血清铁、钙，尤其术后患者，必要时给予维生素 $B_{12}$ 治疗。

3. 密切观察病情，针对急性毒性反应，给予必要的治疗，如止吐、抑酸和止泻药物，避免可治疗的毒性反应造成治疗中断和剂量缩减。

4. 治疗中根据病情复查影像学检查，酌情对治疗计划进行调整或重新定位。

5. 监测体重及能量摄入，如果热量摄入不足，则应考虑给予肠内（首选）或肠外营养支持治疗，必要时可以考虑留置十二指肠营养管进行管饲。对于同期放化疗的患者，治疗中和治疗后早期恢复，营养支持更加重要。

> **释义**
>
> ■ 患者体质状况是保证放疗顺利完成的保证，放疗前、放疗中详细的体格检查和病史采集、体能状态评估是必须的。
>
> ■ 放疗前及放疗过程中营养评估非常重要，因为受放疗过程中可能出现急性放射性胃炎或食管炎，影响进食，必要时需要给予胃肠外或肠内营养支持。
>
> ■ 放疗或放化疗常见的不良反应是胃肠道反应、骨髓抑制、肝肾功能损害等，应定期复查血常规、肝肾功能及早发现及治疗。放疗期间密切观察病情，及时给予对症、支持治疗。
>
> ■ 胃癌放疗过程中应根据肿瘤变化情况及时校位、调整放疗计划。
>
> ■ 大出血和胃穿孔较常见，此时出现严重的呕血和便血。这种大出血均由癌性溃疡所致，同放射剂量无关，不论放射剂量大小均可见到。穿孔常在放射治疗过程的后期出现，射线使病灶消退，被癌破坏的胃壁产生缺损，即出现穿孔。放疗期间应密切观察和及时外科处理。
>
> ■ 胃癌放疗可致腹痛、腹泻、腹胀等，这些不良反应，中药常有较好的效果。其次在放疗后应用中药治疗，其目的是提高远期疗效，减少复发与转移。
>
> ■ 胃癌患者在放疗中常有一部分患者可出现不同程度的不良反应，表现为放射性胃炎。常见症状有食欲减退、恶心、呕吐、腹泻、腹胀等。放射治疗时，胰腺部位受到大量的放射线照射，可引起胰淀粉酶升高及出现上腹部疼痛的急性胰腺炎或慢性胰腺炎的症状。常见的还有全身乏力、精神不振、心悸、气短、咽干、舌燥、虚汗不止的虚弱之症。另外还可出现发热及白细胞降低。

## （九）治疗后复查

1. 血常规、肝肾功能。

2. 胸部及上腹 CT。

3. 肿瘤标志物。

> **释义**
>
> ■ 放疗结束 1 个月应进行第一次放疗疗效和不良反应评估，包括临床获益、上腹部 CT、肿瘤标志物评效等。
>
> ■ 首次放疗评估后，以后 2 年内每 3 个月全面评估 1 次，如出现疾病进展或靶区外新发转移者经多学科讨论制订综合治疗方案。

## （十）出院标准

1. 完成全部放射治疗计划。

2. 无严重毒性反应需要住院处理。

3. 无需要住院处理的其他合并症/并发症。

> **释义**
>
> ■ 患者完成放疗，如一般状况良好，生命体征平稳，无明显不适即可达到出院标准。
>
> ■ 放疗相关不良反应可能发生在放疗结束后，故应加强患者出院前教育、院外注意事项等；告知患者复诊计划、应急处理方案及联系方式。
>
> ■ 对于有严重毒性反应或并发症的患者应转入相应科室继续治疗。

## （十一）参考费用标准

1. 常规外照射：0.5万~2万元。

2. 适形/调强外照射：4万~7万元。

> **释义**
>
> ■ 推荐参考费用标准
>
> 1. 常规外照射：1.0万~2万元。
>
> 2. 适形/调强外照射：5万~8万元。

## 四、推荐表单

### （一）医师表单

#### 胃癌放射治疗临床路径医师表单

适用对象：第一诊断为胃癌（ICD-10：C16 伴 Z51.0，则 1.0 伴 Z85.002），术前/术后同步放化疗，无法切除肿瘤放化疗同步治疗，姑息性放疗。

| 患者姓名： | | 性别：　　年龄：　　门诊号： | | 住院号： |
| --- | --- | --- | --- | --- |
| 住院日期：　　年　月　日 | | 出院日期：　　年　月　日 | | 标准住院日：≤49 天 |

| 时间 | 住院第 1 天 | 住院第 2~3 天 | 住院第 3~7 天 |
| --- | --- | --- | --- |
| 主要诊疗工作 | □ 完成询问病史和体格检查<br>□ 交代病情<br>□ 书写病历<br>□ 开具检查申请 | □ 上级医师查房和评估<br>□ 完成放疗前准备<br>□ 根据病理结果影像资料等，结合患者的基础疾病和综合治疗方案，行放疗前讨论，确定放疗方案<br>□ 完成必要的相关科室会诊<br>□ 住院医师完成上级医师查房记录等<br>□ 病历书写<br>□ 向患者及家属交代病情，签署放疗、化疗知情同意书、自费用品协议书、向患者及家属交代放疗注意事项 | □ 放疗定位，可普通模拟机定位，推荐 CT 定位，定位后 CT 扫描或直接模拟定位 CT<br>□ 医师勾画靶区<br>□ 物理师完成放疗计划<br>□ 医师评估并确认计划<br>□ 模拟机及加速器计划确认和核对<br>□ 住院医师完成必要病程记录<br>□ 上级医师查房<br>□ 向患者及家属交代病情及放疗注意事项 |
| 重点医嘱 | 长期医嘱：<br>□ 放疗科护理常规<br>□ 饮食：普通饮食、糖尿病饮食及其他<br>临时医嘱：<br>□ 血、尿、便常规+隐血<br>□ 肝肾功能、电解质、血糖、凝血功能、血型、Rh 因子、感染性疾病筛查<br>□ 心电图、X 线胸片或胸部 CT<br>□ 胃镜或超声胃镜检查<br>□ 上消化道钡餐<br>□ 腹部增强 CT<br>□ 盆腔 B 超/盆腔 CT 或 MRI | 长期医嘱：<br>□ 患者既往基础用药<br>□ 抗菌药物（必要时）<br>□ 其他医嘱<br>临时医嘱：<br>□ 其他特殊医嘱 | |
| 主要护理工作 | □ 入院介绍<br>□ 入院评估<br>□ 指导患者进行相关辅助检查 | □ 放疗前准备<br>□ 放疗前宣教（正常组织保护等）<br>□ 心理护理 | □ 观察患者病情变化<br>□ 定期巡视病房 |

续　表

| 时间 | 住院第 1 天 | 住院第 2~3 天 | 住院第 3~7 天 |
|---|---|---|---|
| 病情<br>变异<br>记录 | □无 □有，原因：<br>1.<br>2. | □无 □有，原因：<br>1.<br>2. | □无 □有，原因：<br>1.<br>2. |
| 护士<br>签名 | | | |
| 医师<br>签名 | | | |

| 日期 | 住院第 8~44 天 | 住院第 45~49 天<br>（出院日） |
|---|---|---|
| 主要诊疗工作 | □ 放疗开始<br>□ 上级医师查房，注意病情变化<br>□ 住院医师完成常规病历书写<br>□ 注意记录患者放疗后正常组织的不良反应的发生日期和程度 | □ 上级医师查房，对放疗区域不良反应等进行评估，明确是否出院<br>□ 住院医师完成常规病历书写及完成出院记录、病案首页、出院证明等，向患者交代出院后的注意事项，如返院复诊的时间、地点，后续治疗方案及用药方案，完善出院前检查 |
| 重点医嘱 | 长期医嘱：<br>□ 患者既往基础用药<br>□ 抗菌药物（必要时）<br>□ 营养支持治疗<br>□ 其他医嘱<br>□ 同步化疗<br>临时医嘱：<br>□ 正常组织放疗保护剂<br>□ 针对放疗急性反应的对症处理药物<br>□ 复查影像学检查<br>□ 调整放疗计划/重新定位<br>□ 其他特殊医嘱 | 长期医嘱：<br>□ 患者既往基础用药<br>□ 抗菌药物（必要时）<br>□ 其他医嘱，可包括内分泌治疗<br>临时医嘱：<br>□ 血常规、肝肾功能<br>□ 胸/腹/盆腔 CT<br>□ 肿瘤标志物<br>□ 出院医嘱<br>□ 出院带药 |
| 主要护理工作 | □ 观察患者病情变化<br>□ 定时巡视病房 | □ 指导患者放疗结束后注意事项<br>□ 出院指导<br>□ 协助办理出院手续 |
| 病情变异记录 | □ 无　□ 有，原因：<br>1.<br>2. | □ 无　□ 有，原因：<br>1.<br>2. |
| 护士签名 | | |
| 医师签名 | | |

### （二）护士表单

#### 胃癌放射治疗临床路径护士表单

适用对象：第一诊断为胃癌（ICD-10：C16 伴 Z51.0，则 1.0 伴 Z85.002），术前/术后同步放化疗，无法切除肿瘤放化疗同步治疗，姑息性放疗。

| 患者姓名： | 性别： 年龄： 门诊号： | 住院号： |
|---|---|---|
| 住院日期： 年 月 日 | 出院日期： 年 月 日 | 标准住院日：≤49 天 |

| 时间 | 住院第 1 天 | 住院第 2~3 天 | 住院第 3~7 天 |
|---|---|---|---|
| 健康宣教 | □ 入院宣教<br>□ 介绍病房环境、设施<br>□ 介绍主管医师、责任护士、护士长<br>□ 介绍住院注意事项<br>□ 告知探视制度 | □ 化疗前宣教<br>□ 告知化疗前检查项目及注意事项<br>□ 宣教疾病知识、说明同步化疗的目的<br>□ 化疗前准备及化疗过程<br>□ 告知相关药物知识及不良反应预防<br>□ 责任护士与患者沟通，了解心理反应指导应对方法<br>□ 告知家属等候区位置 | □ 化疗后宣教<br>□ 告知监护设备的功能及注意事项<br>□ 告知输液管路功能及化疗中的注意事项<br>□ 告知化疗后可能出现情况的应对方式<br>□ 给予患者及家属心理支持<br>□ 再次明确探视陪伴须知 |
| 护理处置 | □ 核对患者信息，佩戴腕带<br>□ 卫生处置<br>□ 入院评估 | □ 协助医师完成化疗前检查<br>□ 化疗前准备 | □ 核对患者及资料，签字确认<br>接通各管路、保持畅通<br>□ 心电监护 |
| 基础护理工作 | □ 三级护理<br>□ 患者安全管理 | □ 三级护理<br>□ 卫生处置<br>□ 患者睡眠管理<br>□ 患者安全管理 | □ 特级护理<br>□ 患者安全管理 |
| 专科护理 | □ 护理查体<br>□ 跌倒、压疮等风险因素评估<br>□ 心理护理 | □ 相关指征检测，如血压<br>□ 心理护理<br>□ 饮食指导 | □ 病情观察，记特护记录<br>□ 评估生命体征、患者状态、穿刺输液部位<br>□ 心理护理 |
| 病情变异记录 | □ 无 □ 有，原因<br>1.<br>2. | □ 无 □ 有，原因<br>1.<br>2. | □ 无 □ 有，原因<br>1.<br>2. |
| 护士签名 | | | |

| 日期 | 住院第 8~44 天 | 住院第 45~49 天<br>（出院日） |
|---|---|---|
| 健康宣教 | □ 化疗后宣教<br>□ 药物作用及频率<br>□ 饮食、活动指导<br>□ 强调拍背咳嗽的重要性<br>□ 复查患者对化疗前宣教内容的掌握程度<br>□ 告知拔管后注意事项 | □ 出院宣教<br>□ 复查时间<br>□ 服药方法<br>□ 活动指导<br>□ 饮食指导<br>□ 告知办理出院流程<br>□ 指导出院后注意事项 |
| 护理处置 | □ 遵医嘱完成相应检查及治疗 | □ 办理出院 |
| 主要护理工作 | □ 观察患者病情变化<br>□ 定时巡视病房 | □ 指导患者放疗结束后注意事项<br>□ 出院指导<br>□ 协助办理出院手续 |
| 病情变异记录 | □ 无 □ 有，原因：<br>1.<br>2. | □ 无 □ 有，原因：<br>1.<br>2. |
| 护士签名 | | |

## （三）患者表单

### 胃癌放射治疗临床路径患者表单

适用对象：第一诊断为胃癌（ICD-10：C16 伴 Z51.0，则 1.0 伴 Z85.002），术前/术后同步放化疗，无法切除肿瘤放化疗同步治疗，姑息性放疗。

| 患者姓名： | 性别： | 年龄： | 门诊号： | 住院号： |
| --- | --- | --- | --- | --- |
| 住院日期： 年 月 日 | 出院日期： 年 月 日 | | | 标准住院日：≤49 天 |

| 时间 | 住院第 1 天 | 住院第 2~3 天 |
| --- | --- | --- |
| 医患配合 | □ 配合询问病史、收集资料，详细告知既往史、用药史、过敏史、家族史<br>□ 配合进行体格检查<br>□ 有任何不适告知医师 | □ 配合完成放化疗前的相关实验室检查<br>□ 放化疗知情同意书签字 |
| 护患配合 | □ 配合测量生命体征<br>□ 配合完成入院护理评估<br>□ 结束入院宣教<br>□ 有任何不适告知护士 | □ 配合测量生命体征<br>□ 接受放化疗前宣教 |
| 饮食 | □ 正常饮食 | □ 特殊饮食 |
| 排泄 | □ 正常排尿便 | □ 正常排尿便 |
| 活动 | □ 正常活动 | □ 正常活动 |

| 时间 | 住院第 8~44 天 | 住院第 45~49 天<br>（出院日） |
|---|---|---|
| 医患配合 | □ 及时告知放化疗过程中的特殊情况及症状<br>□ 向患者及家属交代放化疗中的情况及化疗后注意事项<br>□ 上级医师查房<br>□ 完成病程记录和上级医师查房记录 | □ 上级医师查房，对放化疗近期反应评估<br>□ 完成病历书写<br>□ 根据情况决定是否需要复查实验室检查 |
| 护患配合 | □ 配合生命体征检查<br>□ 配合护理检查 | □ 接受出院宣教<br>□ 办理出院手续<br>□ 告知出院注意事项 |
| 饮食 | □ 正常饮食 | □ 特殊饮食 |
| 排泄 | □ 正常排尿便 | □ 正常排尿便 |
| 活动 | □ 正常活动 | □ 正常活动 |
| 病情变异记录 | □ 无　□ 有，原因：<br>1.<br>2. | □ 无　□ 有，原因：<br>1.<br>2. |
| 护士签名 | | |

## 附：原表单（2012 年版）

### 胃癌放疗临床路径表单

适用对象：第一诊断为胃癌（ICD-10：C16 伴 Z51.0，Z51.0 伴 Z85.002），术前/术后同步放化疗，无法切除肿瘤放化同步治疗，姑息性放疗。

| 患者姓名： | 性别： 年龄： 门诊号： | 住院号： |
|---|---|---|
| 住院日期： 年 月 日 | 出院日期： 年 月 日 | 标准住院日：≤49 天 |

| 日期 | 住院第 1 天 | 住院第 2~3 天 | 住院第 3~7 天 |
|---|---|---|---|
| 主要诊疗工作 | □ 询问病史及体格检查<br>□ 交代病情<br>□ 书写病历<br>□ 开具检查申请 | □ 上级医师查房和评估<br>□ 完成放疗前准备<br>□ 根据病理结果影像资料等，结合患者的基础疾病和综合治疗方案，行放疗前讨论，确定放疗方案<br>□ 完成必要的相关科室会诊<br>□ 住院医师完成上级医师查房记录等病历书写<br>□ 初步确定放射治疗靶区和剂量<br>□ 签署放疗知情同意书、自费用品协议书（如有必要）、向患者及家属交代放疗注意事项 | □ 放疗定位，可普通模拟剂定位，推荐 CT 定位，定位后 CT 扫描或直接行模拟定位 CT<br>□ 医师勾画靶区<br>□ 物理师完成计划制订<br>□ 医师评估并确认计划<br>□ 模拟机及加速器计划确认和核对<br>□ 住院医师完成必要病程记录<br>□ 上级医师查房<br>□ 向患者及家属交代病情及放疗注意事项 |
| 重点医嘱 | **长期医嘱：**<br>□ 放疗科_级护理常规<br>□ 饮食：普通饮食/糖尿病饮食/其他<br>**临时医嘱：**<br>□ 血常规、尿常规、大便常规<br>□ 肝功能、肾功能、肿瘤标志物<br>□ 胃镜或超声胃镜检查<br>□ 上消化道气钡双重造影<br>□ 腹部增强 CT 扫描<br>□ 胸部 X 线平片<br>□ 锁骨上和盆腔 B 超 | **长期医嘱：**<br>□ 患者既往基础用药<br>□ 抗菌药物（必要时）<br>□ 其他医嘱<br>**临时医嘱：**<br>□ 其他特殊医嘱 | |
| 主要护理工作 | □ 入院介绍<br>□ 入院评估<br>□ 指导患者进行相关辅助检查 | □ 放疗前准备<br>□ 放疗前宣教（正常组织保护等）<br>□ 心理护理 | □ 观察患者病情变化<br>□ 定时巡视病房 |

续 表

| 日期 | 住院第 1 天 | 住院第 2~3 天 | 住院第 3~7 天 |
|---|---|---|---|
| 病情<br>变异<br>记录 | □无 □有，原因：<br>1.<br>2. | □无 □有，原因：<br>1.<br>2. | □无 □有，原因：<br>1.<br>2. |
| 护士<br>签名 | | | |
| 医师<br>签名 | | | |

| 日期 | 住院第 8~44 天<br>（放疗过程） | 住院第 45~49 天<br>（出院日） |
|---|---|---|
| 主要诊疗工作 | □ 放疗开始<br>□ 上级医师查房，注意病情变化<br>□ 住院医师完成常规病历书写<br>□ 注意记录患者放疗后正常组织的不良反应的发生日期和程度 | □ 上级医师查房，对放疗区域不良反应等进行评估，明确是否出院<br>□ 住院医师完成常规病历书写及完成出院记录、病案首页、出院证明书等，向患者交代出院后的注意事项，如返院复诊的时间、地点，后续治疗方案及用药方案<br>□ 完善出院前检查 |
| 重点医嘱 | 长期医嘱：<br>□ 患者既往基础用药<br>□ 抗菌药物（必要时）<br>□ 营养支持治疗<br>□ 其他医嘱<br>临时医嘱：<br>□ 同步化疗<br>□ 正常组织放疗保护剂<br>□ 针对放疗急性反应的对症处理药物<br>□ 复查影像学检查<br>□ 调整治疗计划/重新定位<br>□ 其他特殊医嘱 | 长期医嘱：<br>□ 患者既往基础用药<br>□ 抗菌药物（必要时）<br>□ 其他医嘱，可包括内分泌治疗<br>临时医嘱：<br>□ 血常规、肝肾功能<br>□ 胸部上腹 CT 检查<br>□ 肿瘤标志物<br>□ 出院医嘱<br>□ 出院带药 |
| 主要护理工作 | □ 观察患者病情变化<br>□ 定时巡视病房 | □ 指导患者放疗结束后注意事项<br>□ 出院指导<br>□ 协助办理出院手续 |
| 病情变异记录 | □ 无　□ 有，原因：<br>1.<br>2. | □ 无　□ 有，原因：<br>1.<br>2. |
| 护士签名 | | |
| 医师签名 | | |

# 第二十九章

# 乳腺良性肿瘤临床路径释义

## 一、乳腺良性肿瘤编码

1. 卫计委原编码：

疾病名称及编码：乳腺良性肿瘤（ICD-10：D24）

手术操作名称及编码：乳腺肿瘤切除术或病变导管切除术（ICD-9-CM-3：85.21）

2. 修改编码：

疾病名称及编码：乳腺良性肿瘤（ICD-10：D24）

乳腺发育不良（ICD-10：N60）

手术操作名称及编码：乳腺肿瘤切除术（ICD-9-CM-3：85.21）

病变导管切除术（ICD-9-CM-3：85.22）

## 二、临床路径检索方法

（D24/N60）伴（85.21/85.22）

## 三、乳腺良性肿瘤临床路径标准住院流程

### （一）适用对象

第一诊断为乳腺良性肿瘤（ICD-10：D24），行乳腺肿瘤切除术或病变导管切除术（ICD-9-CM-3：85.21）。

> 释义
>
> ■ 适用对象编码参见第一部分。
>
> ■ 本路径适用对象为乳腺良性肿瘤及乳腺发育不良等良性疾病拟行开放性手术的患者，包括纤维腺瘤、导管内乳头状瘤、良性叶状肿瘤、现为囊性乳腺病、硬化性腺病、乳腺囊肿等。
>
> ■ 乳腺良性肿瘤根据病变分布范围手术方式可分为乳腺肿瘤切除术或乳腺区段切除术或病变导管切除术。导管内乳头状瘤手术除切除病变导管外，还需切除部分腺体。

### （二）诊断依据

根据《临床诊疗指南·外科学分册（第 1 版）》（中华医学会编著，人民卫生出版社，2006），本组疾病包括乳房纤维腺瘤、乳管内乳头状瘤等。

1. 症状：乳房肿物，乳头溢液或溢血。

2. 体征：乳房单发或多发肿物，质地中等，表面光滑，有活动度；边界清楚，可呈分叶状；挤压乳晕周围，病变乳管可出现溢液。

3. 影像学检查：B 超和钼靶检查。

4. 病理检查：乳头溢液细胞学检查未见肿瘤细胞。

> **释义**
>
> ■ 乳腺良性肿瘤中最常见的为纤维腺瘤，多见于18~25岁的年轻女性，可双侧发病。良性叶状肿瘤也较为常见，特点为肿瘤分叶状，生长较快，切除后反复发作应警惕交界性叶状肿瘤或肉瘤可能，后者为恶性病变。导管内乳头状瘤也是常见的乳房良性肿瘤，肿瘤可沿导管蔓延生长，临床表现常有乳头溢液或溢血。伴有重度非典型增生时视为癌前病变。
>
> ■ 乳房良性肿物的钼靶表现常为边界清楚形态规则的中高密度影，有时有分叶。彩超有助于判断肿物的囊实性，多表现为边界清楚包膜完整的低回声区，后方回声可增强。乳管镜检查及乳管造影对于诊断导管内占位性病变有帮助。
>
> ■ 乳腺癌、乳房肉瘤、淋巴瘤或乳房内转移瘤均属于恶性病变，不属于本路径范畴。

## （三）治疗方案的选择

根据《临床技术操作规范·普通外科分册》（中华医学会编著，人民军医出版社，2007）。

1. 乳房肿物切除术：体检可扪及的乳房肿物。
2. 乳腺病变导管切除术：适合乳管内乳头状瘤。

> **释义**
>
> ■ 各医疗单位执行乳腺良性瘤临床路径时，可根据肿瘤的具体部位制订具体的入路名称。
>
> ■ 纤维腺瘤及叶状肿瘤均可行肿物切除术。导管内乳头状瘤因病变沿导管走行分布，推荐行病变导管及支配腺体区的区段切除术。
>
> ■ 对于叶状肿瘤尤其是怀疑交界性叶状肿瘤，应完整切除肿瘤及其包膜，并切除一部分周边正常腺体，以减少术后局部复发风险。

## （四）标准住院日3~5天

> **释义**
>
> ■ 乳腺良性肿瘤患者入院后行术前常规检查，包括乳腺彩超及钼靶，需1~2天，术后恢复1~2天，符合出院标准后可出院。总住院天数应不超过5天。

## （五）进入路径标准

1. 第一诊断必须符合 ICD-10：D24 乳腺良性肿瘤疾病编码。
2. 当患者合并其他疾病，但住院期间不需要特殊处理也不影响第一诊断的临床路径流程实施时，可以进入路径。

> **释义**
> ■ 本路径适用乳腺良性肿瘤患者，如纤维腺瘤、导管内乳头状瘤、良性叶状肿瘤等。
> ■ 患者如果合并高血压、糖尿病、冠心病、慢性阻塞性肺炎、慢性肾病等其他慢性疾病，需术前对症治疗时，如果不影响麻醉和手术，不影响术前准备时间，可进入本路径。上述慢性疾病如果需要经治疗稳定后才能手术，或抗凝、抗血小板治疗等，术前需特殊准备的，先进入其他相应内科疾病的诊疗路径。

## （六）术前准备 1~2 天

1. 必需的检查项目：

(1) 血常规、尿常规。

(2) 肝功能、肾功能、电解质、凝血功能、感染性疾病筛查（乙型肝炎、丙型肝炎、艾滋病、梅毒等）。

(3) 心电图、胸部 X 线检查。

(4) 乳腺彩超及术前定位。

2. 根据患者病情可选择：

(1) 钼靶检查。

(2) 乳头溢液时行乳管镜检查。

(3) 肺功能、超声心动图等。

> **释义**
> ■ 必查项目是确保手术治疗安全、有效开展的基础，术前必须完成。
> ■ 为缩短患者住院等待时间，检查项目可以在患者入院前于门诊完成。
> ■ 高龄患者或有心肺功能异常患者，术前根据病情增加超声心动、肺功能、血气分析等检查。

## （七）预防性抗菌药物选择与使用时机

按照《抗菌药物临床应用指导原则》（卫医发〔2004〕285 号）执行。通常不需预防用抗菌药物。

> **释义**
> ■ 乳腺良性肿瘤手术为 I 级切口，不需要预防性使用抗菌药物。

## （八）手术日

入院 2~3 天。

1. 麻醉方式：局部麻醉（必要时区域阻滞麻醉或全身麻醉）。

2. 手术方式：乳腺肿物切除术或病变导管切除术。

3. 术中用药：麻醉常规用药。

4. 手术内固定物：无。

5. 输血：根据术前血红蛋白状况及术中出血情况而定。

6. 病理：术后标本送病理学检查（视术中情况行术中冰冻病理检查）。

> **释义**
>
> ■ 局部扩大切除可采用静脉麻醉。
>
> ■ 术前用抗菌药物参考《抗菌药物临床应用指导原则》执行。
>
> ■ 纤维腺瘤及良性叶状肿瘤均可行肿物切除术。导管内乳头状病变可沿导管分布走行，推荐行病变导管及所辖腺体区域的区段切除术。
>
> ■ 对于良性叶状肿瘤或怀疑交界性叶状肿瘤，应完整切除肿瘤及其包膜，并切除一部分周围正常腺体，以减少术后局部复发风险。

### （九）术后住院恢复

1 天。

1. 必须复查的检查项目：血常规。

2. 术后用药：抗菌药物：按照《抗菌药物临床应用指导原则》（卫医发〔2004〕285 号）执行。通常不需预防用抗菌药物。

3. 严密观察有无出血等并发症，并作相应处理。

> **释义**
>
> ■ 多数生长缓慢的小纤维腺瘤，尤其是多发纤维腺瘤的患者，可观察。
>
> ■ 术后可对手术区域加压包扎 24 小时预防伤口积血或血肿形成。
>
> ■ 手术为 I 级切口，不需要预防性使用抗菌药物。

### （十）出院标准

1. 伤口愈合好：无积血，无感染征象。

2. 没有需要住院处理的并发症和（或）合并症。

> **释义**
>
> ■ 乳腺良性肿瘤患者入院后行术前常规检查需 1~2 天，术后恢复 1~2 天，总住院天数小于 5 天符合本路径要求。
>
> ■ 出院时应伤口愈合良好，无伤口感染或严重脂肪液化、血肿。如有门诊可处理的伤口愈合不良情况，应嘱患者返院时间和频率。

### （十一）变异及原因分析

1. 有影响手术的合并症，需要进行相关的诊断和治疗。

2. 病理报告为恶性病变，需要按照乳腺癌进入相应路径治疗。

**释义**

■ 对于轻微变异，如由于某种原因，路径指示应当于某一天的操作不能如期进行而要延期的，这种改变不会对最终结果产生重大改变，也不会更多的增加住院天数和住院费用，可不出本路径。

■ 除以上所列变异及原因外，如还出现医疗、护理、患者、环境等多方面的变异原因，应阐明变异相关问题的重要性，必要时须及时退出本路径，并应将特殊的变异原因进行归纳总结。

## 四、推荐表单

### （一）医师表单

**乳腺良性肿瘤临床路径医师表单**

适用对象：第一诊断为乳腺良性肿瘤（ICD-10：D24）

行乳腺肿物切除术或病变导管切除术（ICD-9-CM-3：85.21）

| 患者姓名： | | 性别： | 年龄： | 门诊号： | | 住院号： |
|---|---|---|---|---|---|---|
| 住院日期： | 年 月 日 | 出院日期： | 年 月 日 | | 标准住院日：3~5 天 | |

| 日期 | 住院第 1 天 | 住院第 2 天<br>（手术准备日） |
|---|---|---|
| 主要诊疗工作 | □ 询问病史及体格检查<br>□ 完成住院病历和首次病程记录<br>□ 开检查检验单<br>□ 上级医师查房<br>□ 初步确定诊治方案和特殊检查项目 | □ 手术医嘱<br>□ 上级医师查房<br>□ 完成术前准备与术前评估<br>□ 根据检查检验结果，行术前讨论，确定手术方案<br>□ 完成必要的相关科室会诊<br>□ 住院医师完成上级医师查房记录、术前小结<br>□ 完成术前总结（拟行手术方式、手术关键步骤、术中注意事项等）<br>□ 签署手术知情同意书（含标本处置）、自费用品协议书、输血同意书、麻醉同意书或授权委托书<br>□ 向患者及家属交代病情、手术安排及围术期注意事项 |
| 重点医嘱 | **长期医嘱：**<br>□ 外科二/三级护理常规<br>□ 饮食：根据患者情况而定<br>□ 患者既往基础用药<br>**临时医嘱：**<br>□ 血常规+血型、尿常规<br>□ 凝血功能、血电解质、肝肾功能、感染性疾病筛查<br>□ 心电图、胸部 X 线检查<br>□ 乳腺彩超、钼靶摄片<br>□ 必要时行血气分析、肺功能、超声心动图 | **长期医嘱：**<br>□ 外科护理常规<br>□ 二/三级护理<br>□ 饮食<br>□ 患者既往基础用药<br>**临时医嘱：**<br>□ 术前医嘱：<br>□ 常规准备明日在局部麻醉/区域阻滞麻醉/全身麻醉下行乳腺肿物切除术/病变导管切除术<br>□ 术前禁食、禁水<br>□ 药敏试验<br>□ 备皮术前禁食 4~6 小时，禁水 2~4 小时<br>□ 麻醉前用药（术前 30 分钟） |
| 病情变异记录 | □ 无 □ 有，原因：<br>1.<br>2. | □ 无 □ 有，原因：<br>1.<br>2. |
| 医师签名 | | |

| 日期 | 住院第3天（手术日） | | 住院第4天<br>（术后1日） | 住院第5天<br>（术后2日，出院日） |
| --- | --- | --- | --- | --- |
| | 术前与术中 | 术后 | | |
| 主要诊疗工作 | □ 送患者入手术室<br>□ 麻醉准备，监测生命体征<br>□ 施行手术<br>□ 解剖标本，送病理检查 | □ 麻醉医师完成麻醉记录<br>□ 完成术后首次病程记录<br>□ 完成手术记录<br>□ 向患者及家属说明手术情况 | □ 上级医师查房<br>□ 住院医师完成常规病程记录<br>□ 必要时进行相关特殊检查 | □ 上级医师查房<br>□ 明确是否符合出院标准<br>□ 完成出院记录、病案首页、出院证明书等<br>□ 通知出入院处<br>□ 通知患者及家属<br>□ 向患者告知出院后注意事项，如康复计划、返院复诊、后续治疗及相关并发症的处理等<br>□ 出院小结、诊断证明书及出院须知交予患者 |
| 重点医嘱 | **长期医嘱：**<br>□ 禁食、禁水<br>**临时医嘱：**<br>□ 术前0~5小时使用抗菌药物<br>□ 液体治疗<br>□ 相应治疗（视情况） | **长期医嘱：**<br>□ 按相应麻醉术后护理<br>□ 饮食（禁食、禁水6小时，全身麻醉后）<br>□ 心电监测6小时（全身麻醉后）<br>**临时医嘱：**<br>□ 酌情镇痛<br>□ 观察术后病情变化<br>□ 观察创口出血及引流情况<br>□ 给予术后饮食指导<br>□ 指导并协助术后活动 | **长期医嘱：**<br>□ 二/三级护理（视情况） | **临时医嘱：**<br>□ 切口换药（酌情）<br>**出院医嘱：**<br>□ 出院后相关用药<br>□ 伤口门诊拆线 |
| 病情变异记录 | □ 无 □ 有，原因：<br>1.<br>2. | □ 无 □ 有，原因：<br>1.<br>2. | □ 无 □ 有，原因：<br>1.<br>2. | □ 无 □ 有，原因：<br>1.<br>2. |
| 医师签名 | | | | |

## （二）护士表单

### 乳腺良性肿瘤临床路径护士表单

适用对象：第一诊断为乳腺良性肿瘤（ICD-10：D24）

行乳腺肿物切除术或病变导管切除术（ICD-9-CM-3：85.21）

| 患者姓名： | 性别： | 年龄： | 门诊号： | 住院号： |
|---|---|---|---|---|

| 住院日期： 年 月 日 | 出院日期： 年 月 日 | 标准住院日：3~5 天 |
|---|---|---|

| 日期 | 住院第 1 天 | 住院第 2 天（手术准备日） |
|---|---|---|
| 健康宣教 | □ 入院宣教<br>　介绍主管医师、护士<br>　介绍环境、设施<br>　介绍住院注意事项 | □ 术前宣教<br>　宣教疾病知识、术前准备及手术过程<br>　告知准备物品、沐浴<br>　告知术后饮食、活动及探视注意事项，告知术后可能出现的情况及应对方式<br>□ 主管护士与患者沟通，了解并指导心理应对<br>□ 告知家属等候区位置 |
| 护理处置 | □ 核对患者姓名，佩戴腕带<br>□ 建立入院护理病历<br>□ 卫生处置：剪指（趾）甲、沐浴，更换病号服 | □ 协助医师完成术前检查化验<br>□ 术前准备<br>　备皮、宣教<br>　禁食、禁水 |
| 主要护理工作 | □ 入院介绍<br>□ 入院评估<br>□ 静脉抽血<br>□ 健康教育<br>□ 饮食指导<br>□ 患者相关检查配合的指导<br>□ 执行入院后医嘱<br>□ 心理支持 | □ 健康教育<br>□ 饮食：术前禁食、禁水<br>□ 术前沐浴、更衣，取下活动义齿、饰物<br>□ 告知患者及家属手术流程及注意事项<br>□ 手术备皮、药敏试验<br>□ 术前手术物品准备<br>□ 促进睡眠（环境、药物） |
| 病情变异记录 | □ 无 □ 有，原因：<br>1.<br>2. | □ 无 □ 有，原因：<br>1.<br>2. |
| 护士签名 | | |

| 日期 | 住院第3天（手术日） | | 住院第4天（术后第1日） | 住院第5天（术后第2日，出院日） |
|---|---|---|---|---|
| | 术前与术中 | 术后 | | |
| 健康宣教 | □ 术后当日宣教<br>□ 告知饮食、体位要求<br>□ 告知疼痛注意事项<br>□ 告知术后可能出现情况及应对方式<br>□ 给予患者及家属心理支持<br>□ 再次明确探视陪护须知 | □ 术后宣教<br>□ 药物作用及频率<br>□ 饮食、活动指导<br>□ 复查患者对术前宣教内容的掌握程度<br>□ 疾病恢复期注意事项<br>□ 下床活动注意事项 | □ 术后宣教<br>□ 指导功能锻炼 | □ 出院宣教<br>□ 指导办理出院手续 |
| 护理处置 | □ 送手术<br>□ 摘除患者各种活动物品<br>□ 核对患者资料及带药<br>□ 填写手术交接单，签字确认<br>□ 接手术<br>□ 核对患者及资料，签字确认 | □ 功能训练指导 | □ 功能训练指导 | □ 出院指导 |
| 主要护理工作 | □ 健康教育<br>□ 术前更衣<br>□ 饮食指导：禁水、禁食<br>□ 指导术前注射麻醉用药后注意事项<br>□ 安排陪送患者入手术室<br>□ 心理支持 | □ 术后活动：按相应麻醉采取体位，指导并协助术后活动<br>□ 全身麻醉后禁食、禁水6小时<br>□ 密切观察患者情况<br>□ 疼痛护理<br>□ 生活护理<br>□ 术后饮食指导<br>□ 心理支持（患者及家属） | □ 体位与活动：自主体位<br>□ 观察患者情况<br>□ 协助生活护理<br>□ 心理支持（患者及家属）<br>□ 康复指导（运动指导、功能锻炼） | □ 出院指导<br>□ 办理出院手续<br>□ 复诊时间<br>□ 作息、饮食、活动<br>□ 服药指导<br>□ 日常保健<br>□ 清洁卫生<br>□ 疾病知识 |
| 病情变异记录 | □ 无　□ 有，原因：<br>1.<br>2. | □ 无　□ 有，原因：<br>1.<br>2. | □ 无　□ 有，原因：<br>1.<br>2. | □ 无　□ 有，原因：<br>1.<br>2. |
| 护士签名 | | | | |

## （三）患者表单

### 乳腺良性肿瘤临床路径患者表单

适用对象：第一诊断为乳腺良性肿瘤（ICD-10：D24）

行乳腺肿物切除术或病变导管切除术（ICD-9-CM-3：85.21）

| 患者姓名： | | 性别： | 年龄： | 门诊号： | 住院号： |
|---|---|---|---|---|---|
| 住院日期： | 年 月 日 | 出院日期： | 年 月 日 | | 标准住院日：3~5 天 |

| 日期 | 住院第 1 天 | 住院第 2 天（手术准备日） |
|---|---|---|
| 监测 | □ 测量生命体征、体重 | □ 每日测量生命体征、询问排便，手术前 1 天晚测量生命体征 |
| 医患配合 | □ 护士行入院护理评估（简单询问病史）<br>□ 接受入院宣教<br>□ 医师询问病史、既往病史、用药情况，收集资料<br>□ 进行体格检查 | □ 配合完善术前相关检查，术前宣教<br>□ 乳腺肿瘤疾病知识、临床表现、治疗方法<br>□ 术前用物准备：备皮刀、弹力胸带<br>□ 手术室接患者，配合核对<br>□ 医师与患者及家属介绍病情及手术谈话<br>□ 手术时家属在等候区等候<br>□ 探视及陪护制度 |
| 重点诊疗及检查 | 重点诊疗：<br>□ 二级护理<br>□ 既往基础用药 | 重点诊疗：<br>□ 术前准备：<br>□ 备皮<br>□ 术前签字<br>重要检查：<br>□ 心电图、X 线胸片<br>□ 彩超，钼靶<br>□ 乳腺 MR |
| 饮食及活动 | □ 普通饮食<br>□ 正常活动 | □ 术前 12 小时禁食、禁水<br>□ 正常活动 |

| 日期 | 住院第 3 天<br>（手术日） | | 住院第 4 天<br>（术后第 1 日） | 住院第 5 天<br>（术后第 2 日，出院日） |
| --- | --- | --- | --- | --- |
| | 术前与术中 | 术后 | | |
| 监测 | □ 测量生命体征 | □ 每日测量生命体征 | □ 测量生命体征 | □ 办理出院手续 |
| 医患配合 | □ 摘除患者各种活动物品 | □ 下床活动，功能训练 | □ 功能训练 | □ 办理出院手续 |
| 重点诊疗及检查 | □ 术前更衣 | □ 术后活动：按相应麻醉采取体位，术后活动<br>□ 全身麻醉后禁食、禁水 6 小时 | □ 更换伤口辅料，观察伤口愈合情况 | □ 办理出院手续<br>□ 确定复查时间 |
| 饮食及活动 | □ 禁食、禁水 12 小时 | □ 正常饮食<br>□ 正常活动 | □ 正常饮食<br>□ 正常活动 | □ 正常饮食<br>□ 正常活动 |

## 附：原表单（2011 年版）

### 乳腺良性肿瘤临床路径表单

适用对象：第一诊断为乳腺良性肿瘤（ICD-10：D24）

行乳腺肿物切除术或病变导管切除术（ICD-9-CM-3：85.21）

| 患者姓名： | 性别： | 年龄： | 门诊号： | 住院号： |
| --- | --- | --- | --- | --- |
| 住院日期：　年　月　日 | 出院日期：　年　月　日 | | | 标准住院日：3~5 天 |

| 日期 | 住院第 1 天 | 住院第 2 天<br>（手术准备日） |
| --- | --- | --- |
| 主要诊疗工作 | □ 询问病史及体格检查<br>□ 完成住院病历和首次病程记录<br>□ 开检查检验单<br>□ 上级医师查房<br>□ 初步确定诊治方案和特殊检查项目 | □ 手术医嘱<br>□ 上级医师查房<br>□ 完成术前准备与术前评估<br>□ 根据检查检验结果，行术前讨论，确定手术方案<br>□ 完成必要的相关科室会诊<br>□ 住院医师完成上级医师查房记录、术前小结<br>□ 完成术前总结（拟行手术方式、手术关键步骤、术中注意事项等）<br>□ 签署手术知情同意书（含标本处置）、自费用品协议书、输血同意书、麻醉同意书或授权委托书<br>□ 向患者及家属交代病情、手术安排及围术期注意事项 |
| 重点医嘱 | 长期医嘱：<br>□ 外科二/三级护理常规<br>□ 饮食：根据患者情况而定<br>□ 患者既往基础用药<br>临时医嘱：<br>□ 血常规+血型、尿常规<br>□ 凝血功能、血电解质、肝肾功能、感染性疾病筛查<br>□ 心电图、胸部 X 线检查<br>□ 乳腺彩超、钼靶摄片<br>□ 必要时行血气分析、肺功能、超声心动图 | 长期医嘱：<br>□ 外科护理常规<br>□ 二/三级护理<br>□ 饮食<br>□ 患者既往基础用药<br>临时医嘱：<br>□ 术前医嘱<br>□ 常规准备明日在局部麻醉/区域阻滞麻醉/全身麻醉下行乳腺肿物切除术/病变导管切除术<br>□ 术前禁食禁水<br>□ 药敏试验<br>□ 备皮术前禁食 4~6 小时，禁水 2~4 小时<br>□ 麻醉前用药（术前 30 分钟） |
| 主要护理工作 | □ 入院介绍<br>□ 入院评估<br>□ 静脉抽血<br>□ 健康教育<br>□ 饮食指导<br>□ 患者相关检查配合的指导<br>□ 执行入院后医嘱<br>□ 心理支持 | □ 健康教育<br>□ 饮食：术前禁食、禁水<br>□ 术前沐浴、更衣，取下活动义齿、饰物<br>□ 告知患者及家属手术流程及注意事项<br>□ 手术备皮、药敏试验<br>□ 术前手术物品准备<br>□ 促进睡眠（环境、药物）<br>□ 心理支持 |

续　表

| 日期 | 住院第 1 天 | 住院第 2 天<br>（手术准备日） |
|---|---|---|
| 病情<br>变异<br>记录 | □无　□有，原因：<br>1.<br>2. | □无　□有，原因：<br>1.<br>2. |
| 护士<br>签名 | | |
| 医师<br>签名 | | |

| 日期 | 住院第 3 天<br>（手术日） | | 住院第 4 天<br>（术后第 1 日） | 住院第 5 天<br>（术后第 2 日，出院日） |
|---|---|---|---|---|
| | 术前与术中 | 术后 | | |
| 主要诊疗工作 | □ 送患者入手术室<br>□ 麻醉准备，监测生命体征<br>□ 施行手术<br>□ 解剖标本，送病理检查 | □ 麻醉医师完成麻醉记录<br>□ 完成术后首次病程记录<br>□ 完成手术记录<br>□ 向患者及家属说明手术情况 | □ 上级医师查房<br>□ 住院医师完成常规病程记录<br>□ 必要时进行相关特殊检查 | □ 上级医师查房<br>□ 明确是否符合出院标准<br>□ 完成出院记录、病案首页、出院证明书等<br>□ 通知出入院处<br>□ 通知患者及家属<br>□ 向患者告知出院后注意事项，如康复计划、返院复诊、后续治疗及相关并发症的处理等<br>□ 出院小结、诊断证明书及出院须知交予患者 |
| 重点医嘱 | 长期医嘱：<br>□ 禁食、禁水<br>临时医嘱：<br>□ 术前 0.5 小时使用抗菌药物<br>□ 液体治疗<br>□ 相应治疗（视情况） | 长期医嘱：<br>□ 按相应麻醉术后护理<br>□ 饮食（禁食、禁水 6 小时，全身麻醉后）<br>□ 心电监测 6 小时（全身麻醉后）<br>临时医嘱：<br>□ 酌情镇痛<br>□ 观察术后病情变化<br>□ 观察创口出血及引流情况<br>□ 给予术后饮食指导<br>□ 指导并协助术后活动 | 长期医嘱：<br>□ 二/三级护理（视情况） | 临时医嘱：<br>□ 切口换药（酌情）<br>出院医嘱：<br>□ 出院后相关用药<br>□ 伤口门诊拆线 |
| 主要护理工作 | □ 健康教育<br>□ 术前更衣<br>□ 饮食指导：禁食、禁水<br>□ 指导术前注射麻醉用药后注意事项<br>□ 安排陪送患者入手术室<br>□ 心理支持 | □ 术后活动：按相应麻醉采取体位，指导并协助术后活动<br>□ 全身麻醉后禁食、禁水 6 小时<br>□ 密切观察患者情况<br>□ 疼痛护理<br>□ 生活护理<br>□ 术后饮食指导<br>□ 心理支持（患者及家属） | □ 体位与活动：自主体位<br>□ 观察患者情况<br>□ 协助生活护理<br>□ 心理支持（患者及家属）<br>□ 康复指导（运动指导、功能锻炼） | □ 出院指导<br>□ 办理出院手续<br>□ 复诊时间<br>□ 作息、饮食、活动<br>□ 服药指导<br>□ 日常保健<br>□ 清洁卫生<br>□ 疾病知识 |
| 病情变异记录 | □ 无　□ 有，原因：<br>1.<br>2. | □ 无　□ 有，原因：<br>1.<br>2. | □ 无　□ 有，原因：<br>1.<br>2. | □ 无　□ 有，原因：<br>1.<br>2. |
| 护士签名 | | | | |
| 医师签名 | | | | |

# 第三十章

# 乳腺癌临床路径释义

## 一、乳腺癌编码

1. 卫计委原编码：

疾病名称及编码：乳腺癌（C50.900）

手术操作名称及编码：乳腺癌根治术（保乳、改良根治、根治术）

2. 修改编码：

疾病名称及编码：乳腺癌（ICD-10：C50）

手术操作名称及编码：乳腺癌根治术（保乳、改良根治、根治术）（ICD-9-CM-3：85.33-85.48）

## 二、临床路径检索方法

C50 伴（85.33-85.48）

## 三、乳腺癌临床路径标准住院流程

### （一）适用对象

第一诊断为乳腺癌（C50.900），拟行乳腺癌根治术（保乳、改良根治、根治术）。

> **释义**
>
> ■ 适用对象编码参见第一部分。
>
> ■ 本路径适用对象为临床诊断为乳腺癌的患者，包括经穿刺或开放活检病理证实的乳腺癌患者和影像学检查高度可疑为乳腺癌的患者。
>
> ■ 可手术乳腺癌0、Ⅰ、部分Ⅱ期患者，以及部分Ⅱ、Ⅲ期（炎性乳腺癌除外）经新辅助化疗降期患者。
>
> ■ 适用对象中不包括良性肿瘤、炎性疾病等。

### （二）诊断依据

1. 病史：乳腺肿块、乳头溢液、无痛。
2. 体征：肿块质硬、边界不清、活动度差，与皮肤粘连。
3. 橘皮征、血性乳头溢液等。
4. 辅助检查：彩超、钼靶、MRI 等。
5. 病理：穿刺或活检诊断。

> **释义**
>
> ■ 本路径的制订主要参考国际及国内权威参考书籍及诊疗指南。上述临床资料及实验室检查是确诊乳腺癌及评估患者是否有手术指征的重要依据。

■ 病史和体征是诊断乳腺癌的依据，根据病史中肿瘤的性质、活动度、边界、乳头乳晕异常、溢液性质、腋窝淋巴结性质等给予临床初步诊断。橘皮征和乳头血性溢液对诊断乳腺癌有帮助，但并非乳腺癌患者的特有体征。

■ 彩超及乳腺 X 线摄影是乳腺癌诊断的主要辅助手段。

■ 术前乳腺 MRI 检查是排除多中心或多灶性微小病变的重要检查手段。

■ 空心针穿刺或开放活检病理学诊断是乳腺癌的确诊方法，细胞学检查不能作为确诊依据。

■ 早期乳腺癌患者临床症状及体征均不明显，如影像学检查高度可疑，亦可进入路径。

## （三）治疗方案的选择及依据

1. 改良根治术：明确乳腺癌患者。
2. 保乳手术：有保乳意愿、适宜行保乳手术的乳腺癌患者。
3. 其他术式：不适合上述术式的乳腺癌患者。
4. 可行前哨淋巴结活检等。

释义

■ 本病确诊后即应开始综合治疗，包括局部治疗和系统治疗，局部治疗包括手术治疗和放疗，系统治疗包括化疗、内分泌治疗、靶向治疗等。其中手术治疗是乳腺癌的主要治疗手段，其他治疗称为辅助治疗。综合治疗的目的在于消除原发病灶，控制全身微小转移灶，降低局部复发和远处转移风险，改善患者预后。

■ 改良根治术是乳腺癌的经典术式。包括患侧乳房切除和腋窝淋巴结清扫（Ⅰ、Ⅱ站）。

■ 保乳手术是乳腺癌局部治疗的趋势。对于有保乳意愿、无放疗禁忌证的患者，如可获得可靠的阴性切缘和满意的术后外观，均可行保乳手术。

■ 对于不适合行保乳手术但对术后外观要求较高的患者，在充分沟通和知情同意的基础上，可进行Ⅰ期乳房重建手术（包括假体重建和自体组织重建）。

■ 患者对腋窝淋巴结清扫导致的患肢功能障碍等重要并发症知情，并同意行腋窝淋巴结清扫术。为了避免不必要的腋窝清扫，降低腋窝清扫术后并发症，对临床腋窝阴性（查体和影像学检查均未提示腋窝淋巴结转移）或临床阳性但经针吸活检病理证实阴性的乳腺癌患者，可由有经验的外科团队行前哨淋巴结活检术。

## （四）标准住院日≤18 天

释义

■ 怀疑或确诊乳腺癌的患者入院后，全身检查除外远处转移需2~3天，第4天行手术治疗，患者术后恢复、获得术后病理约需5~6天，第10~11天开始化疗（如需要），化疗后5~6天观察化疗不良反应，给予对症处理，病情平稳（见出院标准）时可出院。总住院时间不超过18天符合本路径要求。

### （五）进入路径标准

1. 第一诊断必须符合 ICD-10：C50.900 乳腺癌疾病编码。
2. 当患者合并其他疾病，但住院期间无需特殊处理也不影响第一诊断时，可以进入路径。

> **释义**
>
> ■ 进入本路径的患者为第一诊断为乳腺癌，需除外合并其他急重症或远处转移等情况。
>
> ■ 本路径包括可手术乳腺癌0、Ⅰ、部分Ⅱ期患者，以及部分Ⅱ、Ⅲ期（炎性乳腺癌除外）经新辅助化疗降期患者，但不包括良性肿瘤、炎性疾病等。
>
> ■ 对于合并其他疾病，但不需特殊处理，不影响第一诊断且对手术无较大影响者可以进入路径。
>
> ■ 对于合并其他疾病合理治疗后病情稳定，抑或目前尚需持续用药，但不影响手术预后和路径实施的，可以进入路径，但可能会延长住院时间，增加治疗费用。
>
> ■ 对于合并对手术有较大影响的内科疾病者，需请相关科室会诊，对病情进行评估和控制以保证手术安全，影响路径实施的应退出本路径。

### （六）术前准备（术前评估）3~5天

1. 血常规、尿常规、大便常规、凝血实验、血糖、肝功能、肾功能、电解质、血脂、传染病四项、甲状腺功能、性激素六项。
2. X线胸片、肝胆胰脾彩超、甲状腺彩超、盆腔彩超、心电图、心脏彩超、双肾输尿管膀胱彩超。
3. 乳腺彩超、钼靶，必要时行双乳 MRI 检查等。
4. 根据临床需要选做：肿瘤标志物全套、血气分析、肺功能、24 小时动态心电图、头、胸、上腹部 CT、MRI、ECT 等。

> **释义**
>
> ■ 血常规、尿常规、大便常规是基本检验项目，进入路径的患者均需完成。肝肾功能、电解质、血糖、凝血功能、心电图、X线胸片可评估有无基础疾病，是否影响住院时间、费用及其治疗预后。性腺激素可进一步了解患者卵巢功能。肝胆胰脾肾彩超及盆腔彩超有助于判断患者是否存在远处转移。乳腺彩超、钼靶是基本的影像学检查，进入路径的患者均需完成。对于可疑的多灶或多中心病灶患者，推荐 MRI 检查，但 MRI 检查不应作为保乳手术前的必需检查。多数初治乳腺癌患者肿瘤标志物不高，但肿瘤标志物检测可作为患者的基线资料，建议检测。根据患者临床分期可选择行胸腹部 CT、上腹 MRI、ECT 或 PET-CT 以除外全身转移。

■ 当无病理学确诊的可疑乳腺癌患者进入本路径时，需与其他引起乳房肿块的疾病相鉴别。如纤维腺瘤、叶状肿瘤也可表现为无痛性肿块，与老年人多见的黏液腺癌较难鉴别；导管内乳头状瘤也可表现为单孔或多孔乳头陈旧血性溢液，与浸润性乳腺癌、导管原位癌、或导管内乳头状癌较难鉴别；非哺乳期乳腺炎有局部皮肤红肿热痛，有橘皮征，抗菌药物治疗效果不佳等表现，与炎性乳腺癌较难鉴别。因此，乳腺癌的确诊需依靠病理。

### （七）预防性抗菌药物选择与使用时机

预防性抗菌药物应用应按《抗菌药物临床应用指导原则（2015 年版）》（国卫办医发〔2015〕43 号）

1. 预防性用药时间为术前 30 分钟。
2. 手术超过 3 小时加用 1 次抗菌药物。
3. 术后 24 小时内停止使用抗菌药物。

释义

■ 乳腺手术为清洁切口手术，不推荐围术期常规使用抗菌药物。
■ 患者存在感染高危因素如免疫缺陷、高龄、术前化疗导致免疫低下、乳房重建手术等情况，可酌情预防性应用抗菌药物。预防性应用抗菌药物应术前 30 分钟给予一代或二代头孢菌素，避免联合用药，手术时间超过 3 小时，可追加一次术中抗菌药物。预防用药应在 24 小时内停止。重度高危的患者可延长至 48 小时。

### （八）手术日

入院第 ≤4 天。

1. 麻醉方式：全身麻醉。
2. 手术方式：乳房单纯切除术、乳癌改良根治术、乳癌保乳术、乳癌根治及扩大根治术，必要时行前哨淋巴结活检术及乳房重建术。
3. 手术内固定物：皮肤钉合器的应用、切缘银夹标志等。
4. 输血：视术中情况而定。
5. 病理：冷冻、石蜡切片，免疫组化检查，必要时行 FISH 基因检测。
6. 其他：必要时术中使用可吸收缝线、双极电凝、术后应用镇痛泵。

释义

■ 乳腺癌手术常规使用全身麻醉，依据具体情况选择是否使用术后镇痛泵。
■ 乳腺癌手术一般不需要输血，但应具备紧急输血条件，应对突发情况（如大血管破裂等）。
■ 术中可使用钛夹标记瘤床位置便于术后辅助放疗定位。
■ 腺体和切口的缝合可根据需要选择可吸收缝线、皮肤钉合器等。

　　■ 手术结束时可以使用 5-FU 液和红色诺卡菌细胞壁骨架（N-CWS）冲洗创腔，以减低复发和转移概率。

　　■ 原发肿瘤病理结果应包括 ER、PR、HER2、Ki-67 等重要免疫组化指标，对于免疫组化 HER2（++）者应行 FISH 检测。

### （九）术后住院恢复 ≤14 天

释义

　　■ 如放置伤口引流管，通常于术后 7~10 天待引流量少于 20ml/d 时拔出，如发生伤口感染，出现的高峰时间为术后 7 天左右。乳腺癌是全身性疾病，必须采取综合治疗方法，术后还应采取化学药物、内分泌、放射、免疫及生物学治疗多种方法，红色诺卡菌细胞壁骨架（N-CWS）能够抑制乳腺癌细胞的转移，可加用 N-CWS 提高治疗近期疗效，减少化疗不良反应，改善患者生存质量。术后恢复、获得术后病理约需 5~6 天，病情平稳（见出院标准）时可出院。术后恢复时间不超过 14 天符合本路径要求。

### （十）出院标准

1. 切口愈合好，切口无感染，无皮瓣坏死（或门诊可处理的皮缘坏死）。
2. 没有需要住院处理的并发症或合并症。

释义

　　■ 患者出院前应一般情况良好。

　　■ 患者伤口无感染，无严重皮瓣坏死或严重皮下积液可出院。对于门诊可处理的皮瓣坏死和皮下积液，患者需遵医嘱返院处理伤口直至皮下积液消失、伤口完全愈合。

　　■ 没有需要住院处理的与本次手术有关的并发症如下肢深静脉血栓形成等。

### （十一）有无变异及原因分析

1. 有影响手术的合并症，需要进行相应的诊断和治疗。
2. 行保乳手术时，必须行钼靶或 MRI 检查以排除多病灶。
3. 术前可行空心针等穿刺活检。
4. 患者其他方面的原因。
5. 本路径仅限手术方面，其他如新辅助化疗、术中放疗、术后辅助化疗等均未纳入本路径范围。

> **释义**
>
> ■ 有影响手术的合并症，如糖尿病、心血管疾病等，可能需要同时治疗或疾病本身导致术后恢复缓慢，从而导致治疗时间延长或治疗费用增加，严重影响路径实施者退出路径。
>
> ■ 围术期的并发症，如术后出血等，可能导致二次手术或恢复延迟，从而造成住院日延长或费用超出参考标准。
>
> ■ 因患者主观方面的原因造成执行路径时出现变异，应在表单中明确说明。
>
> ■ 本路径仅限手术方面，如患者经术前评估需接受新辅助化疗，应退出本路径。术中放疗、术后辅助化疗等均未纳入本路径。

## 四、乳腺癌临床路径给药方案

### 【用药选择】

1. 内分泌治疗药物：内分泌治疗是激素受体阳性乳腺癌患者的重要治疗方法。内分泌治疗药物根据作用机制可分为雌激素受体拮抗剂、芳香化酶抑制剂（AI）、促黄体生成激素释放激素（LHRH）类似物等，其中雌激素受体拮抗剂和芳香化酶抑制剂是最常用的内分泌治疗药物。

（1）雌激素受体拮抗剂：他莫昔芬为代表性药物。根据国内外重要诊治指南与规范，推荐绝经前患者使用，绝经后患者如不能耐受芳香化酶抑制剂，也建议使用他莫昔芬。每日2次，每次10mg口服，推荐用药时间为5年，对于复发转移高风险患者，如耐受性良好，可延长用药至10年。

（2）芳香化酶抑制剂：通过抑制芳香化酶的活性，阻断卵巢以外组织中雄烯二酮和睾酮经芳香化作用转化成雌激素，抑制乳腺癌细胞生长。根据化学结构可分为非甾体类药物，如阿那曲唑、来曲唑和甾体类药物如依西美坦。AI仅适用于绝经后患者使用，绝经前患者如使用AI，应同时应用促黄体生成激素释放激素类似物。每日1次，每次1片口服。推荐用药时间为5年。对于围绝经期患者，可先应用他莫昔芬2~3年，确认绝经后换用AI 2~3年，或先使用他莫昔芬5年，确认绝经后换用AI 5年。

（3）LHRH类似物：通过负反馈抑制下丘脑产生促性腺激素释放激素（GnRH），同时竞争性地与垂体细胞膜上的GnRH受体或LHRH受体结合，阻止垂体产生促性腺激素，从而减少卵巢分泌雌激素。代表性药物为戈舍瑞林。某些复发转移高风险的绝经前乳腺癌患者，可考虑术后辅助内分泌治疗应用LHRH类似物联合依西美坦。腹壁皮下注射，每4周应用1次。

2. 化疗药物：治疗乳腺癌的常用化疗药物，包括烷化剂、抗代谢性药物、抗菌药物、生物碱和紫杉醇类。化疗药物通过改变或抑制癌细胞的生化代谢过程，从而干扰癌细胞的繁殖。依其作用的细胞周期时相可分为：①细胞周期特异性药物，这类药物仅在细胞周期的特异时相才有作用，如抗代谢药物和有丝分裂抑制剂；②细胞周期非特异性药物，这类药物在细胞周期的任一时相都有作用，对非增殖周期的细胞也有作用，如烃化剂和抗菌药物类药物。

（1）蒽环类药物：表柔比星为代表，与环磷酰胺联用时推荐剂量为$100mg/m^2$，与紫杉类药物联用时推荐剂量为$75mg/m^2$。静脉输入，每3周1次。

（2）紫杉类药物：多西他赛为代表，只能用于静脉滴注。所有患者在接受多西他赛治疗期前均必须口服糖皮质激素类，如地塞米松，在多西他赛滴注1天前服用，每天16mg，持续至少3天，以预防过敏反应和体液潴留。多西他赛单药的推荐剂量为$100mg/m^2$，联合用药的推荐剂量为$75mg/m^2$，静脉滴注1小时，每3周1次。

3. 靶向治疗药物：用于浸润性乳腺癌 HER2 阳性的患者。HER2 阳性的定义为免疫组化 HER2（+++）或（++）但 FISH 检测 HER2 基因扩增。以曲妥珠单抗为代表药物。首次剂量 8mg/kg，维持剂量 6mg/kg，每 3 周静脉输入 1 次。推荐用药时间为 1 年。靶向治疗开始前需评估心脏功能，用药期间每 3 个月复查超声心动。

【药学提示】

1. 雌激素受体拮抗剂（他莫昔芬）：用药前应评估血栓栓塞的风险。用药前检查有视力障碍、肝肾功能不全者慎用。多数耐受性良好，常见不良反应包括子宫内膜增厚，高脂血症，血栓栓塞性疾病。用药期间定期复查肝肾功能及血脂，每年行妇科彩超检查。

2. 芳香化酶抑制剂：多数耐受性良好，常见不良反应包括骨质疏松，骨密度下降，骨折事件发生率升高，肌肉关节疼痛，乏力、不适等。用药期间应同时补充钙剂及维生素 D，定期复查骨密度。

3. 紫杉类药物：常见不良反应包括乏力、骨髓抑制、过敏、水钠潴留、腹泻及胃肠道反应。部分病例可发生严重过敏反应，其特征为低血压与支气管痉挛，需要中断治疗。停止滴注并立即治疗后患者可恢复正常。部分病例也可发生轻度过敏反应。如脸红，伴有或不伴有瘙痒的红斑、胸闷、背痛、呼吸困难、药物热或寒战。极少病例发生胸腔积液、腹水、心包积液、毛细血管通透性增加以及体重增加。为了减少液体潴留，应给患者预防性使用皮质类固醇。

4. 曲妥珠单抗：不良反应较少，主要为心脏功能损害。临床试验中观察到使用本药治疗的患者中有心功能不全的表现。在单独使用曲妥珠单抗治疗的患者中，中至重度心功能不全（NTHA 分级 Ⅲ/Ⅳ）的发生率为 5%。用药前及用药开始后每 3 个月复查超声心动，评估左室射血分数。出现下列情况时，应停止曲妥珠单抗治疗至少 4 周，并每 4 周检测 1 次 LVEF。LVEF 较治疗前绝对数值下降≥16%；LVEF 低于该检测中心正常范围并且 LVEF 较治疗前绝对数值下降≥10%；4~8 周内 LVEF 回升至正常范围或 LVEF 较治疗前绝对数值下降≤15%，可恢复使用曲妥珠单抗；LVEF 持续下降（>8 周），或者 3 次以上因心肌病而停止曲妥珠单抗治疗，应永久停止使用曲妥珠单抗。

【注意事项】

1. 他莫昔芬与华法林或任何其他香豆素抗凝药联合应用时可发生抗凝作用显著增高，故联合应用时应密切监测患者。与细胞毒药物联合使用时，血栓栓塞的风险增加。骨转移患者使用他莫昔芬治疗初期，如同时使用那些能够降低肾脏钙排泄的药物如噻嗪类利尿药，可能增加高钙血症的风险。

2. 多西他赛与顺铂联合使用时，宜先用多西他赛后用顺铂，以免降低多西他赛的消除率；而与蒽环类药物联合使用时，给药顺序与上述相反，宜先予蒽环类药物后予多西他赛。多西他赛与酮康唑之间可能发生相互作用，同用时应格外小心。

## 五、推荐表单

### （一）医师表单

**乳腺癌临床路径医师表单**

适用对象：第一诊断为乳腺癌（C50.900）
行手术治疗

| 患者姓名： | 性别： 年龄： 门诊号： | 住院号： |
|---|---|---|
| 住院日期： 年 月 日 | 出院日期： 年 月 日 | 标准住院日：≤18 天 |

| 时间 | 住院第 1 天 | 住院第 2~5 天 | 住院第 3~6 天（手术日） |
|---|---|---|---|
| 主要诊疗工作 | □ 询问病史及体格检查<br>□ 交代病情，将乳腺肿瘤诊疗计划书交给患者<br>□ 书写病历<br>□ 开具检查单<br>□ 上级医师查房与术前评估<br>□ 初步确定手术方式和日期 | □ 上级医师查房<br>□ 完成术前准备与术前评估<br>□ 穿刺活检（视情况而定）<br>□ 根据体检、彩超、钼靶、穿刺病理结果等，行术前讨论，确定手术方案<br>□ 完成必要的相关科室会诊<br>□ 住院医师完成术前小结、上级医师查房记录等病历书写<br>□ 签署手术知情同意书、自费用品协议书、输血同意书<br>□ 向患者及家属交代围术期注意事项 | □ 实施手术<br>□ 术者完成手术记录<br>□ 住院医师完成术后病程记录<br>□ 上级医师查房<br>□ 向患者及家属交代病情及术后注意事项 |
| 重点医嘱 | **长期医嘱：**<br>□ 乳腺外科护理常规<br>□ 二级护理<br>□ 饮食<br>□ 留陪 1 人<br>□ 患者既往基础用药<br>**临时医嘱：**<br>□ 血常规、尿常规、大便常规<br>□ 血糖、血脂、肝肾功能、电解质、甲状腺功能、性激素六项、凝血功能、传染病四项、肿瘤标志物全套<br>□ X 线胸片、肝胆胰脾彩超、甲状腺彩超、心脏彩超、心电图、双肾输尿管膀胱彩超<br>□ 双乳彩超、钼靶、MRI<br>□ 肺功能、24 小时动态心动图（视情况而定） | **长期医嘱：**<br>□ 患者既往基础用药<br>**临时医嘱：**<br>□ 手术医嘱<br>□ 在全身麻醉下行乳腺癌改良根治术、乳腺癌根治术或扩大根治术、乳腺癌保乳术、乳腺单纯切除术，必要时行前哨淋巴结活检术、乳房再造<br>□ 术前 12 小时禁食，4 小时禁水<br>□ 送手术通知单，麻醉会诊单<br>□ 术区备皮<br>□ 预约术中快速冷冻<br>□ 预防性抗菌药物应用<br>□ 术晨留置尿管 | **长期医嘱：**<br>□ 术后禁食、禁水<br>□ 一级护理<br>□ 吸氧、心电监护、尿管护理、会阴护理、口腔护理<br>□ 术后引流管护理、持续负压吸引<br>□ 置气垫床、平卧位<br>□ 双下肢气压泵治疗<br>**临时医嘱：**<br>□ 必要时给予止吐、镇痛药物<br>□ 给予止血、补液、雾化吸入等对症支持治疗<br>□ 必要时给予提高免疫力治疗 |

**续　表**

| 时间 | 住院第 1 天 | 住院第 2~5 天 | 住院第 3~6 天<br>（手术日） |
|------|------------|---------------|------------------------------|
| 病情<br>变异<br>记录 | □ 无　□ 有，原因：<br>1.<br>2. | □ 无　□ 有，原因：<br>1.<br>2. | □ 无　□ 有，原因：<br>1.<br>2. |
| 医师<br>签名 | | | |

| 时间 | 住院第 4~7 天<br>（术后第 1 日） | 住院第 5~9 天<br>（术后第 2~3 日） | 至住院第 18 天<br>（术后第 4~12 日） |
|---|---|---|---|
| 主要诊疗工作 | □ 上级医师查房，注意病情变化<br>□ 住院医师完成常规病历书写<br>□ 注意引流量 | □ 上级医师查房<br>□ 住院医师完成常规病历书写<br>□ 根据引流情况明确是否拔除引流管 | □ 上级医师查房，进行手术及切口评估，确定有无手术并发症和切口愈合不良情况，明确是否出院<br>□ 完成出院记录、病案首页、出院证明书等，向患者交代出院后的注意事项，如：返院复诊的时间、地点，发生紧急情况时的处理等 |
| 重点医嘱 | 长期医嘱：<br>□ 普通饮食<br>□ 自主体位<br>□ 双下肢气压泵治疗<br>□ 负压吸引<br>□ 胸壁负压鼓护理，按时更换负压引流器<br>临时医嘱：<br>□ 继续止血、补液、雾化吸入治疗<br>□ 止吐（必要时）<br>□ 镇痛（必要时）<br>□ 提高免疫力治疗（必要时） | 长期医嘱：<br>□ 胸壁引流管护理<br>□ 每日更换负压引流器<br>□ 负压吸引<br>临时医嘱：<br>□ 继续止血、补液、雾化吸入治疗<br>□ 止吐（必要时）<br>□ 镇痛（必要时）<br>□ 静脉输液（必要时）<br>□ 提高免疫力治疗（必要时） | 出院医嘱：<br>□ 出院带药<br>□ 适时切口换药 |
| 病情变异记录 | □ 无　□ 有，原因：<br>1.<br>2. | □ 无　□ 有，原因：<br>1.<br>2. | □ 无　□ 有，原因：<br>1.<br>2. |
| 医师签名 | | □ | |

## （二）护士表单

### 乳腺癌临床路径护士表单

适用对象：第一诊断为乳腺癌（C50.900）
行手术治疗

| 患者姓名： | | 性别：　　年龄：　　门诊号： | | 住院号： |
|---|---|---|---|---|
| 住院日期：　　年　月　日 | | 出院日期：　　年　月　日 | | 标准住院日：≤18 天 |

| 时间 | 住院第 1 天 | 住院第 2~5 天 | 住院第 3 天（手术日） | |
|---|---|---|---|---|
| | | | 术前与术中 | 术后 |
| 健康宣教 | □ 入院宣教<br>□ 介绍主管医师、护士<br>□ 介绍环境、设施<br>□ 介绍住院注意事项 | □ 术前宣教<br>□ 宣教疾病知识、术前准备及手术过程<br>□ 告知准备物品、沐浴<br>□ 告知术后饮食、活动及探视注意事项告知术后可能出现的情况及应对方式<br>□ 主管护士与患者沟通，了解并指导心理应对<br>□ 告知家属等候区位置 | □ 术后当日宣教<br>□ 告知饮食、体位要求<br>□ 告知疼痛注意事项<br>□ 告知术后可能出现情况及应对方式<br>□ 给予患者及家属心理支持<br>□ 再次明确探视陪护须知 | □ 术后宣教<br>□ 药物作用及频率<br>□ 饮食、活动指导<br>□ 复查患者对术前宣教内容的掌握程度<br>□ 疾病恢复期注意事项<br>□ 下床活动注意事项 |
| 护理处置 | □ 核对患者姓名，佩戴腕带<br>□ 建立入院护理病历<br>□ 卫生处置：剪指（趾）甲、沐浴，更换病号服 | □ 协助医师完成术前检查<br>□ 术前准备<br>□ 备皮、宣教<br>□ 禁食、禁水 | □ 送手术<br>□ 摘除患者各种活动物品<br>□ 核对患者资料及带药<br>□ 填写手术交接单，签字确认<br>□ 接手术<br>　核对患者及资料，签字确认 | □ 功能训练指导 |
| 主要护理工作 | □ 入院介绍<br>□ 入院评估<br>□ 静脉抽血<br>□ 健康教育<br>□ 饮食指导<br>□ 患者相关检查配合的指导<br>□ 执行入院后医嘱<br>□ 心理支持 | □ 健康教育<br>□ 饮食：术前禁食、禁水<br>□ 术前沐浴、更衣，取下活动义齿、饰物<br>□ 告知患者及家属手术流程及注意事项<br>□ 手术备皮、药敏试验<br>□ 术前手术物品准备<br>□ 促进睡眠（环境、药物） | □ 健康教育<br>□ 术前更衣<br>□ 饮食指导：禁食、禁水<br>□ 指导术前注射麻醉用药后注意事项<br>□ 安排陪送患者入手术室<br>□ 心理支持 | □ 术后活动：按相应麻醉采取体位，指导并协助术后活动<br>□ 全身麻醉后禁食、禁水 6 小时<br>□ 密切观察患者情况<br>□ 疼痛护理<br>□ 生活护理<br>□ 术后饮食指导<br>□ 心理支持（患者及家属） |

| 时间 | 住院第 1 天 | 住院第 2~5 天 | 住院第 3 天（手术日） | |
| --- | --- | --- | --- | --- |
| | | | 术前与术中 | 术后 |
| 病情变异记录 | □无　□有，原因：<br>1.<br>2. | □无　□有，原因：<br>1.<br>2. | □无　□有，原因：<br>1.<br>2. | □无　□有，原因：<br>1.<br>2. |
| 护士签名 | | | | |

| 时间 | 住院第 4~7 天<br>（术后第 1 日） | 住院第 5~9 天<br>（术后第 2~3 日） | 至住院第 18 天<br>（术后第 4~12 日） |
|---|---|---|---|
| 健康宣教 | □ 记录生命体征<br>□ 记录引流量<br>□ 肢体功能锻炼指导<br>□ 术后宣教 | □ 记录引流量<br>□ 肢体功能锻炼指导<br>□ 术后宣教 | □ 出院宣教<br>□ 指导办理出院手续 |
| 护理处置 | □ 功能锻炼指导<br>□ 翻身拍背 | □ 功能锻炼指导 | □ 出院指导 |
| 主要护理工作 | □ 体位与活动：自主体位<br>□ 观察患者情况<br>□ 协助生活护理<br>□ 心理支持（患者及家属）<br>□ 康复指导（运动指导、功能锻炼） | □ 体位与活动：自主体位<br>□ 观察患者情况<br>□ 协助生活护理<br>□ 心理支持（患者及家属）<br>□ 康复指导（运动指导、功能锻炼） | □ 出院指导<br>□ 办理出院手续<br>□ 复诊时间<br>□ 作息、饮食、活动<br>□ 服药指导<br>□ 日常保健<br>□ 清洁卫生<br>□ 疾病知识 |
| 病情变异记录 | □ 无 □ 有，原因：<br>1.<br>2. | □ 无 □ 有，原因：<br>1.<br>2. | □ 无 □ 有，原因：<br>1.<br>2. |
| 护士签字 | | | |

## （三）患者表单

### 乳腺癌临床路径患者表单

适用对象：第一诊断为乳腺癌（C50.900）
　　　　　行手术治疗

| 患者姓名： | | 性别：　年龄：　门诊号： | 住院号： | |
|---|---|---|---|---|
| 住院日期：　　年　月　日 | | 出院日期：　　年　月　日 | 标准住院日：≤18 天 | |

| 时间 | 住院第 1 天 | 住院第 2~5 天 | 住院第 3 天（手术日） | |
|---|---|---|---|---|
| | | | 术前与术中 | 术后 |
| 监测 | □ 测量生命体征、体重 | □ 每日测量生命体征、询问排便，手术前 1 天晚测量生命体征 | | □ 测量生命体征 |
| 医患配合 | □ 护士行入院护理评估（简单询问病史）<br>□ 接受入院宣教<br>□ 医师询问病史、既往病史、用药情况，收集资料<br>□ 进行体格检查 | □ 配合完善术前相关化验、检查，术前宣教<br>□ 乳腺肿瘤疾病知识、临床表现、治疗方法<br>□ 术前用物准备：备皮刀、弹力胸带<br>□ 手术室接患者，配合核对<br>□ 医师与患者及家属介绍病情及手术谈话<br>□ 手术时家属在等候区等候<br>□ 探视及陪护制度 | □ 摘除患者各种活动物品 | |
| 重点诊疗及检查 | 重点诊疗：<br>□ 二级护理<br>□ 既往基础用药 | 重点诊疗：<br>□ 术前准备：<br>□ 备皮<br>□ 术前签字<br>重要检查：<br>□ 心电图、X 线胸片<br>□ 彩超，钼靶<br>□ 乳腺 MR | | 术前更衣 |
| 饮食及活动 | □ 普通饮食<br>□ 正常活动 | □ 术前 12 小时禁食、禁水<br>□ 正常活动 | □ 禁食、禁水 12 小时 | □ 正常饮食<br>□ 正常活动 |

| 时间 | 住院第 4~7 天<br>（术后第 1 日） | 住院第 5~9 天<br>（术后第 2~3 日） | 至住院第 18 天<br>（术后第 4~12 日） |
|---|---|---|---|
| 监测 | □ 记录生命体征<br>□ 记录引流量<br>□ 肢体功能锻炼 | □ 测量生命体征 | |
| 医患<br>配合 | □ 下地活动<br>□ 功能锻炼 | □ 功能训练 | |
| 重点<br>诊疗<br>及<br>检查 | □ 体位与活动：自主体位<br>□ 观察患者情况<br>□ 协助生活护理<br>□ 心理支持（患者及家属）<br>□ 康复指导（运动指导、功能<br>　锻炼） | □ 更换伤口辅料，观察伤口愈<br>　合情况 | □ 办理出院手续<br>□ 确定复查时间 |
| 饮食<br>及<br>活动 | □ 禁食、禁水 12 小时 | □ 正常饮食<br>□ 正常活动 | □ 正常饮食<br>□ 正常活动 |

## 附：原表单（2016 年版）

### 乳腺癌临床路径表单

适用对象：第一诊断为乳腺癌（C50.900）
行手术治疗

| 患者姓名： | 性别： 年龄： 门诊号： | 住院号： |
|---|---|---|
| 住院日期： 年 月 日 | 出院日期： 年 月 日 | 标准住院日：≤18 天 |

| 时间 | 住院第 1 天 | 住院第 2~5 天 | 住院第 3~6 天（手术日） |
|---|---|---|---|
| 主要诊疗工作 | □ 询问病史及体格检查<br>□ 交代病情，将乳腺肿瘤诊疗计划书交给患者<br>□ 书写病历<br>□ 开具检查单<br>□ 上级医师查房与术前评估<br>□ 初步确定手术方式和日期 | □ 上级医师查房<br>□ 完成术前准备与术前评估<br>□ 穿刺活检（视情况而定）<br>□ 根据体检、彩超、钼靶、穿刺病理结果等，行术前讨论，确定手术方案<br>□ 完成必要的相关科室会诊<br>□ 住院医师完成术前小结、上级医师查房记录等病历书写<br>□ 签署手术知情同意书、自费用品协议书、输血同意书<br>□ 向患者及家属交代围术期注意事项 | □ 实施手术<br>□ 术者完成手术记录<br>□ 住院医师完成术后病程记录<br>□ 上级医师查房<br>□ 向患者及家属交代病情及<br>□ 术后注意事项 |
| 重点医嘱 | 长期医嘱：<br>□ 乳腺外科护理常规<br>□ 二级护理<br>□ 饮食<br>□ 留陪 1 人<br>□ 患者既往基础用药<br>临时医嘱：<br>□ 血常规、尿常规、大便常规<br>□ 血糖、血脂、肝肾功能、电解质、甲状腺功能、性激素六项、凝血功能、传染病四项、肿瘤标志物全套<br>□ X 线胸片、肝胆胰脾彩超、甲状腺彩超、心脏彩超、心电图、双肾输尿管膀胱彩超<br>□ 双乳彩超、钼靶、MRI<br>□ 肺功能、24 小时动态心动图（视情况而定） | 长期医嘱：<br>□ 患者既往基础用药<br>临时医嘱：<br>□ 手术医嘱<br>□ 在全身麻醉下行乳腺癌改良根治术、乳腺癌根治术或扩大根治术、乳腺癌保乳术、乳腺单纯切除术，必要时行前哨淋巴结活检术、乳房再造<br>□ 术前 12 小时禁食，4 小时禁水<br>□ 送手术通知单，麻醉会诊单<br>□ 术区备皮<br>□ 预约术中快速冷冻<br>□ 预防性抗菌药物应用<br>□ 术晨留置尿管 | 长期医嘱：<br>□ 术后禁食、禁水<br>□ 一级护理<br>□ 吸氧、心电监护、尿管护理、会阴护理、口腔护理<br>□ 术后引流管护理、持续负压吸引<br>□ 置气垫床、平卧位<br>□ 双下肢气压泵治疗<br>临时医嘱：<br>□ 必要时给予止吐、镇痛药物<br>□ 给予止血、补液、雾化吸入等对症支持治疗<br>□ 必要时给予提高免疫力治疗 |

续　表

| 时间 | 住院第 1 天 | | | 住院第 2~5 天 | | | 住院第 3~6 天（手术日） | | |
|---|---|---|---|---|---|---|---|---|---|
| 主要护理工作 | □ 入院介绍<br>□ 入院评估<br>□ 指导患者进行相关辅助检查 | | | □ 术前准备<br>□ 术前宣教（提醒患者术前禁食、禁水）<br>□ 心理护理 | | | □ 观察患者病情变化<br>□ 术后生活护理、疼痛护理<br>□ 定时巡视病房 | | |
| 病情变异记录 | □ 无　□ 有，原因：<br>1.<br>2. | | | □ 无　□ 有，原因：<br>1.<br>2. | | | □ 无　□ 有，原因：<br>1.<br>2. | | |
| 护士签名 | 白班 | 小夜班 | 大夜班 | 白班 | 小夜班 | 大夜班 | 白班 | 小夜班 | 大夜班 |
| | | | | | | | | | |
| 医师签名 | | | | | | | | | |

# 第三十一章

# 乳腺癌改良根治术临床路径释义

## 一、乳腺癌编码

1. 卫计委原编码

疾病名称及编码：乳腺癌（ICD-10：C50/D05）

乳腺癌改良根治术（ICD-9-CM-3：85.43 或 85.44）

2. 修改编码：

疾病名称及编码：乳腺癌（ICD-10：C50）

手术操作名称及编码：单侧乳房改良根治术（ICD-9-CM-3：85.43）

双侧乳房改良根治术（ICD-9-CM-3：85.44）

## 二、临床路径检索方法

C50 伴（85.43/85.44）

## 三、乳腺癌改良根治术临床路径标准住院流程

### （一）适用对象

第一诊断为乳腺癌（ICD-10：C50/D05）。

行乳腺癌改良根治术（ICD-9-CM-3：85.43 或 85.44）。

> **释义**
>
> - 适用对象编码参见第一部分。
> - 本临床路径适用对象是第一诊断为乳腺癌的患者。
> - 适用对象中不包括良性肿瘤、炎性疾病等乳腺疾病。
> - 本路径的乳腺癌不包括ⅢB 期以上不可手术的乳腺癌。
> - 传统的改良根治术指全乳切除+腋窝淋巴结清扫。由于前哨淋巴结活检目前已经取代腋窝淋巴结清扫成为临床阴性乳腺癌患者腋窝分期的主要手段。因此，只要符合全乳切除的乳腺癌患者（包括保留乳头乳晕及皮肤的全乳切除者），无论采用何种方法对腋窝进行分期，均可拟定为乳腺癌改良根治术的临床路径。

### （二）诊断依据

根据《乳腺癌诊疗规范（2011 年版）》（卫办医政发〔2011〕78 号），NCCN《乳腺癌临床实践指南（2011 年）》等。

1. 病史：发现乳腺肿块，可无肿块相关症状。

2. 体征：乳腺触及肿块，腺体局灶性增厚，乳头、乳晕异常，乳头溢液等。

3. 辅助检查：乳腺超声、乳腺 X 线摄影、乳腺 MRI、乳管镜等。

4. 病理学诊断明确（组织病理学、细胞病理学）。

释义

■ 现根据 NCCN《乳腺癌临床实践指南（2017 年)》《中国抗癌协会乳腺癌诊治指南与规范（2015 版)》《中国临床肿瘤学会（CSCO）乳腺癌诊疗指南（2017 年版)》等。

■ 本路径的制订主要参考国际及国内权威参考书籍及诊疗指南。

■ 典型的乳腺癌诊断并不困难，根据病史中肿瘤的性质、活动度、边界、乳头乳晕异常、溢液性质、腋下淋巴结性质等给予临床初步诊断。

■ 乳腺 B 超及数字化钼靶摄影可作为乳腺癌诊断的主要辅助手段。

■ 常规行胸部 X 线正侧位、B 超（颈部、锁骨上淋巴结、腋窝、上腹、盆腔）除外乳腺癌常见远端转移以利准确分期，必要时可行 CT、MRI、ECT、PET-CT 等以协助诊断。

病理是诊断的金标准，常用粗针穿刺活检或切检明确，细胞学检查不能作为确诊依据。

## （三）治疗方案的选择及依据

根据《乳腺癌诊疗规范（2011 年版)》（卫办医政发〔2011〕78 号），NCCN《乳腺癌临床实践指南（2011 年)》等。

（活检)+乳腺癌改良根治术。

释义

■ 现根据 NCCN《乳腺癌临床实践指南（2017 年)》《中国抗癌协会乳腺癌诊治指南与规范（2015 版)》《中国临床肿瘤学会（CSCO）乳腺癌诊疗指南（2017 年版)》等。

■ 本路径针对所有具备该手术适应证并排除手术禁忌证的患者。

■ 应根据患者年龄、一般状况、肿瘤特点、医疗条件、技术力量综合决定治疗方案。

■ 根据权威的诊疗规范，将不能手术的晚期患者及有条件行保乳术的患者另行选择相应路径入组。

■ 病理是诊断乳腺癌的金标准，粗针穿刺活检阳性的患者可不行术中切检，直接行改良根治术；阴性患者仍需行术中切检送快速病理进一步明确诊断。

## （四）标准住院日为≤15 天

释义

■ 根据病情决定具体住院天数。术前准备 2~4 天，手术日为入院的第 3~5 天，术后住院恢复 7~10 天，符合出院标准时可以出院，总住院时间不超过 15 天均符合路径。

## （五）进入路径标准

1. 第一诊断必须符合 ICD-10：C50/D05 乳腺癌疾病编码。

2. 可手术乳腺癌（Ⅰ~ⅢA 期）。

3. 符合手术适应证，无手术禁忌证。

4. 知情并同意行乳房切除。

5. 当患者合并其他疾病，但住院期间不需要特殊处理也不影响第一诊断的临床路径流程实施时，可以进入路径。

> **释义**
>
> ■ 本路径需第一诊断满足乳腺癌疾病编码。
>
> ■ 本路径不包括良性肿瘤、炎性疾病、ⅢB 期以上乳腺癌。
>
> ■ 对于合并其他疾病，但不需特殊处理，不影响第一诊断且对手术无较大影响者可以进入本路径。
>
> ■ 对于合并其他疾病经合理治疗后病情稳定，亦或目前尚需持续用药，但不影响手术预后和路径实施的，可进入本路径，但可能会延长住院时间，增加治疗费用。
>
> ■ 对于合并对手术有较大影响的内科疾病者，需请相关科室会诊，对病情进行评估和控制以保证手术安全，影响路径实施的退出本路径。
>
> ■ 患者对手术导致的乳房缺失及腋窝淋巴结清扫导致的患肢功能障碍等重要并发症知情，并同意行乳房切除及腋窝淋巴结清扫。

## （六）术前准备2~4天

1. 必需的检查项目：

（1）血常规+血型、尿常规、凝血功能、肝肾功能、电解质、血糖、感染性疾病筛查（乙型肝炎、丙型肝炎、梅毒、艾滋病等）。

（2）心电图、胸部 X 线平片。

（3）B 超：双乳、双腋下、双锁骨上、腹盆。

（4）双乳腺 X 线摄影。

2. 根据情况可选择的检查项目：

（1）肿瘤标志物。

（2）ECT 全身骨扫描。

（3）双乳 MRI、超声心动图、血或尿妊娠试验。

（4）检查结果提示肿瘤有转移时，可进行相关部位 CT 或 MRI 检查。

（5）肿瘤组织 ER、PR、HER2 检查。

（6）合并其他疾病相关检查，如心肌酶谱、24 小时动态心电图、心肺功能检查等。

> **释义**
>
> ■ 择期手术，根据病情决定术前时间，不需急诊手术。
>
> ■ 乳腺癌治疗需根据具体病情决定治疗方案，术前必须全面了解病情，准确评估，确定治疗方案，选择合适的手术方式并确保手术安全，进入相应路径管理。
>
> ■ 根据临床情况，可以在术前行新辅助治疗。新辅助治疗可在重组人粒细胞集落刺激因子（rhGM-CSF）支持下进行。

## （七）手术日为入院第 3~5 天

1. 麻醉方式：全身麻醉。
2. 手术内固定物：如皮肤钉合器等。
3. 术中用药：麻醉常规用药等。
4. 输血：视术中情况而定。
5. 病理：冷冻、石蜡标本病理学检查。

> **释义**
>
> ■乳腺癌改良根治术常规使用全身麻醉，麻醉药均为麻醉常规用药，麻醉期间注意加强合并内科病患者的控制。
>
> ■乳腺癌手术一般不需输血，但应具备紧急输血条件，应对突发情况，如大血管破裂等。
>
> ■手术可以使用合适器械，如皮肤钉合器等，不要求作为手术常规使用。

## （八）术后住院恢复 7~10 天

1. 全身麻醉术后麻醉恢复平稳后，转回外科病房。
2. 术后用药：酌情镇痛、止吐、输液、维持水电解质平衡治疗。
3. 抗菌药物使用：按照《抗菌药物临床应用指导原则》（卫医发〔2004〕285 号）执行，Ⅰ类手术切口原则上不使用抗菌药物；如为高龄或免疫缺陷者等高危人群，可预防性应用抗菌药物，术前 30 分钟至 2 小时内给药，总的预防性应用抗菌药物时间不超过 24 小时，个别情况可延长至 48 小时。

> **释义**
>
> ■手术常规全身麻醉下进行，术后需行麻醉苏醒，平稳后由麻醉医师送至外科病房，及时监测相关指标确保安全。
>
> ■术后患者可出现术区疼痛、麻醉相关呕吐、暂时不能进食导致的水电解质平衡紊乱等，可酌情使用镇痛、止吐、补液等对症支持治疗。
>
> ■乳腺癌改良根治术属于Ⅰ类手术切口，不常规使用抗菌药物；但患者若存在感染高危因素如免疫缺陷、高龄、行术前化疗免疫低下等可酌情预防性应用抗菌药物，并严格按照术前 30 分钟至 2 小时内给药，总时间不超过 24 小时，重度高危的患者可延长至 48 小时。术后免疫功能低下的患者可酌情选用免疫调节药，如脾多肽注射液等，改善患者免疫功能，利于疾病恢复。
>
> ■出现院内感染者可经验性用药并及时行细菌培养，需根据细菌培养及药敏试验及时调整抗菌药物，轻度感染增强局部控制后不影响路径实施者可不退出路径，中重度感染可能导致住院时间延长及治疗费用增加的病例退出路径。
>
> ■术后行患肢功能锻炼帮助患肢功能恢复。

## （九）出院标准

1. 患者一般情况良好，体温正常，完成复查项目。
2. 伤口愈合好：引流管拔除或引流液每日 50ml 以下，伤口无感染，伤口无皮下积液或皮下积液<20ml，无皮瓣坏死。

3. 没有需要住院处理的与本手术有关并发症。

> **释义**
>
> ■ 患者出院前应一般情况良好。
>
> ■ 患者出院时引流液<50ml，无感染、无皮瓣坏死者可带管出院；拔管患者伤口无感染、无皮瓣坏死、无皮下积液者可以出院；拔管患者皮下积液<20ml 者可以出院，但需遵医嘱返院处理伤口至皮下积液消失、伤口完全贴合。
>
> ■ 没有需要住院处理的与本手术有关的并发症如皮瓣坏死、下肢深静脉血栓等。

## （十）变异及原因分析

1. 有影响手术的合并症，需要进行相关的诊断和治疗。
2. 围术期并发症，可能造成住院日延长或费用超出参考费用标准。
3. 医师认可的变异原因分析。
4. 其他患者方面的原因等。

> **释义**
>
> ■ 有影响手术的合并症，如糖尿病、心脑血管疾病等，可能需要同时治疗或疾病本身导致术后恢复缓慢，从而导致治疗时间延长或治疗费用增加，严重影响路径实施者退出路径。
>
> ■ 围术期的并发症，如术后出血等，可能导致二次手术或恢复延迟，从而造成住院日延长或费用超出参考标准。
>
> ■ 医师认可的变异原因主要是指患者入选路径后，医师在检查及治疗过程中发现患者合并存在一些事前未预知的对本路径治疗可能产生影响的情况，需要终止执行路径或者是延长治疗时间、增加治疗费用。该情况需在表单中明确说明。
>
> ■ 因患者方面的主观原因导致执行路径出现变异，该情况亦需在表单中明确说明。

## （十一）参考费用标准：1.3 万~1.9 万元

> **释义**
>
> ■ 建议参考费用标准：1.5 万~2.5 万元。

## 四、推荐表单

### （一）医师表单

#### 乳腺癌改良根治术医师表单

适用对象：第一诊断为乳腺癌（ICD-10：C50/D05）

行乳腺癌改良根治术（ICD-9-CM-3：85.43 或 85.44）

| 患者姓名： | | 性别： | 年龄： | 门诊号： | 住院号： |
|---|---|---|---|---|---|
| 住院日期： | 年　月　日 | 出院日期： | 年　月　日 | | 标准住院日：≤15 天 |

| 时间 | 住院第 1 天 | 住院第 2~4 天 |
|---|---|---|
| 主要诊疗工作 | □ 询问病史及体格检查<br>□ 完成首次病程记录<br>□ 完成大病历<br>□ 开具常规检查<br>□ 上级医师查房<br>□ 确定初步诊断 | □ 实施检查检验并回收结果，异常者复查或增加相应检查项目<br>□ 完成术前准备与术前评估<br>□ 完成三级查房<br>□ 完成术前小结，行术前讨论，确定手术方案<br>□ 完成上级医师查房记录等<br>□ 穿刺活检（视情况而定）<br>□ 向患者及家属交代病情及围术期注意事项<br>□ 签署手术及麻醉同意书、粗针吸活检或冷冻同意书、安全核查单、自费药品协议书、输血同意书、24 小时病情告知书、授权委托书、不收受财物协议书等文书<br>□ 完成必要的相关科室会诊<br>□ 初步确定手术术式和日期<br>□ 递交手术单<br>□ 麻醉医师术前访视患者及完成记录 |
| 重点医嘱 | 长期医嘱：<br>□ 乳腺肿瘤外科护理常规<br>□ 二级护理<br>□ 饮食医嘱（普通饮食/糖尿病饮食）<br>□ 患者既往合并用药<br>临时医嘱：<br>□ 血常规、血型<br>□ 尿常规<br>□ 凝血功能<br>□ 肝肾功能、电解质、血糖<br>□ 感染性疾病筛查<br>□ 激素全项<br>□ 乳腺肿瘤标志物<br>□ 胸部正侧位 X 线片<br>□ 多导心电图<br>□ 双乳腺 X 线摄影<br>□ B 超：双乳腺、双腋下、颈部淋巴结、上腹、盆腔<br>□ 根据病情可选择：双乳 MRI、超声心动等 | 长期医嘱：<br>□ 乳腺肿瘤外科护理常规<br>□ 二级护理<br>□ 饮食医嘱（普通饮食/糖尿病饮食）<br>□ 患者既往合并用药<br>临时医嘱：<br>□ 备皮<br>□ 术前禁食、禁水<br>□ 术前无创血压监测<br>□ 艾司唑仑<br>□ 其他特殊医嘱：Holter、双下肢静脉 B 超等 |

续　表

| 时间 | 住院第 1 天 | 住院第 2~4 天 |
|---|---|---|
| 病情<br>变异<br>记录 | □无　□有，原因：<br>1.<br>2. | □无　□有，原因：<br>1.<br>2. |
| 医师<br>签名 | | |

| 时间 | 住院第 3~5 天（手术日） | 住院第 4~6 天（术后第 1 天） |
|---|---|---|
| 主要诊疗工作 | □ 完成手术安全核对<br>□ 行肿瘤切除术并送快速冷冻病理<br>□ 实施乳腺癌改良根治术<br>□ 24 小时内完成手术记录<br>□ 完成术后病程记录<br>□ 向患者及家属交代病情及术后注意事项<br>□ 手术标本常规送病理检查<br>□ 麻醉医师随访，检查麻醉并发症 | □ 上级医师查房，观察病情变化<br>□ 查看引流情况，行伤口换药处理<br>□ 完成常规病历书写 |
| 重点医嘱 | 长期医嘱：<br>□ 全身麻醉下乳腺癌改良根治术后护理常规<br>□ 一级护理<br>□ 禁食、禁水<br>□ 吸氧（酌情）<br>□ 心电监护（酌情）<br>□ 口腔护理（酌情）<br>□ 保留负压接引流管<br>□ 会阴护理<br>临时医嘱：<br>□ 导尿（酌情）<br>□ 其他特殊医嘱<br>□ 补液维持水电解质平衡<br>□ 酌情使用止吐、镇痛药物 | 长期医嘱：<br>□ 普通饮食/糖尿病饮食<br>□ 一级护理<br>□ 雾化吸入（酌情）<br>□ 保留负压接引流管<br>临时医嘱：<br>□ 补液维持水电解质平衡<br>□ 酌情使用止吐、镇痛药物<br>□ 患者既往合并用药 |
| 病情变异记录 | □ 无　□ 有，原因：<br>1.<br>2. | □ 无　□ 有，原因：<br>1.<br>2. |
| 医师签名 | | |

| 时间 | 住院第 7~9 天（术后第 2~4 天） | 住院第 10~15 天（术后第 5~10 天） |
|---|---|---|
| 主要诊疗工作 | □ 上级医师查房<br>□ 完成常规病历书写<br>□ 观察引流，酌情切口换药处理 | □ 上级医师查房，进行手术及伤口评估，确定有无手术并发症和切口愈合不良情况，明确是否出院<br>□ 根据引流情况确定拔除引流管时间<br>□ 完成常规病历书写、出院记录、病案首页、出院证明书等文书<br>□ 向患者交代出院后注意事项 |
| 重点医嘱 | 长期医嘱：<br>□ 乳腺肿瘤外科护理常规<br>□ 二级护理（术后第 2 天开始）<br>□ 肢体功能康复治疗<br>□ 饮食医嘱（普通饮食/糖尿病饮食）<br>□ 患者既往合并用药<br>临时医嘱：<br>□ 常规换药 | 出院医嘱：<br>□ 出院带药 |
| 病情变异记录 | □ 无　□ 有，原因：<br>1.<br>2. | □ 无　□ 有，原因：<br>1.<br>2. |
| 医师签名 | | |

## （二）护士表单

### 乳腺癌改良根治术临床路径护士表单

适用对象：第一诊断为乳腺癌（ICD-10：C50/D05）

行乳腺癌改良根治术（ICD-9-CM-3：85.43 或 85.44）

| 患者姓名： | 性别： 年龄： 门诊号： | 住院号： |
|---|---|---|
| 住院日期： 年 月 日 | 出院日期： 年 月 日 | 标准住院日：≤15 天 |

| 时间 | 住院第 1 天 | 住院第 2~4 天 |
|---|---|---|
| 主要护理工作 | □ 入院宣教<br>□ 介绍主管医师、护士<br>□ 介绍病室环境、设施<br>□ 介绍常规制度及注意事项<br>□ 介绍疾病相关注意事项<br>□ 核对患者，佩戴腕带<br>□ 建立住院病历<br>□ 评估患者并书写护理评估单<br>□ 卫生处置：剪指（趾）甲、沐浴，更换病号服<br>□ 二级护理<br>□ 晨晚间护理<br>□ 患者安全管理<br>□ 遵医嘱通知实验室检查<br>□ 给予患者及家属心理支持 | □ 术前宣教<br>□ 宣教疾病知识、术前准备及手术过程<br>□ 指导术前保持良好睡眠<br>□ 告知准备物品<br>□ 告知术后饮食、活动及探视注意事项<br>□ 告知术后可能出现的情况及应对方式<br>□ 告知家属等候区位置<br>□ 协助医师完成术前检查及化验<br>□ 术前准备<br>□ 备皮<br>□ 术前禁食、禁水<br>□ 术前无创血压监测<br>□ 艾司唑仑<br>□ 二级护理<br>□ 晨晚间护理<br>□ 患者安全管理<br>□ 遵医嘱完成相关检查<br>□ 给予患者及家属心理支持 |
| 重点医嘱 | □ 详见医嘱执行单 | □ 详见医嘱执行单 |
| 病情变异记录 | □ 无 □ 有，原因：<br>1.<br>2. | □ 无 □ 有，原因：<br>1.<br>2. |
| 护士签名 | | |

| 时间 | 住院第 3~5 天（手术日） | 住院第 4~6 天（术后第 1 天） |
|---|---|---|
| 主要护理工作 | □ 术后当日宣教<br>□ 告知监护设备、管路功能及注意事项<br>□ 告知饮食、体位要求<br>□ 告知术后可能出现的情况及应对方式<br>□ 再次明确探视陪伴须知<br>□ 术前监测生命体征<br>□ 送手术<br>□ 摘除患者各种活动物品<br>□ 核对患者资料及带药<br>□ 填写手术交接单，签字确认<br>□ 接手术<br>□ 核对患者及资料，签字确认<br>□ 一级护理<br>□ 晨晚间护理<br>□ 卧位护理：雾化吸入护理；预防深静脉血栓形成<br>□ 排泄护理<br>□ 患者安全管理<br>□ 病情观察，写特护记录：日间 q2h、夜间 q4h 评估生命体征、伤口敷料、引流情况及出入量等<br>□ 遵医嘱指导康复锻炼<br>□ 给予患者及家属心理支持 | □ 术后宣教<br>□ 复查患者对术前宣教内容的掌握程度<br>□ 饮食、活动、安全指导<br>□ 药物作用及频率<br>□ 疾病恢复期注意事项<br>□ 疼痛及睡眠指导<br>□ 一级护理<br>□ 晨晚间护理<br>□ 协助进食进水<br>□ 协助翻身、创伤移动、防止压疮<br>□ 排泄护理<br>□ 患者安全管理<br>□ 病情观察，写护理记录<br>□ 评估生命体征、伤口敷料、引流情况、尿管情况<br>□ 遵医嘱给予预防深静脉血栓形成治疗<br>□ 遵嘱指导康复锻炼<br>□ 给予患者及家属心理支持<br>□ 需要时，联系主管医师给予相关治疗及用药 |
| 重点医嘱 | □ 详见医嘱执行单 | □ 详见医嘱执行单 |
| 病情变异记录 | □ 无 □ 有，原因：<br>1.<br>2. | □ 无 □ 有，原因：<br>1.<br>2. |
| 护士签名 | | |

| 时间 | 住院第 7~9 天（术后第 2~4 天） | 住院第 10~15 天（术后第 5~10 天） |
|---|---|---|
| 主要护理工作 | □ 术后宣教<br>□ 复查患者对术前宣教内容的掌握程度<br>□ 饮食、活动、安全指导<br>□ 疾病恢复期注意事项<br>□ 一／二级护理<br>□ 晨晚间护理<br>□ 协助进食进水<br>□ 协助翻身、创伤移动、防止压疮<br>□ 排泄护理<br>□ 患者安全管理<br>□ 病情观察，写护理记录<br>□ 评估生命体征、伤口敷料、引流情况<br>□ 遵医嘱给予预防深静脉血栓形成治疗<br>□ 遵嘱指导康复锻炼<br>□ 给予患者及家属心理支持 | □ 出院宣教<br>□ 遵医嘱告示后续治疗（化疗、放疗、内分泌治疗、靶向治疗）安排<br>□ 告知随诊及复查时间<br>□ 嘱患者自行继续进行功能锻炼<br>□ 指导出院后患肢功能锻炼<br>□ 二级护理<br>□ 晨晚间护理<br>□ 指导床旁活动及患肢功能锻炼<br>□ 指导饮食<br>□ 患者安全管理<br>□ 病情观察<br>□ 评估生命体征，局部敷料及引流管情况<br>□ 遵嘱给予防止深静脉血栓形成功能锻炼<br>□ 遵医嘱指导出院后功能康复锻炼<br>□ 给予患者及家属心理支持<br>□ 办理出院手续 |
| 重点医嘱 | □ 详见医嘱执行单 | □ 详见医嘱执行单 |
| 病情变异记录 | □ 无　□ 有，原因：<br>1.<br>2. | □ 无　□ 有，原因：<br>1.<br>2. |
| 护士签名 | | |

## （三）患者表单

### 乳腺癌改良根治术临床路径患者表单

适用对象：第一诊断为乳腺癌（ICD-10：C50/D05）

行乳腺癌改良根治术（ICD-9-CM-3：85.43 或 85.44）

| 患者姓名： | 性别： 年龄： 门诊号： | 住院号： |
| --- | --- | --- |
| 住院日期： 年 月 日 | 出院日期： 年 月 日 | 标准住院日：≤15 天 |

| 时间 | 入院 | 手术前 | 手术当天 |
| --- | --- | --- | --- |
| 医患配合 | □ 配合询问病史，收集资料，请务必详细告知既往史、用药史、过敏史<br>□ 如服用抗凝药物，请明确告知<br>□ 配合测量生命体征，进行体格检查<br>□ 接受入院宣教<br>□ 遵守医院的相关规定和家属探视制度<br>□ 有不适症状请及时告知医师和护士 | □ 配合完善术前相关检查，如采血、留尿、心电图、X 线胸片、钼靶、B 超等<br>□ 医师向患者及家属介绍病情及治疗计划，告知手术方案及风险，术前签字<br>□ 麻醉师进行术前访视<br>□ 接受术前宣教，了解围术期需要注意的问题，提前做好准备<br>□ 完成术前准备：备皮，配合禁食、禁水，准备好必要物品，取下义齿及饰品等并将贵重物品交由家属保管，术前保证良好睡眠<br>□ 有不适症状请及时告知医师和护士 | □ 晨起配合测量生命体征<br>□ 配合医师完成手术标示<br>□ 入手术室前协助完成核对<br>□ 出手术室后配合心电、呼吸、血氧、血压监测，以及输液、导尿等<br>□ 遵医嘱采取正确体位<br>□ 有不适症状及时告知医师和护士 |
| 重点诊疗及检查 | 诊疗重点：<br>□ 协助医师记录病史<br>□ 初步确定乳腺疾病治疗方案<br>□ 告知医师既往的基础疾病并继续治疗<br>重要检查：<br>□ 测量生命体征，身高体重<br>□ 进行全身格检查<br>□ 进行专科检查 | 诊疗重点：<br>□ 按照预约时间完成必要的实验室检查<br>□ 了解病情和可选择的治疗方案<br>□ 了解麻醉和手术风险、围术期可能出现的并发症等<br>重要检查：<br>□ 完成血尿常规、血型、血凝常规、生化全项、感染性疾病筛查等实验室检查<br>□ 完成 X 线胸片、心电图、钼靶、B 超等检查<br>□ 根据专科情况完成必要的实验室检查，如激素全项、肿瘤标志物、CT、MR、ECT 等<br>□ 根据既往病史完成相关实验室检查，如心肌标志物、超声心动、甲状腺功能全项等 | 诊疗重点： |

| 时间 | 手术后 | 出院 |
|---|---|---|
| 医患配合 | □ 配合定时测量生命体征、监测出入量、引流量等<br>□ 卧床期间注意活动下肢，预防静脉血栓形成，必要时接受抗凝治疗<br>□ 配合伤口换药<br>□ 接受进食、进水、排便等生活护理<br>□ 注意保护引流管及尿管，避免牵拉、脱出、打折等<br>□ 遵医嘱逐步进行功能锻炼，注意动作禁忌，避免因活动不当造成皮瓣游离<br>□ 出现不适症状及时告知医师和护士，如心前区不适、心悸、下肢疼痛等，并配合进行相应实验室检查<br>□ 配合拔除尿管、引流管<br>□ 注意活动安全，避免坠床或跌倒<br>□ 配合执行探视及陪伴制度<br>□ 根据术后病理回报追加必要的实验室检查 | □ 接受出院前指导<br>□ 获取出院诊断书<br>□ 获取出院带药<br>□ 知晓服药方法、作用、注意事项<br>□ 遵医嘱进行适度功能锻炼，注意动作禁忌<br>□ 知晓复查、术后放化疗等的时间及程序<br>□ 知晓在院外出现不适症状时应及时就诊<br>□ 接受出院宣教<br>□ 办理出院手续 |
| 重点诊疗及检查 | □ 如出现心前区不适、心悸等症状，应配合完成心电图、心功能、心肌标志物等实验室检查<br>□ 如出现腹痛、腹泻等症状应配合完成便常规、腹部 B 超等检查<br>□ 如出现下肢疼痛应配合完成下肢血管 B 超等检查<br>□ 如术后病理提示淋巴结转移转移较多，应配合完成相关检查除外远端转移，如头部、胸部或上腹 CT、ECT、PET-CT 等 | |

## 附：原表单（2012 年版）

### 乳腺癌改良根治术临床路径表单

适用对象：第一诊断为 0、Ⅰ、ⅡA（$T_2$，$N_0$，$M_0$）、ⅡB（$T_2$，$N_1$，$M_0$ 或 $T_3$，$N_0$，$M_0$）或 ⅢA（仅 $T_3N_1M_0$）期的乳腺癌（ICD-10：C50/D05）

行乳腺癌改良根治术（ICD-9-CM-3：85.43 或 85.44）

| 患者姓名： | 性别： 年龄： 门诊号： | 住院号： |
|---|---|---|
| 住院日期： 年 月 日 | 出院日期： 年 月 日 | 标准住院日：≤15 天 |

| 时间 | 住院第 1 天 | 住院第 2~4 天 | 住院第 3~5 天（手术日） |
|---|---|---|---|
| 主要诊疗工作 | □ 询问病史及体格检查<br>□ 完成入院病历书写<br>□ 开具实验室检查单及相关检查 | □ 完成术前准备与术前评估<br>□ 三级医师查房<br>□ 术前讨论，确定手术方案<br>□ 完成上级医师查房记录等<br>□ 向患者及家属交代病情及围术期注意事项<br>□ 穿刺活检（视情况而定）<br>□ 签署手术及麻醉同意书、自费药品协议书、输血同意书<br>□ 完成必要的相关科室会诊<br>□ 初步确定手术术式和日期<br>□ 麻醉医师术前访视患者及完成记录 | □ 手术（包括手术安全核对）<br>□ 完成手术记录<br>□ 完成术后病程记录<br>□ 向患者及家属交代病情及术后注意事项<br>□ 手术标本常规送病理检查 |
| 重点医嘱 | 长期医嘱：<br>□ 乳腺肿瘤护理常规<br>□ 三级护理<br>□ 普通饮食<br>□ 患者既往合并用药<br>临时医嘱：<br>□ 血常规、血型、尿常规、凝血功能、电解质、肝肾功能、血糖、感染性疾病筛查<br>□ X 线胸片、心电图<br>□ 双乳腺 X 线摄影<br>□ 超声：双乳、双腋下、双锁骨上、腹盆腔<br>□ 根据病情可选择：双乳 MRI、超声心动图、肿瘤标志物 | 长期医嘱：<br>□ 患者既往合并用药<br>临时医嘱：<br>□ 备皮<br>□ 术前禁食禁饮<br>□ 其他特殊医嘱 | 长期医嘱：<br>□ 全身麻醉下乳腺癌改良根治术后护理常规<br>□ 特级护理<br>□ 禁食禁饮<br>□ 吸氧（酌情）<br>□ 心电监护（酌情）<br>□ 口腔护理（酌情）<br>□ 保留闭式引流<br>□ 胸壁负压引流管接负压引流装置<br>□ 会阴护理<br>临时医嘱：<br>□ 导尿（酌情）<br>□ 其他特殊医嘱<br>□ 输液、维持水电平衡<br>□ 酌情使用止吐、镇痛药物 |

续　表

| 时间 | 住院第 1 天 | 住院第 2~4 天 | 住院第 3~5 天（手术日） |
|---|---|---|---|
| 主要护理工作 | □ 入院介绍<br>□ 入院评估<br>□ 指导患者进行相关辅助检查 | □ 术前准备<br>□ 术前宣教（提醒患者术前禁食禁饮）<br>□ 沐浴、剪指甲、更衣<br>□ 心理护理<br>□ 患肢康复操指导 | □ 观察患者病情变化<br>□ 术后生活护理<br>□ 术后疼痛护理<br>□ 定时巡视病房 |
| 病情变异记录 | □ 无　□ 有，原因：<br>1.<br>2. | □ 无　□ 有，原因：<br>1.<br>2. | □ 无　□ 有，原因：<br>1.<br>2. |
| 护士签名 |  |  |  |
| 医师签名 |  |  |  |

| 时间 | 住院第 4~6 天<br>（术后第 1 日） | 住院第 7~9 天<br>（术后第 2~4 日） | 住院第 10~15 天<br>（术后第 5~10 日） |
|---|---|---|---|
| 主要诊疗工作 | □ 上级医师查房，观察病情变化<br>□ 住院医师完成常规病历书写<br>□ 注意引流管 | □ 上级医师查房<br>□ 住院医师完成常规病历书写<br>□ 观察引流量 | □ 上级医师查房，进行手术及伤口评估，确定有无手术并发症和切口愈合不良情况，明确是否出院<br>□ 根据引流情况确定拔除引流管时间<br>□ 完成出院记录、病案首页、出院证明书等<br>□ 向患者交代出院后的注意事项，如返院复诊时间，发生紧急情况时处理等 |
| 重点医嘱 | 长期医嘱：<br>□ 普通饮食<br>□ 一级护理<br>□ 雾化吸入（酌情）<br>临时医嘱：<br>□ 输液、维持水电平衡<br>□ 酌情使用止吐、镇痛药物 | 长期医嘱：<br>□ 二级护理（术后第二天开始）<br>□ 肢体功能康复治疗<br>临时医嘱：<br>□ 常规换药 | 出院医嘱：<br>□ 出院带药 |
| 主要护理工作 | □ 观察患者病情变化<br>□ 术后生活护理<br>□ 术后心理护理<br>□ 术后疼痛护理<br>□ 指导术后功能锻炼 | □ 观察患者病情变化<br>□ 术后生活护理<br>□ 术后心理护理<br>□ 术后指导（功能锻炼等） | □ 指导患者术后康复<br>□ 出院指导<br>□ 协助办理出院手续 |
| 病情变异记录 | □ 无 □ 有，原因：<br>1.<br>2. | □ 无 □ 有，原因：<br>1.<br>2. | □ 无 □ 有，原因：<br>1.<br>2. |
| 护士签名 | | | |
| 医师签名 | | | |

## 第三十二章

# 乳腺癌保留乳房手术临床路径释义

### 一、乳腺癌编码

1. 卫计委原编码

疾病名称及编码：乳腺癌（ICD-10：C50/D05）

手术操作名称及编码：乳腺癌保留乳房手术（ICD-9-CM-3：85.21-85.23）

2. 修改编码

疾病名称及编码：乳腺癌（ICD-10：C50/D05）

手术操作名称及编码：乳腺癌保留乳房手术（ICD-9-CM-3：85.21-85.23/85.33-85.36）

### 二、临床路径检索方法

（C50/D05）伴（85.21-85.23/85.33-85.36）

### 三、乳腺癌保留乳房手术临床路径标准住院流程

#### （一）适用对象

第一诊断为乳腺癌（ICD-10：C50/D05），行乳腺癌保留乳房手术（ICD-9-CM-3：85.21 或 85.22 或 85.23，以下简称保乳手术）。

> **释义**
>
> ■ 适用对象编码参见第一部分。
> ■ 本临床路径适用对象是第一诊断为乳腺癌的患者。
> ■ 可手术乳腺癌 0、Ⅰ、部分Ⅱ期及部分Ⅱ、Ⅲ期（炎性乳腺癌除外）经新辅助化疗降期患者。
> ■ 适用对象中不包括良性肿瘤、炎性疾病等乳腺疾病。

#### （二）诊断依据

根据《乳腺癌诊疗规范（2011 年版）》（卫办医政发〔2011〕78 号），NCCN《乳腺癌临床实践指南（2011 年）》等。

1. 病史：发现乳腺肿块，可无肿块相关症状。

2. 体征：乳腺触及肿块、腺体局灶性增厚、乳头溢液等。

3. 辅助检查：乳腺超声、乳腺 X 线摄影、乳腺 MRI、乳管镜等。

4. 病理学诊断明确（组织病理学、细胞病理学）。

> **释义**
>
> ■ 现根据 NCCN《乳腺癌临床实践指南（2017 年）》《中国抗癌协会乳腺癌诊治指南与规范（2015 版）》《中国临床肿瘤学会（CSCO）乳腺癌诊疗指南（2017 年版）》等。

　　■ 本路径的制订主要参考国际及国内权威参考书籍及诊疗指南，上述临床资料及实验室检查是确诊乳腺癌及评估患者是否符合保乳手术适应证的重要依据。

　　■ 典型的乳腺癌诊断并不困难，根据病史中肿瘤的性质、活动度、边界、乳头乳晕异常、溢液性质、腋下淋巴结性质等给予临床初步诊断。

　　■ 乳腺 B 超及数字化钼靶摄影可作为乳腺癌诊断的主要辅助手段。

　　■ 常规行胸部 X 线正侧位、B 超（颈部、锁骨上淋巴结、腋窝、上腹、盆腔）除外乳腺癌常见远端转移以利准确分期，必要时可行 CT、MRI、ECT、PET-CT 等以协助诊断。

　　■ 术前乳腺 MRI 是确定乳腺肿瘤范围，排除多灶或多中心肿瘤的重要手段。

　　■ 病理是诊断的金标准，常用粗针吸活检或切检明确，细胞学检查不能作为确诊依据。

### （三）治疗方案的选择及依据

根据《乳腺癌诊疗规范（2011 年版）》（卫办医政发〔2011〕78 号），NCCN《乳腺癌临床实践指南（2011 年)》等。

1. 早期乳腺癌行保乳手术加放疗可获得与乳房切除手术同样的效果。

2. 保乳手术相对乳房切除手术创伤小，并发症少，且可获得良好的美容效果。

3. 需要强调的是：

（1）应当严格掌握保乳手术适应证。

（2）开展保乳手术的医院应当能够独立完成手术切缘的组织病理学检查，保证切缘阴性。

（3）开展保乳手术的医院应当具备放疗的设备和技术，否则术后应当将患者转入有相应设备的医院进行放射治疗。

释义

　　■ NCCN《乳腺癌临床实践指南（2017 年)》《中国抗癌协会乳腺癌诊治指南与规范（2015 版)》《中国临床肿瘤学会（CSCO）乳腺癌诊疗指南（2017 年版)》等。

　　■ 保乳手术因保留了大量乳腺组织，为确保患者手术安全，降低复发转移风险，应严格掌握其适应证。

　　■ 使患者充分了解保乳手术的相关治疗方案及风险，充分尊重患者意愿。

　　■ 术前检查、术中病理标本切缘诊断不符合保乳条件，或患者无法接受术后放疗时应退出本路径。

### （四）标准住院日 ≤12 天

释义

　　■ 完善术前相关辅助实验室检查需 2~4 天，第 3~5 天行手术治疗，术后恢复 5~7 天，病情平稳（见出院标准）时可出院。总住院时间不超过 12 天均符合路径要求。

**（五）进入路径标准**

1. 第一诊断必须符合 ICD-10：C50/D05 乳腺癌疾病编码。

2. 患者有保乳意愿且无手术禁忌；乳腺肿瘤可以完整切除，达到阴性切缘；可获得良好的美容效果。

3. 当患者合并其他疾病，但住院期间不需要特殊处理也不影响第一诊断的临床路径流程实施时，可以进入路径。

---

**释义**

- 本路径需第一诊断满足乳腺癌疾病编码。
- 本路径包括可手术乳腺癌0、Ⅰ、部分Ⅱ期及部分Ⅱ、Ⅲ期（炎性乳腺癌除外）经新辅助化疗降期患者。不包括乳头乳晕区病变、多中心及多灶性病变、良性肿瘤、炎性疾病、ⅢB期以上乳腺癌。
- 对于合并其他疾病，但不需特殊处理，不影响第一诊断且对手术无较大影响者可以进入路径。
- 对于合并其他疾病经合理治疗后病情稳定，亦或目前尚需持续用药，但不影响手术预后和路径实施的，可进入路径，但可能会延长住院时间，增加治疗费用。
- 对于合并对手术有较大影响的内科疾病者，需请相关科室会诊，对病情进行评估和控制以保证手术安全，影响路径实施的退出本路径。
- 患者对保乳手术造成的双侧乳房外观不对称等情况知情并接受，同意行病变周围扩大切除。
- 患者对手术行腋窝淋巴结清扫导致的患肢功能障碍等重要并发症知情，并同意行腋窝淋巴结清扫术。为了避免不必要的腋窝清扫，减低腋窝清扫术后并发症，对临床阴性和临床阳性但经针吸活检病理证实阴性的腋窝淋巴结可由有经验的外科团队行前哨淋巴结活检术。患者对前哨淋巴结活检术的获益和风险充分知情和同意。
- 患者对保乳手术后须行辅助放疗知情，并对辅助放疗过程中相关并发症充分知情并接受。
- 患者对保乳手术因术中切缘反复阳性造成保乳手术失败知情并接受。

---

**（六）术前准备2~4天**

1. 必需的检查项目：

（1）血常规+血型、尿常规、凝血功能、肝肾功能、电解质、血糖、感染性疾病筛查（乙型肝炎、丙型肝炎、梅毒、艾滋病等）。

（2）心电图、胸部X线平片。

（3）B超（双乳、双腋下、锁骨上、腹盆）；双乳腺X线摄影；双乳MRI。

2. 根据情况可选择的检查项目：

（1）肿瘤标志物。

（2）ECT全身骨扫描。

（3）超声心动图、血或尿妊娠试验。

（4）检查结果提示肿瘤有转移时，可进行相关部位X线、CT或MRI检查。

（5）肿瘤组织ER、PR、HER2检查。

（6）合并其他疾病相关检查：如心肌酶谱、24小时动态心电图、心肺功能检查等。

> **释义**
>
> ■ 择期手术，根据病情决定术前时间，不需急诊手术。
>
> ■ 乳腺癌治疗需根据具体病情决定治疗方案，术前必须全面了解病情，准确评估，确定治疗方案，选择合适的手术方式并确保手术安全，进入相应路径管理。
>
> ■ 双乳 MRI 检查显示病变为多灶性或多中心时，不符合保乳手术适应证，应退出本路径，进入乳腺癌改良根治术路径。
>
> ■ 根据临床情况，可以在术前行新辅助治疗。

## （七）手术日为入院第 3~5 天

1. 麻醉方式：全身麻醉。
2. 手术内固定物：如切缘钛夹标志等。
3. 术中用药：麻醉常规用药等。
4. 输血：视术中情况而定。
5. 病理：

（1）术中病理诊断：保乳手术标本的规范处理包括原发灶标本进行上下、内外、前后标记；钙化灶活检时行钼靶摄片；由病理科进行标本周围断端冷冻检查，明确是否切缘阴性，切缘阴性即保乳手术成功。

（2）术后病理诊断：病理报告中对保乳标本的评价应包括以下内容：大体检查应明确多方位切缘情况（前、后、上、下、内、外侧）。

> **释义**
>
> ■ 乳腺癌保留乳房手术常规使用全身麻醉，麻醉药均为麻醉常规用药，麻醉期间注意加强合并内科病患者的控制。
>
> ■ 乳腺癌手术一般不需输血，但应具备紧急输血条件，应对突发情况，如大血管破裂等。
>
> ■ 术中可以使用钛夹标记瘤床位置便于术后辅助放疗定位。

## （八）术后住院恢复 5~7 天

1. 全身麻醉术后麻醉恢复平稳后，转回外科病房。
2. 术后用药：酌情镇痛、止吐、输液、维持水电解质平衡治疗。
3. 抗菌药物使用：按照《抗菌药物临床应用指导原则》（卫医发〔2004〕285 号）执行，Ⅰ类手术切口原则上可不使用抗菌药物；如为高龄或免疫缺陷者等高危人群，可预防性应用抗菌药物，术前 30 分钟至 2 小时内给药，总的预防性应用抗菌药物时间不超过 24 小时，个别情况可延长至 48 小时。

> **释义**
>
> ■ 手术常规全身麻醉下进行，术后需行麻醉苏醒，平稳后由麻醉医师送至外科病房，及时监测相关指标确保安全。
>
> ■ 术后患者可出现术区疼痛、麻醉相关呕吐、暂时不能进食导致的水电解质平

衡紊乱等，可酌情使用镇痛、止吐、补液等对症支持治疗。

■ 乳腺癌保留乳房手术属于Ⅰ类手术，不常规使用抗菌药物；但患者如存在感染高危因素如免疫缺陷、高龄、行术前化疗免疫低下等可酌情预防性应用抗菌药物，并严格按照术前30分至2小时内给药，总时间不超过24小时，重度高危的患者可延长至48小时。

■ 出现院内感染者可经验性用药并及时行细菌培养，需根据菌培养及药敏试验及时调整抗菌药物，轻度感染增强局部控制后不影响路径实施者可不退出路径，中重度感染可能导致住院时间延长及治疗费用增加的病例退出路径。

■ 术后行患肢功能锻炼帮助患肢功能恢复。

## （九）出院标准

1. 患者一般情况良好，体温正常，完成复查项目。
2. 伤口愈合好：引流管拔除或引流液每日50ml以下，伤口无出血感染。
3. 没有需要住院处理的与本手术有关并发症。

### 释义

■ 患者出院前应一般情况良好。

■ 患者引流液<50ml/d，且无出血感染者可带管出院，告知患者保持敷料清洁干燥，定期返院换药，待腋窝引流<10ml/d时可拔除引流管。

■ 已拔管患者伤口无感染出血可以出院。

■ 没有需要住院处理的与本手术有关的并发症如下肢深静脉血栓等。

## （十）变异及原因分析

1. 有影响手术的合并症，需要进行相关的诊断和治疗。
2. 术中保乳标本切缘阳性表示保乳失败，建议改为乳房切除手术。
3. 术前诊断行 Core needle 穿刺活检（包括真空辅助活检）。
4. 围术期并发症，可能造成住院日延长或费用超出参考费用标准。
5. 医师认可的变异原因。
6. 其他患者方面的原因等。

### 释义

■ 有影响手术的合并症，如糖尿病、心脑血管疾病等，可能需要同时治疗或疾病本身导致术后恢复缓慢，从而导致治疗时间延长或治疗费用增加，严重影响路径实施者退出路径。

■ 围术期的并发症，如术后出血等，可能导致二次手术或恢复延迟，从而造成住院日延长或费用超出参考标准。

■ 医师认可的变异原因主要是指患者入选路径后，医师在检查及治疗过程中发现患者合并存在一些事前未预知的对本路径治疗可能产生影响的情况，需要终止执行路径或者是延长治疗时间、增加治疗费用。该情况需在表单中明确说明。

■ 因患者方面的主观原因导致执行路径出现变异，该情况亦需在表单中明确说明。

**（十一）参考费用标准：1.2万~1.8万元**

释义

■ 建议参考费用标准：1.5万~2.5万元。

## 四、推荐表单

### （一）医师表单

#### 乳腺癌保留乳房手术临床路径医师表单

适用对象：第一诊断为乳腺癌（ICD-10：C50/D05）：临床0、Ⅰ、部分Ⅱ期及部分Ⅱ、Ⅲ期（炎性乳腺癌除外）经新辅助化疗降期患者

行乳腺癌保留乳房手术（ICD-9-CM-3：85.21 或 85.22 或 85.23）

| 患者姓名： | | 性别： | 年龄： | 门诊号： | 住院号： |
|---|---|---|---|---|---|
| 住院日期：　　年　月　日 | | 出院日期：　　年　月　日 | | | 标准住院日：≤12天 |

| 时间 | 住院第 1 天 | 住院第 2~4 天 |
|---|---|---|
| 主要诊疗工作 | □ 询问病史及体格检查<br>□ 完成首次病程记录<br>□ 完成大病历<br>□ 开具各项检查单<br>□ 上级医师查房<br>□ 确定初步诊断 | □ 实施检查检验并回收结果，异常者复查或增加相应检查项目<br>□ 完成术前准备与术前评估<br>□ 完成三级查房<br>□ 完成术前小结，行术前讨论，确定手术方案<br>□ 完成上级医师查房记录等<br>□ 穿刺活检（视情况而定）<br>□ 向患者及家属交代病情及围术期注意事项<br>□ 签署手术及麻醉同意书、粗针吸活检或冷冻同意书、安全核查单、自费药品协议书、输血同意书、24 小时病情告知书、授权委托书、不收受财物协议书等文书<br>□ 完成必要的相关科室会诊<br>□ 初步确定手术术式和日期<br>□ 递交手术单<br>□ 麻醉医师术前访视患者及完成记录 |
| 重点医嘱 | **长期医嘱：**<br>□ 乳腺肿瘤外科护理常规<br>□ 二级护理<br>□ 饮食医嘱（普通饮食/糖尿病饮食）<br>□ 患者既往合用药<br>**临时医嘱：**<br>□ 血常规、血型<br>□ 尿常规<br>□ 凝血功能<br>□ 肝肾功能、电解质、血糖<br>□ 感染性疾病筛查<br>□ 激素全项<br>□ 乳腺肿瘤标志物<br>□ 胸部正侧位 X 线片<br>□ 多导心电图 | **长期医嘱：**<br>□ 同前<br>**临时医嘱：**<br>□ 备皮<br>□ 术前禁食、禁水<br>□ 术前无创血压监测<br>□ 艾司唑仑<br>□ 其他特殊医嘱：Holter、双下肢静脉 B 超等 |

**续　表**

| 时间 | 住院第 1 天 | 住院第 2~4 天 |
|---|---|---|
|  | □ 双乳腺 X 线摄影<br>□ B 超：双乳腺、双腋下、颈部淋巴结、上腹、盆腔<br>□ 根据病情可选择：双乳 MRI、超声心动等 |  |
| 病情<br>变异<br>记录 | □ 无　□ 有，原因：<br>1.<br>2. | □ 无　□ 有，原因：<br>1.<br>2. |
| 医师<br>签名 |  |  |

| 时间 | 住院第 3~5 天（手术日） | 住院第 4~6 天（术后第 1 天） |
|---|---|---|
| 主要诊疗工作 | □ 完成手术安全核对<br>□ 行肿瘤切除术并送快速冷冻病理<br>□ 实施乳腺癌保留乳房手术<br>□ 24 小时内完成手术记录<br>□ 完成术后病程记录<br>□ 向患者及家属交代病情及术后注意事项<br>□ 手术标本常规送病理检查<br>□ 麻醉医师随访，检查麻醉并发症 | □ 上级医师查房，观察病情变化<br>□ 查看引流情况，行伤口换药处理<br>□ 完成常规病历书写 |
| 重点医嘱 | 长期医嘱：<br>□ 全身麻醉下乳腺癌保留乳房手术后护理常规<br>□ 一级护理<br>□ 禁食、禁水<br>□ 吸氧（酌情）<br>□ 心电监护（酌情）<br>□ 口腔护理（酌情）<br>□ 保留负压接引流管<br>□ 会阴护理<br>临时医嘱：<br>□ 导尿（酌情）<br>□ 其他特殊医嘱<br>□ 补液维持水电解质平衡<br>□ 酌情使用止吐、镇痛药物 | 长期医嘱：<br>□ 普通饮食/糖尿病饮食<br>□ 一级护理<br>□ 雾化吸入（酌情）<br>□ 保留负压接引流管<br>临时医嘱：<br>□ 补液维持水电解质平衡<br>□ 酌情使用止吐、镇痛药物<br>□ 患者既往合并用药 |
| 病情变异记录 | □ 无　□ 有，原因：<br>1.<br>2. | □ 无　□ 有，原因：<br>1.<br>2. |
| 医师签名 | | |

| 时间 | 住院第 7~9 天（术后第 2~4 天） | 住院第 10~12 天（术后第 5~7 天） |
|---|---|---|
| 主要诊疗工作 | □ 上级医师查房<br>□ 完成常规病历书写<br>□ 观察引流，酌情切口换药处理 | □ 上级医师查房，进行手术及伤口评估，确定有无手术并发症和切口愈合不良情况，明确是否出院<br>□ 根据引流情况确定拔除引流管时间<br>□ 完成常规病历书写、出院记录、病案首页、出院证明书等文书<br>□ 向患者交代出院后注意事项 |
| 重点医嘱 | 长期医嘱：<br>□ 乳腺肿瘤外科护理常规<br>□ 二级护理（术后第 2 天开始）<br>□ 肢体功能康复治疗<br>□ 饮食医嘱（普通饮食/糖尿病饮食）<br>□ 患者既往合并用药<br>临时医嘱：<br>□ 常规换药 | 出院医嘱：<br>□ 出院带药 |
| 病情变异记录 | □ 无　□ 有，原因：<br>1.<br>2. | □ 无　□ 有，原因：<br>1.<br>2. |
| 医师签名 | | |

## （二）护士表单

### 乳腺癌保留乳房手术临床路径护士表单

适用对象：第一诊断为乳腺癌（ICD-10：C50/D05）：临床 0、Ⅰ、部分Ⅱ期及部分Ⅱ、Ⅲ期（炎性乳腺癌除外）经新辅助化疗降期患者

行乳腺癌保留乳房手术（ICD-9-CM-3：85.21 或 85.22 或 85.23）

| 患者姓名： | | 性别： 年龄： 门诊号： | 住院号： |
| --- | --- | --- | --- |
| 住院日期： 年 月 日 | 出院日期： 年 月 日 | | 标准住院日：≤12 天 |

| 时间 | 住院第 1 天 | 住院第 2~4 天 |
| --- | --- | --- |
| 主要护理工作 | □ 入院宣教<br>□ 介绍主管医师、护士<br>□ 介绍病室环境、设施<br>□ 介绍常规制度及注意事项<br>□ 介绍疾病相关注意事项<br>□ 核对患者，佩戴腕带<br>□ 建立住院病历<br>□ 评估患者并书写护理评估单<br>□ 卫生处置：剪指（趾）甲、沐浴，更换病号服<br>□ 二级护理<br>□ 晨晚间护理<br>□ 患者安全管理<br>□ 遵医嘱通知实验室检查<br>□ 给予患者及家属心理支持 | □ 术前宣教<br>□ 宣教疾病知识、术前准备及手术过程<br>□ 指导术前保持良好睡眠<br>□ 告知准备物品<br>□ 告知术后饮食、活动及探视注意事项<br>□ 告知术后可能出现的情况及应对方式<br>□ 告知家属等候区位置<br>□ 协助医师完成术前检查及实验室检查<br>□ 术前准备<br>□ 备皮<br>□ 术前禁食、禁水<br>□ 术前无创血压监测<br>□ 艾司唑仑<br>□ 二级护理<br>□ 晨晚间护理<br>□ 患者安全管理<br>□ 遵医嘱完成相关检查<br>□ 给予患者及家属心理支持 |
| 重点医嘱 | □ 详见医嘱执行单 | □ 详见医嘱执行单 |
| 病情变异记录 | □ 无 □ 有，原因：<br>1.<br>2. | □ 无 □ 有，原因：<br>1.<br>2. |
| 护士签名 | | |

| 时间 | 住院第 3~5 天（手术日） | 住院第 4~6 天（术后第 1 天） |
|---|---|---|
| 主要护理工作 | □ 术后当日宣教<br>□ 告知监护设备、管路功能及注意事项<br>□ 告知饮食、体位要求<br>□ 告知术后可能出现的情况及应对方式<br>□ 再次明确探视陪伴须知<br>□ 术前监测生命体征<br>□ 送手术<br>□ 摘除患者各种活动物品<br>□ 核对患者资料及带药<br>□ 填写手术交接单、签字确认<br>□ 接手术<br>□ 核对患者及资料，签字确认<br>□ 一级护理<br>□ 晨晚间护理<br>□ 卧位护理：雾化吸入护理；预防深静脉血栓形成<br>□ 排泄护理<br>□ 患者安全管理<br>□ 病情观察，写特护记录：日间 q2h、夜间 q4h 评估生命体征、伤口敷料、引流情况及出入量等<br>□ 遵医嘱指导康复锻炼<br>□ 给予患者及家属心理支持 | □ 术后宣教<br>□ 复查患者对术前宣教内容的掌握程度<br>□ 饮食、活动、安全指导<br>□ 药物作用及频率<br>□ 疾病恢复期注意事项<br>□ 疼痛及睡眠指导<br>□ 一级护理<br>□ 晨晚间护理<br>□ 协助进食进水<br>□ 协助翻身、创伤移动、防止压疮<br>□ 排泄护理<br>□ 患者安全管理<br>□ 病情观察，写护理记录<br>□ 评估生命体征、伤口敷料、引流情况、尿管情况<br>□ 遵医嘱给予预防深静脉血栓形成治疗<br>□ 遵嘱指导康复锻炼<br>□ 给予患者及家属心理支持<br>□ 需要时，联系主管医师给予相关治疗及用药 |
| 重点医嘱 | □ 详见医嘱执行单 | □ 详见医嘱执行单 |
| 病情变异记录 | □ 无　□ 有，原因：<br>1.<br>2. | □ 无　□ 有，原因：<br>1.<br>2. |
| 护士签名 | | |

| 时间 | 住院第 7~9 天（术后第 2~4 天） | 住院第 10~12 天（术后第 5~7 天） |
|---|---|---|
| 主要护理工作 | □ 术后宣教<br>□ 复查患者对术前宣教内容的掌握程度<br>□ 饮食、活动、安全指导<br>□ 疾病恢复期注意事项<br>□ 一/二级护理<br>□ 晨晚间护理<br>□ 协助进食进水<br>□ 协助翻身、创伤移动、防止压疮<br>□ 排泄护理<br>□ 患者安全管理<br>□ 病情观察，写护理记录<br>□ 评估生命体征、伤口敷料、引流情况<br>□ 遵医嘱给予预防深静脉血栓形成治疗<br>□ 遵嘱指导康复锻炼<br>□ 给予患者及家属心理支持 | □ 出院宣教<br>□ 遵医嘱告示后续治疗（化疗、放疗、内分泌治疗、靶向治疗）安排<br>□ 告知随诊及复查时间<br>□ 嘱患者自行继续进行功能锻炼<br>□ 指导出院后患肢功能锻炼<br>□ 二级护理<br>□ 晨晚间护理<br>□ 指导床旁活动及患肢功能锻炼<br>□ 指导饮食<br>□ 患者安全管理<br>□ 病情观察<br>□ 评估生命体征，局部敷料及引流管情况<br>□ 遵嘱给予防止深静脉血栓形成功能锻炼<br>□ 遵医嘱指导出院后功能康复锻炼<br>□ 给予患者及家属心理支持<br>□ 办理出院手续 |
| 重点医嘱 | □ 详见医嘱执行单 | □ 详见医嘱执行单 |
| 病情变异记录 | □ 无　□ 有，原因：<br>1.<br>2. | □ 无　□ 有，原因：<br>1.<br>2. |
| 护士签名 | | |

## （三）患者表单

### 乳腺癌保留乳房手术临床路径患者表单

适用对象：第一诊断为乳腺癌（ICD-10：C50/D05）

行乳腺癌保留乳房手术（ICD-9-CM-3：85.21 或 85.22 或 85.23）

| 患者姓名： | 性别： 年龄： 门诊号： | 住院号： |
| --- | --- | --- |
| 住院日期： 年 月 日 | 出院日期： 年 月 日 | 标准住院日：≤12 天 |

| 时间 | 入院 | 手术前 | 手术当天 |
| --- | --- | --- | --- |
| 医患配合 | □ 配合询问病史，手机资料，务必详细告知既往史、用药史、过敏史<br>□ 如服用抗凝药物，明确告知<br>□ 配合测量生命体征，进行体格检查<br>□ 接受入院宣教<br>□ 遵守医院的相关规定和家属探视制度<br>□ 有不适症状及时告知医师和护士 | □ 配合完善术前相关检查，如采血、留尿、心电图、X 线胸片、钼靶、B 超等<br>□ 医师向患者及家属介绍病情及治疗计划，告知手术方案及风险，术前签字<br>□ 麻醉师进行术前访视<br>□ 接受术前宣教，了解围术期需要注意的问题，提前做好准备<br>□ 完成术前准备：备皮、配合禁食、禁水、准备好必要物品、取下义齿及饰品等并将贵重物品交由家属保管、术前保证良好睡眠<br>□ 有不适症状及时告知医师和护士 | □ 晨起配合测量生命体征<br>□ 配合医师完成手术标示<br>□ 入手术室前协助完成核对<br>□ 出手术室后配合心电、呼吸、血氧、血压监测，以及输液、导尿等<br>□ 遵医嘱采取正确体位<br>□ 有不适症状及时告知医师和护士 |
| 重点诊疗及检查 | 诊疗重点：<br>□ 协助医师记录病史<br>□ 初步确定乳腺疾病治疗方案<br>□ 告知医师既往的基础疾病并继续治疗<br>重要检查：<br>□ 测量生命体征，身高体重<br>□ 进行全身体格检查<br>□ 进行专科检查 | 诊疗重点：<br>□ 按照预约时间完成必要的实验室检查<br>□ 了解病情和可选择的治疗方案<br>□ 根据病情和医师建议选择适合自己的手术方案<br>□ 了解麻醉和手术风险、围术期可能出现的并发症等<br>重要检查：<br>□ 完成血尿常规、血型、血凝常规、生化全项、感染性疾病筛查等实验室检查<br>□ 完成 X 线胸片、心电图、钼靶、B 超、双乳 MR 等检查<br>□ 根据专科情况完成必要的实验室检查，如激素全项、肿瘤标志物、CT、ECT 等<br>□ 根据既往病史完成相关实验室检查，如心肌标志物、超声心动、甲状腺功能全项等 | |

| 时间 | 手术后 | 出院 |
|---|---|---|
| 医患配合 | □ 配合定时测量生命体征、监测出入量、引流量等<br>□ 卧床期间注意活动下肢，预防静脉血栓形成，必要时接受抗凝治疗<br>□ 配合伤口换药<br>□ 接受进食、进水、排便等生活护理<br>□ 注意保护引流管及尿管，避免牵拉、脱出、打折等<br>□ 遵医嘱逐步进行功能锻炼，注意动作禁忌，避免因活动不当造成皮瓣游离<br>□ 出现不适症状及时告知医师和护士，如心前区不适、心悸、下肢疼痛等，并配合进行相应实验室检查<br>□ 配合拔除尿管、引流管<br>□ 注意活动安全，避免坠床或跌倒<br>□ 配合执行探视及陪伴制度<br>□ 根据术后病理回报追加必要的实验室检查 | □ 接受出院前指导<br>□ 获取出院诊断书<br>□ 获取出院带药<br>□ 知晓服药方法、作用、注意事项<br>□ 遵医嘱进行适度功能锻炼，注意动作禁忌<br>□ 知晓复查、术后放化疗等的时间及程序<br>□ 知晓在院外出现不适症状时应及时就诊<br>□ 接受出院宣教<br>□ 办理出院手续 |
| 重点诊疗及检查 | □ 如出现心前区不适、心悸等症状，应配合完成心电图、心功能、心肌标志物等实验室检查<br>□ 如出现腹痛、腹泻等症状应配合完成便常规、腹部 B 超等检查<br>□ 如出现下肢疼痛应配合完成下肢血管 B 超等检查<br>□ 如术后病理提示淋巴结转移转移较多，应配合完成相关检查除外远端转移，如头部、胸部或上腹 CT、ECT、PET-CT 等 | |

附：原表单（2012 年版）

### 乳腺癌保留乳房手术临床路径表单

适用对象：第一诊断为乳腺癌（ICD-10：C50/D05）；临床 0、Ⅰ、部分Ⅱ期及部分Ⅱ、Ⅲ期（炎性乳腺癌除外）经新辅助化疗降期患者

行乳腺癌保留乳房手术（ICD-9-CM-3：85.21 或 85.22 或 85.23）

| 患者姓名： | 性别： 年龄： 门诊号： | 住院号： |
|---|---|---|
| 住院日期： 年 月 日 | 出院日期： 年 月 日 | 标准住院日：≤12 天 |

| 时间 | 住院第 1 天 | 住院第 2~4 天 | 住院第 3~5 天（手术日） |
|---|---|---|---|
| 主要诊疗工作 | □ 询问病史及体格检查<br>□ 完成入院病历书写<br>□ 开具实验室检查单及相关检查 | □ 完成术前准备与术前评估<br>□ 三级医师查房<br>□ 术前讨论，确定手术方案<br>□ 完成上级医师查房记录等<br>□ 向患者及家属交代病情及围术期注意事项<br>□ 穿刺活检（视情况而定）<br>□ 签署手术及麻醉同意书、自费药品协议书、输血同意书<br>□ 完成必要的相关科室会诊<br>□ 初步确定手术方式和日期<br>□ 麻醉医师术前访视患者及完成记录 | □ 手术（包括手术安全核对）<br>□ 完成手术记录<br>□ 完成术后病程记录<br>□ 向患者及家属交代病情及术后注意事项<br>□ 手术标本常规送病理检查 |
| 重点医嘱 | **长期医嘱：**<br>□ 乳腺肿瘤护理常规<br>□ 三级护理<br>□ 普通饮食<br>□ 患者既往合并用药<br>**临时医嘱：**<br>□ 血常规、血型、尿常规、凝血功能、电解质、肝肾功能、血糖、感染性疾病筛查<br>□ X 线胸片、心电图<br>□ 双乳腺 X 线摄影<br>□ 超声：双乳、双腋下、双锁上、腹盆腔<br>□ 根据病情可选择：双乳 MRI、超声心动图、肿瘤标志物 | **长期医嘱：**<br>□ 患者既往合并用药<br>**临时医嘱：**<br>□ 备皮<br>□ 术前禁食禁饮<br>□ 其他特殊医嘱 | **长期医嘱：**<br>□ 全身麻醉下乳腺癌保乳术后护理常规<br>□ 禁食禁饮<br>□ 吸氧（酌情）<br>□ 心电监护（酌情）<br>□ 口腔护理（酌情）<br>□ 保留闭式引流<br>□ 腋下负压引流管接负压引流装置<br>□ 会阴护理（酌情）<br>**临时医嘱：**<br>□ 导尿（酌情）<br>□ 其他特殊医嘱<br>□ 输液、维持水电平衡<br>□ 酌情使用止吐、镇痛药物 |

续　表

| 时间 | 住院第1天 | 住院第2~4天 | 住院第3~5天（手术日） |
|---|---|---|---|
| 主要护理工作 | □ 入院介绍<br>□ 入院评估<br>□ 指导患者进行相关辅助检查 | □ 术前准备<br>□ 术前宣教（提醒患者术前禁食禁饮）<br>□ 沐浴、剪指甲、更衣<br>□ 心理护理<br>□ 患肢康复操指导 | □ 观察患者病情变化<br>□ 术后生活护理<br>□ 术后疼痛护理<br>□ 定时巡视病房 |
| 病情变异记录 | □ 无　□ 有，原因：<br>1.<br>2. | □ 无　□ 有，原因：<br>1.<br>2. | □ 无　□ 有，原因：<br>1.<br>2. |
| 护士签名 | | | |
| 医师签名 | | | |

| 时间 | 住院第 4~6 天（术后第 1 天） | 住院第 7~9 天（术后第 2~4 天） | 住院第 10~12 天（术后第 5~7 天） |
|---|---|---|---|
| 主要诊疗工作 | □ 上级医师查房，观察病情变化<br>□ 住院医师完成常规病历书写<br>□ 注意引流量 | □ 上级医师查房<br>□ 住院医师完成常规病历书写<br>□ 观察引流量 | □ 上级医师查房，进行手术及伤口评估，确定有无手术并发症和切口愈合不良情况，明确是否出院<br>□ 根据引流情况确定拔除引流管时间<br>□ 完成出院记录、病案首页、出院证明书等<br>□ 向患者交代出院后的注意事项，如返院复诊时间，发生紧急情况时处理等 |
| 重点医嘱 | **长期医嘱：**<br>□ 一级护理<br>□ 普通饮食<br>□ 雾化吸入（酌情）<br>□ 肢体功能治疗<br>**临时医嘱：**<br>□ 输液、维持水电平衡<br>□ 酌情使用止吐、镇痛药物 | **长期医嘱：**<br>□ 二级护理（术后第二天开始）<br>**临时医嘱：**<br>□ 换药 | **出院医嘱：**<br>□ 出院带药 |
| 主要护理工作 | □ 观察患者病情变化<br>□ 术后生活护理<br>□ 术后心理护理<br>□ 术后疼痛护理<br>□ 指导术后功能锻炼 | □ 观察患者病情变化<br>□ 术后生活护理<br>□ 术后心理护理<br>□ 术后指导（功能锻炼等） | □ 指导患者术后康复<br>□ 出院指导<br>□ 协助办理出院手续 |
| 病情变异记录 | □ 无  □ 有，原因：<br>1.<br>2. | □ 无  □ 有，原因：<br>1.<br>2. | □ 无  □ 有，原因：<br>1.<br>2. |
| 护士签名 | | | |
| 医师签名 | | | |

# 第三十三章

# 乳腺癌辅助化疗临床路径释义

## 一、乳腺癌辅助化疗编码

1. 卫计委原编码

疾病名称及编码：乳腺癌（ICD-10：C50.801，C50.802，C50.803，C50.804 伴 C50.900）

2. 修改编码

疾病名称及编码：恶性肿瘤术后化疗（ICD-10：Z51.102）

## 二、临床路径检索方法

Z51.102

## 三、乳腺癌辅助化疗标准住院流程

### （一）适用对象

第一诊断为乳腺腺癌（ICD-10：C50.801，C50.802 C50.803，C50.804 伴 C50.900），符合以下条件：

1. 腋窝淋巴结阳性。

2. 腋窝淋巴结阴性但伴有高危复发因素者，如：①年龄<35 岁；②肿瘤直径>2.0cm；③核分级为Ⅲ级；④有脉管癌栓；⑤HER2 阳性［指免疫组化 3＋和（或）荧光原位杂交有扩增］。注：对于 HER2 阳性，同时淋巴结阳性或淋巴结阴性的肿瘤直径>0.5cm 的患者，建议曲妥珠单抗辅助治疗。

> **释义**
>
> ■ 适用对象编码参见第一部分。
>
> ■ 本路径适用对象为临床诊断为早期乳腺癌并且完成了手术治疗的患者，部分患者可能还完成了术后的辅助放疗。如为晚期乳腺癌患者或接受新辅助化疗（术前化疗）的患者需进入其他路径。
>
> ■ 上述适用对象为临床上最常见的接受术后辅助化疗的患者，但并不局限于上述特征的，不满足上述条件但经医师和患者沟通后拟行术后辅助化疗的患者仍然适用，三阴性乳腺癌患者除非特殊类型一般都需要术后辅助化疗。

### （二）诊断依据

根据《乳腺癌诊疗规范（2011 年）》（卫办医改发〔2011〕78 号）和 NCCN《乳腺癌临床实践指南（中国版）》。

1. 症状：发现乳房肿块。

2. 体格检查：乳房触诊及腋下淋巴结触诊，全身浅表淋巴结肿大情况。

3. 一般情况评估：体力状态评估。

4. 实验室检查：乳腺 B 超；血清肿瘤标志物检查，如 CEA、CA125 及 CA15-3 等。

5. 病理诊断为乳腺癌。

> **释义**
>
> ■ 本路径的制订主要参考国内权威参考书籍和诊疗指南。
> ■ 病理诊断是诊断乳腺癌的金标准。乳腺肿物细胞学穿刺发现癌细胞也可确诊乳腺癌。病史、临床症状和影像学的检查是诊断乳腺的辅助依据，多数患者表现为无痛性的乳房肿物、质硬边界欠清。影像学诊断除 B 超外，还有乳腺钼靶、乳腺磁共振检查等。

## （三）进入路径标准

1. 第一诊断必须符合（ICD-10：C50.801，C50.802 C50.803，C50.804 伴 C50.900），乳腺癌疾病编码。
2. 原发灶根治术后，无远端转移或准备入院检查排除远端转移。
3. 符合化疗适应证，无化疗禁忌。
4. 当患者合并其他疾病，但住院期间不需要特殊处理也不影响第一诊断的临床路径流程实施时，可以进入路径。

> **释义**
>
> ■ 本路径仅针对乳腺癌术后Ⅰ～Ⅲ期需行辅助化疗患者。按照《乳腺癌诊疗规范（2011 年版）》及《2011 年乳腺癌临床实践指南（中国版）》给予相应化疗。
> ■ 辅助化疗的适应证：①对于 HER2 阳性乳腺癌和三阴性乳腺癌，术后无论有无淋巴结转移一般都需要化疗；②对于激素受体阳性并且 HER2 阴性的乳腺癌患者，如腋窝淋巴结阳性，无论绝经前或绝经后，常规给予术后辅助化疗；如淋巴结阴性，应根据预后指标（如肿瘤大小、病理类型、核分级、受体状态、年龄、脉管瘤栓、S 期细胞比例等），有针对性地对中高度复发风险的患者给予术后辅助化疗进入本路径。
> ■ 患者因化疗禁忌证，如孕期（前 3 个月）、严重败血症、一般情况差、KPS<60 分、白细胞和血小板明显低于正常范围、严重贫血、肝肾功能明显异常、严重心血管、肺功能障碍，不适用本路径。
> ■ 患者符合辅助化疗适应证，但同时合并其他疾病如糖尿病、高血压等，经治疗病情稳定不影响住院各环节，可以进入路径。如合并其他疾病可能影响本路径实施的，暂不宜进入路径；经合理治疗达到病情稳定，但不影响本病预后和路径实施的，可进入路径，但可能会增加医疗费用，延长住院时间。

## （四）标准住院日 2~4 天

> **释义**
>
> ■ 乳腺癌术后的患者入院后，通常完成化疗前相关检查和准备 1~2 天，第 3~4 天行药物治疗，同时观察化疗不良反应，总住院时间不超过 4 天符合本路径要求。

### （五）住院期间的检查项目

1. 必需的检查项目：

（1）基线及每 3 个月复查时检查项目：HER2 检测（基线）；肿瘤标志物，如 CEA、CA125、CA15-3；X 线胸片或胸部 CT、腹部和（或）盆腔超声、增强 CT 或 MRI、乳腺及腋下锁骨上淋巴结超声和心脏超声、乳腺钼靶或 MRI（每年 1 次）。

（2）每周期化疗前检查项目：①血常规、尿常规、大便常规；②肝肾功能、电解质、血糖、凝血功能；③心电图。

2. 根据患者病情进行的检查项目：

（1）提示肿瘤有复发时，可进行相关部位 CT 或 MRI。

（2）骨扫描。

（3）合并其他疾病相关检查。

> **释义**
>
> ■HER2 检查一般仅需要 1 次，通常是在化疗前或化疗第一周期期间进行。受体阳性的乳腺癌患者可能还需要定期检查激素水平。每 3 个月检查肿瘤标志物和心脏超声，如患者术后淋巴结转移数目在 4 个及以上，建议化疗前加做胸部 CT 和骨扫描以明确患者有无远端转移，乳腺钼靶和 MRI 不作为术后化疗前常规。如患者拟接受曲妥珠单抗的治疗，基线可加做心脏超声，以后每 3~6 个月复查 1 次。
>
> ■血常规检查主要判断患者骨髓储备情况，如白细胞计数（WBC）$\leqslant 3.0 \times 10^{9}$/L；中性粒细胞计数（ANC）$\leqslant 1.5 \times 10^{9}$/L；血小板计数（PLT）$\leqslant 100 \times 10^{9}$/L；血红蛋白（HGB）$\leqslant 100$g/L。患者暂时不适宜化疗。尿、便常规有助于判断是否合并泌尿系统疾患及胃肠道出血倾向。
>
> ■肝肾功能、电解质、血糖用于判断患者是否合并其他疾病，了解患者一般情况。凝血功能检查有助于判断患者是否合并凝血功能异常，明确患者出血倾向。
>
> ■X 线胸片检查有助于判断肺部情况，判别肺感染、肺结核、肺转移等；心电图用于筛查患者是否合并心脏疾患；腹部 B 超判别腹腔肝、脾、胰、淋巴结等情况；辅助化疗前必须有病理组织学报告的证实，同时明确 ER、PR 和 HER2 状况，必要时应有 P53、Ki67 的结果。
>
> ■患者如为Ⅲ期浸润性乳腺癌或有骨骼疼痛临床症状者，应选择 ECT 检查；患者分期较晚或健侧乳腺肿物，常规乳腺钼靶、B 超不能定性时，可以考虑行乳腺 MRI；患者伴有心脏疾患、使用蒽环类化疗药物或靶向药物曲妥珠单抗时应行超声心动图检查；育龄乳腺癌患者化疗前应避孕，同时进行血或尿妊娠试验，以排除妊娠可能。
>
> ■初步检查结果肿瘤有转移，进行相应 CT 或 MRI 检查进一步明确转移部位及范围。
>
> ■患者治疗期间出现心脏疾患、肺感染等症状应给予对应的检查。

### （六）化疗前准备

1. 体格检查、体能状况评分。

2. 排除化疗禁忌。

3. 患者、监护人或被授权人签署相关同意书。

> **释义**
>
> ■该环节非常重要，临床医师必须根据病理组织学结果、ER、PR、HER2 状态，同时评估患者的一般情况、各脏器功能，有否化疗禁忌等情形，制订合理规范的化疗方案。
>
> ■化疗前可能还需要外周静脉置管等准备工作。

### （七）选择化疗方案

依据《乳腺癌诊疗规范（2011 年）》（卫办医改发〔2011〕78 号）等。

化疗方案（以下方案选一，根据患者的危险分层）：

1. CEF/CAF/CTF：2 周或 3 周方案，分别是环磷酰胺+表柔比星+氟尿嘧啶/环磷酰胺+多柔比星+氟尿嘧啶/环磷酰胺+吡柔比星+氟尿嘧啶。

2. EC/AC：2 周或 3 周方案，分别是环磷酰胺+表柔比星/环磷酰胺+多柔比星，可选择吡柔比星替代。

3. PTX：单周或 2 周方案，为紫杉醇（HER2 阳性者加用曲妥珠单抗）。

4. TXT：3 周方案，为多西他赛（HER2 阳性者加用曲妥珠单抗）。

5. TCbH：3 周方案，为多西他赛+卡铂+曲妥珠单抗。

6. TAC：3 周方案，为多西他赛+蒽环类+环磷酰胺。

7. TC（H）：3 周方案，为多西他赛+环磷酰胺（HER2 阳性者加用 HER2 阳性者加用曲妥珠单抗）。

> **释义**
>
> ■PTX 和 TXT 一般不以单药作为一个完整的方案，往往序贯在 CEF/CAF/CTF 或 EC/AC 后使用，HER2 阳性时往往与曲妥珠单抗同时使用，TXT 亦可以与环磷酰胺联合（TC 方案）。
>
> ■建议根据患者实际情况及每个循证医学研究的背景合理选择上述化疗方案，如腋窝淋巴结阴性的激素依赖性患者可以考虑选择 CMF×6、AC×4、EC×4、TC×4 等；腋窝淋巴结阴性的三阴性患者可以考虑选择 FAC（FEC）或 AC-T 等；HER2 过表达患者可以考虑选择 AC-TH 或 TCH 等，可考虑使用多柔比星脂质体代替传统多柔比星，在达到治疗效果的同时降低心脏事件的发生风险，但仍需进行心脏功能检测；HER2 阴性淋巴结阳性中高危患者可以考虑选择 AC-T（剂量密集）、FEC-T（剂量密集）、TAC、EC-D 等方案。

### （八）化疗后必须复查的检查项目

1. 血常规：建议每周复查 1~2 次。根据具体化疗方案及血象变化，复查时间间隔可酌情增减。

2. 肝肾功能：每化疗周期复查 1 次。根据具体化疗方案及血象变化，复查时间间隔可酌情增减。

> **释义**
>
> ■ 化疗后应密切监测血象，一般每周检查 1~2 次，包括血红蛋白、白细胞和血小板计数；当白细胞和血小板降低时还应相应增加次数，至疗程结束后血象恢复正常。白细胞常在 9~11 天达到低谷，多次化疗患者骨髓抑制时间可提前，同时也应注意化疗方案的选择，有些化疗方案的骨髓抑制较强，因此应特别注意血象变化。进一步评估患者主要脏器功能，合并严重脏器功能障碍需要治疗者，可退出本路径并进入相应治疗路径。
>
> ■ 肝肾功能的检查原则上每个周期查 1 次即可。但如果患者出现Ⅱ度以上的肝肾功能异常，需要在治疗后 3~7 天再复查相应指标。

## （九）化疗中及化疗后治疗

化疗期间脏器功能损伤的相应防治：止吐、保肝、水化、抑酸、止泻、预防过敏、升白细胞及血小板、纠正贫血。

> **释义**
>
> ■ 上述支持治疗是顺利完成辅助化疗的重要保证。止吐治疗是对患者在治疗过程中由化疗药物引起消化道反应的有效的治疗方法，通常采用 5-HT3 受体抑制剂，对于重度致吐的化疗方案（AC、TAC 等），建议同时加用激素或阿瑞匹坦；充分的水化、碱化可以减少治疗中的不良反应，化疗期间止吐治疗可能会导致便秘，必要时加用通便药物。另外，G-CSF 的使用可以缩短化疗后中性粒细胞绝对值低下的时间，减少严重感染的发生，避免住院时间的延长。磷酸肌酸等拮抗化疗药物（蒽环或紫杉类）心肌毒性的药物，能改善心肌细胞代谢，修复细胞膜，可酌情加用。酌情使用免疫调节药，如细胞因子、某些中药（根据循证及辨证论治原则选用，如康艾注射液）等，以增强化疗药效果，减轻化疗不良反应。

## （十）出院标准

1. 完成既定化疗流程。
2. 无发热等感染表现。
3. 无Ⅲ度及以上的恶心、呕吐及腹泻（NCI 分级）。
4. 无未控制的癌痛。
5. 无需干预的异常实验室检查结果。
6. 无需干预的其他并发症。

> **释义**
>
> ■ 临床症状改善，不需要静脉输液的患者可出院，出现其他合并症需要治疗者可适当延长住院时间。

## （十一）变异及原因分析

1. 治疗前、中、后有感染、切口愈合不佳等其他合并症者，需进行相关的诊断和治疗，可能延长住院时间并致费用增加。

2. 化疗后出现骨髓抑制，需要对症处理，导致治疗时间延长、费用增加。

3. 药物不良反应需要特殊处理，如过敏反应、神经毒性、心脏毒性等。

4. 高龄患者根据个体化情况具体实施。

5. 医师认可的变异原因分析，如药物减量使用。

6. 其他患者方面的原因等。

> **释义**
>
> ■ 治疗过程中因出现各种并发症需要继续住院的患者可适当延长住院日，化疗后患者出现Ⅲ～Ⅳ级的粒细胞下降，应给予 G-CSF 或 GM-CSF 治疗，如出现发热，尤其是中性粒细胞减少性发热，需要同时预防性使用抗菌药物；患者因化疗置管可能导致感染或血栓形成，需要抗感染治疗和抗凝治疗；$PLT \leqslant 20 \times 10^9/L$ 应输注血小板，HER2 过表达患者，应选择曲妥珠单抗联合化疗方案，可以明显减少乳腺癌的复发风险，70 岁以上患者因尚无明确的循证医学证据，可以考虑给予个体化治疗。

## 四、乳腺癌辅助化疗用药方案

### 【用药选择】

#### 1. AC/EC 方案

| 药物 | 剂量 | 给药途径 | 输注时间 | 给药频率 |
|---|---|---|---|---|
| 多柔比星或表柔比星 | $60mg/m^2$ $90 \sim 100mg/m^2$ | 静脉滴注 | 快速输注（30 分钟内） | 第 1 天给药，每 3 周重复；或分 2 次，分别于第 1、2 天给药，每 3 周重复 |
| 环磷酰胺 | $600mg/m^2$ | 静脉滴注 | 缓慢输注 | 第 1 天给药，每 3 周重复 |

#### 2. AC/EC-T/D 方案

| 药物 | 剂量 | 给药途径 | 输注时间 | 给药频率 |
|---|---|---|---|---|
| 多柔比星或表柔比星 | $60mg/m^2$ $90 \sim 100mg/m^2$ | 静脉滴注 | 快速输注（30 分钟内） | 第 1 天给药，每 3 周重复；或分 2 次，分别于第 1、2 天给药，每 3 周重复 |
| 环磷酰胺 | $600mg/m^2$ | 静脉滴注 | 缓慢输注 | 第 1 天给药，每 3 周重复 |
| 4 个周期后使用 | | | | |
| 紫杉醇或多西他赛 | $175mg/m^2$ $75mg/m^2$ | 静脉滴注 静脉滴注 | 缓慢输注 3 小时 缓慢输注 | 第 1 天给药，每 3 周重复 第 1 天给药，每 3 周重复 |

### 3. 剂量密集 AC-T 方案

| 药物 | 剂量 | 给药途径 | 输注时间 | 给药频率 |
| --- | --- | --- | --- | --- |
| 多柔比星或表柔比星 | 60mg/m² <br> 90~100mg/m² | 静脉滴注 | 快速输注（30分钟内） | 第1天给药，每3周重复；或分2次，分别于第1、2天给药，每3周重复 |
| 环磷酰胺 | 600mg/m² | 静脉滴注 | 缓慢输注 | 第1天给药，每2周重复 |
| 4 个周期后使用 | | | | |
| 紫杉醇 | 175mg/m² | 静脉滴注 | 缓慢输注 3 小时 | 第1天给药，每2周重复 |
| 粒细胞集落刺激因子（G-CSF） | 5μg/(kg·d) | 皮下或静脉给药 | | 第3~10天给药，每2周重复 |

### 4. TAC 方案

| 药物 | 剂量 | 给药途径 | 输注时间 | 给药频率 |
| --- | --- | --- | --- | --- |
| 多西他赛 | 75mg/m² | 静脉滴注 | 缓慢输注 | 第1天给药，每3周重复 |
| 预处理：地塞米松 8mg bid 连续 3 天（-1、1、2） | | | | |
| 多柔比星或表柔比星 | 60mg/m² <br> 90~100mg/m² | 静脉滴注 | 快速输注（30分钟内） | 第1天给药，每3周重复；或分2次，分别于第1、2天给药，每3周重复 |
| 环磷酰胺 | 500mg/m² | 静脉滴注 | 缓慢输注 | 第1天给药，每3周重复 |

### 5. TC 方案

| 药物 | 剂量 | 给药途径 | 输注时间 | 给药频率 |
| --- | --- | --- | --- | --- |
| 多西他赛 | 75mg/m² | 静脉滴注 | 缓慢滴注 | 第1天给药，每3周重复 |
| 环磷酰胺 | 600mg/m² | 静脉滴注 | 缓慢滴注 | 第1天给药，每3周重复 |

### 6. AC→PH 方案及剂量密集 AC→PH 方案

| 药物 | 剂量 | 给药途径 | 输注时间 | 给药频率 |
|---|---|---|---|---|
| 多柔比星或<br>表柔比星 | $60mg/m^2$<br>$90\sim100mg/m^2$ | 静脉滴注 | 快速输注<br>（30 分钟内） | 第 1 天给药，每 3 周重复；或分 2 次，分别于第 1、2 天给药，每 3 周重复 |
| 环磷酰胺 | $600mg/m^2$ | 静脉滴注 | 缓慢输注 | 第 1 天给药，每 3 周重复 |
| 4 个周期后使用 | | | | |
| 紫杉醇或<br>多西他赛 | $175mg/m^2$<br>$75mg/m^2$ | 静脉滴注<br>静脉滴注 | 缓慢输注 3 小时<br>缓慢输注 | 第 1 天给药，每 2~3 周重复药<br>第 1 天给药，每 2~3 周重复 |
| 曲妥珠单抗 | 4mg/kg（首次）<br>2mg/kg（维持量）<br>或 8mg/kg（首次）<br>6mg/kg（维持量） | 静脉滴注<br>静脉滴注 | 每周给药 1 次，直至 1 年，<br>每 3 周 1 次，直至 1 年 | |

### 7. TCH 方案

| 药物 | 剂量 | 给药途径 | 给药时间 | 给药频率 |
|---|---|---|---|---|
| 多西他赛 | $75mg/m^2$ | 静脉滴注 | 第 1 天 | 第 1 天给药，每 3 周重复 |
| 卡铂 | AUC 5~6 | 静脉滴注 | 第 1 天 | 第 1 天给药，每 3 周重复 |
| 曲妥珠单抗 | 4mg/kg（首次）<br>2mg/kg（维持量）<br>或 8mg/kg（首次）<br>6mg/kg（维持量） | 静脉滴注<br>静脉滴注 | 每周给药 1 次，直至 1 年（17 周）<br>每 3 周 1 次，直至 1 年 | |

【药学提示】

1. AC 方案的不良反应：①胃肠道反应：表柔比星及环磷酰胺均为强致吐化疗药物。一般，预防给予止吐药物可有效防止呕吐的发生，但仍可能会有食欲减退；②肾脏及泌尿系统异常：环磷酰胺代谢物可导致在开始阶段发生非细菌性膀胱炎，可能伴随感染性膀胱炎，但较少见。表柔比星用药 1~2 小时后，可出现尿液红染，为正常现象；③心脏毒性：表柔比星可导致心肌损伤、心力衰竭，呈现剂量累积性。环磷酰胺也可能会增加心脏毒性。化疗前、后应行心电图检查，化疗期间应严密监测心功能；④骨髓抑制：表柔比星和环磷酰胺均有骨髓抑制，为剂量限制性毒性，表现为白细胞减少和血小板轻度减少。一般在给药后第 1~2 周降至最低点，3~4 周恢复正常，发生率约为 11%。给予升白药有助于血象及时恢复正常；⑤脱发：表柔比星作用于毛囊可引起暂时性脱发，发生率为 70%，停药后 1~2 个月均可恢复再生；⑥肝脏毒性：转氨酶、胆红素等异常。

2. 紫杉类药物的不良反应：紫杉醇：①过敏反应：发生率 40%，严重过敏反应为 2%，通常发生在用药后的最初 10 分钟内，为非剂量依赖性。过敏反应发生时，患者主要表现为胸闷、心悸、气促、面部潮红、口唇发绀、出冷汗、烦躁、全身荨麻疹等；②骨髓抑制：表现为中性粒细胞减少，血小板减少较少见；③神经毒性：周围神经毒性表现为指趾末端麻木及感觉异常，可不停药，如出现感觉消失则为停药指征，以免发生运动性神经病；④心血管毒性；⑤关节及肌肉痛；⑥胃肠道反应；⑦其他：脱发等。

多西他赛：骨髓抑制-中性粒细胞减少是最常见的不良反应。部分病例可发生严重过敏反应，其特征为低血压与支气管痉挛。其他不良反应包括休液潴留、皮肤反应、皮疹、胃肠道反应、脱发、无力、黏膜炎、关节痛和肌肉痛、注射部位反应。

3. 曲妥珠单抗：靶向治疗药物，总体反应比较轻，主要不良反应包括：①血管扩张、低血压、中至重度心功能不全、充血性心力衰竭；②发生轻至中度输注反应时，表现为发热、寒战、头痛、皮疹等；③其他，如发热、感冒样症状、感染、过敏反应等。

**【注意事项】**

1. 紫杉醇需进行过敏反应预处理。使用紫杉醇之前应严格按照说明书采取预防措施：①地塞米松 20mg，输注前 12 小时、6 小时口服；②异丙嗪 25mg 或苯海拉明 40mg 肌注，输注前 30 分钟；③$H_2$ 受体拮抗剂西咪替丁 300mg 或雷尼替丁 50mg，输注前 30 分钟静脉输注。首次使用或过敏体质患者，先配制 5% 葡萄糖 100ml 加入 1 支紫杉醇输入（30 毫克/支）试滴。患者出现过敏时，应立即停止输入，更换输液器，给予持续低流量吸氧；同时静脉推注地塞米松 10mg、雷尼替丁注射液 200mg，肌内注射异丙嗪 25mg；保暖、安慰患者以解除其紧张情绪。待症状缓解或消失（约 10~15 分钟后）。也可更换注射用紫杉醇脂质体。首次使用紫杉醇时应有医师在场，给予持续心电监测，一旦出现过敏性休克应立即给予肾上腺素、地塞米松、吸氧、补液、升压药等进行抢救。

2. 曲妥珠单抗具有心脏毒性：心脏风险增加的患者需谨慎，如高血压、冠状动脉疾病、充血性心力衰竭、舒张功能不全、老年人。化疗前、后应行心电图检查，化疗期间应严密监测心功能。初次用药应进行基线心脏评估，包括病史、体格检查、心电图及超声心动图和（或）放射性心血管造影扫描。每 3 个月进行 1 次心脏评估，如有临床显著左心室功能下降，建议停止用药。终止治疗后每 6 个月进行 1 次心脏评估，直至治疗后 24 个月。

3. 给药顺序：一般先给蒽环类药物在再给紫杉醇。曲妥珠单抗一般在化疗前输注。

4. 适当调低化疗药物给药速度可以降低输液反应发生率及严重程度，可以提高患者耐受。紫杉醇输注时间延长可增加骨髓抑制，缩短可增加其神经毒性，一般认为 3 小时为合适的输注时间。

5. 化疗方案应该足量足疗程，以免出现病情复发。

## 五、推荐表单

### （一）医师表单

#### 乳腺癌辅助化疗临床路径医师表单

适用对象：第一诊断为乳腺癌（ICD-10：C50 伴 Z51.102）

| 患者姓名： | 性别： 年龄： 门诊号： | 住院号： |
|---|---|---|
| 住院日期： 年 月 日 | 出院日期： 年 月 日 | 标准住院日：≤15 天 |

| 日期 | 住院第 1~2 天 | 住院第 2~4 天 | 住院第 3~6 天（化疗日） |
|---|---|---|---|
| 主要诊疗工作 | □ 询问病史及体格检查<br>□ 交代病情<br>□ 书写病历<br>□ 开具实验室检查单 | □ 上级医师查房<br>□ 完成化疗前准备<br>□ 根据体检、彩超、钼靶、术后穿刺病理结果等，行病例讨论，确定化疗方案<br>□ 完成必要的相关科室会诊<br>□ 住院医师完成上级医师查房记录等病历书写<br>□ 签署化疗知情同意书、自费用品协议书、输血同意书<br>□ 向患者及家属交代化疗注意事项<br>□ 上级医师查房与评估<br>□ 初步确定化疗方案 | □ 化疗<br>□ 住院医师完成病程记录<br>□ 上级医师查房<br>□ 向患者及家属交代病情及化疗后注意事项 |
| 重点医嘱 | **长期医嘱：**<br>□ 内科二级护理常规<br>□ 饮食：普通饮食/糖尿病饮食/其他<br>**临时医嘱：**<br>□ 血尿便常规检查、凝血、肝肾功能、X 线胸片、心电图<br>□ 感染性疾病筛查<br>□ 超声心动、骨扫描（视患者情况而定） | **长期医嘱：**<br>□ 患者既往基础用药<br>□ 防治尿酸肾病（别嘌呤醇）<br>□ 抗菌药物（必要时）<br>□ 补液治疗（水化、碱化）<br>□ 其他医嘱（化疗期间一级护理）<br>**临时医嘱：**<br>□ 化疗<br>□ 重要脏器保护<br>□ 止吐<br>□ 其他特殊医嘱 | |
| 主要护理工作 | □ 入院介绍<br>□ 入院评估<br>□ 指导患者进行相关辅助检查 | □ 化疗前准备<br>□ 宣教<br>□ 心理护理 | □ 观察患者病情变化<br>□ 定时巡视病房 |
| 病情变异记录 | □ 无 □ 有，原因：<br>1.<br>2. | □ 无 □ 有，原因：<br>1.<br>2. | □ 无 □ 有，原因：<br>1.<br>2. |

| 日期 | 住院第 1~2 天 | 住院第 2~4 天 | 住院第 3~6 天（化疗日） |
|---|---|---|---|
| 护士<br>签名 | | | |
| 医师<br>签名 | | | |

| 时间 | 住院第 7~14 天 | 住院第 15 天<br>（出院日） |
|---|---|---|
| 主要诊疗工作 | □ 上级医师查房<br>□ 上级医师进行评估，决定出院日期<br>□ 向患者及家属交代病情 | □ 完成出院记录、病案首页、出院证明等书写<br>□ 向患者交代出院后的注意事项，重点交代复诊时间及发生紧急情况时处理方法 |
| 重点医嘱 | 长期医嘱：<br>□ 三级护理<br>□ 普通饮食<br>临时医嘱：<br>□ 定期复查血常规<br>□ 监测肿瘤标志物<br>□ 脏器功能评估 | 出院医嘱：<br>□ 出院带药 |
| 主要护理工作 | □ 观察患者病情变化<br>□ 定时巡视病房 | □ 协助患者办理出院手续<br>□ 出院指导，重点出院后用药方法 |
| 病情变异记录 | □ 无 □ 有，原因：<br>1.<br>2. | □ 无 □ 有，原因：<br>1.<br>2. |
| 护士签名 | | |
| 医师签名 | | |

## （二）护士表单

### 乳腺癌辅助化疗临床路径护士表单

适用对象：第一诊断为乳腺癌（ICD-10：C50 伴 Z51.102）

| 患者姓名： | | 性别：　　　年龄：　　　门诊号： | | 住院号： |
| --- | --- | --- | --- | --- |
| 住院日期：　　年　月　日 | | 出院日期：　　年　月　日 | | 标准住院日：≤15 天 |

| 日期 | 住院第 1~4 天 | 住院第 3~6 天（化疗日） |
| --- | --- | --- |
| 健康宣教 | □ 入院宣教：介绍医院环境、设施、规章制度、主管医师、责任护士<br>□ 告知常规检查的目的、配合方法及注意事项<br>□ 安全宣教<br>□ 做好心理安慰，减轻患者入院后焦虑、紧张的情绪<br>□ 做好用药指导<br>□ 宣教疾病知识 | □ 介绍化疗、护理知识<br>□ 饮食指导<br>□ 预防药物不良反应相关指导 |
| 护理处置 | □ 卫生处置：剪指（趾）甲、沐浴，更换病服，建立良好生活习惯<br>□ 入院护理评估：询问病史、相关查体、血常规、营养状况等<br>□ 监测和记录生命体征<br>□ 建立护理记录（病危、重患者）<br>□ 特殊检查的配合及注意事项，指导家属相关检查的配合工作<br>□ 了解患者治疗方案，向患者及家属介绍药物不良反应及用药方法<br>□ 评估患者静脉情况<br>**长期医嘱：**<br>□ 乳腺癌护理常规<br>□ 饮食：普通饮食/糖尿病饮食/其他<br>**临时医嘱：**<br>□ 血尿便常规检查、凝血、肝肾功能、X 线胸片、心电图<br>□ 感染性疾病筛查<br>□ 超声心动、骨扫描（视患者情况而定） | **长期医嘱：**<br>□ 患者既往基础用药<br>□ 防治尿酸肾病（别嘌呤醇）<br>□ 抗菌药物（必要时）<br>□ 补液治疗（水化、碱化）<br>□ 其他医嘱（化疗期间一级护理）<br>**临时医嘱：**<br>□ 化疗<br>□ 重要脏器保护<br>□ 止吐<br>□ 注意保护静脉，做好静脉护理 |
| 基础护理 | □ 根据患者病情和生活自理能力确定护理级别（遵医嘱执行）<br>□ 晨晚间护理<br>□ 安全护理 | □ 执行分级护理<br>□ 晨晚间护理<br>□ 安全护理 |
| 专科护理 | □ 执行乳腺癌护理常规<br>□ 病情观察<br>□ 填写患者危险因素评估表（需要时）<br>□ 心理护理 | □ 密切观察病情变化<br>□ 生命体征的监测，必要时做好重症记录<br>□ 心理护理 |

续　表

| 日期 | 住院第 1~4 天 | 住院第 3~6 天（化疗日） |
|---|---|---|
| 重点<br>医嘱 | □ 详见医嘱执行单 | □ 详见医嘱执行单 |
| 病情<br>变异<br>记录 | □无　□有，原因：<br>1.<br>2. | □无　□有，原因：<br>1.<br>2. |
| 护士<br>签名 | | |

| 日期 | 住院第 7~14 天 | 住院第 15 天（出院日） |
|---|---|---|
| 健康宣教 | □ 用药不良反应的预防方法，包括饮食、活动、睡眠、口腔黏膜、排便等<br>□ 出现胃肠道反应的指导<br>□ 出现骨髓抑制的观察指导 | □ 出院宣教：用药、饮食、休息等<br>□ 向患者讲解深静脉置管的日常维护（必要时）<br>□ 向患者讲解出院后注意事项，包括定时复查血象，如有乏力、不适等症状及时就医，按时返院治疗<br>□ 指导患者中心静脉导管换药指导<br>□ 指导办理出院手续<br>□ 告知患者科室联系电话 |
| 护理处置 | □ 遵医嘱及时给予对症治疗<br>□ 注意保护静脉，做好静脉护理 | □ 完成出院记录<br>□ 为患者领取出院带药<br>□ 协助整理患者用物<br>□ 床单位终末消毒 |
| 基础护理 | □ 执行分级护理<br>□ 晨晚间护理<br>□ 安全护理 | □ 安全护理（护送出院） |
| 专科护理 | □ 密切观察病情变化<br>□ 生命体征的监测，必要时做好重症记录<br>□ 心理护理 | □ 心理护理 |
| 重点医嘱 | □ 详见医嘱执行单 | □ 详见医嘱执行单 |
| 病情变异记录 | □ 无　□ 有，原因：<br>1.<br>2. | □ 无　□ 有，原因：<br>1.<br>2. |
| 护士签名 | | |

## （三）患者表单

### 乳腺癌辅助化疗临床路径患者表单

适用对象：第一诊断为乳腺癌（ICD-10：C50 伴 Z51.102）

| 患者姓名： | | 性别： | 年龄： | 门诊号： | 住院号： |
|---|---|---|---|---|---|
| 住院日期： | 年 月 日 | 出院日期： | 年 月 日 | | 标准住院日：≤15 天 |

| 日期 | 住院第 1~4 天 | 住院第 3~6 天（化疗日） |
|---|---|---|
| 医患配合 | □ 接受询问病史、收集资料、务必详细告知既往史、用药史、过敏史<br>□ 明确告知既往用药情况<br>□ 配合进行体格检查<br>□ 有任何不适告知医师<br>□ 配合医师完成化疗前准备<br>□ 配合进行相关检查和治疗，包括血尿便常规检查、凝血、肝肾功能、X 线胸片、心电图、感染性疾病筛查、超声心动、骨扫描（视患者情况而定）<br>□ 与医师共同确定化疗方案<br>□ 签署化疗知情同意书、自费用品协议书、输血同意书<br>□ 配合用药 | □ 配合用药<br>□ 有任何不适告知医师 |
| 护患配合 | □ 配合测量体温、脉搏、呼吸、血压、身高、体重<br>□ 配合完成入院护理评估（回答护士询问病史、过敏史、用药史）<br>□ 接受入院宣教（环境介绍、病室规定、探视陪伴制度、送餐订餐制度、贵重物品保管等）<br>□ 配合选择静脉输液途径<br>□ 有任何不适告知护士 | □ 接受疾病知识介绍<br>□ 接受用药指导<br>□ 接受心理护理<br>□ 接受基础护理<br>□ 有任何不适告知护士 |
| 饮食 | □ 遵照医嘱饮食 | □ 遵照医嘱饮食 |
| 排泄 | □ 尿便异常时及时告知医护人员 | □ 尿便异常时及时告知医护人员 |
| 活动 | □ 根据病情适当活动 | □ 根据病情适当活动 |

| 日期 | 住院第 7~14 天 | 住院第 15 天（出院日） |
|---|---|---|
| 医患配合 | □ 配合用药<br>□ 配合相关检查<br>□ 配合各种治疗<br>□ 有任何不适告知医师 | □ 接受出院前指导<br>□ 遵医嘱出院后用药<br>□ 明确复查时间<br>□ 获取出院诊断书 |
| 护患配合 | □ 配合定时测量生命体征、每日询问排便<br>□ 配合各种相关检查<br>□ 接受输液、服药等治疗<br>□ 接受疾病知识介绍和用药指导<br>□ 接受基础护理<br>□ 接受心理护理<br>□ 有任何不适告知护士 | □ 接受出院宣教<br>□ 办理出院手续<br>□ 获取出院带药<br>□ 熟悉服药方法、作用、注意事项<br>□ 知道复印病历方法 |
| 饮食 | □ 遵照医嘱饮食 | □ 正常饮食 |
| 排泄 | □ 尿便异常时及时告知医护人员 | □ 尿便异常时及时告知医护人员 |
| 活动 | □ 根据病情适当活动 | □ 适当活动，避免疲劳<br>□ 注意安全 |

附：原表单（2016 年版）

## 乳腺癌辅助化疗临床路径表单

适用对象：第一诊断为乳腺癌（ICD-10：C50.801，C50.802，C50.803，C50.804 伴 C50.900)

| 患者姓名： | 性别： 年龄： 门诊号： | 住院号： |
|---|---|---|
| 住院日期： 年 月 日 | 出院日期： 年 月 日 | 标准住院日： 天 |

| 时间 | 住院第 1~2 天 | 住院第 2~3 天 | 住院第 3 天 | 住院第 4 天（出院日） |
|---|---|---|---|---|
| 诊疗工作 | □ 询问病史及体格检查<br>□ 完成病历书写<br>□ 完善检查<br>□ 交代病情 | □ 上级医师查房，根据检查结果完善诊疗方案<br>□ 完成化疗前准备<br>□ 根据体检、影像学检查、病理结果等，行病例讨论，确定化疗方案<br>□ 完成必要的相关科室会诊<br>□ 住院医师完成上级医师查房记录等病历书写<br>□ 签署化疗知情同意书、自费用品协议书、输血同意书<br>□ 向患者及家属交代化疗注意事项 | □ 化疗<br>□ 住院医师完成病程记录<br>□ 上级医师查房<br>□ 向患者及家属交代病情及化疗后注意事项 | □ 完成出院记录、病案首页、出院证明等书写<br>□ 向患者交代出院后的注意事项，重点交代复诊时间及发生紧急情况时处理方法 |
| 重点医嘱 | **长期医嘱：**<br>□ 肿瘤内科护理常规<br>□ 二级护理<br>□ 饮食：根据患者情况<br>**临时医嘱：**<br>□ X 线胸片或胸部 CT、肝胆胰脾 B 超、妇科超声、乳腺及腋下淋巴结超声<br>□ 病理学活组织检查与诊断<br>□ 每周期化疗前检查项目：<br>□ 血常规、尿常规、大便常规+隐血 | **长期医嘱：**<br>□ 患者既往基础用药<br>□ 补液治疗（水化、碱化）<br>□ 其他医嘱（化疗期间一级护理）<br>**临时医嘱：**<br>□ 化疗<br>□ 重要脏器保护<br>□ 止吐<br>□ 其他特殊医嘱 | **长期医嘱：**<br>□ 患者既往基础用药<br>□ 补液治疗（水化、碱化）<br>□ 其他医嘱（化疗期间一级护理）<br>**临时医嘱：**<br>□ 化疗<br>□ 复查血常规、肝肾功能<br>□ 重要脏器保护<br>□ 止吐、止泻<br>□ 其他特殊医嘱 | **出院医嘱：**<br>□ 出院带药 |

续　表

| 时间 | 住院第 1~2 天 | 住院第 2~3 天 | 住院第 3 天 | 住院第 4 天<br>（出院日） |
|---|---|---|---|---|
| | □ 肝肾功能、电解质、血糖、凝血功能、CEA、CA15-3、CA125<br>□ 心电图 | | | |
| 护理工作 | □ 入院介绍<br>□ 入院评估<br>□ 指导患者进行相关辅助检查 | □ 化疗前准备<br>□ 宣教<br>□ 心理护理 | □ 观察患者病情变化<br>□ 定时巡视病房 | □ 协助患者办理出院手续<br>□ 出院指导，重点出院后用药方法 |
| 变异 | □ 无　□ 有，原因：<br>1.<br>2. | □ 无　□ 有，原因：<br>1.<br>2. | □ 无　□ 有，原因：<br>1.<br>2. | □ 无　□ 有，原因：<br>1.<br>2. |
| 护士签名 | | | | |
| 医师签名 | | | | |

# 第三十四章

# 乳腺癌术后放疗临床路径释义

## 一、乳腺癌术后放疗编码

1. 卫计委原编码

疾病名称及编码：乳腺癌（ICD-10：C30.08）

2. 修改编码：

疾病名称及编码：乳腺癌（ICD-10：C50）

恶性肿瘤术后放疗（ICD-10：Z51.002）

## 二、临床路径检索方法

C50 伴 Z51.002

## 三、乳腺癌术后放疗标准住院流程

### （一）适用对象

第一诊断为乳腺癌。

1. 行乳腺癌根治术或改良根治术后，有以下指征：①局部和区域淋巴结复发高危的患者，即 $T_3$ 及以上或腋窝淋巴结阳性≥4 个；②$T_1$、$T_2$ 有 1~3 个淋巴结阳性同时含有高危复发因素者。

2. 保乳术后原则上都具有术后放疗指征。

> **释义**
>
> ■ 当原发肿瘤分期为 $T_1/T_2$，腋窝有 1~3 个淋巴结转移时，如果伴有腋窝淋巴结转移比例>20%；或腋窝为 2~3 个转移；或乳腺癌病理分级为Ⅲ级；或脉管瘤栓阳性等局部复发的高危因素时也建议做术后放疗。
>
> ■ 接受新辅助化疗的患者：如果改良根治术后病理腋窝淋巴结阳性者需要放疗；如果新辅助化疗前临床分期为 $T_3/T_4$，或腋窝淋巴结为 $N_{2~3}$ 患者，改良根治术后需要放疗。
>
> ■ 乳腺癌局部复发率与原发灶大小，淋巴结转移状态，激素受体情况，HER2 状况和年龄等因素密切相关。有高危因素的改良根治术后患者进行术后放疗不仅能够提高局部控制率，还能提高总生存率。放疗靶区包括胸壁及锁骨上/下淋巴引流区、任何有风险的腋窝部位，内乳淋巴引流区是否要放疗尚有争议。

### （二）诊断依据

病理学明确为乳腺癌。

**释义**

■ 根据《乳腺癌诊疗规范（2011 年版）》（卫办医改发〔2011〕78 号），《2011 年乳腺癌临床实践指南（中国版)》《肿瘤放射治疗学》（中国协和医科大学出版社，2007 年，第 4 版）等。

### （三）进入路径标准

第一诊断为乳腺癌：

1. 行乳腺癌根治术或改良根治术后，有以下指标：①局部和区域淋巴结复发高危的患者，即 $T_3$ 及以上或腋窝淋巴结阳性 ≥4 个；② $T_1$、$T_2$ 有 1~3 个淋巴结阳性同时含有高危复发因素者。

2. 保乳术后原则上都具有术后放疗指征。

当患者合并其他疾病，但住院期间不需要特殊处理也不影响第一诊断的临床路径流程实施时，可以进入路径。

**释义**

■ 无放疗禁忌证者均应进入本路径。

■ 入院常规检查发现以往没有发现的疾病，该疾病可能影响放疗计划的实施和预后，应先治疗该疾病，暂时不宜进入路径。经合理治疗后如伴随疾病达到稳定或目前尚需要持续用药，经评估无放疗禁忌证，则可进入路径，但可能会增加医疗费用，延长住院时间。

■ 治疗过程中如发生严重不良反应需要退出本路径。

### （四）标准住院日 10~42 天

**释义**

■ 住院 1 周内完成相关检查，确定治疗方案，合理制订放疗计划并开始治疗，放疗期间如无严重不良反应，即可如上述日程顺利完成治疗。

### （五）住院期间的检查项目

1. 必需的检查项目：

（1）血常规、尿常规、大便常规。

（2）肝肾功、电解质。

（3）乳腺及引流区淋巴结彩超、X 线胸片或胸部 CT、心电图。

2. 根据患者病情进行的检查项目：

（1）ECT 全身骨扫描。

（2）提示肿瘤有转移时，相关部位 CT、MRI。

（3）合并其他疾病需进行相关检查：如心肌酶谱、24 小时动态心电图、心肺功能检查、BNP 等。

> **释义**
>
> ■ 常规检查内容涉及身体状况评估，病情诊断以及分期，因此是必须完成的。血常规检查可了解骨髓造血情况以及患者临床改善状况。
>
> ■ 乳腺、腋窝和锁骨上区 B 超可以了解是否同时有对侧乳房肿瘤，可以检出小的无法触及的腋窝锁骨上淋巴结，并判断良恶性。
>
> ■ X 线胸片或胸 CT 检查可以了解是否有肺或内乳淋巴结转移，并评价患者心肺基础疾病。肝脏超声检查有助于了解肝脏是否有转移，合理进行临床分期。
>
> ■ 乳腺癌患者他莫昔芬内分泌治疗药物有增加子宫内膜癌的风险，不少激素受体阳性患者需要卵巢去势，有必要 B 超检查子宫内膜厚变及卵巢附件等检查。
>
> ■ 电解质检测可以了解患者是否存在肝肾基础疾病，改善肝肾功能状况和电解质紊乱对保证放疗顺利进行有重要意义。伴随糖尿病的患者应检测血糖浓度，及时纠正血糖有助于减轻放疗反应。凝血功能检测有助于了解患者出凝血情况，及时处理凝血功能紊乱。
>
> ■ 肿瘤标志物检测可以了解肿瘤负荷，有助于动态评估肿瘤治疗疗效和预测预后。
>
> ■ 胸 CT 检查显示心脏基础疾病者，需行肺功能和超声心电图检查，进一步了解心肺功能，指导放疗计划制订，减轻心肺损伤，有利于保证治疗的顺利进行。若存在严重心肺功能可能影响路径实施的患者不宜进入本路径。
>
> ■ 对局部晚期，肝转移或有疼痛的晚期乳腺癌患者还应行胸部 CT、腹部 CT、脑部增强 MRI、骨显像，必要时行 PET-CT 检查，有助于明确肺部、肝脏、骨骼等器官微小病变或转移灶，如果转移诊断明确，患者即退出本路径。
>
> ■ 对发热、咳嗽、白细胞减少患者应进行痰培养和血培养有助于明确感染部位以及致病菌，指导抗菌药物的合理使用，同时积极处理感染，升白细胞治疗，暂时不进入路径，待感染控制、白细胞恢复正常后进入本路径，可能会延长住院时间。

### （六）治疗方案的选择

1. 常规放疗。
2. 适形或调强放疗。

> **释义**
>
> ■ 乳腺癌术后放疗治疗体位固定选择：
>
> 1. 保乳术后患者：仰卧于乳腺托架上，头下垫 B 枕，头略过伸，患侧上肢上举扶杆。如果需要做锁骨上下区照射，患侧上臂不必扶杆，需外展约 90°。或其他合适的固定方式。
>
> 2. 改良根治术后患者：胸壁电子线照射时，患者仰卧，肩下垫 15° 斜板，头下垫软枕，头过伸，患侧上肢外展并上举扶患侧耳廓。或者患者仰卧于 15° 斜板上，患侧手臂外展上举，背部、肩下、患侧上肢及头下垫发泡胶，发泡成形固定。胸壁 X 线照射时，患者仰卧乳腺托架上，患侧上肢外展约 90° 或其他类似合适的固定方式。
>
> ■ 无论是乳腺托架还是发泡胶，都可以很好地保证患者在治疗过程中保持正确的放疗体位。
>
> ■ 改良根治术后患者治疗中，要使患者胸壁总体平面尽量与模拟定位机床面平行，

常垫15°板，这样电子线照射胸壁时，限光筒能够较好地靠近胸壁使胸壁剂量得到保证。

■ 照射锁骨上下区时，要求患者患侧上肢外展约90°，尽量使下颈部皮肤皱褶展平，从而减轻放疗所致的皮肤反应；同时可避免患侧上肢受到不必要的照射。

■ 保乳术后照射乳房或胸壁时，患者双侧上肢上举外展，手握扶杆，避免乳腺放疗时照射上肢。

■ 乳腺癌改良根治术后放疗方案选择：

1. 乳腺癌根治术后或改良根治术后放疗适应证：

（1）原发肿瘤直径≥5cm，或肿瘤侵及皮肤或胸壁。

（2）腋窝淋巴结转移个数≥4个。

（3）腋窝淋巴结有转移，但是腋窝淋巴结清扫不彻底。

（4）原发肿瘤分期为$T_1/T_2$，同时淋巴结转移个数为1~3个，如果伴有以下1项或多项复发高危因素，结合患者意愿考虑放疗：年龄≤45岁；肿瘤分级为Ⅲ级；激素受体阴性；HER2阳性；腋窝淋巴结转移个数为2~3个；有脉管瘤栓。

2. 乳腺癌根治术后或改良根治术后放疗照射靶区：胸壁加锁骨上下淋巴引流区±内乳区。

■ 严格掌握乳腺癌根治术后放疗适应证，争取合理选择尽量避免不必要的照射。

■ 乳腺癌根治术后照射靶区一般包括胸壁加锁骨上下淋巴引流区，对术后病理$T_3N_0M_0$患者可单纯照射胸壁。

■ 腋窝淋巴结清扫彻底患者，即使腋窝淋巴结有包膜外受侵或腋窝淋巴结转移较多，其术后腋窝复发风险仅为0~7%。故不推荐常规做腋窝放疗。当未行腋窝淋巴结清扫，腋窝淋巴结清扫不彻底或腋窝淋巴结转移灶侵犯神经、血管而无法完整切除时，需要做腋窝放疗。

■ 内乳淋巴引流区辅助放疗价值不肯定，如果患者腋窝淋巴结转移个数较多，原发肿瘤位于内象限且腋窝淋巴结阳性，可综合评估患者复发风险和心脏损伤风险后个体化决定。临床或病理检查显示内乳淋巴结转移时，需行内乳淋巴结引流区放疗。

■ 蒽环类、曲妥珠单抗等有心脏毒性药物使用的乳腺癌患者，应特别注意心脏受照射的剂量和体积，以减少相关心脏毒性的叠加。

3. 乳腺癌根治术或改良根治术后放疗实施：

（1）胸壁照射：

1）照射射线类型和能量的选择：6MV X线，或6MeV电子线。

2）照射技术选择：

二维常规照射技术：X线切线野+楔形板照射或6MeV电子线+填充物照射。

三维适形调强放疗技术：模拟CT定位，然后在计划系统中的CT图像上勾画靶区和正常组织，并制订放疗计划，评价正常组织受量。

3）照射剂量：全胸壁DT 50Gy/5周/25次。

皮肤表面要垫组织等效填充物以增加皮肤表面剂量。

一般需要全胸壁垫补偿物DT 20Gy，如果乳腺皮肤受侵，应增加使用填充物的照射剂量至30~40Gy以提高胸壁表面剂量。

■ 胸壁切线野照射体位同保乳术后放疗，采用乳腺托架，患侧上肢上举外展。

■ 电子线照射适用于胸壁平坦而薄的患者。对于胸壁较厚者，应选用X线切线野照射。照射野需要包括手术瘢痕。注意与相邻照射野的衔接，照射过程中尽量减少肺组织和心脏的照射剂量与体积。

（2）锁骨上下区照射：

1）放射源的选择：6MV X 线或合适能量的电子线。

2）照射技术选择：

二维常规照射技术：X 线单前野照射，或 X 线和 12MeV 电子线混合照射。

三维适形调强放疗技术：模拟 CT 定位，然后在计划系统中的 CT 图像上勾画靶区和正常组织，并制订放疗计划，评价正常组织受量。

3）照射剂量：二维常规照射时，参考点一般为皮下 3～3.5cm，剂量分割为 1.8～2Gy/次，总剂量 50Gy。

■锁骨上下区可以用 X 线与 12MeV 电子线混合照射。其优点是肺尖所受照射剂量较低，缺点是对较肥胖患者在锁骨下动静脉处照射剂量可能偏低。也可以选择全程 X 线单前野照射，其优点是在锁骨下静脉处照射剂量比较确切，缺点是肺尖所受照射剂量较高。

■当锁骨上下区采用 X 线单前野照射，机架角向健侧偏转 15°～20°，尽量减少气管、食管和脊髓的照射剂量。

■胸壁的电子线照射野与锁骨上下区的 X 线设野可以共线。对胸壁采用切线野照射时，胸壁野与锁骨上下野应采用半野照射技术衔接，以避免两野衔接处高量。

（3）其他淋巴引流区照射：

1）腋窝淋巴引流区照射：

放射源的选择：6MV X 线。

照射技术选择：

二维常规照射技术：腋窝照射野和锁骨上下野合并为腋-锁联合野加腋后野。

三维适形调强放疗技术：模拟 CT 定位，然后在计划系统中的 CT 图像上勾画靶区和正常组织，并制订放疗计划，评价正常组织受量。

照射剂量：辅助放疗剂量 50Gy/5 周/25 次。

2）内乳淋巴引流区照射：

放射源的选择：9～12MeV 电子线，6MV X 线。

照射技术选择：常用二维常规照射技术，根据内乳淋巴结深度选择 9～12MeV 电子线。

三维适形调强放疗技术：模拟 CT 定位，然后在计划系统中的 CT 图像上勾画靶区和正常组织，并制订放疗计划，评价正常组织受量。

照射剂量：辅助放疗剂量 50Gy/5 周/25 次。

■腋窝淋巴引流区做二维常规照射时，一般应用 6MV X 线，做腋-锁联合野的单前野照射，照射剂量以锁骨上区的深度即皮下 3～3.5cm 计算，不足的剂量在腋-锁联合野照射结束时用腋后野补足；根据腋窝深度计算腋-锁联合野照射时的腋窝剂量，欠缺的剂量采用腋后野 6MV X 线补足。

■内乳淋巴引流区预防性照射是否能提高疗效还有争议，考虑到内乳照射会增加肺和心脏的受量，尤其是左侧内乳照射时，心脏剂量增加可能导致缺血性心脏病死亡增加，从而抵消放疗的生存获益。所以临床上内乳区不作为常规放疗靶区。内乳淋巴引流区预防性照射的选择应综合患者的获益和心脏的不良反应慎重考虑。

■内乳淋巴引流区预防性照射需要包括第一到第三前肋间。

■ 和二维治疗相比，基于 CT 定位的三维治疗计划可以显著提高靶区剂量均匀性和减少正常器官的照射剂量，在射野衔接、特殊解剖结构患者中尤其可以体现其优势。即使采用二维常规治疗技术定位，也建议模拟 CT 定位，在三维治疗计划系统上进行剂量参考点的优化，选择适当的楔形板角度，评估正常组织的体积剂量等，以便更好地达到靶区剂量的完整覆盖和放射损伤的降低。

■ 乳腺癌保乳术后放疗为案选择：

1. 放射源的选择：4~6MV X 线。

2. 放疗技术选择：

（1）二维放疗技术射野：在模拟机下定位，确定切线野的设野角度、大小和照射范围。

（2）三维适形或调强放射治疗技术：模拟 CT 定位，然后在计划系统中的 CT 图像上勾画靶区和正常组织，并制订放疗计划，评价正常组织受量。

3. 照射剂量：

（1）全乳：50Gy/2Gy/25 次，或 43.5Gy/2.9Gy/15 次，或其他类似的大分割方式。

（2）瘤床序贯补量：10~16Gy/2 次，或 8.7Gy/3 次，或其他类似的大分割方式。

（3）瘤床同步补量：60Gy/2.4Gy/25 次（全乳 50Gy/2Gy/25 次），或其他类似的剂量分割。

■ 二维放疗技术为 X 线模拟机下直接设野，采用两个对穿切线野即内切线野和外切线野照射。内界和外界需要各超过腺体 1cm，上界一般在锁骨头下缘或与锁骨上野衔接，下界在乳房皱褶下 1~2cm。一般后界包括不超过 2.5cm 的肺组织，前界皮肤开放，留出 1.5~2cm 的空隙，以弥补摆位误差，及防止在照射过程中由于呼吸运动乳腺超过设野边界。同时各个边界需要根据病灶具体部位进行调整，以保证瘤床处方剂量充分。

■ 三维适形和调强照射技术：CT 定位和三维治疗计划涉及适形照射可以在保证靶区得到确切剂量照射的同时降低心肺组织的照射剂量，当存在设野的衔接时可以做到无缝连接，减少剂量的热点和冷点。调强照射技术的靶区剂量分布均匀性更好。

■ 目前临床上勾画全乳腺靶区时多以定位时参考常规放疗时的照射野各个边界的解剖标记勾画，具体界限参照 RTOG 乳腺癌靶区勾画共识。勾画靶区时各个边界需要根据病灶具体部位进行适当调整，以保证瘤床处剂量充分。

■ 保乳放疗者，通常为早期患者，治疗靶区为乳腺本身，不包括乳房的皮肤，所以保乳放疗时乳腺皮肤表面不加建成，不能使用体模固定，以避免由于建成效应而增加皮肤受量，从而加重皮肤放疗反应，影响乳腺的美容效果。

■ 在无淋巴结引流区照射的情况下，全乳放疗也可考虑大分割方案治疗，如每次 2.9Gy 共 15 次，总量 43.5Gy；或其他类似的大分割方案。多个随机研究结果显示全乳大分割放疗疗效和不良反应与常规分割方式类似。

4. 保乳术后放疗照射靶区：

（1）照射靶区只需包括患侧乳腺的情况有：①腋窝淋巴结已清扫且淋巴结无转移；②腋窝前哨淋巴结活检为阴性；③腋窝前哨淋巴结活检为孤立细胞转移或微转移；④腋窝淋巴结转移个数为 1~3 个，且腋窝清扫彻底，不含有其他复发的高危因素。

（2）照射靶区需要包括患侧乳腺和锁骨上下淋巴引流区的情况有：腋窝淋巴结

转移个数≥4个。

（3）照射范围需要包括患侧乳腺，根据复发风险的高低可以选择照射或不照射锁骨上下淋巴引流区的情况有：腋窝淋巴结清扫彻底，且腋窝淋巴结转移为1～3个，当伴有以下1项或多项复发的高危因素：①年龄≤45岁；②肿瘤分级为Ⅲ级；③激素受体阴性；④HER2阳性且不能接受抗HER2靶向治疗；⑤腋窝淋巴结转移个数为2~3个；⑥有脉管瘤栓。

（4）照射靶区需要包括患侧乳腺，腋窝和锁骨上下淋巴引流区的情况有：①腋窝淋巴结有转移，但是腋窝淋巴结清扫不彻底；②腋窝前哨淋巴结阳性，但未做腋窝清扫，同时估计腋窝非前哨淋巴结转移的概率>30%。

（5）照射靶区需要包括患侧乳腺和腋窝，根据其他复发高危因素情况选择照射或不照射锁骨上下淋巴引流区的情况有：前哨淋巴结活检有1～2个阳性（宏转移），但是腋窝未作淋巴结清扫。

■靶区设置是保乳术后放射治疗的关键一环，这与局部肿瘤控制，治疗后美容效果，放射治疗并发症的发生及远期疗效密切相关。

■全乳和瘤床加量照射可以作为每例保乳术后患者的常规选择。但是对于年龄>60岁分化好的$T_1N_0$的Luminal A型患者瘤床可以不做加量照射，这些患者加量照射获益不大。

■已行腋窝淋巴结清扫且无淋巴结转移或前哨淋巴结活检阴性患者不建议行术后区域淋巴引流区照射，腋窝淋巴结转移个数较多（≥4个）或虽然淋巴结转移个数不多（1~3个）但是伴有较多复发高危因素患者给予锁骨上下区淋巴引流区照射，内乳区是否需要照射有争议。

■腋窝淋巴结有转移，但是腋窝淋巴结清扫不彻底，照射靶区需要包括患侧乳腺、腋窝和锁骨上下淋巴引流区。

■二维放疗技术为X线模拟机下直接设野，采用两个对穿切线野即内切线野和外切线野照射。内界和外界需要各超过腺体1cm，上界一般在锁骨头下缘或与锁骨上野衔接，下界在乳房皱褶下1~2cm。一般后界包括不超过2.5cm的肺组织，前界皮肤开放，留出1.5~2cm的空隙，以弥补摆位误差，及防止在照射过程中由于呼吸运动乳腺超过设野边界。同时各个边界需要根据病灶具体部位进行调整，以保证瘤床处方剂量充分。

■三维适形和调强照射技术：CT定位和三维治疗计划涉及适形照射可以在保证靶区得到确切剂量照射的同时降低心肺组织的照射剂量，当存在设野的衔接时可以做到无缝连接，减少剂量的热点和冷点。调强照射技术使靶区剂量分布均匀性更好，从而得到更好的美容效果。

■目前临床上勾画全乳腺靶区时多以定位时参考常规放疗时的照射野各个边界的解剖标记勾画，具体界限参照RTOG乳腺癌靶区勾画共识。勾画靶区时各个边界需要根据病灶具体部位进行适当调整，以保证瘤床处剂量充分。

■保乳放疗者，通常为早期患者，治疗靶区为乳腺本身，不包括乳房的皮肤，所以保乳放疗时乳腺皮肤表面不加建成，不能使用体模固定，以避免由于建成效应而增加皮肤受量，从而加重皮肤放疗反应，影响乳腺的美容效果。

■在无淋巴结引流区照射的情况下，全乳放疗也可考虑大分割方案治疗，如每次2.9Gy共15次，总量43.5Gy；或其他类似的大分割方案。多个随机研究结果显示全乳大分割放疗疗效和不良反应与常规分割方式类似。

3. 放疗期间可选择的治疗：必要的升血和皮肤保护剂等。

> **释义**
>
> ■ 治疗前后应用皮肤防护剂是顺利完成放疗的重要保证。皮肤防护剂有芦荟凝胶、三乙醇胺软膏、医用射线防护喷剂等。
>
> ■ 放疗过程中，还应保持皮肤干燥，避免局部刺激，穿柔软宽大纯棉贴身衣服，减少皮肤摩擦等。
>
> ■ 皮肤瘙痒可用手轻拍瘙痒部位或外涂冰片滑石粉，切勿用手抓挠，必要时可使用抗过敏药物如氯雷他定等缓解症状。

## （七）出院标准

1. 放疗计划制订完成，病情稳定，生命体征平稳。

> **释义**
>
> ■ 放疗对患者皮肤、血象等造成不同程度的损伤，因此治疗后必须行血常规检查。
>
> ■ 常规体格检查，根据患者情况选择必要的检查，如 X 线胸片、肝肾功能、腹部 B 超和骨显像等，必要时做 CT 或 MRI 检查，以明确有无远端转移和局部区域复发。

2. 没有需要住院处理的并发症及合并症。

> **释义**
>
> ■ 临床症状明显缓解，皮肤反应轻微患者可以出院，因并发症或合并症需要住院且住院时间超过 42 天者为变异。

## （八）变异及原因分析

1. 治疗中出现局部皮肤严重放射性皮炎、放射性肺炎等需要延长住院时间增加住院费用。
2. 伴有其他基础疾病或并发症，需进一步诊断及治疗或转至其他相应科室诊治，延长住院时间，增加住院费用。
3. 医师认可的变异原因分析。
4. 其他患者方面的原因。

## 四、推荐表单

### （一）医师表单

**乳腺癌术后放射治疗临床路径医师表单**

适用对象：第一诊断为乳腺癌（ICD-10：C30.08）
　　　　　行乳腺癌手术后，符合放射治疗指征

| 患者姓名： | 性别：　　年龄：　　门诊号： | 住院号： |
|---|---|---|
| 住院日期：　　年　月　日 | 出院日期：　　年　月　日 | 标准住院日：≤42天 |

| 时间 | 住院第1天 | 住院第2~3天 | 住院第3~7天 |
|---|---|---|---|
| 主要诊疗工作 | □ 询问病史及体格检查<br>□ 交代病情<br>□ 书写病历<br>□ 完善各项检查<br>□ 初步确定放射治疗靶区和剂量 | □ 上级医师查房和评估<br>□ 完成放疗前准备<br>□ 根据体检、彩超、钼靶、穿刺及手术后病理结果等，结合患者的基础疾病和综合治疗方案，行放疗前讨论，确定放疗方案<br>□ 完成必要的相关科室会诊<br>□ 住院医师完成上级医师查房记录等病历书写<br>□ 签署放疗知情同意书、自费用品协议书（如有必要）、输血同意书<br>□ 向患者及家属交代放疗注意事项 | □ 放疗定位，可二维定位，定位后CT扫描或直接行模拟定位CT<br>□ 勾画靶区<br>□ 物理师制订计划<br>□ 模拟机及加速器计划确认和核对<br>□ 住院医师完成必要病程记录<br>□ 上级医师查房<br>□ 向患者及家属交代病情及放疗注意事项 |
| 重点医嘱 | **长期医嘱：**<br>□ 放疗科二级护理常规<br>□ 饮食：普通饮食/糖尿病饮食/其他<br>**临时医嘱：**<br>□ 血常规、尿常规、便常规、肝肾功能、X线胸片、心电图、腹部盆腔超声<br>□ 电解质、血糖、凝血功能、肿瘤标志物、肺功能、超声心动图、胸部CT、ECT扫描、PET-CT痰培养、血培养等（视患者情况而定） | **长期医嘱：**<br>□ 患者既往基础用药<br>□ 其他医嘱，可包括内分泌治疗<br>**临时医嘱：**<br>□ 其他特殊医嘱 | |
| 主要护理工作 | □ 入院介绍<br>□ 入院评估<br>□ 指导患者进行相关辅助检查 | □ 放疗前准备<br>□ 放疗前宣教（正常组织保护等）<br>□ 心理护理 | □ 观察患者病情变化<br>□ 定时巡视病房 |

续　表

| 时间 | 住院第 1 天 | 住院第 2~3 天 | 住院第 3~7 天 |
|---|---|---|---|
| 病情<br>变异<br>记录 | □无　□有，原因：<br>1.<br>2. | □无　□有，原因：<br>1.<br>2. | □无　□有，原因：<br>1.<br>2. |
| 护士<br>签名 | | | |
| 医师<br>签名 | | | |

| 时间 | 住院第 8~41 天<br>（放疗过程） | 住院第 42 天 |
|---|---|---|
| 主要诊疗工作 | □ 放疗<br>□ 上级医师查房，注意病情变化<br>□ 住院医师完成常规病历书写<br>□ 注意记录患者放疗后正常组织的不良反应的发生日期和程度 | □ 上级医师查房，对放疗区域不良反应等进行评估，明确是否出院<br>□ 住院医师完成常规病历书写及完成出院记录、病案首页、出院证明书等，向患者交代出院后的注意事项，如返院复诊的时间、地点，后续治疗方案及用药方案等<br>□ 完善出院前检查 |
| 重点医嘱 | 长期医嘱：<br>□ 患者既往基础用药<br>□ 其他医嘱，可包括内分泌治疗<br>临时医嘱：<br>□ 正常组织放疗保护剂<br>□ 针对放疗急性反应的对症处理药物<br>□ 其他特殊医嘱 | 长期医嘱：<br>□ 患者既往基础用药<br>□ 其他医嘱，可包括内分泌治疗<br>临时医嘱：<br>□ 血常规、肝肾功能<br>□ 腹部盆腔超声检查<br>出院医嘱：<br>□ 出院带药：内分泌治疗/靶向治疗 |
| 主要护理工作 | □ 观察患者病情变化<br>□ 定时巡视病房 | □ 指导患者放疗结束后注意事项<br>□ 出院指导<br>□ 协助办理出院手续 |
| 病情变异记录 | □ 无　□ 有，原因：<br>1.<br>2. | □ 无　□ 有，原因：<br>1.<br>2. |
| 护士签名 | | |
| 医师签名 | | |

### （二）护士表单

**乳腺癌术后放射治疗临床路径护士表单**

适用对象：第一诊断为乳腺癌（ICD-10：C30.08）

行乳腺癌手术后，符合放射治疗指征

| 患者姓名： | 性别： 年龄： 门诊号： | 住院号： |
|---|---|---|
| 住院日期： 年 月 日 | 出院日期： 年 月 日 | 标准住院日：≤42 天 |

| 时间 | 住院第 1 天 | 住院第 2~7 天 |
|---|---|---|
| 健康宣教 | □ 入院宣教<br>□ 介绍病房环境、设施<br>□ 介绍主管医师、责任护士、护士长<br>□ 介绍住院注意事项<br>□ 告知探视制度 | □ 放疗前宣教<br>□ 告知放疗前检查项目及注意事项<br>□ 宣教疾病知识、说明术后放疗的目的<br>□ 放疗前准备<br>□ 告知相关不良反应预防<br>□ 责任护士与患者沟通，了解心理反应指导应对方法<br>□ 告知家属等候区位置 |
| 护理处置 | □ 核对患者信息，佩戴腕带<br>□ 卫生处置：剪指（趾）甲、沐浴，更换病号服<br>□ 入院评估 | □ 协助医师完成放疗前检查<br>□ 放疗前准备 |
| 基础护理 | □ 三级护理<br>□ 患者安全管理 | □ 三级护理<br>□ 卫生处置<br>□ 患者睡眠管理<br>□ 患者安全管理 |
| 专科护理 | □ 护理查体<br>□ 跌倒、压疮等风险因素评估需要时安置危险标志<br>□ 心理护理 | □ 相关指征监测，如血压、血糖等<br>□ 心理护理<br>□ 饮食指导 |
| 病情变异记录 | □ 无 □ 有，原因<br>1.<br>2. | □ 无 □ 有，原因<br>1.<br>2. |
| 护士签名 | | |

| 时间 | 住院第 8~41 天<br>（放疗过程） | 住院第 42 天<br>（出院日） |
|---|---|---|
| 健康宣教 | □ 放疗过程宣教<br>□ 放疗次数、单次剂量及可能出现的不良反应<br>□ 饮食、活动指导<br>□ 强调拍背咳嗽的重要性<br>□ 复查患者对放疗过程宣教内容的掌握程度 | □ 出院宣教<br>□ 复查时间<br>□ 服药方法<br>□ 活动指导<br>□ 饮食指导<br>□ 告知办理出院的流程 |
| 护理处置 | □ 遵医嘱完成相应检查及治疗 | □ 办理出院手续 |
| 基础护理 | □ 特/一级护理（根据患者病情和自理能力给予相应的护理级别）<br>□ 晨晚间护理<br>□ 患者安全管理 | □ 二级护理<br>□ 晨晚间护理<br>□ 协助进食<br>□ 患者安全管理 |
| 专科护理 | □ 病情观察，记特护记录<br>□ 评估生命体征、照射野部位、皮肤反应情况<br>□ 心理护理 | □ 病情观察<br>□ 心理护理 |
| 病情变异记录 | □ 无 □ 有，原因：<br>1.<br>2. | □ 无 □ 有，原因：<br>1.<br>2. |
| 护士签名 | | |

## （三）患者表单

### 乳腺癌术后放射治疗临床路径患者表单

适用对象：第一诊断为乳腺癌（ICD-10：C30.08）

行乳腺癌手术后，符合放射治疗指征

| 患者姓名： | 性别： | 年龄： | 门诊号： | 住院号： |
| --- | --- | --- | --- | --- |
| 住院日期： 年 月 日 | 出院日期： 年 月 日 | | 标准住院日：≤42天 | |

| 时间 | 住院第 1 天 | 住院第 2~3 天 |
| --- | --- | --- |
| 医患配合 | □ 配合询问病史、收集资料，详细告知既往史、用药史、过敏史、家族史<br>□ 如服用抗凝药，明确告知<br>□ 配合进行体格检查<br>□ 有任何不适告知医师 | □ 配合完善放疗前相关检查：采血、留尿便、心电图、肺功能、X 线胸片、健侧乳房目靶片、腹部 B 超等常规项目。需要时完成特殊检查，如 CT、MRI、PET-CT 等<br>□ 医师与患者及家属介绍病情及放疗谈话并签字 |
| 护患配合 | □ 配合测量体温、脉搏、呼吸、血压、体重<br>□ 配合完成入院护理评估<br>□ 接受入院宣教（环境介绍、病室规定、订餐制度、探视制度、贵重物品保管等）<br>□ 有任何不适告知护士 | □ 配合测量体温、脉搏、呼吸、询问排便次数<br>□ 接受放疗前宣教<br>□ 自行卫生处置：剪指（趾）甲、剃胡须、沐浴<br>□ 准备好必要用物、吸水管、纸巾 |
| 饮食 | □ 正常饮食 | □ 半流质饮食 |
| 排泄 | □ 正常排尿便 | □ 正常排尿便 |
| 活动 | □ 正常活动 | □ 正常活动 |

| 时间 | 住院第 8~41 天<br>（放疗过程） | 住院第 42 天<br>（出院日） |
|---|---|---|
| 医患配合 | □ 及时告知放疗过程中特殊情况和症状<br>□ 向患者及家属交代放疗中情况及放疗后注意事项<br>□ 上级医师查房<br>□ 完成病程记录和上级医师查房记录 | □ 上级医师查房，对放疗近期反应进行评估<br>□ 完成病历书写<br>□ 根据情况决定是否需要复查实验室检查 |
| 护患配合 | □ 配合定时测量生命体征、每日询问排便<br>□ 配合皮肤放射防护剂的应用，检查皮肤反应情况<br>□ 接受输液、注射、服药等治疗<br>□ 配合晨晚间护理<br>□ 接受照射野皮肤护理<br>□ 接受进食、进水、排便等生活护理<br>□ 配合拍背咳痰，预防肺部并发症<br>□ 配合活动，预防压疮<br>□ 注意活动安全，避免坠床或跌倒<br>□ 配合执行探视及陪伴 | □ 接受出院宣教<br>□ 办理出院手续<br>□ 获取出院带药<br>□ 知道服药方法、作用、注意事项<br>□ 知道复印病历方法 |
| 饮食 | □ 清淡饮食 | □ 普通饮食 |
| 排泄 | □ 正常排尿便 | □ 正常排尿便 |
| 活动 | □ 根据医嘱，正常适度活动，避免劳累，注意放疗标记 | □ 正常适度活动，避免疲劳 |

附：原表单（2016 年版）

### 乳腺癌术后放射治疗临床路径表单

适用对象：第一诊断为乳腺癌（ICD-10：C30.08）；

| 患者姓名： | | 性别： | 年龄： | 门诊号： | 住院号： |
|---|---|---|---|---|---|

| 住院日期： | 年 月 日 | 出院日期： | 年 月 日 | 标准住院日： | 天 |
|---|---|---|---|---|---|

| 时间 | 住院第 1 天 | 住院第 2 天 | 住院第 3~4 天 |
|---|---|---|---|
| 诊疗工作 | □ 询问病史<br>□ 体格检查<br>□ 开出各项检验检查项目<br>□ 完善医患沟通和病历书写<br>□ 上级医师查房 | □ 查看检查/检验报告，明确有无放疗禁忌<br>□ 上级医师查房，并制订放疗方案，交代放疗不良反应及注意事项<br>□ 完善病历书写 | □ 放疗计划制作<br>□ 签署放疗同意书<br>□ 介绍放疗不良反应及相关注意事项<br>□ 放疗复位及摆位<br>□ 上级医师查房，完善病历书写 |
| 重点医嘱 | **长期医嘱：**<br>□ 肿瘤科护理常规<br>□ 二/三级护理<br>□ 饮食<br>□ 根据患者一般情况给予相应治疗<br>**临时医嘱：**<br>□ 血常规<br>□ 生化<br>□ 肿瘤标志物<br>□ 心电图<br>□ 尿液分析<br>□ 大便常规±隐血<br>□ 骨扫描<br>□ 根据病情选择：消化道造影/胃镜/胸部 CT/腹部 CT/腹部彩超/脑 MRI<br>□ 其他 | **长期医嘱：**<br>□ 肿瘤科护理常规<br>□ 二/三级护理<br>□ 饮食<br>□ 根据患者一般情况给予相应治疗<br>**临时医嘱：**<br>□ CT 定位扫描<br>□ 必要时体模制作<br>□ 其他 | **长期医嘱：**<br>□ 肿瘤科护理常规<br>□ 二/三级护理<br>□ 饮食<br>□ 根据患者一般情况给予相应治疗<br>**临时医嘱：**<br>□ 放疗收费 |
| 护理工作 | □ 按入院流程做入院介绍<br>□ 入院评估<br>□ 进行入院健康教育 | □ 抽血，大小便常规检查<br>□ 指导患者到相关科室进行检查并讲明各种检查的目的<br>□ 进行放疗期间饮食、防护及心理宣教 | □ 指导患者到放疗中心进行预约及放疗<br>□ 进行放疗期间饮食、防护等健康宣教 |
| 变异 | □ 无 □ 有，原因： | □ 无 □ 有，原因： | □ 无 □ 有，原因： |
| 护士签名 | | | |
| 医师签名 | | | |

| 时间 | 住院第 5~8 天 | 住院 9~10 天 |
|---|---|---|
| 诊疗工作 | □ 上级医师查房<br>□ 观察放疗反应，及时给予处理<br>□ 定期复查血常规，必要时复查肝肾功能<br>□ 完善病历书写 | □ 根据患者检查结果及病情是否决定出院<br>□ 若出院，则交代出院随访事宜，并开具出院证明<br>□ 若病情不允许出院，根据病情制订下一步治疗方案<br>□ 完善病历书写 |
| 重点医嘱 | 长期医嘱：<br>□ 肿瘤科护理常规<br>□ 二/三级护理<br>□ 饮食<br>□ 根据患者一般情况给予相应治疗<br>临时医嘱：<br>□ 血常规<br>□ 生化<br>□ 其他 | 长期医嘱：<br>□ 肿瘤科护理常规<br>□ 二/三级护理<br>□ 饮食<br>□ 根据患者一般情况给予相应治疗<br>临时医嘱：<br>□ 血常规<br>□ 生化<br>□ 出院<br>□ （若不能出院）根据病情制订相应治疗方案 |
| 护理工作 | □ 观察放疗区域皮肤、上肢及食管反应<br>□ 抽血<br>□ 放疗期间的心理与生活护理<br>□ 进行放疗期间饮食、防护等健康宣教 | □ 协助患者办理出院手续<br>□ 进行出院后饮食、防护等健康宣教 |
| 变异 | □ 无　□ 有，原因： | □ 无　□ 有，原因： |
| 护士签名 | | |
| 医师签名 | | |

（有条件的单位患者也可以在门诊治疗）

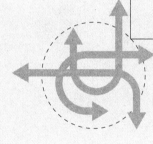

# 第二篇

## 肿瘤疾病
### 临床路径释义药物信息表

Therapeutic Drugs

# 第一章

# 细胞毒类药

## 第一节　作用于 DNA 化学结构的药物

| ■ 药品名称 | 氮芥　Chlormethine |
|---|---|
| 适应证 | 主要用于霍奇金病、恶性淋巴瘤与肺癌，用于腔内注射控制癌性胸腔积液 |
| 制剂与规格 | 盐酸氮芥注射液：①1ml：5mg；②2ml：10mg |
| 用法与用量 | 1. 静脉给药：一次 4~6mg/m$^2$，每周 1 次，连用 2 次，疗程间歇不宜少于 2 周<br>2. 腔内注射：每次 5~10mg，加生理盐水 20~40ml 稀释，5~7 日 1 次，4~5 次为 1 个疗程<br>3. 创面冲洗：一次 5~10mg 稀释后冲洗手术创面 |
| 注意事项 | 1. 本品剂量限制性毒性为骨髓抑制，故应密切观察血象变化，每周查血象 1~2 次<br>2. 在用药期间，定期检查肝肾功能<br>3. 因可能引起严重疼痛、肠梗阻，极少用于腹腔内 |
| 禁忌 | 对本品过敏者、妊娠及哺乳期妇女、骨髓抑制、感染、肿瘤细胞浸润骨髓、曾接受过化疗或放射治疗者禁用 |
| 不良反应 | 1. 血压系统：本品对骨髓抑制可引起显著的白细胞计数及血小板减少、严重者能使全血细胞减少；白细胞计数下降最低值一般在注射后第 7~15 日，停药后 2~4 周多可恢复<br>2. 消化系统：恶心、呕吐等反应常出现于注射后 3~6 小时后，可持续 24 小时，使用本品前宜加用镇静止吐药<br>3. 局部反应：对局部组织的刺激较强，多次注射可引起血管硬化、疼痛及血栓性静脉炎，如药液外溢可致局部组织坏死；高浓度局部灌注，可致严重的外周静脉炎、肌肉坏死及脱皮。局部应用也常产生迟发性皮肤过敏反应<br>4. 生殖系统：可见月经不调、卵巢衰竭、睾丸萎缩、精子减少等<br>5. 中枢神经系统：剂量按体重超过 0.6mg/kg 可致中枢神经系统毒性，高剂量也可引起低钙血症及心脏损伤；少见头晕、乏力及脱发等。霍奇金病患者应用含有氮芥的 MOPP 方案，在 2~3 年后急性非淋巴细胞性白血病及非霍奇金性淋巴瘤发病率明显增加 |
| 特殊人群用药 | 妊娠与哺乳期妇女：禁用 |
| 药典 | USP、BP、Chin. P. |
| 国家处方集 | CNF |
| 医保目录 | 【保（甲）】 |
| 基本药物目录 | |

**续 表**

| 其他推荐依据 | |
|---|---|
| ■ 药品名称 | 环磷酰胺　Cycophosphamide |
| 适应证 | 用于恶性淋巴瘤、急性或慢性淋巴细胞白血病、多发性骨髓瘤、乳腺癌、睾丸肿瘤、卵巢癌、肺癌、头颈部鳞癌、鼻咽癌、神经母细胞瘤、横纹肌肉瘤及骨肉瘤 |
| 制剂与规格 | 注射用环磷酰胺：①100mg；②200mg；③500mg |
| 用法与用量 | 1. 成人：单药静脉注射按体表面积每次 500～1000mg/m$^2$，加生理盐水 20～30ml，静脉给药，每周 1 次，连用 2 次，休息 1~2 周重复。联合用药 500~600mg/m$^2$<br>2. 儿童：静脉给药，每次 10～15mg/kg，加生理盐水 20ml 稀释后缓慢注射，每周 1 次，连用 2 次，休息 1~2 周重复。也可肌内注射 |
| 注意事项 | 1. 本品的代谢产物对尿路有刺激性，大剂量应用时应水化、利尿，同时给予尿路保护剂美司钠<br>2. 当大剂量用药时，除应密切观察骨髓功能外，尤其要注意非血液学毒性如心肌炎、中毒性肝炎及肺纤维化等<br>3. 由于本品需在肝内活化，因此腔内给药无直接作用<br>4. 环磷酰胺水溶液仅能稳定 2～3 小时，最好现配现用 |
| 禁忌 | 对本品过敏者、妊娠及哺乳期妇女、骨髓抑制、感染、肝肾功能损害者禁用 |
| 不良反应 | 常见白细胞计数减少、用药后 1~2 周最低值，2~3 周可恢复；食欲减退、恶心、呕吐，停药 1~3 日可恢复；大剂量使用，缺乏有效预防措施，可致出血性膀胱炎；表现少尿、血尿、蛋白尿、其代谢产物丙烯醛刺激膀胱所致；脱发、口腔炎、中毒性肝炎、皮肤色素沉着、肺纤维化、月经紊乱、无精或少精、不育症 |
| 特殊人群用药 | 肝、肾功能不全患者：禁用<br>妊娠与哺乳期妇女：禁用 |
| 药典 | USP、Eur. P.、Chin. P.、Jpn. P. |
| 国家处方集 | CNF |
| 医保目录 | 【保（甲）】 |
| 基本药物目录 | |
| 其他推荐依据 | |
| ■ 药品名称 | 异环磷酰胺　Ifosfamide |
| 适应证 | 用于肺癌、睾丸癌、卵巢癌、软组织肉瘤、乳腺癌、肾上腺癌、子宫内膜癌及恶性淋巴瘤 |
| 制剂与规格 | 注射用异环磷酰胺：①0.5g；②1.0g |
| 用法与用量 | 1. 单药治疗：一次 1.2~2.4g/m$^2$，静脉滴注 30~120 分钟，连续 5 日为一疗程<br>2. 联合用药：一次 1.2~2.0g/m$^2$，静脉滴注，连续 5 日为一疗程。每一疗程间隔 3~4 周<br>3. 给异环磷酰胺的同时及其后第 4、8、12 小时各静脉注射美司钠 1 次，一次剂量为本品的 20% |
| 注意事项 | 1. 本品的代谢产物对尿路有刺激性，应用时应水化、利尿，同时给予尿路保护剂美司钠<br>2. 用药期间应定期检查白细胞、血小板和肝肾功能测定 |

续 表

| 禁忌 | 对本品过敏者，肾功能不全及或输尿管阻塞、膀胱炎、妊娠及哺乳期妇女、骨髓抑制、细菌感染者禁用 |
|---|---|
| 不良反应 | 1. 血液系统：本品可抑制骨髓造血功能，常见白细胞计数减少、较血小板减少常见，最低值在用药后 1~2 周，多在 2~3 周后恢复；对肝功能有影响<br>2. 消化系统：可见食欲减退、恶心、呕吐，一般停药 1~3 日即可消失<br>3. 泌尿系统：可致出血性膀胱炎，表现为排尿困难、尿频和尿痛；可在给药后几小时或几周内出现，通常在停药后几日内消失。若给保护药美司钠，分次给药和适当水化，可减少此不良反应发生率。出现急性输尿管坏死少见<br>4. 中枢神经系统：与剂量有关，表现为焦虑不安、神情慌乱、幻觉和乏力等；少见晕厥、癫痫样发作，甚至昏迷；可能会影响患者驾车和操作机器能力。少见的有一过性无症状肝肾功能异常；若高剂量用药可因肾毒性产生代谢性酸中毒<br>5. 循环系统：罕见心脏和肺毒性<br>6. 免疫与生殖系统：长期用药可产生免疫抑制、垂体功能低下、不育症和继发性肿瘤<br>7. 其他：包括脱发，注射部位可出现静脉炎等 |
| 特殊人群用药 | 肝、肾功能不全患者：慎用<br>妊娠与哺乳期妇女：禁用 |
| 药典 | USP、Eur. P. |
| 国家处方集 | CNF |
| 医保目录 | 【保（乙）】 |
| 基本药物目录 | |
| 其他推荐依据 | |
| ■ 药品名称 | 塞替派 Thiotepa |
| 适应证 | 用于乳腺癌、卵巢癌、癌性体腔积液的腔内注射、膀胱癌的局部灌注、胃肠道肿瘤等 |
| 制剂与规格 | 注射用塞替派：10mg<br>塞替派注射液：1ml：10mg |
| 用法与用量 | 1. 静脉或肌内注射：一次 10mg 每日 1 次，连续 5 天后改为每周 3 次，一疗程总量 300mg<br>2. 胸腹腔或心包腔内注射：一次 10~30mg，每周 1~2 次<br>3. 膀胱腔内灌注：每次排空尿液后将导尿管插入膀胱内向腔内注入 50~100mg（溶于生理盐水 50~100ml），每周 1~2 次，10 次为一疗程<br>4. 动脉注射：每次 10~20mg，用法同静脉给药 |
| 注意事项 | 1. 妊娠初期的 3 个月应避免使用<br>2. 下列情况应慎用或减量使用：骨髓抑制、肝功能损害、感染、肾功能损害、肿瘤细胞浸润骨髓、有泌尿系结石史和痛风病史<br>3. 在白血病、淋巴瘤患者中为防止尿酸性肾病或高尿酸血症，可给予大量补液或给予别嘌呤醇 |
| 禁忌 | 禁用于：对本品过敏者，有严重肝肾功能损害者，妊娠及哺乳期妇女，有严重骨髓抑制者 |
| 不良反应 | 骨髓抑制是最常见的剂量限制毒性，多在用药后 1~6 周发生，停药后大多可恢复；有些病例在疗程结束时开始下降，少数病例抑制时间较长。另常见食欲减退、恶心、呕吐和腹泻等；少见过敏反应；偶见发热、皮疹、出血性膀胱炎、头痛、头晕、闭经及影响精子形成。此外，局部可见注射部位疼痛 |

**续　表**

| 特殊人群用药 | 肝、肾功能不全患者：肝肾功能较差时，本品应用较低的剂量<br>妊娠与哺乳期妇女：妊娠初期的 3 个月应避免使用，因其有致突变或致畸胎作用，可增加胎儿死亡及先天性畸形 |
|---|---|
| 药典 | USP、BP、Chin. P.、Fr. P.、Jpn. P. |
| 国家处方集 | CNF |
| 医保目录 | 【保（甲）】 |
| 基本药物目录 | |
| 其他推荐依据 | |
| ■ 药品名称 | 白消安　Busualfan |
| 适应证 | 用于慢性粒细胞白血病的慢性期，也可用于治疗原发性血小板增多症，真性红细胞增多症等慢性骨髓增殖性疾病 |
| 制剂与规格 | 白消安片：①0.5mg；②2mg |
| 用法与用量 | 口服：<br>1. 成人：慢性粒细胞白血病，每日总量 4~6mg/m$^2$，每日 1 次。直至白细胞数下降至 15×10$^9$/L 以下停药。真性红细胞增多症，一日 4~6mg，分次口服，以后根据血象、病情及疗效调整剂量<br>2. 儿童：诱导剂量为一日 1.8~3.6mg/m$^2$。以后根据血象、病情及疗效调整剂量，以维持白细胞计数在 20×10$^9$/L 以上 |
| 注意事项 | 1. 治疗前及治疗中应每周 1~2 次严密观察血象及肝肾功能的变化，及时调整剂量，定期检查肾功能、肝功能<br>2. 下列情况要慎用：有骨髓抑制、痛风病史、感染、尿酸肾结石病史、以往曾接受细胞毒药物或放射治疗者 |
| 禁忌 | 妊娠及哺乳期妇女禁用 |
| 不良反应 | 可见粒细胞缺乏、血小板减少、长期用药可产生骨髓抑制、并发药物性再生障碍性贫血，严重者需及时停药；另可见肺纤维化、皮肤色素沉着、高尿酸血症、性功能减退、男性乳房女性化、睾丸萎缩、女性月经不调等；罕见白内障、多形红斑皮疹、结节性多动脉炎 |
| 特殊人群用药 | 妊娠与哺乳期妇女：禁用 |
| 药典 | USP、Eur. P.、Chin. P.、Jpn. P. |
| 国家处方集 | CNF |
| 医保目录 | 【保（甲/乙）】 |
| 基本药物目录 | |
| 其他推荐依据 | |
| ■ 药品名称 | 六甲蜜胺　Altretamine |
| 适应证 | 用于卵巢癌、小细胞肺癌、恶性淋巴瘤、子宫内膜癌的联合化疗 |
| 制剂与规格 | 1. 六甲蜜胺片：①50mg；②100mg |

续　表

| | |
|---|---|
| | 2. 六甲蜜胺胶囊．①50mg；②100mg |
| 用法与用量 | 口服：按体重每日 10～16mg/kg，分 4 次服，21 天为一疗程或每日 6～8mg/kg，90 日为一疗程。联合方案中，推荐总量为按体表面积 150～200mg/m² ，连用 14 天。饭后 1～1.5 小时或睡前服用能减少胃肠道反应 |
| 注意事项 | 用药期间应定期查血象及肝功能 |
| 禁忌 | 对本品过敏者、妊娠及哺乳期妇女、严重骨髓抑制和神经毒性患者禁用 |
| 不良反应 | 严重的恶心、呕吐为剂量限制性毒性，骨髓抑制轻至中度，以白细胞计数降低为著，多发生于治疗 1 周后，3～4 周达最低点；神经毒性出现于长期服用后，为剂量限制性毒性，4～5 个月可减轻或消失；偶见脱发、膀胱炎、皮疹、瘙痒、体重减轻等 |
| 特殊人群用药 | 老年人：大于 65 岁老年患者应减量<br>妊娠与哺乳期妇女：禁用 |
| 药典 | USP、Chin. P. |
| 国家处方集 | CNF |
| 医保目录 | 【保（乙）】 |
| 基本药物目录 | |
| 其他推荐依据 | |
| ■ 药品名称 | 氮甲　N-Formylmerphalan |
| 适应证 | 对睾丸精原细胞瘤疗效最好。对多发骨髓瘤、恶性淋巴瘤也有疗效 |
| 制剂与规格 | 氮甲片：50mg |
| 用法与用量 | 口服：<br>1. 成人，每日 3～4mg/kg，加碳酸氢钠 1g 同服，睡前 1 次或分 3 次<br>2. 儿童，每日 3～4mg/kg，睡前 1 次或分 3 次，80～160mg 为 1 个疗程 |
| 注意事项 | 1. 下列情况慎用：骨髓抑制、严重感染、肿瘤细胞浸润骨髓、以前曾接受过化疗或放射治疗等<br>2. 在用药期间，应定期检查白细胞计数及分类，测定血清尿酸水平 |
| 禁忌 | 妊娠及哺乳期妇女禁用 |
| 不良反应 | 常见食欲减退、恶心、呕吐、腹泻、乏力、头晕及脱发；对骨髓的抑制也较其他细胞毒素药轻和缓和；白细胞计数下降多在治疗开始后 2～3 周出现，在停药后 2～4 周即可恢复，此药对血小板的影响比白细胞计数为轻；对肝肾功能则无明显的影响 |
| 特殊人群用药 | 妊娠与哺乳期妇女：禁用 |
| 药典 | |
| 国家处方集 | CNF |
| 医保目录 | 【保（乙）】 |
| 基本药物目录 | |

续 表

| 其他推荐依据 | |
|---|---|
| ■ 药品名称 | 美法仑 Melphalan |
| 适应证 | 用于多发性骨髓瘤，晚期卵巢腺癌，晚期乳腺癌，真性红细胞增多症 |
| 制剂与规格 | 美法仑片：2mg |
| 用法与用量 | 口服：<br>1. 多发性骨髓瘤，成人一次 150μg/kg，分次服用，共 4 日，6 周后重复疗程<br>2. 晚期卵巢腺癌，200μg/kg，分次服用，共 5 天，每 4~8 周重复<br>3. 乳腺癌，150μg/kg 或 6mg/m$^2$，共 5 日，每 6 周重复<br>4. 真性红细胞增多症，诱导缓解期，6~10mg/d，共 5~7 日，之后可 2~4mg/d，直至症状<br>控制。维持剂量 2~6mg，每周 1 次 |
| 注意事项 | 1. 长期应用增加致癌风险<br>2. 近期接受放疗或其他化疗的患者，应注意其骨髓抑制毒性<br>3. 密切观察肾功能不全的骨髓瘤患者，可能发生尿毒症、骨髓抑制<br>4. 有痛风史、泌尿道结石者慎用 |
| 禁忌 | 对本品过敏者、妊娠及哺乳期妇女禁用 |
| 不良反应 | 常见骨髓抑制、白细胞计数降低、血小板降低、溶血性贫血、恶心、呕吐、食欲减退、胃炎、腹泻、肝功能异常、肝炎、黄疸、复发性脉管炎、间质性肺炎、肺纤维化、荨麻疹、水肿、皮疹、过敏性休克，斑丘疹、瘙痒、脱发及黏膜炎 |
| 特殊人群用药 | 妊娠与哺乳期妇女：禁用 |
| 药典 | USP、BP、Jpn. P. |
| 国家处方集 | CNF |
| 医保目录 | 【保（乙）】 |
| 基本药物目录 | |
| 其他推荐依据 | |
| ■ 药品名称 | 卡莫司汀 Carmustine（BCNU） |
| 适应证 | 用于脑瘤（恶性胶质细胞瘤、脑干胶质瘤、成神经管细胞瘤、星形胶质细胞瘤、室管膜瘤）、脑转移瘤和脑膜白血病、恶性淋巴瘤、多发性骨髓瘤，与其他药物合用对恶性黑色素瘤有效 |
| 制剂与规格 | 卡莫司汀注射液：2g：125mg |
| 用法与用量 | 静脉滴注：按体表面积 100mg/m$^2$，每日 1 次，连用 2~3 日；或 200mg/m$^2$，用 1 次，每 6~8 周重复。溶入 5% 葡萄糖或生理盐水 150ml 中快速点滴 |
| 注意事项 | 1. 老年人易有肾功能减退，应慎用<br>2. 下列情况慎用：骨髓抑制、感染、肝肾功能异常、接受过放射治疗或抗癌药治疗的患者<br>3. 用药期间应注意检查血常规、血小板、肝肾功能、肺功能 |
| 禁忌 | 对本品过敏者、妊娠及哺乳期妇女禁用 |

续　表

| 不良反应 | 1. 血液系统：一次静脉注射后，骨髓抑制常发生在用药后 4~6 周，白细胞计数最低值见于 5~6 周，在 6~7 周逐渐恢复；但多次用药，可延迟至 10~12 周恢复；一次静脉注射后，血小板最低值见于 4~5 周，在 6~7 周恢复，血小板下降常比白细胞计数严重；静脉注射部位可产生血栓性静脉炎，大剂量可产生脑脊髓病，长期作用可产生间质性肺炎或肺纤维化；有时甚至 1~2 个疗程后即出现肺并发症，部分患者不能恢复<br>2. 消化系统：可见恶心、呕吐，用药后 2 小时即可出现，常持续 4~6 小时；另对肝肾均有影响，肝脏损害常可恢复，肾脏毒性可见氮质血症、功能减退、肾脏缩小<br>3. 生殖系统：可致畸胎，可抑制睾丸或卵子功能，引起闭经或精子缺乏 |
|---|---|
| 特殊人群用药 | 肝、肾功能不全患者：慎用<br>老年人：老年人易有肾功能减退，可影响排泄，应慎用<br>妊娠与哺乳期妇女：禁用 |
| 药典 | Eur. P.、Chin. P. |
| 国家处方集 | CNF |
| 医保目录 | 【保（乙）】 |
| 基本药物目录 | |
| 其他推荐依据 | |
| ■ 药品名称 | 司莫司汀　Semustine |
| 适应证 | 用于脑原发肿瘤及转移瘤。与氟尿嘧啶联用治疗胃癌及大肠癌，治疗霍奇金病 |
| 制剂与规格 | 司莫司汀胶囊：①10mg；②50mg |
| 用法与用量 | 口服：成人和儿童均为 100~200mg/m$^2$，每 6~8 周 1 次 |
| 注意事项 | 1. 骨髓抑制、感染、肝肾功能不全者慎用<br>2. 用药期间应密切注意血象、血尿素氮、尿酸、肌酐清除率、血胆红素、转氨酶的变化、肺功能 |
| 禁忌 | 严重骨髓造血功能抑制者、肝肾功能不全者、妊娠及哺乳期妇女禁用 |
| 不良反应 | 1. 消化系统：可见恶心、呕吐，肝脏与肾脏均可因与较高浓度的药物接触，影响器官功能<br>2. 血液系统：可见血小板减少、白细胞计数降低，由于本品对造血干细胞亦有抑制，可在服药后第 1 周及第 4 周先后出现 2 次，第 6~8 周才恢复至正常，但骨髓抑制有累积性<br>3. 生殖系统：有致畸可能，亦可抑制睾丸或卵巢功能，引起闭经或精子缺乏<br>4. 其他：可见瘙痒、脱发、全身性皮疹 |
| 特殊人群用药 | 肝、肾功能不全患者：禁用<br>妊娠与哺乳期妇女：禁用 |
| 药典 | Chin. P. |
| 国家处方集 | CNF |
| 医保目录 | 【保（甲）】 |
| 基本药物目录 | |
| 其他推荐依据 | |

续　表

| ■ 药品名称 | 福莫司汀　Fotemustine |
|---|---|
| 适应证 | 用于原发性恶性脑肿瘤和播散性恶性黑色素瘤（包括脑内部位） |
| 制剂与规格 | 注射用福莫司汀：208mg |
| 用法与用量 | 静脉输注：必须在避光条件下给予；静脉输注控制在 1 小时以上。用 4ml 安瓿瓶内的无菌乙醇溶液将福莫司汀瓶中的内容物溶解，然后计算好用药剂量，将溶液用 250ml 5% 葡萄糖注射液稀释后静脉输注<br>1. 单一药剂化疗：①诱导治疗，每周 1 次，连续 3 次后，停止用药 4~5 周；②维持治疗，每 3 周用药 1 次。通常使用剂量 100mg/m²<br>2. 联合化疗：去掉诱导治疗中的第三次给药，剂量维持 100mg/m² |
| 注意事项 | 1. 不推荐将本药用于过去 4 周内接受过化疗的患者。每次新给药前，均须进行血细胞计数，并根据血液学检测结果调整用药剂量<br>2. 从诱导治疗开始至维持治疗开始之间，推荐的间隔期是 8 周，每 2 次维持治疗周期之间，间隔期是 3 周<br>3. 建议在诱导治疗期间及其后进行肝功能检查<br>4. 配制的溶液应避免接触皮肤和黏膜 |
| 禁忌 | 合并使用黄热病疫苗和采用苯妥英钠作为预防治疗者禁用，妊娠及哺乳期妇女禁用 |
| 不良反应 | 1. 血液系统：可见血小板、白细胞计数减少、发生时间较晚，最低水平分别在首剂诱导治疗后的 4~5 周和 5~6 周出现；若在注射用福莫司汀治疗前，进行过化学治疗和（或）本品与其他可以诱导造血毒性的药物联合应用时，会增加血液系统的不良反应<br>2. 消化系统：可见恶心、呕吐、腹泻、腹痛，多出现在注射后 2 小时内；ALT 及 AST、尿素氮、碱性磷酸酶和血胆红素中有中度暂时性、可逆性的增高<br>3. 中枢神经系统：可见发热、暂时性、可逆性的神经功能障碍（意识障碍、感觉异常、失味症）等<br>4. 皮肤与软组织：可见瘙痒<br>5. 其他：与达卡巴嗪联合应用时，可观察到有极少发生的肺毒性（急性呼吸窘迫综合征）。局部注射部位可见静脉炎 |
| 特殊人群用药 | 妊娠与哺乳期妇女：禁用 |
| 药典 | |
| 国家处方集 | CNF |
| 医保目录 | 【保（乙）】 |
| 基本药物目录 | |
| 其他推荐依据 | |
| ■ 药品名称 | 尼莫司汀　Nimustine |
| 适应证 | 用于脑肿瘤、胃癌、肝癌、结肠癌、直肠癌、肺癌、恶性淋巴瘤及慢性白血病等 |
| 制剂与规格 | 注射用盐酸尼莫司汀：25mg |
| 用法与用量 | 按每 5mg 溶于注射用水 1ml 的比例溶解下述剂量，供静脉或动脉给药：<br>1. 以盐酸尼莫司汀计，一次给 2~3mg/kg 体重，其后据血象停药 4~6 周 |

| | |
|---|---|
| | 2. 以盐酸尼莫司汀计，将一次量 2mg/kg，隔 1 周给药，2~3 次后，据血象停药 4~6 周，应随年龄和症状适当增减<br>3. 给药途径：不得用于皮下或肌内注射 |
| 注意事项 | 1. 下列患者慎用：肝肾功能损害患者、合并感染症患者、水痘患者<br>2. 有时会引起迟缓性骨髓功能抑制等严重不良反应，因此每次给药后至少 6 周应每周进行临床检验<br>3. 小儿及育龄患者用药时，应考虑对性腺的影响 |
| 禁忌 | 严重过敏史者、骨髓功能抑制者、妊娠及哺乳期妇女禁用 |
| 不良反应 | 1. 血液系统：可见骨髓抑制、白细胞计数减少、血小板减少、贫血、低蛋白血症，有时出现出血倾向等，因此一次给药后至少 6 周应每周进行周围血液检查，若发现异常应做适当处理<br>2. 呼吸系统：偶见间质性肺炎及肺纤维化<br>3. 消化系统：可见呕吐、食欲减退、恶心、欲吐、腹泻和口腔炎等；少见 ALT 及 AST 升高，偶见 BUN 升高、蛋白尿<br>4. 皮肤：常见皮疹、脱发、过敏反应<br>5. 中枢神经系统：可见发热、全身疲乏；少见头痛；偶见眩晕、痉挛等 |
| 特殊人群用药 | 肝、肾功能不全患者：肝损坏患者、肾损坏患者慎用<br>儿童：儿童因代谢系统尚未成熟，易出现不良反应（白细胞计数减少等），故低体重新生儿、新生儿、乳儿、幼儿及儿童给药时，应注意观察，慎重给药。儿童及育龄患者用药时，应考虑对性腺的影响<br>妊娠与哺乳期妇女：禁用 |
| 药典 | |
| 国家处方集 | CNF |
| 医保目录 | 【保（乙）】 |
| 基本药物目录 | |
| 其他推荐依据 | |
| ■ 药品名称 | 洛莫司汀　Lomustine |
| 适应证 | 用于脑部原发肿瘤（如成胶质细胞瘤）及继发性肿瘤；与氟尿嘧啶联合用药治疗胃癌、直肠癌，与甲氨蝶呤、环磷酰胺合用治疗支气管肺癌；治疗霍奇金病等 |
| 制剂与规格 | 洛莫司汀胶囊：①40mg；②50mg；③100mg |
| 用法与用量 | 口服：成人和儿童均 100~130mg/m²，间隔 6~8 周，3 次为一疗程 |
| 注意事项 | 1. 下列情况慎用：骨髓抑制、感染、经过放射治疗或抗癌药治疗的患者或有白细胞低下史者<br>2. 治疗前和治疗中应检查肺功能 |
| 禁忌 | 肝功能损害者、严重骨髓抑制者、妊娠及哺乳期妇女禁用 |
| 不良反应 | 口服后 6 小时内可发生恶心、呕吐，预先应用镇静药或甲氧氯普胺并空腹服药可减轻；少见胃肠道出血及肝功能损害；服药后 3~5 周可见血小板减少、白细胞计数降低可在服药后第 1 及第 4 周先后出现 2 次，第 6~8 周才恢复；骨髓抑制有累积性；偶见全身性皮疹、有致畸胎的可能，亦可能抑制睾丸或卵巢功能，引起闭经或精子缺乏 |

续　表

| 特殊人群用药 | 肝、肾功能不全患者：肾功能不全者慎用，肝功能损害者禁用<br>妊娠与哺乳期妇女：禁用 |
| --- | --- |
| 药典 | Eur. P.、Chin. P. |
| 国家处方集 | CNF |
| 医保目录 | 【保（乙）】 |
| 基本药物目录 | |
| 其他推荐依据 | |

| ■ 药品名称 | 顺铂　Cisplatin |
| --- | --- |
| 适应证 | 用于治疗小细胞与非小细胞肺癌、睾丸癌、卵巢癌、宫颈癌、子宫内膜癌、前列腺癌、膀胱癌、肉瘤、头颈部肿瘤、各种鳞状上皮癌和恶性淋巴瘤 |
| 制剂与规格 | 1. 注射用顺铂：①10mg；②20mg；③50mg<br>2. 顺铂注射液：6ml∶30mg<br>3. 顺铂氯化钠注射液：①100ml∶顺铂 100mg 与氯化钠 900mg；②50ml∶顺铂 50mg 与氯化钠 450mg |
| 用法与用量 | 一般剂量：按体表面积一次 $20mg/m^2$，一日 1 次，连用 5 天，或一次 $30mg/m^2$，连用 3 天，并必须进行充分的水化治疗。大剂量：每次 $80\sim120mg/m^2$，静滴，每 $3\sim4$ 周 1 次，最大剂量不应超过 $120mg/m^2$，以 $100mg/m^2$ 为宜。为预防本品的肾脏毒性，需充分水化 |
| 注意事项 | 1. 下列患者用药应特别慎重：既往有肾病史、造血系统功能不全、听神经功能障碍，用药前曾接受其他化疗或放射治疗及非顺铂引起的外周神经炎等<br>2. 本品应避免接触铝金属（如铝金属注射针器等） |
| 禁忌 | 对顺铂和其他铂化合物制剂过敏者、妊娠及哺乳期妇女、骨髓功能减退、严重肾功能损害、失水过多、水痘、带状疱疹、痛风、高尿酸血症、近期感染及因顺铂而引起的外周神经病等患者禁用 |
| 不良反应 | 1. 肾毒性：单次中、大剂量用药后，偶见轻微可逆的肾功能障碍，可出现微量血尿。多次高剂量和短期内重复用药，会出现不可逆的肾功能障碍，严重时肾小管坏死，导致无尿和尿毒症<br>2. 消化系统：可见恶心、呕吐、食欲减退和腹泻等，反应常在给药后 $1\sim6$ 小时发生，最长不超过 $24\sim48$ 小时；偶见肝功能障碍、ALT 及 AST 增加，停药后可恢复<br>3. 血液系统：白细胞计数或血小板减少，一般与用药剂量有关，骨髓抑制一般在 3 周左右达峰、$4\sim6$ 周恢复<br>4. 中枢神经系统：多见于总量超过 $300mg/m^2$ 的患者，周围神经损伤多见，表现为运动失调、肌痛、上下肢感觉异常等；少数患者可能出现大脑功能障碍，亦可出现癫痫，球后视神经炎等；耳毒性以耳鸣和高频听力减低，多为可逆性，不需要特殊处理<br>5. 过敏反应：可出现心率加快、血压降低、呼吸困难、面部水肿、变态性发热反应等<br>6. 循环系统：少见心律失常、心电图改变、心功能不全等，也可有血管性病变，如脑缺血、冠状动脉缺血、外周血管障碍类似雷诺病等不良反应少见，但可能与顺铂使用有关<br>7. 免疫系统：可出现免疫抑制反应<br>8. 牙龈：牙龈可有铂金属沉积<br>9. 生殖系统：可见精子、卵子形成障碍和男子乳房女性化等现象。继发性非淋巴细胞性白血病的出现与顺铂化疗使用有关 |

| | |
|---|---|
| | 10. 其他：高尿酸血症常出现腿肿胀和关节痛；电解质紊乱有低镁血症、低钙血症、肌肉痉挛。患者接受动脉或静脉注射的肢体可局部肿胀、疼痛、红斑及皮肤溃疡、局部静脉炎等 |
| 特殊人群用药 | 肝、肾功能不全患者：严重肾功能损害者禁用<br>妊娠与哺乳期妇女：禁用 |
| 药典 | USP、Eur. P.、Chin. P. |
| 国家处方集 | CNF |
| 医保目录 | 【保（甲）】 |
| 基本药物目录 | |
| 其他推荐依据 | |
| ■ 药品名称 | 卡铂　Carboplatin |
| 适应证 | 用于卵巢癌、小细胞肺癌、非小细胞肺癌、头颈部鳞癌、食管癌、精原细胞瘤、膀胱癌、间皮瘤等 |
| 制剂与规格 | 1. 卡铂注射液：①10ml：100mg；②15ml：150mg<br>2. 注射用卡铂：①50mg；②100mg |
| 用法与用量 | 用5%葡萄糖注射液溶解本品，浓度为10mg/ml，再加入5%葡萄糖注射液250~500ml中静脉滴注。一般成人用量按体表面积一次200~400mg/m$^2$，每3~4周给药1次；2~4次为一疗程。也可采用按体表面积一次50mg/m$^2$，一日1次，连用5日，间隔4周重复 |
| 注意事项 | 1. 应用本品前应检查血象及肝肾功能，治疗期间至少每周检查1次白细胞与血小板<br>2. 带状疱疹、感染、肾功能减退者慎用 |
| 禁忌 | 禁用于：有明显骨髓抑制和肝肾功能不全者；对顺铂或其他铂类化合物过敏者；对甘露醇过敏者；妊娠及哺乳期妇女 |
| 不良反应 | 1. 血液系统：骨髓抑制为剂量限制毒性，白细胞计数与血小板在用药21日后达最低点，通常在用药后30日左右恢复；粒细胞的最低点发生于用药后21~28日，通常在35日左右恢复；白细胞计数与血小板减少与剂量相关，有蓄积作用<br>2. 过敏反应：常见皮疹、瘙痒，偶见喘咳，可发生于用药后几分钟之内；指或趾麻木或麻刺感；高频率的听觉丧失首先发生，耳鸣偶见；视物模糊、黏膜炎或口腔炎<br>3. 消化系统：可见恶心、呕吐、便秘、腹泻、食欲减退、肝功能异常<br>4. 中枢神经系统：可见脱发、头晕或注射部位疼痛 |
| 特殊人群用药 | 肝、肾功能不全患者：禁用<br>妊娠与哺乳期妇女：禁用 |
| 药典 | USP、Eur. P.、Chin. P. |
| 国家处方集 | CNF |
| 医保目录 | 【保（甲）】 |
| 基本药物目录 | |
| 其他推荐依据 | |

续　表

| ■ 药品名称 | 洛铂　Lobaplatin |
|---|---|
| 适应证 | 用于乳腺癌、小细胞肺癌及慢性粒细胞性白血病 |
| 制剂与规格 | 注射用洛铂：①10mg；②50mg |
| 用法与用量 | 静脉注射：剂量为 50mg/m$^2$，在使用前，用 5ml 注射用水溶解，此溶液应 4 小时内应用并存放温度 2~8℃，推荐的应用间歇期为 3 周 |
| 注意事项 | 1. 本品对骨髓有毒性，血小板严重减少和重度贫血患者，特别在罕见的出血病例可能需要输血<br>2. 洛铂不能用氯化钠溶液溶解，因为这样做可增加洛铂的降解 |
| 禁忌 | 对铂类化合物过敏者、有骨髓抑制者、凝血机制障碍者（可增加出血危险或出血）、肾功能损害者禁用。妊娠及哺乳期妇女禁用，对有生育功能的妇女，在应用本品治疗期间或终止治疗后 6 个月内应避免妊娠 |
| 不良反应 | 常见血小板、白细胞计数减少，并可引起由血小板减少所继发的出血和由白细胞减少所继发的感染；另常见恶心、呕吐、腹泻；少见过敏（疹性紫癜、皮肤潮红）、感觉异常、视觉异常、精神错乱、神经痛、耳毒性和肾毒性；偶见 AST 及 ALT 升高 |
| 特殊人群用药 | 肝、肾功能不全患者：肾功能损害者禁用<br>妊娠与哺乳期妇女：禁用 |
| 药典 | |
| 国家处方集 | CNF |
| 医保目录 | 【保（乙）】 |
| 基本药物目录 | |
| 其他推荐依据 | |
| ■ 药品名称 | 多柔比星　Doxorubicin |
| 适应证 | 用于急性白血病（淋巴细胞性和粒细胞性）、恶性淋巴瘤、乳腺癌、肺癌（小细胞和非小细胞肺癌）、卵巢癌、骨及软组织肉瘤、肾母细胞瘤、神经母细胞瘤、膀胱癌、甲状腺癌、前列腺癌、头颈部鳞癌、睾丸癌、胃癌、肝癌等 |
| 制剂与规格 | 注射用多柔比星：①10mg；②50mg |
| 用法与用量 | 静脉冲入、静脉滴注或动脉注射：<br>1. 单独给药 50~60mg/m$^2$，每 3~4 周 1 次或每日 20mg/m$^2$，连用 3 日，停用 2~3 周后重复<br>2. 联合用药为 40mg/m$^2$，每 3 周 1 次或 25mg/m$^2$，每周 1 次，连用 2 周，3 周重复。总剂量按体表面积不宜超过 450mg/m$^2$ |
| 注意事项 | 1. 心脏毒性，用药前后要监测心脏功能<br>2. 少数患者用药后可引起黄疸或其他肝功能损害，有肝功能不全者，用量应予酌减<br>3. 本品可用于浆膜腔内给药和膀胱灌注，但不能用于鞘内注射<br>4. 外渗后可引起局部组织坏死，需确定静脉通畅后才能给药 |
| 禁忌 | 禁用于：曾用其他抗肿瘤药或放疗已引起骨髓抑制者，心肺功能失代偿患者、严重心脏病患者、妊娠及哺乳期妇女、周围血象白细胞计数<3.5×10$^9$/L 或血小板<50×10$^9$/L 者、明显 |

| | |
|---|---|
| | 感染或发热、恶病质、失水、电解质或酸碱平衡失调患者，胃肠道梗阻、明显黄疸或肝功能损害患者、水痘或带状疱疹患者 |
| 不良反应 | 1. 血液系统：骨髓抑制为其主要不良反应。白细胞计数约于用药后 10~14 日下降至最低点，大多在 3 周内逐渐恢复至正常水平，贫血和血小板减少一般不严重<br>2. 循环系统：可出现一过性心电图改变，表现为室上性心动过速、室性期前收缩及 ST-T 段改变，一般不影响治疗，少数患者可出现延迟性进行性心肌病变，表现为急性充血性心力衰竭，与累计剂量密切相关，大多出现在总量>400mg/m$^2$ 的患者，这些情况偶尔可突然发生而常规心电图无异常迹象，多柔比星引起的心脏病变多出现在停药后 1~6 个月，心脏毒性可因联合应用其他药物加重<br>3. 消化系统：可见食欲减退、恶心、呕吐、口腔黏膜红斑、溃疡、食管炎、胃炎<br>4. 皮肤与软组织：脱发发生率为 90% 以上，一般停药 1~2 个月可恢复生长<br>5. 局部反应：如注射处药物外渗可引起组织溃疡和坏死。药物浓度过高引起静脉炎。少数患者有发热、出血性红斑、肝功能异常与蛋白尿、甲床部位出现色素沉着、指甲松离，在原先放射野可出现皮肤发红或色素沉着。个别患者出现荨麻疹、过敏反应、结膜炎、流泪。此外，多柔比星可增加放疗和一些抗癌药毒性。白血病和恶性淋巴瘤患者应用本品时，特别是初次使用者，可因瘤细胞大量破坏引起高尿酸血症，而致关节痛或肾功能损害 |
| 特殊人群用药 | 肝、肾功能不全患者：肾功能不全者用本品后要警惕高尿酸血症的出现<br>儿童：2 岁以下幼儿慎用<br>老年人：慎用<br>妊娠与哺乳期妇女：禁用 |
| 药典 | USP、Eur. P.、Chin. P.、Jpn. P. |
| 国家处方集 | CNF |
| 医保目录 | 【保（甲）】 |
| 基本药物目录 | |
| 其他推荐依据 | |
| ■ 药品名称 | **表柔比星**　Epirubicin |
| 适应证 | 用于恶性淋巴瘤、乳腺癌、肺癌、软组织肉瘤、食管癌、胃癌、肝癌、胰腺癌、黑色素瘤、结肠直肠癌、卵巢癌、多发性骨髓瘤、白血病。膀胱内给药有助于浅表性膀胱癌、原位癌的治疗和预防其经尿道切除术后的复发 |
| 制剂与规格 | 注射用盐酸表柔比星：①10mg；②50mg |
| 用法与用量 | 1. 常规剂量：表柔比星单独用药时，成人剂量为按体表面积一次 60~120mg/m$^2$，当表柔比星用来辅助治疗腋下淋巴阳性的乳腺癌患者联合化疗时，推荐的起始剂量为 100~120mg/m$^2$ 静脉注射。间隔 21 天重复使用<br>2. 膀胱内给药：浅表性膀胱癌，表柔比星 50mg 溶于 25~50ml 生理盐水中，每周 1 次，灌注 8 次。医师可根据患者病情调整给药次数 |
| 注意事项 | 1. 心脏毒性：可导致心肌损伤，心力衰竭；在每个疗程前后都应进行心电图检查。表柔比星总累计剂量为 500~800mg/m$^2$<br>2. 肝肾功能影响：肝功能不全者应减量，以免蓄积中毒。中度肾功能受损患者无需减少剂量<br>3. 骨髓抑制：应定期进行血液学监测 |

**续 表**

| | |
|---|---|
| | 4. 外渗后可引起局部组织坏死，需确定静脉通畅后才能给药。不可肌内注射和鞘内注射 |
| 禁忌 | 因用化疗或放疗而造成明显骨髓抑制的患者，已用过大剂量蒽环类药物（如多柔比星或柔红霉素）的患者，近期或既往有心脏受损病史的患者，血尿患者膀胱内灌注，妊娠及哺乳期妇女禁用 |
| 不良反应 | 与多柔比星相似，但程度较低，尤其是心脏毒性和骨髓抑制毒性。其他不良反应有脱发、男性胡须生长受抑、黏膜炎（常见舌侧及舌下黏膜）、胃肠功能紊乱、恶心、呕吐、腹泻；偶见发热、寒战、荨麻疹、色素沉着、关节痛。注射部位如有药液外溢，可致红肿、局部疼痛、蜂窝织炎或坏死。罕见肝肾功能损害，有慢性肝病或肝转移时可引起 ALT 及 AST 升高或黄疸 |
| 特殊人群用药 | 肝、肾功能不全患者：肝功能不全者应减量，以免蓄积中毒；中度肾功能受损者无需减少剂量，因为仅少量药物经肾脏排出<br>妊娠与哺乳期妇女：禁用 |
| 药典 | Eur. P.、Jpn. P. |
| 国家处方集 | CNF |
| 医保目录 | 【保（乙）】 |
| 基本药物目录 | |
| 其他推荐依据 | |
| ■ 药品名称 | 吡柔比星　Pirarubicin |
| 适应证 | 用于治疗乳腺癌、恶性淋巴瘤、急性白血病、头颈部恶性肿瘤、胃癌、泌尿生殖系统肿瘤（膀胱癌、输尿管癌、肾盂癌、卵巢癌、宫颈癌、子宫内膜癌）等 |
| 制剂与规格 | 注射用吡柔比星：①10mg；②20mg |
| 用法与用量 | 将本品加入 5% 葡萄糖注射液或注射用水 10ml 溶解。可静脉、动脉、膀胱内注射：<br>1. 静脉注射：一般按体表面积一次 25~40mg/m$^2$<br>2. 动脉给药：如头颈部癌按体表面积一次 7~20mg/m$^2$，一日 1 次，共用 5~7 日，亦可每次 14~25mg/m$^2$，每周 1 次；膀胱内给药：按体表面积一次 15~30mg/m$^2$，稀释为 500~1000μg/ml 浓度，注入膀胱腔内保留 1~2 小时，每周 3 次为一疗程，可用 2~3 个疗程 |
| 注意事项 | 1. 严格避免注射时渗漏至血管外，密切监测心脏、血象、肝肾功能等情况。原则上每周期均要进行心电图检查<br>2. 溶解本品只能用 5% 葡萄糖注射液或注射用水，以免 pH 的原因影响效价或浑浊<br>3. 溶解后药液，即时用完，室温下放置不得超过 6 小时 |
| 禁忌 | 对本品过敏者，严重器质性心脏病或心功能异常者，妊娠期、哺乳及育龄期妇女禁用 |
| 不良反应 | 1. 血液系统：骨髓抑制为剂量限制性毒性，主要为粒细胞计数减少、平均最低值在第 14 日，第 21 日恢复，贫血及血小板减少少见<br>2. 循环系统：心脏毒性低于多柔比星，急性心脏毒性主要为可逆性心电图变化，如心律失常或非特异性 ST-T 段异常，慢性心脏毒性呈剂量累积性<br>3. 消化系统：可见恶心、呕吐、食欲减退、口腔黏膜炎，有时出现腹泻，肝肾功能异常<br>4. 皮肤及软组织：可见脱发、皮肤色素沉着等，偶见皮疹<br>5. 局部反应：膀胱内注射可出现尿频、排尿痛、血尿等膀胱刺激症状，甚至膀胱萎缩 |

续 表

| 特殊人群用药 | 儿童：儿童及生长期的患者用药时注意对性腺影响<br>老年人：高龄者酌情减量<br>妊娠与哺乳期妇女：禁用 |
|---|---|
| 药典 | Jpn. P. |
| 国家处方集 | CNF |
| 医保目录 | 【保（乙）】 |
| 基本药物目录 | |
| 其他推荐依据 | |
| ■ 药品名称 | 柔红霉素 Daunorubicin |
| 适应证 | 用于急性粒细胞性白血病、急性淋巴细胞性白血病及其他肿瘤；已观察到柔红霉素对神经母细胞瘤及横纹肌肉瘤有良好的疗效 |
| 制剂与规格 | 注射用盐酸柔红霉素：①10mg；②20mg |
| 用法与用量 | 静脉注射或静脉滴注：使用前每支加 10ml 注射用生理盐水溶解。静脉滴注用 0.9%氯化钠注射液 250ml 溶解后滴注，1 小时内滴完<br>1. 成人：1 个疗程的用量为 0.4~1.0mg/kg<br>2. 儿童：用量为 1.0mg/kg，一日 1 次，共 3~5 次，连续或隔日给药。停药 1 周后重复。总给药量不超过 25mg/kg |
| 注意事项 | 1. 有骨髓抑制作用，应时常注意药物的骨髓毒性<br>2. 在治疗开始及治疗期，应评估患者的肝功能、心脏毒性。总给药量不超过 25mg/kg<br>3. 如果皮肤或黏膜意外接触到柔红霉素溶液，应立即彻底冲洗 |
| 禁忌 | 柔红霉素因有增加心脏毒性作用的危险而不适用于那些有心脏病史的患者；对有严重或潜在心脏病患者、有严重感染患者、妊娠及哺乳期妇女禁用 |
| 不良反应 | 骨髓抑制及心脏毒性是最重要的不良反应；脱发是常见不良反应，治疗停止后可恢复正常；口腔炎如不是由于肿瘤本身所表现的，会在注射药物 5~10 日后出现，其特点是溃烂区域的疼痛，尤其是在舌两侧及舌下黏膜区域；另可出现消化道症状，如恶心、呕吐、腹泻。如注射柔红霉素时发生药物外渗会导致严重的坏死；选用小静脉或一条静脉重复多次注射，可造成静脉硬化症 |
| 特殊人群用药 | 妊娠与哺乳期妇女：禁用 |
| 药典 | USP、Eur. P.、Chin. P.、Jpn. P. |
| 国家处方集 | CNF |
| 医保目录 | 【保（甲）】 |
| 基本药物目录 | |
| 其他推荐依据 | |
| ■ 药品名称 | 米托蒽醌 Mitoxantrone |
| 适应证 | 用于恶性淋巴瘤、乳腺癌和急性白血病、肺癌、黑色素瘤、软组织肉瘤、多发性骨髓瘤、肝癌、大肠癌、肾癌、前列腺癌、子宫内膜癌、睾丸肿瘤、卵巢癌和头颈部癌 |

**续　表**

| 制剂与规格 | 盐酸米托蒽醌注射液：2ml：2mg |
|---|---|
| 用法与用量 | 将本品溶于 50ml 以上的 9% 氯化钠注射液或 5% 葡萄糖注射液中滴注，时间不少于 30 分钟<br>静脉滴注：单用本品，按体表面积一次 12~14mg/m$^2$，每 3~4 周 1 次；或按体表面积一次 4~8mg/m$^2$，一日 1 次，连用 3~5 天，间隔 2~3 周。联合用药，按体表面积一次 5~10mg/m$^2$ |
| 注意事项 | 1. 用药期间应严格检查血象<br>2. 有心脏疾病，用过蒽环类药物或胸部照射的患者，应密切注意心脏毒性的发生<br>3. 用药时应注意避免药液外溢<br>4. 本品遇低温可能析出晶体，可将管制抗菌药瓶置热水中加温，晶体溶解后使用 |
| 禁忌 | 对本品过敏者、对肝功能不全或骨髓抑制者、妊娠及哺乳期妇女禁用 |
| 不良反应 | 常见对骨髓抑制，可引起白细胞计数和血小板减少，为剂量限制性毒性；少见心悸、期前收缩、心电图异常、恶心、呕吐、食欲减退、腹泻等；偶见乏力、脱发、皮疹、口腔炎等 |
| 特殊人群用药 | 肝、肾功能不全患者：肝功能不全者禁用<br>妊娠与哺乳妇女：禁用 |
| 药典 | USP、Eur. P.、Chin. P. |
| 国家处方集 | CNF |
| 医保目录 | 【保（乙）】 |
| 基本药物目录 | |
| 其他推荐依据 | |
| ■ 药品名称 | **丝裂霉素**　Bleomycin |
| 适应证 | 用于胃癌、结肠及直肠癌、肺癌、胰腺癌、肝癌、宫颈癌、宫体癌、乳腺癌、头颈部肿瘤、膀胱肿瘤 |
| 制剂与规格 | 注射用丝裂霉素：①2mg；②10mg；③20mg |
| 用法与用量 | 1. 静脉注射：每次 6~8mg，以 9% 氯化钠注射液溶解后静脉注射，每周 1 次。也可 10~20mg 一次，每 6~8 周重复治疗<br>2. 动脉注射：剂量同静脉注射<br>3. 腔内注射：每次 6~8mg<br>4. 联合化疗：FAM（氟尿嘧啶、多柔比星、丝裂霉素）主要用于胃肠道肿瘤 |
| 注意事项 | 1. 下述患者应慎重用药，如肝损害或肾损害、骨髓功能抑制、合并感染症、水痘患者<br>2. 小儿与育龄妇女用药应慎重，尤应注意不良反应的出现，并考虑对性腺的影响<br>3. 有时会引起骨髓功能抑制等严重不良反应，故应频繁进行临床检验<br>4. 用药时应注意避免药液外溢 |
| 禁忌 | 对本品成分过敏者、水痘或带状疱疹、妊娠及哺乳期妇女禁用。用药期间禁止活病毒疫苗接种 |
| 不良反应 | 1. 血液系统：可见溶血性尿毒综合征、微血管性溶血性贫血；若出现伴有破碎红细胞的贫血、血小板减少、肾功能降低等症状，应停药并适当处置。另见全血细胞减少、白细胞计数减少、中性粒细胞减少、血小板减少、出血、贫血等骨髓功能抑制 |

续　表

| | |
|---|---|
| | 2. 泌尿系统：可见膀胱炎、膀胱萎缩、急性肾衰竭等严重肾功能损害，若出现 BUN、肌酐及肌酐清除率值等异常，应及时停药并适当处置<br>3. 呼吸系统：可见间质性肺炎、肺纤维化（伴发热、咳嗽、呼吸困难、胸部 X 线片异常、嗜酸性粒细胞增多）等，若出现此类症状，应停药并给予糖皮质激素进行适当处置<br>4. 消化系统：可见食欲减退、恶心、呕吐、口内炎、腹泻<br>5. 其他：可见蛋白尿、血尿、水肿、高血压、皮疹、疲乏、脱发等反应 |
| 特殊人群用药 | 肝、肾功能不全患者：肝损害或肾损害者慎用<br>儿童：小儿用药应慎重，尤应注意不良反应的出现，并考虑对性腺的影响<br>妊娠与哺乳期妇女：禁用 |
| 药典 | USP、Eur. P.、Chin. P.、Jpn. P. |
| 国家处方集 | CNF |
| 医保目录 | 【保（甲）】 |
| 基本药物目录 | |
| 其他推荐依据 | |
| ■ 药品名称 | 博来霉素　Bleomycin |
| 适应证 | 用于皮肤癌（包括阴茎癌、阴囊癌、会阴癌），头颈部位癌（上颚癌、舌癌、咽喉癌、口腔癌），食管癌，肺癌（原发或转移性鳞状上皮癌），恶性淋巴瘤，网状细胞肉瘤，霍奇金病，子宫颈癌 |
| 制剂与规格 | 注射用盐酸博来霉素：15mg |
| 用法与用量 | 1. 肌内或皮下注射：生理盐水不超出 5ml，溶解 15~30mg（效价）的博来霉素，进行肌内或皮下注射<br>2. 动脉内注射：博来霉素 5~15mg（效价），直接缓慢注射<br>3. 静脉注射：博来霉素 15~30mg（效价），缓慢静脉滴入 |
| 注意事项 | 1. 间质性肺炎、肺纤维化用药过程中出现发热、咳嗽、活动性呼吸困难等，应立即停药，进行胸部 X 线检查<br>2. 总用量应在 300mg（效价）以下<br>3. 给药后如患者出现发热现象，可给予退热药 |
| 禁忌 | 禁用于：对本类药物有过敏史；严重肺部疾病，严重弥漫性肺纤维化；严重肾功能障碍；严重心脏疾病；胸部及其周围接受放射治疗者；妊娠及哺乳期妇女 |
| 不良反应 | 常见间质性肺炎、肺纤维化、白细胞计数减少；少见食欲减退、恶心、呕吐、畏食、口内炎、腹泻、皮疹、荨麻疹、发热伴红斑症；罕见休克发生，特别是第一、二次用药量要少；注意病变因药物引起坏死出血、脱发、皮炎、色素沉着、发红、糜烂、皮肤增厚、指甲颜色改变、肝功异常、残尿感、尿频、尿痛、头痛、嗜睡、发热、全身不适、注射部位静脉壁肥厚、管腔狭窄、硬结、肿瘤部位疼痛等 |
| 特殊人群用药 | 儿童：儿童及生育年龄患者，应考虑对性腺的影响<br>妊娠与哺乳期妇女：禁用 |
| 药典 | USP、Eur. P.、Jpn. P. |
| 国家处方集 | CNF |

续　表

| 医保目录 | 【保（乙）】 |
|---|---|
| 基本药物目录 | |
| 其他推荐依据 | |
| ■ 药品名称 | 平阳霉素　Pingyangmycin |
| 适应证 | 用于唇癌、舌癌、齿龈癌、鼻咽癌、皮肤癌、乳腺癌、宫颈癌、食管癌、阴茎癌、外阴癌、恶性淋巴癌、坏死性肉芽肿、肝癌及翼状胬肉 |
| 制剂与规格 | 注射用盐酸平阳霉素：8mg |
| 用法与用量 | 1. 静脉内注射：用生理盐水或葡萄糖溶液等适合静脉用注射液 5~20ml 溶解本品 4~15mg（效价）/ml 的浓度注射<br>2. 肌内注射：用生理盐水 5ml 以下溶解本品 4~15mg（效价）/ml 的浓度注射<br>3. 动脉内注射：用 3~25ml 添加抗凝血剂（如肝素）的生理盐水溶解本品 4~8mg（效价）作一次动脉内注射或持续动脉内注射。药物总量一般不超过 70mg（效价） |
| 注意事项 | 1. 给药后如患者出现发热现象，可给予退热药<br>2. 患者如出现咳嗽、咳痰、呼吸困难等肺炎样症状，同时胸部 X 线片出现异常，应停止给药，并给予糖皮质激素和适当的抗菌药 |
| 禁忌 | 对博来霉素类抗菌药有过敏史的患者禁用 |
| 不良反应 | 可见发热、食欲减退、恶心、呕吐、腹泻、口腔炎、肝肾功能损伤、色素沉着、角质增厚、指甲变形、皮炎、皮疹、脱发、肿瘤处疼痛、静脉炎、血管痛、肺炎样病变、肺纤维化和过敏反应，极个别患者可发生过敏性休克 |
| 特殊人群用药 | |
| 药典 | |
| 国家处方集 | CNF |
| 医保目录 | 【保（甲）】 |
| 基本药物目录 | |
| 其他推荐依据 | |
| ■ 药品名称 | 盐酸多柔比星脂质体注射液　Doxorubicin Hydrochloride Liposome Injection |
| □ 其他名称 | 立幸 |
| 适应证 | 本品可用于低 CD4（CD4 淋巴细胞<$0.2\times10^9$/L）及有广泛皮肤黏膜内脏疾病的与艾滋病相关的卡波西肉瘤（AIDS-KS）患者<br>本品可用作一线全身化疗药物，或者用作治疗病情有进展的 AIDS-KS 患者的二线化疗药物，也可用于不能耐受下述 2 种以上药物联合化疗的患者：长春新碱、博莱霉素和多柔比星（或其他蒽环类抗菌药） |
| 制剂与规格 | 脂质体注射液：10ml：20mg |
| 用法与用量 | 本品按 $20mg/m^2$，每 2~3 周 1 次静脉内给药，给药间隔不宜少于 10 天。患者应持续治疗 2~3 个月以产生疗效。为保持一定的疗效，在需要时继续给药<br>本品用 5% 葡萄糖（50mg/ml）注射液稀释后使用，静脉滴注 30 分钟以上 |

| 注意事项 | 1. 心脏损害：在用蒽环类药物治疗期间，上述各种监测心脏功能的评定试验和方法应按以下次序使用：心电图监测，左室射血分数，心肌内膜活检。当测定结果显示心脏损害与使用本品有关时，应认真权衡继续治疗的益处与心脏损伤的利害关系。对于有心血管病史的患者，只有当利大于弊时才能接受本品治疗。心功能不全患者接受本品治疗时要谨慎。对已经用过其他蒽环类药物的患者，应注意观察。盐酸多柔比星总剂量的确定亦应考虑先前（或同时）使用的心脏毒性药物，如其他蒽环类/蒽醌类药物，或氟尿嘧啶之类的药物<br>2. 骨髓抑制：许多使用本品治疗的 AIDS-KS 患者均有艾滋病或许多合用药物等引起的基础骨髓抑制。在用药期间应经常检查血细胞计数，至少在每次用药前作检查。持续性骨髓抑制可导致重复感染和出血<br>3. 糖尿病患者：本品含葡萄糖，且滴注时用 5% 葡萄糖注射液稀释 |
|---|---|
| 禁忌 | 本品禁用于对本品活性成分或其他成分过敏的患者。也不能用于孕妇和哺乳期妇女。对于使用 α 干扰素进行局部或全身治疗有效的 AIDS-KS 患者，禁用本品 |
| 不良反应 | 以下引自国外上市的盐酸多柔比星脂质体的临床文献资料：<br>对 AIDS-KS 患者的临床开放和对照研究显示，最常见的不良反应是骨髓抑制。白细胞减少是患者最常见的不良反应，也可见贫血和血小板减少。出现血液学毒性反应可能需要减少用量或暂停及推迟治疗。当中性粒细胞计数 $<1 \times 10^9/L$ 或血小板计数 $<50 \times 10^9/L$ 时应暂停使用本品。当中性粒细胞计数 $<1 \times 10^9/L$ 时，可同时使用 G-CSF 或 GM-CSF 来维持血液细胞数目<br>其他发生率较高（≥5%）的不良反应有：恶心，无力，脱发，发热，腹泻，与滴注有关的急性反应和口腔炎等。临床研究中常发生呼吸系统不良反应（≥5%）。KS 患者使用本品后可见机会性感染，在 HIV 引起的免疫缺陷患者中常见发生。用常规多柔比星制剂治疗时充血性心力衰竭的发生率高，发生心肌病变的风险相近 |
| 特殊人群用药 | 肝、肾功能不全患者：建议当胆红素高于以下数值时考虑减少用量：血清胆红素 20.5 ~ 51.3mmol/L 时，用常用量的 1/2；>51.3mmol/L 时用常用量的 1/4<br>儿童：18 岁以下患者使用本品的安全性和有效性尚未确定<br>老年人：60 岁以上患者使用本品的安全性和有效性尚未确定。国外同类产品临床研究中的群体药代结果表明，年龄在 21~75 岁的患者使用本品的药动学无明显差异<br>妊娠与哺乳期妇女：孕妇禁用，建议育龄妇女或其配偶在用本品治疗期间及停药后 6 个月内避孕。在接受本品前应停止哺乳 |
| 药典 | |
| 国家处方集 | |
| 医保目录 | 部分省份【保（乙）】 |
| 基本药物目录 | |
| 其他推荐依据 | 中国抗癌协会乳腺癌专业委员会. 中国抗癌协会乳腺癌诊治指南与规范（2017 版）[J]. 中国癌症杂志，2017，27（9）：695-758. |
| ■ 药品名称 | 注射用奈达铂　Nedaplatin for Injection |
| □ 其他名称 | 奥先达 |
| 适应证 | 主要用于头颈部癌、小细胞肺癌、非小细胞肺癌、食管癌、卵巢癌等实体癌 |
| 制剂与规格 | 注射剂：①10mg；②50mg |

**续　表**

| | |
|---|---|
| **用法与用量** | 临用前，用生理盐水溶解后，再稀释至 500ml，静脉滴注，滴注时间不应少于 1 小时，滴完后需继续点滴输液 1000ml 以上。推荐剂量为每次给药 80~100mg/m$^2$，每疗程给药 1 次，间隔 3~4 周后方可进行下 1 个疗程 |
| **注意事项** | 1. 听力损害，骨髓、肝、肾功能不良，合并感染和水痘患者及老年人慎用<br>2. 本品有较强的骨髓抑制作用，并可能引起肝、肾功能异常。应用本品过程中应定期经常检查血液、肝、肾功能并密切注意患者的全身情况，若发现异常应停药并适当处置。对骨髓功能低下及肾功能不全及应用过顺铂者，应适当降低初次给药剂量；本品长期给药时，不良反应有增加的趋势，并有可能引起延迟性不良反应，应密切观察<br>3. 注意出血倾向及感染性疾病的发生或加重<br>4. 本品主要由肾脏排泄，应用本品过程中须确保充分的尿量以减少尿中药物对肾小管的毒性损伤。必要时适当输液及使用甘露醇、呋塞米等利尿剂。由于有报道应用呋塞米等利尿剂时，会加重肾功能障碍，听觉障碍，所以应进行输液等以补充水分。另外，饮水困难或伴有恶心、呕心、食欲缺乏、腹泻等的患者应特别注意<br>5. 对恶心、呕吐、食欲缺乏等消化道不良反应应注意观察，并进行适当的处理<br>6. 合用其他抗恶性肿瘤药物（氮芥类、代谢拮抗类、生物碱、抗菌药物等）及放疗可能使骨髓抑制加重<br>7. 育龄患者应考虑本品对性腺的影响<br>8. 本品只作静脉滴注，应避免漏于血管外 |
| **禁忌** | 以下患者禁用：<br>1. 有明显骨髓抑制及严重肝、肾功能不全者<br>2. 对其他铂制剂及右旋糖酐过敏者<br>3. 孕妇、可能妊娠及有严重并发症的患者 |
| **不良反应** | 本品主要不良反应为骨髓抑制，表现为白细胞、血小板、血红蛋白减少；其他较常见的不良反应包括恶心、呕吐、食欲缺乏等消化道症状以及肝肾功能异常、耳神经毒性、脱发等。其他不良反应虽发生率较低，但应引起关注：<br>1. 严重不良反应：①过敏性休克症状（0.1%~5%）；②骨髓抑制；③肾功能异常（0.1%~5%）；④阿-斯综合征；⑤听觉障碍、听力低下、耳鸣；⑥间质性肺炎；⑦抗利尿激素分泌异常综合征（SIADH）<br>2. 其他不良反应：详见说明书 |
| **特殊人群用药** | 儿童：用药安全性尚未确立<br>老年人：本品主要经肾脏排泄，由于一般老年人肾功能减退，排泄延迟，因此应注意观察出现骨髓抑制的可能性。建议老年患者初次用药剂量为 80mg/m$^2$ |
| **药典** | |
| **国家处方集** | CNF |
| **医保目录** | 【保（乙）】 |
| **基本药物目录** | |
| **其他推荐依据** | 巴尔夏古丽·扎比胡拉，穆克代斯·伊力亚斯，伊斯刊达尔·阿布力米提. 奈达铂注射剂联合放疗治疗食管癌的临床研究［J］. 中国临床药理学杂志，2017（21）：2114-2116. |

## 第二节　影响核酸生物合成的药物

| ■ 药品名称 | 氨甲蝶呤　Methotrexate |
|---|---|
| 适应证 | 用于乳腺癌、妊娠性绒毛膜癌、恶性葡萄胎、葡萄胎、急性白血病、恶性淋巴瘤、非霍奇金淋巴瘤、蕈样肉芽肿、多发性骨髓病、卵巢癌、宫颈癌、睾丸癌、头颈部癌、支气管肺癌、各种软组织肉瘤；高剂量用于骨肉病，鞘内注射可用于预防和治疗脑膜白血病以及恶性淋巴瘤的神经侵犯、银屑病 |
| 制剂与规格 | 1. 注射用氨甲蝶呤：①5mg；②0.1g；③1g<br>2. 氨甲蝶呤注射液：①4g∶0.02g；②4g∶0.1g |
| 用法与用量 | 1. 急性白血病：肌内或静脉注射，每次 10~30mg，每周 1~2 次；儿童每日 20~30mg/m$^2$，每周 1 次，或视骨髓情况而定<br>2. 绒毛膜上皮癌或恶性葡萄胎：每日 10~20mg，亦可溶于 5%或 10%的葡萄糖注射液 500ml 中静脉滴注，一日 1 次，5~10 次为一疗程。总量 80~100mg<br>3. 脑膜白血病：鞘内注射氨甲蝶呤每次一般 6mg/m$^2$，成人常用于 5~12mg，最大不超过 12mg，一日 1 次，5 天为一疗程。用于预防脑膜白血病时，每日 10~15mg，一日 1 次，每隔 6~8 周 1 次<br>4. 用于实体瘤：静脉给药，一般 1 次 20mg/m$^2$，亦可介入治疗 |
| 注意事项 | 1. 长期服用后，有潜在的导致继发性肿瘤的危险<br>2. 影响生殖功能<br>3. 周围血象如白细胞<3.5×10$^9$/L 或血小板<50×10$^9$/L 时不宜用<br>4. 大剂量氨甲蝶呤疗法，须经住院并可能随时监测其血药浓度<br>5. 滴注时不宜超过 6 小时 |
| 禁忌 | 禁用于：对本品高度过敏者，妊娠及哺乳期妇女，肾功能已受损害，营养不良，肝肾功能不全或伴有血液疾病者 |
| 不良反应 | 1. 血液系统：可见白细胞计数减少、血小板减少、贫血、丙种球蛋白减少、多部位出血、败血症<br>2. 消化系统：可见口腔炎、口唇溃疡、咽喉炎、恶心、呕吐、食欲减退、畏食、腹痛、腹泻、黑粪、消化道溃疡和出血、肠炎、急性肝萎缩和坏死、黄疸、ALT 及 AST 升高、碱性磷酸酶升高、γ-谷氨酰转肽酶升高、脂肪变性、肝门静脉纤维化<br>3. 泌尿系统：可见肾衰竭、氮质血症、膀胱炎、血尿、蛋白尿、少尿、尿毒症<br>4. 呼吸系统：可见咳嗽、气短、肺炎、肺纤维化<br>5. 皮肤及软组织：可见红斑、瘙痒、皮疹、光敏感、脱色、淤斑、毛细血管扩张、痤疮、疖病、脱发<br>6. 中枢神经系统：可见眩晕、头痛、视物模糊，失语症，轻度偏瘫和惊厥<br>7. 生殖系统：短期精液减少、月经不调、不育、流产、胎儿先天缺陷和严重肾病，并发感染、代谢改变、糖尿病加重、骨质疏松、组织细胞异常改变<br>8. 其他：鞘内注射后可出现惊厥、麻痹症、吉兰-巴雷综合征或脑脊液压力增加 |
| 特殊人群用药 | 肝、肾功能不全患者：禁用<br>妊娠与哺乳期妇女：禁用 |

续　表

| 药典 | USP、Eur. P.、Chin. P.、Jpn. P. |
|---|---|
| 国家处方集 | CNF |
| 医保目录 | 【保（甲）】 |
| 基本药物目录 | |
| 其他推荐依据 | |
| ■ 药品名称 | 氟尿嘧啶　Fluorouracil |
| 适应证 | 用于消化道肿瘤、绒毛膜上皮癌、乳腺癌、卵巢癌、肺癌、宫颈癌、膀胱癌及皮肤癌 |
| 制剂与规格 | 1. 氟尿嘧啶片：50mg<br>2. 氟尿嘧啶注射液：10ml：0.25g<br>3. 氟尿嘧啶软膏：①4g：0.02g；②4g：0.1g |
| 用法与用量 | 1. 静脉注射：一日 10~20mg/kg，连续 5~10 日，1 个疗程 5~7g（甚至 10g）<br>2. 静脉滴注：一日 300~500mg/m²，滴注时间不少于 6~8 小时，可用输液泵连续给药维持 24 小时，连续 3~5 日<br>3. 腹腔内注射：一次 500~600mg/m²，一周 1 次，2~4 次为 1 个疗程。用于原发性或转移性肝癌，多采用动脉插管注药 |
| 注意事项 | 1. 用药期间应停止哺乳<br>2. 除较小剂量做放射增敏剂外，不宜与放疗同用<br>3. 有下列情况慎用：肝功能明显异常，白细胞<$3.5×10^9$/L、血小板<$50×10^9$/L 者，感染，出血（包括皮下和胃肠道）或发热超过 38℃者，明显胃肠道梗阻者，脱水和（或）酸碱、电解质平衡失调者<br>4. 治疗前及疗程中定期检查周围血象<br>5. 用药期间不宜饮酒或同用阿司匹林类药<br>6. 不能做鞘内注射 |
| 禁忌 | 对本品过敏者、伴水痘或带状疱疹者、衰弱患者、妊娠初期 3 个月内妇女禁用 |
| 不良反应 | 常见恶心、食欲减退、呕吐、白细胞计数减少、脱发、注药静脉上升性色素沉着；偶见口腔黏膜炎或溃疡、腹部不适、腹泻、心肌缺血、心绞痛和心电图的变化；罕见血小板计数减少；极少见咳嗽、气促、小脑共济失调；长期应用可致神经系统毒性；长期动脉插管可引起动脉栓塞或血栓形成、局部感染、脓肿形成或栓塞性静脉炎 |
| 特殊人群用药 | 妊娠与哺乳期妇女：用药期间应停止哺乳，妊娠初期 3 个月内妇女禁用 |
| 药典 | USP、Eur. P.、Chin. P.、Jpn. P.、Pol. P. |
| 国家处方集 | CNF |
| 医保目录 | 【保（甲/乙）】 |
| 基本药物目录 | |
| 其他推荐依据 | |
| ■ 药品名称 | 替加氟　Tegafur |
| 适应证 | 用于胃癌、直肠癌、肝癌、乳腺癌 |

续　表

| | |
|---|---|
| 制剂与规格 | 1. 替加氟片：①50mg；②100mg<br>2. 替加氟胶囊：①0.1g；②0.2g<br>3. 注射用替加氟：0.2g<br>4. 替加氟注射液：①5ml：0.2g；②10ml：0.5g<br>5. 替加氟栓：①0.5g；②0.75g |
| 用法与用量 | 1. 口服：成人，每日 0.6~1.2g，分 3~4 次服用，总量 30~50g 为一疗程。小儿，按体重每日 16~24mg/kg，分 4 次服用<br>2. 静脉滴注：成人，一日剂量 800~1000mg 或按体重一次 15~20mg/kg，一日 1 次静滴，总量 20~40g 为一疗程。可与其他抗肿瘤药联用 |
| 注意事项 | 用药期间定期检查白细胞、血小板计数，若出现骨髓抑制，轻者对症处理，重者需减量，必要时停药 |
| 禁忌 | 妊娠及哺乳期妇女禁用 |
| 不良反应 | 可见白细胞计数及血小板下降，头痛、眩晕、共济失调、精神状态改变、恶心、呕吐、腹泻、肝肾功能改变，注射部位可见静脉炎、肿胀和疼痛，偶见发热、皮肤瘙痒、色素沉着等 |
| 特殊人群用药 | 肝、肾功能不全患者：有肝肾功能障碍的患者使用时应慎重，酌情减量<br>妊娠与哺乳期妇女：禁用 |
| 药典 | Chin. P.、Jpn. P. |
| 国家处方集 | CNF |
| 医保目录 | 【保（甲/乙）】 |
| 基本药物目录 | |
| 其他推荐依据 | |
| ■ 药品名称 | 卡莫氟　Carmofur |
| 适应证 | 用于食管癌、胃癌、结直肠癌和乳腺癌 |
| 制剂与规格 | 卡莫氟片：50mg |
| 用法与用量 | 1. 成人口服：一次 200mg，一日 3~4 次；或按体表面积一日 140mg/m$^2$，分 3 次口服<br>2. 联合化疗：一次 200mg，一日 3 次 |
| 注意事项 | 1. 高龄、骨髓功能低下、肝肾功能不全、营养不良者以及孕妇慎用<br>2. 服药后避免摄入酒精性饮料<br>3. 用药期间定期检查白细胞、血小板计数，若出现骨髓抑制，酌情减量，必要时停药 |
| 禁忌 | 对本品过敏者、妊娠初期 3 个月内妇女禁用 |
| 不良反应 | 可见白细胞计数减少、血小板减少、步行及意识障碍、锥体外系反应、恶心、呕吐、腹痛、腹泻、消化道溃疡、肝肾功能异常、胸痛、ECG 异常、皮疹、发热或水肿 |
| 特殊人群用药 | 肝、肾功能不全患者：慎用<br>妊娠与哺乳期妇女：妊娠初期 3 个月内妇女禁用 |
| 药典 | Chin. P.、Jpn. P. |
| 国家处方集 | CNF |

续　表

| 医保目录 | 【保（乙）】 |
|---|---|
| 基本药物目录 | |
| 其他推荐依据 | |
| ■ 药品名称 | **去氧氟尿苷**　Doxifluridine |
| 适应证 | 用于治疗乳腺癌、胃癌、结肠癌、直肠癌、鼻咽癌、宫颈癌 |
| 制剂与规格 | 去氧氟尿苷片（胶囊）：200mg |
| 用法与用量 | 口服：一日总量800~1200mg，分3~4次服用，于饭后服用。并根据年龄、症状可适当增减。6~8周为一疗程 |
| 注意事项 | 1. 抗病毒药索立夫定与本品或氟尿嘧啶并用时，可阻碍后者代谢，故严禁并用<br>2. 骨髓功能抑制、肝功能障碍、肾功能障碍、并发感染、心脏疾患或有既往史、水痘患者、儿童、消化道溃疡或出血的患者慎用<br>3. 定期进行检查血象、肝肾功能检查，发现异常时减量、停药并给予适当处理，可能引起严重的肠炎及脱水 |
| 禁忌 | 对本品过敏者、妊娠及哺乳期妇女、正在接受索立夫定治疗者禁用 |
| 不良反应 | 1. 消化系统：可见腹泻、食欲减退、恶心、呕吐、口腔炎、口干、唇炎、胃炎、腹部不适、腹痛、腹胀、麻痹性肠梗阻、AST升高；罕见胃肠道出血、胃溃疡、舌炎<br>2. 血液系统：可见白细胞计数减少、血红蛋白降低，偶见血小板减少、贫血<br>3. 皮肤及软组织：可见脱发、皮疹、湿疹、荨麻疹、色素沉着，罕见光过敏，指趾异常<br>4. 中枢神经系统：可见倦怠感、疲乏、头晕、头痛、嗜睡、耳鸣、步态不稳、定向障碍、听觉障碍、感觉障碍、嗅觉异常、口齿不清、味觉减弱、咽喉部不适、眼睛疲劳、发热<br>5. 泌尿系统：可见尿素氮升高、血尿、蛋白尿、尿频<br>6. 其他：罕见胸部压迫感、心悸、心电图异常 |
| 特殊人群用药 | 妊娠与哺乳期妇女：禁用 |
| 药典 | |
| 国家处方集 | CNF |
| 医保目录 | 【保（乙）】 |
| 基本药物目录 | |
| 其他推荐依据 | |
| ■ 药品名称 | **巯嘌呤**　Mercaptopurine |
| 适应证 | 用于绒毛膜上皮癌，恶性葡萄胎，急性淋巴细胞白血病及急性非淋巴细胞白血病，慢性粒细胞白血病的急变期 |
| 制剂与规格 | 巯嘌呤片：50mg |
| 用法与用量 | 口服：<br>1. 成人，用于绒毛膜上皮癌，每日6~6.5mg/kg，分2次口服，以10日为一疗程，疗程间歇为3~4周。用于白血病，开始每日2.5mg/kg或80~100mg/m$^2$，一日1次或分次服用，一般于用药后2~4周可见显效，如用药4周后仍未见临床改进及白细胞数下降，可考虑 |

| | 在仔细观察下，加量至每日 5mg/kg；维持量每日 1~2.5mg/kg 或 50~100mg/m²，一日 1 次或分次口服 |
|---|---|
| | 2. 儿童，每日 1.5~2.5mg/kg 或 50mg/m²，一日 1 次或分次口服 |
| **注意事项** | 1. 下列情况应慎用：骨髓已有显著的抑制现象，或出现相应的严重感染或明显的出血倾向；肝功能损害、胆道疾患者、有痛风病史、尿酸盐肾结石病史者；4~6 周内已接受过细胞毒药物或放射治疗者 |
| | 2. 用药期间应注意定期检查外周血象及肝、肾功能，每周应随访白细胞计数及分类、血小板计数、血红蛋白 1~2 次，对血细胞在短期内急骤下降者，应每日观察血象 |
| **禁忌** | 妊娠初期 3 个月内妇女禁用 |
| **不良反应** | 较常见骨髓抑制、白细胞计数及血小板减少、肝脏损害；并可致胆汁淤积，出现黄疸、恶心、呕吐、食欲减退、口腔炎、腹泻、高尿酸血症、尿酸性肾病；少见间质性肺炎及肺纤维化 |
| **特殊人群用药** | 肝、肾功能不全患者：慎用 |
| | 老年人：老年白血病患者确需服用本品时，需加强支持疗法，并严密观察症状、体征及周围血象等动态改变，及时调整剂量 |
| | 妊娠与哺乳期妇女：妊娠初期 3 个月内妇女禁用 |
| **药典** | USP、Eur. P.、Chin. P.、Jpn. P. |
| **国家处方集** | CNF |
| **医保目录** | 【保（乙）】 |
| **基本药物目录** | |
| **其他推荐依据** | |
| **■ 药品名称** | 硫鸟嘌呤　Tioguanine |
| **适应证** | 用于急性淋巴细胞白血病及急性非淋巴白血病的诱导缓解期及继续治疗期；慢性粒细胞白血病的慢性期及急变期 |
| **制剂与规格** | 硫鸟嘌呤片：①25mg；②50mg；③100mg |
| **用法与用量** | 口服：成人，初始每日 2mg/kg 或 100mg/m²，一日 1 次或分次服用，如 4 周后临床未改进，白细胞未见抑制，可慎将每日剂量增至 3mg/kg。维持量按每日 2~3mg/kg 或 100mg/m²，一次或分次口服 |
| **注意事项** | 1. 骨髓已有显著的抑制，有肝肾功能损害、胆道疾患者，有痛风病史、尿酸盐结石病史者，4~6 周内已接受过细胞毒药物或放射治疗者均应慎用 |
| | 2. 用药期间应注意定期检查周围血象和肝功能 |
| **禁忌** | 妊娠初期 3 个月内的妇女禁用 |
| **不良反应** | 可见骨髓抑制、白细胞计数减少、血小板减少、恶心、呕吐、食欲减退、肝功能损害、黄疸、高尿酸血症、尿酸性肾病、睾丸或卵巢功能抑制、闭经或精子缺乏 |
| **特殊人群用药** | 老年人：老年患者耐受性较差，用药时需加强支持疗法 |
| | 妊娠与哺乳期妇女：妊娠初期 3 个月内的妇女禁用；哺乳期妇女慎用 |
| **药典** | USP、BP、Chin. P. |
| **国家处方集** | CNF |

续　表

| 医保目录 | 【保（乙）】 |
| --- | --- |
| 基本药物目录 | |
| 其他推荐依据 | |
| ■ 药品名称 | 羟基脲　Hyroxycarbamide |
| 适应证 | 用于慢性粒细胞白血病（CML），头颈部鳞癌、肾癌、黑色素瘤，联合放射治疗治疗头颈部鳞癌及宫颈鳞癌 |
| 制剂与规格 | 羟基脲片：0.5g |
| 用法与用量 | 口服：常规用药 CML，每日 20~60mg/kg，每周 2 次，6 周为一疗程；头颈癌、宫颈鳞癌等，每次 80mg/kg，每 3 天 1 次，需与放疗合用 |
| 注意事项 | 1. 本品可使患者免疫功能受到抑制，故用药期间避免接种死或活病毒疫苗<br>2. 服用本品时应适当增加液体的摄入量，以增加尿量及尿酸的排泄<br>3. 定期监测白细胞、血小板、血中尿素氮、尿酸及肌苷浓度<br>4. 下列情况应慎用：严重贫血未纠正前，骨髓抑制，痛风、尿酸盐结石史等 |
| 禁忌 | 水痘、带状疱疹及各种严重感染者，妊娠及哺乳期妇女禁用 |
| 不良反应 | 可见骨髓抑制、白细胞计数和血小板减少、胃肠道反应、睾丸萎缩和畸胎，中枢神经系统症状有脱发、药物性发热 |
| 特殊人群用药 | 肝、肾功能不全患者：肾功能不全者慎用<br>老年人：应适当减量 |
| 药典 | USP、Eur. P.、Chin. P. |
| 国家处方集 | CNF |
| 医保目录 | 【保（甲）】 |
| 基本药物目录 | |
| 其他推荐依据 | |
| ■ 药品名称 | 吉西他滨　Gemcitabine |
| 适应证 | 用于局部晚期或已转移的非小细胞肺癌、局部晚期或已转移的胰腺癌 |
| 制剂与规格 | 注射用盐酸吉西他滨：①0.2g；②1g |
| 用法与用量 | 严格静脉给药：成人<br>1. 非小细胞肺癌：①单药，剂量为 1000mg/m² ，静脉滴注 30 分钟。每周 1 次，连续 3 周，每 4 周重复；②联合治疗，与顺铂联合治疗，3 周疗法：1250mg/m² ，第 1、8 天给药。4 周疗法：推荐剂量为 1000mg/m² ，静脉滴注 30 分钟。第 1、8、15 天给药，接下来的 1 周休息<br>2. 用于晚期胰腺癌：推荐剂量为 1000mg/m² ，每周 1 次，连续 7 周，随后休息 1 周。以后为每周 1 次，连续 3 周，随后休息 1 周 |
| 注意事项 | 1. 骨髓功能受损的患者，用药应谨慎<br>2. 若有微血管病性溶血性贫血的表现时应立即停药 |

| | 3. 推荐氯化钠注射液为唯一溶剂，避免与其他药物混合配制，药物稀释后浓度不超过 40mg/ml |
|---|---|
| 禁忌 | 对本品高度过敏者、联用放疗、严重肾功能不全的患者联用顺铂、妊娠及哺乳期妇女禁用 |
| 不良反应 | 1. 血液系统：可见贫血、白细胞计数降低、血小板减少、中性粒细胞减少、周围性血管炎<br>2. 消化系统：可见 ALT 及 AST 升高、碱性磷酸酶升高、畏食、恶心、呕吐、腹泻、口腔黏膜炎<br>3. 呼吸系统：可见咳嗽、鼻炎、呼吸困难、支气管痉挛、肺水肿、间质性肺炎、成人呼吸窘迫综合征及流感样综合征<br>4. 泌尿系统：可见轻度蛋白尿、血尿<br>5. 循环系统：可见低血压、心肌梗死、充血性心力衰竭、心律失常、水肿<br>6. 中枢神经系统：可见发热、头痛、背痛、寒战、肌痛、疲乏、全身不适、出汗、失眠、局部疼痛、嗜睡<br>7. 皮肤及软组织：可见脱发、皮疹、瘙痒、脱皮、水疱和皮肤溃疡 |
| 特殊人群用药 | 肝、肾功能不全患者：肝功能不全者慎用，肾功能不全时应定期进行肾脏检查 |
| 药典 | USP |
| 国家处方集 | CNF |
| 医保目录 | 【保（乙）】 |
| 基本药物目录 | |
| 其他推荐依据 | |
| ■ 药品名称 | 阿糖胞苷　Cytarabine |
| 适应证 | 用于急性非淋巴细胞性白血病诱导缓解，巩固和维持治疗，急性淋巴细胞白血病，慢性髓细胞性白血病（急变期），联合用药治疗儿童的非霍奇金淋巴瘤，单独或与其他药物联合治疗高危白血病，鞘内预防和治疗脑膜白血病 |
| 制剂与规格 | 1. 注射用阿糖胞苷：①50mg；②0.1g；③0.5g<br>2. 阿糖胞苷注射液：①1ml：0.1g；②5ml：0.5g；③10ml：1.0g |
| 用法与用量 | 静脉注射或静脉滴注：<br>1. 成人：①诱导缓解。低剂量化疗，一日 100~200mg/m²，持续输注 5 日，总剂量 1g/m²，2 周重复 1 次，需根据血象反应调整。高剂量化疗，一次 2g/m²，12 小时 1 次，输注时间>3 小时，第 1~6 日给药，即 12 次；或一次 3g/m²，12 小时 1 次，输注时间>1 小时，第 1~6 日给药，即 12 次；或一次 3g/m²，12 小时 1 次，输注时间>75 分钟，第 1~6 日给药，即 12 次。联合化疗，一日 100mg/m²，持续静脉注射，第 1~7 日给药；②用于巩固治疗，对诱导方案做适当调整，疗程间歇时间较诱导阶段延长<br>2. 儿童：诱导及巩固治疗可参照成人剂量计算。脑膜白血病的鞘内应用：阿糖胞苷鞘内注射剂量为 5~75mg/m²，可以每天应用 1 次，连用 4 天；也可以每 4 天应用 1 次。最常见的用法为每 4 天应用 30mg/m²，直到脑脊液检查正常，再加用 1 次。鞘内注射作为防治脑膜白血病的二线用药，联合地塞米松 5mg，如为预防性则每 4~8 周 1 次 |
| 注意事项 | 1. 本品可引起 ALT、血及尿中尿酸含量增高<br>2. 骨髓抑制、白细胞计数及血小板显著减少、肝肾功能不全、胆道疾病者、痛风患者、尿酸盐肾结石病史、近期接受过细胞毒药物或放疗者慎用<br>3. 用药期间定期监测血细胞计数、肝肾功能以及血清尿酸水平 |

续　表

| 4. 应用本品时适当增加患者液体摄入量，使尿液保持碱性<br>5. 鞘内注射不用含苯甲醇的稀释液，可用9%氯化钠注射液配制并立即使用 | |
|---|---|
| 禁忌 | 对本品过敏者禁用 |
| 不良反应 | 1. 血液系统：常见贫血、白细胞计数减少、血小板减少、巨幼红细胞增多和网织红细胞减少<br>2. 消化系统：常见畏食、恶心、呕吐、腹痛、腹泻、肝功能异常、黄疸、食管溃疡、严重的胃肠道溃疡、小肠积气囊肿所致的腹膜炎、肝脓肿、肝脏损害伴高胆红素血症、肠坏死和坏死性结肠炎、口腔或肛周炎症或溃疡<br>3. 泌尿系统：可见尿潴留、肾功能不全<br>4. 中枢神经系统：可见神经炎、眩晕、咽痛、胸痛、发热、头痛<br>5. 呼吸系统：可见肺炎、呼吸困难<br>6. 皮肤及软组织：可见皮疹、血栓性静脉炎，少见脓毒血症、荨麻疹、雀斑、结膜炎、脱发、过敏、瘙痒。大剂量治疗时，可能出现可逆性的角膜毒性和出血性结膜炎，大、小脑功能失调，性格改变，嗜睡和昏迷，神经病变，心肌病变，肺水肿，脱发，高尿酸血症，尿酸性肾病；注射部位可见蜂窝织炎和皮肤溃疡。另外，本品综合征通常发生于用药后6~12小时，主要表现为发热、肌痛、骨痛、偶尔胸痛、斑丘疹、咽痛、结膜炎和全身不适 |
| 特殊人群用药 | 肝、肾功能不全患者：慎用 |
| 药典 | USP、Eur. P.、Chin. P.、Jpn. P. |
| 国家处方集 | CNF |
| 医保目录 | 【保（甲）】 |
| 基本药物目录 | |
| 其他推荐依据 | |
| ■ 药品名称 | 氟达拉滨　Fludarabine |
| 适应证 | 用于B细胞性慢性淋巴细胞白血病（CLL）患者的治疗，这些患者接受过至少1个标准的含烷化剂方案的治疗，并且在治疗期间或治疗后，病情没有改善或持续进展 |
| 制剂与规格 | 1. 磷酸氟达拉滨片：10mg<br>2. 注射用磷酸氟达拉滨：50mg |
| 用法与用量 | 1. 静脉滴注：成人，推荐的剂量是每体表面积 $25mg/m^2$，连续5天，每28天为1个周期。输注时间30分钟<br>2. 口服：一次 $40mg/m^2$，一日1次，连续5日，28日为1个周期，须以水吞服 |
| 注意事项 | 注意本品引起的神经毒性、骨髓抑制、输血相关的移植物抗宿主病、疾病进展及转化、既往的皮肤癌病变加重、肿瘤溶解综合征、自身免疫现象、肾功能低下 |
| 禁忌 | 对本品或其所含成分过敏者，肌酐清除率<30ml/min的肾功能不全者，失代偿性溶血性贫血者，妊娠及哺乳期妇女禁用 |
| 不良反应 | 常见骨髓抑制、白细胞计数和血小板减少、贫血、肺炎、咳嗽、发热、疲倦、虚弱、恶心、呕吐、腹泻、胃肠道出血、食欲减退、黏膜炎、口腔炎、ALT及AST异常、寒战、水肿、全身不适、周围神经病变、意识模糊、视力障碍、皮疹和严重的机会性感染 |

续　表

| 特殊人群用药 | 肝、肾功能不全患者：肌酐清除率<30ml/min 的肾功能不全者禁用<br>儿童：慎用<br>老年人：大于 75 岁的老年人慎用<br>妊娠与哺乳期妇女：禁用 |
| --- | --- |
| 药典 | USP、Eur. P. |
| 国家处方集 | CNF |
| 医保目录 | 【保（乙）】 |
| 基本药物目录 | |
| 其他推荐依据 | |

# 第三节　作用于核酸转录的药物

| ■ 药品名称 | 放线菌素 D　Dactinomycin |
| --- | --- |
| 适应证 | 用于霍奇金病、神经母细胞瘤、绒癌、睾丸癌、联合放疗治疗儿童肾母细胞瘤、尤文肉瘤和横纹肌肉瘤 |
| 制剂与规格 | 注射用放线菌素 D：0.2mg |
| 用法与用量 | 静注：<br>1. 成人，每日 300~400μg（6~8μg/kg），溶于 0.9%氯化钠注射液 20~40ml 中，每日 1 次，10 日为一疗程，间歇期 2 周，一疗程总量 4~6mg<br>2. 儿童，每日 0.45mg/m$^2$，连用 5 日，3~6 周为一疗程。1 岁以下幼儿慎用 |
| 注意事项 | 1. 当本品漏出血管外时，应即用 1%普鲁卡因局部封闭，或用 50~100mg 氢化可的松局部注射及冷湿敷<br>2. 骨髓功能低下、有痛风病史、肝功能损害、感染、有尿酸盐性肾结石病史、近期接受过放疗或抗癌药物者慎用本品 |
| 禁忌 | 有患水痘病史者、妊娠期妇女禁用 |
| 不良反应 | 常见白细胞计数减少、血小板减少、畏食、恶心、呕吐、腹泻、口腔溃疡、胃炎、肠炎、肝功能不全、脱发、皮肤红斑、脱屑、色素沉着、免疫抑制、致畸、闭经或精子缺乏。药液外漏可致疼痛、静脉炎、局部硬结及溃疡 |
| 特殊人群用药 | 肝、肾功能不全患者：肝功能损害者慎用<br>儿童：1 岁以下幼儿慎用<br>妊娠与哺乳期妇女：妊娠期妇女禁用；哺乳期妇女慎用 |
| 药典 | USP、Jpn. P.、Chin. P. |
| 国家处方集 | CNF |
| 医保目录 | 【保（甲）】 |

续　表

| 基本药物目录 | |
|---|---|
| 其他推荐依据 | |
| ■ 药品名称 | 阿柔比星　Aclarubicin |
| 适应证 | 用于急性白血病、恶性淋巴瘤、肺癌及卵巢癌 |
| 制剂与规格 | 注射用阿柔比星：①10mg；②20mg |
| 用法与用量 | 静脉滴注：<br>1. 白血病淋巴瘤，15~20mg/d，连用 7~10 日，间隔 2~3 周后重复<br>2. 恶性淋巴瘤实体瘤，30~40 毫克/次，一周 2 次，连用 4~8 周 |
| 注意事项 | 1. 本品注射若漏于血管外，会引起局部坏死<br>2. 应注意累积剂量与心脏毒性的关系<br>3. 用药期间，应定期检测血象及肝肾功能 |
| 禁忌 | 过敏史患者，有心功能异常及心脏病史者禁用。妊娠及哺乳期妇女慎用或禁用 |
| 不良反应 | 1. 循环系统：可见心电图异常、心动过速、心律失常、心力衰竭，与多柔比星的毒性大致相同，但心肌毒性比多柔比星小 1/10，对心脏的损伤较轻<br>2. 消化系统：可见食欲减退、恶心、呕吐、腹泻、肝功能损伤，偶见 ALT 及 AST 升高，也可合并消化道出血、口腔炎等<br>3. 血液系统：可见红细胞及白细胞计数减少、血小板减少、出血倾向、贫血<br>4. 中枢神经系统：可见头痛、倦怠、乏力、发热等<br>5. 泌尿系统：可致肾功能损伤、膀胱炎<br>6. 其他：见皮疹、色素沉着、脱发 |
| 特殊人群用药 | 肝、肾功能不全患者：慎用<br>儿童：慎用<br>老年人：慎用<br>妊娠与哺乳期妇女：慎用或禁用 |
| 药典 | Jpn. P. |
| 国家处方集 | CNF |
| 医保目录 | 【保（乙）】 |
| 基本药物目录 | |
| 其他推荐依据 | |

## 第四节 拓扑异构酶抑制药

| ■ 药品名称 | 伊立替康 Irinotecan |
|---|---|
| 适应证 | 用于晚期大肠癌患者，与5-氟尿嘧啶和亚叶酸联用或单一用药，治疗经含5-氟尿嘧啶化疗方案治疗失败的患者 |
| 制剂与规格 | 1. 注射用盐酸伊立替康：40mg<br>2. 盐酸伊立替康注射液：①2ml：40mg；②5ml：0.1g |
| 用法与用量 | 1. 在单药治疗中，本品的推荐剂量为350mg/m$^2$，静脉滴注30~90分钟，每3周1次<br>2. 本品加5-氟尿嘧啶/亚叶酸的2周治疗方案，推荐剂量是180mg/m$^2$，每2周给药1次，持续静脉滴注30~90分钟，随后滴注亚叶酸和5-氟尿嘧啶 |
| 注意事项 | 1. 迟发性腹泻：治疗措施为高剂量的洛哌丁胺（首次服药4mg，然后每2小时服药2mg）。这种治疗需持续到最后一次稀便结束后12小时，但也不得连续用药超过48小时<br>2. 血液学：在本品治疗期间，每周应监测全血细胞计数<br>3. 肝损害：治疗前及每个化疗周期前均应检查肝功能<br>4. 恶心与呕吐：本药引起恶心、呕吐的报道很常见。呕吐合并迟发性腹泻的患者应尽快住院治疗<br>5. 急性胆碱能综合征：应使用硫酸阿托品治疗（0.25mg皮下注射），有禁忌证者除外 |
| 禁忌 | 禁用于：对盐酸伊立替康三水合物或其辅料过敏者；慢性肠炎和（或）肠梗阻；胆红素超过正常值上限1.5倍；严重骨髓衰竭者；WHO行为状态评分>2；妊娠及哺乳期妇女 |
| 不良反应 | 1. 迟发性腹泻和中性粒细胞减少为剂量限制性毒性，迟发性腹泻多发生在给药后5日，平均持续4日，严重者致死<br>2. 消化系统：可见假膜性肠炎、恶心、呕吐、肠梗阻、肠绞痛、胃肠道出血、大肠炎、肠穿孔、畏食、腹痛及黏膜炎<br>3. 血液系统：可见中性粒细胞减少、血小板下降、贫血、乙酰胆碱综合征。于用药后24小时可出现腹痛、黏膜炎、鼻炎、低血压、血管舒张、出汗、寒战、全身不适、头晕、视力障碍、瞳孔缩小、流泪及流涎、乏力、发热、气短、呼吸困难、脱发、皮肤反应、过敏反应、肌肉收缩、痉挛、感觉异常、短暂性语言障碍 |
| 特殊人群用药 | 肝、肾功能不全患者：肝功能不良患者（胆红素在正常值上限的1.0~1.5，氨基转移酶超过正常值上限的5倍时）出现严重中性粒细胞减少症及发热性中性粒细胞减少症的危险性很大，应严密监测<br>老年人：老年人由于各项生理功能的减退概率很大，尤其是肝功能减退，选择本品剂量时应谨慎 |
| 药典 | |
| 国家处方集 | CNF |
| 医保目录 | 【保（乙）】 |
| 基本药物目录 | |
| 其他推荐依据 | |

**续　表**

| ■ 药品名称 | 羟喜树碱　Hydroxycamptothecin |
| --- | --- |
| 适应证 | 用于原发性肝癌、胃癌、头颈部腺源性上皮癌、白血病、膀胱癌 |
| 制剂与规格 | 1. 羟喜树碱注射液：①2ml：2mg；②5ml：10mg<br>2. 注射用羟喜树碱：①2mg；②5mg；③10mg |
| 用法与用量 | 1. 原发性肝癌：静脉注射，一日 4~6mg，或遵医嘱<br>2. 肝动脉给药：4mg，每日 1 次，15~30 天为一疗程<br>3. 胃癌：静脉注射，一日 4~6mg，或遵医嘱<br>4. 膀胱癌：剂量由 10mg 逐渐加至 20mg，每周 2 次，10~15 次为一疗程<br>5. 直肠癌：6~8mg，每日 1 次，15~20 次为一疗程<br>6. 头颈部上皮癌：静脉注射，每日 4~6mg，或遵医嘱<br>7. 白血病：成人剂量为一日 6~8mg/m²，连续给药，30 天为一疗程，或遵医嘱 |
| 注意事项 | 1. 本品用药期间应严格检查血象<br>2. 本品仅限于用 0.9%氯化钠注射液稀释<br>3. 静脉给药时，药液切勿外溢，否则会引起局部疼痛及炎症 |
| 禁忌 | 对本品过敏者禁用 |
| 不良反应 | 可见恶心、呕吐、食欲减退、骨髓抑制、尿急、尿痛、血尿、蛋白尿及脱发 |
| 特殊人群用药 | 妊娠与哺乳期妇女：妊娠期妇女慎用 |
| 药典 | |
| 国家处方集 | CNF |
| 医保目录 | 【保（乙）】 |
| 基本药物目录 | |
| 其他推荐依据 | |

| ■ 药品名称 | 拓扑替康　Topotecan |
| --- | --- |
| 适应证 | 用于卵巢癌的二线治疗、小细胞肺癌 |
| 制剂与规格 | 注射用盐酸拓扑替康：①1mg；②2mg |
| 用法与用量 | 静脉滴注：每日 1.2mg/m²，连续 5 日，静脉注射时间为 30 分钟以上。然后每隔 21 天重复 1 次 |
| 注意事项 | 严重骨髓抑制者禁用本品，治疗期间应定期监测外周血细胞数，若中性粒细胞数<1×10⁹/L、血小板<100×10⁹/L 及血红蛋白<90g/L 时不得继续下个疗程的治疗，必须暂时停止本品治疗 |
| 禁忌 | 对喜树碱类药物或其任何成分过敏者，重度骨髓抑制，中性粒细胞<0.15×10⁹/L 者，妊娠及哺乳期妇女禁用 |
| 不良反应 | 可见白细胞计数减少、血小板减少、贫血、骨髓抑制、恶心、呕吐、胃炎、腹泻、便秘、肠梗阻、腹痛、口腔炎、畏食、脱发、皮炎、瘙痒、胸痛、头痛、关节痛、肌肉痛、全身痛、感觉异常、呼吸困难、肝功能异常、ALT 及 AST 升高、血胆红素升高、疲乏、全身不适、发热、局部刺激、红肿及血管神经性水肿 |

续　表

| 特殊人群用药 | 妊娠与哺乳期妇女：禁用 |
|---|---|
| 药典 | |
| 国家处方集 | CNF |
| 医保目录 | 【保（乙）】 |
| 基本药物目录 | |
| 其他推荐依据 | |
| ■ 药品名称 | 依托泊苷　Etoposide |
| 适应证 | 用于小细胞肺癌、恶性淋巴瘤、恶性生殖细胞瘤、白血病、神经母细胞瘤、横纹肌肉瘤、卵巢癌、非小细胞肺癌、胃癌和食管癌 |
| 制剂与规格 | 1. 依托泊苷胶囊：①25mg；②50mg；③100mg<br>2. 依托泊苷注射液：5ml：0.1g |
| 用法与用量 | 1. 静脉滴注：将本品需用量用氯化钠注射液稀释，浓度每毫升不超过 0.25mg，滴注时间不少于 30 分钟。①成人，一日 60~100mg/m²，连续 3~5 天，每隔 3~4 周重复用药；②儿童，静脉滴注每日 100~150mg/m²，连用 3~4 日<br>2. 口服：一日 70~100mg/m²，连续 5 日，或 30mg/m² 连续 10~14 日，3~4 周为 1 个疗程 |
| 注意事项 | 1. 本品不宜静脉推注，静滴时速度不得过快，至少半小时，否则容易引起低血压，喉痉挛等过敏反应<br>2. 不得作胸腔、腹腔和鞘内注射<br>3. 用药期间应定期检查周围血象和肝肾功能<br>4. 本品稀释后立即使用，若有沉淀产生严禁使用 |
| 禁忌 | 骨髓抑制，白细胞计数、血小板明显低下者，心肝肾功能严重障碍者，妊娠期妇女禁用；本品含苯甲醇，禁用于儿童肌内注射 |
| 不良反应 | 可见骨髓抑制、白细胞计数及血小板减少、食欲减退、恶心、呕吐、口腔炎、脱发、低血压及喉痉挛 |
| 特殊人群用药 | 肝、肾功能不全患者：肝、肾功能严重障碍者禁用<br>妊娠与哺乳期妇女：妊娠期妇女禁用；哺乳期妇女慎用 |
| 药典 | USP、Eur. P.、Chin. P. |
| 国家处方集 | CNF |
| 医保目录 | 【保（甲/乙）】 |
| 基本药物目录 | |
| 其他推荐依据 | |
| ■ 药品名称 | 替尼泊苷　Teniposide |
| 适应证 | 用于恶性淋巴瘤、急性淋巴细胞白血病、神经母细胞瘤、胶质瘤、空管膜瘤、星形细胞瘤及转移瘤、膀胱癌及儿童的其他实体瘤 |
| 制剂与规格 | 替尼泊苷注射液：5ml：50mg |

续　表

| 用法与用量 | 静脉滴注：<br>1. 单药治疗，每次 60mg/m² ，加生理盐水 500ml，静脉滴注 30min 以上，每日 1 次，连用 5日，3 周重复<br>2. 联合用药，常用量为每日 60mg 加生理盐水 500ml 静滴，一般连用 3 日 |
|---|---|
| 注意事项 | 1. 肿瘤已侵犯骨髓者慎用<br>2. 定期监测白细胞和血小板计数<br>3. 保证输注本品进入静脉，因为输注于静脉血管外可产生组织坏死和（或）血栓性静脉炎<br>4. 曾有低血压的报道，在输注开始 30~60 分钟应监测主要生命体征 |
| 禁忌 | 对本品过敏者，严重白细胞计数、血小板减少者，妊娠及哺乳期妇女禁用 |
| 不良反应 | 可见白细胞计数减少、血小板减少、贫血、恶心、呕吐、口腔炎、黏膜炎、畏食、腹泻、腹痛、肝功能异常、寒战、发热、心动过速、支气管痉挛、呼吸困难、荨麻疹、脱发、低血压、神经病变、感染、肾功能不全、高血压、头痛、神经混乱、肌无力等 |
| 特殊人群用药 | 肝、肾功能不全患者：肝肾功能异常者慎用<br>老年人：酌情降低剂量<br>妊娠与哺乳期妇女：禁用 |
| 药典 | |
| 国家处方集 | CNF |
| 医保目录 | 【保（乙）】 |
| 基本药物目录 | |
| 其他推荐依据 | |

# 第五节　干扰有丝分裂的药物

| ■ 药品名称 | 长春新碱　Vincristine |
|---|---|
| 适应证 | 用于急性白血病、急慢性淋巴细胞白血病、恶性淋巴瘤、生殖细胞肿瘤、小细胞肺癌、尤文肉瘤、肾母细胞瘤、神经母细胞瘤、乳腺癌、消化道癌、黑色素瘤及多发性骨髓瘤 |
| 制剂与规格 | 注射用硫酸长春新碱：1mg |
| 用法与用量 | 静脉注射或冲入：成人剂量 1~2mg（或 1.4mg/m² ）最大≤2mg，年龄>65 岁者，最大每次 1mg。儿童 75µg/kg 或 2.0mg/m² ，每周 1 次静脉注射或冲入。联合化疗是连用 2 周为一周期 |
| 注意事项 | 1. 仅用于静脉注射，漏于皮下可导致组织坏死、蜂窝织炎<br>2. 防止药液溅入眼内，一旦发生应立即用大量生理盐水冲洗，以后应用地塞米松眼膏保护<br>3. 冲入静脉时避免日光直接照射<br>4. 下列情况应慎用：有痛风病史、肝功能损害、感染、白细胞减少、神经肌肉疾病、有尿酸盐性肾结石病史，近期用过放射治疗或抗癌药治疗的患者 |
| 禁忌 | 尚不明确 |

| 不良反应 | 可见四肢麻木、腱反射迟钝或消失、外周神经炎、腹痛、便秘、麻痹性肠梗阻、运动神经和感觉神经及脑神经症状、骨髓抑制、消化道反应、生殖系统毒性、脱发、血压改变、血栓性静脉炎、局部刺激和局部组织坏死 |
|---|---|
| 特殊人群用药 | 肝、肾功能不全患者：肝功能异常时减量使用<br>儿童：2 岁以下儿童的周围神经的髓鞘形成尚不健全，应慎用<br>妊娠与哺乳期妇女：应用本品应终止哺乳 |
| 药典 | USP、Eur. P.、Chin. P.、Jpn. P. |
| 国家处方集 | CNF |
| 医保目录 | 【保（甲）】 |
| 基本药物目录 | |
| 其他推荐依据 | |

| ■ 药品名称 | 长春碱　Vinblastine |
|---|---|
| 适应证 | 用于恶性淋巴瘤、睾丸肿瘤、绒毛膜癌、肺癌、乳腺癌、卵巢癌、皮肤癌、肾母细胞瘤及单核细胞白血病 |
| 制剂与规格 | 硫酸长春碱注射液：10ml：10mg |
| 用法与用量 | 静脉注射或滴注，严禁鞘内注射：<br>1. 成人，一次 10mg（或 6mg/m$^2$）每周 1 次，剂量逐渐递增<br>2. 儿童，一次 10mg/m$^2$，每周 1 次，剂量逐渐递增 |
| 注意事项 | 1. 严重白细胞计数及血小板下降者应停药<br>2. 可增加神经毒性，肝肾功能不全的患者慎用<br>3. 避免漏出血管外和溅入眼内<br>4. 药物溶解后应在 6 小时内使用<br>5. 本品有致畸作用 |
| 禁忌 | 白细胞计数减少者、细菌性感染者、妊娠期妇女禁用 |
| 不良反应 | 常见骨髓抑制、白细胞计数减少、恶心、呕吐、便秘、口疮、腹泻、倦怠、腹痛、直肠出血、喉炎、出血性直肠结肠炎、消化性溃疡或出血、四肢麻木、感觉异常、外周神经炎、深部肌腱反射消失、头痛、惊厥、全身不适、软弱、头晕、精神抑郁、肿瘤部位疼痛、皮肤起疱、脱发、血栓性静脉炎、局部组织坏死、抑制睾丸或卵巢功能 |
| 特殊人群用药 | 妊娠与哺乳期妇女：妊娠期妇女禁用；哺乳期用药应停止哺乳 |
| 药典 | USP、Eur. P.、Chin. P. |
| 国家处方集 | CNF |
| 医保目录 | 【保（乙）】 |
| 基本药物目录 | |
| 其他推荐依据 | |

续　表

| ■ 药品名称 | 长春地辛　Vindensine |
|---|---|
| 适应证 | 用于非小细胞肺癌、小细胞肺癌、恶性淋巴瘤、乳腺癌、食管癌及恶性黑色素瘤 |
| 制剂与规格 | 注射用硫酸长春地辛：①1mg；②4mg |
| 用法与用量 | 静脉滴注：单一用药每次 3mg/m$^2$，每周 1 次，通常连续用药 3 次为一周期。联合用药时酌情减量，连续用药 4~6 次完成疗程。生理盐水溶解后缓慢静脉注射，亦可溶于 5% 葡萄糖缓慢静脉滴注（6~12 小时） |
| 注意事项 | 1. 白细胞降到 3×10$^9$/L 及血小板降到 50×10$^9$/L 应停药<br>2. 长春碱或鬼臼素类药物可能增加神经毒性。肝肾功能不全的患者应慎用<br>3. 静脉滴注时应小心，防止外漏，一旦出现应立刻冷敷，并用 0.5% 普鲁卡因封闭<br>4. 药物溶解后应在 6 小时内使用 |
| 禁忌 | 骨髓功能低下者、严重感染者、妊娠期妇女禁用 |
| 不良反应 | 常见白细胞计数降低、中性粒细胞减少、血小板减少、食欲减退、恶心、呕吐、末梢神经炎、腹胀、便秘、静脉炎 |
| 特殊人群用药 | 肝、肾功能不全患者：慎用<br>妊娠与哺乳期妇女：妊娠期妇女禁用 |
| 药典 | USP、Eur. P.、Chin. P.、Jpn. P. |
| 国家处方集 | CNF |
| 医保目录 | 【保（乙）】 |
| 基本药物目录 | |
| 其他推荐依据 | |

| ■ 药品名称 | 长春瑞滨　Vinorelbine |
|---|---|
| 适应证 | 用于非小细胞肺癌，转移性乳腺癌 |
| 制剂与规格 | 重酒石酸长春瑞滨注射液：①1ml：10mg；②5ml：150mg |
| 用法与用量 | 只能静脉给药。单药：常用量为每周 25~30mg/m$^2$。联合化疗：依照所用方案选用剂量给药时间。药物必须溶于生理盐水并于短时间内（15~20 分钟）静脉输入，然后输入等量生理盐水冲洗静脉 |
| 注意事项 | 1. 血液学毒性，治疗必须在严密的血液学监测下进行<br>2. 药物渗入周围组织可引起严重局部刺激，一旦药物外渗应立即停止注药，余药从另一静脉输入 |
| 禁忌 | 妊娠及哺乳期妇女、严重肝功能不全者禁用 |
| 不良反应 | 常见粒细胞减少、贫血、深腱反射消失、感觉异常、下肢无力、麻痹性肠梗阻、便秘、恶心、呕吐、呼吸困难、支气管痉挛、心肌缺血、脱发、下颌痛、局部皮肤红肿甚至坏死 |
| 特殊人群用药 | 肝、肾功能不全患者：肝功能不全时应减少用药剂量<br>妊娠与哺乳期妇女：禁用 |
| 药典 | USP、Eur. P.、Chin. P. |

续 表

| 国家处方集 | CNF |
|---|---|
| 医保目录 | 【保（乙）】 |
| 基本药物目录 | |
| 其他推荐依据 | |
| ■ 药品名称 | 紫杉醇 Paclitaxel |
| 适应证 | 用于卵巢癌、乳腺癌、非小细胞肺癌、小细胞肺癌、头颈癌、食管癌、恶性黑色素瘤 |
| 制剂与规格 | 紫杉醇注射液：①5ml：30mg；②25ml：150mg；③16.7ml：100mg<br>注射用紫杉醇脂质体：30mg |
| 用法与用量 | 在紫杉醇治疗前12小时和6小时口服地塞米松20mg，治疗前30~60分钟给予苯海拉明肌注50mg，静注西咪替丁300mg或雷尼替丁50mg<br>静脉给药：滴注时间>3小时。①单药剂量为135~175mg/m²，在G-CSF支持下，剂量可达250mg/m²；②联合用药剂量为35~175mg/m²，3~4周重复 |
| 注意事项 | 为预防有可能发生的过敏反应，紫杉醇治疗前应用地塞米松、苯海拉明和$H_2$受体拮抗剂进行预处理<br>骨髓抑制是剂量限制性毒性反应<br>输注期间若出现传导异常，应密切观察，必要时给予治疗 |
| 禁忌 | 对本品或聚氧乙基代蓖麻油过敏者，中性粒细胞计数<$1.5\times10^9$/L的实体瘤患者，中性粒细胞计数<$0.1\times10^9$/L的AIDS相关性卡波西肉瘤患者，妊娠期妇女。 |
| 不良反应 | 1. 血液系统：可见骨髓抑制、中性粒细胞减少、血小板减少、发热、贫血<br>2. 呼吸系统：可见呼吸困难、面部潮红、胸痛、间质性肺炎、肺纤维化、肺栓塞<br>3. 消化系统：可见恶心、呕吐、腹泻、胆红素升高、碱性磷酸酶升高、AST升高<br>4. 循环系统：可见心律失常、心动过缓、低血压或高血压、心电图异常、心肌梗死、心房颤动、室上性心动过速<br>5. 中枢神经系统：可见寒战、背痛、运动神经异常、感觉神经异常、自主神经异常、视神经异常、关节痛、肌痛<br>6. 泌尿系统：可见肾功能异常及血肌酐升高<br>7. 其他：可见黏膜炎、脱发、皮疹、指甲改变、水肿和注射部位反应<br>8. 注射用紫杉醇脂质体的上述不良反应较普通注射液者为少 |
| 特殊人群用药 | 肝、肾功能不全患者：肝功能不全慎用<br>儿童：目前尚未有用于儿童的临床经验，要慎重使用<br>老年人：未进行有关实验且无可靠参考文献<br>妊娠与哺乳期妇女：对妊娠妇女未进行过系统研究，如果被用于妊娠妇女或在应用本品期间患者怀孕，应立即告知患者具有的潜在危险。哺乳期妇女若使用本品，必须停止哺乳 |
| 药典 | USP、Chin. P. |
| 国家处方集 | CNF |
| 医保目录 | 【保（乙）】 |
| 基本药物目录 | 【基】 |

续 表

| | |
|---|---|
| 其他推荐依据 | 《中国国家处方集》编委会. 中国国家处方集 [J]. 北京：人民军医出版社，2010. |

# 第六节  其他细胞毒药物

| | |
|---|---|
| ■ 药品名称 | 门冬酰胺酶  Asparaginase |
| 适应证 | 用于治疗急性淋巴细胞性白血病、急性粒细胞性白血病、急性单核细胞性白血病、慢性淋巴细胞性白血病、霍奇金病及非霍奇金病淋巴瘤、黑色素瘤 |
| 制剂与规格 | 注射用门冬酰胺酶：①5000U；②10 000U |
| 用法与用量 | 根据不同病种，不同的治疗方案，本品的用量有较大差异。剂量可根据体表面积计，日剂量500U/m² 或 1000U/m²，最高可达2000U/m²；以 10~20 日为一疗程 |
| 注意事项 | 1. 下列情况慎用：①糖尿病；②痛风或肾尿酸盐结石史；③感染等；④以往曾用细胞毒或放射治疗的患者<br>2. 在治疗开始前及治疗期间随访下列检测：周围血象、血浆凝血因子、血糖、血清淀粉酶、血尿酸、肝功能、肾功能、骨髓涂片分类、血清钙、中枢神经系统功能等<br>3. 首次采用本品或已用过本品但已停药 1 周或 1 周以上的患者，在注射本品前需做皮试 |
| 禁忌 | 对本品有过敏史或皮试阳性者，有胰腺炎病史或现患胰腺炎者，患者水痘、广泛带状疱疹等严重感染者，妊娠期妇女 |
| 不良反应 | 可见过敏反应、休克、荨麻疹、血管肿胀、皮疹、瘙痒、面部水肿、关节肿痛、寒战、呕吐、ALT 及 AST 升高、胆红素升高、肝衰竭、腹痛、恶心、呕吐、腹泻，严重者可发生急性胰腺炎。偶见呼吸困难、意识不清、痉挛、血压下降、血糖过高、高氨血症、高尿酸血症、高热、昏迷、意识障碍、定向障碍、广泛脑器质性障碍、凝血功能异常、脑出血或脑梗死、肺出血、血浆纤维蛋白原减少、凝血酶原减少、纤维蛋白溶酶原减少、血清白蛋白浓度降低 |
| 特殊人群用药 | 肝、肾功能不全患者：肝功能不全者慎用<br>儿童：儿童及育龄患者慎用<br>妊娠与哺乳期妇女：妊娠期妇女禁用；哺乳期妇女应停止哺乳 |
| 药典 | Chin. P. |
| 国家处方集 | CNF |
| 医保目录 | 【保（甲）】 |
| 基本药物目录 | |
| 其他推荐依据 | |
| ■ 药品名称 | 达卡巴嗪  Dacarbazine |
| 适应证 | 用于恶性黑色素瘤、软组织肉瘤和恶性淋巴瘤 |
| 制剂与规格 | 注射用达卡巴嗪：①0.1g；②0.2g |

续　表

| 用法与用量 | 1. 静脉注射：2.5~6mg/kg 或 200~400mg/m², 一日 1 次，连用 5~10 天为一疗程，一般间歇 3~6 周重复给药<br>2. 静脉注射：一次 200mg/m²，一日 1 次，连续 5 日，每 3~4 周重复给药<br>3. 动脉灌注：恶性黑色素瘤，如位于四肢，可用同样剂量动脉注射 |
|---|---|
| 注意事项 | 1. 本品对光和热极不稳定，需临时配置，溶解后立即注射，并尽量避光<br>2. 使用本品时可引起血清尿素氮、碱性磷酸酶、丙氨酸氨基转移酶及门冬氨酸氨基转移酶、乳酸脱氢酶暂时性升高 |
| 禁忌 | 水痘或带状疱疹患者、严重过敏史者、妊娠期妇女禁用 |
| 不良反应 | 可见白细胞计数和血小板减少、贫血、食欲减退、恶心、呕吐、腹泻、黏膜炎、全身不适、发热、肌肉痛、面部麻木、脱发、注射部位刺激反应，偶见肝肾功能损害，罕见肝静脉血栓形成所致的肝坏死 |
| 特殊人群用药 | 肝、肾功能不全患者：肝肾功能损害者慎用<br>妊娠与哺乳期妇女：妊娠期妇女禁用；用药期间应停止哺乳 |
| 药典 | USP、BP |
| 国家处方集 | CNF |
| 医保目录 | 【保（乙）】 |
| 基本药物目录 | |
| 其他推荐依据 | |
| ■ 药品名称 | 丙卡巴肼　Procarbazine |
| 适应证 | 用于治疗恶性淋巴瘤、恶性组织细胞增多症、多发性骨髓瘤和脑肿瘤 |
| 制剂与规格 | 盐酸丙卡巴肼肠溶片：①25mg；②50mg |
| 用法与用量 | 口服：成人通常为 50mg，每天 3 次，临睡前顿服，以减轻胃肠道反应，连续 2 周，4 周重复 |
| 注意事项 | 1. 用药期间应监测血象及肝功能<br>2. 服药时应避免进食含酪胺的食物如奶酪、香蕉等。避免饮酒，慎用拟交感药和三环类抗抑郁剂<br>3. 慎用巴比妥类药、麻醉药、抗组胺药，以免中枢神经系统过度抑制 |
| 禁忌 | 对本品过敏者、妊娠尤其妊娠初期 3 个月内妇女禁用 |
| 不良反应 | 1. 骨髓抑制为剂量限制性毒性，可致白细胞及血小板减少，出现较迟，一般发生于用药后 4~6 周，2~3 周后可恢复<br>2. 常见恶心、呕吐、食欲缺乏，偶见口腔炎、口干、腹泻、便秘、眩晕、嗜睡、精神错乱、脑电图异常、肝损害、皮炎、皮肤色素沉着、脱发、外周神经炎等 |
| 特殊人群用药 | 肝、肾功能不全患者：应减量<br>儿童：对儿童及青少年长期大剂量用药可有潜在的致癌、致畸性，故临床上可使用其他药物如依托泊苷替代<br>老年人：可酌情减量<br>妊娠与哺乳期妇女：妊娠尤其妊娠初期 3 个月内妇女禁用；哺乳期妇女用药不确定 |
| 药典 | USP、Jpn. P.、Chin. P. |

续　表

| 国家处方集 | CNF |
|---|---|
| 医保目录 | 【保（甲）】 |
| 基本药物目录 | |
| 其他推荐依据 | |
| ■ 药品名称 | 甲异靛　Meisoindigo |
| 适应证 | 用于慢性粒细胞白血病、真性红细胞增多症、骨髓纤维化、银屑病 |
| 制剂与规格 | 甲异靛片：25mg |
| 用法与用量 | 口服：成人每次 50mg，每日 2~3 次。餐后服用，一日治疗量不宜超过 150mg |
| 注意事项 | 1. 本品应在医师指导下服用，并定期监测白细胞及血小板数量；出现不良反应后，应酌情减量或停药，并给予对症处理<br>2. 获得最佳疗效的时间较长，必须保证足够的剂量和时间 |
| 禁忌 | 对本品过敏者禁用 |
| 不良反应 | 常见恶心、食欲缺乏、关节疼痛；极个别患者出现骨髓抑制 |
| 特殊人群用药 | |
| 药典 | |
| 国家处方集 | CNF |
| 医保目录 | 【保（乙）】 |
| 基本药物目录 | |
| 其他推荐依据 | |
| ■ 药品名称 | 高三尖杉酯碱　Homoharringtonine |
| 适应证 | 用于各型急性非淋巴细胞白血病、骨髓增生异常综合征、慢性粒细胞性白血病及真性红细胞增多症 |
| 制剂与规格 | 高三尖杉酯碱注射液：1ml：1mg |
| 用法与用量 | 静脉滴注：<br>1. 成人，每日 1~4mg，加 5% 葡萄糖注射液 250~500ml，缓慢滴入 3 小时以上，以 4~6 日为一疗程，间歇 1~2 周再重复用药<br>2. 儿童，每日按体重 0.05~0.1mg/kg，以 4~6 日为一疗程 |
| 注意事项 | 1. 白血病时有大量白血病细胞破坏，采用本品时破坏会更增多，血液及尿中尿酸浓度可能增高<br>2. 心血管疾病：原有心律失常及各类器质性心血管疾病患者应慎用或不用本品<br>3. 下列情况也应慎用：骨髓功能显著抑制或血象呈严重粒细胞减少或血小板减少，肝功能或肾功能损害，有痛风或尿酸盐肾结石病史患者 |
| 禁忌 | 妊娠及哺乳期妇女，严重或频发的心律失常者，器质性心血管疾病者禁用 |

续　表

| 不良反应 | 可见骨髓抑制、畏食、恶心、呕吐、肝功能损害、脱发、皮疹、过敏性休克、心脏毒性、窦性心动过速、房性或室性期前收缩、心电图出现 ST 段变化及 T 波平坦、奔马律、房室传导阻滞及束支传导阻滞、心房颤动及低血压 |
|---|---|
| 特殊人群用药 | 肝、肾功能不全患者：慎用<br>老年人：慎用<br>妊娠与哺乳期妇女：禁用 |
| 药典 | Chin. P. |
| 国家处方集 | CNF |
| 医保目录 | 【保（甲）】 |
| 基本药物目录 | |
| 其他推荐依据 | |
| ■ 药品名称 | 斑蝥酸钠注射液　Disodium Cantharidinate Injection |
| □ 其他名称 | 奇宁达 |
| 适应证 | 抗肿瘤药。用于原发性肝癌等肿瘤和白细胞低下症，亦可用于肝炎、肝硬化及乙型肝炎病毒携带者 |
| 制剂与规格 | 注射剂：5ml：0.25mg |
| 用法与用量 | 静脉滴注。一日 1 次，每次 2~10ml，以 0.9%氯化钠或 5%~10%葡萄糖注射液适量稀释后滴注 |
| 注意事项 | 1. 肾功能不全者慎用<br>2. 泌尿系统出现刺激反应，可降低用量或暂时停用药 |
| 禁忌 | 尚不明确 |
| 不良反应 | 部分患者泌尿系统可能出现刺激反应，局部静注时偶见红肿、疼痛、压痛 |
| 特殊人群用药 | 肝、肾功能不全患者：尚不明确<br>儿童：尚不明确<br>老年人：尚不明确<br>妊娠与哺乳期妇女：禁用 |
| 药典 | |
| 国家处方集 | |
| 医保目录 | 部分省份【保（乙）】 |
| 基本药物目录 | |
| 其他推荐依据 | 梁传新. 斑蝥酸钠注射液联合肝动脉介入治疗原发性肝癌的疗效观察 [J]. 中国临床研究，2015，28（6）：742-744. |

# 第二章

# 激素类药物

## 第一节 抗雌激素类

| ■ 药品名称 | 他莫昔芬 Tamoxifen |
|---|---|
| 适应证 | 用于女性复发转移乳腺癌，乳腺癌手术后转移的辅助治疗，预防复发 |
| 制剂与规格 | 枸橼酸他莫昔芬片（以他莫昔芬计）：①10mg；②20mg |
| 用法与用量 | 口服：每次 10mg，每日 2 次，也可每次 20mg，每日 2 次 |
| 注意事项 | 1. 生殖系统反应：子宫内膜增厚，治疗前后应进行妇科检查<br>2. 如有骨转移，在治疗初期需定期查血钙<br>3. 运动员慎用 |
| 禁忌 | 妊娠及哺乳期妇女，有眼底疾病者禁用 |
| 不良反应 | 常见食欲减退、恶心、呕吐、腹泻、月经失调、闭经、阴道出血、外阴瘙痒、子宫内膜增生、子宫内膜息肉和子宫内膜癌、面部潮红、皮疹及脱发；偶见白细胞计数和血小板减少、肝功异常；罕见精神错乱、肺栓塞（表现为气短）、血栓形成、乏力、嗜睡 |
| 特殊人群用药 | 肝、肾功能不全患者：有肝功能异常者应慎用<br>妊娠与哺乳期妇女：禁用 |
| 药典 | USP、Eur. P.、Chin. P. |
| 国家处方集 | CNF |
| 医保目录 | 【保（甲）】 |
| 基本药物目录 | |
| 其他推荐依据 | |
| ■ 药品名称 | 托瑞米芬 Toremifene |
| 适应证 | 用于绝经后妇女雌激素受体阳性或不详的转移性乳腺癌 |
| 制剂与规格 | 枸橼酸托瑞米芬片：60mg |
| 用法与用量 | 口服：60mg，每日 1 次 |
| 注意事项 | 1. 治疗前进行妇科检查，检查是否已患有子宫内膜异常。之后最少每年进行 1 次妇科检查 |

| | |
|---|---|
| | 2. 既往有血栓性疾病史的患者一般不接受托瑞米芬治疗，对非代偿性心功能不全及严重心绞痛患者要密切观察<br>3. 骨转移患者在治疗刚开始时可能出现高钙血症，故对这类患者要严密监测 |
| 禁忌 | 有子宫内膜增生症或严重肝衰竭者禁止长期服用。对本品及辅料过敏者禁用。有血栓性疾病史患者禁用。妊娠及哺乳期妇女禁用 |
| 不良反应 | 可见面部潮红、多汗、子宫出血、阴道出血、子宫肥大、子宫息肉、子宫内膜增生、子宫内膜癌、白带增多、恶心、呕吐、便秘、ALT 及 AST 升高、黄疸、皮疹、瘙痒、头晕、头痛、失眠、眩晕、疲乏、抑郁、水肿、体重增加、呼吸困难、一过性角膜不透明、血栓、高钙血症 |
| 特殊人群用药 | 妊娠及哺乳期妇女：禁用 |
| 药典 | |
| 国家处方集 | CNF |
| 医保目录 | 【保（乙）】 |
| 基本药物目录 | |
| 其他推荐依据 | |
| ■ 药品名称 | 来曲唑　Letrozol |
| 适应证 | 用于绝经后妇女的晚期乳腺癌、绝经后妇女雌激素受体阳性的早期乳腺癌的辅助治疗 |
| 制剂与规格 | 来曲唑片：2.5mg |
| 用法与用量 | 口服：每次 2.5mg，每日 1 次。治疗持续到肿瘤出现进展为止 |
| 注意事项 | 1. 没有在肌酐清除率<10ml/min 的女性中使用过来曲唑<br>2. 运动员慎用 |
| 禁忌 | 对本品及其辅料过敏者，儿童，妊娠、哺乳期及绝经前妇女，严重肝功能不全者禁用 |
| 不良反应 | 常见恶心、呕吐、消化不良、便秘、腹泻、食欲减退、食欲增加、体重增加、头痛、头晕、高血压、发热、面部潮红、脱发、多汗、红斑、斑丘疹、银屑病、皮肤疱疹、肌痛、骨痛、关节痛、关节炎、疲乏、虚弱、全身不适、水肿；少见尿道感染、白细胞计数减少、高胆固醇、体重降低、抑郁、焦虑、紧张、易怒、精神不振、嗜睡、失眠、记忆力损伤、感觉障碍、感觉异常、味觉障碍、白内障、眼部刺激、视物模糊、心悸、心动过速、血栓性静脉炎、肺栓塞、动脉血栓、脑血管梗死、低血压、呼吸困难、腹痛、口腔炎、口干、黏膜干燥、ALT 及 AST 升高、瘙痒症、皮肤干燥、风疹、尿频、阴道出血、阴道异常分泌、阴道干燥、乳腺疼痛、发热、口渴，长期应用可致骨质疏松和骨折 |
| 特殊人群用药 | 肝、肾功能不全患者：严重肝功能不全的患者应严密观察<br>儿童：禁用<br>妊娠与哺乳期妇女：禁用 |
| 药典 | USP |
| 国家处方集 | CNF |
| 医保目录 | 【保（乙）】 |

续　表

| 基本药物目录 | |
|---|---|
| 其他推荐依据 | |
| ■ 药品名称 | 依西美坦　Exemestane |
| 适应证 | 适用于他莫昔芬治疗后病情进展的绝经后晚期乳腺癌患者。绝经后妇女雌激素受体阳性的早期乳腺癌的辅助治疗 |
| 制剂与规格 | 依昔美坦片：25mg |
| 用法与用量 | 口服：25mg，一日 1 次，饭后服，治疗持续到肿瘤出现进展为止 |
| 注意事项 | 1. 本品不适用于内分泌状态为绝经前的女性。因此，如临床允许，应进行 LH、FSH 和雌二醇水平的检测以确定是否处于绝经后状态<br>2. 超量服用可使非致命性不良反应增加 |
| 禁忌 | 对本品或其辅料过敏者，绝经前、妊娠及哺乳期妇女，儿童禁用 |
| 不良反应 | 可见面部潮红、恶心、呕吐、畏食、口干、疲乏、发热、出汗、头晕、头痛、失眠、疼痛、皮疹、腹痛、抑郁、脱发、全身或下肢水肿、便秘、消化不良、食欲和体重增加、高血压、焦虑、嗜睡、精神不振、衰弱、血小板减少、淋巴细胞减少、ALT 及 AST 和碱性磷酸酶升高 |
| 特殊人群用药 | 肝、肾功能不全患者：中重度肝肾功能不全者慎用<br>儿童：禁用<br>妊娠与哺乳期妇女：禁用 |
| 药典 | |
| 国家处方集 | CNF |
| 医保目录 | 【保（乙）】 |
| 基本药物目录 | |
| 其他推荐依据 | |
| ■ 药品名称 | 氨鲁米特　Aminoglutethimide |
| 适应证 | 用于绝经后或卵巢切除后的晚期乳腺癌、雌激素受体阳性或孕激素受体阳性的患者 |
| 制剂与规格 | 氨鲁米特片：①0.125g；②0.25g |
| 用法与用量 | 口服：每次 250mg，逐日增至 4 次，维持剂量相同，使用本品期间应同时口服氢化可的松 40mg（早晨及下午 5 时各 10mg，临睡前 20mg），以防止因肾上腺皮质产生氢化可的松减少而引起的脑垂体对肾上腺皮质激素反馈性增加。用于皮质醇增多症时，应根据病情增减剂量 |
| 注意事项 | 本品为芳香化酶抑制剂，用于绝经后的晚期乳腺癌，不适用于绝经前患者。不宜与他莫昔芬合用 |
| 禁忌 | 合并感染，带状疱疹，肝肾功能损害，未控制的糖尿病，甲状腺功能严重减退，对本品严重过敏者，儿童禁用 |
| 不良反应 | 可见发热、皮疹、嗜睡、眩晕、共济失调、眼球震颤、恶心、呕吐、腹泻、骨髓抑制、甲状腺功能减退、直立性低血压、皮肤发黑及女性性征男性化 |

| 特殊人群用药 | 肝、肾功能不全患者：禁用<br>儿童：禁用<br>老年人：老年人肾功能减退，可使药物在体内蓄积引起神经系统毒性，应慎用<br>妊娠与哺乳期妇女：禁用 |
| --- | --- |
| 药典 | USP、Eur. P.、Chin. P. |
| 国家处方集 | CNF |
| 医保目录 | 【保（甲）】 |
| 基本药物目录 | |
| 其他推荐依据 | |

# 第二节　抗雄激素类

| ■ 药品名称 | 氟他胺　Flutamide |
| --- | --- |
| 适应证 | 用于未经治疗，或对激素疗法无效或失效的晚期前列腺癌症患者，可单独使用（睾丸切除或不切除）或与促黄体生成激素释放激素（LHRH）激动剂合用作为治疗局限性 B2~C2（T2b~T4）型前列腺癌症的一部分，本品也可缩小肿瘤体积和加强对肿瘤的控制以及延长无病生存期 |
| 制剂与规格 | 氟他胺片：250mg |
| 用法与用量 | 口服：单一用药或与 LHRH 激动剂联合用药的推荐剂量为每日 3 次，间隔 8 小时，每次250mg。与 LHRH 激动剂联合用药时，两者可同时开始使用，或者在开始使用 LHRH 激动剂前 24 小时使用本品。治疗局限性前列腺癌症的推荐剂量为每日 3 次，间隔 8 小时，每次250mg。本品必须在放疗前 8 周开始使用，且在放疗期间持续使用 |
| 注意事项 | 1. 本品有可能造成肝功能损害，转氨酶高于正常值 2~3 倍的患者不能服用本品。所有的患者必须定期做肝功能检查<br>2. 本品与 LHRH 激动剂联合用药治疗时，应了解每个药可能出现的不良反应，没有医师的指导，患者不可以随意停药或改变剂量方案<br>3. 本品可引起体液潴留，故心脏病患者慎用 |
| 禁忌 | 对本品成分过敏者、妊娠及哺乳期妇女禁用 |
| 不良反应 | 单药应用可见男子乳房发育和（或）乳房触痛，有时伴溢乳；对心血管的潜在性影响比己烯雌酚小；另可见恶心、呕吐、食欲增强、失眠和疲乏、暂时性肝功能异常和肝炎、性欲减退、胃不适、畏食、溃疡痛、胃灼热、便秘、水肿、淤斑、带状疱疹、瘙痒、狼疮样综合征、头痛、头晕、乏力、不适、视物模糊、口渴、胸痛、忧虑、压抑、淋巴水肿、精子数量减少。本品与 LHRH 激动药合用出现热潮红、性欲减低、阳痿、腹泻、恶心、呕吐；联合用药较单一使用氟他胺时男子乳房女性化减少；贫血、白细胞计数减少、非特异性胃肠功能紊乱、注射部位刺痒和皮疹、水肿、神经肌肉症状、黄疸、泌尿系症状、高血压、中枢神经系统不良反应（嗜睡、抑郁、昏迷、忧虑、神经质）、血小板减少、肺间质病、肝炎和光敏感性。其他，如溶血性贫血、巨细胞性贫血、高铁血红蛋白症、光过敏反应（红 |

| | 斑、溃疡、大疱疹和表皮坏死）、琥珀色或黄绿色尿、黄疸、肝性脑病、肝坏死、高血糖、糖尿病恶化、恶性男性乳房瘤、肝功能紊乱、血尿素氮升高、血肌酐升高、血清睾酮反馈性升高、心悸 |
| --- | --- |
| 特殊人群用药 | 禁用 |
| 药典 | USP、Eur. P. |
| 国家处方集 | CNF |
| 医保目录 | 【保（乙）】 |
| 基本药物目录 | |
| 其他推荐依据 | |

# 第三章

# 生物反应调节药

| ■ 药品名称 | 白细胞介素-2　Interleukin-2 |
|---|---|
| 适应证 | 1. 用于肾细胞癌、黑色素瘤、乳腺癌、膀胱癌、肝癌、直肠癌、淋巴癌、肺癌等恶性肿瘤的治疗，用于癌性胸腹腔积液的控制，也可以用于淋巴因子激活的杀伤细胞的培养<br>2. 用于手术、放疗及化疗后的肿瘤患者的治疗，可增强机体免疫功能 |
| 制剂与规格 | 注射用重组人白细胞介素-2：①10 万 IU；②20 万 IU；③50 万 IU；④100 万 IU；⑤150 万 IU；⑥200 万 IU |
| 用法与用量 | 1. 皮下注射：每次 60 万~100 万 $IU/m^2$，用 2ml 溶解液溶解，皮下注射每周 3 次，6 周为一疗程<br>2. 静脉滴注：每次 40 万~80 万 $IU/m^2$，溶于 500ml 生理盐水，滴注不少于 4 小时，每周 3 次，4~6 周为一疗程<br>3. 胸腔注入：用于癌性胸腔积液，每次 100 万~200 万 $IU/m^2$，尽量抽去腔内积液，每周 1~2 次，2~4 周（或积液消失）为一疗程<br>4. 肿瘤病灶局部给药：根据瘤体大小决定给药剂量，隔日 1 次，每次每个病灶注射不少于 10 万 IU，4~6 周为一疗程 |
| 注意事项 | 1. 下列情况慎用：妊娠及哺乳妇女、儿童、有严重心脑肾并发症的老年人<br>2. 本品加生理盐水溶解后为透明液体，如遇有浑浊、沉淀等现象，不宜使用。药瓶开启后，应一次使用完，不得多次使用<br>3. 使用本品低剂量、长疗程可降低毒性，并且可维持抗肿瘤活性<br>4. 药物过量可引起毛细血管渗漏综合征，表现为低血压、末梢水肿、暂时性肾功能不全等，应立即停用，对症处理 |
| 禁忌 | 禁用于：对本品成分有过敏史的患者；高热、严重心脏病、低血压者，严重心肾功能不全者，肺功能异常或进行过器官移植者；重组人白介素-2 既往用药史中出现过与之相关的毒性反应，包括持续性室性心动过速，未控制的心律失常，胸痛并伴有心电图改变、心绞痛或心肌梗死，肾衰竭需透析>72 小时，昏迷或中毒性精神病>48 小时，顽固性或难治性癫痫，肠局部缺血或穿孔，消化道出血需外科手术 |
| 不良反应 | 常见发热、寒战，与用药剂量有关，一般是一过性发热（38℃左右），亦可有寒战高热，停药后 3~4 小时体温多可自行恢复到正常；恶心、呕吐、类感冒症状；皮下注射者局部可出现红肿、硬结、疼痛，所有不良反应停药后均可自行恢复；使用较大剂量时，本品可引起毛细血管渗漏综合征，表现为低血压，末梢水肿、暂时性肾功能不全等；使用本品应严格掌握安全剂量，并对症治疗；为减轻寒战和发热，可于白细胞介素-2 应用前 1 小时肌内注射异丙嗪 25mg 或口服对乙酰氨基酚 0.5g，吲哚美辛 25mg，最多一日可服用 3 次；皮疹和瘙痒可用抗组胺药治疗；呕吐可用止吐药对症治疗。严重低血压可用多巴胺等升压药 |
| 特殊人群用药 | 儿童：慎用<br>老年人：慎用<br>妊娠与哺乳期妇女：慎用 |

续　表

| 药典 | |
|---|---|
| 国家处方集 | CNF |
| 医保目录 | 【保（乙）】 |
| 基本药物目录 | |
| 其他推荐依据 | |
| ■ 药品名称 | 干扰素 α1b　Interferon α1b |
| 适应证 | 本品具有抗病毒与抗肿瘤作用，可用于移动恶性肿瘤，如慢性粒细胞白血病、毛细胞白血病、黑色素瘤、淋巴瘤以及乳腺癌、膀胱癌等的辅助治疗也有良好疗效 |
| 制剂与规格 | 干扰素 α1b 注射液：①6μg：0.5ml；②10μg：0.5ml；③20μg：0.5ml；④10μg：1ml；⑤30μg：1ml；⑥40μg：1ml；⑦50μg：1ml |
| 用法与用量 | 本品可肌内注射、皮下注射和病灶注射：<br>1. 慢性粒细胞性白血病：本品 10~30μg/次，每日 1 次，皮下或肌内注射，第二周后改为30~50μg/次，每日 1 次，皮下或肌内注射，连续用药 6 个月。可根据病情适当调整，缓解后可改为隔日注射<br>2. 毛细胞白血病：本品 30~50μg/次，每日 1 次，皮下或肌内注射，连续用药 6 个月以上。缓解后可改为隔日注射<br>3. 肿瘤：视病情可延长疗程。开始时可皮下或肌内注射 30~50μg，每日或隔日注射 |
| 注意事项 | 1. 过敏体质，特别是对抗菌药过敏者，应慎用本品。在使用过程中如发生过敏反应应立即停药，并给予相应治疗<br>2. 本品溶解后应一次用完，不得分次使用 |
| 禁忌 | 禁用于：已知对干扰素制品过敏者；有心绞痛、心肌梗死病史以及其他严重心血管病史者；有其他严重疾病不能耐受本品的不良反应者；癫痫和其他中枢神经系统功能紊乱者；有间质性肺炎病史患者 |
| 不良反应 | 可见发热、疲乏、头痛、肌痛、关节痛、食欲减退、恶心、粒细胞计数减少、血小板减少等。如出现上述患者不能耐受的严重不良反应时，应减少剂量或停药，并给予必要的对症治疗。另可能有间质性肺炎发生 |
| 特殊人群用药 | 儿童：本品治疗儿童病毒性肝炎是可行的。推荐采用渐进式治疗，从小剂量逐步过渡到正常治疗剂量，近期不良反应可明显减少、减轻。应在儿科医师严密观察下使用<br>老年人：本品可在老年患者中应用，但患有禁忌证的例外。对年老体衰不能耐受可能发生的不良反应者应十分谨慎，应在医师严密观察下应用。使用较大剂量时尤应谨慎，必要时可先用小剂量，逐渐加大剂量，可以减少不良反应<br>妊娠与哺乳期妇女：慎用，在病情十分需要时，由医师指导使用 |
| 药典 | Chin. P. |
| 国家处方集 | CNF |
| 医保目录 | 【保（乙）】 |
| 基本药物目录 | |
| 其他推荐依据 | |

续　表

| ■ 药品名称 | 干扰素 γ　Interferonγ |
|---|---|
| 适应证 | 本品具有抗病毒与抗肿瘤作用，可用于移动恶性肿瘤，如慢性粒细胞白血病、毛细胞白血病、黑色素瘤、淋巴瘤以及乳腺癌、膀胱癌等的辅助治疗也有良好疗效 |
| 制剂与规格 | 注射用重组人干扰素 γ：①100 万 IU；②200 万 IU |
| 用法与用量 | 本品可肌内、皮下注射和病灶注射，与其他抗肿瘤药并用疗效更好<br>1. 开始时每天肌内注射 50 万 IU，连续 3~4 天后，如无明显不良反应，将剂量增到每天 100 万 IU，第二个月开始改为隔天 150 万~200 万 IU 肌内注射，总疗程 3 个月<br>2. 前 3 个月，每日注射 100 万 IU，后 6 个月，隔日注射 100 万 IU，总疗程 9 个月 |
| 注意事项 | 1. 凡有明显过敏体质，特别是对抗菌药有过敏史者，本品应慎用，必须使用时应先用本品做皮肤试验（5000IU 皮下注射），阴性者方可使用<br>2. 制品溶解后应一次用完，不得分次使用 |
| 禁忌 | 禁用于：对干扰素、大肠埃希菌来源的制品过敏者；有心绞痛、心肌梗死史及其他严重心血管病史者；有其他严重疾病而不能耐受本品可能出现的不良反应者；癫痫和其他中枢神经系统功能紊乱者；有间质性肺炎病史患者 |
| 不良反应 | 发热常在开始用药阶段发生，在注射后 3~4 小时后出现，多数为低热（38℃以下），仅少数在 38℃以上，持续数小时自行消退；一般用药 2~4 日后即不再有发热反应；疲劳、不适、头痛、肌痛、关节痛、食欲减退、恶心；粒细胞计数减少、血小板减少，一般为一过性和可逆性，能自行恢复。如出现上述患者不能忍受的严重不良反应时应减少剂量或停药，并给予对症治疗。可能有间质性肺炎发生 |
| 特殊人群用药 | 儿童：应在儿科医师严密观察下谨慎使用（特别是幼龄儿童）<br>老年人：应慎重考虑是否能耐受本品可能发生的不良反应，应在医师严密观察下谨慎使用。必要时可先用小剂量，然后逐渐加大剂量，可减少不良反应<br>妊娠与哺乳期妇女：应慎重考虑是否能耐受本品可能发生的不良反应，应在医师严密观察下谨慎使用。必要时可先用小剂量，然后逐渐加大剂量，可减少不良反应 |
| 药典 | Eur. P. |
| 国家处方集 | CNF |
| 医保目录 | |
| 基本药物目录 | |
| 其他推荐依据 | |
| ■ 药品名称 | 草分枝杆菌 F. U. 36　Mycobacterium Phlei F. U. 36 |
| 适应证 | 本品为免疫增强剂，用于肿瘤的辅助治疗 |
| 制剂与规格 | 草分枝杆菌 F. U. 36 注射液：1ml∶1.72μg（以草分枝杆菌 F. U. 36 干重计） |
| 用法与用量 | 深部肌内注射：1 次/周，一次 1.72μg，疗程 6~9 个月 |
| 注意事项 | 1. 使用前需振摇，不应有摇不散的凝块及异物，安瓿有裂纹或有异物者不可用<br>2. 注意注射部位，可选择臀部上外侧用 50mm 或 60mm 注射针进行深部肌内注射。每次注射前需认真观察注射部位症状，如出现红肿、硬结应暂停注射<br>3. 注射本品时，患者应平卧 |

**续　表**

| | |
|---|---|
| 禁忌 | 高热患者或患者虚弱时禁用 |
| 不良反应 | 本品耐受性好，偶见注射部位发红，但可较快消失，此种反应可能是药效反应。注射后 2~3 日偶见出现疲倦、痰多，在局部或在病灶的皮肤部位有轻微疼痛并伴轻微烧灼感，特别是注射方法不当会加重此不良反应 |
| 特殊人群用药 | 尚不明确 |
| 药典 | |
| 国家处方集 | CNF |
| 医保目录 | 【保（乙）】 |
| 基本药物目录 | |
| 其他推荐依据 | |
| ■ 药品名称 | 注射用核糖核酸Ⅱ　Ribonucleic Acid for Injection Ⅱ |
| □ 其他名称 | BP 素，延比尔 |
| 适应证 | 免疫调节药。适用于胰腺癌、肝癌、胃癌、肺癌、乳腺癌、软组织肉瘤及其他癌症的辅助治疗，对乙型肝炎的辅助治疗有较好的效果。本品亦可用于其他免疫功能低下引起的各种疾病 |
| 制剂与规格 | 注射剂：①50mg；②100mg |
| 用法与用量 | 静脉注射或肌内注射：以 5% 葡萄糖注射液或 0.9% 氯化钠注射液溶解后静脉注射，100~300mg（2~6 支），一日 1 次；以 2ml 无菌生理盐水或无菌注射用水溶解后肌内注射，50~100mg（1~2 支），一日 1 次 |
| 注意事项 | 1. 给药后如出现荨麻疹、体温升高者应停止使用<br>2. 注射部位红肿直径在 10cm 以上者应停止使用<br>3. 过敏体质患者慎用<br>4. 据文献报道，本品与甲磺酸培氟沙星葡萄糖注射液、硫酸依替米星注射液、葡萄糖酸依诺沙星注射液序贯使用时，可出现浑浊现象，在临床用药中应避免与上述药物直接接触，两种药物使用应间隔一段时间<br>5. 静脉滴注时，建议滴速小于 40 滴/分。首次用药，宜选用小剂量，慢速滴注<br>6. 本品应在有抢救条件的医疗机构使用，应对患者用药全过程监护（特别是前 30 分钟），防止突发事件，对有严重过敏史/首次用药的患者用药应慎重。 |
| 禁忌 | 对本品过敏者禁用 |
| 不良反应 | 上市后监测收集到以下不良事件：<br>1. 过敏反应：皮疹、瘙痒、潮红、发绀、血压下降、喉头水肿、过敏性休克等<br>2. 全身性反应：头晕、畏寒、寒战、发热、乏力、面色苍白、多汗、抽搐、意识模糊等<br>3. 呼吸系统：咳嗽、呼吸急促、咽喉痛等<br>4. 心脑血管系统：心悸、胸闷、心律失常、血压升高等<br>5. 皮肤及其附件：局部红肿、红斑疹、斑丘疹、荨麻疹等<br>6. 消化系统：恶心、呕吐、口干、腹泻、胃部不适等<br>7. 用药部位：注射部位疼痛、红肿、麻木、静脉炎等 |

续　表

| 特殊人群用药 | 肝、肾功能不全患者：尚不明确<br>儿童：本品未进行该项实验且无可靠参考文献<br>老年人：本品未进行该项实验且无可靠参考文献<br>妊娠与哺乳期妇女：本品未进行该项实验且无可靠参考文献 |
| --- | --- |
| 药典 | |
| 国家处方集 | |
| 医保目录 | 部分省份【保（乙）】 |
| 基本药物目录 | |
| 其他推荐依据 | 胡刚琴，张浩中. 注射用核糖核酸Ⅱ联合艾迪注射液治疗晚期肺癌的近期疗效分析［J］. 医药卫生：全文版，2016（10）：293，295. |
| ■ 药品名称 | 乌苯美司胶囊　Ubenimex Capsules |
| □ 其他名称 | 天地佳 |
| 适应证 | 本品可增强免疫功能，用于抗癌化疗、放疗的辅助治疗，老年性免疫功能缺陷等。可配合化疗、放疗及联合应用于白血病、多发性骨髓瘤、骨髓增生异常综合征及造血干细胞移植后，以及其他实体瘤患者 |
| 制剂与规格 | 胶囊：30mg |
| 用法与用量 | 成人，一日30mg，早晨空腹口服；儿童酌减，或遵医嘱。如症状缓解，可每周服用2~3次 |
| 注意事项 | 未进行该项实验且无可靠参考文献 |
| 禁忌 | 未进行该项试验且无可靠参考文献 |
| 不良反应 | 偶有皮疹、瘙痒、头痛、面部水肿和一些消化道反应，如恶心、呕吐、腹泻、软便。个别服用者可出现氨基转移酶［AST（GOT）、ALT（GPT）］升高，均属轻度，一般在口服过程中或停药后消失 |
| 特殊人群用药 | 肝、肾功能不全患者：尚不明确<br>儿童：儿童用药的安全性尚未确定，应慎重用药<br>老年人：一般高龄患者的生理功能有所下降，应慎重用药<br>妊娠与哺乳期妇女：动物试验表明本品可能导致胎儿发育不全，孕妇或有妊娠可能的妇女应该权衡利弊，慎重用药。动物试验表明本品可经乳汁分泌，哺乳期妇女应避免使用本品 |
| 药典 | Chin. P. |
| 国家处方集 | CNF |
| 医保目录 | 【保（乙）】 |
| 基本药物目录 | |
| 其他推荐依据 | 徐建伟. 黄新恩. 霍介格. 乌苯美司胶囊对晚期胃癌化疗患者影响的临床研究［J］. 癌症进展，2010，8（6）：626-629. |

# 第四章
# 靶向治疗

## 第一节　单克隆抗体药

| ■ 药品名称 | 利妥昔单抗　Rituximab |
| --- | --- |
| 适应证 | 用于复发或耐药的滤泡性中央型淋巴瘤（国际工作分类 B、C 和 D 亚型的 B 细胞非霍奇金淋巴瘤）的治疗。未经治疗的 CD20 阳性的 Ⅲ～Ⅳ 期滤泡型非霍奇金淋巴瘤，患者应与标准 CVP 治疗（环磷酰胺、长春新碱和泼尼松）8 个周期联合治疗。CD20 阳性弥漫大 B 细胞性非霍奇金淋巴瘤（DLBCL）应与标准 CHOP 化疗（环磷酰胺、多柔比星、长春新碱、泼尼松）8 个周期联合治疗 |
| 制剂与规格 | 利妥昔单抗注射液：①10ml：100mg；②50ml：500mg |
| 用法与用量 | 静脉滴注：推荐剂量为 $375mg/m^2$，静脉滴入，每周 1 次，共给药 4 次。每次滴注利妥昔单抗前应预先使用镇痛剂（如对乙酰氨基酚）和抗组胺药（如苯海拉明）（开始滴注前 30～60 分钟） |
| 注意事项 | 1. 细胞因子释放综合征或肿瘤溶解综合征，出现严重细胞因子释放综合征的患者应立即停止滴注，并给予积极的对症治疗<br>2. 超敏反应<br>3. 约 50% 接受利妥昔单抗治疗的患者会出现输液相关不良反应，大约 10% 的患者较严重，可出现低血压、呼吸困难和支气管痉挛<br>4. 滴注利妥昔单抗期间可能出现一过性低血压，所以滴注利妥昔单抗前 12 小时以及滴注期间应该考虑停用抗高血压药。有心脏病史的患者在滴注过程中应严密监护<br>5. 可能导致严重的皮肤黏膜反应<br>6. 定期监测全血细胞计数，骨髓功能差的患者慎用 |
| 禁忌 | 已知对本品的任何组分和鼠蛋白过敏的患者禁用 |
| 不良反应 | 可见疼痛、全身不适、腹胀、腹泻、消化不良、厌食症、淋巴结病高血压、心动过速、直立性低血压、心律失常、高血糖、外周水肿、LDH 增高、低钙血、肌张力增高、头晕、焦虑、感觉异常、激惹、失眠、神经质、咳嗽、鼻窦炎、支气管炎、呼吸道疾病，阻塞性细支气管炎、出汗、单纯疱疹、带状疱疹、泪液分泌疾病、结膜炎及味觉障碍 |
| 特殊人群用药 | |
| 药典 | |
| 国家处方集 | CNF |
| 医保目录 | |

续　表

| 基本药物目录 | |
|---|---|
| 其他推荐依据 | |
| ■ 药品名称 | 曲妥珠单抗　Tratuzumab |
| 适应证 | 用于 HER2 过度表达的转移性乳腺癌：作为单一药物治疗已接受过 1 个或多个化疗方案的转移性乳腺癌；与紫杉醇或者多西他赛联合，用于未接受化疗的转移性乳腺癌患者 |
| 制剂与规格 | 注射用曲妥珠单抗：440mg |
| 用法与用量 | 静脉滴注：初次负荷量为 4mg/kg。静脉输注 90 分钟以上。维持剂量为 2mg/kg。如初次负荷量可耐受，则此剂量可静脉输注 30 分钟。维持治疗直至疾病进展 |
| 注意事项 | 1. 与蒽环类药物和环磷酰胺合用时心脏不良事件风险增加。治疗前应进行全面的基础心脏评估，治疗中应评估左心室功能，若出现显著的左心室功能减退应考虑停药<br>2. 不能使用 5% 葡萄糖注射液为溶剂，因其可使蛋白凝固，也不可与其他药物混合输注 |
| 禁忌 | 对本品或其他成分过敏者、妊娠及哺乳期妇女禁用 |
| 不良反应 | 1. 血液系统：可见白细胞计数减少、血小板减少、贫血<br>2. 消化系统：可见肝毒性、畏食、便秘、腹泻、消化不良、腹胀、恶心、呕吐<br>3. 循环系统：可见周围水肿、心功能不全、血管扩张、低血压<br>4. 中枢神经系统：可见焦虑、抑郁、眩晕、失眠、感觉异常、嗜睡、疲乏、寒战、发热、关节痛和肌肉痛<br>5. 呼吸系统：可见哮喘、咳嗽增多、感冒样症状、感染、呼吸困难、鼻出血、肺部疾病、胸腔积液、咽炎、鼻炎、鼻窦炎<br>6. 皮肤系统：可见瘙痒及皮疹 |
| 特殊人群用药 | 妊娠与哺乳期妇女：禁用 |
| 药典 | |
| 国家处方集 | CNF |
| 医保目录 | |
| 基本药物目录 | |
| 其他推荐依据 | |
| ■ 药品名称 | 西妥昔单抗　Cetuximab |
| 适应证 | 西妥昔单抗与伊立替康联合用药治疗表达表皮生长因子受体（EGFR）、经含伊立替康细胞毒治疗失败后的转移性结直肠癌 |
| 制剂与规格 | 西妥昔单抗注射液：50ml：100mg |
| 用法与用量 | 静脉滴注：初始剂量为 400mg/m²，时间为 120 分钟，其后每周的给药剂量为 250mg/m²。时间为 60 分钟，最大滴注速率不得超过 10mg/min。治疗持续至病情进展 |
| 注意事项 | 1. 出现轻度超敏反应，应减慢西妥昔单抗的滴注速率，一旦发生严重超敏反应，应立即并永久停用本品，并进行紧急处理<br>2. 发生严重的皮肤反应，须中断治疗<br>3. 注意监测血清中的镁的水平，需要时应补充镁 |

续　表

|  | 4. 每一次使用本品前都应给予抗组胺药物治疗 |
| --- | --- |
| 禁忌 | 已知对本品有严重超敏反应（3级或4级）者、妊娠及哺乳期妇女禁用 |
| 不良反应 | 可见急性气道阻塞、支气管痉挛、喘鸣、声音嘶哑、语言困难、风疹、低血压、发热、寒战、恶心、皮疹、结膜炎、呼吸困难、粉刺样皮疹、指甲病、甲床炎、低镁血症 |
| 特殊人群用药 | 妊娠与哺乳期妇女：禁用 |
| 药典 |  |
| 国家处方集 | CNF |
| 医保目录 |  |
| 基本药物目录 |  |
| 其他推荐依据 |  |
| ■ 药品名称 | 贝伐单抗　Bevacizumab |
| 适应证 | 与氟尿嘧啶/叶酸联合或与氟尿嘧啶/叶酸/伊立替康联合，用于一线治疗转移性结直肠癌 |
| 制剂与规格 | 贝伐单抗注射液：①4ml：100mg；②16ml：400mg |
| 用法与用量 | 静脉滴注：一次5mg/kg，14日给药1次。用9%氯化钠注射液稀释，时间超过90分钟。之后给药可在化疗前或化疗后，如耐受性好，滴注时间可缩短 |
| 注意事项 | 1. 本药可能导致胃肠穿孔、手术和伤口愈合并发症、严重或致命的出血<br>2. 高血压危象、严重动脉血栓者、术前或重大手术后28日内及近期咯血患者禁用 |
| 禁忌 | 对活性物质或辅料成分过敏者、对中国仓鼠卵巢细胞产品或其他重组人类或人源抗体过敏者禁用 |
| 不良反应 | 可见胃肠道穿孔、出血、动脉血栓、衰弱、腹泻、恶心、疼痛、高血压、蛋白尿、伤口愈合减慢、可逆性后脑白质病综合征（RPLS）、肿瘤相关出血、黏膜皮肤出血、血栓栓塞、充血性心力衰竭、心肌病、中性粒细胞或白细胞计数减少 |
| 特殊人群用药 | 妊娠与哺乳期妇女：妊娠期妇女应慎用，哺乳期妇女应停止哺乳 |
| 药典 |  |
| 国家处方集 | CNF |
| 医保目录 |  |
| 基本药物目录 |  |
| 其他推荐依据 |  |

## 第二节　酪氨酸激酶抑制药

| ■ 药品名称 | 吉非替尼　Gefitinib |
|---|---|
| 适应证 | 既往接受过铂类和多西紫杉醇治疗或不适于化疗的晚期或转移性非小细胞肺癌 |
| 制剂与规格 | 吉非替尼片：0.25g |
| 用法与用量 | 口服：一次250mg。一日1次，空腹或与食物同服 |
| 注意事项 | 1. 偶可发生间质性肺病。如果患者气短、咳嗽和发热等呼吸道症状加重，应中断本品治疗，立即进行检查<br>2. 应告诫患者有眼部症状，严重或持续的腹泻、恶心、呕吐或畏食加重时应立即就医<br>3. 定期监测肝功能，氨基转移酶严重升高者停药<br>4. 治疗期间可出现乏力症状 |
| 禁忌 | 对本品或赋形剂有严重过敏反应者、妊娠及哺乳期妇女禁用 |
| 不良反应 | 可见腹泻、口腔黏膜炎、口腔溃疡、胰腺炎、脓疱性皮疹、指甲异常、多形性红斑、血管性水肿、荨麻疹、皮肤干燥、瘙痒、痤疮、肝功能异常、疲乏、脱发、体重下降、外周性水肿、结膜炎、眼睑炎、睫毛生长异常、弱视、角膜糜烂、角膜脱落、眼部缺血或出血、鼻出血、血尿、INR升高、出血性膀胱炎、胰腺炎、呼吸困难和间质性肺病 |
| 特殊人群用药 | 儿童：不推荐用于儿童或青少年<br>妊娠与哺乳期妇女：禁用 |
| 药典 | |
| 国家处方集 | CNF |
| 医保目录 | |
| 基本药物目录 | |
| 其他推荐依据 | |
| ■ 药品名称 | 厄洛替尼　Erlotinib |
| 适应证 | 用于2个或2个以上化疗方案失败的局部晚期或转移性非小细胞肺癌 |
| 制剂与规格 | 盐酸厄洛替尼片：①25mg；②100mg；③150mg |
| 用法与用量 | 口服：一次150mg，一日1次，进餐前1小时或餐后2小时服用 |
| 注意事项 | 同服华法林或其他双香豆素类抗凝药的患者应定期监测凝血酶原时间或INR |
| 禁忌 | 妊娠及哺乳期妇女禁用 |
| 不良反应 | 可见腹泻、腹痛、食欲下降、疲乏、呼吸困难、咳嗽、恶心、呕吐、感染、口腔黏膜炎、皮疹、荨麻疹、皮肤干燥、结膜炎、干燥性角结膜炎、肝功能异常、ALT及AST和胆红素升高 |
| 特殊人群用药 | 妊娠与哺乳期妇女：禁用 |

续 表

| 药典 | |
| --- | --- |
| 国家处方集 | CNF |
| 医保目录 | |
| 基本药物目录 | |
| 其他推荐依据 | |
| ■ 药品名称 | 索拉非尼　Sorafenib |
| 适应证 | 不能手术的晚期肾细胞癌及远处转移的肝细胞癌 |
| 制剂与规格 | 甲苯磺酸索拉非尼片：0.2g |
| 用法与用量 | 口服：一次400mg，一日2次，空腹或伴低脂、中脂饮食服用，治疗持续至患者不能临床受益或出现不可耐受的毒性反应时剂量可减为0.4g，一日1次，必要时停药 |
| 注意事项 | 1. 治疗期间监测血压变化、出血风险、骨髓抑制<br>2. 有活动性出血倾向的患者应慎用，因本品可能诱发血小板减少、使患者易出现出血、碰伤或血肿等情况<br>3. 肝病、黄疸或肾病患者慎用 |
| 禁忌 | 对本品或非活性成分严重过敏者、妊娠及哺乳期妇女禁用 |
| 不良反应 | 1. 血液系统：可见淋巴细胞减少、白细胞及中性粒细胞减少、血小板减少、贫血、低磷血症、低钠血症、脱水<br>2. 消化系统：可见腹泻、便秘、食欲减退、恶心、呕吐、吞咽困难、口腔炎、脂肪酶升高、淀粉酶升高、胰腺炎<br>3. 中枢神经系统：可见发热、头痛、面部潮红、抑郁、疲乏、虚弱、耳鸣<br>4. 生殖系统：可见阴茎勃起功能障碍、男性乳房发育<br>5. 皮肤及软组织：可见皮疹、皮肤脱屑、瘙痒、红斑、皮肤干燥、脱发、手足综合征<br>6. 其他：可见血压升高、肢体疼痛，关节炎、声嘶 |
| 特殊人群用药 | 儿童：本品在儿童患者中的安全性和有效性尚未得到验证<br>妊娠与哺乳期妇女：禁用 |
| 药典 | |
| 国家处方集 | CNF |
| 医保目录 | |
| 基本药物目录 | . |
| 其他推荐依据 | |
| ■ 药品名称 | 舒尼替尼　Sunitinib |
| 适应证 | 用于伊马替尼后出现疾病进展或对伊马替尼不耐受的胃肠道间质瘤、晚期肾细胞癌 |
| 制剂与规格 | 苹果酸舒尼替尼胶囊：①12.5mg；②25mg；③37.5mg；④50mg |
| 用法与用量 | 口服：一次50mg，一日1次，服药4周，随后2周停药。与食物同服或不同服均可 |

续　表

| | |
|---|---|
| 注意事项 | 1. 如果患者的射血分数<50%以及射血分数低于基线20%，但没有充血性心力衰竭的临床表现，则应减少本药剂量或停药。如果患者出现充血性心力衰竭的临床表现时，应停用本药<br>2. 如果患者出现严重高血压可暂时停用本药，一旦高血压受控，可重新使用<br>3. 出现胃肠道不良反应时，可用止吐药或抗腹泻药治疗 |
| 禁忌 | 对本品或非活性成分严重过敏者禁用 |
| 不良反应 | 1. 消化系统：可见食欲减退、畏食、消化不良、恶心、呕吐、腹泻、腹痛、便秘、味觉改变、黏膜炎、口腔炎、ALT 及 AST 升高、脂肪酶、碱性磷酸酶、淀粉酶、总胆红素、间接胆红素、肌酐升高<br>2. 循环系统：可见左心室功能障碍、左室射血分数下降、心电图 QT 间期延长、静脉血栓事件、高血压、外周性水肿、可逆性后脑白质脑病综合征<br>3. 中枢神经系统：可见发热、头晕、头痛、背痛、关节痛、四肢痛、疲乏、体重改变、灵敏性下降、神精功能改变、视力丧失、结膜炎、嗜睡<br>4. 呼吸系统：可见呼吸困难<br>5. 血液系统：可见出血、低血钾、高血钠、血小板减少、白细胞减少、淋巴细胞减少及甲状腺功能减退<br>6. 皮肤及软组织：可见皮疹、手足综合征、皮肤变色 |
| 特殊人群用药 | 妊娠与哺乳期妇女：哺乳期妇女用药时应停止哺乳 |
| 药典 | |
| 国家处方集 | CNF |
| 医保目录 | |
| 基本药物目录 | |
| 其他推荐依据 | |
| ■ 药品名称 | 伊马替尼　Imatinib |
| 适应证 | 用于慢性髓性白血病（CML）急变期、加速期或 α-干扰素治疗失败后的慢性期患者，不能切除和（或）发生转移的恶性胃肠道间质肿瘤（GIST）的成人患者 |
| 制剂与规格 | 甲磺酸伊马替尼片：①100mg；②400mg |
| 用法与用量 | 口服：成人每日 1 次。儿童和青少年每日 1 次或分 2 次服用（早晨和晚上）。宜在进餐时服药，并饮一大杯水，不能吞咽胶囊的患者（儿童），可以将胶囊内药物分散于水或苹果汁中。CML 慢性期患者的推荐剂量为 400mg/d，对急变期和加速期患者为 600mg/d。只要有效，就应持续服用。对不能切除和（或）转移的恶性 GIST 患者，本品的推荐剂量为 400mg/d。在治疗后未能获得满意的反应，如果没有药物不良反应，剂量可考虑从 400mg/d 增加到 600mg/d |
| 注意事项 | 1. 本品可致水潴留，从而加重或导致心力衰竭，儿童患者水潴留可能不出现可以识别的水肿，青光眼患者慎用<br>2. 可能出现胃肠道出血和肿瘤内出血，在治疗初期应检测患者的胃肠道症状<br>3. 有肝损害者慎用<br>4. 定期检查血象、肝功能 |
| 禁忌 | 对本品活性物质或任何赋形剂过敏者、妊娠及哺乳期妇女禁用 |

**续　表**

| | |
|---|---|
| **不良反应** | 常见有疲乏、全身水肿、恶心、呕吐、腹泻、消化不良、腹痛、腹胀、胀气、便秘、口干、尿潴留、发热、疲劳、畏寒、体重增加、中性粒细胞计数减少、血小板减少、贫血、发热性中性粒细胞减少、全血细胞减少、食欲减退、头痛、头晕、味觉障碍、感觉异常、失眠、结膜炎、流泪增多、胸腔积液、鼻出血、皮炎、湿疹、皮疹、眼睑肿胀、眶周肿、瘙痒、红皮症、皮肤干燥、脱发、盗汗、肌痉挛、疼痛性肌痉挛、骨骼肌痛包括关节肿胀；偶见有脱水、高尿酸血症、低钾血症、低钠血症、食欲增加、晕厥、偏头痛、周围神经病变、出血性卒中、嗜睡、眼刺激症状、视物模糊、结膜出血、眼干、眶周水肿、肺水肿、心动过速、心力衰竭、血肿、高血压；罕见乳房肿大、男性乳房女性化、坐骨神经痛、肌酐升高、肾衰竭、引导阴囊水肿、紫癜、指甲断裂、多汗、高胆红质症、荨麻疹、光敏反应 |
| **特殊人群用药** | 肝、肾功能不全患者：有肝功能损害者慎用<br>儿童：儿童患者水潴留可能不出现可以识别的水肿、水潴留可以加重或导致心力衰竭，严重心力衰竭者、青光眼的患者应慎用<br>妊娠与哺乳期妇女：禁用 |
| **药典** | |
| **国家处方集** | CNF |
| **医保目录** | |
| **基本药物目录** | |
| **其他推荐依据** | |

# 第五章

# 免疫系统用药

## 第一节　免疫抑制剂

| ■ 药品名称 | 环孢素　Ciclosporin |
|---|---|
| 适应证 | 用于预防及治疗骨髓移植时发生的移植物抗宿主反应（GVHD） |
| 制剂与规格 | 1. 环孢素胶囊：①10mg；②25mg；③50mg；④100mg<br>2. 环孢素注射液：5ml：250mg<br>3. 环孢素口服液（微乳化溶液）：50ml：5g |
| 用法与用量 | 用于骨髓移植。预防 GVHD 时移植前 1 天起先用环孢素注射液，一日 2.5mg/kg，分 2 次静脉滴注，待胃肠反应消失后（0.5~1 个月），改服本品，起始剂量一日 6mg/kg，分 2 次口服，1 个月后缓慢减量，总疗程半年左右。治疗 GVHD 时，单独或在原用糖皮质激素基础上加用本品，一日 2~3mg/kg，分 2 次口服，待病情稳定后缓慢减量，总疗程半年以上 |
| 注意事项 | 1. 下列情况慎用：肝肾功能不全者，高钾血症、感染、肠道吸收不良和对本品不耐受者等<br>2. 用药期间，定期监测肝、肾功能和监测血药浓度，以调整用药剂量，还应定期检查血压、血脂、血钾和镁<br>3. 若本品已引起肾功能不全或有持续负氮平衡，应立即减量或停用<br>4. 若发生感染，应立即用抗菌药治疗，本品亦应减量或停用<br>5. 本药可增加感染、淋巴瘤和皮肤恶性肿瘤的风险，应与肾上腺皮质类激素联用，但不应与其他免疫抑制药联用<br>6. 注意药物相互作用 |
| 禁忌 | 对环孢素及任何赋形剂过敏、严重肝肾损害、未控制的高血压、感染及恶性肿瘤者，孕妇和哺乳期妇女禁用 |
| 不良反应 | 1. 常见畏食、恶心、呕吐、齿龈增生伴出血、疼痛，约 1/3 用药者有肾毒性，可出现血清肌酐及尿素氮增高、肾小球滤过率减低等肾功能损害、高血压等。牙龈增生一般在停药 6 个月后消失。慢性、进行性肾中毒多于治疗后约 12 个月发生<br>2. 少见惊厥，其原因可能与本品对肾毒性及低镁血症有关。此外本品尚可引起 ALT 及 AST 升高、胆汁淤积、高胆红素血症、高血糖、多毛症、手震颤、高尿酸血症伴血小板减少、溶血性贫血、四肢感觉异常、下肢痛性痉挛等。此外，有报道本品可促进 ADP 诱发血小板聚集，增加血栓烷 $A_2$ 的释放和凝血活酶的生成，增强因子Ⅶ的活性，减少前列环素产生，诱发血栓形成<br>3. 罕见胰腺炎、白细胞减少、雷诺病、糖尿病、血尿等（过敏反应一般只发生在经静脉途径给药的患者，表现为面颈部发红、气喘、呼吸短促等）。产生各种不良反应大多与使用剂量过大有关，预防的方法是经常监测本品的血药浓度，调节本品的全血浓度，维持在 |

续 表

| | |
|---|---|
| | 临床能起免疫抑制作用而不致有严重不良反应的范围内。有报道认为如在下次服药前测得的本品全血谷浓度为100~200ng/ml，则可达上述效应。如发生不良反应，应立即给予相应的治疗，并减少本品的用量或停用 |
| 特殊人群用药 | 肝、肾功能不全患者：慎用<br>儿童：儿童用量可按体重或稍大于成人剂量计算<br>老年人：老年人因易合并肾功能不全，故应慎用本品<br>妊娠与哺乳期妇女：本品由乳汁分泌，可对哺乳婴儿产生危害，故服用本品的母亲不得哺乳 |
| 药典 | USP、Eur. P.、Chin. P.、Jpn. P. |
| 国家处方集 | CNF |
| 医保目录 | 【保（甲）】 |
| 基本药物目录 | |
| 其他推荐依据 | |

# 第二节 免疫增强剂

| ■ 药品名称 | 盐酸左旋咪唑 Levamisole Hydrochloride |
|---|---|
| 适应证 | 用于肺癌、乳腺癌手术后或急性白血病、恶性淋巴瘤化疗后的辅助治疗 |
| 制剂与规格 | 1. 盐酸左旋咪唑片：①5mg；②25mg；③50mg<br>2. 盐酸左旋咪唑肠溶片：①25mg；②50mg<br>3. 盐酸左旋咪唑颗粒：10g：50mg<br>4. 盐酸左旋咪唑糖浆：①100ml：0.8g；②500ml：4.0g；③2000ml：16.0g<br>5. 盐酸左旋咪唑栓：①50mg；②100mg；③150mg |
| 用法与用量 | 癌瘤的辅助治疗：1日量150~250mg，每日3次，连服3日，休息1周，然后再进行下一疗程 |
| 注意事项 | 1. 类风湿性关节炎患者服用本品后易诱发粒细胞缺乏症<br>2. 舍格伦综合征（Sjogren Syndrome，又称干燥综合征）患者慎用<br>3. 对患者进行适宜的血液学和肝功能的检测 |
| 禁忌 | 肝肾功能不全者、肝炎活动期患者、妊娠妇女早期、原有血吸虫病者禁用 |
| 不良反应 | 1. 常见恶心、呕吐、腹痛等<br>2. 少见味觉障碍、疲惫、头晕、头痛、关节酸痛、神志混乱、失眠、发热、流感样综合征、血压降低、脉管炎、皮疹、光敏性皮炎等<br>3. 偶见蛋白尿，个别可见粒细胞减少、血小板减少，少数甚至发生粒细胞缺乏症（常为可逆性），常发生于风湿病或肿瘤患者<br>4. 可引起即发型和阿蒂斯反应，可能系通过刺激T细胞而引起的特应性反应<br>5. 个别病例可出现共济失调、感觉异常或视物模糊 |
| 特殊人群用药 | 肝、肾功能不全患者：禁用<br>妊娠与哺乳期妇女：尚不明确 |

续　表

| 药典 | Chin. P.、USP、Eur. P. |
|---|---|
| 国家处方集 | CNF |
| 医保目录 | 【保（乙）】 |
| 基本药物目录 | |
| 其他推荐依据 | |
| ■ 药品名称 | 小牛脾提取物注射液　Calf Spleen Extractive Injection |
| □ 其他名称 | 斯普林 |
| 适应证 | 用于提高机体免疫力。可在治疗再生障碍性贫血、原发性血小板减少症、放射线引起的白细胞减少症、各种恶性肿瘤、改善肿瘤患者恶病质时配合使用 |
| 制剂与规格 | 注射剂：2ml：5mg 多肽：380μg 核糖 |
| 用法与用量 | 肌内注射：一次 2~8ml，一日 1 次或遵医嘱<br>静脉滴注：一次 10ml，溶于 500ml 的 0.9%氯化钠注射液或 5%~10%葡萄糖注射液中，一日 1 次或遵医嘱 |
| 注意事项 | 1. 为防止患者出现过敏反应，建议患者在第一次静脉输液时，开始时速度应慢，每分钟 10~20 滴<br>2. 严格掌握适应证、禁忌证，询问有关药物过敏史，有过敏史或过敏体质者应慎用<br>3. 单独使用，并注意配伍禁忌，严格按照说明书的要求使用，药物浓度不宜过高<br>4. 注意不良反应的早期表现，严密监测患者的生命体征，备好抢救药品，一旦出现不良反应，立即停药并迅速采取有效的抢救措施 |
| 禁忌 | 对本品过敏者禁用 |
| 不良反应 | 免疫系统：偶见皮疹、荨麻疹、丘疹；极个别人可能对本品有过敏反应，较严重者可能出现过敏性休克，因此要充分注意观察，一旦发生异常时，应立即停药，并给予适当的处置<br>消化系统：个别人用药后偶有恶心、呕吐、腹痛或不适等症状，减量或停药后可消失<br>呼吸系统：多发生在过敏反应时，主要表现为呼吸困难、胸闷、呼吸急促等<br>注射部位：个别人可能出现注射部位疼痛、红肿或硬结，减量或停药后均可消失<br>其他：极个别人用药可出现寒战、高热或发热、大汗、畏寒等症状，可能与输液反应有关，可减慢输液速度或停药 |
| 特殊人群用药 | 肝、肾功能不全患者：尚不明确<br>儿童：目前尚无有关儿童使用本品的临床资料，尚不足以对儿童应用的安全性进行评价<br>老年人：疗效及安全性与普通人群相比未发现显著差异<br>妊娠与哺乳期妇女：目前尚无有关妊娠妇女使用本品的临床资料，本品治疗的妇女不应授乳 |
| 药典 | |
| 国家处方集 | |
| 医保目录 | 部分省份【保（乙）】 |
| 基本药物目录 | |
| 其他推荐依据 | 王新超，邸旭，李彩霞. 小牛脾提取物在晚期乳腺癌化疗患者中的应用研究［J］. 中国冶金工业医学杂志，2010，27（3）：322-323. |

# 第六章

# 血液系统用药

| ■ 药品名称 | 重组人促红素　RecombinantHuman Erythropoietin |
|---|---|
| 适应证 | 治疗非骨髓恶性肿瘤应用化疗引起的贫血 |
| 制剂与规格 | 重组人促红素注射液（CHO 细胞）：①1ml：2000IU；②1ml：3000IU；③1ml：5000IU；④1ml：10 000IU |
| 用法与用量 | 皮下注射：起始剂量每次 150IU/kg，每周 3 次。如果经过 8 周治疗，不能有效地减少输血需求或增加血细胞比容，可增加剂量至每次 200IU/kg，每周 3 次 |
| 注意事项 | 1. 禁用于未控制的重度高血压患者<br>2. 注意防止血栓形成<br>3. 不良反应有头痛、低热、乏力、恶心、呕吐、食欲缺乏、腹泻等<br>4. 有药物过敏史及过敏倾向的患者慎用 |
| 禁忌 | 1. 难以控制的高血压禁用<br>2. 对本品过敏者禁用 |
| 不良反应 | 静脉给药约 10%患者可出现自限性的流感样症状。偶有轻微的皮疹和荨麻疹。慢性肾衰竭患者在治疗早期，当血细胞比容（HCT）上升过快时，可出现血压升高及癫痫发作 |
| 特殊人群用药 | 妊娠与哺乳期妇女：用药安全性尚不清楚，不宜使用 |
| 药典 | Eur. P.、Chin. P. |
| 国家处方集 | CNF |
| 医保目录 | 【保（乙）】 |
| 基本药物目录 | |
| 其他推荐依据 | |
| ■ 药品名称 | 腺嘌呤　Adenine |
| 适应证 | 用于防治各种原因引起的白细胞减少症、急性粒细胞减少症，尤其是肿瘤化学和放射治疗以及苯中毒等引起的白细胞减少症 |
| 制剂与规格 | 腺嘌呤片：10mg |
| 用法与用量 | 成人口服：一次 10~20mg，一日 3 次 |
| 注意事项 | 由于此药是核酸前体，故与肿瘤化疗或放疗并用时，应考虑是否有促进肿瘤发展的可能性 |
| 禁忌 | 尚不明确 |
| 不良反应 | 推荐剂量下，未见明显不良反应 |

| 特殊人群用药 | 妊娠与哺乳期妇女：慎用 |
| --- | --- |
| 药典 | |
| 国家处方集 | CNF |
| 医保目录 | |
| 基本药物目录 | |
| 其他推荐依据 | |
| ■ 药品名称 | 小檗胺 Berbamine |
| 适应证 | 用于各种原因引起的白细胞减少症，亦可用于预防癌症放疗、化疗后白细胞减少 |
| 制剂与规格 | 盐酸小檗胺片：28mg（相当于小檗胺 25mg） |
| 用法与用量 | 成人口服：一日 3 次，一次 4 片 |
| 注意事项 | 1. 不良反应有头晕、无力、便秘、口干并伴阵发性腹痛、腹胀等症状，偶见心悸、咳喘<br>2. 对环磷酰胺的抗癌疗效有相加作用 |
| 禁忌 | 对本品过敏者、溶血性贫血患者、葡萄糖-6-磷酸脱氢酶缺乏的儿童（可致溶血性贫血而致黄疸）禁用 |
| 不良反应 | 少数患者服药后出现头痛、无力、便秘、口干、呕吐、皮疹、药物热并伴有阵发性腹痛、腹胀等症状，但继续服药均能耐受，服药 1 周后不适症状可自行减轻、消失，但严重者建议停药。偶见心悸、咳喘 |
| 特殊人群用药 | 妊娠与哺乳期妇女：慎用，尤其是妊娠早期妇女 |
| 药典 | |
| 国家处方集 | CNF |
| 医保目录 | |
| 基本药物目录 | |
| 其他推荐依据 | |
| ■ 药品名称 | 鲨肝醇 Batilol |
| 适应证 | 用于治疗各种原因引起的白细胞减少症，如放射性、抗肿瘤药等引起的白细胞减少症 |
| 制剂与规格 | 鲨肝醇片：①20mg；②25mg；③50mg |
| 用法与用量 | 成人口服：一日 50~150mg，分 3 次服用，4~6 周为 1 个疗程 |
| 注意事项 | 1. 用药期间应经常检查白细胞数<br>2. 不良反应有口干、肠鸣音亢进、腹泻 |
| 禁忌 | 尚不明确 |
| 不良反应 | 偶见口干，肠鸣音亢进。剂量过大可引起腹泻 |
| 特殊人群用药 | 尚不明确 |

续　表

| 药典 | |
|---|---|
| 国家处方集 | CNF |
| 医保目录 | 【保（乙）】 |
| 基本药物目录 | |
| 其他推荐依据 | |

# 第七章

# 其他治疗药物

| ■ 药品名称 | 重组人血管内皮抑制素 Recombinant Human Endostatin |
| --- | --- |
| 适应证 | 联合 NP 化疗方案用于治疗初治或复治Ⅲ/Ⅳ期非小细胞肺癌患者 |
| 制剂与规格 | 重组人血管内皮抑制素注射液：3ml：15mg（2.4×10$^5$U） |
| 用法与用量 | 静脉滴注：每次 7.5mg/m$^2$（1.2×10$^5$U/m$^2$），匀速滴注 3~4 小时，连续给药 14 天，休息一周，21 天为 1 个周期。通常可进行 2~4 个周期的治疗 |
| 注意事项 | 1. 过敏体质或对蛋白类生物制品有过敏史者慎用<br>2. 有严重心脏病或病史者慎用。本品临床使用中应定期心电检测，出现心脏不良反应者应进行心电监护 |
| 禁忌 | 心、肾功能不全者慎用 |
| 不良反应 | 可见轻度疲乏、胸闷、心悸、心肌缺血、窦性心动过速、轻度 ST-T 段改变、房室传导阻滞、房性期前收缩；偶见室性期前收缩、腹泻、肝功能异常、ALT 及 AST 升高、黄疸、全身斑丘疹、瘙痒、发热及疲乏 |
| 特殊人群用药 | 儿童：应在医师观察下用药<br>妊娠与哺乳期妇女：应在医师观察下用药 |
| 药典 | CNF |
| 国家处方集 | |
| 医保目录 | |
| 基本药物目录 | |
| 其他推荐依据 | |
| ■ 药品名称 | 美司钠 Mesna |
| 适应证 | 用于预防噁唑磷类药物包括异环磷酰胺、环磷酰胺在内的泌尿道毒性。应用大剂量环磷酰胺（>10mg/kg）时也应配用美司钠 |
| 制剂与规格 | 美司钠注射液：①2ml：200mg；②4ml：400mg |
| 用法与用量 | 静脉注射：成人常用量为环磷酰胺、异环磷酰胺剂量的 20%，时间为 0 时、4~8 小时及 8 小时后的时段 |
| 注意事项 | 美司钠的保护作用只限于泌尿系统的损伤 |
| 禁忌 | 对本品或其他含巯醇化合物过敏者禁用 |
| 不良反应 | 可见皮肤与黏膜的过敏反应、低血压、心率加快、短暂 ALT 及 AST 升高、发热、恶心、呕 |

续　表

| | 吐、痉挛性腹痛、腹泻、疼痛、肢体痛、血压降低、心动过速、皮肤反应、抑郁、疲倦、虚弱、注射部位静脉刺激。 |
|---|---|
| 特殊人群用药 | 妊娠与哺乳期妇女：慎用 |
| 药典 | Eur. P. |
| 国家处方集 | CNF |
| 医保目录 | 【保（乙）】 |
| 基本药物目录 | |
| 其他推荐依据 | |
| ■ 药品名称 | 格拉司琼　Granisetron |
| 适应证 | 用于细胞毒性药物化疗和放射治疗引起的恶心呕吐 |
| 制剂与规格 | 盐酸格雷司琼注射液：①1ml：1mg；②3ml：3mg |
| 用法与用量 | 静脉注射：推荐剂量一次 3mg，在化疗前 5 分钟注入，如症状出现，24 小时内可增补 3mg。1 个疗程可连用 5 日 |
| 注意事项 | 1. 本药可减缓结肠蠕动，患者若有亚急性肠梗阻时，需严格观察<br>2. 本品不应与其他药物混合使用 |
| 禁忌 | 小儿、对本品过敏者、胃肠道梗阻者禁用 |
| 不良反应 | 常见头痛、便秘、嗜睡、腹泻、AST 及 ALT 升高，有时可有血压暂时性变化，停药后即可消失 |
| 特殊人群用药 | 儿童：不推荐使用<br>妊娠与哺乳期妇女：慎用，若使用本品时应停止授乳 |
| 药典 | Chin. P.、Eur. P. |
| 国家处方集 | CNF |
| 医保目录 | 【保（乙）】 |
| 基本药物目录 | |
| 其他推荐依据 | |
| ■ 药品名称 | 昂丹司琼　Ondansetron |
| 适应证 | 用于预防放射治疗和细胞毒性药物化疗引起的恶心呕吐 |
| 制剂与规格 | 盐酸昂丹司琼注射液：①2ml：4mg；②4ml：8mg<br>昂丹司琼片：①4mg；②8mg |
| 用法与用量 | 1. 对于高度催吐的化疗药引起的呕吐：化疗前 15 分钟、化疗后 4 小时、8 小时各静脉注射昂丹司琼注射液 8mg，停止化疗以后每 8~12 小时口服昂丹司琼片 8mg，连用 5 天<br>2. 对催吐程度不太强的化疗药引起的呕吐：化疗前 15 分钟静脉注射昂丹司琼注射液 8mg，以后每 8~12 小时口服昂丹司琼片 8mg，连用 5 天<br>3. 儿童：化疗前静脉注射以 $5mg/m^2$ 的剂量，12 小时后再口服给药；化疗后应持续口服给药，连服 5 天 |

续 表

| 注意事项 | 本品注射剂不能与其他药物混于同一注射器中使用或同时输注 |
|---|---|
| 禁忌 | 对本品过敏者、胃肠道梗阻者禁用 |
| 不良反应 | 常见头痛、头部和上腹部温热感；偶见便秘、暂时血清氨基转移酶增加；罕见过敏反应 |
| 特殊人群用药 | 妊娠与哺乳期妇女：慎用 |
| 药典 | USP |
| 国家处方集 | CNF |
| 医保目录 | 【保（乙）】 |
| 基本药物目录 | |
| 其他推荐依据 | |
| ■ 药品名称 | 托烷司琼 Tropisetron |
| 适应证 | 用于防治化疗和放疗引起的恶心及呕吐 |
| 制剂与规格 | 盐酸托烷司琼胶囊：5mg<br>盐酸托烷司琼注射液：5ml：5mg |
| 用法与用量 | 静脉注射或滴注，成人，5mg，每日1次，疗程为6天。5mg溶于100ml生理盐水、复方氯化钠液或5%葡萄糖液中。口服可于静脉给药的第2~6天给药，5mg/d，每日1次，于早餐前至少1小时服用 |
| 注意事项 | 1. 盐酸托烷司琼常见不良反应是头晕和疲劳，患者服药后在驾车或操纵机械时应慎用<br>2. 肝肾功能障碍者不必调整用药剂量 |
| 禁忌 | 对本品过敏者及孕妇禁用 |
| 不良反应 | 常见头痛、便秘、头晕、疲劳、肠胃功能紊乱（腹痛、腹泻）、过敏反应等 |
| 特殊人群用药 | 妊娠与哺乳期妇女：孕妇禁用；哺乳期妇女不宜使用 |
| 药典 | |
| 国家处方集 | CNF |
| 医保目录 | 【保（乙）】 |
| 基本药物目录 | |
| 其他推荐依据 | |
| ■ 药品名称 | 替莫唑胺 Temozolomide |
| 适应证 | 用于新诊断的多形性胶质母细胞瘤，开始先与放疗联合治疗，随后作为辅助治疗；常规治疗后复发或进展的多形性胶质母细胞瘤或间变性星形细胞瘤 |
| 制剂与规格 | 替莫唑胺片：①5mg；②20mg；③50mg |
| 用法与用量 | 1. 同步放化疗期，每日剂量为75mg/m$^2$，共42天 |

续　表

| | |
|---|---|
| | 2. 单药最初剂量一次 150mg/m$^2$，一日 1 次，连服 5 日，28 日为一周期。若治疗周期内，第 22 日与第 29 日（下一周期的第 1 日）测得的绝对中性粒细胞计数（ANC）≥1.5×10$^9$/L、血小板数≥100×10$^9$/L，下一周期剂量增加为一次 200mg/m$^2$。在任意治疗周期内，若测得的 ANC<1.0×10$^9$/L 或血小板数<50×10$^9$/L，下一期的剂量减少 50mg/m$^2$，但不得低于最低剂量 100mg/m$^2$ |
| 注意事项 | 1. 有可能出现骨髓抑制，注意监测血象<br>2. 应密切观察替莫唑胺治疗的全部患者（特别是接受皮质激素治疗患者）发生肺孢子菌病的可能性<br>3. 新诊断多形性胶质母细胞瘤的患者：在开始接受替莫唑胺合并治疗前及辅助治疗期间，建议采用镇吐药预防 |
| 禁忌 | 对本品及辅料过敏者禁用。由于本品与达卡巴嗪均代谢为 MTIC，对达卡巴嗪过敏者禁用。妊娠期或即将妊娠的妇女禁用。严重骨髓抑制的患者禁用 |
| 不良反应 | 十分常见恶心、呕吐、便秘、腹泻、食欲减退、味觉异常、疲惫、头痛、呼吸短促、脱发、贫血、瘙痒、皮疹、发热、免疫力下降、贫血、全血细胞、白细胞和血小板计数减少等，可能会出现骨髓抑制，但可恢复，患者应定期地检测血常规；常见腹痛、疼痛、头晕、体重下降、全身不适、呼吸困难、僵直、消化不良、感觉异常和淤点；少见机会性感染包括卡氏肺孢子菌肺炎；极少见多形性红斑、中毒性表皮坏死、史-约综合征和变态反应（包括过敏反应）病例 |
| 特殊人群用药 | 妊娠与哺乳期妇女：女性患者在接受治疗时应避免妊娠，哺乳期妇女应停止授乳<br>肝、肾功能不全患者：肝、肾功能损伤患者慎用本品 |
| 药典 | |
| 国家处方集 | CNF |
| 医保目录 | 【保（乙）】 |
| 基本药物目录 | |
| 其他推荐依据 | |
| ■ 药品名称 | 氯膦酸二钠　Disodium Clodronate |
| 适应证 | 用于治疗恶性肿瘤引起的高钙血症及骨质溶解 |
| 制剂与规格 | 1. 氯膦酸二钠注射液：5ml：300mg<br>2. 氯膦酸二钠胶囊：400mg |
| 用法与用量 | 1. 静脉滴注：300mg/d，用 500ml 生理盐水或 5% 葡萄糖溶液稀释<br>2. 口服：1.6g/d，可单次用药。若日剂量高于 1.6g，超出部分应分次给药（作为第二剂量） |
| 注意事项 | 1. 不得与其他二膦酸盐同时使用<br>2. 妊娠期、哺乳期妇女及儿童慎用<br>3. 肾衰竭患者禁用 |
| 禁忌 | 肾衰竭患者禁用 |
| 不良反应 | 不良反应有恶心、呕吐、腹泻、低钙血症，血清甲状旁腺激素水平、血清碱性磷酸酶水平和转氨酶升高，颌骨坏死等肌肉骨骼与结缔组织异常等 |

续　表

| | |
|---|---|
| 特殊人群用药 | 肝、肾功能不全患者：肾衰竭者禁用<br>儿童：慎用<br>妊娠与哺乳期妇女：慎用 |
| 药典 | Eur. P.、Chin. P. |
| 国家处方集 | CNF |
| 医保目录 | 【保（乙）】 |
| 基本药物目录 | |
| 其他推荐依据 | |
| ■ 药品名称 | **帕米膦酸二钠　Pamidronate Disodium** |
| 适应证 | 用于治疗恶性肿瘤并发的高钙血症和溶骨性癌转移引起的骨痛 |
| 制剂与规格 | 注射用帕米膦酸二钠：①15mg；②30mg |
| 用法与用量 | 1. 治疗骨转移性疼痛：静脉缓慢滴注 4 小时以上，浓度不得超过 15mg/125ml，滴速不得大于 15~30mg/2h。一次用药 30~60mg<br>2. 治疗高钙血症：治疗前及治疗期间推荐用生理盐水对患者进行再水化，每疗程最大剂量为 90mg |
| 注意事项 | 1. 注意监测血清钙、磷等电解质水平<br>2. 对本品和二膦酸盐制剂有过敏史者禁用<br>3. 肾功能损伤者、孕妇及哺乳期妇女慎用 |
| 禁忌 | 对本品和二膦酸盐制剂有过敏史者禁用 |
| 不良反应 | 少见轻度恶心、胸痛、胸闷、头晕、乏力及轻微肝肾功能改变等；偶见发热 |
| 特殊人群用药 | 肝、肾功能不全患者：肾功能损伤者慎用<br>儿童：一般不用，可能影响骨骼成长<br>老年人：老年患者用药适当减量<br>妊娠与哺乳期妇女：慎用 |
| 药典 | USP、Eur. P.、Chin. P. |
| 国家处方集 | CNF |
| 医保目录 | 【保（乙）】 |
| 基本药物目录 | |
| 其他推荐依据 | |
| ■ 药品名称 | **注射用磷酸肌酸钠　Creatine Phosphate Sodium for Injection** |
| □ 其他名称 | **唯嘉能，莱博通** |
| 适应证 | 心脏手术时加入心脏停搏液中保护心肌。<br>缺血状态下的心肌代谢异常。 |
| 制剂与规格 | 注射剂：①0.5g（按 $C_4H_8N_3Na_2O_5P$ 计算）；②1g（按 $C_4H_8N_3Na_2O_5P$ 计算） |

**续 表**

| 用法与用量 | 遵医嘱静脉滴注，每次 1g，每日 1~2 次，在 30~45 分钟内静脉滴注。心脏手术时加入心脏停搏液中保护心肌，心脏停搏液中的浓度为 10mmol/L |
|---|---|
| 注意事项 | 快速静脉注射 1g 以上的磷酸肌酸钠可能会引起血压下降<br>大剂量（5~10g/d）给药引起大量磷酸盐摄入，可能会影响钙代谢和调节稳态的激素的分泌，影响肾功能和嘌呤代谢<br>上述大剂量需慎用且仅可短期使用 |
| 禁忌 | 对本品组分过敏者禁用<br>慢性肾功能不全患者禁止大剂量（5~10g/d）使用本品 |
| 不良反应 | 尚不明确；用药过程中如有任何不适，应立即通知医师 |
| 特殊用药人群 | 肝、肾功能不全患者：肾功能不全患者适当减少用药剂量，慢性肾功能不全患者禁止大剂量（5~10g/d）使用本品<br>儿童：未进行该项实验且无可靠参考文献<br>老年人：通常无需调整用药剂量，但肾功能不全者应适当减少用药剂量<br>妊娠与哺乳期妇女：无禁忌 |
| 药典 | Chin. P. |
| 国家处方集 | |
| 医保目录 | 部分省份【保（乙）】 |
| 基本药物目录 | |
| 其他推荐依据 | 龙惠东，林云恩，王桦，等. 磷酸肌酸钠对含紫杉烷类药物化疗非小细胞肺癌患者心脏的影响［J/CD］. 中华临床医师杂志：电子版，2013，7（14）：6666-6668. |
| ■ 药品名称 | 香菇多糖注射液　Lentinan Injection |
| □ 其他名称 | 力提能 |
| 适应证 | 免疫调节剂，用于恶性肿瘤的辅助治疗 |
| 制剂与规格 | 注射剂：2ml：1mg |
| 用法与用量 | 每周 2 次。每次一支 2ml（含 1mg），加入 250ml 生理盐水或 5% 葡萄糖注射液中滴注，或用 5% 葡萄糖注射液 20ml 稀释后静注 |
| 注意事项 | 1. 对早产儿、新生儿和婴幼儿应慎用<br>2. 香菇多糖注射液的临床试验发现仅少数患者有头晕、呕吐等过敏反应，应注意过敏反应的可能性 |
| 禁忌 | 对本品过敏患者禁用 |
| 不良反应 | 1. 休克：较为罕见，因此在患者用药后因密切观察。出现口内异常感、畏寒、心律异常、血压下降、呼吸困难等症状时应即停药并适当处理<br>2. 皮肤：偶见皮疹、发红，应停药<br>3. 呼吸系统：偶见胸部压迫感、咽喉狭窄感，应密切观察。发生时应减慢给药速度，如改静脉推注为滴注或减慢滴注速度<br>4. 消化系统：偶见恶心、呕吐、食欲缺乏 |

| | |
|---|---|
| | 5. 神经系统：偶见头痛、头重、头晕<br>6. 血液：偶见红、白细胞及血红蛋白减少<br>7. 其他：偶见发热、出汗、面部潮红等症状 |
| 特殊人群用药 | 儿童：由于尚无用早产儿、新生儿、婴儿和幼儿的临床经验，其安全性有待进一步研究<br>老年人：根据现有临床经验，75 岁以下成人可使用本品<br>妊娠与哺乳期妇女：目前尚无孕妇及哺乳妇女用药的临床经验，其安全性有待进一步研究 |
| 药典 | |
| 国家处方集 | |
| 医保目录 | 部分省份【保（乙）】 |
| 基本药物目录 | |
| 其他推荐依据 | 马云飞，孙旭，念家云，等. 香菇多糖联合化疗治疗晚期胃癌的 Meta 分析［J］. 辽宁中医杂志，2016（11）：2260-2265. |
| ■ 药品名称 | **注射用甘氨双唑钠**　Sodium Glycididazole for Injection |
| □ 其他名称 | **希美纳** |
| 适应证 | 放射增敏药，适用于对头颈部肿瘤、食管癌、肺癌等实体肿瘤进行放射治疗的患者 |
| 制剂与规格 | 注射剂：①0.25g（按无水物计）；②0.6g（按无水物计） |
| 用法与用量 | 静脉滴注：按体表面积每次 $800mg/m^2$，于放射治疗前加入到 100ml 生理盐水中充分摇匀后，30 分钟内滴完。给药后 60 分钟内进行放射治疗。建议于放射治疗期间按隔日 1 次，每周 3 次用药 |
| 注意事项 | 1. 本品必须伴随放射治疗使用，单独使用本品无抗癌作用<br>2. 在使用本品时若发生过敏反应，应立即停止给药并采取适当的措施<br>3. 使用本品时应注意监测肝功能和心电图变化，特别是肝功能、心脏功能异常者 |
| 禁忌 | 肝功能、肾功能和心脏功能严重异常者禁用 |
| 不良反应 | 使用中有时会出现 GPT、GOT 的轻度升高和心悸、窦性心动过速、轻度 ST 段改变。偶尔出现皮肤瘙痒、皮疹和恶心、呕吐等 |
| 特殊人群用药 | 肝、肾功能不全者：肝功能、肾功能严重异常者禁用<br>儿童：尚无儿童的临床研究资料<br>老年人：参照成人用法与用量，无需调整剂量<br>妊娠与哺乳期妇女：禁用 |
| 药典 | Chin. P. |
| 国家处方集 | CNF |
| 医保目录 | 【保（乙）】 |
| 基本药物目录 | |
| 其他推荐依据 | 桂岩，陈小婉，张小兵. 甘氨双唑钠联合放疗治疗鼻咽癌 Meta 分析［J］. 中华肿瘤防治杂志，2014，21（17）：1383-1387. |

**续 表**

| ■ 药品名称 | 斑蝥酸钠维生素 B<sub>6</sub> 注射液　Disodium Canthardinate and Vitamin B<sub>6</sub> Injection |
|---|---|
| □ 其他名称 | 艾易舒 |
| 适应证 | 适用于原发性肝癌、肺癌及白细胞低下症，亦可用于肝炎、肝硬化及乙型肝炎携带者 |
| 制剂与规格 | 注射液：①5ml：0.05mg；②10ml：0.1mg |
| 用法与用量 | 静脉滴注：一日 1 次。每次 10~50ml，以 0.9%氯化钠或 5%~10%葡萄糖注射液适量稀释后滴注 |
| 注意事项 | 1. 肾功能不全者慎用，泌尿系统出现刺激症状，应暂停用药<br>2. 孕妇及哺乳期妇女慎用 |
| 禁忌 | 尚不明确 |
| 不良反应 | 偶见患者局部静脉炎 |
| 特殊人群用药 | 肝、肾功能不全患者：慎用<br>妊娠与哺乳期妇女：慎用 |
| 药典 | |
| 国家处方集 | |
| 医保目录 | 【保（乙）】 |
| 基本药物目录 | |
| 其他推荐依据 | 汪晓凤，罗新华. 斑蝥酸钠维生素 B6 注射液辅助治疗肝癌随机对照的 Meta 分析［J］. 国际肿瘤学杂志，2014，41（1）：69-73. |
| ■ 药品名称 | **脾多肽注射液　Lienal Polypeptide Injection** |
| □ 其他名称 | **创特保** |
| 适应证 | 用于原发和继发性免疫缺陷病（如湿疹、血小板减少、多次感染综合征等）、呼吸道及肺部感染，可辅助治疗放化疗引起的白细胞减少症、白血病、再生障碍性贫血、淋巴瘤及其他恶性肿瘤，辅助改善肿瘤患者恶病质及术后或重症患者身体虚弱 |
| 制剂与规格 | 注射液：2ml |
| 用法与用量 | 肌内注射：一次 2~8ml，一日 1 次，或遵医嘱<br>静脉滴注：一次 10ml，溶于 500ml 的 0.9%氯化钠注射液或 5%~10%葡萄糖注射液中，一日 1 次，或遵医嘱<br>儿童酌减或遵医嘱 |
| 注意事项 | 发现溶液混浊、颜色异常或有沉淀异物、瓶身细微破裂、瓶口松动或漏气，不得使用 |
| 禁忌 | 对本品过敏者禁用 |
| 不良反应 | 本品一般耐受性良好，偶有发热、皮疹等反应，停药后症状可消失 |
| 特殊人群用药 | 肝、肾功能不全患者：尚不明确<br>儿童：疗效及安全性与普通人群相比未发现显著差异<br>老年人：使用推荐剂量的本品，疗效与安全性与普通人群相比未发现显著差异 |

续　表

| | 妊娠与哺乳期妇女：目前尚无有关妊娠妇女使用本品的临床资料，接受本品治疗的妇女不应哺乳 |
|---|---|
| **药典** | |
| **国家处方集** | |
| **医保目录** | 部分省份【保（乙）】 |
| **基本药物目录** | |
| **其他推荐依据** | 张毅勋，王海波，江波，等. 脾多肽注射液对进展期直肠癌患者术后外周血调节性 T 细胞水平的影响［J］. 世界华人消化杂志，2016，24（13）：2102-2107. |
| **■ 药品名称** | 吗啡　Morphine |
| **适应证** | 本品为强效镇痛药，适用于其他镇痛药无效的急性锐痛，如严重创伤、战伤、烧伤、晚期癌症等疼痛。心肌梗死而血压尚正常者，可用于镇静，并减轻心脏负担；用于心源性哮喘可使肺水肿症状暂时有所缓解；麻醉和手术前给药可保持患者宁静入睡；不能单独用于内脏绞痛（如胆绞痛等），而应与阿托品等有效的解痉药合用 |
| **制剂与规格** | 1. 盐酸吗啡注射液：①0.5ml：5mg；②1ml：10mg<br>2. 盐酸吗啡片：①5mg；②10mg；③20mg；④30mg<br>3. 盐酸、硫酸吗啡缓释片：①10mg；②30mg；③60mg<br>4. 硫酸吗啡口服溶液：①10ml：20mg；②10ml：30mg |
| **用法与用量** | 1. 注射：<br>皮下注射：①成人常用量一次 5~15mg，一日 15~40mg；②极量一次 20mg，一日 60mg<br>成人镇痛时常用静脉注射量，5~10mg；用作静脉全麻按体重不得超过 1mg/kg，不够时加用作用时效短的本类镇痛药<br>手术后镇痛注入硬膜外间隙，成人自腰部硬膜外腔注入，一次极限 5mg，胸部硬膜外腔应减为 2~3mg，按一定的间隔可重复给药多次。注入蛛网膜下腔，一次 0.1~0.3mg。原则上不再重复给药<br>对于重度癌痛患者，首次剂量范围较大，一日 3~6 次，以预防癌痛发生及充分缓解癌痛<br>2. 口服：<br>普通片剂：①常用量一次 5~15mg。一日 15~60mg；②极量一次 30mg，一日 100mg。对于重度癌痛患者，首次剂量范围可较大，一日 3~6 次，临睡前 1 次剂量可加倍<br>缓释片：成人常用量，个体差异较大，宜从第 12 小时服用 10 或 20mg 开始，视镇痛效果调整剂量或先用速效吗啡滴定剂量后转换为等效控释片剂量 |
| **注意事项** | 1. 以下情况慎用：①有药物滥用史；②颅内压升高；③低血容量性低血压；④胆道疾病或胰腺炎；⑤老年人；⑥严重肾衰竭；⑦严重慢性阻塞性肺疾病；⑧严重肺源性心脏病；⑨严重支气管哮喘或呼吸抑制；⑩婴幼儿（普通片剂及注射液）<br>2. 未明确诊断的疼痛，尽可能不用本品，以免掩盖病情，贻误诊断<br>3. 控、缓释片必须整片吞服<br>4. 不经胃肠途径滥用口服药物有可能导致严重的不良反应，甚至致死<br>5. 本品使用 3~5 日会产生对药物的耐受性，长期应用可成瘾，治疗突然停止时会发生戒断症状。本品按麻醉药品严格管理和使用<br>6. 根据 WHO《癌症疼痛三阶段镇痛治疗指导原则》中关于癌症疼痛治疗用药个体化的规定，对癌症患者镇痛使用吗啡应由医师根据病情需要和耐受情况决定剂量，不受药典中吗啡极量的限制 |

**续　表**

| | |
|---|---|
| | 7. 中毒解救除一般中毒处理外，还可静脉注射纳洛酮 0.005~0.01mg/kg，成人 0.4mg。亦可用烯丙吗啡作为拮抗药<br>8. 口服为最常见的给药途径。对不宜口服患者可用其他给药途径，如吗啡皮下注射、患者自控镇痛（PCA）。对疼痛病情相对稳定的患者，可考虑使用阿片类药物控释剂作为背景给药，在此基础上备用短效阿片类药物（如吗啡普通片），用于治疗暴发性疼痛 |
| 禁忌 | 已知对吗啡过敏者、婴幼儿（缓释片）、未成熟新生儿、妊娠期妇女、临盆产妇、哺乳期妇女、呼吸抑制已显示发绀、颅内压增高和颅脑损伤、支气管哮喘、肺源性心脏病代偿失调、甲状腺功能减退、皮质功能不全、休克尚未纠正控制前、麻痹性肠梗阻等患者禁用 |
| 不良反应 | 1. 注射剂连续 3~5 日即产生耐受性，1 周以上可成瘾；但对于晚期中重度癌痛患者，如果治疗适当，少见依赖及成瘾现象<br>2. 常见：腹痛，食欲减退，便秘，口干，消化不良，恶心，呕吐，思维混乱，头痛，失眠，肌肉不自主收缩，嗜睡，支气管痉挛，咳嗽减少，皮疹，寒战，瘙痒，出汗<br>3. 不常见：肝酶升高，胆部疼痛，胃肠功能紊乱，肠梗阻，味觉反常，兴奋，烦躁不安，欣快，幻觉，不适，情绪改变，感觉异常，呼吸抑制，癫痫发作，眩晕，视觉异常，戒断症状，绝经，性欲减退，阳痿，尿潴留，低血压，晕厥，外周性水肿，肺水肿，荨麻疹和过敏反应，药物依赖，面部潮红，瞳孔缩小，药物耐受 |
| 特殊人群用药 | 肝、肾功能不全患者：严重肾衰竭慎用<br>儿童：婴幼儿慎用，未成熟新生儿禁用<br>老年人：慎用<br>妊娠与哺乳期妇女：本品可通过胎盘屏障到达胎儿体内，少量经乳汁排出，故禁用于孕妇及哺乳期妇女。本品能对抗缩宫素对子宫的兴奋作用而延长产程，禁用于临盆产妇 |
| 药典 | Chin. P.、Eur. P.、Int. P.、Jpn. P.、Pol. P.、Viet. P. |
| 国家处方集 | CNF |
| 医保目录 | 【保（甲/乙）】 |
| 基本药物目录 | 【基】 |
| 其他推荐依据 | 于世英，刘端祺，李小梅. 癌症疼痛诊疗规范（2011 年版）[J]. 临床肿瘤学杂志，2012，17（2）：153-158. |
| ■ 药品名称 | 小牛血清去蛋白注射液　Deproteinised Calf Blood Serum Injection |
| □ 其他名称 | 奥德金 |
| 适应证 | 1. 改善脑部血液循环和营养障碍性疾病（缺血性损害、颅脑外伤）所引起的神经功能缺损<br>2. 末梢动脉、静脉循环障碍及其引起的动脉血管病、腿部溃疡<br>3. 皮肤移植术；皮肤烧伤、烫伤、糜烂；愈合伤口（创伤、压疮）；放射所致的皮肤、黏膜损伤 |
| 制剂与规格 | 注射剂：①5ml：0.2g；②10ml：0.4g；③20ml：0.8g |
| 用法与用量 | 本品可以用于静脉注射、动脉注射、肌内注射，也可加入输液中滴注或加入 200~300ml 5% 葡萄糖注射液或 0.9%氯化钠注射液中静脉滴注，滴注速度约 2ml/min |

|  | 1. 静脉给药：<br>　（1）脑部缺血性损害：一次 20~30ml 静脉滴注，一日 1 次，连续 2~3 周<br>　（2）动脉血管病：一次 20~50ml 静脉滴注，一日 1 次，或一次 20~50ml 动脉或静脉注<br>　　　射，每周数次，4 周 1 个疗程<br>　（3）腿部或其他慢性溃疡、烧伤：每次 10ml 静注（或 5ml 肌注），一日 1 次或每周数次，<br>　　　按愈合情况可加用木品局部治疗<br>　（4）放射引起的皮肤、黏膜损伤的预防和治疗：在放疗期间，平均一日 5ml 静注<br>2. 尿道给药：放射性膀胱炎：一日 10ml 联合抗菌药治疗，经尿道给药 |
|---|---|
| 注意事项 | 1. 本品不宜与其他药物混合输注<br>2. 本品为高渗溶液，肌内注射时要缓慢，注射量不超过 5ml<br>3. 本品如果发生沉淀或混浊，禁止使用 |
| 禁忌 | 对本品或同类药品过敏者禁用 |
| 不良反应 | 过敏反应极为罕见（如荨麻疹、皮肤潮红、药物热、休克等）；如发生过敏反应立即停药，<br>并给予抗过敏处理 |
| 特殊用药人群 | 肝、肾功能不全患者：尚不明确<br>儿童：缺乏在药理、毒理或药代动力学方面与成人差异对比的研究<br>老年人：缺乏本品在老年人由于机体各种功能衰退的关系而对于该药品在药理、毒理或药<br>代动力学方面与成人差异的临床研究资料<br>妊娠与哺乳期妇女：本品对母婴无不良影响，但使用时应注意对婴儿可能产生的潜在危险 |
| 药典 |  |
| 国家处方集 |  |
| 医保目录 | 部分省份【保（乙）】 |
| 基本药物目录 |  |
| 其他推荐依据 | 孙成英，李慧源，张哲，等. 小牛血清去蛋白注射液联合放疗对非小细胞肺癌骨转移疼痛的<br>作用［J］. 中国临床研究，2016，29（6）：811-813. |
| ■ 药品名称 | 注射用复方三维 B（Ⅱ）　Compound Trivitamin B for Injection（Ⅱ） |
| □ 其他名称 | 也多佳 |
| 适应证 | 用于周围神经损伤、多发性神经炎、三叉神经痛、坐骨神经痛；防治异烟肼中毒、妊娠、<br>放射病、抗肿瘤药所致的呕吐，脂溢性皮炎，恶性贫血、营养性贫血等。也可用于 B 族维<br>生素摄入障碍患者的营养补充剂 |
| 制剂与规格 | 注射剂 |
| 用法与用量 | 肌内注射：成人每次 1 支，一天 1 次；儿童用药遵医嘱<br>静脉滴注：成人每次 1~2 支，一天 1 次。临用前用 5% 或 10% 葡萄糖注射液 10ml 或灭菌注<br>射用水 10ml 溶解，溶解后加入 5% 或 10% 葡萄糖注射液 100~250ml 经静脉输注 |
| 注意事项 | 1. 使用硝酸硫胺时，测定血清茶碱浓度可受到干扰，测定尿酸浓度可呈假性增高，尿胆原<br>可呈假阳性<br>2. 盐酸吡多辛对诊断存在干扰，尿胆原试验可呈假阳性 |
| 禁忌 | 对本品过敏者慎用 |

续　表

| | |
|---|---|
| 不良反应 | 偶见头晕、乏力、恶心、呕吐、皮疹、瘙痒；肌注局部有硬包块，热敷或停药后可逐渐消失。极个别可有过敏反应如过敏性哮喘等 |
| 特殊人群用药 | 儿童：应减量使用<br>妊娠与哺乳期妇女：孕妇接受大量盐酸吡多辛，可致新生儿产生盐酸吡多辛依赖综合征。乳母摄入正常需要量对婴儿无不良影响 |
| 药典 | |
| 国家处方集 | |
| 医保目录 | 部分省份【保（乙）】 |
| 基本药物目录 | |
| 其他推荐依据 | |
| ■ 药品名称 | 雷贝拉唑　Rabeprazole |
| □ 其他名称 | 奥加明 |
| 适应证 | 胃及十二指肠溃疡、反流性食管炎、佐林格－埃利森综合征、消化性溃疡急性出血、急性胃黏膜病变出血；与抗菌药联合用于幽门螺杆菌根除治疗 |
| 制剂与规格 | 雷贝拉唑钠胶囊：20mg<br>雷贝拉唑肠溶片：①10mg；②20mg<br>注射用雷贝拉唑钠：20mg |
| 用法与用量 | 成人常规剂量剂型：口服。本品不能咀嚼或压碎服用，应整片吞服：①活动性十二指肠溃疡，一次 10～20mg，1 次/日，早晨服用，疗程 4～8 周；活动性胃溃疡，一次 20mg，1 次/日，早晨服用，疗程 6～12 周；②胃食管反流，一次 20mg，1 次/日，早晨服用，疗效 4～8 周；③重症肝炎患者应慎用本品，必须使用时应从小剂量开始并监测肝功能。肝功能正常的老年人无需调整剂量<br>口服疗法不适用时推荐静脉滴注，一旦可以重新口服，立即停止滴注；推荐剂量 1 支（20mg）/次，2 次/日疗程不超过 5 天<br>静脉滴注：疗程不超过 5 天，静滴时间要求 15～30min 完成。依据急性非静脉曲张性上消化道出血诊治指南：首次大剂量静脉给药 40mg 后，以 4mg/h 持续输注 72 小时，用于消化性溃疡出血高危患者内镜止血后预防再出血的发生，并可适当延长大剂量疗程，然后改为标准剂量静脉滴注，2 次/日，3～5 天，此后口服标准剂量至溃疡愈合 |
| 注意事项 | 1. 定期进行血液生化、甲状腺功能检查<br>2. 应在排除恶性肿瘤的前提下再行给药<br>3. 长期治疗患者应定期进行检测 |
| 禁忌 | 已知对雷贝拉唑钠、苯并咪唑类或处方中任何一种成分过敏者禁用 |
| 不良反应 | 口干、轻度恶心、呕吐、腹胀、便秘、腹泻、腹痛、ALT 及 ABT 升高、胆红素升高，萎缩性胃炎；感觉异常，头晕、头痛，嗜睡，失眠、外周神经炎；维生素 $B_{12}$ 缺乏；致瘤性，如肠嗜铬细胞增生、胃部类癌；皮疹、男性乳房发育，溶血性贫血 |
| 特殊人群用药 | 肝、肾功能不全患者：肝脏疾病慎用<br>儿童：用药的安全、有效性尚未建立 |

| | |
|---|---|
| | 老年人：应慎重使用本品。本品主要在肝脏代谢，而一般情况下老年人的肝功能有所降低，更可能引起不良反应。因此，一旦出现不良反应，应采取暂时停药并进行监测等措施<br>妊娠与哺乳期妇女：①孕妇或可能怀孕的妇女使用本品时，应在判断其治疗的益处明显大于风险的前提下方可用药；②必须用药时，应停止哺乳 |
| 药典 | USP |
| 国家处方集 | CNF |
| 医保目录 | 口服常规剂型：【保（乙）】<br>注射剂：部分省份【保（乙）】 |
| 基本药物目录 | |
| 其他推荐依据 | 《中华内科杂志》编委会，《中华消化杂志》编委会，《中华消化内镜杂志》编委会. 急性非静脉曲张性上消化道出血诊治指南［J］. 中国实用乡村医生杂志，2012，19（24）：6-9. |
| ■ 药品名称 | **注射用盐酸罗沙替丁醋酸酯　Roxatidine Acetate Hydrochloride For Injection** |
| □ 其他名称 | **杰澳** |
| 适应证 | 上消化道出血（由消化道溃疡、急性应激性溃疡、出血性胃炎等引起）的低危患者 |
| 制剂与规格 | 注射剂：75mg |
| 用法与用量 | 成人一日2次（间隔12小时），每次75mg，用20ml的生理盐水和葡萄糖注射液溶解，缓慢静脉推注或用输液混合后的静脉滴注，一般可在1周内显示疗效，能够口服后改用口服药物治疗<br>由于肾功能障碍患者的药物血药浓度可能持续，因此应减少剂量或者延长给药间隔 |
| 注意事项 | 1. 下列患者应慎重给药：①有药物过敏既往史的患者；②有肝功能障碍的患者；③有肾功能障碍的患者；④老年患者<br>2. 重要的基本注意事项：在治疗期间应密切观察，使用的剂量应为治疗所需的最低剂量，并在本品治疗无效时改用其他药物。另外还应注意患者的肝功能、肾功能及血象的变化<br>3. 静脉给药会导致注射部位一过性疼痛，因此应十分注意注射部位、注射方法等。另外应注意注射时不要漏到血管外<br>4. 给予本品时，每支药物用20ml稀释液稀释后应缓慢给予患者，注入时间应在2分钟以上<br>5. 应用本品可能掩盖胃癌的症状，因此给药前应首先排除恶性肿瘤的可能性 |
| 禁忌 | 本品对药物过敏者禁用，肝肾功能异常者及老年患者慎用 |
| 不良反应 | 皮疹、荨麻疹；头痛、头晕、乏力、幻觉；口干、恶心、呕吐、便秘、腹泻、轻度ALT及AST增高，罕见腹部胀满感及食欲缺乏；偶见白细胞减少；罕见心率增加、血压上升；罕见耳鸣、面部潮红、月经不调 |
| 特殊人群用药 | 肝、肾功能不全者：有肝功能障碍的患者慎用；有肾功能障碍的患者，由于此类患者药物血药浓度可能持续时间长，因此应减少剂量或延长给药间隔<br>儿童：用药安全性尚未确立<br>老年人：应减少给药剂量或延长给药间隔<br>妊娠与哺乳期妇女：①妊娠或有妊娠可能的女性应在判明治疗的获益高于风险是方可应用本品；②应注意在用药过程中禁止哺乳 |
| 药典 | |
| 国家处方集 | CNF |

续 表

| 医保目录 | 部分省份【保（乙）】 |
|---|---|
| 基本药物目录 | |
| 其他推荐依据 | 文爱东，毕琳琳，罗晓星，等. 注射用盐酸罗沙替丁醋酸酯在健康人体内的药动学研究 [J]. 中国新药杂志，2006，15（18）：1589-1592. |

| ■ 药品名称 | 艾司奥美拉唑　Esomeprazole |
|---|---|
| □ 其他名称 | 奥一明 |
| 适应证 | 胃及十二指肠溃疡、反流性食管炎、佐林格-埃利森综合征、消化性溃疡急性出血、急性胃黏膜病变出血；与抗菌药联合用于幽门螺杆菌根除治疗 |
| 制剂与规格 | 艾司奥美拉唑镁肠溶片：①20mg；②40mg<br>注射用艾司奥美拉唑钠：①20mg；②40mg |
| 用法与用量 | 口服：①糜烂性食管炎，一次 40mg，一日 1 次，疗程 4 周，如食管炎未治愈或症状持续的患者建议再治疗 4 周；②食管炎维持治疗，一次 20mg，一日 1 次；胃食管反流，一次 20mg，一日 1 次，如果用药 4 周后症状未得到控制，应对患者进一步检查，一旦症状消除，即按需治疗<br>注射：①对于不能口服用药的胃食管反流患者，推荐每日 1 次静脉注射或静脉滴注本品 20~40mg。反流性食管炎患者应使用 40mg，每日 1 次；本品通常应短期用药（不超过 7 天），一旦可能，转为口服治疗；②对于不能口服用药的 Forrest 分级Ⅱc~Ⅲ的急性胃或十二指肠溃疡出血患者，推荐静脉滴注本品 40mg，每 12 小时 1 次，用药 5 天。依据急性非静脉曲张上消化道出血诊治指南，首次大剂量静脉给药 80mg 后，以 8mg/h 维持输注 72 小时，并可适当延长大剂量疗程，然后改为标准剂量静脉滴注，2 次/日，3~5 天，此后口服标准剂量至溃疡愈合 |
| 注意事项 | 1. 当患者被怀疑患有胃溃疡或已患有胃溃疡时，如果出现异常症状（如明显的非有意识的体重减轻、反复呕吐、吞咽困难、呕血或黑便），应先排除恶性肿瘤的可能性。因为使用本品治疗可减轻症状，延误诊断<br>2. 使用质子泵抑制剂可能会使胃肠道感染（如沙门菌和弯曲菌）的危险略有增加<br>3. 不推荐本品与阿扎那韦联合使用。如果阿扎那韦与质子泵抑制剂必须联合使用，阿扎那韦剂量需增至 400mg（同时辅以利托那韦 100mg）；建议配合密切的临床监测，且本品剂量不应超过 20mg<br>4. 轻至中度肾功能损害的患者无需调整剂量，由于严重肾功能不全的患者使用本品的经验有限，治疗时应慎重<br>5. 轻至中度肝功能损害的患者无需调整剂量，严重肝功能损害的患者每日剂量不应超过 20mg<br>6. 尚未观察到对驾驶和使用机器能力的影响 |
| 禁忌 | 1. 已知对艾司奥美拉唑、其他苯并咪唑类化合物或本品的任何其他成分过敏者禁用<br>2. 本品禁止与奈非那韦（Nelfinavir）联合使用；不推荐与阿扎那韦（Atazanavir）、沙奎那韦联合使用 |
| 不良反应 | 口干、轻度恶心、呕吐、腹胀、便秘、腹泻、腹痛、ALT 及 AST 升高、胆红素升高、萎缩性胃炎；感觉异常、头晕、头痛、嗜睡、失眠、外周神经炎；维生素 $B_{12}$ 缺乏；致癌性，如肠嗜铬细胞增生、胃部类癌；皮疹、男性乳房发育、溶血性贫血 |
| 特殊人群用药 | 肝、肾功能不全患者：轻至中度肝功能损害的患者无需调整剂量，严重肝功能损害的患者每日剂量不应超过 20mg<br>儿童：因没有相关的数据，儿童不应使用本品 |

续　表

|  | 老年人：使用本品无需调整剂量<br>妊娠与哺乳期妇女：妊娠期妇女使用应慎重。哺乳期间不应使用本品 |
|---|---|
| 药典 | USP、BP、Chin. P. |
| 国家处方集 | CNF |
| 医保目录 | 【保（乙）】 |
| 基本药物目录 |  |
| 其他推荐依据 | 中华医学会消化病学分会. 中国慢性胃炎共识意见（2017 年，上海）［J］. 胃肠病学，2017，22（11）：670-687. |
| ■ 药品名称 | 奥美拉唑　Omeprazole |
| □ 其他名称 | 奥西康 |
| 适应证 | 1. 消化性溃疡出血、吻合口溃疡出血<br>2. 应激状态时并发的急性胃黏膜损害、非甾体抗炎药引起的急性胃黏膜损伤<br>3. 预防重症疾病（如脑出血、严重创伤等）应激状态及胃手术后引起的上消化道出血等<br>4. 作为当口服疗法不适用时下列病症的替代疗法：十二指肠溃疡、胃溃疡、反流性食管炎及佐林格-埃利森综合征 |
| 制剂与规格 | 奥美拉唑片：①10mg；②20mg<br>奥美拉唑肠溶片：①10mg；②20mg<br>奥美拉唑缓释胶囊：①10mg；②20mg<br>奥美拉唑肠溶胶囊：20mg<br>注射用奥美拉唑钠：①20mg；②40mg |
| 用法与用量 | 成人常规剂量剂型：口服。本品不能咀嚼或压碎服用，应整片吞服。①活动性十二指肠溃疡，一次 10~20mg，一日 1 次，早晨服用，疗程 4~8 周；②活动性胃溃疡，一次 20mg，一日 1 次，早晨服用，疗程 6~12 周；③胃食管反流，一次 20mg，一日 1 次，早晨服用，疗程 4~8 周；④重症肝炎患者应慎用本品，必须使用时应从小剂量开始并监测肝功能。肝功能正常的老年人无需调整剂量<br>静脉滴注：经稀释后滴注时间不得少于 20 分钟。本品溶解和稀释后必须在 4 小时内用完<br>佐林格-埃利森综合征患者每日剂量可能要求更高，剂量应个体化。推荐静脉滴注 60mg 作为起始剂量，每日 1 次，当每日剂量超过 60mg 时分 2 次给药 |
| 注意事项 | 口服：①药物可对诊断产生影响，使血中促胃液素水平升高，UBT 假阴性；②用药前后及用药时应当检查或检测的项目：内镜检查了解溃疡是否愈合，UBT 试验了解幽门螺杆菌是否已被根除，基础胃酸分泌检查了解治疗佐林格-埃利森综合征的效果，肝功能检查，长期服用者定期检查胃黏膜有无肿瘤增生；③首先排除癌症的可能后才能使用本品；④不宜再服用其他抗酸药或抑酸药注射：①本品仅供静脉滴注用，不能用于静脉注射；②本品抑制胃酸分泌的作用强、时间长，故应用本品时不宜同时再服用其他抗酸剂或抑酸剂；为防止抑酸过度，一般消化性溃疡等疾病，不建议大剂量应用（佐林格-埃利森综合征患者除外）；③因本品能显著升高胃内 pH 值，可能影响许多药物的吸收。替代疗法：十二指肠溃疡、胃溃疡、反流性食管炎及佐林格-埃利森综合征；④肾功能受损者无需调整剂量；肝功能受损者慎用，根据需要酌情减量；⑤治疗胃溃疡时应排除胃癌后才能使用本品，以免延误诊断和治疗；⑥动物实验中，长期大量使用本品后，观察到高胃泌素血症及继发嗜铬样细胞肥大和良性肿瘤的发生，这种变化在应用其他抑酸剂及施行胃大部切除术后亦可出现；⑦本品不影响驾驶和操作机器 |

续　表

| 禁忌 | 对本品过敏者禁用；与其他质子泵抑制剂一样，本品不应与阿扎那韦合用 |
|---|---|
| 不良反应 | 口干、轻度恶心、呕吐、腹胀、便秘、腹泻、腹痛、ALT 及 AST 升高、胆红素升高、萎缩性胃炎；感觉异常、头晕、头痛、嗜睡、失眠、外周神经炎；维生素 $B_{12}$ 缺乏；致癌性，如肠嗜铬细胞增生、胃部类癌；皮疹、男性乳房发育、溶血性贫血 |
| 特殊人群用药 | 肝、肾功能不全患者：慎用<br>儿童：目前尚无儿童使用本品的经验<br>老年人：无需调整剂量<br>妊娠与哺乳期妇女：建议妊娠期和哺乳期妇女尽可能不用本品 |
| 药典 | Eur. P.、Chin. P. |
| 国家处方集 | CNF |
| 医保目录 | 【保（乙）】 |
| 基本药物目录 | 【基】 |
| 其他推荐依据 | 中华内科杂志社，中华医学杂志社，中华消化内镜杂志社，等. 急性非静脉曲张性上消化道出血诊治指南（2015 年，南昌）[J]. 中华消化杂志，2015，35（12）：793-798. |
| ■ 药品名称 | 兰索拉唑　Lansoprazole |
| □ 其他名称 | 奥维加 |
| 适应证 | 胃及十二指肠溃疡、反流性食管炎、佐林格-埃利森综合征、消化性溃疡急性出血、急性胃黏膜病变出血；与抗菌药物联合用于幽门螺杆菌根除治疗 |
| 制剂与规格 | 兰索拉唑钠肠溶片：①15mg；②30mg<br>兰索拉唑钠肠溶胶囊：①15mg；②30mg<br>注射用兰索拉唑：30mg |
| 用法与用量 | 成人常规剂量剂型：口服。本品不能咀嚼或压碎服用，应整片吞服：①用于胃及十二指肠溃疡，一次 15～30mg，1 次/日，早晨服用，十二指肠溃疡疗程 4 周，胃溃疡为 4～6 周；反流性食管炎为 8～10 周；②用于佐林格-埃利森综合征，因人而异，可加大至 120mg/d<br>肝肾功能不全者：口服，一次 15mg，1 次/日<br>静脉滴注：通常成人一次 30mg，用 0.9%氯化钠注射液 100ml 溶解后，2 次/日，推荐静滴时间 30 分钟，疗程不超过 7 天 |
| 注意事项 | 口服：①肝肾功能不全者慎用；②妊娠期妇女慎用；③小儿不宜使用；④老年人慎用；⑤首先排除癌症的可能后才能使用本品。不宜再服用其他抗酸药或抑酸药<br>注射剂：①以下患者慎重用药：有药物过敏症既往史的患者；肝损伤的患者（因本药的代谢、排泄延迟）；②本品治疗会掩盖消化道肿瘤的症状，应排除恶性肿瘤后方可用药；③本品治疗时密切观察病情，治疗无效时应改用其他疗法；④本品目前尚无超过 7 日的用药经验；⑤同类质子泵抑制药物奥美拉唑（Omeprazole）在国外有导致视力损害的报道，本品尚不清楚；⑥动物实验中，大鼠长期大量使用本品后，出现良性睾丸间质细胞肿瘤、类癌瘤与视网膜萎缩。但类似现象在小鼠的致癌性试验和犬、猴的毒性试验中未出现 |
| 禁忌 | 1. 对兰索拉唑及处方中任一成分过敏的患者禁止使用本品<br>2. 正在使用硫酸阿扎那韦的患者禁止使用本品 |

续　表

| | |
|---|---|
| 不良反应 | 口干、轻度恶心、呕吐、腹胀、便秘、腹泻、腹痛、ALT 及 AST 升高、胆红素升高、萎缩性胃炎；感觉异常、头晕、头痛、嗜睡、失眠、外周神经炎；维生素 $B_{12}$ 缺乏；致癌性，如肠嗜铬细胞增生、胃部类癌；皮疹、男性乳房发育、溶血性贫血 |
| 特殊人群用药 | 肝、肾功能不全患者：慎用<br>儿童：用药安全性尚未确定，尚无使用经验<br>老年人：一般老年人生理功能下降，故应慎重用药<br>妊娠与哺乳期妇女：①大鼠口服兰索拉唑的试验中可见胎仔血浆中兰索拉唑药物浓度比母体血浆中药物浓度高；兔［口服 30mg/(kg·d)］试验中可见胎仔死亡率的增加。对孕妇和可能妊娠的妇女，建议只有在判断治疗的益处大于风险时方可使用本品；②大鼠口服兰索拉唑的试验中，兰索拉唑可经母乳分泌。建议哺乳期妇女尽量避免使用本品，必须用药时，应停止授乳 |
| 药典 | Chin. P.、USP |
| 国家处方集 | CNF |
| 医保目录 | 【保（乙）】 |
| 基本药物目录 | |
| 其他推荐依据 | 国家消化系统疾病临床医学研究中心，中华医学会消化内镜学分会，中国医师协会消化医师分会. 胃内镜黏膜下剥离术围术期指南［J］. 中国医刊，2017，52（12）：12-24. |
| ■ 药品名称 | **枸橼酸托烷司琼注射液　Tropisetron Citrate Injection** |
| 适应证 | 预防和治疗癌症化疗引起的恶心和呕吐 |
| 制剂与规格 | 注射剂：5ml∶5mg（按 $C_{17}H_{20}N_2O_2$ 计） |
| 用法与用量 | 在任何化疗周期中，枸橼酸托烷司琼注射液最多应用 6 天<br>成人：推荐剂量为托烷司琼 5mg/d，在化疗前将本品 5mg（1 安瓿）药物溶于 100ml 常用输注液中（如生理盐水、林格氏液、5% 葡萄糖液）静脉滴注 15 分钟以上或缓慢静脉推注（速度为 2mg/min，5mg/5ml 的安瓿约 3 分钟注射完）。推荐第 1 天采用静脉途径给药，第 2~6 天可改为口服途径给药，5mg/d，于早晨起床时（至少于早餐前 1 小时）用水送服<br>儿童：尚缺乏本品用于儿童的安全有效性数据。一般不推荐用于儿童，如病情需要权衡利弊后必须使用时，可参照下列剂量：2 岁以上儿童推荐剂量为 0.2mg/kg，最高可达 5mg/d，在每天化疗前静脉滴注或缓慢推注给药 |
| 注意事项 | 1. 高血压患者应慎用，其用量不宜超过 10mg/d<br>2. 本品常见不良反应是头晕和疲劳，患者服药后在驾车或操纵机械者应慎用<br>3. 尚无本品在肝肾功能障碍中使用的临床数据。肝肾功能障碍者使用盐酸托烷司琼时半衰期延长，但这种变化在每天使用 5mg、连续用药 6 天的治疗中不会发生药物蓄积，因此不必调整用药剂量 |
| 禁忌 | 对托烷司琼过敏者和孕妇禁用 |
| 不良反应 | 推荐剂量（5mg）下主要不良反应是疲倦（16%），较少见的不良反应是头晕、便秘和头痛，偶见的不良反应是恶心、腹痛、乏力、腹泻、咳嗽、呕吐、气喘、胃肠道反应、心律不齐（详见说明书） |
| 特殊人群用药 | 肝肾功能不全患者：尚不明确 |

续 表

| | |
|---|---|
| | 儿童：尚缺乏本品用于儿童的安全有效性数据。一般不推荐用于儿童，如病情需要权衡利弊后必须使用时，其剂量参见【用法与用量】<br>老年人：无需调整剂量<br>妊娠与哺乳期妇女：本品禁用于孕妇，不应用于哺乳女性 |
| 药典 | |
| 国家处方集 | |
| 医保目录 | 【保（乙）】 |
| 基本药物目录 | |
| 其他推荐依据 | 周东民，幸芳，冯艳平. 托烷司琼复合甲泼尼龙对乳腺癌患者术后恶心呕吐的防治作用[J]. 山西医药杂志，2010，39（13）：641-642. |
| ■ 药品名称 | 醋酸钠林格注射液　Sodium Acetate Ringer's Injection |
| □ 其他名称 | 维力能 |
| 适应证 | 用于补充体液，调节电解质平衡、纠正酸中毒 |
| 制剂与规格 | 500ml：氯化钠 3.0g，醋酸钠 1.90g，氯化钾 0.15g，氯化钙 0.1g |
| 用法与用量 | 注射剂：静脉滴注。常用量一次 500~1000ml |
| 注意事项 | 1. 下列情况慎用：①水肿性疾病患者，如肾病综合征、肝硬化腹水、充血性心力衰竭、急性左心衰竭、脑水肿及特发性水肿等；②急性肾衰竭少尿期，慢性肾衰竭尿量减少而对利尿药反应不佳者；③高渗性脱水患者；④患有闭塞性泌尿系统疾病尿量减少的患者；⑤高血压患者；⑥低钾血症患者<br>2. 输注过程中应注意监测：①血清钠、钾、氯浓度；②血液酸碱平衡指标；③肾功能；④血压和心肺功能<br>3. 治疗脱水时，应根据其脱水程度、类型等决定补液量、种类、途径和速度 |
| 禁忌 | 对本品中任何成分过敏者禁用 |
| 不良反应 | 输注或口服过多、过快，可致水钠潴留，引起水肿、血压升高、心率加快、胸闷、呼吸困难，甚至急性左心衰竭 |
| 特殊人群用药 | 儿童：补液量和速度应严格控制<br>老年人：补液量和速度应严格控制<br>妊娠与哺乳期妇女：孕妇及哺乳期妇女用药的安全有效性尚未确立 |
| 药典 | |
| 国家处方集 | CNF |
| 医保目录 | 部分省份【保（乙）】 |
| 基本药物目录 | |
| 其他推荐依据 | 王俊华. 醋酸钠林格注射液用于 108 例手术患者的液体治疗有效性评价[J]. 中国药业，2015（6）：31-33. |

续　表

| ■ 药品名称 | 胸腺五肽　Thymopentin |
|---|---|
| □ 其他名称 | 和信 |
| 适应证 | 1. 1ml：1mg（注射剂）、1mg（粉针剂）适应证：①用于 18 岁以上的慢性乙型肝炎患者；②各种原发性或继发性 T 细胞缺陷病（如儿童先天性免疫缺陷病）；③某些自身免疫性疾病（如类风湿性关节炎、系统性红斑狼疮）；④各种细胞免疫功能低下的疾病；⑤肿瘤的辅助治疗。<br>2. 1ml：10mg（注射剂）、10mg（粉针剂）适应证：本品适用于恶性肿瘤患者因放疗、化疗所致的免疫功能低下。国内、外文献资料中有胸腺五肽用于下列情况者，但国内尚无 1mg 以上剂量用药安全性和有效性的资料：①用于 18 岁以上的慢性乙型肝炎患者。因 18 岁以后胸腺开始萎缩，细胞免疫功能减退。②各种原发性或继发性 T 细胞缺陷病。③某些自身免疫性疾病（如类风湿性关节炎、系统性红斑狼疮等）。④各种细胞免疫功能低下的疾病。⑤肿瘤的辅助治疗 |
| 制剂与规格 | 胸腺五肽注射液：①1ml：1mg；②1ml：10mg<br>注射用胸腺五肽：①1mg；②10mg |
| 用法与用量 | 1. 注射剂：<br>（1）1ml：1mg：肌内注射，或加入 250ml 0.9% 氯化钠注射液静脉慢速单独滴注。一次 1 支，一日 1~2 次；15~30 日为 1 个疗程，或遵医嘱<br>（2）1ml：10mg：肌内注射或皮下注射。参考源自意大利的文献资料，本品每天可以用到 50mg 剂量。<br>2. 粉针剂：<br>（1）1mg：肌内注射，用前加灭菌注射用水 1ml 溶解；或溶于 250ml 0.9% 氯化钠注射液静脉慢速单独滴注。一次 1 支，一日 1~2 次；15~30 日为一个疗程，或遵医嘱。<br>（2）10mg：肌内注射或皮下注射。0.5mg/kg，皮下注射，每周 3 次，用药 3~6 周。参考源自意大利的文献资料，本品每天可以用到 50mg 剂量。<br>注：①使用本品请遵医嘱；②国内尚无此大剂量使用本品的安全性和有效性资料 |
| 注意事项 | 1. 本品是通过增强患者的免疫功能而发挥治疗作用的，故而对正在接受免疫抑制治疗的患者（如器官移植受者）应慎重使用本品，除非治疗带来的裨益明显大于危险性。<br>2. 慢性乙型肝炎患者治疗期间应定期检查肝功能<br>3. 18 岁以下患者慎用 |
| 禁忌 | 对本品有过敏反应者或器官移植初期需免疫抑制者禁用 |
| 不良反应 | 1. 耐受性良好，个别可见恶心、发热、头晕、胸闷、无力等不良反应，少数患者偶有嗜睡感<br>2. 慢性乙型肝炎患者使用时可能 ALT 水平短暂上升，如无肝衰竭预兆出现，仍可继续使用本品 |
| 特殊人群用药 | 儿童：18 岁以下患者，本品的安全性和有效性尚未确立<br>老年人：本品未进行该项实验且无可靠参考文献；必需使用时，遵医嘱。<br>妊娠与哺乳期妇女：目前尚不知道本药是否对胚胎有伤害，或是否影响生育能力。故本药只能在十分必要时才给予孕妇使用哺乳期妇女应特别慎重 |
| 药典 | Chin. P. |
| 国家处方集 | |

**续　表**

| 医保目录 | 部分省份【保（乙）】 |
| --- | --- |
| 基本药物目录 | |
| 其他推荐依据 | 谢婧，张长平，王咏梅. 胸腺五肽辅助用药的临床有效性循证评价［J］. 中国新药杂志，2015，24（22）：2599-2605. |

| ■ 药品名称 | 榄香烯注射液　Elemene Injection |
| --- | --- |
| □ 其他名称 | 艾利能 |
| 适应证 | 用于神经胶质瘤和脑转移瘤的治疗；癌性胸腹水辅助治疗 |
| 制剂与规格 | 注射剂：10ml：0.2g |
| 用法与用量 | 1. 神经胶质瘤、脑转移瘤：<br>于用药前30~60分钟快速静脉点滴甘露醇250ml，以暂时开放血脑屏障，并降低颅内压<br>隔日动脉介入：本品每次600mg，以同等容积10%葡萄糖注射液稀释（总量60ml），加入地塞米松2mg作动脉穿刺给药；本品400mg和地塞米松2.5mg加入500ml 10%葡萄糖溶液内静脉滴注<br>非动脉介入给药日，本品1000mg和地塞米松5mg加入1000ml10%葡萄糖溶液内静脉滴注<br>2. 癌性胸腹腔积液：<br>按体表面积200~400mg/m$^2$，于抽出胸腹腔积液后，胸、腹腔内注射，每周1~2次或遵医嘱 |
| 注意事项 | 1. 本品应以10%葡萄糖注射液稀释，若用其他稀释剂稀释产生沉淀，不得使用<br>2. 本品除地塞米松外，不得与其他药物混用<br>3. 为防止静脉炎发生，滴注后可用500ml生理盐水冲洗血管<br>4. 有过敏史者禁用。若发生过敏反应，立即停药，并给予1∶1000的水剂肾上腺素 |
| 禁忌 | 1. 有过敏史或对本品中的任何成分过敏者禁用<br>2. 高热、胸腹腔积液合并感染者禁用 |
| 不良反应 | 用药后局部有轻微刺激疼痛，特别是药液外渗时表现明显，但患者均可忍受<br>经热敷后很快缓解，不需特殊处理。部分患者用药后出现发热、局部反应及轻度消化道反应 |
| 特殊人群用药 | 儿童：尚不明确<br>老年人：尚不明确<br>妊娠与哺乳期妇女：孕妇应慎用本药 |
| 药典 | |
| 国家处方集 | |
| 医保目录 | 【保（乙）】 |
| 基本药物目录 | |
| 推荐依据 | 王晖，武晓楠，李琳. 榄香烯注射液联合紫杉醇加卡铂治疗晚期非小细胞肺癌临床观察［J］. 现代肿瘤医学，2012，20（5）：978-980. |

# 第八章

# 抗肿瘤中成药及辅助用药

| ■ 药品名称 | **参莲胶囊**　Shenlian Jiaonang |
|---|---|
| 药物组成 | 苦参、山豆根、半枝莲、三棱、莪术、丹参、补骨脂、乌梅、白扁豆、苦杏仁、防己 |
| 功能与主治 | 清热解毒，活血化瘀，软坚散结。用于中晚期肺癌、胃癌气血瘀滞、热毒内阻证的辅助治疗 |
| 临床应用 | 本方主要治疗肿瘤，作为辅助用药，配合其他治疗，用于肿瘤正气尚未大伤，体质尚可，见舌质黯红而老，苔黄厚腻，脉象尚有力之气血瘀滞、热毒内阻证<br>1. 合并化疗用药，提高化疗疗效，减轻化疗的不良反应，提高机体免疫功能，适用于肺癌、胃癌、肝癌见上述证候者<br>2. 合并化疗用药，治疗癌性发热<br>3. 配合介入疗法治疗原发及继发性肝癌，属于气血瘀滞、热毒内阻证者 |
| 制剂与规格 | 胶囊剂：每粒装 0.5g |
| 用法与用量 | 口服：每次 6 粒，一日 3 次 |
| 注意事项 | 1. 少数患者服药后出现恶心，不影响继续用药<br>2. 非气血瘀滞、热毒内阻证者慎用 |
| 禁忌 | 尚不明确 |
| 不良反应 | 少数患者服药后出现恶心，不影响继续用药 |
| 特殊人群用药 | 尚不明确 |
| 药典 | |
| 医保目录 | 【保（乙）】 |
| 基本药物目录 | |
| 其他推荐依据 | 国家药典委员会. 中华人民共和国药典临床用药须知（2010 年版）［M］. 北京：中国医药科技出版社，2011. |
| ■ 药品名称 | **益肺清化膏**　Yifei Qinghua Gao |
| 药物组成 | 黄芪、党参、北沙参、麦冬、川贝母、苦杏仁、紫菀、桔梗、败酱草、拳参、仙鹤草、白花蛇舌草、甘草 |
| 功能与主治 | 益气养阴，清热解毒，化痰止咳。用于气阴两虚所致的气短、乏力、咳嗽、咯血、胸痛；晚期肺癌见上述证候者的辅助治疗 |
| 临床应用 | 1. 咯血：因久咳不愈，损耗肺气，灼伤肺阴，热伤肺络所致咳嗽痰少，痰中带血或反复咯血，血色鲜红，口干咽燥，神疲体倦，舌质红，脉细数；晚期肺癌见上述证候者 |

续 表

| | |
|---|---|
| | 2. 有用于早期非小细胞肺癌术后治疗的报道 |
| 制剂与规格 | 膏剂：每瓶装 60g |
| 用法与用量 | 口服：一次 20g，一日 3 次。2 个月为一疗程，或遵医嘱 |
| 注意事项 | 1. 肝火犯肺咯血者慎用<br>2. 晚期肺癌咯血应用本剂应结合放化疗治疗；出血量大者，应立即采取综合急救措施<br>3. 忌食辛辣、油腻食物 |
| 禁忌 | 尚不明确 |
| 不良反应 | 目前尚未检索到不良反应报道 |
| 特殊人群用药 | 尚不明确 |
| 药典 | |
| 医保目录 | |
| 基本药物目录 | |
| 其他推荐依据 | 国家药典委员会. 中华人民共和国药典临床用药须知（2010 年版）［M］. 北京：中国医药科技出版社，2011. |
| ■ 药品名称 | **抗癌平丸** Kang'aiping Wan |
| 药物组成 | 半枝莲、珍珠菜、香茶菜、藤梨根、肿节风、蛇莓、白花蛇舌草、石上柏、兰香草、蟾酥 |
| 功能与主治 | 清热解毒，散瘀镇痛。用于热毒瘀血壅滞所致的胃癌、食管癌、贲门癌、直肠癌等消化道肿瘤 |
| 临床应用 | 1. 胃癌：因邪毒伤胃，瘀血壅滞所致。症见胃脘灼痛或刺痛，恶心呕吐，或伴呃逆，纳差，苔黄腻或黄燥，脉弦数或细数<br>2. 食管癌：因热毒瘀血壅滞，梗塞不利而致。症见吞咽困难，胸骨后灼痛，进行性消瘦，口干口苦，烦躁不安，大便干燥，小便短赤，或伴发热，舌红或紫黯，苔黄腻或黄燥，脉弦数或细数<br>3. 直肠癌：因邪毒瘀血阻滞，大肠传导失司所致。症见便频便细，或便鲜血，或伴里急后重，肛门坠胀，口干口苦，烦躁不安，舌红或红绛，苔黄腻，脉弦数 |
| 制剂与规格 | 浓缩丸：每瓶装 1g |
| 用法与用量 | 口服：一次 0.5~1g，一日 3 次。饭后半小时服，或遵医嘱 |
| 注意事项 | 1. 孕妇禁用<br>2. 脾胃虚寒者慎用<br>3. 服药期间忌食辛辣、油腻、生冷食物<br>4. 本品含蟾酥有毒，不可过量、久用 |
| 禁忌 | 孕妇禁用 |
| 不良反应 | 目前尚未检索到不良反应报道 |
| 特殊人群用药 | 尚不明确 |
| 药典 | |

续　表

| 医保目录 | |
| --- | --- |
| 基本药物目录 | |
| 其他推荐依据 | 国家药典委员会. 中华人民共和国药典临床用药须知（2010 年版）［M］. 北京：中国医药科技出版社，2011. |
| ■ 药品名称 | 金蒲胶囊　Jinpu Jiaonang |
| 药物组成 | 人工牛黄、金银花、蒲公英、半枝莲、白花蛇舌草、苦参、龙葵、炮穿山甲、莪术、大黄、乳香（制）、没药（制）、醋延胡索、红花、蜈蚣、山慈菇、珍珠、黄药子、姜半夏、蟾酥、党参、黄芪、刺五加、砂仁 |
| 功能与主治 | 清热解毒，消肿镇痛，益气化痰。用于晚期胃癌、食管癌患者痰湿瘀阻及气滞血瘀证 |
| 临床应用 | 1. 胃癌：因痰湿瘀阻，气滞血瘀所致胃脘疼痛饱胀，纳差，消瘦乏力，或恶心呕吐，舌淡或淡黯，舌苔薄黄或黄腻，脉弦细或细涩<br>2. 食管癌：因痰湿瘀阻，气滞血瘀所致吞咽困难，胸痛，或伴呃逆、呕吐，形体消瘦，舌质紫黯，舌苔黄厚腻，脉弦细或弦数 |
| 制剂与规格 | 胶囊剂：每粒装 0.3g |
| 用法与用量 | 饭后用温开水送服：一次 3 粒，一日 3 次，或遵医嘱。42 天为一疗程 |
| 注意事项 | 1. 孕妇禁用<br>2. 脾胃虚弱者慎用<br>3. 服药期间饮食宜清淡，忌辛辣食物<br>4. 本品所含蜈蚣、黄药子、蟾酥有毒，应在医师指导下使用，不可过量、久用 |
| 禁忌 | 孕妇禁用 |
| 不良反应 | 目前尚未检索到不良反应报道 |
| 特殊人群用药 | 尚不明确 |
| 药典 | |
| 医保目录 | |
| 基本药物目录 | |
| 其他推荐依据 | 国家药典委员会. 中华人民共和国药典临床用药须知（2010 年版）［M］. 北京：中国医药科技出版社，2011. |
| ■ 药品名称 | 肝复乐片　Ganfule Pian |
| 药物组成 | 党参、鳖甲（醋制）、重楼、白术（炒）、黄芪、茯苓、薏苡仁、桃仁、土鳖虫、大黄、郁金、苏木、牡蛎、半枝莲、败酱草、陈皮、香附（制）、沉香、木通、茵陈、柴胡 |
| 功能与主治 | 健脾理气，化瘀软坚，清热解毒。适用于以肝郁脾虚为主证的原发性肝癌，症见上腹肿块，胁肋疼痛，神疲乏力，食少纳呆，脘腹胀满，心烦易怒，口苦咽干 |
| 临床应用 | 原发性肝癌：因肝郁脾虚所致，症见上腹肿块，胁肋疼痛，神疲乏力，食少纳呆，脘腹胀满，心烦易怒，口苦咽干，舌淡黯，苔薄白，脉弦细 |
| 制剂与规格 | 片剂：每片重 ①0.3g（糖衣片）；②0.5g（薄膜衣片） |

续　表

| 用法与用量 | 口服：一次 10 片（糖衣片）或 6 片（薄膜衣片），一日 3 次。Ⅱ期原发性肝癌疗程 2 个月，Ⅲ期患者疗程 1 个月，或遵医嘱 |
| --- | --- |
| 注意事项 | 忌食肥甘厚味 |
| 禁忌 | 孕妇禁用 |
| 不良反应 | 目前尚未检索到不良反应报道 |
| 特殊人群用药 | 尚不明确 |
| 药典 | |
| 医保目录 | |
| 基本药物目录 | 【保（乙）】 |
| 其他推荐依据 | 国家药典委员会. 中华人民共和国药典临床用药须知（2010 年版）［M］. 北京：中国医药科技出版社，2011. |

| ■ 药品名称 | 西黄丸 |
| --- | --- |
| 药物组成 | 牛黄、乳香（醋制）、没药（醋制）、麝香 |
| 功能与主治 | 清热解毒，消肿散结。用于热毒壅结所致的痈疽疔毒、瘰疬、流注、癌肿 |
| 临床应用 | 1. 痈肿疮疖：因热毒内壅所致。症见局部皮肤红肿热痛，或溃破渗液，伴口干口苦，大便干燥，小便黄赤，或见恶寒发热，舌红苔黄，脉数<br>2. 疔疮：因热毒壅盛所致。症见局部皮肤有粟米样小疮或脓头，或麻或痒，红肿热痛，伴口苦咽干或痛，大便干燥，小便黄赤，或见恶寒发热，舌红苔黄，脉数<br>3. 肿瘤：因热毒内结，经络不通所致，症见局部肿块，不痛不痒，或伴红肿热痛，烦躁不安，口干口苦，便秘，尿黄，舌红苔黄，脉数<br>4. 还有用本品治疗耳疖的报道 |
| 制剂与规格 | 糊丸：每 20 粒重 1g |
| 用法与用量 | 口服：一次 3g，一日 2 次 |
| 注意事项 | 1. 脾胃虚寒者慎用<br>2. 服药期间忌食辛辣刺激食物 |
| 禁忌 | 孕妇禁用 |
| 不良反应 | 目前尚未检索到不良反应 |
| 特殊人群用药 | 尚不明确 |
| 药典 | |
| 医保目录 | |
| 基本药物目录 | 【保（乙）】 |
| 其他推荐依据 | 国家药典委员会. 中华人民共和国药典临床用药须知（2010 年版）［M］. 北京：中国医药科技出版社，2011. |

续　表

| ■ 药品名称 | 复方苦参注射液　Fufang Kushen Zhusheye |
|---|---|
| 药物组成 | 苦参、白土苓 |
| 功能与主治 | 清热利湿，解毒消肿，散结镇痛。用于湿热瘀毒内结所致的癌性疼痛，出血 |
| 临床应用 | 1. 癌性疼痛，出血：因湿热瘀毒内阻，血脉不利，或毒邪炽盛，灼伤血络，迫血妄行所致。症见灼热疼痛，出血，口苦口干而不多饮，身热不扬，纳差，便溏或便秘，小便黄赤，舌红，苔黄腻，脉滑数或弦数<br>2. 还有用于治疗寻常型银屑病的报道 |
| 制剂与规格 | 注射液：每支①2ml；②5ml |
| 用法与用量 | 肌内注射，一次2~4ml，一日2次；或静脉滴注，一次12ml，以0.9%氯化钠注射液200ml稀释后使用，一日1次，儿童酌减。全身用药总量200ml为一疗程，一般可使用2~3个疗程 |
| 注意事项 | 1. 据文献报道复方苦参注射液可致皮肤瘙痒、药疹、恶心、呕吐、头晕、便秘等不良反应，有速发型和迟发型二类。复方苦参注射液与注射用胸腺肽配伍静脉滴注可致患者过敏性休克死亡<br>2. 对本药有过敏反应者禁用；孕妇禁用<br>3. 阴虚火旺、脾胃虚寒者慎用<br>4. 用药期间饮食宜清淡，忌辛辣油腻食物<br>5. 本品不宜与其他药物同时滴注<br>6. 若发现浑浊、沉淀、变色、漏气或瓶身细微破裂，均不得使用 |
| 禁忌 | 对本药有过敏反应者禁用；孕妇禁用 |
| 不良反应 | 据文献报道复方苦参注射液可致皮肤瘙痒、药疹、恶心、呕吐、头晕、便秘等不良反应，有速发型和迟发型二类。复方苦参注射液与注射用胸腺肽配伍静脉滴注可致患者过敏性休克死亡 |
| 特殊人群用药 | 孕妇禁用 |
| 药典 | |
| 医保目录 | 【保（乙）】 |
| 基本药物目录 | |
| 其他推荐依据 | 国家药典委员会. 中华人民共和国药典临床用药须知（2010年版）［M］. 北京：中国医药科技出版社，2011. |
| ■ 药品名称 | 参苓白术散　Shenling Baizhu San |
| 药物组成 | 人参、白术（炒）、茯苓、山药、莲子、白扁豆（炒）、薏苡仁（炒）、砂仁、桔梗、甘草 |
| 功能与主治 | 补脾胃，益肺气。用于脾胃虚弱，食少便溏，气短咳嗽，肢倦乏力 |
| 临床应用 | 1. 泄泻：脾胃气虚，运化失常所致，症见大便溏泻，饮食不消，或大便次数增多，或大便稀薄，脘腹胀闷不舒，纳食减少，或咳嗽无力，痰白清稀，面色萎黄，肢倦乏力，舌淡苔白腻，脉濡而弱；肠易激综合征、胃肠功能紊乱、慢性结肠炎、消化不良、放射性直肠炎见上述证候者 |

续　表

| | |
|---|---|
| | 2. 厌食：脾胃气虚，升降失司所致，症见厌食或拒食，纳呆腹胀，面色萎黄，乏力，自汗，精神欠佳，肌肉不实，或形体羸瘦，大便溏薄，舌淡苔腻，脉无力；小儿厌食症、消化不良、小儿缺锌症、神经性厌食见上述证候者<br>3. 咳嗽：脾肺气虚，夹湿生痰所致，症见咳嗽，气短，痰白量多，咳声重浊，因痰而嗽，痰出咳平，进甘甜腻食物加重，胸脘痞闷，呕恶食少，体倦乏力，大便时溏，舌苔白腻，脉濡滑；支气管哮喘、肺气肿、慢性肺源性心脏病、老年慢性呼吸道感染见上述证候者<br>4. 本品有治疗老年人急性腹泻、艾滋病相关性腹泻、周期性麻痹、口腔黏膜病、中心性浆液性脉络膜视网膜病变的报道 |
| 制剂与规格 | |
| 用法与用量 | 口服：一次 6~9g，一日 2~3 次 |
| 注意事项 | 1. 湿热内蕴所致泄泻、厌食、水肿及痰火咳嗽者不宜使用<br>2. 宜饭前服用<br>3. 服药期间忌食荤腥油腻，不易消化食物<br>4. 孕妇慎用<br>5. 忌恼怒、忧郁、劳累过度，保持心情舒畅 |
| 禁忌 | 尚不明确 |
| 不良反应 | 目前尚未检索到不良反应报道 |
| 特殊人群用药 | 尚不明确 |
| 药典 | Chin. P.（2010 年版） |
| 医保目录 | 【保（甲）】 |
| 基本药物目录 | 【基】 |
| 其他推荐依据 | 国家药典委员会. 中华人民共和国药典临床用药须知（2010 年版）［M］. 北京：中国医药科技出版社，2011. |
| ■ 药品名称 | **健脾益肾颗粒　Jianpi Yishen Keli** |
| 药物组成 | 党参、枸杞子、白术、女贞子、菟丝子、补骨脂（盐炙） |
| 功能与主治 | 健脾益肾。用于脾肾两虚所致的脘腹胀满、纳呆、面色㿠白、体倦乏力、腰膝酸软；能减轻肿瘤患者放、化疗不良反应，提高机体免疫功能 |
| 临床应用 | 1. 脾肾两虚证：因先天不足，或后天失调，或劳倦伤脾，或房事不节，或久病不愈，脾肾两虚所致，症见脘腹胀满、纳呆、面色㿠白、体倦乏力、腰膝酸软，舌淡红，苔薄白，脉沉细弱；肿瘤患者出现放、化疗不良反应见上述证候者<br>2. 本品还有治疗慢性乙型肝炎的报道 |
| 制剂与规格 | 颗粒剂：每袋装 10g |
| 用法与用量 | 开水冲服：一次 10g，一日 2 次 |
| 注意事项 | 1. 外感表证及内有湿热证者慎用<br>2. 服药期间饮食宜选清淡易消化食物，忌食辛辣、生冷食物 |
| 禁忌 | 尚不明确 |

| 不良反应 | 目前尚未检索到不良反应报道 |
|---|---|
| 特殊人群用药 | 尚不明确 |
| 药典 | |
| 医保目录 | 【保（乙）】 |
| 基本药物目录 | |
| 其他推荐依据 | 崔爱玲，范天利. 健脾益肾颗粒对慢性乙型病毒性肝炎患者 T 淋巴细胞亚群的影响［J］. 中国药业，2008，17（15）：22-23 |
| ■ 药品名称 | 紫芝多糖片　Zizhiduotang Pian |
| 药物组成 | 紫芝多糖 |
| 功能与主治 | 滋补强壮，养心安神。用于神经衰弱，白细胞和血小板减少症，电离辐射及职业性造血损伤及肿瘤患者放、化疗后白细胞减少 |
| 临床应用 | 1. 气血两虚证：因体质虚弱，或久病不愈，或劳伤过度，气血两虚所致的神疲乏力，腰膝酸软，心悸气短，健忘，面色无华，舌淡红，脉细弱；白细胞减少症和血小板减少症，电离辐射，职业性造血损伤，肿瘤患者放、化疗后白细胞减少见上述证候者<br>2. 失眠：因气血两虚，心神失养所致失眠，健忘，眩晕，心慌，气短，神疲乏力，舌淡，苔薄，脉细弱；神经衰弱见上述证候者 |
| 制剂与规格 | 片剂：每片含紫芝多糖 0.25g |
| 用法与用量 | 口服：一次 3 片，一日 3 次。饭后服 |
| 注意事项 | 1. 严重感冒者慎用<br>2. 忌食生冷、辛辣食物 |
| 禁忌 | 尚不明确 |
| 不良反应 | 目前尚未检索到不良反应报道 |
| 特殊人群用药 | 尚不明确 |
| 药典 | |
| 医保目录 | |
| 基本药物目录 | |
| 其他推荐依据 | 国家药典委员会. 中华人民共和国药典临床用药须知（2010 年版）［M］. 北京：中国医药科技出版社，2011. |
| ■ 药品名称 | 鸦胆子油乳注射液　Yadanziyouru Zhusheye |
| 药物组成 | 精制鸦胆子油，辅料为精制豆磷脂、甘油、注射用水 |
| 功能与主治 | 抗癌药。用于肺癌、肺癌脑转移及消化道肿瘤 |
| 临床应用 | 肺癌：因热毒瘀结，肺气受损所致，症见咳嗽、咯血、咯痰黄稠、胸闷胸痛、口苦咽干、便秘、尿黄，舌红或紫黯，苔黄腻，脉弦数或滑数 |

续　表

| | 消化道肿瘤：因热毒瘀阻所致，症见脘腹胀痛，肿块拒按，口苦口干，黑便或便鲜血，小便黄赤，舌红苔黄或黄腻，脉弦数或滑数 |
|---|---|
| 制剂与规格 | 注射剂：①10 毫升/支；②20 毫升/支 |
| 用法与用量 | 静脉滴注，一次 10~30ml，一日 1 次（本品须加灭菌生理盐水 250ml，稀释后立即使用） |
| 注意事项 | 1. 本品可能出现严重过敏反应，应在有抢救条件的医疗机构使用，用药后出现严重不良反应必须立即停药并及时救治<br>2. 本品有毒，易损害肝肾功能，应在医师指导下使用，不可过量<br>3. 用药前应仔细询问患者情况、用药史和过敏史。肝肾功能异常患者等特殊人群和初次使用中药注射剂的患者慎重使用，如确需使用，加强监测<br>4. 过敏体质者慎用。服药期间出现过敏者应及时停药，并给予相应的治疗措施<br>5. 过程中有少数患者有油腻感、恶心、厌食等消化道不适的反应，纳呆、纳差、脘腹胀满、大便稀溏、畏寒喜按等脾胃虚寒者慎用<br>6. 本品应单独使用，严禁与其他药品混合配伍使用。联合使用其他药品时，应考虑本品与其他药物配伍禁忌和药物相互作用等 |
| 禁忌 | 孕妇禁用 |
| 不良反应 | 过敏反应：潮红、皮疹、瘙痒、呼吸困难、心悸、发绀、血压下降、过敏性休克等<br>全身性反应：寒战、畏寒、发热、多汗等<br>消化系统：恶心、呕吐、腹痛、油腻感、厌食、肝生化指标异常<br>呼吸系统：胸闷、憋气、呼吸困难等<br>皮肤及附件：皮疹、瘙痒等<br>心血管系统：心悸、潮红等<br>神经系统：头晕、头痛、抽搐等<br>其他：静脉炎等 |
| 特殊人群用药 | 肝、肾功能不全患者：详见【注意事项】<br>妊娠与哺乳期妇女：孕妇禁用 |
| 药典 | Chin. P. |
| 医保目录 | 【保（乙）】 |
| 基本药物目录 | |
| 其他推荐依据 | 周九鹏，杨海霞. 鸦胆子油乳注射液联合化疗治疗晚期胃癌的疗效及安全性 Meta 分析［J］. 中国中药杂志，2016，41（2）：326-332. |
| ■ 药品名称 | 生白口服液（合剂）　　Shengbai Koufuye |
| 药物组成 | 淫羊藿、补骨脂、附子（制）、枸杞子、黄芪、鸡血藤、茜草、当归、芦根、麦冬、甘草 |
| 功能与主治 | 温肾健脾，补益气血。用于癌症放、化疗引起的白细胞减少属脾肾阳虚，气血不足证候者，症见神疲乏力，少气懒言，畏寒肢冷，纳差便溏，腰膝酸软等。 |
| 临床应用 | 脾肾阳虚、气血不足证：因禀赋不足，后天失养，或久病体衰以致脾肾阳虚，气血不足而见腰膝酸软，精神疲惫，肢体倦怠，少气懒言，畏寒肢冷，面色㿠白，食少纳差，大便溏薄，舌淡苔白，脉沉弱；癌症放、化疗引起的白细胞减少症见上述证候者 |
| 制剂与规格 | 生白口服液：每支装①10ml；②20ml<br>生白合剂：每瓶装 250ml |

续　表

| 用法与用量 | 口服。一次 40ml，一日 3 次。或遵医嘱 |
|---|---|
| 注意事项 | 尚不明确 |
| 禁忌 | 阴虚火旺及有出血倾向者禁用，热毒症禁用，孕妇禁用 |
| 不良反应 | 个别患者服后有轻度胃脘不适 |
| 特殊人群用药 | 妊娠与哺乳期妇女：孕妇禁用 |
| 药典 | |
| 医保目录 | 【保（乙）】 |
| 基本药物目录 | |
| 其他推荐依据 | 国家药典委员会. 中华人民共和国药典临床用药须知（2010 年版）［M］. 北京：中国医药科技出版社，2011：573. |
| ■ 药品名称 | **紫龙金片　Zilongjin Pian** |
| 药物组成 | 黄芪、当归、白英、龙葵、丹参、半枝莲、蛇莓、郁金 |
| 功能与主治 | 益气养血，清热解毒，理气化瘀。用于气血两虚证原发性肺癌化疗者，症见神疲乏力、少气懒言、头昏眼花、食欲不振、气短自汗、咳嗽、疼痛 |
| 临床应用 | 肺积之气血两虚证，症见神疲乏力，少气懒言，头晕眼花，食欲不振，咳嗽，气短，自汗，疼痛。舌淡，脉沉细 |
| 制剂与规格 | 片剂：每片重 0.65g |
| 用法与用量 | 口服：一次 4 片，一日 3 次，与化疗同时使用。每 4 周为 1 个周期，2 个周期为 1 个疗程 |
| 注意事项 | 尚不明确 |
| 禁忌 | 孕妇禁用 |
| 不良反应 | 尚不明确 |
| 特殊人群用药 | 肝、肾功能不全患者：尚不明确<br>儿童：尚不明确<br>老年人：尚不明确<br>妊娠与哺乳期妇女：孕妇禁用；哺乳期妇女用药尚不明确 |
| 药典 | Chin. P. |
| 医保目录 | 【保（乙）】 |
| 基本药物目录 | |
| 其他推荐依据 | 中国标准化协会中医药标准化分会. 中成药临床应用指南：呼吸系统疾病分册［M］. 北京：中国中医药出版社，2016：144，147. |
| ■ 药品名称 | **康力欣胶囊　Kanglixin Jiaonang** |
| 药物组成 | 阿魏、九香虫、丁香、木香、大黄、姜黄、冬虫夏草、诃子 |
| 功能与主治 | 扶正祛邪，软坚散结。用于消化道恶性肿瘤、乳腺恶性肿瘤、肺恶性肿瘤见于气血瘀阻证者 |

**续　表**

| 临床应用 | 1. 乳岩：正虚毒盛证，症见乳房肿块扩大，溃后愈坚，溃流血水，不痛或剧痛，精神萎靡，面色晦暗或苍白，饮食少进，心悸失眠；舌紫或有瘀斑，苔黄，脉弱无力；乳腺癌见上述证候者<br>2. 反胃：气滞血瘀证，症见胃脘刺痛，心下痞硬，脘腹胀满，饥不欲食，呕吐宿食或呕吐物如赤豆汁，便血，肌肤甲错，舌紫暗，脉沉细涩；胃癌见上述证候者<br>3. 噎膈：血瘀痰滞证，症见吞咽困难，胸背疼痛，甚则饮水难下，食后即吐，吐物如豆汁，大便燥结，小便黄赤，形体消瘦，肌肤甲错，舌质暗红少津，或与瘀斑瘀点，苔黄白，脉细涩或细滑；食管癌见上述证候者<br>4. 癥瘕：瘀毒内阻证，症见腹胀痛拒按，腹部可扪及包块，里急后重，便下黏液脓血，舌质紫暗有瘀斑，苔薄黄，脉弦或涩；大肠癌见上述证候者<br>5. 肺积：气滞血瘀证，症见咯痰不畅，痰中带暗红色血或血块，胸胁胀痛或刺痛，痛有定处，颈部及胸壁青筋显露，舌暗红或青紫，有瘀点或瘀斑，舌苔薄黄，脉细弦或涩；肺癌见上述证候者 |
|---|---|
| 制剂与规格 | 胶囊剂：每粒装 0.5g |
| 用法与用量 | 口服：一次 2~3 粒，一日 3 次；或遵医嘱 |
| 注意事项 | 尚不明确 |
| 禁忌 | 孕妇禁服 |
| 不良反应 | 尚不明确 |
| 特殊人群用药 | 肝、肾功能不全患者：尚不明确<br>儿童：尚不明确<br>老年人：尚不明确<br>妊娠与哺乳期妇女：孕妇禁服；哺乳期妇女用药尚不明确 |
| 药典 | |
| 医保目录 | 【保（乙）】 |
| 基本药物目录 | |
| 其他推荐依据 | 中国标准化协会中医药标准化分会. 中成药临床应用指南：呼吸系统疾病分册［M］. 北京：中国中医药出版社，2016：149. |
| ■ 药品名称 | **康莱特注射液　Kanglaite Zhusheye/康莱特软胶囊　Kanglaite Ruanjiaonang** |
| □ 其他名称 | **康莱特** |
| 药物组成 | 注射用薏苡仁油，辅料为大豆磷脂（供注射用）、甘油（供注射用） |
| 功能与主治 | 益气养阴、消癥散结。适用于不宜手术的气阴两虚、脾虚湿困型原发性非小细胞肺癌及原发性肝癌。配合放、化疗有一定的增效作用。对中晚期肿瘤患者具有一定的抗恶病质和镇痛作用 |
| 临床应用 | 原发性肺癌：因气阴两虚，痰毒内蕴所致，症见咳嗽，咳痰，或痰中带血，胸闷胸痛，低热，乏力，纳差，气短，舌质淡红，苔白或白腻，脉细或细数<br>原发性肝癌：因气阴两虚，脾虚湿困，瘀浊内结所致，症见腹部包块，上腹胀满，形体消瘦，疲乏无力，食少，便溏，舌淡或舌体胖大，边有齿痕，苔白腻，脉沉细或滑细 |
| 制剂与规格 | 注射剂：100ml∶10g<br>胶囊：每粒装 0.45g |

续　表

| | |
|---|---|
| 用法与用量 | 注射剂：①缓慢静脉滴注 200ml，每日 1 次，21 天为 1 个疗程，间隔 3~5 天后可进行下一疗程。联合放、化疗时，可酌减剂量。②首次使用，滴注速度应缓慢，开始 10 分钟滴速应为 20 滴/分钟，20 分钟后可持续增加，30 分钟后可控制在 40~60 滴/分钟<br>胶囊：口服，一次 6 粒，一日 4 次；宜联合放、化疗使用 |
| 注意事项 | 注射剂：<br>1. 用药后出现过敏反应或其他严重不良反应须立即停药并及时救治<br>2. 严格按照药品说明书规定的功能主治、用法用量使用<br>3. 本品应单独使用，禁与其他药品混合配伍使用。如确需联合使用，应谨慎考虑与本品的间隔时间以及药物相互作用等问题<br>4. 用药前应仔细询问患者情况、用药史和过敏史。过敏体质者、肝肾功能异常者应慎重使用，如确需使用请遵医嘱，并加强监测<br>5. 用药过程中，应密切关注用药反应，发现异常，立即停药，并积极救治患者<br>6. 如有轻度静脉炎出现，可在注射本品前和后适量（50~100ml）输注 0.9%氯化钠注射液或 5%葡萄糖注射液<br>胶囊：尚不明确 |
| 禁忌 | 注射剂：<br>1. 对本品或含有薏苡仁油制剂及成分中所列辅料有过敏史或有严重不良反应病史者禁用<br>2. 脂肪代谢严重失调者（急性休克、急性胰腺炎、病理性高脂血症、脂性肾病变等）、孕妇禁用<br>胶囊：孕妇禁用 |
| 不良反应 | 注射剂：<br>1. 过敏反应：皮肤潮红、皮疹、瘙痒、呼吸困难、憋气、心悸等<br>2. 全身性损害：畏寒、寒战、发热、乏力、疼痛、多汗等<br>3. 呼吸系统：呼吸急促等<br>4. 心血管系统：胸闷等<br>5. 消化系统：恶心、呕吐、腹痛、腹泻、肝生化指标异常等<br>6. 神经精神系统：头晕、头痛、抽搐等<br>7. 用药部位：注射部位疼痛、红肿、静脉炎等<br>胶囊：尚不明确 |
| 特殊人群用药 | 肝、肾功能不全患者：慎用<br>儿童：尚不明确<br>老年人：尚不明确<br>妊娠与哺乳期妇女：禁用 |
| 药典 | |
| 医保目录 | 【保（乙）】 |
| 基本药物目录 | |
| 其他推荐依据 | 刘东梅，张剑，郝光军. 康莱特联合 GP 方案治疗晚期非小细胞肺癌的 Meta 分析［J］. 延安大学学报：医学科学版，2016，14（2）：20-22. |
| ■ 药品名称 | **康艾注射液　Kang'ai Zhusheye** |
| 药物组成 | 黄芪、人参、苦参素 |
| 功能与主治 | 益气扶正，增强机体免疫功能。用于治疗原发性肝癌、肺癌、直肠癌、恶性淋巴瘤、妇科恶性肿瘤，各种原因引起的白细胞低下及减少症以及慢性乙型肝炎 |

**续　表**

| 临床应用 | 肿瘤：配合放化疗使用，适用于原发性肝癌、肺癌、直肠癌、恶性淋巴瘤、妇科恶性肿瘤等患者，可改善临床症状，提高机体免疫功能<br>本品也可用于各种原因引起的白细胞低下及减少症和慢性乙型肝炎的治疗 |
|---|---|
| 制剂与规格 | 注射剂：每支装 20ml |
| 用法与用量 | 缓慢静脉注射或滴注：一日 1~2 次，一日 40~60ml，临用前用 5% 葡萄糖或 0.9% 生理盐水 250~500ml 稀释。30 天为一疗程，或遵医嘱 |
| 注意事项 | 1. 本品可能发生罕见严重过敏反应，表现为过敏性休克等，应在有抢救条件的医疗机构使用，用药后出现过敏反应或其他严重不良反应须立即停药并及时救治<br>2. 过敏体质患者，老人、儿童等特殊人群和初次使用本品的患者应慎重，用药后密切观察<br>3. 严格按照药品说明书规定的功能主治使用，禁止超功能主治用药<br>4. 严格掌握用法用量，按照药品说明书推荐剂量及疗程使用<br>5. 本品应单独使用，严格混合配伍。谨慎联合用药，如确需联合使用其他药品时，应充分考虑与本品的间隔时间以及药物相互作用等问题<br>6. 输液速度：成年人以 40~60 滴/分钟为宜<br>7. 用药过程中，应密切观察用药反应，特别是开始 30 分钟，用药后出现过敏反应或其他严重不良反应须立即停药并及时救治 |
| 禁忌 | 禁止和含有藜芦的制剂配伍使用 |
| 不良反应 | 本品偶见皮疹、瘙痒、寒战、发热、恶心、呕吐、胸闷、心悸等不良反应，罕见严重过敏反应，表现为过敏性休克等 |
| 特殊人群用药 | 肝、肾功能不全患者：尚不明确<br>儿童：输液滴速勿快，以 20~40 滴/分钟为宜<br>老年人：输液滴速勿快，以 20~40 滴/分钟为宜<br>妊娠与哺乳期妇女：尚不明确 |
| 药典 | |
| 医保目录 | 【保（乙）】 |
| 基本药物目录 | |
| 其他推荐依据 | 凌春，徐士云，牛小伟，等. 康艾注射液在淋巴造血系统肿瘤患者治疗中价值的 Meta 分析 [J]. 中国医药导报，2017，14（29）：98-102. |
| ■ 药品名称 | 华蟾素胶囊　Huachansu Jiaonang |
| 药物组成 | 干蟾皮 |
| 功能与主治 | 解毒，消肿，镇痛。用于中、晚期肿瘤，慢性乙型肝炎等症 |
| 临床应用 | 肿瘤：因热毒内蕴所致，症见局部肿块，不痛不痒，或伴红肿热痛，口干口苦，心烦易怒，大便干燥，小便黄赤，舌红，苔黄或黄腻，脉弦细数；中、晚期肿瘤见上述证候者<br>亦可用于慢性乙型肝炎等症 |
| 制剂与规格 | 胶囊剂：每粒装 0.25g |
| 用法与用量 | 口服。一次 2 粒，一日 3~4 次。2 个月为 1 个疗程 |
| 注意事项 | 过敏体质者或对本品过敏者慎用 |

续　表

| 禁忌 | 孕妇禁用 |
|---|---|
| 不良反应 | 尚不明确 |
| 特殊人群用药 | 妊娠与哺乳期妇女：孕妇禁用 |
| 药典 | |
| 医保目录 | 【保（乙）】 |
| 基本药物目录 | |
| 其他推荐依据 | 中国临床肿瘤学会胰腺癌专家委员会. 胰腺癌综合诊治中国专家共识（2014 年版）［J］. 临床肿瘤学杂志，2014（4）：358-370. |
| ■ 药品名称 | 金复康口服液　Jinfukang Koufuye |
| 药物组成 | 黄芪、北沙参、麦冬、女贞子（酒制）、山茱萸、绞股蓝、淫羊藿、葫芦巴（盐炒）、石上柏、石见穿、重楼、天冬 |
| 功能与主治 | 益气养阴，清热解毒。用于原发性非小细胞肺癌气阴两虚证不适合手术、放疗、化疗的患者。或与化疗并用，有助于提高化疗效果，改善免疫功能，减轻化疗引起的白细胞减少等不良反应 |
| 临床应用 | 原发性非小细胞肺癌：用于改善气阴两虚引起的咳嗽、咳痰、气急、神疲乏力、食欲缺乏、口干舌燥、自汗盗汗等症状；联合化疗使用可提高化疗效果，改善化疗引起的白细胞减少等不良反应 |
| 制剂与规格 | 口服液体剂：每支装 30ml |
| 用法与用量 | 口服：一次 30ml，一日 3 次，30 天为 1 个疗程，可连续使用 2 个疗程，或遵医嘱 |
| 注意事项 | 尚不明确 |
| 禁忌 | 尚不明确 |
| 不良反应 | 个别患者服药后可出现轻度恶心，呕吐或便秘 |
| 特殊人群用药 | 肝、肾功能不全患者：尚不明确 |
| | 儿童：尚不明确<br>老年人：尚不明确<br>妊娠与哺乳期妇女：尚不明确 |
| 药典 | |
| 医保目录 | 【保（乙）】 |
| 基本药物目录 | |
| 其他推荐依据 | 林洪生. 恶性肿瘤中医诊疗指南［M］. 北京：人民卫生出版社，2014：260. |
| ■ 药品名称 | 益血生胶囊　Yixuesheng Jiaonang |
| 药物组成 | 阿胶、龟甲胶、鹿角胶、鹿血、牛髓、紫河车、鹿茸、茯苓、黄芪（蜜制）、白芍、当归、党参、熟地黄、白术（麸炒）、制何首乌、大枣、炒山楂、炒麦芽、炒鸡内金、知母（盐制）、大黄（酒制）、花生衣 |

续　表

| 功能与主治 | 健脾补肾，生血填精。用于脾肾两虚，精血不足所致的面色无华，眩晕气短，体倦乏力，腰膝痿软，缺铁性贫血，慢性再生障碍性贫血见上述证候者 |
|---|---|
| 临床应用 | 1. 眩晕：脾肾两亏，气血虚损所致，症见眩晕，面色无华，食少纳呆，体倦乏力，腰膝酸软，舌淡胖苔白，脉沉弱；缺铁性贫血、再生障碍性贫血见上述证候者<br>2. 本品可用于白细胞减少症，对化疗药物有增效作用 |
| 制剂与规格 | 胶囊剂：每粒装 0.25g |
| 用法与用量 | 口服：一次 4 粒，一日 3 次，儿童酌减 |
| 注意事项 | 虚热者慎用 |
| 禁忌 | 尚不明确 |
| 不良反应 | 尚不明确 |
| 特殊人群用药 | 肝、肾功能不全患者：尚不明确<br>儿童：儿童酌减<br>老年人：尚不明确<br>妊娠与哺乳期妇女：尚不明确 |
| 药典 | Chin. P. |
| 医保目录 | 【保（乙）】 |
| 基本药物目录 | |
| 其他推荐依据 | 林洪生. 恶性肿瘤中医诊疗指南［M］. 北京：人民卫生出版社，2014：260. |
| ■ 药品名称 | 蟾酥注射液　Chansu Zhusheye |
| □ 其他名称 | 安清平，安可宁 |
| 药物组成 | 蟾酥。辅料：氯化钠、注射用水 |
| 功能主治 | 清热解毒。用于急性、慢性化脓性感染；亦可作为抗肿瘤辅助用药 |
| 临床应用 | 中、晚期肺、肝、消化道等肿瘤的治疗；亦可用于急性、慢性化脓性感染 |
| 制剂与规格 | 注射剂：每支装①2ml；②10ml |
| 用法与用量 | 肌内注射，一次 2~4ml，一日 2 次。静脉注射，一次 10~20ml，用 5% 葡萄糖注射液 500ml 稀释后缓慢滴注，一日 1 次。抗感染，7 天为 1 个疗程；抗肿瘤，30 天为 1 个疗程，或遵医嘱 |
| 注意事项 | 孕妇慎用；本品不宜与其他药物在同一容器内混合使用；如发现药液出现浑浊、沉淀、变色、漏气等现象请勿使用 |
| 禁忌 | 对本品有过敏者或者有严重不良反应病史者禁用 |
| 不良反应 | 滴速过快，可致疼痛、出现过敏反应，可致心律失常 |
| 特殊人群用药 | 肝、肾功能不全患者：尚不明确<br>儿童：尚不明确<br>老年人：尚不明确<br>妊娠与哺乳期妇女：孕妇慎用 |

续　表

| 药典 | |
|---|---|
| 国家处方集 | |
| 医保目录 | 部分省份【保（乙）】 |
| 基本药物目录 | |
| 其他推荐依据 | 滕晓弘，刘威. 蟾酥注射液治疗晚期恶性肿瘤临床观察［J］. 中国医药指南，2008，6（1）：57-58. |

# 第九章

# 手术预防用抗菌药物

## 第一节 抗菌药物预防性应用的基本原则

根据《抗菌药物临床应用指导原则》（卫医发〔2004〕285号）、《卫生部办公厅关于抗菌药物临床应用管理有关问题的通知》（卫办医政发〔2009〕38号）和《2012年全国抗菌药物临床应用专项整治活动方案》（卫办医政发〔2012〕32号），对临床使用抗菌药物进行如下简介，供手术预防用抗菌药物使用参考。

**（一）内科及儿科预防用药**

1. 用于预防一种或两种特定病原菌入侵体内引起的感染，可能有效；如目的在于防止任何细菌入侵，则往往无效。

2. 预防在一段时间内发生的感染可能有效；长期预防用药，常不能达到目的。

3. 患者原发疾病可以治愈或缓解者，预防用药可能有效。原发疾病不能治愈或缓解者（如免疫缺陷者），预防用药应尽量不用或少用。对免疫缺陷患者，宜严密观察其病情，一旦出现感染征兆时，在送检有关标本作培养同时，首先给予经验治疗。

4. 通常不宜常规预防性应用抗菌药物的情况：普通感冒、麻疹、水痘等病毒性疾病，昏迷、休克、中毒、心力衰竭、肿瘤、应用肾上腺皮质激素等患者。

**（二）外科手术预防用药**

**1. 外科手术预防用药目的** 预防手术后切口感染，以及清洁-污染或污染手术后手术部位感染及术后可能发生的全身性感染。

**2. 外科手术预防用药基本原则** 根据手术野有否污染或污染可能，决定是否预防用抗菌药物。

（1）清洁手术：手术野为人体无菌部位，局部无炎症、无损伤，也不涉及呼吸道、消化道、泌尿生殖道等人体与外界相通的器官。手术野无污染，通常不需预防用抗菌药物，仅在下列情况时可考虑预防用药：

1）手术范围大、时间长、污染机会增加。

2）手术涉及重要脏器，一旦发生感染将造成严重后果者，如头颅手术、心脏手术、眼内手术等。

3）异物植入手术，如人工心瓣膜植入、永久性心脏起搏器放置、人工关节置换等。

4）高龄或免疫缺陷者等高危人群。

（2）清洁-污染手术：上下呼吸道、上下消化道、泌尿生殖道手术，或经以上器官的手术，如经口咽部大手术、经阴道子宫切除术、经直肠前列腺手术，以及开放性骨折或创伤手术。由于手术部位存在大量人体寄殖菌群，手术时可能污染手术野致感染，故此类手术需预防用抗菌药物。

（3）污染手术：由于胃肠道、尿路、胆道体液大量溢出或开放性创伤未经扩创等已造成手术野严重污染的手术。此类手术需预防用抗菌药物。

术前已存在细菌性感染的手术，如腹腔脏器穿孔腹膜炎、脓肿切除术、气性坏疽截肢术等，属抗菌药物治疗性应用，不属预防应用范畴。

（4）外科预防用抗菌药物的选择及给药方法：抗菌药物的选择视预防目的而定。为预防术后切口感染，应针对金黄色葡萄球菌（以下简称金葡菌）选用药物。预防手术部位感染或全身性感染，则需依据手术野污染或可能的污染菌种类选用，如结肠或直肠手术前应选用对大肠埃希菌和脆弱拟杆菌有效的抗菌药物。选用的抗菌药物必须是疗效肯定、安全、使用方便及价格相对较低的品种。

给药方法：接受清洁手术者，在术前 0.5~2 小时内给药（万古霉素、克林霉素、喹诺酮类滴注时间另有规定），或麻醉开始时给药，使手术切口暴露时局部组织中已达到足以杀灭手术过程中入侵切口细菌的药物浓度。如果手术时间超过 3 小时，或失血量大（>1500ml），可手术中给予第 2 剂。抗菌药物的有效覆盖时间应包括整个手术过程和手术结束后 4 小时，总的预防用药时间不超过 24 小时，个别情况可延长至 48 小时。手术时间较短（<2 小时）的清洁手术，术前用药 1 次即可。接受清洁-污染手术者的手术时预防用药时间亦为 24 小时，必要时延长至 48 小时。污染手术可依据患者情况酌量延长。对手术前已形成感染者，抗菌药物使用时间应按治疗性应用而定。

**常见手术预防用抗菌药物表**

| 手术名称 | 抗菌药物选择 |
| --- | --- |
| 颅脑手术 | 第一、二代头孢菌素，头孢曲松 |
| 颈部外科（含甲状腺）手术 | 第一代头孢菌素 |
| 经口咽部黏膜切口的大手术 | 第一代头孢菌素，可加用甲硝唑 |
| 乳腺手术 | 第一代头孢菌素 |
| 周围血管外科手术 | 第一、二代头孢菌素 |
| 腹外疝手术 | 第一代头孢菌素 |
| 胃十二指肠手术 | 第一、二代头孢菌素 |
| 阑尾手术 | 第二代头孢菌素或头孢噻肟，可加用甲硝唑 |
| 结、直肠手术 | 第二代头孢菌素或头孢曲松或头孢噻肟，可加用甲硝唑 |
| 肝胆系统手术 | 第二代头孢菌素，有反复感染史者可选头孢曲松<br>或头孢哌酮或头孢哌酮/舒巴坦 |
| 胸外科手术（食管、肺） | 第一、二代头孢菌素，头孢曲松 |
| 心脏大血管手术 | 第一、二代头孢菌素 |
| 泌尿外科手术 | 第一、二代头孢菌素，环丙沙星 |
| 一般骨科手术 | 第一代头孢菌素 |
| 应用人工植入物的骨科手术（骨折内固定术、脊柱融合术、关节置换术） | 第一、二代头孢菌素，头孢曲松 |
| 妇科手术 | 第一、二代头孢菌素或头孢曲松或头孢噻肟，涉及阴道时可加用甲硝唑 |

续　表

| 手术名称 | 抗菌药物选择 |
|---|---|
| 剖宫产 | 第一代头孢菌素（结扎脐带后给药） |

注：1. Ⅰ类切口手术常用预防抗菌药物为第一代头孢菌素：头孢唑林、五水头孢唑林钠、头孢拉定和头孢替唑等

2. Ⅰ类切口手术常用预防抗菌药物单次使用剂量：头孢唑林 1~2g；五水头孢唑林钠 1~2g；头孢拉定 1~2g；头孢呋辛 1.5g；头孢曲松 1~2g；甲硝唑 0.5g。头孢菌素应在 30 分钟内滴完

3. 对 β-内酰胺类抗菌药物过敏者，可选用克林霉素预防葡萄球菌、链接菌感染，可选用氨曲南预防革兰阴性杆菌感染。必要时可联合使用

4. 耐甲氧西林葡萄球菌检出率高的医疗机构，如进行人工材料植入手术（如人工心脏瓣膜置换、永久性心脏起搏器置入、人工关节置换等），也可选用万古霉素或去甲万古霉素预防感染

5. 下消化道手术也可以使用第一代头孢菌素，对预防切口感染有利，但预防危害程度更大的深部器官-腔隙感染力度不够。基本用药应是第二代头孢菌素，复杂大手术可用第三代头孢菌素

# 第二节　第一代头孢菌素类

| ■ 药品名称 | 头孢唑林　Cefazolin |
|---|---|
| □ 其他名称 | 新泰林 |
| 抗菌谱与适应证 | 第一代头孢菌素。除肠球菌属、耐甲氧西林葡萄球菌属外，对其他革兰阳性球菌均有良好抗菌活性，肺炎链球菌和溶血性链球菌对其高度敏感，对部分大肠埃希菌、奇异变形杆菌和肺炎克雷伯菌有良好抗菌活性。临床用于敏感菌所致的呼吸道感染、尿路感染、皮肤软组织感染、骨和关节感染、肝胆系统感染、感染性心内膜炎、败血症及眼、耳、鼻、咽喉部感染；外科手术预防用药 |
| 制剂与规格 | (1) 注射用头孢唑林钠：①0.5g；②1g；③1.5g；④2g<br>(2) 注射用五水头孢唑林钠：①0.5g；②1g；③1.5g；④2g |
| 用法与用量 | 成人常用剂量：一次 0.5~1g，一日 2~4 次，严重感染可增至一日 6g，分 2~4 次静脉给予，或遵医嘱<br>用于预防外科手术后感染时，一般为术前 0.5~1 小时肌内注射或静脉给药 1g，手术时间超过 6 小时者术中加用 0.5~1g，术后每 6~8 小时给药 0.5~1g，至手术后 24 小时止<br>儿童：一日 50~100mg/kg，分 2~3 次静脉缓慢推注，静脉滴注或肌内注射 |
| 注意事项 | 1. 交叉过敏反应：对青霉素过敏患者应用本品时应根据患者情况充分权衡利弊后决定<br>2. 对诊断的干扰：应用本品和其他头孢菌素的患者抗球蛋白（Coombs）试验可出现阳性；孕妇产前应用这类药物，此阳性反应也可出现于新生儿。当应用本品的患者尿中头孢类含量超过 10mg/ml 时，以磺基水杨酸进行尿蛋白测定可出现假阳性反应。以硫酸铜法测定尿糖可呈假阳性反应。血清丙氨酸氨基转移酶、门冬氨酸氨基转移酶、碱性磷酸酶和血尿素氮在应用本品过程中皆可升高。如采用 Jaffe 反应进行血清和尿肌酐值测定时可有假性增高 |

| | |
|---|---|
| | 3. 有胃肠道疾病史者，特别是溃疡性结肠炎、局限性肠炎或抗菌药物相关性结肠炎（头孢菌素类很少产生假膜性结肠炎）者和有肾功能减退者应慎用头孢菌素类 |
| 禁忌 | 对头孢菌素过敏者及有青霉素过敏性休克或即刻反应史者禁用本品 |
| 不良反应 | 应用头孢唑林的不良反应发生率低，静脉注射发生的血栓性静脉炎和肌内注射区域疼痛均较头孢噻吩少而轻。药疹发生率为1.1%，嗜酸性粒细胞增多的发生率为1.7%，单独以药物热为表现的过敏反应仅偶有报道。本品与氨基糖苷类抗菌药合用是否增加后者的肾毒性尚不能肯定。临床上本品无肝损害现象，但个别患者可出现暂时性血清氨基转移酶、碱性磷酸酶升高。肾功能减退患者应用高剂量（每日12g）的头孢唑林时可出现脑反应。白色念珠菌二重感染偶见 |
| 特殊人群用药 | 肝、肾功能不全患者：因本品部分在肝脏代谢，因此肝功能损害患者应慎用；对肾功能减退患者应在减少剂量情况下谨慎使用；肾功能减退者的肌酐清除率>50ml/min时，仍可按正常剂量给药；与庆大霉素或其他肾毒性抗菌药合用有增加肾损害的危险性<br>儿童：早产儿及1个月以下的新生儿不推荐应用本品<br>老年人：本品在老年人中消除半衰期较年轻人明显延长，应按肾功能适当减量或延长给药间期<br>妊娠与哺乳期妇女：头孢菌素类可经乳汁排出，哺乳期妇女应用头孢菌素类虽尚无发生问题报道，但其应用仍须权衡利弊后决定 |
| 药典 | Chin. P. |
| 国家处方集 | CNF |
| 医保目录 | 部分省份【保（乙）】<br>【保（甲）】 |
| 基本药物目录 | 【基】 |
| 推荐依据 | 单爱莲，马序竹，童荣生，等.《抗菌药物超说明书专家共识》解读［J］. 中国临床药理学杂志，2015，24（31）：2489-2491. |
| ■ 药品名称 | **头孢拉定　Cefradine** |
| 抗菌谱与适应证 | 第一代头孢菌素，适用于外科手术预防用药 |
| 制剂与规格 | 注射用头孢拉定：0.5g；1.0g |
| 用法与用量 | 静脉给药，常规单次剂量：1~2g |
| 注意事项 | 应用头孢拉定的患者以硫酸铜法测定尿糖时可出现假阳性反应 |
| 禁忌 | 对头孢菌素过敏者及有青霉素过敏性休克或即刻反应史者禁用 |
| 不良反应 | 恶心、呕吐、腹泻、上腹部不适等胃肠道反应较为常见 |
| 特殊人群用药 | 肝、肾功能不全患者：头孢拉定主要经肾排出，肾功能减退者需减少剂量或延长给药间期<br>儿童：儿童慎用<br>老年人：肾功能减退的老年患者应适当减少剂量或延长给药时间<br>妊娠与哺乳期妇女：孕妇及哺乳期妇女慎用，妊娠安全性分级为B级，哺乳期妇女应用时需权衡利弊 |
| 药典 | USP、Eur. P.、Chin. P. |
| 国家处方集 | CNF |

**续　表**

| 医保目录 | 【保（乙）】 |
|---|---|
| 基本药物目录 | 【基】 |
| 其他推荐依据 | |
| ■ 药品名称 | 头孢硫脒　Cefathiamidine |
| 抗菌谱与适应证 | 第一代头孢菌素，适用于外科手术预防用药 |
| 制剂与规格 | 注射用头孢硫脒：0.5g；1.0g；2.0g |
| 用法与用量 | 静脉滴注一次 2g，一日 2~4 次 |
| 注意事项 | 1. 有胃肠道疾病史者，特别是溃疡性结肠炎、局限性肠炎或抗生素相关性结肠炎者应慎用<br>2. 应用本品的患者抗球蛋白试验可出现阳性 |
| 禁忌 | 对头孢菌素类抗生素过敏者或对青霉素过敏性休克者禁用 |
| 不良反应 | 偶见荨麻疹、哮喘、瘙痒、寒战、高热、血管神经性水肿、非蛋白氮、ALT 及 AST 升高 |
| 特殊人群用药 | 肝、肾功能不全患者：肾功能减退者须适当减量<br>老年人：老年患者肾功能减退，应用时须适当减量<br>妊娠与哺乳期妇女：妊娠早期妇女慎用；哺乳妇女使用需权衡利弊 |
| 药典 | Chin. P. |
| 国家处方集 | CNF |
| 医保目录 | 【保（乙）】 |
| 基本药物目录 | |
| 其他推荐依据 | |
| ■ 药品名称 | 头孢西酮钠　Cefazedone Sodium |
| 抗菌谱与适应证 | 第一代头孢菌素，适用于外科手术预防用药。本品对金黄色葡萄球菌、凝固酶阴性葡萄球菌、肺炎链球菌、β-溶血链球菌等革兰阳性菌具有良好的抗菌活性 |
| 制剂与规格 | 注射用头孢西酮钠：0.5g；1.0g |
| 用法与用量 | 静脉给药，成人一日 1~4g，分 2~3 次用药。4 周以上儿童一日 50mg/kg，分 2~3 次，静脉注射或静脉滴注 |
| 注意事项 | 青霉素过敏者慎用 |
| 禁忌 | 对本品或其他头孢菌素类抗生素过敏者禁用；早产儿及新生儿禁用 |
| 不良反应 | 发热、皮疹、红斑等过敏反应 |
| 特殊人群用药 | 肝、肾功能不全患者：肾功能不全者慎用<br>儿童：早产儿及新生儿禁用<br>妊娠与哺乳期妇女：孕妇、哺乳期妇女用药要权衡利弊 |
| 药典 | |

续　表

| 国家处方集 | |
|---|---|
| 医保目录 | |
| 基本药物目录 | |
| 其他推荐依据 | |
| ■ **药品名称** | **头孢替唑钠**　Ceftezole Sodium |
| 抗菌谱与适应证 | 第一代头孢菌素，适用于外科手术预防用药。本品对革兰阳性菌，尤其是球菌，包括产青霉素酶和不产生青霉素酶的金黄色葡萄球菌、化脓性链球菌、肺炎球菌、B 组溶血性链球菌、草绿色链球菌、表皮葡萄球菌，以及白喉杆菌、炭疽杆菌皆比较敏感 |
| 制剂与规格 | 注射用头孢替唑钠：0.5g；0.75g；1.0g；1.5g；2.0g |
| 用法与用量 | 静脉给药，成人一次 0.5~4g，一日 2 次。儿童日用量为 20~80mg/kg 体重，分 1~2 次静脉给药 |
| 注意事项 | 青霉素过敏者慎用 |
| 禁忌 | 对本品或其他头孢菌素类抗生素过敏者禁用；对利多卡因或酰基苯胺类局部麻醉剂有过敏史者禁用本品肌注 |
| 不良反应 | 少见过敏反应，如皮疹、荨麻疹、皮肤发红、瘙痒、发热等；偶见血肌酐升高；罕见严重肾功能异常、粒细胞减少、白细胞减少等 |
| 特殊人群用药 | 肝、肾功能不全患者：肾功能不全者慎用<br>妊娠与哺乳期妇女：孕妇、哺乳期妇女用药要权衡利弊 |
| 药典 | Chin. P. |
| 国家处方集 | |
| 医保目录 | |
| 基本药物目录 | |
| 其他推荐依据 | |

# 第三节　第二代头孢菌素类

| ■ **药品名称** | **头孢呋辛钠**　Cefuroxime Sodium |
|---|---|
| 抗菌谱与适应证 | 第二代头孢菌素，适用于颅脑手术，周围血管外科手术，胃十二指肠手术，阑尾手术，结、直肠手术，肝胆系统手术，胸外科手术、心脏大血管手术，泌尿外科手术，应用人工植入物的骨科手术，妇科手术的预防用药 |
| 制剂与规格 | 注射用头孢呋辛钠：0.25g；0.5g；0.75g；1.0g；1.5g；2.0g；2.25g；2.5g；3.0g |
| 用法与用量 | 静脉给药，常规单次剂量：1.5g |

**续　表**

| 注意事项 | 1. 对青霉素类药物过敏者，慎用<br>2. 使用时应注意监测肾功能，特别是对接受高剂量的重症患者<br>3. 肾功能不全者应减少一日剂量<br>4. 头孢呋辛能引起抗生素相关性肠炎，应警惕。抗生素相关性肠炎诊断确立后，应给予适宜的治疗。轻度者停药即可，中、重度者应给予液体、电解质、蛋白质补充，并需选用对梭状芽胞杆菌有效的抗生素类药物治疗<br>5. 有报道少数患儿使用本品时出现轻、中度听力受损 |
|---|---|
| 禁忌 | 对头孢菌素过敏者及有青霉素过敏性休克史者禁用 |
| 不良反应 | 过敏反应（皮疹、瘙痒、荨麻疹等），局部反应（血栓性静脉炎），胃肠道反应（腹泻，恶心、抗生素相关性肠炎等）等 |
| 特殊人群用药 | 肝、肾功能不全患者：严重肝、肾功能不全者慎用<br>儿童：5 岁以下小儿禁用<br>老年人：老年患者口服本药，不必根据年龄调整剂量<br>妊娠与哺乳期妇女：妊娠安全性分级为 B 级；哺乳妇女用药应权衡利弊，如需使用，应暂停哺乳 |
| 药典 | USP、Eur. P.、Chin. P. |
| 国家处方集 | CNF |
| 医保目录 | 【保（甲）】 |
| 基本药物目录 | 【基】 |
| 其他推荐依据 | |
| ■ 药品名称 | 头孢替安　Cefotiam |
| 抗菌谱与适应证 | 第二代头孢菌素，适用于颅脑手术，周围血管外科手术，胃十二指肠手术，阑尾手术，结、直肠手术，肝胆系统手术，胸外科手术，心脏大血管手术，泌尿外科手术，应用人工植入物的骨科手术，妇科手术的预防用药 |
| 制剂与规格 | 注射用盐酸头孢替安：0.5g；1g |
| 用法与用量 | 静脉给药，常规单次剂量：1~2g |
| 注意事项 | 1. 有胃肠道疾病史者，特别是溃疡性结肠炎、局限性肠炎或抗生素相关性结肠炎者慎用<br>2. 本品可引起血象改变，严重时应立即停药 |
| 禁忌 | 对头孢菌素过敏者及有青霉素过敏性休克史者禁用 |
| 不良反应 | 偶见过敏、胃肠道反应、血象改变及一过性 AST 及 ALT 升高；可致肠道菌群改变，造成维生素 B 和 K 缺乏；偶可致继发感染；大量静脉注射可致血管和血栓性静脉炎 |
| 特殊人群用药 | 肝、肾功能不全患者：肾功能不全者应减量并慎用<br>儿童：早产儿和新生儿使用本药的安全性尚未确定<br>老年人：老年患者用药剂量应按其肾功能减退情况酌情减量<br>妊娠与哺乳期妇女：孕妇或可能已妊娠的妇女、哺乳妇女应权衡利弊后用药 |
| 药典 | USP、Eur. P.、Chin. P. |
| 国家处方集 | CNF |

续　表

| 医保目录 | 【保（乙）】 |
|---|---|
| 基本药物目录 | |
| 其他推荐依据 | |
| ■ 药品名称 | 头孢西丁　Cefoxitin |
| 抗菌谱与适应证 | 第二代头孢菌素，适用于颅脑手术，周围血管外科手术，胃十二指肠手术，阑尾手术，结、直肠手术，肝胆系统手术，胸外科手术、心脏大血管手术，泌尿外科手术，应用人工植入物的骨科手术，妇科手术的预防用药 |
| 制剂与规格 | 注射用头孢西丁钠：1g；2g |
| 用法与用量 | 静脉给药，常规单次剂量：1~2g |
| 注意事项 | 1. 青霉素过敏者慎用<br>2. 肾功能损害者及有胃肠疾病史（特别是结肠炎）者慎用<br>3. 本品与氨基糖苷类抗生素配伍时，会增加肾毒性 |
| 禁忌 | 对头孢菌素过敏者及有青霉素过敏性休克史者禁用 |
| 不良反应 | 最常见的为局部反应，静脉注射后可出现血栓性静脉炎，肌内注射后可有局部硬结压痛；偶见变态反应、低血压、腹泻等 |
| 特殊人群用药 | 儿童：3 个月以内婴儿不宜使用本药<br>妊娠与哺乳期妇女：妊娠安全性分级为 B 级；哺乳妇女应权衡利弊后用药 |
| 药典 | USP、Eur. P. 、Chin. P. |
| 国家处方集 | CNF |
| 医保目录 | 【保（乙）】 |
| 基本药物目录 | |
| 其他推荐依据 | |
| ■ 药品名称 | 头孢美唑　Cefmetazole |
| 抗菌谱与适应证 | 第二代头孢菌素，适用于颅脑手术，周围血管外科手术，胃十二指肠手术，阑尾手术，结、直肠手术，肝胆系统手术，胸外科手术、心脏大血管手术，泌尿外科手术，应用人工植入物的骨科手术，妇科手术的预防用药 |
| 制剂与规格 | 注射用头孢美唑钠：1g；2g |
| 用法与用量 | 静脉给药，常规单次剂量：1~2g |
| 注意事项 | 1. 下述患者慎用：对青霉素类抗生素有过敏史者，或双亲、兄弟姐妹等亲属属于过敏体质者，严重肾损害者（有可能出现血药浓度升高、半衰期延长），经口摄食不足患者或非经口维持营养者、全身状态不良者（通过摄食，可能出现维生素 K 缺乏）等<br>2. 给药期间及给药后至少 1 周内避免饮酒 |
| 禁忌 | 对本品有过敏性休克史者禁用 |
| 不良反应 | 过敏反应（如皮疹、瘙痒、荨麻疹、红斑、发热），罕见休克、肝功能异常等 |

续　表

| 特殊人群用药 | 肝、肾功能不全患者：严重肝、肾功能障碍者慎用<br>儿童：早产儿、新生儿慎用<br>老年人：慎用<br>妊娠与哺乳期妇女：慎用 |
| --- | --- |
| 药典 | USP、Eur. P.、Chin. P. |
| 国家处方集 | CNF |
| 医保目录 | 【保（乙）】 |
| 基本药物目录 | |
| 其他推荐依据 | |

# 第四节　第三代头孢菌素类

| ■ 药品名称 | 头孢曲松　Ceftriaxone |
| --- | --- |
| 抗菌谱与适应证 | 第三代头孢菌素，适用于颅脑手术，结、直肠手术，有反复感染史患者的肝胆系统手术，胸外科手术，应用人工植入物的骨科手术，妇科手术的预防用药 |
| 制剂与规格 | 注射用头孢曲松钠：①0.25g；②0.5g；③0.75g；④1.0g；⑤1.5g；⑥2.0g；⑦3.0g；⑧4.0g |
| 用法与用量 | 静脉给药，成人：每24小时1~2g或每12小时0.5~1g，最高剂量一日4g。小儿常用量，按体重一日20~80mg/kg |
| 注意事项 | 1. 对青霉素过敏患者应用本品时应根据患者情况充分权衡利弊后决定。有青霉素过敏性休克或即刻反应者，不宜再选用头孢菌素类<br>2. 有胃肠道疾病史者，特别是溃疡性结肠炎、局限性肠炎或抗生素相关性结肠炎（头孢菌素类很少产生抗生素相关性肠炎）者应慎用 |
| 禁忌 | 1. 禁用于对本品及其他头孢菌素抗生素过敏的患者。有青霉素过敏性休克史的患者避免应用本品<br>2. 头孢曲松不得用于高胆红素血症的新生儿和早产儿的治疗。体外研究显示头孢曲松可从血清蛋白结合部位取代胆红素，从而引起这些患者的胆红素脑病<br>3. 在新生儿中，不得与补钙治疗同时进行，否则可能导致头孢曲松的钙盐沉降的危险 |
| 不良反应 | 胃肠道反应、过敏反应等 |
| 特殊人群用药 | 儿童：出生体重<2kg的新生儿使用本药的安全性尚未确定。本药可将胆红素从血清白蛋白上置换下来，患有高胆红素血症的新生儿（尤其是早产儿），应避免使用本药<br>老年人：除非患者虚弱、营养不良或有重度肾功能损害时，老年人应用头孢曲松一般不需调整剂量<br>妊娠与哺乳期妇女：妊娠安全性分级为B级；哺乳期妇女权衡利弊后应用 |
| 药典 | USP、Eur. P.、Chin. P. |
| 国家处方集 | CNF |

续　表

| 医保目录 | 【保（甲）】 |
| --- | --- |
| 基本药物目录 | 【基】 |
| 其他推荐依据 | |
| ■ 药品名称 | 头孢噻肟　Cefotaxime |
| 抗菌谱与适应证 | 第三代头孢菌素，适用于颅脑手术，结、直肠手术，有反复感染史患者的肝胆系统手术，胸外科手术，应用人工植入物的骨科手术，妇科手术的预防用药 |
| 制剂与规格 | 注射用头孢噻肟钠：①0.5g；②1g；③2g |
| 用法与用量 | 1. 成人静脉给药一日 2~6g，分 2~3 次给药<br>2. 儿童：静脉给药：新生儿一次 50mg/kg；7 日内新生儿每 12 小时 1 次；7~28 日新生儿每 8 小时 1 次 |
| 注意事项 | 1. 有胃肠道疾病者慎用<br>2. 用药前须确定是否需进行过敏试验<br>3. 本品与氨基糖苷类抗生素不可同瓶滴注 |
| 禁忌 | 对头孢菌素过敏者及有青霉素过敏性休克史者禁用 |
| 不良反应 | 不良反应发生率低（3%~5%），包括皮疹和药物热、静脉炎、腹泻、恶心、呕吐、食欲缺乏等 |
| 特殊人群用药 | 肝、肾功能不全患者：严重肾功能减退患者应用本药时须根据肌酐清除率调整剂量<br>儿童：婴幼儿不宜做肌内注射<br>老年人：老年患者应根据肾功能适当减量<br>妊娠与哺乳期妇女：妊娠安全性分级为 B 级；哺乳期妇女用药时宜暂停哺乳 |
| 药典 | USP、Eur. P.、Chin. P. |
| 国家处方集 | CNF |
| 医保目录 | 【保（甲）】 |
| 基本药物目录 | |
| 其他推荐依据 | |
| ■ 药品名称 | 头孢哌酮　Cefoperazone |
| 抗菌谱与适应证 | 第三代头孢菌素，适用于有反复感染史患者的肝胆系统手术的预防用药 |
| 制剂与规格 | 注射用头孢哌酮钠：0.5g；1.0g；1.5g；2.0g |
| 用法与用量 | 1. 成人：一次 1~2g，每 12 小时 1 次<br>2. 儿童：一日 50~200mg/kg，分 2~3 次给药 |
| 注意事项 | 1. 肝病、胆道梗阻严重或同时有肾功能减退者，用药剂量应予以适当调整<br>2. 部分患者可引起维生素 K 缺乏和低凝血酶原血症，用药期间应进行出血时间、凝血酶原时间监测 |
| 禁忌 | 对头孢菌素过敏者及有青霉素过敏性休克史者禁用 |

**续　表**

| 不良反应 | 皮疹较为多见；少数患者尚可发生腹泻、腹痛；嗜酸性粒细胞增多，轻度中性粒细胞减少；暂时导性 AST 及 ALT、碱性磷酸酶、尿素氮或血肌酐升高等 |
| --- | --- |
| 特殊人群用药 | 儿童：新生儿和早产儿用药须权衡利弊<br>妊娠与哺乳期妇女：妊娠安全性分级为 B 级；哺乳期妇女用药时宜暂停哺乳 |
| 药典 | USP、Eur. P.、Chin. P. |
| 国家处方集 | CNF |
| 医保目录 | |
| 基本药物目录 | |
| 其他推荐依据 | |
| ■ 药品名称 | 头孢哌酮舒巴坦 |
| 抗菌谱与适应证 | 第三代头孢菌与含 β-内酰胺酶抑制剂适用于有反复感染史患者的肝胆系统手术的预防用药 |
| 制剂与规格 | 注射用头孢哌酮钠舒巴坦钠（1∶1）：①1.0g；②2.0g |
| 用法与用量 | 成人：一次 2~4g，每 12 小时 1 次 |
| 注意事项 | 接受 β-内酰胺类或头孢菌素类抗生素治疗的患者可发生严重的及偶可发生的致死性过敏反应。一旦发生过敏反应，应立即停药并给予适当的治疗 |
| 禁忌 | 对头孢菌素过敏者及有青霉素过敏性休克史者禁用 |
| 不良反应 | 皮疹较为多见；少数患者尚可发生腹泻、腹痛；嗜酸性粒细胞增多，轻度中性粒细胞减少；暂时性 AST 及 ALT、碱性磷酸酶、尿素氮或血肌酐升高等 |
| 特殊人群用药 | 肝、肾功能不全患者：根据患者情况调整用药剂量<br>儿童：新生儿和早产儿用药须权衡利弊<br>老年人：老年人呈生理性的肝、肾功能减退，因此应慎用本药并需调整剂量<br>妊娠与哺乳期妇女：妊娠安全性分级为 B 级；哺乳期妇女用药时宜暂停哺乳 |
| 药典 | USP、Eur. P. 、Chin. P. |
| 国家处方集 | CNF |
| 医保目录 | 【保（乙）】 |
| 基本药物目录 | |
| 其他推荐依据 | |

# 第五节 其他类别抗菌药

| ■ 药品名称 | 环丙沙星 Ciprofloxacin |
|---|---|
| 抗菌谱与适应证 | 适用于泌尿外科手术预防用药 |
| 制剂与规格 | 环丙沙星注射液：100ml∶0.2g。环丙沙星葡萄糖注射液：100ml∶0.2g。乳酸环丙沙星注射液：①100ml∶0.1g；②100ml∶0.2g；③250ml∶0.25g。乳酸环丙沙星0.9%氯化钠注射液：①100ml∶0.2g；②200ml∶0.4g。注射用乳酸环丙沙星：①0.2g；②0.4g |
| 用法与用量 | 一次0.1~0.2g，每12小时1次 |
| 注意事项 | 1. 宜空腹服用<br>2. 患中枢神经系统疾病者（如癫痫、脑动脉硬化患者）慎用 |
| 禁忌 | 对环丙沙星及任何一种氟喹诺酮类药过敏的患者禁用；孕妇、哺乳期妇女及18岁以下者禁用 |
| 不良反应 | 胃肠道反应较为常见，可表现为腹部不适或疼痛、腹泻、恶心或呕吐；中枢神经系统反应可有头晕、头痛、嗜睡或失眠；过敏反应有皮疹、皮肤瘙痒、面部潮红、胸闷等 |
| 特殊人群用药 | 肝、肾功能不全患者：慎用<br>儿童：18岁以下患者禁用<br>老年人：应减量给药<br>妊娠与哺乳期妇女：禁用 |
| 药典 | USP、Eur. P.、Chin. P. |
| 国家处方集 | CNF |
| 医保目录 | 【保（甲/乙）】 |
| 基本药物目录 | 【基】 |
| 其他推荐依据 | |
| ■ 药品名称 | 甲硝唑 Metronidazole |
| 抗菌谱与适应证 | 适用于经口咽部黏膜切口的大手术，阑尾手术，结、直肠手术，涉及阴道的妇科手术 |
| 制剂与规格 | 甲硝唑注射液：①20ml∶100mg；②100ml∶0.2g；③100ml∶0.5g；④250ml∶0.5g；⑤250ml∶1.25g<br>甲硝唑葡萄糖注射液：250ml，内含甲硝唑0.5g，葡萄糖12.5g。注射用甲硝唑磷酸二钠：0.915g |
| 用法与用量 | 静脉给药，常规单次剂量：0.5g |
| 注意事项 | 1. 出现运动失调或其他中枢神经系统症状时应停药<br>2. 用药期间应戒酒，饮酒后出现腹痛、呕吐、头痛等症状 |
| 禁忌 | 对本药或其他硝基咪唑类药物过敏或有过敏史者、活动性中枢神经系统疾病者、血液病者、孕妇及哺乳期妇女禁用 |

**续　表**

| 不良反应 | 1. 消化系统：恶心、呕吐、食欲缺乏、腹部绞痛，一般不影响治疗<br>2. 神经系统：头痛、眩晕，偶有感觉异常、肢体麻木、共济失调、多发性神经炎等，大剂量可致抽搐<br>3. 少数病例发生荨麻疹、面部潮红、瘙痒、膀胱炎、排尿困难、口中金属味及白细胞减少等，均属可逆性，停药后自行恢复 |
|---|---|
| 特殊人群用药 | 肝、肾功能不全患者：肝功能不全患者慎用<br>老年人：老年患者应注意监测血药浓度并调整剂量<br>妊娠与哺乳期妇女：孕妇及哺乳期妇女禁用，妊娠安全性分级为 B 级 |
| 药典 | USP、Eur. P.、Chin. P. |
| 国家处方集 | CNF |
| 医保目录 | 【保（甲/乙）】 |
| 基本药物目录 | 【基】 |
| 其他推荐依据 | |
| ■ 药品名称 | 克林霉素　Clindamycin |
| 抗菌谱与适应证 | 适用于对 β-内酰胺类抗菌药物过敏者，预防葡萄球菌、链球菌感染的外科手术 |
| 制剂与规格 | 盐酸克林霉素注射液：①4ml：0.3g；②8ml：0.6g；③2ml：0.3g<br>注射用盐酸克林霉素：0.5g<br>克林霉素磷酸酯注射液：①2ml：0.3g；②4ml：0.6g<br>注射用克林霉素磷酸酯：①0.3g；②0.6g；③1.2g |
| 用法与用量 | 静脉给药，常规单次剂量：0.6~0.9g |
| 注意事项 | 1. 有胃肠疾病或病史者，特别是溃疡性结肠炎、克罗恩病或假膜性肠炎患者、有哮喘或其他过敏史者慎用<br>2. 本品不能透过血-脑脊液屏障，故不能用于脑膜炎<br>3. 不同细菌对本品的敏感性可有相当大的差异，故药敏试验有重要意义 |
| 禁忌 | 本品与林可霉素有交叉耐药性，对克林霉素或林可霉素有过敏史者禁用 |
| 不良反应 | 1. 消化系统：恶心、呕吐、食欲缺乏、腹部绞痛，一般不影响治疗<br>2. 血液系统：偶可发生白细胞减少、中性粒细胞减少、嗜酸性粒细胞增多和血小板减少等<br>3. 少数病例发生荨麻疹、潮红、瘙痒、膀胱炎、排尿困难、口中金属味及白细胞减少等，均属可逆性，停药后自行恢复 |
| 特殊人群用药 | 肝、肾功能不全患者：肝功能不全者、严重肾功能障碍者慎用<br>儿童：新生儿禁用，4 岁以内儿童慎用，16 岁以内儿童应用应注意重要器官功能监测<br>老年人：老年患者用药时需密切观察<br>妊娠与哺乳期妇女：孕妇应用需充分权衡利弊，FDA 妊娠安全性分级为 B 级；哺乳期妇女慎用，用药时宜暂停哺乳 |
| 药典 | USP、Eur. P.、Chin. P. |
| 国家处方集 | CNF |
| 医保目录 | 【保（甲）】 |

| 基本药物目录 | 【基】 |
| --- | --- |
| 其他推荐依据 | |
| ■ 药品名称 | 氨曲南　Aztreonam |
| 抗菌谱与适应证 | 适用于对 β-内酰胺类抗菌药物过敏者，预防革兰阴性杆菌感染的外科手术 |
| 制剂与规格 | 注射用氨曲南：①0.5g；②1.0g；③2.0g |
| 用法与用量 | 静脉给药，常规单次剂量：1~2g |
| 注意事项 | 1. 氨曲南与青霉素之间无交叉过敏反应，但对青霉素、头孢菌素过敏及过敏体质者仍需慎用<br>2. 有不同程度的抗生素相关性肠炎 |
| 禁忌 | 对氨曲南有过敏史者禁用 |
| 不良反应 | 常见为恶心、呕吐、腹泻及皮肤过敏反应等 |
| 特殊人群用药 | 老年人：老年人用药剂量应按其肾功能减退情况酌情减量<br>妊娠与哺乳期妇女：妊娠安全性分级为 B 级，哺乳期妇女使用时应暂停哺乳 |
| 药典 | USP、Eur. P.、Chin. P. |
| 国家处方集 | CNF |
| 医保目录 | 【保（乙）】 |
| 基本药物目录 | |
| 其他推荐依据 | |
| ■ 药品名称 | 万古霉素　Vancomycin |
| 抗菌谱与适应证 | 适用于耐甲氧西林葡萄球菌检出率高的医疗机构进行工人材料植入手术（如人工心脏瓣膜置换、永久性心脏起搏器置入、人工关节置换等）预防感染 |
| 制剂与规格 | 注射用盐酸万古霉素：①0.5g（50 万 U）；②1.0g（100 万 U） |
| 用法与用量 | 静脉给药，一次 1g，每 12 小时给药 1 次 |
| 注意事项 | 1. 听力减退或有耳聋病史者慎用<br>2. 不宜肌内注射，静脉滴注时尽量避免药液外漏，且应经常更换注射部位，滴速不宜过快<br>3. 在治疗过程中应监测血药浓度 |
| 禁忌 | 对万古霉素过敏者，严重肝、肾功能不全者，孕妇及哺乳期妇女禁用 |
| 不良反应 | 休克、过敏样症状、急性肾功能不全等 |
| 特殊人群用药 | 肝、肾功能不全患者：严重肝、肾功能不全者禁用<br>儿童：儿童（尤其是低体重出生儿、新生儿）应监测血药浓度，慎重给药<br>老年人：老年患者确有指征使用时必须调整剂量或调整用药间隔<br>妊娠与哺乳期妇女：禁用 |
| 药典 | USP、Eur. P.、Chin. P. |
| 国家处方集 | CNF |

**续　表**

| 医保目录 | 【保（乙）】 |
|---|---|
| 基本药物目录 | |
| 其他推荐依据 | |

| ■ 药品名称 | 去甲万古霉素　Norvancomycin |
|---|---|
| 抗菌谱与适应证 | 适用于耐甲氧西林葡萄球菌检出率高的医疗机构进行工人材料植入手术（如人工心脏瓣膜置换、永久性心脏起搏器置入、人工关节置换等）预防感染 |
| 制剂与规格 | 注射用盐酸去甲万古霉素：①0.4g（40万 U）；②0.8g（80万 U） |
| 用法与用量 | 静脉给药，一次 400~800mg，每 12 小时给药 1 次 |
| 注意事项 | 1. 听力减退或有耳聋病史者慎用<br>2. 不可肌内注射或静脉注射<br>3. 治疗期间应定期检查听力，检查尿液中蛋白、管型、细胞数及测定尿相对密度等 |
| 禁忌 | 对本药或万古霉素类抗生素过敏者禁用 |
| 不良反应 | 可出现皮疹、恶心、静脉炎等；可引致耳鸣、听力减退、肾功能损害等 |
| 特殊人群用药 | 肝、肾功能不全患者：肾功能不全患者慎用，如有应用指征时需在治疗药物浓度监测下，根据肾功能减退程度减量应用<br>儿童：新生儿、婴幼儿用药必须充分权衡利弊<br>老年人：用于老年患者有引起耳毒性与肾毒性的危险（听力减退或丧失）。老年患者即使肾功能测定在正常范围内，使用时应采用较小治疗剂量<br>妊娠与哺乳期妇女：妊娠期患者避免应用；哺乳期妇女慎用 |
| 药典 | Chin. P. |
| 国家处方集 | CNF |
| 医保目录 | 【保（乙）】 |
| 基本药物目录 | |
| 其他推荐依据 | |

注：1. Ⅰ 类切口手术常用预防抗菌药物为第一代头孢菌素：头孢唑林或头孢拉定等

2. Ⅰ 类切口手术常用预防抗菌药物单次使用剂量：头孢唑林 1~2g；头孢拉定 1~2g；头孢呋辛 1.5g；头孢曲松 1~2g；甲硝唑 0.5g；其他详见具体药品表单。头孢菌素应在 30 分钟内滴完

3. 对 β-内酰胺类抗菌药物过敏者，可选用克林霉素预防葡萄球菌、链球菌感染，可选用氨曲南预防革兰阴性杆菌感染。必要时可联合使用

4. 耐甲氧西林葡萄球菌检出率高的医疗机构，如进行人工材料植入手术（如人工心脏瓣膜置换、永久性心脏起搏器置入、人工关节置换等），也可选用万古霉素或去甲万古霉素预防感染

# 第十章

# 治疗用抗菌药物

## 第一节　青霉素类

| ■ 药品名称 | 青霉素　Benzylpenicillin |
|---|---|
| 抗菌谱与适应证 | 适用于溶血性链球菌、肺炎链球菌、不产青霉素酶葡萄球菌的感染；炭疽、破伤风、气性坏疽等梭状芽胞杆菌感染及梅毒、钩端螺旋体病、回归热、白喉。与氨基糖苷类药物联合用于治疗草绿色链球菌心内膜炎。亦可用于流行性脑脊髓膜炎、放线菌病、淋病、樊尚咽峡炎、莱姆病、鼠咬热、李斯特菌病、除脆弱拟杆菌以外的厌氧菌感染。风湿性心脏病或先天性心脏病患者手术前预防用药 |
| 制剂与规格 | 注射用青霉素钠：①0.12g（2 万 U）；②0.24g（40 万 U）；③0.48g（80 万 U）；④0.6g（100 万 U）；⑤0.96g（160 万 U）；⑥2.4g（400 万 U）<br>注射用青霉素钾：①0.125g（20 万 U）；②0.25g（40 万 U）；③0.5g（80 万 U）；④0.625g（100 万 U） |
| 用法与用量 | 1. 肌内注射：成人：一日（80~200）万 U，分 3~4 次给药；小儿：按体重 2.5 万 U/kg，每 12 小时给药 1 次<br>2. 静脉滴注：成人一日（200~2000）万 U，分 2~4 次给药；小儿每日按体重（5~20）万 U/kg，分 2~4 次给药 |
| 注意事项 | 1. 应用前询问药物过敏史并进行青霉素皮肤试验<br>2. 对一种青霉素过敏者可能对其他青霉素类药物、青霉胺过敏，有哮喘、湿疹、花粉症、荨麻疹等过敏性疾病患者应慎用<br>3. 大剂量使用时应定期检测电解质 |
| 禁忌 | 有青霉素类药物过敏史或青霉素皮肤试验阳性患者禁用 |
| 不良反应 | 青霉素过敏反应较常见，包括荨麻疹等各类皮疹、白细胞减少、间质性肾炎、哮喘发作等和血清病样反应 |
| 特殊人群用药 | 肝、肾功能不全患者：轻、中度肾功能损害者使用常规剂量不需减量，严重肾功能损害者应延长给药间隔或调整剂量<br>妊娠与哺乳期妇女：妊娠期妇女给药属 FDA 妊娠风险 B 级；哺乳期妇女用药时宜暂停哺乳 |
| 药典 | USP、Eur. P.、Chin. P. |
| 国家处方集 | CNF |
| 医保目录 | 【保（甲）】 |
| 基本药物目录 | 【基】 |

续　表

| 其他推荐依据 | |
|---|---|
| ■ 药品名称 | **青霉素 V**　Phenoxymethylpenicillin |
| 抗菌谱与适应证 | 1. 青霉素敏感菌株所致的轻、中度感染，包括链球菌所致的扁桃体炎、咽喉炎、猩红热、丹毒等<br>2. 肺炎球菌所致的支气管炎、肺炎、中耳炎、鼻窦炎及敏感葡萄球菌所致的皮肤软组织感染等<br>3. 螺旋体感染和作为风湿热复发和感染性心内膜炎的预防用药 |
| 制剂与规格 | 青霉素 V 钾片：①100 万 U；②60 万 U；③0.25g（40 万 U）；④0.5g（80 万 U） |
| 用法与用量 | 口服：①成人：链球菌感染：一次 125~250mg，每 6~8 小时 1 次，疗程 10 日。肺炎球菌感染：一次 250~500mg，每 6 小时 1 次，疗程至退热后至少 2 日。葡萄球菌感染、螺旋体感染：一次 250~500mg，每 6~8 小时 1 次。预防风湿热复发：一次 250mg，一日 2 次。预防心内膜炎：在拔牙或上呼吸道手术前 1 小时口服 2g，6 小时后再加服 1g（27kg 以下小儿剂量减半）。②小儿：按体重，一次 2.5~9.3mg/kg，每 4 小时 1 次；一次 3.75~14mg/kg，每 6 小时 1 次；或一次 5~18.7mg/kg，每 8 小时 1 次 |
| 注意事项 | 1. 对头孢菌素类药物过敏者及有哮喘、湿疹、花粉症、荨麻疹等过敏性疾病患者应慎用<br>2. 患者一次开始服用前，必须先进行青霉素皮试<br>3. 长期或大剂量服用者，应定期检查肝、肾、造血系统功能和检测血清钾或钠 |
| 禁忌 | 青霉素皮试阳性反应者、对青霉素类药物过敏者及传染性单核细胞增多症患者禁用 |
| 不良反应 | 常见恶心、呕吐、上腹部不适、腹泻等胃肠道反应及黑毛舌；皮疹、荨麻疹等过敏反应 |
| 特殊人群用药 | 肝、肾功能不全患者：肾功能减退者应根据血浆肌酐清除率调整剂量或给药间期<br>老年人：老年患者应根据肾功能情况调整用药剂量或用药间期<br>妊娠与哺乳期妇女：妊娠期妇女给药属 FDA 妊娠风险 B 级；哺乳期妇女慎用或用药时暂停哺乳 |
| 药典 | USP、Eur. P. |
| 国家处方集 | CNF |
| 医保目录 | 【保（甲）】 |
| 基本药物目录 | |
| 其他推荐依据 | |
| ■ 药品名称 | **普鲁卡因青霉素**　Procaine Benzylpenicillin |
| 抗菌谱与适应证 | 1. 与青霉素相仿，但由于血药浓度较低，故仅限于青霉素高度敏感病原体所致的轻、中度感染，如 A 组链球菌所致的扁桃体炎、猩红热、肺炎链球菌肺炎、青霉素敏感金黄色葡萄球菌所致皮肤软组织感染、樊尚咽峡炎等<br>2. 可用于治疗钩端螺旋体病、回归热和早期梅毒等 |
| 制剂与规格 | 注射用普鲁卡因青霉素：①40 万 U［普鲁卡因青霉素 30 万 U，青霉素钠（钾）10 万 U］；②80 万 U［普鲁卡因青霉素 60 万 U，青霉素钠（钾）20 万 U］ |
| 用法与用量 | 肌内注射，每次（40~80）万 U，每日 1~2 次 |

续　表

| 注意事项 | 1. 哮喘、湿疹、花粉症、荨麻疹等过敏性疾病患者应慎用本品<br>2. 应用前需详细询问药物过敏史并进行青霉素、普鲁卡因皮肤试验 |
|---|---|
| 禁忌 | 有青霉素类药物或普鲁卡因过敏史者禁用；青霉素或普鲁卡因皮肤试验阳性患者禁用 |
| 不良反应 | 过敏反应（如荨麻疹、间质性肾炎、白细胞减少等）；赫氏反应和治疗矛盾；二重感染等 |
| 特殊人群用药 | 妊娠与哺乳期妇女：妊娠期妇女给药属 FDA 妊娠风险 B 级；哺乳期妇女用药时宜暂停哺乳 |
| 药典 | USP、Eur. P.、Chin. P. |
| 国家处方集 | CNF |
| 医保目录 | 【保（乙）】 |
| 基本药物目录 | |
| 其他推荐依据 | |
| ■ 药品名称 | 苄星青霉素　BenzathineBenzylpenicillin |
| 抗菌谱与适应证 | 用于预防风湿热、治疗各期梅毒也可用于控制链球菌感染的流行 |
| 制剂与规格 | 注射用苄星青霉素：①30 万 U；②60 万 U；③120 万 U |
| 用法与用量 | 肌内注射：成人，一次（60~120）万 U，2~4 周 1 次；小儿一次（30~60）万 U，2~4 周 1 次 |
| 注意事项 | 同青霉素 |
| 禁忌 | 有青霉素类药物过敏史者或青霉素皮肤试验阳性患者禁用 |
| 不良反应 | 过敏反应（同青霉素）；二重感染等 |
| 特殊人群用药 | 妊娠与哺乳期妇女：妊娠期妇女给药属 FDA 妊娠风险 B 级；哺乳期妇女用药时宜暂停哺乳 |
| 药典 | USP、Eur. P.、Chin. P. |
| 国家处方集 | CNF |
| 医保目录 | 【保（甲）】 |
| 基本药物目录 | 【基】 |
| 其他推荐依据 | |
| ■ 药品名称 | 阿莫西林　Amoxicillin |
| 抗菌谱与适应证 | 适用于治疗敏感菌所致的下列感染：①中耳炎、鼻窦炎、咽炎、扁桃体炎等上呼吸道感染；②急性支气管炎、肺炎等下呼吸道感染；③泌尿、生殖道感染；④皮肤、软组织感染；⑤适用于治疗急性单纯性淋病；⑥尚可用于治疗伤寒、伤寒带菌者及钩端螺旋体病；⑦亦可与克拉霉素、兰索拉唑联合治疗幽门螺杆菌感染 |
| 制剂与规格 | 片剂：①0.125g；②0.25g<br>胶囊：①0.125g；②0.25g<br>干混悬剂：袋装，①0.125g；②0.25g。瓶装，①1.25g；②2.5g<br>颗粒剂：125mg<br>注射用阿莫西林钠：①0.5g；②2g |

**续　表**

| 用法与用量 | 口服：成人一次 0.5g，每 6~8 小时 1 次，日剂量不超过 4g；小儿每日按体重 20~40mg/kg，每 8 小时 1 次；3 个月以下婴儿：一日 30mg/kg，每 12 小时 1 次<br>肌内注射或稀释后静脉滴注：成人一次 0.5~1g，每 6~8 小时 1 次；小儿一日 50~100mg/kg，分 3~4 次给药<br>肾功能不全时剂量：肌酐清除率为 10~30ml/min 者，一次 0.25~0.5g，每 12 小时 1 次；肌酐清除率<10ml/min 者，一次 0.25~0.5g，每 24 小时 1 次<br>透析时剂量：每次血液透析后应补充给予 1g 剂量 |
|---|---|
| 注意事项 | 1. 巨细胞病毒感染、淋巴细胞白血病、淋巴瘤等患者不宜使用<br>2. 传染性单核细胞增多症患者应避免使用<br>3. 哮喘、湿疹、花粉症、荨麻疹等过敏性疾病史者慎用 |
| 禁忌 | 有青霉素类药物过敏史者或青霉素皮肤试验阳性患者禁用 |
| 不良反应 | 恶心、呕吐、腹泻及抗生素相关性肠炎等胃肠道反应；皮疹、药物热和哮喘等过敏反应；贫血、血小板减少、嗜酸性粒细胞增多等 |
| 特殊人群用药 | 肝、肾功能不全患者：肾功能严重损害者慎用<br>老年人：老年人用药时可能需要调整剂量<br>妊娠与哺乳期妇女：妊娠期妇女应仅在确有必要时应用本品；由于乳汁中可分泌少量阿莫西林，哺乳期妇女服用后可能导致婴儿过敏 |
| 药典 | Eur. P、Chin. P. |
| 国家处方集 | CNF |
| 医保目录 | 【保（甲）】 |
| 基本药物目录 | 【基】 |
| 其他推荐依据 | |

| ■ 药品名称 | 磺苄西林　Sulbenicillin |
|---|---|
| 抗菌谱与适应证 | 适用于敏感的铜绿假单胞菌、某些变形杆菌属以及其他敏感革兰阴性菌所致肺炎、尿路感染、复杂性皮肤软组织感染和败血症等。对本品敏感菌所致腹腔感染、盆腔感染宜与抗厌氧菌药物联合应用 |
| 制剂与规格 | 注射用磺苄西林钠：1.0g：100 万 U |
| 用法与用量 | 静脉滴注或静脉注射；中度感染成人一日剂量 8g，重症感染或铜绿假单胞菌感染时剂量需增至一日 20g，分 4 次静脉给药；儿童根据病情每日剂量按体重 80~300mg/kg，分 4 次给药 |
| 注意事项 | 1. 使用本品前需详细询问药物过敏史并进行青霉素皮肤试验，呈阳性反应者禁用<br>2. 对一种青霉素过敏者可能对其他青霉素类药物、青霉胺过敏 |
| 禁忌 | 有青霉素类药物过敏史者或青霉素皮肤试验阳性患者禁用 |
| 不良反应 | 过敏反应较常见，包括皮疹、发热等，偶见过敏性休克，一旦发生须就地抢救，保持气道畅通、吸氧并给予肾上腺素、糖皮质激素等治疗措施；恶心、呕吐等胃肠道反应；实验室检查异常包括白细胞或中性粒细胞减少，ALT 及 AST 一过性增高等 |
| 特殊人群用药 | 肝、肾功能不全患者：严重肝、肾功能不全者慎用<br>妊娠与哺乳期妇女：妊娠期妇女应仅在确有必要时应用本品 |

| 药典 | Chin. P. |
|---|---|
| 国家处方集 | CNF |
| 医保目录 | 【保（乙）】 |
| 基本药物目录 | |
| 其他推荐依据 | |
| ■ 药品名称 | **替卡西林　Ticarcillin** |
| 抗菌谱与适应证 | 对大肠埃希菌、奇异变形杆菌、普通变形杆菌等肠杆菌属、流感嗜血杆菌、沙门菌属、铜绿假单胞菌等具有良好的抗菌活性。①适用于治疗敏感菌所致的下呼吸道感染、骨和骨关节感染、皮肤及软组织感染、尿路感染及败血症等；②与氨基糖苷类、喹诺酮类等抗菌药联用，可用于治疗铜绿假单胞菌所致感染 |
| 制剂与规格 | 注射用替卡西林钠：①0.5g；②1g；③3g；④6g |
| 用法与用量 | 成人：肌内注射：泌尿系统感染，一次1g，一日4次；静脉给药：一日200~300mg/kg，分次给药。儿童：①静脉给药：一日200~300mg/kg，分次给药；②婴儿：一日225mg/kg，分次给药；③对7日龄以下新生儿：一日150mg/kg，分次给药 |
| 注意事项 | 对头孢菌素过敏者、凝血功能异常者慎用 |
| 禁忌 | 对本品或其他青霉素类过敏者禁用 |
| 不良反应 | 低钾血症及出血时间延长；皮疹、瘙痒、药物热等过敏反应较多见 |
| 特殊人群用药 | 肝、肾功能不全患者：严重肝、肾功能不全者慎用<br>妊娠与哺乳期妇女：妊娠期妇女慎用，妊娠安全性分级为B级；哺乳期妇女慎用 |
| 药典 | USP、Eur. P. |
| 国家处方集 | CNF |
| 医保目录 | |
| 基本药物目录 | |
| 其他推荐依据 | |
| ■ 药品名称 | **注射用哌拉西林　Piperacillin for Injection** |
| 抗菌谱与适应证 | 1. 治疗铜绿假单胞菌和敏感革兰阴性杆菌所致的各种感染，如败血症、尿路感染、呼吸道感染、胆道感染、腹腔感染、盆腔感染以及皮肤、软组织感染等<br>2. 与氨基糖苷类药联用治疗粒细胞减少症免疫缺陷患者的感染 |
| 制剂与规格 | 注射用哌拉西林钠（按哌拉西林计）：①0.5g；②1g；③2g |
| 用法与用量 | 成人：中度感染一日8g，分2次给药；严重感染一次3~4g，每6小时1次。一日最大剂量不可超过24g<br>儿童：①婴幼儿和12岁以下儿童：一日100~200mg/kg；②新生儿：体重<2kg者：出生后第1周内，一次50mg/kg，每12小时1次；1周以上，一次50mg/kg，每8小时1次；体重2kg以上者：出生后第1周内，一次50mg/kg，每8小时1次；1周以上，一次50mg/kg，每6小时1次 |

**续　表**

| | |
|---|---|
| 注意事项 | 1. 有出血史者，溃疡性结肠炎、克罗恩病或假膜性肠炎者，体弱者慎用<br>2. 哌拉西林不可加入碳酸氢钠溶液中静脉滴注 |
| 禁忌 | 对青霉素、头孢菌素或其他 β-内酰胺类抗生素过敏或有过敏史者禁用 |
| 不良反应 | 青霉素类药物过敏反应较常见；局部注射部位疼痛、血栓性静脉炎等；腹泻、稀便、恶心、呕吐等 |
| 特殊人群用药 | 肝、肾功能不全患者：慎用<br>儿童：12 岁以下儿童的用药安全性剂量尚未正式确定，应慎用<br>老年人：慎用<br>妊娠与哺乳期妇女：妊娠期妇女应仅在确有必要时才能使用本药，妊娠安全性分级为 B 级；哺乳期妇女用药应权衡利弊或暂停哺乳 |
| 药典 | USP、Eur. P.、Chin. P. |
| 国家处方集 | CNF |
| 医保目录 | 【保（甲）】 |
| 基本药物目录 | 【基】 |
| 其他推荐依据 | |
| ■ 药品名称 | 注射用美洛西林钠　Mezlocillin Sodium for Injection |
| 抗菌谱与适应证 | 用于大肠埃希菌、肠杆菌属、变形杆菌等革兰阴性杆菌中敏感菌株所致的呼吸系统、泌尿系统、消化系统、妇科和生殖器官等感染，如败血症、化脓性脑膜炎、腹膜炎、骨髓炎、皮肤和软组织感染以及眼、耳、鼻、喉科感染 |
| 制剂与规格 | 注射用美洛西林钠：①0.5g；②1.0g；③1.5g；④2.0g；⑤2.5g；⑥3.0g；⑦4.0g |
| 用法与用量 | 肌内注射、静脉注射或静脉滴注。肌内注射临用前加灭菌注射用水溶解，静脉注射通常加入 5%葡萄糖氯化钠注射液或 5%~10%葡萄糖注射液溶解后使用。成人一日 2~6g，严重感染者可增至 8~12g，最大可增至 15g。儿童，按体重一日 0.1~0.2g/kg，严重感染者可增至 0.3g/kg；肌内注射一日 2~4 次，静脉滴注按需要每 6~8 小时 1 次，其剂量根据病情而定，严重者可每 4~6 小时静脉注射 1 次 |
| 注意事项 | 1. 用药前须做青霉素皮肤试验，阳性者禁用<br>2. 下列情况应慎用：有哮喘、湿疹、花粉症、荨麻疹等过敏性疾病史者<br>3. 应用大剂量时应定期检测血清钠 |
| 禁忌 | 对青霉素类抗生素过敏或有过敏史者禁用 |
| 不良反应 | 食欲缺乏、恶心、呕吐、腹泻、肌内注射局部疼痛和皮疹，且多在给药过程中发生，大多程度较轻，不影响继续用药，重者停药后上述症状迅速减轻或消失 |
| 特殊人群用药 | 肝、肾功能不全患者：肾功能减退患者应适当降低用量<br>老年人：老年患者肾功能减退，须调整剂量<br>妊娠与哺乳期妇女：妊娠安全性分级为 B 级；哺乳期妇女应权衡利弊用药 |
| 药典 | Chin. P. |
| 国家处方集 | CNF |

续　表

| 医保目录 | 【保（乙）】 |
|---|---|
| 基本药物目录 | |
| 其他推荐依据 | |
| ■ 药品名称 | 注射用美洛西林钠舒巴坦钠　Mezlocillin Sodium and Sulbactam Sodium for Injection |
| 抗菌谱与适应证 | 本品含 β-内酰胺酶抑制剂舒巴坦钠，适用于产酶耐药菌引起的中重度下列感染性疾病，包括：<br>1. 呼吸系统感染：如中耳炎、鼻窦炎、扁桃体炎、咽炎、肺炎、急性支气管炎和慢性支气管炎急性发作、支气管扩张、脓胸、肺脓肿等<br>2. 泌尿生殖系统感染：如肾盂肾炎、膀胱炎和尿道炎等<br>3. 腹腔感染：如胆道感染等<br>4. 皮肤及软组织感染：如蜂窝织炎、伤口感染、疖病、脓性皮炎和脓疱病；性病：淋病等<br>5. 盆腔感染：妇科感染、产后感染等<br>6. 严重系统感染：如脑膜炎、细菌性心内膜炎、腹膜炎、败血症、脓毒症等。对于致命的全身性细菌感染、未知微生物或不敏感微生物所致感染、重度感染及混合感染等，如使用本品，建议与其他抗菌药联合用药治疗 |
| 制剂与规格 | 注射剂：①0.625g（美洛西林 0.5g 与舒巴坦 0.125g）；②1.25g（美洛西林 1.0g 与舒巴坦 0.25g）；③2.5g（美洛西林 2.0g 与舒巴坦 0.50g）；④3.75g（美洛西林 3.0g 与舒巴坦 0.75g） |
| 用法与用量 | 静脉滴注，用前用适量注射用水或氯化钠注射液溶解后，再加入 0.9%氯化钠注射液或 5%葡萄糖氯化钠注射液或 5%~10%葡萄糖注射液 100ml 中静脉滴注，每次滴注时间为 30~50分钟。成人剂量：每次 2.5~3.75g（美洛西林 2.0~3.0g，舒巴坦 0.5~0.75g），每 8 小时或 12 小时 1 次，疗程 7~14 天 |
| 注意事项 | 过敏性体质患者使用时必须谨慎 |
| 禁忌 | 对青霉素类药物或舒巴坦过敏者禁用 |
| 不良反应 | 青霉素类药物过敏反应较常见；局部注射部位疼痛、血栓性静脉炎等；腹泻、稀便、恶心、呕吐等 |
| 特殊人群用药 | 肝、肾功能不全患者：肝功能不全患者用药应谨慎<br>儿童：1~14 岁儿童及体重超过 3kg 的婴儿，每次给药 75mg/kg，每日 2~3 次。体重不足 3kg者，每次给药 75mg/kg 体重，每日 2 次<br>老年人：老年用药可参照成人用剂量，但伴有肝、肾功能不良的患者，剂量应调整<br>妊娠与哺乳期妇女：本品可透过胎盘和进入乳汁，妊娠和哺乳期妇女慎用 |
| 药典 | |
| 国家处方集 | |
| 医保目录 | 【保（乙）】 |
| 基本药物目录 | |
| 其他推荐依据 | |
| ■ 药品名称 | 注射用阿洛西林　Azlocillin for Injection |
| 抗菌谱与适应证 | 敏感的革兰阳性及革兰阴性菌（包括铜绿假单胞菌）所致的呼吸道、泌尿道、生殖器官、胆道、胃肠道、败血症、脑膜炎、心内膜炎等严重感染，手术、烧伤后感染，骨、皮肤及 |

**续　表**

|  | 软组织感染 |
| --- | --- |
| 制剂与规格 | 注射用阿洛西林钠：①0.5g；②1g；③2g；④3g |
| 用法与用量 | 成人：一日6~10g，严重病例可增至10~16g，分2~4次滴注。儿童：一次75mg/kg，一日2~4次。婴儿及新生儿：一次100mg/kg，一日2~4次 |
| 注意事项 | 同美洛西林 |
| 禁忌 | 对青霉素类抗生素过敏者禁用 |
| 不良反应 | 恶心、呕吐、腹泻及抗生素相关性肠炎等胃肠道反应；皮疹，药物热和哮喘等过敏反应 |
| 特殊人群用药 | 肝、肾功能不全患者：肾功能减退患者应适当降低用量<br>老年人：老年患者肾功能减退，须调整剂量<br>妊娠与哺乳期妇女：妊娠安全性分级为B级；哺乳期妇女应权衡利弊用药 |
| 药典 | Pol. P. |
| 国家处方集 | CNF |
| 医保目录 | 【保（乙）】 |
| 基本药物目录 |  |
| 其他推荐依据 |  |

# 第二节　头孢菌素类

## 一、第一代头孢菌素类

| ■ 药品名称 | 头孢唑林　Cefazolin |
| --- | --- |
| □ 其他名称 | 新泰林 |
| 抗菌谱与适应证 | 第一代头孢菌素。除肠球菌属、耐甲氧西林葡萄球菌属外，对其他革兰阳性球菌均有良好抗菌活性，肺炎链球菌和溶血性链球菌对其高度敏感，对部分大肠埃希菌、奇异变形杆菌和肺炎克雷伯菌有良好抗菌活性。临床用于敏感菌所致的呼吸道感染、尿路感染、皮肤软组织感染、骨和关节感染、肝胆系统感染、感染性心内膜炎、败血症及眼、耳、鼻、咽喉部感染；外科手术预防用药 |
| 制剂与规格 | （1）注射用头孢唑林钠：①0.5g；②1g；③1.5g；④2g<br>（2）注射用五水头孢唑林钠：①0.5g；②1g；③1.5g；④2g |
| 用法与用量 | 成人常用剂量：一次0.5~1g，一日2~4次，严重感染可增至一日6g，分2~4次静脉给予，或遵医嘱<br>用于预防外科手术后感染时，一般为术前0.5~1小时肌内注射或静脉给药1g，手术时间超过6小时者术中加用0.5~1g，术后每6~8小时给药0.5~1g，至手术后24小时止<br>儿童：一日50~100mg/kg，分2~3次静脉缓慢推注，静脉滴注或肌内注射 |

| 注意事项 | 1. 交叉过敏反应：对青霉素过敏患者应用本品时应根据患者情况充分权衡利弊后决定 |
|---|---|
|  | 2. 对诊断的干扰：应用本品和其他头孢菌素的患者抗球蛋白（Coombs）试验可出现阳性；孕妇产前应用这类药物，此阳性反应也可出现于新生儿。当应用本品的患者尿中头孢类含量超过 10mg/ml 时，以磺基水杨酸进行尿蛋白测定可出现假阳性反应。以硫酸铜法测定尿糖可呈假阳性反应。血清丙氨酸氨基转移酶、门冬氨酸氨基转移酶、碱性磷酸酶和血尿素氮在应用本品过程中皆可升高。如采用 Jaffe 反应进行血清和尿肌酐值测定时可有假性增高 |
|  | 3. 有胃肠道疾病史者，特别是溃疡性结肠炎、局限性肠炎或抗菌药物相关性结肠炎（头孢菌素类很少产生假膜性结肠炎）者和有肾功能减退者应慎用头孢菌素类 |
| 禁忌 | 对头孢菌素过敏者及有青霉素过敏性休克或即刻反应史者禁用本品 |
| 不良反应 | 应用头孢唑林的不良反应发生率低，静脉注射发生的血栓性静脉炎和肌内注射区域疼痛均较头孢噻吩少而轻。药疹发生率为 1.1%，嗜酸性粒细胞增多的发生率为 1.7%，单独以药物热为表现的过敏反应仅偶有报道。本品与氨基糖苷类抗菌药合用是否增加后者的肾毒性尚不能肯定。临床上本品无肝损害现象，但个别患者可出现暂时性血清氨转移酶、碱性磷酸酶升高。肾功能减退患者应用高剂量（每日 12g）的头孢唑林时可出现脑反应。白色念珠菌二重感染偶见 |
| 特殊人群用药 | 肝、肾功能不全患者：因本品部分在肝脏代谢，因此肝功能损害患者应慎用；对肾功能减退患者应在减少剂量情况下谨慎使用；肾功能减退者的肌酐清除率>50ml/min 时，仍可按正常剂量给药；与庆大霉素或其他肾毒性抗菌药合用有增加肾损害的危险性<br>儿童：早产儿及 1 个月以下的新生儿不推荐应用本品<br>老年人：本品在老年人中消除半衰期较年轻人明显延长，应按肾功能适当减量或延长给药间期<br>妊娠与哺乳期妇女：头孢菌素类可经乳汁排出，哺乳期妇女应用头孢菌素类虽尚无发生问题报道，但其应用仍须权衡利弊后决定 |
| 药典 | Chin. P. |
| 国家处方集 | CNF |
| 医保目录 | 部分省份【保（乙）】<br>【保（甲）】 |
| 基本药物目录 | 【基】 |
| 推荐依据 | 单爱莲，马序竹，童荣生，等.《抗菌药物超说明书专家共识》解读［J］. 中国临床药理学杂志，2015，24（31）：2489-2491. |
| ■ 药品名称 | 头孢拉定　Cefradine |
| 抗菌谱与适应证 | 第一代头孢菌素。适用于治疗敏感菌所致的轻、中度感染，如：急性咽炎、扁桃体炎、中耳炎、支气管炎急性发作、肺炎等呼吸道感染、泌尿生殖道感染及皮肤软组织感染等 |
| 制剂与规格 | 头孢拉定胶囊：①0.25g；②0.5g<br>头孢拉定片：①0.25g；②0.5g<br>头孢拉定颗粒：①0.125g；②0.25g<br>头孢拉定干混悬剂：①0.125g；②0.25g；③1.5g；④3g<br>注射用头孢拉定：①0.5g；②1g |
| 用法与用量 | 1. 成人：口服给药，一次 0.25~0.5g，每 6 小时 1 次；严重感染时可增至一次 1g，一日最高剂量为 4g。肌内注射及静脉给药，一次0.5~1g，每 6 小时 1 次。一日最高剂量为 8g |

续　表

| | |
|---|---|
| | 2. 儿童：口服给药，一次 6.25~12.5mg/kg，每 6 小时 1 次。肌内注射及静脉给药，1 周岁以上小儿，一次 12.5~25mg/kg，每 6 小时 1 次<br>3. 肌酐清除率>20ml/min 时，其推荐剂量为每 6 小时 0.5g；肌酐清除率为 5~20ml/min 时，其剂量为每 6 小时 0.25g；肌酐清除率<5ml/min 时，其剂量为每 12 小时 0.25g |
| 注意事项 | 应用头孢拉定的患者以硫酸铜法测定尿糖时可出现假阳性反应 |
| 禁忌 | 对头孢菌素过敏者及有青霉素过敏性休克或即刻反应史者禁用 |
| 不良反应 | 恶心、呕吐、腹泻、上腹部不适等胃肠道反应较为常见 |
| 特殊人群用药 | 肝、肾功能不全患者：头孢拉定主要经肾排出，肾功能减退者需减少剂量或延长给药间期<br>儿童：慎用<br>老年人：肾功能减退的老年患者应适当减少剂量或延长给药时间<br>妊娠与哺乳期妇女：慎用。妊娠安全性分级为 B 级，哺乳期妇女应用时需权衡利弊 |
| 药典 | USP、Eur. P.、Chin. P. |
| 国家处方集 | CNF |
| 医保目录 | 【保（甲/乙）】 |
| 基本药物目录 | 【基】 |
| 其他推荐依据 | |
| ■ 药品名称 | 注射用头孢硫脒　Cefathiamidine for Injection |
| 抗菌谱与适应证 | 第一代头孢菌素。用于敏感菌所引起呼吸系统、肝胆系统、五官、尿路感染及心内膜炎、败血症 |
| 制剂与规格 | 注射用头孢硫脒：①0.5g；②1g；③2g |
| 用法与用量 | 1. 成人：肌内注射，一次 1.5~1g，一日 4 次；静脉滴注，一次 2g，一日 2~4 次<br>2. 儿童：肌内注射，一日 50~150mg/kg，分 3~4 次给药；静脉滴注，一日 50~100mg/kg，分 2~4 次给药 |
| 注意事项 | 1. 有胃肠道疾病史者，特别是溃疡性结肠炎、局限性肠炎或抗生素相关性结肠炎者应慎用<br>2. 应用本品的患者抗球蛋白试验可出现阳性 |
| 禁忌 | 对头孢菌素类抗生素过敏者或对青霉素过敏性休克者禁用 |
| 不良反应 | 偶见荨麻疹、哮喘、瘙痒、寒战、高热、血管神经性水肿、非蛋白氮、ALT 及 AST 升高 |
| 特殊人群用药 | 肝、肾功能不全患者：肾功能减退者须适当减量<br>老年人：老年患者肾功能减退，应用时须适当减量<br>妊娠与哺乳期妇女：妊娠早期妇女慎用；哺乳期妇女慎用，用药需权衡利弊 |
| 药典 | |
| 国家处方集 | CNF |
| 医保目录 | 【保（乙）】 |
| 基本药物目录 | |
| 其他推荐依据 | |

| ■ 药品名称 | 头孢氨苄　Cefalexin |
| --- | --- |
| 抗菌谱与适应证 | 第一代口服头孢菌素。用于金黄色葡萄球菌、大肠埃希菌、肺炎杆菌、流感杆菌等敏感菌所致的下列感染：<br>1. 扁桃体炎、扁桃体周炎、咽喉炎、支气管炎、肺炎、支气管扩张感染以及手术后胸腔感染<br>2. 急性及慢性肾盂肾炎、膀胱炎、前列腺炎及泌尿生殖系感染<br>3. 中耳炎、外耳炎、鼻窦炎<br>4. 上颌骨周炎、上颌骨骨膜炎、上颌骨骨髓炎、急性腭炎、牙槽脓肿、根尖性牙周炎、智齿周围炎、拔牙后感染<br>5. 睑腺炎、睑炎、急性泪囊炎<br>6. 毛囊炎、疖、丹毒、蜂窝织炎、脓疱、痈、痤疮感染、皮下脓肿、创伤感染、乳腺炎、淋巴管炎等 |
| 制剂与规格 | 头孢氨苄胶囊：①125mg；②250mg<br>头孢氨苄片：①125mg；②250mg<br>头孢氨苄颗粒：①50mg；②125mg<br>头孢氨苄干混悬剂：1.5g<br>头孢氨苄泡腾片：125mg |
| 用法与用量 | 1. 成人：口服，一般剂量一次 250~500mg，每 6 小时 1 次。一日最高剂量为 4g。单纯性膀胱炎、单纯皮肤软组织感染以及链球菌咽峡炎一次 500mg，每 12 小时 1 次<br>2. 儿童：口服，一日 25~50mg/kg，一日 4 次。皮肤软组织感染及链球菌咽峡炎一次 12.5~50mg/kg，每 12 小时 1 次 |
| 注意事项 | 有胃肠道疾病史者，特别是溃疡性结肠炎、局限性肠炎或抗生素相关性结肠炎者应慎用 |
| 禁忌 | 对头孢菌素过敏者及有青霉素过敏性休克或即刻反应史者禁用 |
| 不良反应 | 恶心、呕吐、腹泻和腹部不适较为多见；皮疹、药物热等过敏反应 |
| 特殊人群用药 | 肝、肾功能不全患者：慎用<br>儿童：6 岁以下小儿慎用<br>老年人：老年患者应根据肾功能情况调整用药剂量或用药间期<br>妊娠与哺乳期妇女：妊娠早期妇女慎用；哺乳妇女慎用，用药需权衡利弊 |
| 药典 | USP、Eur. P.、Chin. P. |
| 国家处方集 | CNF |
| 医保目录 | 【保（甲）】 |
| 基本药物目录 | 【基】 |
| 其他推荐依据 | |
| ■ 药品名称 | 头孢羟氨苄　Cefadroxil |
| 抗菌谱与适应证 | 第一代口服头孢菌素。主要用于敏感菌所致的尿路感染，呼吸道感染，皮肤软组织感染，骨关节感染 |
| 制剂与规格 | 头孢羟氨苄胶囊：①0.125g；②0.25g；③0.5g<br>头孢羟氨苄片：①0.125g；②0.25g<br>头孢羟氨苄颗粒：①0.125g；②0.25g |

**续　表**

| 用法与用量 | 1. 成人：口服，一次 0.5~1g，一日 2 次。肾功能不全者首次给予 1g 负荷剂量，然后根据肌酐清除率（Ccr）调整剂量。Ccr 为 25~50ml/min 者，一次 0.5g，每 12 小时 1 次；Ccr 为 10~25ml/min 者，一次 0.5g，每 24 小时 1 次；Ccr 为 0~10ml/min 者，一次 0.5g，每 36 小时 1 次<br>2. 儿童：口服，一次 15~20mg/kg，一日 2 次。A 组溶血性链球菌咽炎或扁桃体炎：一次 15mg/kg，每 12 小时 1 次，共 10 日 |
| --- | --- |
| 注意事项 | 有胃肠道疾病史者，特别是溃疡性结肠炎、局限性肠炎或抗生素相关性结肠炎者应慎用 |
| 禁忌 | 对头孢菌素过敏者及有青霉素过敏性休克或即刻反应史者禁用 |
| 不良反应 | 以恶心、上腹部不适等胃肠道反应为主；少数患者尚可发生皮疹等过敏反应 |
| 特殊人群用药 | 肝、肾功能不全患者：慎用<br>老年人：老年患者肾功能减退，用药时需调整剂量<br>妊娠与哺乳期妇女：妊娠安全性分级为 B 级；哺乳期妇女须权衡利弊后应用 |
| 药典 | USP |
| 国家处方集 | CNF |
| 医保目录 | 【保（乙）】 |
| 基本药物目录 | |
| 其他推荐依据 | |

## 二、第二代头孢菌素类

| ■ 药品名称 | 头孢呋辛　Cefuroxim |
| --- | --- |
| 抗菌谱与适应证 | 第二代注射用头孢菌素。对革兰阳性球菌的活性与第一代头孢菌素相似或略差，但对葡萄球菌和革兰阴性杆菌产生的 β-内酰胺酶显得相当稳定。适用于治疗敏感菌或敏感病原体所致的下列感染：①呼吸系统感染；②泌尿生殖系统感染；③骨和关节感染；④皮肤软组织感染；⑤预防手术感染；⑥其他，如败血症、脑膜炎等严重感染 |
| 制剂与规格 | 头孢呋辛酯片：①0.25g；②0.125g<br>头孢呋辛酯干混悬剂：0.125g<br>头孢呋辛酯胶囊：0.125g<br>注射用头孢呋辛钠：①0.25g；②0.5g；③0.75g；④1.0g；⑤1.5g；⑥2.0g；⑦2.25g；⑧2.5g；⑨3.0g |
| 用法与用量 | 1. 成人：口服，一日 0.5g；下呼吸道感染，一日 1g；泌尿道感染，一日 0.25g；无并发症的淋病，单剂口服 1g<br>2. 儿童：口服，急性咽炎或扁桃体炎等一般感染，一次 10mg/kg，一日 2 次，一日最大剂量为 0.5g；急性中耳炎、脓疱病等严重感染，一次 15mg/kg，一日 2 次，一日最大剂量为 1g |
| 注意事项 | 1. 对青霉素药物过敏者慎用<br>2. 使用时应注意监测肾功能，特别是对接受高剂量的重症患者 |
| 禁忌 | 对头孢菌素过敏者及有青霉素过敏性休克史者禁用 |

| | |
|---|---|
| 不良反应 | 过敏反应（皮疹、瘙痒、荨麻疹等），局部反应（血栓性静脉炎），胃肠道反应（腹泻、恶心、抗生素相关性肠炎等）等 |
| 特殊人群用药 | 肝、肾功能不全患者：严重肝、肾功能不全者慎用<br>儿童：5 岁以下小儿禁用<br>老年人：老年患者口服本药，不必根据年龄调整剂量<br>妊娠与哺乳期妇女：妊娠安全性分级为 B 级；哺乳妇女用药应权衡利弊，如需使用，应暂停哺乳 |
| 药典 | USP、Eur. P.、Chin. P. |
| 国家处方集 | CNF |
| 医保目录 | 【保（甲/乙）】 |
| 基本药物目录 | 【基】 |
| 其他推荐依据 | |
| ■ 药品名称 | 注射用头孢替安　Cefotiam for Injection |
| 抗菌谱与适应证 | 第二代注射用头孢菌素。用于敏感菌所致的肺炎、支气管炎、胆道感染、腹膜炎、尿路感染以及手术和外伤所致的感染和败血症 |
| 制剂与规格 | 注射用盐酸头孢替安：①0.5g；②1g |
| 用法与用量 | 肌内注射或静脉给药。成人：一日 1~2g，分 2~4 次给予；败血症时可增至一日 4g。儿童：一日 40~80mg/kg，分 3~4 次给予，重症感染时可增至一日 160mg/kg。肌酐清除率≥16.6ml/min 者，不需调整剂量；肌酐清除率<16.6ml/min 者，每 6~8 小时用量应减为常用剂量的 75% |
| 注意事项 | 1. 有胃肠道疾病史者，特别是溃疡性结肠炎、局限性肠炎或抗生素相关性结肠炎者慎用<br>2. 本品可引起血象改变，严重时应立即停药 |
| 禁忌 | 对头孢菌素过敏者及有青霉素过敏性休克史者禁用 |
| 不良反应 | 偶见过敏、胃肠道反应、血象改变及一过性 AST 及 ALT 升高；可致肠道菌群改变，造成维生素 B 和 K 缺乏；偶可致继发感染；大量静脉注射可致血管和血栓性静脉炎 |
| 特殊人群用药 | 肝、肾功能不全患者：肾功能不全者应减量并慎用<br>儿童：早产儿和新生儿使用本药的安全性尚未确定<br>老年人：老年患者用药剂量应按其肾功能减退情况酌情减量<br>妊娠与哺乳期妇女：孕妇或可能妊娠的妇女、哺乳妇女应权衡利弊后用药 |
| 药典 | USP、Jpn. P. |
| 国家处方集 | CNF |
| 医保目录 | 【保（乙）】 |
| 基本药物目录 | |
| 其他推荐依据 | |
| ■ 药品名称 | 头孢丙烯　Cefprozil |
| 抗菌谱与适应证 | 第二代口服头孢菌素。用于敏感菌所致的下列轻、中度感染： |

**续　表**

| | |
|---|---|
| | 1. 呼吸道感染，如化脓性链球菌性咽炎或扁桃体炎；肺炎链球菌、流感嗜血杆菌和卡他莫拉菌引起的中耳炎或急性鼻窦炎、急性支气管炎继发细菌感染和慢性支气管炎急性发作<br>2. 金黄色葡萄球菌（包括产青霉素酶菌株）和化脓性链球菌等引起的非复杂性皮肤和皮肤软组织感染 |
| 制剂与规格 | 头孢丙烯片：①0.25；②0.5g<br>头孢丙烯分散片：0.25g<br>头孢丙烯咀嚼片：0.25g<br>头孢丙烯胶囊：①0.125g；②0.25g<br>头孢丙烯颗粒：0.125g<br>头孢丙烯干混悬剂：①0.125g；②0.75g；③1.5g；④3.0g |
| 用法与用量 | 口服。成人：呼吸道感染，一次 0.5g，一日 1~2 次；皮肤或皮肤软组织感染，一日 0.5g，分 1~2 次给药；严重病例，一次 0.5g，一日 2 次。儿童：①对 0.5~12 岁患儿：中耳炎，一次 15mg/kg，一日 2 次；急性鼻窦炎，一次 7.5mg/kg，一日 2 次；严重感染，一次 15mg/kg，一日 2 次。②对 2~12 岁患儿：急性扁桃体炎、咽炎，一次 7.5mg/kg，一日 2 次；皮肤或皮肤软组织感染，一次 20mg/kg，一日 1 次。肾功能不全时，根据肌酐清除率进行剂量调整。肝功能不全患者无需调整剂量 |
| 注意事项 | 1. 有青霉素过敏史者慎用。对青霉素类药物所致过敏性休克或其他严重过敏反应者不宜使用<br>2. 如发生过敏反应，应停止用药<br>3. 长期使用可诱发二重感染，尤其是抗生素相关性肠炎<br>4. 同时服用强利尿药治疗的患者使用头孢菌素应谨慎，因这些药物可能会对肾功能产生有害影响<br>5. 患有胃肠道疾病，尤其是肠炎患者慎用 |
| 禁忌 | 对头孢丙烯及其头孢菌素类过敏患者禁用 |
| 不良反应 | 1. 胃肠道反应：软便、腹泻、胃部不适、食欲减退、恶心、呕吐、嗳气等<br>2. 过敏反应，常见为皮疹、荨麻疹、嗜酸性粒细胞增多、药物热等。儿童发生过敏反应较成人多见，多在开始治疗后几天内出现，停药后几天内消失 |
| 特殊人群用药 | 儿童：慎用<br>老年人：65 岁以上老人使用本药，与健康成人志愿者对比，药物浓度-时间曲线下面积增高 35%~60%，肌酐清除率下降 40%<br>妊娠与哺乳期妇女：妊娠安全性分级为 B 级。哺乳妇女应慎用或暂停哺乳 |
| 药典 | USP |
| 国家处方集 | CNF |
| 医保目录 | 【保（乙）】 |
| 基本药物目录 | |
| 其他推荐依据 | |
| ■ 药品名称 | **注射用头孢尼西**　Cefonicid for Injection |
| 抗菌谱与适应证 | 适用于敏感菌引起的下列感染：下呼吸道感染、尿路感染、败血症、皮肤软组织感染、骨和关节感染，也可用于手术预防感染。在外科手术前单剂量注射 1g 头孢尼西可以减少由于 |

| | 手术过程中污染或潜在污染而导致的术后感染发生率。在剖宫产手术中使用头孢尼西（剪断脐带后）可以减少某些术后感染发生率 |
|---|---|
| 制剂与规格 | 注射用头孢尼西钠：①0.5g；②1.0g |
| 用法与用量 | 肾功能正常患者：<br>1. 一般轻度至中度感染，成人每日剂量为 1g，每 24 小时 1 次；在严重感染或危及生命的感染中，可每日 2g，每 24 小时给药 1 次<br>2. 无并发症的尿路感染：每日 0.5g，每 24 小时 1 次<br>3. 手术预防感染：手术前 1 小时单剂量给药 1g，术中和术后没有必要再用。必要时如关节成形手术或开胸手术可重复给药 2 天；剖宫产手术中，应脐带结扎后才给予本品。疗程依病情而定<br>肾功能不全患者：对于肾功能损害患者使用本品必须严格依据患者的肾功能损害程度调整剂量。初始剂量为 7.5mg/kg，维持剂量应根据肌酐清除率进行调整，患者在进行透析之后，无需再追加剂量 |
| 注意事项 | 1. 有青霉素过敏史或其他药物过敏病史者应慎用。对麻醉药过敏患者禁止使用利多卡因作为溶剂<br>2. 本品治疗开始和治疗中可引起肠道紊乱，严重的导致假膜性肠炎，出现腹泻时应引起警惕。一旦出现，轻度停药即可，中、重度患者应给予补充电解质、蛋白质以及适当的抗生素（如万古霉素）治疗<br>3. 重症患者在大剂量给药或合用氨基糖苷类抗生素治疗时，必须经常注意肾功能情况 |
| 禁忌 | 对头孢菌素类抗生素过敏者禁用 |
| 不良反应 | 1. 对青霉素过敏患者也可能对本品过敏<br>2. 长期使用任何广谱抗生素都可能导致其他非敏感菌过度生长，可诱发二重感染 |
| 特殊人群用药 | 肝、肾功能不全患者：肾脏或肝脏损害患者在使用该药物时，应加倍小心 |
| 药典 | USP、Eur. P.、Chin. P. |
| 国家处方集 | |
| 医保目录 | |
| 基本药物目录 | |
| 其他推荐依据 | |
| ■ 药品名称 | 头孢克洛　Cefaclor |
| 抗菌谱与适应证 | 第二代口服头孢菌素。适用于敏感菌所致下列部位的轻、中度感染：<br>1. 呼吸系统感染<br>2. 泌尿生殖系统感染<br>3. 皮肤软组织感染<br>4. 口腔科感染<br>5. 眼科感染 |
| 制剂与规格 | 胶囊：125mg；250mg<br>缓释胶囊：187.5mg<br>片剂：250mg<br>缓释片：375mg |

续　表

| | |
|---|---|
| | 分散片：①125mg；②375mg<br>颗粒：①100mg；②125mg；③250mg<br>混悬液：①30ml∶0.75g；②60ml∶1.5g |
| 用法与用量 | 1. 成人：口服，一次250mg，每8小时1次；较重的感染或敏感性较差的细菌引起的感染，剂量可加倍，但一日总量不超过4g<br>2. 儿童：口服，一日20mg/kg，分3次（每8小时1次）给药，宜空腹服用；重症感染可增至一日40mg/kg，但一日总量不超过1g |
| 注意事项 | 1. 对于有胃肠道病史（特别是结肠炎）的患者、使用抗生素（包括头孢菌素）要慎重<br>2. 长期使用的患者应细心观察，如发生二重感染，必须采取适当措施 |
| 禁忌 | 禁用于已知对头孢菌素类过敏者 |
| 不良反应 | 过敏反应（皮疹、瘙痒、荨麻疹等）；腹泻等胃肠道反应 |
| 特殊人群用药 | 肝、肾功能不全患者：肾功能轻度不全者可不减量；肾功能中度和重度减退者的剂量应分别减为正常剂量的1/2和1/4<br>儿童：新生儿用药的安全性尚未确定<br>老年人：老年患者除虚弱、营养不良或严重肾功能损害外，一般不需要调整剂量<br>妊娠与哺乳期妇女：妊娠安全性分级为B级；哺乳期妇女应慎用或用药时暂停哺乳 |
| 药典 | USP、Eur.P.、Chin.P. |
| 国家处方集 | CNF |
| 医保目录 | 【保（乙）】 |
| 基本药物目录 | |
| 其他推荐依据 | |
| ■ 药品名称 | 头孢呋辛酯　Cefuroxime Axetil |
| 抗菌谱与适应证 | 第二代口服头孢菌素。适用于溶血性链球菌、金黄色葡萄球菌（耐甲氧西林株除外）及流感嗜血杆菌、大肠埃希菌、肺炎克雷伯菌、奇异变形杆菌等肠杆菌科细菌敏感菌株所致成人急性咽炎或扁桃体炎、急性中耳炎、上颌窦炎、慢性支气管炎急性发作、急性支气管炎、单纯性尿路感染、皮肤软组织感染及无并发症淋病奈瑟菌性尿道炎和宫颈炎。儿童咽炎或扁桃体炎、急性中耳炎及脓疱病等 |
| 制剂与规格 | 片剂：①0.125g；②0.25g |
| 用法与用量 | 口服。①成人：一般一日0.5g；下呼吸道感染患者一日1g；单纯性下尿路感染患者一日0.25g。均分2次服用。单纯性淋球菌尿道炎单剂疗法剂量为1g；②5～12岁小儿：急性咽炎或急性扁桃体炎，按体重一日20mg/kg，分2次服用，一日不超过0.5g；急性中耳炎、脓疱病，按体重一日30mg/kg，分2次服用，一日不超过1g |
| 注意事项 | 1. 有胃肠道疾病史者，特别是溃疡性结肠炎、局限性肠炎或抗生素相关性结肠炎者慎用<br>2. 应于餐后服用，以增加吸收，提高血药浓度，并减少胃肠道反应 |
| 禁忌 | 对本品及其他头孢菌素类过敏者、有青霉素过敏性休克或即刻反应史者及胃肠道吸收障碍者禁用 |
| 不良反应 | 常见腹泻、恶心和呕吐等胃肠反应；少见皮疹、药物热等过敏反应 |

续　表

| 特殊人群用药 | 肝、肾功能不全患者：肾功能减退及肝功能损害者慎用<br>儿童：5 岁以下小儿禁用胶囊剂、片剂，宜服用头孢呋辛酯干混悬液<br>老年人：85 岁以上的老年患者的血浆消除半衰期可延至约 3.5 小时，因此应在医师指导下根据肾功能情况调整用药剂量或用药间期<br>妊娠与哺乳期妇女：仅在有明确指征时，孕妇方可慎用；哺乳期妇女应慎用或暂停哺乳 |
| --- | --- |
| 药典 | USP、Eur. P.、Chin. P.、Jpn. P. |
| 国家处方集 | CNF |
| 医保目录 | 【保（甲）】 |
| 基本药物目录 | |
| 其他推荐依据 | |

## 三、第三代头孢菌素类

| ■ 药品名称 | 注射用头孢唑肟　Ceftizoxime for Injection |
| --- | --- |
| 抗菌谱与适应证 | 第三代注射用头孢菌素。用于治疗由敏感菌引起的下呼吸道感染、胆道感染、腹腔感染、盆腔感染。尿路感染、脑膜炎、皮肤软组织感染、骨和关节感染、败血症、感染性心内膜炎及创伤、烧伤、烫伤后的严重感染 |
| 制剂与规格 | 注射用头孢唑肟钠：①0.5g；②1g；③2g |
| 用法与用量 | 静脉滴注。成人：一次 1~2g，每8~12 小时 1 次；严重感染：剂量可增至一次 3~4g，每 8 小时 1 次。治疗非复杂性尿路感染：一次 0.5g，每 12 小时 1 次。儿童：6 个月及 6 个月以上的婴儿和儿童常用量，按体重一次 50mg/kg，每6~8 小时 1 次。肾功能损害的患者在给予 0.5~1g 的首次负荷剂量后，需根据其损害程度调整剂量 |
| 注意事项 | 1. 青霉素类过敏史患者，有指征应用本品时，必须充分权衡利弊后在严密观察下慎用<br>2. 有胃肠道疾病病史者，特别是结肠炎患者慎用 |
| 禁忌 | 对本品及其他头孢菌素过敏者禁用 |
| 不良反应 | 皮疹、瘙痒和药物热等变态反应、腹泻、恶心、呕吐、食欲缺乏等 |
| 特殊人群用药 | 儿童：6 个月以下小儿使用本药的安全性和有效性尚未确定<br>老年人：老年患者常伴有肾功能减退，应适当减少剂量或延长给药时间<br>妊娠与哺乳期妇女：妊娠期妇女仅在有明确指征时应用，妊娠安全性分级为 B 级；哺乳期妇女应用本药时应暂停哺乳 |
| 药典 | USP |
| 国家处方集 | CNF |
| 医保目录 | 【保（乙）】 |
| 基本药物目录 | |
| 其他推荐依据 | |

续 表

| ■ 药品名称 | 注射用头孢噻肟 Cefotaxime for Injection |
|---|---|
| 抗菌谱与适应证 | 第三代注射用头孢菌素。用于敏感细菌所致的肺炎及其他下呼吸道感染、尿路感染、脑膜炎、败血症、腹腔感染、盆腔感染、皮肤软组织感染、生殖道感染、骨和关节感染等。头孢噻肟可以作为小儿脑膜炎的选用药物 |
| 制剂与规格 | 注射用头孢噻肟钠：①0.5g；②1g；③2g |
| 用法与用量 | 肌内注射或静脉给药。成人：肌内注射 0.5~2g，每 8~12 小时 1 次。静脉给药一日 2~6g，分 2~3 次给药；严重感染者，每 6~8 小时 2~3g，一日最高剂量为 12g。无并发症的肺炎链球菌肺炎或急性尿路感染：每 12 小时 1g。儿童：静脉给药，新生儿一次 50mg/kg，7 日内新生儿每 12 小时 1 次，7~28 日新生儿每 8 小时 1 次 |
| 注意事项 | 1. 有胃肠道疾病者慎用<br>2. 用药前须确定是否需进行过敏试验<br>3. 本品与氨基糖苷类抗生素不可同瓶滴注 |
| 禁忌 | 对头孢菌素过敏者及有青霉素过敏性休克或即刻反应史者禁用 |
| 不良反应 | 不良反应发生率低，3%~5%。有皮疹和药物热、静脉炎、腹泻、恶心、呕吐、食欲缺乏等 |
| 特殊人群用药 | 肝、肾功能不全患者：严重肾功能减退患者应用本药时须根据肌酐清除率调整减量<br>儿童：婴幼儿不宜做肌内注射<br>老年人：老年患者应根据肾功能适当减量<br>妊娠与哺乳期妇女：妊娠安全性分级为 B 级；哺乳期妇女用药时宜暂停哺乳 |
| 药典 | USP、Eur. P.、Chin. P. |
| 国家处方集 | CNF |
| 医保目录 | 【保（甲）】 |
| 基本药物目录 | |
| 其他推荐依据 | |
| ■ 药品名称 | 注射用头孢曲松 Ceftriaxone for Injection |
| 抗菌谱与适应证 | 第三代注射用头孢菌素。用于敏感致病菌所致的下呼吸道感染、尿路、胆道感染，以及腹腔感染、盆腔感染、皮肤软组织感染、骨和关节感染、败血症、脑膜炎等及手术期感染预防。本品单剂可治疗单纯性淋病 |
| 制剂与规格 | 注射用头孢曲松钠：①0.25g；②0.5g；③0.75g；④1g；⑤1.5g；⑥2g；⑦3g；⑧4g |
| 用法与用量 | 肌内注射或静脉给药。成人：每 24 小时 1~2g 或每 12 小时 0.5~1g。最高剂量一日 4g。小儿常用量静脉给药，按体重一日 20~80mg/kg |
| 注意事项 | 1. 对青霉素过敏患者应用本品时应根据患者情况充分权衡利弊后决定。有青霉素过敏性休克或即刻反应者，不宜再选用头孢菌素类<br>2. 有胃肠道疾病史者，特别是溃疡性结肠炎、局限性肠炎或抗生素相关性结肠炎（头孢菌素类很少产生抗生素相关性肠炎）者应慎用 |
| 禁忌 | 1. 禁用于对本品及其他头孢菌素抗生素过敏的患者。有青霉素过敏性休克史的患者避免应用本品 |

| | 2. 头孢曲松不得用于高胆红素血症的新生儿和早产儿的治疗。体外研究显示头孢曲松可从血清蛋白结合部位取代胆红素，从而引起这些患者的胆红素脑病<br>3. 在新生儿中，不得与补钙治疗同时进行，否则可能导致头孢曲松的钙盐沉降的危险 |
|---|---|
| 不良反应 | 胃肠道反应、过敏反应等 |
| 特殊人群用药 | 儿童：出生体重<2kg 的新生儿使用本药的安全性尚未确定。本药可将胆红素从血清白蛋白上置换下来，患有高胆红素血症的新生儿（尤其是早产儿），应避免使用本药<br>老年人：除非患者虚弱、营养不良或有重度肾功能损害时，老年人应用头孢曲松一般不需调整剂量<br>妊娠与哺乳期妇女：妊娠安全性分级为 B 级；哺乳期妇女应权衡利弊后应用 |
| 药典 | USP、Eur. P.、Chin. P. |
| 国家处方集 | CNF |
| 医保目录 | 【保（甲）】 |
| 基本药物目录 | 【基】 |
| 其他推荐依据 | |
| ■ 药品名称 | 注射用头孢哌酮　Cefoperazone for Injection |
| 抗菌谱与适应证 | 第三代注射用头孢菌素。用于治疗敏感菌所致的呼吸道感染、泌尿道感染、胆道感染、皮肤软组织感染、败血症、脑膜炎、创伤及手术后感染。与抗厌氧菌药联用，用于治疗敏感菌所致的腹膜炎、盆腔感染 |
| 制剂与规格 | 注射用头孢哌酮钠：①0.5g；②1g；③1.5g；④2g |
| 用法与用量 | 肌内注射或静脉给药。成人：一般感染：一次 1~2g，每 12 小时 1 次；严重感染：一次 2~3g，每 8 小时 1 次。一日剂量不宜超过 9g，但免疫缺陷患者伴严重感染时剂量可增至一日 12g。儿童：一日 50~200mg/kg，分 2~3 次给药 |
| 注意事项 | 1. 肝病、胆道梗阻严重或同时有肾功能减退者，用药剂量应予以适当调整<br>2. 部分患者可引起维生素 K 缺乏和低凝血酶原血症，用药期间应进行出血时间、凝血酶原时间监测 |
| 禁忌 | 对头孢菌素过敏者及有青霉素过敏性休克史者禁用 |
| 不良反应 | 皮疹较为多见；少数患者尚可发生腹泻、腹痛；嗜酸性粒细胞增多，轻度中性粒细胞减少；暂时性 AST 及 ALT、碱性磷酸酶、尿素氮或血肌酐升高等 |
| 特殊人群用药 | 儿童：新生儿和早产儿用药须权衡利弊<br>妊娠与哺乳期妇女：妊娠安全性分级为 B 级；哺乳期妇女用药时宜暂停哺乳 |
| 药典 | USP、Eur. P.、Chin. P. |
| 国家处方集 | CNF |
| 医保目录 | |
| 基本药物目录 | |
| 其他推荐依据 | |

续　表

| ■ 药品名称 | 注射用头孢他啶　Ceftazidime for Injection |
|---|---|
| 抗菌谱与适应证 | 第三代注射用头孢菌素。用于敏感革兰阴性杆菌所致的败血症、下呼吸道感染、腹腔和胆道感染、复杂性尿路感染和严重皮肤软组织感染等。对于由多种耐药革兰阴性杆菌引起的免疫缺陷者感染、医院内感染以及革兰阴性杆菌或铜绿假单胞菌所致中枢神经系统感染尤为适用 |
| 制剂与规格 | 注射用头孢他啶：①0.25g；②0.5g；③1g；④2g |
| 用法与用量 | 静脉注射或静脉滴注。①败血症、下呼吸道感染、胆道感染等，一日 4~6g，分 2~3 次静脉滴注或静脉注射；②泌尿系统感染和重度皮肤软组织感染等，一日 2~4g，分 2 次静脉滴注或静脉注射；③对于某些危及生命的感染、严重铜绿假单胞菌感染和中枢神经系统感染，可酌情增量至一日 0.15~0.2g/kg，分 3 次静脉滴注或静脉注射；④婴幼儿常用剂量为一日 30~100mg/kg，分 2~3 次静脉滴注 |
| 注意事项 | 在应用头孢他啶治疗前应仔细询问对头孢菌素类、青霉素类或其他药物的过敏反应史 |
| 禁忌 | 禁用于对本品及其他头孢菌素过敏的患者 |
| 不良反应 | 感染和侵袭性疾病，血液和淋巴系统紊乱，免疫系统紊乱等 |
| 特殊人群用药 | 肝、肾功能不全者：肾功能不全患者用药时，剂量需根据肾功能的降低程度而相应减少<br>儿童：早产儿及 2 个月以内新生儿慎用<br>妊娠与哺乳期妇女：妊娠初期和妊娠早期 3 个月妇女应慎用，妊娠安全性分级为 B 级；哺乳期妇女须权衡利弊后用药 |
| 药典 | USP、Eur. P.、Chin. P. |
| 国家处方集 | CNF |
| 医保目录 | 【保（乙）】 |
| 基本药物目录 | 【基】 |
| 其他推荐依据 | |
| ■ 药品名称 | 头孢地尼　Cefdinir |
| 抗菌谱与适应证 | 第三代口服头孢菌素。用于对本品敏感的葡萄球菌、大肠埃希菌、克雷伯杆菌、奇异变形杆菌等引起的下列感染：<br>1. 咽喉炎、扁桃体炎、支气管炎急性发作、肺炎<br>2. 中耳炎、鼻窦炎<br>3. 肾盂肾炎、膀胱炎、淋菌性尿道炎<br>4. 附件炎、宫内感染、前庭大腺炎<br>5. 乳腺炎、肛门周围脓肿、外伤或手术伤口的继发感染<br>6. 皮肤软组织感染<br>7. 眼睑炎、睑板腺炎、猩红热 |
| 制剂与规格 | 头孢地尼胶囊：①50mg；②100mg<br>头孢地尼分散片：①50mg；②100mg |
| 用法与用量 | 口服：成人一次 100mg，一日 3 次。儿童 9~18mg/kg，分 3 次服用。严重肾功能障碍者应酌减剂量及延长给药间隔时间。血液透析患者，建议剂量为一次 100mg，一日 1 次 |

续　表

| | |
|---|---|
| **注意事项** | 1. 因有出现休克等过敏反应的可能，应详细询问过敏史<br>2. 下列患者应慎重使用：对青霉素类抗生素有过敏史者；本人或亲属中有易发生支气管哮喘、皮疹、荨麻疹等过敏症状体质者；患有严重基础疾病、不能很好进食或非经口摄取营养者、恶病质等患者 |
| **禁忌** | 对本品有休克史者禁用；对青霉素或头孢菌素有过敏史者慎用 |
| **不良反应** | 常见腹泻、腹痛、皮疹、瘙痒、AST 及 ALT 升高等 |
| **特殊人群用药** | 肝、肾功能不全患者：严重的肾功能障碍者慎用<br>儿童：新生儿和小于 6 个月婴儿的安全性和疗效尚未确定；可用于儿童急性上颌鼻窦炎<br>老年人：高龄者慎用；老年患者可能会有出血倾向，应根据对患者的临床观察调整剂量和给药间隔<br>妊娠与哺乳期妇女：妊娠安全性分级为 B 级；哺乳期妇女仅在利大于弊时，才能使用 |
| **药典** | Chin. P. |
| **国家处方集** | CNF |
| **医保目录** | 【保（乙）】 |
| **基本药物目录** | |
| **其他推荐依据** | |
| **■ 药品名称** | **头孢克肟　Cefixime** |
| **抗菌谱与适应证** | 第三代口服头孢菌素。用于敏感菌所致的咽炎、扁桃体炎、急性支气管炎和慢性支气管炎急性发作、中耳炎、尿路感染、单纯性淋病等 |
| **制剂与规格** | 片剂：①0.05g；②0.1g<br>分散片：0.1g<br>咀嚼片：①0.05g；②0.1g<br>胶囊：①0.05g；②0.1g<br>颗粒：0.05g |
| **用法与用量** | 口服。成人：一次 50~100mg，一日 2 次；严重感染时，可增加至一次 200mg，一日 2 次。<br>儿童：体重 30kg 以下一次 1.5~3mg/kg，一日 2 次；严重感染时，一次 6mg/kg，一日 2 次 |
| **注意事项** | 1. 因有出现休克等过敏反应的可能，应详细询问过敏史<br>2. 下列患者应慎重使用：对青霉素类抗生素有过敏史者；本人或亲属中有易发生支气管哮喘、皮疹、荨麻疹等过敏症状体质者；经口给药困难或非经口摄取营养者、恶病质等患者 |
| **禁忌** | 对头孢克肟及其成分或其他头孢菌素类药物过敏者禁用 |
| **不良反应** | 主要不良反应有腹泻等消化道反应、皮疹等皮肤症状、临床检查值异常，包括肝功能指标升高、嗜酸性粒细胞增多等 |
| **特殊人群用药** | 肝、肾功能不全患者：严重的肾功能障碍者应根据肾功能状况适当减量，给药间隔应适当增大<br>儿童：6 个月以下儿童使用本药的安全性和有效性尚未确定<br>老年人：老年人使用本药的血药浓度峰值和 AUC 可较年轻人分别高 26% 和 20%，老年患者可以使用本品<br>妊娠与哺乳期妇女：妊娠安全性分级为 B 级；哺乳期妇女使用时应暂停哺乳 |

续　表

| 药典 | USP、Eur. P. |
|---|---|
| 国家处方集 | CNF |
| 医保目录 | 【保（乙）】 |
| 基本药物目录 | |
| 其他推荐依据 | |
| ■ 药品名称 | 头孢泊肟酯　Cefpodoxime Proxetil |
| 抗菌谱与适应证 | 第三代口服头孢菌素。适用于敏感菌引起的下列轻至中度感染：①呼吸系统感染；②泌尿、生殖系统感染；③皮肤及皮肤附件感染：如毛囊炎、疖、痈、丹毒、蜂窝织炎、淋巴管（结）炎、化脓性甲沟（周）炎、皮下脓肿、汗腺炎、感染性粉瘤、肛周脓肿等；④耳鼻喉感染：中耳炎、鼻窦炎等；⑤其他：乳腺炎等 |
| 制剂与规格 | 头孢泊肟酯片：①100mg；②200mg<br>头孢泊肟酯分散片：100mg<br>头孢泊肟酯胶囊：100mg<br>头孢泊肟酯颗粒：40mg<br>头孢泊肟酯干混悬剂：①50mg；②100mg |
| 用法与用量 | 餐后口服。成人：上呼吸道感染：一次 0.1g，一日 2 次，疗程 5~10 天；下呼吸道感染：慢性支气管炎急性发作：一次 0.2g，一日 2 次，疗程 10 天；急性社区获得性肺炎：一次 0.2g，一日 2 次，疗程 14 天；单纯性泌尿道感染：一次 0.1g，一日 2 次，疗程 7 天；急性单纯性淋病：单剂 0.2g；皮肤和皮肤软组织感染：一次 0.4g，一日 2 次，疗程 7~14 天。<br>儿童：急性中耳炎：每日剂量 10mg/kg，一次 5mg/kg，每 12 小时 1 次，疗程 10 天。每日最大剂量不超过 0.4g。扁桃体炎、鼻窦炎：每日剂量 10mg/kg，一次 5mg/kg，每 12 小时 1 次，疗程 5~10 天。每日最大剂量不超过 0.2g |
| 注意事项 | 1. 避免与抗酸药、$H_2$ 受体拮抗药、质子泵抑制药同时服用<br>2. 下列患者应慎重使用：易引起支气管哮喘、荨麻疹、湿疹等过敏症状体质的患者，全身营养状态不佳者 |
| 禁忌 | 对头孢菌素过敏者及有青霉素过敏性休克或即刻反应史者禁用 |
| 不良反应 | 严重不良反应包括休克、严重肠炎等，其他不良反应包括腹泻等消化道反应、皮疹等过敏反应等 |
| 特殊人群用药 | 肝、肾功能不全患者：严重的肾功能损害者应慎用，如必须使用时，应调节给药剂量和给药间隔<br>老年人：老年患者多见生理功能降低，易出现不良反应及维生素 K 缺乏引起的出血倾向，应慎用<br>妊娠与哺乳期妇女：妊娠安全性分级为 B 级；哺乳期妇女使用时应停止哺乳或换用其他药物 |
| 药典 | USP、Jpn. P. |
| 国家处方集 | CNF |
| 医保目录 | |

| 基本药物目录 | |
|---|---|
| 其他推荐依据 | |

## 四、第四代头孢菌素类

| ■ 药品名称 | **注射用头孢吡肟**　Cefepime for Injection |
|---|---|
| 抗菌谱与适应证 | 第四代头孢菌素。用于治疗敏感菌所致的下列中、重度感染：<br>1. 下呼吸道感染，如肺炎、支气管炎等<br>2. 泌尿系统感染<br>3. 非复杂性皮肤或皮肤软组织感染<br>4. 复杂性腹腔内感染<br>5. 妇产科感染<br>6. 其他，如败血症、儿童脑脊髓膜炎及中性粒细胞减少性发热患者的经验治疗 |
| 制剂与规格 | 注射用盐酸头孢吡肟：①0.5g；②1g |
| 用法与用量 | 肌内注射或静脉滴注。成人：一次 1~2g，每 12 小时 1 次；轻、中度感染：一次 0.5~1g，每 12 小时 1 次；重度泌尿道感染：一次 2g，每 12 小时 1 次；严重感染、中性粒细胞减少性发热的经验治疗：一次 2g，每 8 小时 1 次。儿童：对 2 月龄至 12 岁儿童或体重<40kg 的患儿：最大剂量不可超过成人剂量，按体重一次 40mg/kg，每 12 小时 1 次，疗程 7~14 日 |
| 注意事项 | 1. 可诱发抗生素相关性肠炎<br>2. 有胃肠道疾患，尤其是肠炎患者慎用 |
| 禁忌 | 禁用于对头孢吡肟或 L-精氨酸，头孢菌素类药物，青霉素或其他 β-内酰胺类抗生素有过敏反应的患者 |
| 不良反应 | 常见腹泻，皮疹和注射局部反应，如静脉炎，注射部位疼痛和炎症；其他可见呕吐、恶心、过敏、瘙痒等 |
| 特殊人群用药 | 肝、肾功能不全患者：肝、肾功能不全患者应监测凝血酶原时间；对肾功能不全的患者，用量应根据肾功能调整<br>儿童：对 13 岁以下儿童的疗效尚不明确，须慎用<br>老年人：老年患者使用本药的半衰期延长，且 65 岁及以上老年患者的药物总清除率下降<br>妊娠与哺乳期妇女：妊娠安全性分级为 B 级；哺乳期妇女应慎用或用药时暂停哺乳 |
| 药典 | USP、Jpn. P. |
| 国家处方集 | CNF |
| 医保目录 | 【保（乙）】 |
| 基本药物目录 | |
| 其他推荐依据 | |
| ■ 药品名称 | **注射用头孢匹罗**　Cefpirome for Injection |
| 抗菌谱与适应证 | 第四代头孢菌素。适用于治疗敏感菌引起的下列严重感染：<br>1. 严重的下呼吸道感染（如大叶性肺炎、肺脓肿、支气管扩张合并感染等） |

**续　表**

| | |
|---|---|
| | 2. 严重的泌尿道感染（如复杂性尿路感染）<br>3. 严重的皮肤及软组织感染<br>4. 中性粒细胞减少患者所患严重感染<br>5. 败血症、化脓性脑膜炎、腹腔内感染、肝胆系统感染、盆腔内感染 |
| 制剂与规格 | 注射用头孢匹罗：①0.25g；②0.5g；③1g；④2.0g |
| 用法与用量 | 静脉给药。成人：上、下泌尿道合并感染，严重皮肤及软组织感染：一次 1g，每 12 小时 1 次；严重下呼吸道感染：一次 1~2g，每 12 小时 1 次；败血症：一次 2g，每 12 小时 1 次；中性粒细胞减少患者所患严重感染：一次 2g，每 12 小时 1 次。肾功能不全时剂量：先给予 1~2g 负荷剂量，再根据肌酐清除率进行剂量调整。血液透析患者（肌酐清除率<5ml/min），一次 0.5~1g，一日 1 次，透析后再给予 0.25~0.5g 的补充剂量 |
| 注意事项 | 1. 本品与氨基糖苷类或袢利尿药合用时应监测肾功能<br>2. 一旦发生假膜性结肠炎，应立即停止用药并开始特异性的抗生素治疗<br>3. 应事先询问患者是否有 β-内酰胺抗生素过敏史<br>4. 疗程超过 10 日，应监测血象 |
| 禁忌 | 对头孢菌素过敏者、儿童、妊娠及哺乳期妇女禁用 |
| 不良反应 | 1. 超敏反应：过敏性皮肤反应如皮疹、荨麻疹、瘙痒、药物热；有可能发生严重的急性过敏反应；血管性水肿、支气管痉挛<br>2. 胃肠道反应：恶心、呕吐、腹泻<br>3. 局部反应：静脉壁炎性刺激及注射部位疼痛 |
| 特殊人群用药 | 儿童：小于 12 岁儿童用药的有效性及安全性尚未确定。不推荐在该年龄组使用本药<br>妊娠与哺乳期妇女：妊娠期间用药应权衡利弊。哺乳妇女用药应权衡利弊 |
| 药典 | Jpn. P. |
| 国家处方集 | CNF |
| 医保目录 | 【保（乙）】 |
| 基本药物目录 | |
| 其他推荐依据 | |

# 第三节　其他 β-内酰胺类

| ■ 药品名称 | 注射用头孢美唑　Cefmetazole for Injection |
|---|---|
| 抗菌谱与适应证 | 第二代注射用头霉素类，抗菌活性与第二代头孢菌素相近。适用于葡萄球菌、大肠埃希菌、克雷伯杆菌、变形杆菌、脆弱拟杆菌、消化球菌等所致的下列感染：①呼吸道感染；②尿路感染；③胆管炎、胆囊炎；④腹膜炎；⑤女性生殖系统感染；⑥败血症；⑦颌骨周围蜂窝织炎、颌炎 |
| 制剂与规格 | 注射用头孢美唑钠：①1g；②2g |

续　表

| 用法与用量 | 静脉给药。成人：一日 1~2g，分 2 次给药；重度感染剂量可至一日 4g，分 2~4 次静脉滴注。儿童：一日 25~100mg/kg，分 2~4 次给药；重度感染一日 150mg/kg，分 2~4 次静脉滴注。肾功能不全者本药血药浓度升高，半衰期延长，应调整用量 |
|---|---|
| 注意事项 | 1. 下述患者慎用：对青霉素类抗生素有过敏史者，或双亲、兄弟姐妹等亲属属于过敏体质者，严重肾损害者（有可能出现血药浓度升高、半衰期延长），经口摄食不足患者或非经口维持营养者、全身状态不良者（通过摄食，可能出现维生素 K 缺乏）等<br>2. 给药期间及给药后至少 1 周内避免饮酒 |
| 禁忌 | 对本品有过敏性休克史者禁用 |
| 不良反应 | 过敏反应（如皮疹、瘙痒、荨麻疹、红斑、发热），罕见休克，肝功能异常等 |
| 特殊人群用药 | 儿童：早产儿、新生儿慎用<br>老年人：慎用<br>妊娠与哺乳期妇女：妊娠安全性分级为 B 级。哺乳期妇女慎用 |
| 药典 | USP |
| 国家处方集 | CNF |
| 医保目录 | 【保（乙）】 |
| 基本药物目录 | |
| 其他推荐依据 | |
| ■ 药品名称 | **注射用头孢西丁**　Cefoxitin for Injection |
| 抗菌谱与适应证 | 第二代注射用头霉素类。适用于治疗敏感菌所致的下呼吸道、泌尿生殖系统、骨、关节、皮肤软组织、心内膜感染以及败血症。尤适用于需氧菌和厌氧菌混合感染导致的吸入性肺炎、糖尿病患者下肢感染及腹腔或盆腔感染 |
| 制剂与规格 | 注射用头孢西丁钠：①1g；②2g |
| 用法与用量 | 肌内注射或静脉给药。成人，一次 1~2g，每 6~8 小时 1 次。①单纯感染：每 6~8 小时 1g，一日总量3~4g；②中、重度感染：每 4 小时 1g 或每 6~8 小时 2g，一日总量 6~8g；③严重感染：每 4 小时 2g 或每 6 小时 3g，一日总量 12g；④肾功能不全者首次剂量为 1~2g，此后按其肌酐清除率制订给药方案 |
| 注意事项 | 1. 青霉素过敏者慎用<br>2. 有胃肠疾病史（特别是结肠炎）者慎用<br>3. 本品与氨基糖苷类抗生素配伍时，会增加肾毒性 |
| 禁忌 | 对本品及头孢菌素类抗生素过敏者禁用 |
| 不良反应 | 最常见的为局部反应，静脉注射后可出现血栓性静脉炎，肌内注射后可有局部硬结压痛；偶见变态反应、低血压、腹泻等 |
| 特殊人群用药 | 肝、肾功能不全患者：肾功能损害者慎用<br>儿童：3 个月以内婴儿不宜使用本药<br>妊娠与哺乳期妇女：妊娠安全性分级为 B 级；哺乳妇女应权衡利弊后用药 |
| 药典 | USP、Eur. P. |

**续　表**

| 国家处方集 | CNF |
|---|---|
| 医保目录 | 【保（乙）】 |
| 基本药物目录 | |
| 其他推荐依据 | |
| ■ 药品名称 | 注射用头孢米诺　Cefminox for Injection |
| 抗菌谱与适应证 | 第三代头霉素类，抗菌活性与第三代头孢菌素相近。用于治疗敏感菌所致的下列感染：①呼吸系统感染；②腹腔感染；③泌尿生殖系统感染：肾盂肾炎、膀胱炎、盆腔腹膜炎、子宫附件炎、子宫内感染、子宫旁组织炎；④其他：败血症等 |
| 制剂与规格 | 注射用头孢米诺钠：①0.5g；②1g；③1.5g；④2g |
| 用法与用量 | 静脉给药。成人：一次1g，一日2次。败血症和重症感染，一日6g，分3~4次给药。儿童：一次20mg/kg，一日3~4次 |
| 注意事项 | 1. 对β-内酰胺类抗生素有过敏史的患者慎用<br>2. 本人或双亲、兄弟为支气管哮喘、皮疹、荨麻疹等过敏体质者慎用<br>3. 用药期间及用药后至少1周避免饮酒 |
| 禁忌 | 对头孢米诺或头孢烯类抗生素过敏的患者禁用 |
| 不良反应 | 严重不良反应包括休克、全血细胞减少症、假膜性肠炎、皮肤-黏膜-眼综合征、中毒性表皮坏死症、急性肾衰竭、溶血性贫血、间质性肺炎、PIE综合征、变态反应（如皮疹、发红、瘙痒、发热等）等 |
| 特殊人群用药 | 肝、肾功能不全患者：肾功能不全者可调整剂量使用，严重肾功能损害患者慎用<br>儿童：新生儿、早产儿的用药安全尚未确定，满月后的小儿可参照体重用药<br>老年人：老年患者有可能出现维生素K缺乏引起的出血倾向<br>妊娠与哺乳期妇女：孕妇、哺乳期妇女用药应权衡利弊 |
| 药典 | Jpn. P. |
| 国家处方集 | CNF |
| 医保目录 | 【保（乙）】 |
| 基本药物目录 | |
| 其他推荐依据 | |
| ■ 药品名称 | 注射用拉氧头孢　Latamoxef for Injection |
| 抗菌谱与适应证 | 第三代注射用头霉素类，抗菌性能与第三代头孢菌素相近。适用于治疗敏感菌所致的下列感染：<br>1. 呼吸系统感染，如肺炎、支气管炎、支气管扩张症继发感染、肺脓肿、脓胸等<br>2. 消化系统感染，如胆囊炎、胆管炎等<br>3. 腹腔内感染，如肝脓肿、腹膜炎等<br>4. 泌尿生殖系统感染<br>5. 骨、关节、皮肤和软组织感染等<br>6. 其他严重感染，如败血症、脑膜炎等 |
| 制剂与规格 | 注射用拉氧头孢钠：①1g；②2g |

续　表

| | |
|---|---|
| 用法与用量 | 静脉给药。成人：一次 0.5~1g，一日 2 次。重度感染，一日剂量可增加至 4g。儿童：一日 60~80mg/kg，分 3~4 次给药。危重病例剂量可递增至一日 150mg/kg |
| 注意事项 | 1. 对青霉素有过敏史者、胆道阻塞患者慎用<br>2. 大量静脉注射应选择合适部位，缓慢注射，以减轻对管壁的刺激及减少静脉炎的发生 |
| 禁忌 | 对本品过敏者禁用 |
| 不良反应 | 常见皮疹、荨麻疹、瘙痒、恶心、呕吐、腹泻、腹痛等；少见过敏性休克，偶见 AST 及 ALT 升高，停药后均可自行消失 |
| 特殊人群用药 | 肝、肾功能不全患者：严重肾功能不全者慎用<br>儿童：新生儿、早产儿慎用<br>妊娠与哺乳期妇女：妊娠安全性分级为 C 级；哺乳期妇女慎用 |
| 药典 | Jpn. P. |
| 国家处方集 | CNF |
| 医保目录 | 【保（乙）】 |
| 基本药物目录 | |
| 其他推荐依据 | |
| ■ 药品名称 | 注射用舒巴坦　Sulbactam for Injection |
| 抗菌谱与适应证 | β-内酰胺酶抑制剂，与青霉素类或头孢菌素类药合用，治疗敏感菌所致的尿路感染、肺部感染、支气管感染、胆道感染、腹腔和盆腔感染、耳鼻喉科感染、皮肤软组织感染、骨和关节感染、周围感染、败血症等 |
| 制剂与规格 | 注射用舒巴坦：0.25g；0.5g；1.0g |
| 用法与用量 | 舒巴坦与氨苄青霉素以 1∶2 剂量比应用。一般感染，成人剂量为舒巴坦每日 1~2g，氨苄西林每日 2~4g，一日量分 2~3 次，静脉滴注或肌注；轻度感染可舒巴坦每日 0.5g，氨苄青霉素 1g，分 2 次，静脉滴注或肌注；重度感染可增大剂量至每日舒巴坦 3~4g，氨苄青霉素 6~8g，一日量分 3~4 次，静脉滴注 |
| 注意事项 | 1. 本品必须和 β-内酰胺类抗生素联合使用，单独使用无效<br>2. 本品配成溶液后必须及时使用，不宜久置<br>3. 当与青霉素类药物合用时，用药前须做青霉素皮肤试验，阳性者禁用 |
| 禁忌 | 对青霉素类药物过敏者禁用 |
| 不良反应 | 注射部位疼痛、皮疹、静脉炎、腹泻、恶心等反应偶有发生。偶见一过性嗜酸性粒细胞增多，血清 ALT、AST 升高等。极个别患者发生剥脱性皮炎、过敏性休克 |
| 特殊人群用药 | 肝、肾功能不全患者：肾功能减退者，根据血浆肌酐清除率调整用药<br>老年人：老年患者肾功能减退，须调整剂量<br>妊娠与哺乳期妇女：妊娠及哺乳期妇女应用仍须权衡利弊 |
| 药典 | USP、Eur. P.、Chin. P.、Jpn. P. |
| 国家处方集 | CNF |
| 医保目录 | 【保（乙）】 |

续　表

| 基本药物目录 | |
|---|---|
| 其他推荐依据 | |
| ■ 药品名称 | 注射用氨曲南　Aztreonam for Injection |
| 抗菌谱与适应证 | 单环β-内酰胺类，适用于治疗敏感需氧革兰阴性菌所致的多种感染，如败血症、下呼吸道感染、尿路感染、腹腔内感染、子宫内膜炎、盆腔炎、术后伤口及烧伤、溃疡等皮肤软组织感染等 |
| 制剂与规格 | 注射用氨曲南：①0.5g；②1.0g；③2.0g |
| 用法与用量 | 肌内注射或静脉给药。成人：泌尿道感染，一次 0.5~1g，每 8~12 小时 1 次；中度感染，一次 1~2g，每 8~12 小时 1 次；危重患者或由铜绿假单胞菌所致的严重感染，一次 2g，每 6~8 小时 1 次，一日最大剂量不宜超过 8g。肾功能不全时剂量：应根据肌酐清除率调整剂量；每次血液透析后，除维持量外，应另给予起始量的 1/8 |
| 注意事项 | 1. 氨曲南与青霉素之间无交叉过敏反应，但对青霉素、头孢菌素过敏及过敏体质者仍需慎用<br>2. 有不同程度的抗生素相关性肠炎 |
| 禁忌 | 对氨曲南有过敏史者禁用 |
| 不良反应 | 常见为恶心、呕吐、腹泻及皮肤过敏反应等 |
| 特殊人群用药 | 儿童：婴幼儿的安全性尚未确立应慎用<br>老年人：老年人用药剂量应按其肾功能减退情况酌情减量<br>妊娠与哺乳期妇女：妊娠安全性分级为 B 级，哺乳期妇女使用时应暂停哺乳 |
| 药典 | USP、Jpn. P. |
| 国家处方集 | CNF |
| 医保目录 | 【保（乙）】 |
| 基本药物目录 | |
| 其他推荐依据 | |

# 第四节　碳青霉烯类

| ■ 药品名称 | 注射用亚胺培南西司他丁　Imipenem and Cilastatin for Injection |
|---|---|
| 抗菌谱与适应证 | 对大多数革兰阳性、革兰阴性的需氧菌和厌氧菌有抗菌作用。适用于治疗敏感革兰阳性菌及革兰阴性杆菌所致的严重感染（如败血症、感染性心内膜炎、下呼吸道感染、腹腔感染、盆腔感染、皮肤软组织感染、骨和关节感染、尿路感染）以及多种细菌引起的混合感染 |
| 制剂与规格 | 注射用亚胺培南西司他丁钠（1:1）：①0.5g；②1g；③2g |

| 用法与用量 | 静脉滴注。成人：轻度感染，每 6 小时 0.25g；中度感染，一次 1g，一日 2 次；严重感染，每 8 小时 1g。日最高剂量不超过 4g。儿童：体重<40kg，一次 15mg/kg，每 6 小时 1 次。一日总剂量不超过 2g。肾功能不全时剂量：肌酐清除率为30~70ml/min 者，每 6~8 小时用 0.5g；肌酐清除率为 20~30ml/min 者，每 8~12 小时用 0.25~0.5g；肌酐清除率<20ml/min 者，每 12 小时用 0.25g。透析时建议血液透析后补充 1 次用量 |
| --- | --- |
| 注意事项 | 1. 患过胃肠道疾病尤其是结肠炎的患者，需慎用<br>2. 有癫痫史或中枢神经系统功能障碍者发生痉挛、意识障碍等不良反应增加 |
| 禁忌 | 本品禁用于对本品任何成分过敏的患者 |
| 不良反应 | 局部反应（红斑、局部疼痛和硬结、血栓性静脉炎）；过敏反应/皮肤（皮疹、瘙痒、荨麻疹、多形性红斑、Stevens-Johnson 综合征等）；胃肠道反应（恶心、呕吐、腹泻等）等 |
| 特殊人群用药 | 肝、肾功能不全患者：严重肾功能不全患者应根据肌酐清除率调节用量<br>儿童：婴儿及肾功能不全的儿童使用本药须权衡利弊<br>妊娠与哺乳期妇女：妊娠安全性分级为 C 级，哺乳期妇女使用时应暂停哺乳 |
| 药典 | USP、Eur. P.、Jpn. P. |
| 国家处方集 | CNF |
| 医保目录 | 【保（乙）】 |
| 基本药物目录 | |
| 其他推荐依据 | |
| ■ 药品名称 | **注射用美罗培南　Meropenem for Injection** |
| 抗菌谱与适应证 | 1. 对大多数革兰阳性、革兰阴性需氧菌和厌氧菌有抗菌活性。比同类产品增加了脑膜炎的适应证。适用于由单一或多种敏感细菌引起的成人及儿童的严重感染、混合感染和耐药菌感染，包括：肺炎及院内获得性肺炎，败血症，腹腔内感染，尿路感染，妇科感染，皮肤及软组织感染和脑膜炎<br>2. 对于被推断患有感染的中性粒细胞减低的发热患者，可用本药作为单方经验治疗 |
| 制剂与规格 | 注射用美罗培南：①0.25g；②0.5g |
| 用法与用量 | 静脉给药：成人：每 8 小时 1 次，一次 0.5~1g；脑膜炎，每 8 小时 1 次，一次 2g；中性粒细胞减少伴发热的癌症患者、腹膜炎，每 8 小时 1 次，一次 1g；皮肤和软组织感染、尿路感染，每 8 小时 1 次，一次 0.5g。儿童：3 个月~12 岁的患儿，一次 10~20mg/kg，每 8 小时 1 次；体重超过 50kg 的患儿，按成人剂量给药；脑膜炎，一次 40mg/kg，每 8 小时 1 次<br>治疗的剂量和疗程需根据感染的类型和严重程度及患者的情况决定，最大可用到每日 6g |
| 注意事项 | 1. 美罗培南与其他碳青霉烯类和 β-内酰胺类抗生素、青霉素和头孢菌素局部交叉过敏反应<br>2. 严重肾功能障碍的患者，需根据其肌酐清除率调节用量；严重肝功能障碍的患者，有可能加重肝功能障碍<br>3. 进食不良或全身状况不良的患者，有可能引起维生素 K 缺乏症状<br>4. 有癫痫史或中枢神经系统功能障碍的患者，发生痉挛、意识障碍等中枢神经系统症状的可能性增加 |

续　表

| 禁忌 | 1. 对本品及其他碳青霉烯类抗生素有过敏史的患者<br>2. 使用丙戊酸钠的患者 |
|---|---|
| 不良反应 | 1. 严重不良反应（发生率<0.1%）：可能有过敏性休克，急性肾衰竭等严重肾功能障碍，抗生素相关性肠炎，间质性肺炎、PIE 综合征，痉挛、意识障碍等中枢神经系统症状<br>2. 其他不良反应：过敏反应，如皮疹、荨麻疹、红斑、瘙痒等；血液系统，如粒细胞减少、嗜酸性粒细胞增多、血小板增多或减少等；消化系统，如腹泻、恶心、呕吐、腹痛、食欲减退；二重感染，如口腔黏膜炎、念珠菌感染 |
| 特殊人群用药 | 肝、肾功能不全患者：严重肾功能不全的患者应根据肌酐清除率调节用量<br>儿童：3 个月以下婴幼儿使用本药的有效性和安全性尚未确定<br>妊娠与哺乳期妇女：妊娠安全性分级为 B 级。哺乳期妇女用药应权衡利弊 |
| 药典 | USP、Eur. P.、Chin. P. |
| 国家处方集 | CNF |
| 医保目录 | 【保（乙）】 |
| 基本药物目录 | |
| 其他推荐依据 | |
| ■ 药品名称 | 注射用比阿培南　Biapenem for Injection |
| 抗菌谱与适应证 | 用于治疗由敏感细菌所引起的败血症、肺炎、肺部脓肿、慢性呼吸道疾病引起的二次感染、难治性膀胱炎、肾盂肾炎、腹膜炎、妇科附件炎等 |
| 制剂与规格 | 注射用比阿培南：0.3g |
| 用法与用量 | 静脉滴注。成人：一次 0.3g，滴注 30~60 分钟，一日 2 次。一日的最大给药量不得超过1.2g。缩短给药间隔时间至每 8 小时一次或延长静脉滴注时间至 1~3 小时可以增加疗效。由于老年患者生理功能下降，需注意调整用药剂量及用药间隔时间 |
| 注意事项 | 1. 对青霉素、碳青霉烯类及头孢类抗生素药物过敏者慎用<br>2. 本人或直系亲属有易诱发支气管哮喘、皮疹、荨麻疹等症状的过敏性体质者慎用<br>3. 有癫痫史者及中枢神经系统疾病患者慎用 |
| 禁忌 | 对本品过敏者禁用 |
| 不良反应 | 常见皮疹、瘙痒、恶心、呕吐及腹泻等 |
| 特殊人群用药 | 肝、肾功能不全患者：严重肾功能不全的患者应根据肌酐清除率调节用量<br>儿童：用药的安全性尚不明确<br>老年人：慎用<br>妊娠与哺乳期妇女：用药安全性尚不明确 |
| 药典 | USP、Eur. P.、Jpn. P. |
| 国家处方集 | CNF |
| 医保目录 | 【保（乙）】 |
| 基本药物目录 | |
| 其他推荐依据 | |

续　表

| ■ 药品名称 | 注射用帕尼培南倍他米隆　Panipenem Betamipron for Injection |
|---|---|
| 抗菌谱与适应证 | 用于敏感的金黄色葡萄球菌、表皮葡萄球菌、大肠杆菌、肺炎杆菌、流感杆菌、阴沟杆菌、变形杆菌、枸橼酸杆菌、类杆菌属、对铜绿假单胞菌等所致的下列感染：①呼吸系统感染；②腹腔感染；③泌尿、生殖系统感染；④眼科感染、皮肤、软组织感染；⑤耳、鼻、喉感染；⑥骨、关节感染；⑦其他严重感染，如败血症、感染性心内膜炎等 |
| 制剂与规格 | 注射用帕尼培南倍他米隆（1∶1）：①250mg（以帕尼培南计）；②500mg（以帕尼培南计） |
| 用法与用量 | 静脉滴注：成人，一日 1g，分 2 次给药；重症或顽固性感染疾病，剂量可增至一日 2g，分 2 次静滴，儿童，一日 30~60mg/kg，分 3 次静滴；重症或顽固性感染疾病，剂量可增至一日 100mg/kg，分 3~4 次静滴。一日总量不超过 2g |
| 注意事项 | 1. 既往对碳青霉烯类、青霉素类及头孢菌素类等抗生素有过敏体质者，经口摄食品不足患者或非经口维持营养患者，全身状态不良者需慎用<br>2. 推荐使用前需进行皮试<br>3. 本品禁止与丙戊酸钠合并使用 |
| 禁忌 | 既往对本品的成分发生过休克反应或正在使用丙戊酸钠的患者 |
| 不良反应 | 腹泻、恶心、呕吐，肝功能损害，皮疹，抽搐等；临床检验值异常，如 ALT 及 AST 上升，嗜酸性粒细胞增多等 |
| 特殊人群用药 | 肝、肾功能不全患者：严重肾功能损害患者慎用<br>儿童：用药的安全性尚未确定，早产儿、新生儿不宜使用<br>老年人：慎用<br>妊娠与哺乳期妇女用药：孕妇用药的安全性尚未确定，用药应权衡利弊；对哺乳的影响尚不明确 |
| 药典 | Jpn. P. |
| 国家处方集 | CNF |
| 医保目录 | 【保（乙）】 |
| 基本药物目录 | |
| 其他推荐依据 | |
| ■ 药品名称 | 注射用厄他培南　Ertapenem for Injection |
| 抗菌谱与适应证 | 用于敏感菌引起的下列感染：<br>1. 社区获得性肺炎<br>2. 复杂性皮肤和（或）皮下组织感染<br>3. 复杂性腹部感染<br>4. 复杂性泌尿道感染<br>5. 急性盆腔感染 |
| 制剂与规格 | 注射用厄他培南：1g |
| 用法与用量 | 13 岁及以上患者中的常用剂量为 1g，每日 1 次。3 个月至 12 岁患者中的剂量是 15mg/kg，每日 2 次（每天不超过 1g）。静脉输注给药，最长可使用 14 天；肌内注射给药，最长可使用 7 天 |

续　表

| 注意事项 | 1. 治疗以前必须向患者仔细询问有关对青霉素、头孢菌素、其他 β-内酰胺类抗生素及其他过敏原的过敏情况<br>2. 肌内注射本品时应避免误将药物注入血管<br>3. 已知或怀疑中枢神经系统障碍（包括）癫痫病史者慎用 |
| --- | --- |
| 禁忌 | 1. 对本品中任何成分或对同类的其他药物过敏者<br>2. 由于使用盐酸利多卡因作为稀释剂，所以对酰胺类局麻药过敏的患者、伴有严重休克或心脏传导阻滞的患者禁止肌内注射本品 |
| 不良反应 | 最常见的有腹泻、输药静脉的并发症、恶心和头痛；常见的有头痛、静脉炎、血栓性静脉炎、腹泻、恶心、呕吐、皮疹、阴道炎；偶见的有头晕、嗜睡、失眠、癫痫发作等 |
| 特殊人群用药 | 儿童：不推荐用于儿童脑膜炎患者<br>妊娠与哺乳期妇女用药：妊娠安全性分级为 B 级；哺乳期妇女使用时应权衡利弊 |
| 药典 | USP、Eur. P.、Jpn. P. |
| 国家处方集 | CNF |
| 医保目录 | |
| 基本药物目录 | |
| 其他推荐依据 | |
| ■ 药品名称 | 法罗培南　Faropenem |
| 抗菌谱与适应证 | 用于由葡萄球菌、链球菌、肺炎球菌、肠球菌、柠檬酸杆菌、肠杆菌、消化链球菌、拟杆菌等所致的下列感染：①泌尿系统感染；②呼吸系统感染；③子宫附件炎、子宫内感染、前庭大腺炎；④浅表性皮肤感染症、深层皮肤感染症、痤疮；⑤淋巴管炎、淋巴结炎、乳腺炎、肛周脓肿、外伤、烫伤和手术创伤等继发性感染 |
| 制剂与规格 | 法罗培南钠片：①0.15g；②0.2g<br>法罗培南钠胶囊：0.1g |
| 用法与用量 | 口服。成人：①浅表性皮肤感染症、深层皮肤感染症等轻度感染：一次 150~200mg，一日 3 次。②肺炎、肺脓肿、肾盂肾炎、膀胱炎、前列腺炎、睾丸炎、中耳炎、鼻窦炎：一次 200~300mg，一日 3 次。老年人剂量：老年患者应从一次 150mg 开始用药 |
| 注意事项 | 1. 对青霉素类、头孢菌素类或碳青霉烯类药有过敏史者慎用<br>2. 本人或亲属为易于发生支气管哮喘、皮疹、荨麻疹等过敏反应体质者慎用<br>3. 经口摄取不良的患者或正接受非口服营养疗法患者、全身状态不良患者（有时会出现维生素 K 缺乏症）慎用 |
| 禁忌 | 对本品过敏者禁用 |
| 不良反应 | 常见腹泻、腹痛、稀便、皮疹、恶心、ALT 及 AST 升高、嗜酸性粒细胞增多；偶见休克、过敏样症状、急性肾功能不全、假膜性肠炎、皮肤-黏膜-眼综合征、中毒性表皮坏死症、间质性肺炎、肝功能不全、黄疸、粒细胞缺乏症、横纹肌溶解症 |
| 特殊人群用药 | 儿童：儿童的安全性尚未确立<br>老年人：老年患者用药可能因维生素 K 缺乏而发生出血倾向，应慎用<br>妊娠与哺乳期妇女用药：孕妇用药应权衡利弊；哺乳期用药应避免哺乳 |

续　表

| 药典 | Jpn. P. |
|---|---|
| 国家处方集 | CNF |
| 医保目录 | 【保（乙）】 |
| 基本药物目录 | |
| 其他推荐依据 | |

# 第五节　β-内酰胺类复方制剂

| ■ 药品名称 | 阿莫西林克拉维酸钾　Amoxicillin and Clavulanate Potassium |
|---|---|
| 抗菌谱与适应证 | 1. 上呼吸道感染：鼻窦炎、扁桃体炎、咽炎等<br>2. 下呼吸道感染：急性支气管炎、慢性支气管炎急性发作、肺炎、肺脓肿和支气管合并感染等<br>3. 泌尿系统感染：膀胱炎、尿道炎、肾盂肾炎、前列腺炎、盆腔炎、淋病奈瑟菌尿路感染<br>4. 皮肤和软组织感染：疖、脓肿、蜂窝织炎、伤口感染、腹内脓毒症等<br>5. 其他感染：中耳炎、骨髓炎、败血症、腹膜炎和手术后感染等 |
| 制剂与规格 | 普通片：①375mg；②1g<br>分散片：①156.25 mg；②228.5mg<br>咀嚼片：228.5mg<br>颗粒：①156.25 mg；②187.5mg；③228.5 mg<br>干混悬剂：①1g∶156.25mg；②1.5g∶228.5mg；③2g∶156.25mg<br>混悬液：①5ml∶228mg；②5ml∶312.5mg<br>注射用阿莫西林钠克拉维酸钾：0.6g；1.2g |
| 用法与用量 | 1. 口服。成人：轻至中度感染，一次375mg，每8小时1次，疗程7~10日；肺炎及其他中度严重感染，一次625mg，每8小时1次，疗程7~10日。3个月以下婴儿：每12小时15mg/kg。儿童（40kg以下）：一般感染，每12小时25mg/kg，或每8小时20mg/kg；严重感染，每12小时45mg/kg，或每8小时40mg/kg，疗程7~10日。儿童（40kg以上）：可按成人剂量给药<br>2. 静脉滴注。成人及12岁以上儿童：一次1.2g，一日2~3次，疗程7~14日；严重感染者可增加至一日4次。3个月以下婴儿：一次30mg/kg，每12小时1次，随后加至每8小时1次。3个月至12岁儿童：一次30mg/kg，一日2~3次，疗程7~14日 |
| 注意事项 | 1. 对头孢菌素类药物过敏者及有哮喘、湿疹、花粉症、荨麻疹等过敏性疾病史者慎用<br>2. 长期使用本品，应定期检查肝、肾、造血系统功能和检测血清钾或钠 |
| 禁忌 | 青霉素皮试阳性反应者、对本品及其他青霉素类药物过敏者及传染性单核细胞增多症患者禁用；孕妇禁用 |
| 不良反应 | 少数患者可见恶心、呕吐、腹泻等胃肠道反应；偶见荨麻疹、皮疹；可见过敏性休克、药物热和哮喘等 |
| 特殊人群用药 | 肝、肾功能不全患者：严重肝功能障碍者、中度或中度肾功能障碍者慎用，肾功能减退者应根据肌酐清除率调整剂量 |

续　表

| | |
|---|---|
| | 老年人：老年患者应根据肾功能情况调整剂量<br>妊娠与哺乳期妇女用药：孕妇禁用；哺乳期妇女慎用或用药期间暂停哺乳 |
| 药典 | USP、Eur. P.、Chin. P.、Jpn. P. |
| 国家处方集 | CNF |
| 医保目录 | 【保（甲/乙）】 |
| 基本药物目录 | 【基】 |
| 其他推荐依据 | |
| ■ 药品名称 | 注射用氨苄西林钠舒巴坦钠　Ampicillin Sodium and Sulbactam Sodium for Injection |
| 抗菌谱与适应证 | 1. 用于治疗敏感菌（包括产 β-内酰胺酶菌株）所致的呼吸道感染、肝胆系统感染、泌尿系统感染、皮肤软组织感染<br>2. 用于治疗需氧菌与厌氧菌混合感染（特别是腹腔感染和盆腔感染） |
| 制剂与规格 | 注射用氨苄西林钠舒巴坦钠（每 0.75g 中含氨苄西林钠 0.5g、舒巴坦钠 0.25g）：①0.75g；②1.5g；③2.25g；④3g |
| 用法与用量 | 深部肌内注射、静脉注射或静脉滴注。成人一次 1.5~3g，每 6 小时 1 次。肌内注射一日剂量不超过 6g，静脉用药一日剂量不超过 12g（舒巴坦一日剂量最高不超过 4g）。儿童按体重一日 100~200mg/kg，分次给药 |
| 注意事项 | 1. 传染性单核细胞增多症、巨细胞病毒感染、淋巴细胞白血病、淋巴瘤等患者不宜应用<br>2. 下列患者应慎用：有哮喘、湿疹、花粉症、荨麻疹等过敏性疾病史者 |
| 禁忌 | 禁用于对任何青霉素类抗生素有过敏反应史的患者 |
| 不良反应 | 注射部位疼痛，过敏性反应和过敏性休克，胃肠道反应（恶心、呕吐、腹泻等），皮肤反应（瘙痒、皮疹）等 |
| 特殊人群用药 | 肝、肾功能不全患者：肾功能减退者应根据血浆肌酐清除率调整剂量<br>老年人：老年患者肾功能减退，须调整剂量<br>妊娠与哺乳期妇女用药：孕妇及哺乳期妇女应用仍须权衡利弊 |
| 药典 | USP、Eur. P.、Chin. P.、Jpn. P. |
| 国家处方集 | CNF |
| 医保目录 | 【保（乙）】 |
| 基本药物目录 | |
| 其他推荐依据 | |
| ■ 药品名称 | 注射用替卡西林/钠克拉维酸钾　Ticarcillin Disodium and Clavulanate Potassium for Injection |
| 抗菌谱与适应证 | 适用于治疗敏感菌所致的败血症、腹膜炎、呼吸道感染、胆道感染、泌尿系统感染、骨和关节感染、术后感染、皮肤和软组织感染、耳鼻喉感染等 |
| 制剂与规格 | 注射用替卡西林钠克拉维酸钾：①1.6g（替卡西林钠 1.5g、克拉维酸钾 0.1g）；②3.2g（替卡西林钠 3g、克拉维酸钾 0.2g） |

续 表

| | |
|---|---|
| 用法与用量 | 1. 成人：静脉滴注，一次 1.6~3.2g，每 6~8 小时 1 次；最大剂量，一次 3.2g，每 4 小时 1 次<br>2. 肾功能不全时剂量：肌酐清除率>30ml/min 者，每 8 小时 3.2g；肌酐清除率为 10~30ml/min 者，每 8 小时 1.6g；肌酐清除率<10ml/min 者，每 16 小时 1.6g<br>3. 儿童：小儿用量，一次 80mg/kg，每 6~8 小时 1 次<br>4. 早产儿及足月新生儿：一次 80mg/kg，每 12 小时 1 次 |
| 注意事项 | 1. 对头孢菌素过敏者、凝血功能异常者慎用<br>2. 注射用溶液应随用随配，配制好的注射液应立即使用<br>3. 与氨基糖苷类抗生素合用治疗，两种药物应分别给药 |
| 禁忌 | 对 β-内酰胺类抗生素过敏者禁用 |
| 不良反应 | 低钾血症及出血时间延长；皮疹、瘙痒、药物热等过敏反应较多见；可发生胃肠道反应 |
| 特殊人群用药 | 肝、肾功能不全患者：严重肝、肾功能不全患者慎用<br>老年人：老年患者肾功能减退，须调整剂量<br>妊娠与哺乳期妇女用药：孕妇用药应权衡利弊；可用于哺乳期妇女 |
| 药典 | USP、Eur. P.、Jpn. P. |
| 国家处方集 | CNF |
| 医保目录 | 【保（乙）】 |
| 基本药物目录 | |
| 其他推荐依据 | |
| ■ 药品名称 | **注射用哌拉西林舒巴坦** Piperacillinand Sulbactam for Injection |
| 抗菌谱与适应证 | 用于对哌拉西林耐药对本品敏感的产 β-内酰胺酶致病菌引起的感染：<br>1. 呼吸系统感染（如急性支气管炎、肺炎、慢性支气管炎急性发作、支气管扩张伴感染等）<br>2. 泌尿生殖系统感染（如单纯型泌尿系感染、复杂型泌尿系感染等） |
| 制剂与规格 | 注射用哌拉西林钠舒巴坦钠：①1.25g；②2.5g |
| 用法与用量 | 1. 成人：静脉滴注一次 2.5~5g，每 12 小时 1 次；严重或难治性感染时，每 8 小时 1 次。一日最大用量不得超过 20g（舒巴坦最大剂量为一日 4g）。疗程通常为 7~14 日<br>2. 肾功能不全时应酌情调整剂量<br>3. 老年患者剂量酌减 |
| 注意事项 | 1. 用前需做青霉素皮肤试验<br>2. 哌拉西林可能引起出血，有出血倾向的患者应检查凝血时间、血小板聚集时间和凝血酶原时间<br>3. 哌拉西林钠与溶栓药合用时可能发生严重出血，不宜同时使用 |
| 禁忌 | 对青霉素类、头孢菌素类或 β-内酰胺酶抑制药过敏或对上述药物有过敏史者禁用 |
| 不良反应 | 仅少数患者可能发生，包括胃肠道反应、皮肤反应、变态反应等 |
| 特殊人群用药 | 肝、肾功能不全患者：肾功能不全者慎用<br>老年人：老年患者（>65 岁）由于肾功能减退，用药剂量宜酌减<br>妊娠与哺乳期妇女用药：用药应权衡利弊 |

续 表

| 药典 | USP、Eur. P. 、Chin. P. |
|---|---|
| 国家处方集 | CNF |
| 医保目录 | 【保（乙）】 |
| 基本药物目录 | |
| 其他推荐依据 | |
| ■ 药品名称 | 注射用哌拉西林钠/他唑巴坦钠　Piperacillin Sodium and Tazobactam Sodium for Injection |
| 抗菌谱与适应证 | 用于对哌拉西林耐药，但对哌拉西林他唑巴坦敏感的产 β-内酰胺酶的细菌引起的中、重度感染：<br>1. 大肠埃希菌和拟杆菌属所致的阑尾炎、腹膜炎<br>2. 金黄色葡萄球菌所致的中、重度医院获得性肺炎、非复杂性和复杂性皮肤软组织感染<br>3. 大肠埃希菌所致的产后子宫内膜炎或盆腔炎性疾病<br>4. 流感嗜血杆菌所致的社区获得性肺炎 |
| 制剂与规格 | 注射用哌拉西林钠他唑巴坦钠（每 1.25g 中含哌拉西林钠 1g、他唑巴坦钠 0.125g）：<br>①1.125g；②2.25g；③3.375g；④4.5g |
| 用法与用量 | 1. 成人：静脉滴注。一般感染，一次 3.375g（含哌拉西林 3.0g、他唑巴坦 0.375g；下同），每 6 小时 1 次，或 4.5g，每 8 小时 1 次，疗程 7~10 日。医院获得性肺炎，起始量 3.375g，每 4 小时 1 次，疗程 7~14 日，也可根据病情及细菌学检查结果进行调整<br>2. 肾功能不全者应根据肌酐清除率调整剂量<br>3. 血液透析者一次最大剂量为 2.25g，每 8 小时 1 次，并在每次血液透析后可追加 0.75g |
| 注意事项 | 1. 有出血史，溃疡性结肠炎、克罗恩病或假膜性肠炎慎用<br>2. 用药期间应定期检查血清电解质水平、造血功能等 |
| 禁忌 | 对青霉素类、头孢菌素类抗生素或 β-内酰胺酶抑制药过敏者禁用 |
| 不良反应 | 皮肤反应（皮疹、瘙痒等）；消化道反应（腹泻、恶心、呕吐等）；过敏反应；局部反应（注射局部刺激反应、疼痛等） |
| 特殊人群用药 | 肝、肾功能不全患者：严重肝、肾功能障碍者慎用<br>妊娠与哺乳期妇女用药：妊娠安全性分级为 B 级；哺乳期妇女慎用 |
| 药典 | USP、Eur. P. 、Chin. P. |
| 国家处方集 | CNF |
| 医保目录 | 【保（乙）】 |
| 基本药物目录 | |
| 其他推荐依据 | |
| ■ 药品名称 | 注射用头孢哌酮舒巴坦　Cefoperazone and Sulbactam for Injection |
| 抗菌谱与适应证 | 用于治疗敏感细菌所致的下列感染：<br>1. 呼吸系统感染<br>2. 腹内感染，如腹膜炎、胆囊炎、胆管炎<br>3. 泌尿、生殖系统感染，如尿路感染、盆腔炎、子宫内膜炎、淋病等 |

续　表

| 4. 皮肤、软组织感染 |
| 5. 骨、关节感染 |
| 6. 其他严重感染，如败血症、脑膜炎等 |

| 制剂与规格 | 注射用头孢哌酮钠舒巴坦钠（1∶1）：①1g（头孢哌酮钠 0.5g、舒巴坦钠 0.5g）；②2g（头孢哌酮钠 1g、舒巴坦钠 1g）<br>注射用头孢哌酮钠舒巴坦钠（2∶1）：①1.5g（头孢哌酮钠 1g、舒巴坦钠 0.5g）；②3g（头孢哌酮钠 2g、舒巴坦钠 1g） |
|---|---|
| 用法与用量 | 静脉滴注<br>1. 成人：一日2~4g，严重或难治性感染可增至一日 8g。分等量每 12 小时静脉滴注 1 次。舒巴坦每日最高剂量不超过 4g<br>2. 儿童：常用量一日 40~80mg/kg，等分 2~4 次滴注。严重或难治性感染可增至一日 160mg/kg。等分2~4次滴注。新生儿出生第一周内，应每隔12小时给药1次。舒巴坦每日最高剂量不超过 80mg/kg |
| 注意事项 | 接受 β-内酰胺类或头孢菌素类抗生素治疗的患者可发生严重的及偶可发生的致死性过敏反应。一旦发生过敏反应，应立即停药并给予适当的治疗 |
| 禁忌 | 已知对青霉素类，舒巴坦、头孢哌酮及其他头孢菌素类抗生素过敏者禁用 |
| 不良反应 | 皮疹较为多见；少数患者尚可发生腹泻、腹痛；一过性嗜酸性粒细胞增多，轻度中性粒细胞减少；暂时性 AST 及 ALT、碱性磷酸酶、尿素氮或血肌酐升高等 |
| 特殊人群用药 | 肝、肾功能不全患者：根据患者情况调整用药剂量<br>儿童：新生儿和早产儿用药须权衡利弊<br>老年人：老年人呈生理性的肝、肾功能减退，因此应慎用本药并需调整剂量<br>妊娠与哺乳期妇女：妊娠安全性分级为 B 级；哺乳期妇女用药时宜暂停哺乳 |
| 药典 | USP、Eur. P.、Chin. P. |
| 国家处方集 | CNF |
| 医保目录 | 【保（乙）】 |
| 基本药物目录 | |
| 其他推荐依据 | |

# 第六节　氨基糖苷类

| ■ 药品名称 | 注射用链霉素　Streptomycin for Injection |
|---|---|
| 抗菌谱与适应证 | 1. 与其他抗结核药联合用于治疗结核分枝杆菌所致的各种结核病或其他分枝杆菌感染<br>2. 用于治疗土拉菌病，或与其他抗菌药联合用于治疗鼠疫、腹股沟肉芽肿、布氏杆菌病、鼠咬热<br>3. 与青霉素联合用于预防或治疗草绿色链球菌或肠球菌所致的心内膜炎 |
| 制剂与规格 | 注射用硫酸链霉素：①0.75g（75 万 U）；②1g（100 万 U）；③2g（200 万 U）；④5g（500 万 U） |

**续　表**

| 用法与用量 | 肌内注射。成人：①结核病：一次 0.5g，每 12 小时 1 次；或一次 0.75g，一日 1 次；②草绿色链球菌心内膜炎：一次 1g，每 12 小时 1 次，连续用药 1 周；然后一次 0.5g，每 12 小时 1 次，连续用药 1 周；③肠球菌心内膜炎：一次 1g，每 12 小时 1 次，连续用药 2 周；然后一次 0.5g，每 12 小时 1 次，连续用药 4 周；④土拉菌病、鼠疫：一次 0.5~1g，每 12 小时 1 次；⑤布鲁菌病：一日 1~2g，分 2 次给药 |
| --- | --- |
| 注意事项 | 下列情况应慎用链霉素：①脱水，可使血药浓度增高，易产牛毒性反应；②第Ⅷ对脑神经损害，因本品可导致前庭神经和听神经损害；③重症肌无力或帕金森病，因本品可引起神经肌肉阻滞作用，导致骨骼肌软弱；④肾功能损害，因本品具有肾毒性 |
| 禁忌 | 对链霉素或其他氨基糖苷类过敏的患者禁用 |
| 不良反应 | 血尿、排尿次数减少或尿量减少、食欲减退、口渴等肾毒性症状，少数可产生血液中尿素氮及肌酐值增高。影响前庭功能时可有步履不稳、眩晕等症状；影响听神经出现听力减退、耳鸣、耳部饱满感 |
| 特殊人群用药 | 肝、肾功能不全患者：肾功能不全患者慎用<br>儿童：慎用<br>老年人：老年患者应采用较小治疗量，并且尽可能在疗程中监测血药浓度<br>妊娠与哺乳期妇女：妊娠安全性分级为 D 级；哺乳期妇女用药期间暂停哺乳 |
| 药典 | USP、Eur. P.、Chin. P.、Jpn. P. |
| 国家处方集 | CNF |
| 医保目录 | 【保（甲）】 |
| 基本药物目录 | 【基】 |
| 其他推荐依据 | |

| ■ 药品名称 | **庆大霉素　Gentamicin** |
| --- | --- |
| 抗菌谱与适应证 | 1. 适用于治疗敏感革兰阴性杆菌，如大肠埃希菌、克雷伯菌属、肠杆菌属、铜绿假单胞菌以及甲氧西林敏感的葡萄球菌所致的严重感染，如败血症、下呼吸道感染、肠道感染、盆腔感染、腹腔感染、皮肤软组织感染、复杂性尿路感染等。治疗腹腔感染及盆腔感染应与抗厌氧菌药物合用。与青霉素（或氨苄西林）合用治疗肠球菌属感染<br>2. 用于敏感细菌所致中枢神经系统感染，可鞘内注射作为辅助治疗 |
| 制剂与规格 | 硫酸庆大霉素片（每 10mg 相当于 1 万 U）：①20mg；②40mg<br>硫酸庆大霉素注射液：①1ml：20mg；②1ml：40mg；③2ml：80mg<br>硫酸庆大霉素颗粒：10mg |
| 用法与用量 | 肌内注射、静脉滴注、鞘内及脑室内给药<br>1. 成人，一次 80mg，或按体重一次 1~1.7mg/kg，每 8 小时 1 次；体重<60kg 者，一日 1 次给药 3mg/kg；体重>60kg 者，总量不超过 160mg，每 24 小时 1 次。疗程为 7~10 日<br>2. 小儿，一次 2.5mg/kg，每 12 小时 1 次；或一次 1.7mg/kg，每Ⅷ小时 1 次。疗程为 7~10 日<br>3. 鞘内及脑室内给药：成人一次 4~8mg，小儿（3 个月以上）一次 1~2mg，每 2~3 日 1 次<br>4. 肾功能减退患者根据肌酐清除率调整剂量 |
| 注意事项 | 1. 下列情况应慎用：①脱水，可使血药浓度增高，易产生毒性反应；②第Ⅷ对脑神经损害，因本品可导致前庭神经和听神经损害；③重症肌无力或帕金森病，因本品可引起神经肌肉阻滞作用，导致骨骼肌软弱；④肾功能损害，因本品具有肾毒性 |

| | |
|---|---|
| | 2. 长期应用可能导致耐药菌过度生长<br>3. 不宜用于皮下注射；本品有抑制呼吸作用，不得静脉注射 |
| 禁忌 | 对本品或其他氨基糖苷类过敏者禁用 |
| 不良反应 | 用药过程中可能引起听力减退、耳鸣或耳部饱满感等耳毒性反应，影响前庭功能时可发生步态不稳、眩晕。也可能发生血尿、排尿次数显著减少或尿量减少、食欲减退、极度口渴等肾毒性反应。发生率较低者有因神经肌肉阻滞或肾毒性引起的呼吸困难、嗜睡、软弱无力等。偶有皮疹、恶心、呕吐、肝功能减退、白细胞减少、粒细胞减少、贫血、低血压等 |
| 特殊人群用药 | 肝、肾功能不全患者：肾功能不全患者慎用<br>儿童：慎用<br>老年人：应采用较小治疗量且尽可能在疗程中监测血药浓度<br>妊娠与哺乳期妇女：妊娠安全性分级为 D 级；哺乳期妇女用药期间暂停哺乳 |
| 药典 | USP、Eur. P. |
| 国家处方集 | CNF |
| 医保目录 | 【保（甲/乙）】 |
| 基本药物目录 | 【基】 |
| 其他推荐依据 | |
| ■ 药品名称 | 妥布霉素　Tobramycin |
| 抗菌谱与适应证 | 1. 适用于铜绿假单胞菌、大肠埃希菌、克雷伯菌属、沙雷菌属所致的新生儿脓毒血症、败血症、中枢神经系统感染、泌尿生殖系统感染、肺部感染、胆道感染、腹腔感染及腹膜炎、骨骼感染、烧伤感染、皮肤软组织感染、急性及慢性中耳炎、鼻窦炎等<br>2. 与其他抗菌药物联合用于治疗葡萄球菌所致感染（耐甲氧西林菌株感染除外） |
| 制剂与规格 | 硫酸妥布霉素注射液（每 10mg 相当于 1 万 U）：2ml：80mg |
| 用法与用量 | 肌内注射或静脉滴注。成人：一次 1~1.7mg/kg，每 8 小时 1 次，疗程 7~14 日。儿童：早产儿或 0~7 日小儿，一次 2mg/kg，每 12~24 小时 1 次；大于 7 日小儿，一次 2mg/kg，每 8 小时 1 次 |
| 注意事项 | 1. 前庭功能或听力减退者、脱水、重症肌无力或帕金森病慎用<br>2. 本品不宜皮下注射；不能静脉注射 |
| 禁忌 | 对本品或其他氨基糖苷类过敏者、本人或家族中有人因使用链霉素引起耳聋或其他耳聋者禁用；肾衰竭者禁用；孕妇禁用 |
| 不良反应 | 发生率较多者有听力减退、耳鸣或耳部饱满感（耳毒性）、血尿、排尿次数显著减少或尿量减少、食欲减退、极度口渴（肾毒性）、步态不稳、眩晕（耳毒性、影响前庭、肾毒性）。发生率较低者有呼吸困难、嗜睡、极度软弱无力（神经肌肉阻滞或肾毒性）。本品引起肾功能减退的发生率较庆大霉素低 |
| 特殊人群用药 | 肝、肾功能不全患者：肾功能不全、肝功能异常患者慎用<br>儿童：儿童慎用<br>老年人：慎用，老年患者应采用较小治疗量且尽可能在疗程中监测血药浓度<br>妊娠与哺乳期妇女：孕妇禁用；哺乳期妇女慎用或用药期间暂停哺乳 |

续　表

| 药典 | USP |
| --- | --- |
| 国家处方集 | CNF |
| 医保目录 | 【保（乙）】 |
| 基本药物目录 | |
| 其他推荐依据 | |
| ■ 药品名称 | 阿米卡星　Amikacin |
| 抗菌谱与适应证 | 1. 对大肠埃希菌、铜绿假单胞菌及其他假单胞菌、变形杆菌、克雷伯杆菌、不动杆菌、沙雷杆菌和肠杆菌等敏感革兰阴性杆菌与葡萄球菌属所致严重感染，如下呼吸道感染，腹腔感染，胆道感染，骨、关节、皮肤及软组织感染，泌尿系统感染，细菌性心内膜炎，菌血症或败血症等<br>2. 对庆大霉素、妥布霉素和卡那霉素耐药菌株所致的严重感染 |
| 制剂与规格 | 硫酸阿米卡星注射液：①1ml：100mg（10万U）；②2ml：200mg（20万U）<br>注射用硫酸阿米卡星：200mg |
| 用法与用量 | 肌内注射或静脉滴注。①成人：单纯性尿路感染：每12小时200mg；其他全身感染：每8小时5mg/kg，或每12小时7.5mg/kg，一日不超过1.5g；烧伤合并感染：一次5~7.5mg/kg，每6小时1次。②肾功能不全者根据肌酐清除率调整剂量。③儿童：首剂10mg/kg，然后每12小时7.5mg/kg |
| 注意事项 | 脱水患者、重症肌无力或帕金森患者慎用。其他见链霉素 |
| 禁忌 | 对阿米卡星或其他氨基糖苷类过敏的患者禁用 |
| 不良反应 | 患者可发生听力减退、耳鸣或耳部饱满感，少数患者亦可发生眩晕、步态不稳等症状。听力减退一般于停药后症状不再加重，但个别在停药后可能继续发展至耳聋 |
| 特殊人群用药 | 肝、肾功能不全患者：肾功能损害患者慎用<br>儿童：慎用<br>老年人：老年患者应用本药后较易产生各种毒性反应<br>妊娠与哺乳期妇女：孕妇使用前应充分权衡利弊，妊娠安全性分级为D级；哺乳期妇女在用药期间暂停哺乳 |
| 药典 | USP、Eur. P.、Chin. P. |
| 国家处方集 | CNF |
| 医保目录 | 【保（甲）】 |
| 基本药物目录 | 【基】 |
| 其他推荐依据 | |
| ■ 药品名称 | 注射用奈替米星　Netilmicin for Injection |
| 抗菌谱与适应证 | 1. 主要适用于治疗敏感革兰阴性杆菌所致的严重感染。如大肠埃希菌、肠杆菌属、变形杆菌、铜绿假单胞菌等所致的下呼吸道感染、复杂性尿路感染、腹腔感染、胃肠感染、骨及关节感染、皮肤软组织感染、烧伤或创伤感染、手术感染、败血症等<br>2. 与其他抗菌药物联合用于治疗葡萄球菌感染（耐甲氧西林葡萄球菌除外） |

|  | 3. 某些耐庆大霉素菌株所致严重感染 |
| --- | --- |
| 制剂与规格 | 注射用硫酸奈替米星：①1ml（5万U）；②2ml（10万U） |
| 用法与用量 | 肌内注射或静脉滴注。成人1.3~2.2mg/（kg·8h）或2~3.25mg/（kg·12h），疗程7~14日。一日最高剂量不超过7.5mg/kg；复杂性尿路感染：一次1.5~2mg/kg，每12小时1次，疗程7~14日。一日最高剂量不超过7.5mg/kg；肾功能不全者：按照血药浓度进行调整，或根据肌酐清除率计算调整剂量 |
| 注意事项 | 脱水、第Ⅷ对脑神经损害、重症肌无力或帕金森病患者慎用 |
| 禁忌 | 对奈替米星或任何一种氨基糖苷类抗生素过敏或有严重毒性反应者禁用；孕妇和新生儿禁用 |
| 不良反应 | 1. 肾毒性轻微并较少见。常发生于原有肾功能损害者，或应用剂量超过一般常用剂量的感染患者<br>2. 神经系统毒性：可发生第Ⅷ对脑神经的毒性反应，但本品的毒性发生率较低，程度亦较轻，易发生在原有肾功能损害者，或治疗剂量过高、疗程过长的感染患者，表现为前庭及听力受损的症状，如出现头晕、眩晕、听觉异常等<br>3. 其他：偶可出现头痛、全身不适、视觉障碍、心悸、皮疹、发热、呕吐及腹泻等 |
| 特殊人群用药 | 肝、肾功能不全患者：肝、肾功能损害者慎用<br>儿童：儿童（尤其是早产儿及新生儿）慎用。新生儿禁用<br>老年人：老年患者使用时按轻度肾功能减退者减量用药，且尽可能在疗程中监测血药浓度<br>妊娠与哺乳期妇女：妊娠安全性分级为D级，孕妇禁用；哺乳期妇女在用药期间暂停哺乳 |
| 药典 | USP、Eur. P.、Chin. P. |
| 国家处方集 | CNF |
| 医保目录 | 【保（乙）】 |
| 基本药物目录 | |
| 其他推荐依据 | |
| ■ 药品名称 | **注射用依替米星 Etimicin for Injection** |
| 抗菌谱与适应证 | 用于敏感菌所致的感染：<br>1. 呼吸系统感染：如急性支气管炎、慢性支气管炎急性发作、社区肺部感染、支气管扩张并发肺部感染等<br>2. 泌尿生殖系统感染：如急性肾盂肾炎、膀胱炎、前列腺炎、慢性肾盂肾炎或慢性膀胱炎急性发作等<br>3. 皮肤软组织感染<br>4. 创伤和手术后感染 |
| 制剂与规格 | 注射用硫酸依替米星：①50mg（5万U）；②100mg（10万U） |
| 用法与用量 | 静脉滴注：一次100~150mg，每12小时1次，疗程为5~10日；肾功能不全者：应调整剂量，并应监测本药血药浓度 |
| 注意事项 | 1. 在用本品治疗过程中应密切观察肾功能和第Ⅷ对脑神经功能的变化，并尽可能进行血药浓度检测 |

续　表

| | |
|---|---|
| | 2. 本品可能发生神经肌肉阻滞现象<br>3. 大面积烧伤患者、脱水患者慎用 |
| 禁忌 | 对本品及其他氨基糖苷类抗生素过敏者禁用 |
| 不良反应 | 不良反应为耳、肾的毒性，发生率和严重程度与奈替米星相似 |
| 特殊人群用药 | 肝、肾功能不全患者：肾功能不全患者慎用<br>儿童：用药须权衡利弊<br>老年人：老人需调整给药剂量与用药间期<br>妊娠与哺乳期妇女：孕妇用药须权衡利弊；哺乳期妇女在用药期间暂停哺乳 |
| 药典 | |
| 国家处方集 | CNF |
| 医保目录 | 【保（乙）】 |
| 基本药物目录 | |
| 其他推荐依据 | |
| ■ 药品名称 | **新霉素　Neomycin** |
| 抗菌谱与适应证 | 1. 敏感菌所致肠道感染<br>2. 用于肠道感染和结肠手术前准备 |
| 制剂与规格 | 硫酸新霉素片（以新霉素计）：①100mg（10万U）；②250mg（25万U） |
| 用法与用量 | 口服给药。①成人：常用剂量一次250~500mg，一日4次；感染性腹泻，一次8.75mg/kg，每6小时1次，疗程2~3日；结肠手术前准备，每小时700mg，用药4小时；继以每4小时700mg，共24小时；肝性脑病的辅助治疗，一次500~1000mg，每6小时1次，疗程5~6日；②儿童：一日25~50mg/kg，分4次服用 |
| 注意事项 | 下列情况应慎用：脱水、第Ⅷ对脑神经损害、重症肌无力、帕金森病、溃疡性结肠炎及有口腔牙病患者（新霉素可引起口腔刺激或疼痛） |
| 禁忌 | 对本品及其他氨基糖苷类抗生素过敏者、肠梗阻者禁用 |
| 不良反应 | 1. 可引起食欲减退、恶心、腹泻等<br>2. 较少发现听力缺乏、耳鸣或耳部饱满感；头晕或步态不稳；尿量或排尿次数显著减少或极度口渴<br>3. 偶可引起肠黏膜萎缩而导致吸收不良综合征及脂肪性腹泻，甚至抗生素相关性肠炎 |
| 特殊人群用药 | 肝、肾功能不全患者：肾功能损害患者慎用<br>儿童：慎用<br>老年人：应采用较小治疗量且尽可能在疗程中监测血药浓度<br>妊娠与哺乳期妇女：妊娠安全性分级为D级；哺乳期妇女用药期间暂停哺乳 |
| 药典 | USP、Eur. P.、Chin. P.、Jpn. P. |
| 国家处方集 | CNF |
| 医保目录 | 【保（乙）】 |
| 基本药物目录 | |

续　表

| 其他推荐依据 | |
|---|---|
| **■ 药品名称** | 异帕米星　Isepamicin |
| 抗菌谱与适应证 | 用于治疗敏感菌所致肺炎、支气管炎、肾盂肾炎、膀胱炎、腹膜炎、败血症、外伤或烧伤创口感染 |
| 制剂与规格 | 硫酸异帕米星注射液：①2ml：200mg（20 万 U）；②2ml：400mg（40 万 U） |
| 用法与用量 | 肌内注射或静脉滴注。成人：一日 400mg，分 1~2 次注射。静脉滴注时一日 400mg，分 1~2 次滴注 |
| 注意事项 | 1. 前庭功能或听力减退者、脱水、依靠静脉高营养维持生命的体质衰弱者、重症肌无力或帕金森病患者慎用<br>2. 本品不能静脉注射 |
| 禁忌 | 对本品或其他氨基糖苷类及杆菌肽过敏者、本人或家族中有人因使用其他氨基糖苷类抗生素引起耳聋者禁用；肾衰竭者及妊娠期妇女禁用；早产儿、新生儿和婴幼儿禁用 |
| 不良反应 | 常见听力减退、耳鸣或耳部饱满感（耳毒性）、血尿、排尿次数显著减少或尿量减少、食欲减退、极度口渴（肾毒性）、步态不稳、眩晕（耳毒性，影响前庭）、恶心或呕吐（耳毒性，影响前庭；肾毒性） |
| 特殊人群用药 | 肝、肾功能不全患者：严重肝、肾功能不全者慎用，肾衰竭者禁用<br>儿童：儿童慎用。早产儿、新生儿和婴幼儿禁用<br>老年人：年老体弱者慎用<br>妊娠与哺乳期妇女：孕妇禁用；哺乳期妇女应慎用或暂停哺乳 |
| 药典 | Jpn. P. |
| 国家处方集 | CNF |
| 医保目录 | 【保（乙）】 |
| 基本药物目录 | |
| 其他推荐依据 | |

# 第七节　四环素类

| **■ 药品名称** | 四环素　Tetracycline |
|---|---|
| 抗菌谱与适应证 | 1. 立克次体病，包括流行性斑疹伤寒、地方性斑疹伤寒、落基山斑疹热、恙虫病和 Q 热<br>2. 支原体属感染<br>3. 回归热<br>4. 布鲁菌病（与氨基糖苷类联合应用）<br>5. 霍乱<br>6. 鼠疫（与氨基糖苷类联合应用）<br>7. 兔热病 |

**续　表**

| | |
|---|---|
| **制剂与规格** | 盐酸四环素片：①0.125g；② 0.25g<br>盐酸四环素胶囊：0.25g<br>注射用盐酸四环素：①0.125g；② 0.25g；③0.5g |
| **用法与用量** | 1. 口服给药：成人一次 0.25~0.5g，每 6 小时 1 次；8 岁以上小儿一日 25~50mg/kg，分 4 次服用，疗程一般为 7~14 日<br>2. 静脉滴注：成人一日 1~1.5g，分 2~3 次给药；8 岁以上小儿一日 10~20mg/kg，分 2 次给药，一日剂量不超过 1g<br>3. 支原体肺炎、布鲁菌病需 3 周左右 |
| **注意事项** | 长期用药期间应定期随访检查血常规及肾功能 |
| **禁忌** | 有四环素类药物过敏史者禁用 |
| **不良反应** | 胃肠道症状如恶心、呕吐、上腹不适、腹胀、腹泻等，偶可发生胰腺炎等；可致肝毒性；变态反应，多为斑丘疹和红斑等 |
| **特殊人群用药** | 肝、肾功能不全患者：肝、肾功能不全者慎用<br>儿童：8 岁以下儿童不宜使用<br>老年人：慎用<br>妊娠与哺乳期妇女：孕妇应避免使用本药，如确有指征应用时每日静滴剂量以 1g 为宜，不应超过 1.5g，其血药浓度应保持在 15μg/ml 以下；妊娠安全性分级为 D 级。哺乳期妇女用药须权衡利弊或暂停哺乳 |
| **药典** | USP、Eur. P. |
| **国家处方集** | CNF |
| **医保目录** | 【保（甲/乙）】 |
| **基本药物目录** | |
| **其他推荐依据** | |
| ■ **药品名称** | **土霉素　Oxytetracycline** |
| **抗菌谱与适应证** | 1. 立克次体病，包括流行性斑疹伤寒、地方性斑疹伤寒、落基山斑疹热、恙虫病和 Q 热<br>2. 支原体属感染<br>3. 衣原体属感染，包括鹦鹉热、性病淋巴肉芽肿、非特异性尿道炎、输卵管炎、宫颈炎及沙眼<br>4. 回归热<br>5. 布鲁菌病（与氨基糖苷类药联用）<br>6. 霍乱<br>7. 鼠疫（与氨基糖苷类药联用）<br>8. 兔热病<br>9. 软下疳 |
| **制剂与规格** | 土霉素片：0.25g |
| **用法与用量** | 口服给药：①成人：一次 250~500mg，每 6 小时 1 次；②儿童：8 岁以上患儿，一次 6.25~12.5mg/kg，每 6 小时 1 次 |
| **注意事项** | 1. 长期用药期间应定期随访检查血常规及肝肾功能<br>2. 口服本品时，宜饮用足量水（约 240ml） |

| | 3. 本品宜空腹口服，即餐前 1 小时或餐后 2 小时服用 |
|---|---|
| 禁忌 | 有四环素类药物过敏史者禁用；本品可导致恒牙黄染，牙釉质发育不良和骨生长抑制，8 岁以下小儿禁用；妊娠及哺乳期妇女禁用 |
| 不良反应 | 胃肠道症状如恶心、呕吐、上腹不适、腹胀、腹泻等，偶可发生胰腺炎等；可致肝毒性；变态反应，多为斑丘疹和红斑等，偶可引起溶血性贫血、血小板减少等 |
| 特殊人群用药 | 肝、肾功能不全患者：慎用<br>儿童：8 岁以下小儿禁用<br>老年人：慎用<br>妊娠与哺乳期妇女：孕妇应避免使用本药，妊娠安全性分级为 D 级；哺乳期妇女禁用 |
| 药典 | USP、Eur. P. |
| 国家处方集 | CNF |
| 医保目录 | |
| 基本药物目录 | |
| 其他推荐依据 | |
| ■ 药品名称 | 多西环素　Doxycycline |
| 抗菌谱与适应证 | 1. 首选药用于：立克次体病、支原体属感染、衣原体属感染、回归热、布鲁菌病（与氨基糖苷类联用）、霍乱、鼠疫（与氨基糖苷类药联用）、兔热病、软下疳<br>2. 可用于治疗对青霉素类过敏患者的破伤风、气性坏疽、梅毒、淋病和钩端螺旋体病<br>3. 中、重度痤疮患者的辅助治疗 |
| 制剂与规格 | 盐酸多西环素片：①50mg；②100mg<br>盐酸多西环素胶囊：①250mg；②100mg |
| 用法与用量 | 口服给药，成人：一般感染，首次 200mg，以后一次 100mg，一日 1~2 次，疗程为 3~7 日；抗寄生虫感染，第 1 日，一次 100mg，每 12 小时 1 次；以后一次 100~200mg，一日 1 次（或一次 50~100mg，每 12 小时 1 次）；淋病奈瑟菌性尿道炎和宫颈炎、沙眼衣原体所致的单纯性尿道炎、宫颈炎或直肠感染，一次 100mg，一日 2 次，疗程至少 7 日；梅毒，一次 150mg，每 12 小时 1 次，疗程至少 10 日 |
| 注意事项 | 1. 应用本品时可能发生耐药菌的过度繁殖。一旦发生二重感染，即停用本品并予以相应治疗<br>2. 长期用药时应定期随访检查血常规及肝功能 |
| 禁忌 | 有四环素类药物过敏史者禁用 |
| 不良反应 | 胃肠道症状如恶心、呕吐、上腹不适、腹胀、腹泻等，偶可发生胰腺炎等；可致肝毒性；变态反应，多为斑丘疹和红斑等；偶可引起溶血性贫血、血小板减少等 |
| 特殊人群用药 | 肝、肾功能不全患者：原有肝病患者慎用；肾功能减退患者可以应用，不必调整剂量，应用时通常亦不引起血尿素氮的升高<br>儿童：8 岁以下小儿禁用<br>妊娠与哺乳期妇女：孕妇不宜使用本药，妊娠安全性分级为 D 级；本药可分泌入乳汁，哺乳期妇女应用时应暂停哺乳 |
| 药典 | USP、Eur. P. |

续 表

| 国家处方集 | CNF |
|---|---|
| 医保目录 | 【保（甲）】 |
| 基本药物目录 | 【基】 |
| 其他推荐依据 | |

| ■ 药品名称 | 米诺环素　Minocycline |
|---|---|
| 抗菌谱与适应证 | 用于对本品敏感的葡萄球菌、链球菌、肺炎球菌、淋病奈瑟菌、大肠埃希菌、克雷伯菌、变形杆菌、衣原体、梅毒螺旋体等引起的感染：<br>1. 浅表性化脓性感染<br>2. 深部化脓性疾病：乳腺炎、淋巴管（结）炎、骨髓炎、骨炎等<br>3. 呼吸道感染<br>4. 痢疾、肠炎、感染性食物中毒、胆管炎、胆囊炎等<br>5. 泌尿生殖道感染等<br>6. 败血症、菌血症 |
| 制剂与规格 | 盐酸米诺环素片：①50mg（5 万 U）；②100mg（10 万 U）<br>盐酸米诺环素胶囊：①50mg（5 万 U）；②100mg（10 万 U） |
| 用法与用量 | 口服给药：<br>1. 成人：每 12 小时 100mg；或每 6 小时 50mg<br>2. 儿童：8 岁以上儿童，每日 2~4mg/kg，分 1~2 次口服，首剂量 4mg/kg |
| 注意事项 | 1. 食管通过障碍者、口服吸收不良或不能进食者及全身状态恶化患者（因易引发维生素 K 缺乏症）慎用<br>2. 用药期间应定期检查肝、肾功能 |
| 禁忌 | 对本品及其他四环素类药物过敏者禁用 |
| 不良反应 | 米诺环素引起菌群失调较为多见；消化道反应如食欲减退、恶心、呕吐、腹痛、腹泻、口腔炎、舌炎、肛门周围炎等；影响牙齿和骨发育等 |
| 特殊人群用药 | 肝、肾功能不全患者：肝、肾功能不全者慎用<br>儿童：8 岁以下小儿禁用<br>老年人：老年患者慎用本药，对有肾功能障碍者，推荐减少给药剂量<br>妊娠与哺乳期妇女：妊娠安全性分级为 D 级；哺乳期妇女须权衡利弊后用药或暂停哺乳 |
| 药典 | USP、Eur. P.、Jpn. P. |
| 国家处方集 | CNF |
| 医保目录 | 【保（乙）】 |
| 基本药物目录 | |
| 其他推荐依据 | |

# 第八节　大环内酯类

| ■ 药品名称 | 红霉素　Erythromycin |
|---|---|
| 抗菌谱与适应证 | 1. 作为青霉素过敏患者治疗下列感染的替代用药：溶血性链球菌、肺炎链球菌所致的急性扁桃体炎、急性咽炎、鼻窦炎；溶血性链球菌所致的猩红热、蜂窝织炎；白喉及白喉带菌者；气性坏疽、炭疽、破伤风；放线菌病；梅毒；李斯特菌病等<br>2. 肺炎支原体肺炎、肺炎衣原体肺炎<br>3. 军团菌病<br>4. 百日咳<br>5. 泌尿生殖系统感染<br>6. 沙眼衣原体结膜炎<br>7. 空肠弯曲菌肠炎<br>8. 厌氧菌所致口腔感染 |
| 制剂与规格 | 片剂：①0.125g；②0.25g<br>软膏：1%；0.5%<br>栓剂：①0.1g；②0.2g<br>硬脂酸红霉素片：①0.05g；②0.125g；③0.25g<br>硬脂酸红霉素胶囊：①0.1g；②0.125g<br>硬脂酸红霉素颗粒：50mg<br>注射用乳糖酸红霉素：①0.25g；②0.3g |
| 用法与用量 | 口服给药：<br>1. 成人：一日 0.75~2g，分 3~4 次；军团菌病，一日 1~4g，分 3 次服用；风湿热复发的预防，一次 250mg，一日 2 次；感染性心内膜炎的预防，术前 1 小时口服 1g，术后 6 小时再服用 500mg<br>2. 儿童：一日 20~40mg/kg，分 3~4 次服用<br>静脉滴注：<br>1. 成人：一次 0.5~1.0g，一日 2~3 次。军团菌病，一日 3~4g，分 4 次<br>2. 儿童：一日 20~30mg/kg，分 2~3 次<br>栓剂直肠给药：成人一次 0.1g，一日 2 次；儿童一日 20~30mg/kg |
| 注意事项 | 用药期间定期随访肝功能 |
| 禁忌 | 对红霉素类药物过敏者禁用 |
| 不良反应 | 胃肠道反应多见，有腹泻、恶心、呕吐、中上腹痛、口舌疼痛等；肝毒性少见，偶见黄疸；过敏性反应表现为药物热、皮疹等 |
| 特殊人群用药 | 肝、肾功能不全患者：慎用<br>妊娠与哺乳期妇女：孕妇用药应权衡利弊，妊娠安全性分级为 B 级；哺乳期妇女应慎用 |
| 药典 | USP、Eur. P.、Chin. P.、Jpn. P. |
| 国家处方集 | CNF |
| 医保目录 | 【保（甲）】 |

续 表

| 基本药物目录 | 【基】 |
| --- | --- |
| 其他推荐依据 | |
| ■ 药品名称 | 阿奇霉素　Azithromycin |
| 抗菌谱与适应证 | 1. 用于化脓性链球菌引起的急性咽炎、急性扁桃体炎以及敏感细菌引起的鼻窦炎、急性中耳炎、急性支气管炎、慢性支气管炎急性发作<br>2. 用于肺炎链球菌、流感杆菌以及肺炎支原体所致的肺炎<br>3. 用于衣原体及非多种耐药淋病奈瑟菌所致的尿道炎、宫颈炎及盆腔炎<br>4. 用于敏感菌所致的皮肤软组织感染 |
| 制剂与规格 | 阿奇霉素片（每 100mg 相当于 10 万 U）：①250mg；②500mg<br>阿奇霉素分散片：①125mg；②250mg<br>阿奇霉素胶囊：①125mg；②250mg<br>阿奇霉素颗粒：①100mg；②250mg；③500mg<br>阿奇霉素干混悬剂：2g：0.1g<br>阿奇霉素混悬剂：①0.125g；②0.25g<br>阿奇霉素糖浆：25ml：500mg<br>注射用乳糖酸阿奇霉素（以阿奇霉素计）：①125mg；②250mg；③500mg<br>阿奇霉素注射液：①2ml：125mg；②2ml：250mg；③5ml：500mg<br>阿奇霉素葡萄糖注射液：①100ml（阿奇霉素 125mg、葡萄糖 5g）；②100ml（阿奇霉素 200mg、葡萄糖 5g） |
| 用法与用量 | 口服：饭前 1 小时或餐后 2 小时服用。成人：沙眼衣原体、杜克嗜血杆菌或敏感淋球菌所致的性传播疾病，仅需单次口服 1g；其他感染的治疗，第一日，0.5g 顿服，第 2~5 日，一日 0.25g 顿服；或一日 0.5g 顿服，连服 3 日；儿童：中耳炎、肺炎，第 1 日 10mg/kg 顿服，一日最大量不超过 500mg；第 2~5 日，一日 5mg/kg 顿服，一日最大量不超过 250mg；咽炎、扁桃体炎，一日 12mg/kg 顿服（一日最大量不超过 0.5g），连用 5 日<br>静脉滴注：成人社区获得性肺炎，静脉滴注至少 2 日后转为口服给药，一次 500mg，一日 1 次，7~10 日为一疗程；盆腔炎，静脉滴注 1~2 日后转为口服给药，一次 250mg，一日 1 次，7 日为一疗程 |
| 注意事项 | 1. 用药期间如果发生过敏反应（如血管神经性水肿、皮肤反应、Stevens-Johnson 综合征及中毒性表皮坏死松解症等），应立即停药，并采取适当措施<br>2. 进食可影响阿奇霉素的吸收，口服用药需在饭前 1 小时或餐后 2 小时服用 |
| 禁忌 | 对阿奇霉素、红霉素或其他任何一种大环内酯类药物过敏者禁用 |
| 不良反应 | 常见反应为胃肠道反应如腹泻、腹痛、稀便、恶心、呕吐等；局部反应如注射部位疼痛、局部炎症等；皮肤反应如皮疹、瘙痒；其他反应如畏食、头晕或呼吸困难等 |
| 特殊人群用药 | 肝、肾功能不全患者：严重肝功能不全者、严重肾功能不全者不应使用<br>儿童：用于 6 个月以下幼儿中耳炎或社区获得性肺炎及 2 岁以下小儿咽炎或扁桃体炎的疗效与安全性尚未确定<br>妊娠与哺乳期妇女：孕妇须充分权衡利弊后用药，妊娠安全性分级为 B 级；哺乳期妇女须充分权衡利弊后用药 |
| 药典 | USP、Eur. P.、Chin. P. |
| 国家处方集 | CNF |

续　表

| 医保目录 | 【保（甲/乙）】 |
| --- | --- |
| 基本药物目录 | 【基】 |
| 其他推荐依据 | |
| ■ 药品名称 | 地红霉素　Dirithromycin |
| 抗菌谱与适应证 | 用于 12 岁以上患者，对本品敏感菌所致的轻、中度感染：慢性阻塞性肺疾病急性加重或慢性支气管炎急性发作、急性支气管炎、社区获得性肺炎、咽炎和扁桃体炎、单纯性皮肤和软组织感染 |
| 制剂与规格 | 地红霉素肠溶胶囊：250mg |
| 用法与用量 | 口服给药：<br>1. 慢性支气管炎急性发作：一次 500mg，一日 1 次，疗程5~7 日<br>2. 急性支气管炎：一次 500mg，一日 1 次，疗程 7 日<br>3. 社区获得性肺炎：一次 500mg，一日 1 次，疗程 14 日<br>4. 咽炎和扁桃体炎：一次 500mg，一日 1 次，疗程 10 日<br>5. 单纯性皮肤和软组织感染：一次 500mg，一日 1 次，疗程5~7 日 |
| 注意事项 | 可能产生假膜性结肠炎。轻度者停药即能奏效，对于中度至严重病例，应采取适当的治疗措施 |
| 禁忌 | 对地红霉素、红霉素和其他大环内酯类抗生素严重过敏的患者禁用；可疑或潜在菌血症患者禁用 |
| 不良反应 | 常见的有头痛、腹痛、腹泻、恶心、消化不良、眩晕/头晕、皮疹、呕吐等 |
| 特殊人群用药 | 肝、肾功能不全患者：轻度肝损伤、肾功能不全者，不必调整剂量。肝功能不全者慎用<br>妊娠与哺乳期妇女：孕妇慎用，妊娠安全性分级为 C 级；哺乳期妇女用药应权衡利弊后 |
| 药典 | USP、Eur. P. |
| 国家处方集 | CNF |
| 医保目录 | 【保（甲）】 |
| 基本药物目录 | 【基】 |
| 其他推荐依据 | |
| ■ 药品名称 | 琥乙红霉素　Erythromycin Ethylsuccinate |
| 抗菌谱与适应证 | 适用于治疗敏感菌或敏感病原体引起的下列感染性疾病：<br>1. 呼吸系统感染：轻、中度呼吸道感染；肺炎支原体及肺炎衣原体所致的肺炎；白喉（辅助抗毒素作用）；军团菌病；李斯特菌病；百日咳<br>2. 泌尿生殖系统感染：淋球菌引起的急性盆腔炎；梅毒；沙眼衣原体、衣原体引起的孕期泌尿生殖器感染及成人无并发症的尿道、宫颈或直肠感染等<br>3. 轻、中度皮肤和软组织感染<br>4. 其他：肠阿米巴病；空肠弯曲菌肠炎；厌氧菌所致口腔感染；沙眼衣原体结膜炎；放线菌病；猩红热；气性坏疽、炭疽；破伤风。预防风湿热初发或复发；细菌性心内膜炎 |
| 制剂与规格 | 琥乙红霉素片：①200mg；②400mg |

续　表

| 用法与用量 | 口服给药：<br>1. 成人：一般用量，每 6 小时 400mg；预防链球菌感染，一次 400mg，一日 2 次；军团菌，一次 400~1000mg，一日 4 次；沙眼衣原体和解脲脲原体引起的尿道炎，一次 800mg，一日 3 次，连服 7 日<br>2. 儿童：一般感染，一日 30~50mg/kg，分 4 次服用，每 6 小时服 1 次；可每 12 小时服药 1 次，一次服日剂量的一半；也可每 8 小时服药 1 次，一次服日剂量的 1/3；对于更严重的感染，剂量可加倍；百日咳，一次 10~12.5mg/kg，一日 4 次，疗程 14 日；肠阿米巴，一日 40~50mg/kg，分 4 次服，连服 5~14 日 |
|---|---|
| 注意事项 | 用药期间定期检查肝功能 |
| 禁忌 | 对本品或其他红霉素制剂过敏者、慢性肝病患者、肝功能损害者及孕妇禁用 |
| 不良反应 | 服药数日或 1~2 周后患者可出现乏力、恶心、呕吐、腹痛、皮疹、发热等，有时出现黄疸，停药后常可恢复；胃肠道反应有腹泻、恶心、呕吐、中上腹痛、口舌疼痛、胃纳减退等 |
| 特殊人群用药 | 肝、肾功能不全患者：轻度肝功能不全者慎用，严重肝功能不全者禁用<br>妊娠与哺乳期妇女：孕妇用药应权衡利弊，妊娠安全性分级为 B 级；哺乳期妇女慎用或暂停哺乳 |
| 药典 | USP、Eur. P.、Chin. P.、Jpn. P. |
| 国家处方集 | CNF |
| 医保目录 | 【保（乙）】 |
| 基本药物目录 | |
| 其他推荐依据 | |
| ■ 药品名称 | 罗红霉素　Roxithromycin |
| 抗菌谱与适应证 | 1. 呼吸道感染：化脓性链球菌引起的咽炎及扁桃体炎；敏感菌所致的鼻窦炎、中耳炎、急性支气管炎、慢性支气管炎急性发作；肺炎支原体或肺炎衣原体所致的肺炎<br>2. 泌尿生殖系统感染：沙眼衣原体引起的尿道炎和宫颈炎<br>3. 皮肤软组织感染 |
| 制剂与规格 | 罗红霉素片：150mg<br>罗红霉素胶囊：50mg；150mg<br>罗红霉素细粒剂：50mg |
| 用法与用量 | 口服给药：<br>1. 成人一次 150mg，一日 2 次；或一次 300mg，一日 1 次。疗程一般为 5~12 日<br>2. 肾功能不全者可发生累计效应，肾功能轻度减退者不需调整剂量，严重肾功能不全者给药时间延长 1 倍（一次 150mg，一日 1 次）<br>3. 严重肝硬化者的半衰期延长至正常水平 2 倍以上，如确实需要使用，则 150mg 一日 1 次给药<br>4. 儿童一次 2.5~5mg/kg，一日 2 次 |
| 注意事项 | 1. 进食后服药会减少吸收，与牛奶同服可增加吸收<br>2. 服用本品后可影响驾驶及机械操作 |
| 禁忌 | 对本药过敏者禁用 |

续　表

| | |
|---|---|
| 不良反应 | 常见腹痛、腹泻、呕吐等胃肠道反应；偶见皮疹、头晕、头痛等 |
| 特殊人群用药 | 肝、肾功能不全患者：慎用<br>妊娠与哺乳期妇女：慎用 |
| 药典 | Eur. P. 、Chin. P. 、Jpn. P. |
| 国家处方集 | CNF |
| 医保目录 | 【保（乙）】 |
| 基本药物目录 | |
| 其他推荐依据 | |
| ■ 药品名称 | 乙酰螺旋霉素　Acetylspiramycin |
| 抗菌谱与适应证 | 1. 适用于治疗敏感菌所致的呼吸系统感染和皮肤软组织感染，包括：咽炎、扁桃体炎、急性支气管炎、慢性支气管炎急性发作、肺炎、脓皮病、丹毒和猩红热等<br>2. 适用于治疗敏感菌所致的口腔及耳鼻咽喉科感染，如中耳炎、牙周炎、急性鼻窦炎等<br>3. 可作为治疗隐孢子虫病以及弓形虫病的选用药物 |
| 制剂与规格 | 乙酰螺旋霉素片：100mg（10 万 U） |
| 用法与用量 | 口服给药。成人：一日 800~1200mg，分 3~4 次服；重症一日可用至 1600~2000mg；儿童：一日量为 20~30mg/kg，分 2~4 次给药 |
| 注意事项 | 如有变态反应，立即停药 |
| 禁忌 | 对本品、红霉素及其他大环内酯类药物过敏的患者禁用 |
| 不良反应 | 腹痛、恶心、呕吐等胃肠道反应，常发生于大剂量用药时，程度大多轻微，停药后可自行消失。变态反应极少，主要为药疹 |
| 特殊人群用药 | 肝、肾功能不全患者：严重肝、肾功能不全者慎用<br>妊娠与哺乳期妇女：本品可透过胎盘屏障，故孕妇慎用，妊娠安全性分级为 C 级；哺乳期妇女应用时应暂停哺乳 |
| 药典 | Eur. P. 、Jpn. P. |
| 国家处方集 | CNF |
| 医保目录 | 【保（乙）】 |
| 基本药物目录 | |
| 其他推荐依据 | |
| ■ 药品名称 | 克拉霉素　Clarithromycin |
| 抗菌谱与适应证 | 适用于敏感菌所致下列感染：①耳鼻咽喉感染：急性中耳炎、扁桃体炎、咽炎、鼻窦炎；②下呼吸道感染：急性支气管炎、慢性支气管炎急性发作、肺炎；③皮肤软组织感染：脓疱病、丹毒、蜂窝织炎、毛囊炎、疖及伤口感染；④沙眼衣原体感染的尿道炎及宫颈炎；⑤与其他药物联用，可根除幽门螺杆菌，减低十二指肠溃疡复发率 |

**续 表**

| | |
|---|---|
| 制剂与规格 | 片剂：①125mg；②250mg<br>分散片：①50mg；②125mg；③250mg<br>缓释片：500mg<br>胶囊：①125mg；②250mg<br>颗粒：①2g∶125mg；②2g∶100mg<br>干混悬剂：①1g∶125mg；②2g∶125mg；③2g∶250mg |
| 用法与用量 | 口服给药。①成人：轻症一次250mg，一日2次；重症，一次500mg，一日2次。疗程5~14日；②儿童：一般感染：6个月以上的小儿，可一次7.5mg/kg，一日2次。根据感染的严重程度应连续服用5~10日 |
| 注意事项 | 1. 与红霉素及其他大环内酯类药物之间有交叉过敏和交叉耐药性<br>2. 可能出现真菌或耐药细菌导致的严重感染<br>3. 可空腹口服，也可与食物或牛奶同服，与食物同服不影响其吸收 |
| 禁忌 | 对克拉霉素或大环内酯类药物过敏者禁用；孕妇、哺乳期妇女禁用；严重肝功能损害者、水电解质紊乱患者、服用特非那丁者禁用；某些心脏病（包括心律失常、心动过缓、QT间期延长、缺血性心脏病、充血性心力衰竭等）患者禁用 |
| 不良反应 | 主要有口腔异味，腹痛、腹泻、恶心、呕吐等胃肠道反应，头痛，AST及ALT短暂升高 |
| 特殊人群用药 | 肝、肾功能不全患者：肝功能不全者、中度至重度肾功能不全者慎用<br>儿童：6个月以下小儿中的疗效和安全性尚未确定<br>妊娠与哺乳期妇女：妊娠安全性分级为C级，孕妇禁用；可分泌入乳汁，哺乳期妇女使用应暂停哺乳 |
| 药典 | USP、Eur. P.、Chin. P.、Jpn. P. |
| 国家处方集 | CNF |
| 医保目录 | 【保（乙）】 |
| 基本药物目录 | 【基】 |
| 其他推荐依据 | |

# 第九节 酰 胺 醇 类

| ■ 药品名称 | 氯霉素 Chloramphenicol |
|---|---|
| 抗菌谱与适应证 | 1. 用于敏感菌所致伤寒、副伤寒<br>2. 用于沙门菌属感染的胃肠炎合并败血症<br>3. 用于耐氨苄西林的B型流感杆菌脑膜炎、青霉素过敏者的肺炎链球菌脑膜炎、脑膜炎球菌脑膜炎及敏感的革兰阴性杆菌脑膜炎<br>4. 用于需氧菌和厌氧菌混合感染的耳源性脑脓肿<br>5. 可与氨基糖苷类药联用治疗腹腔感染、盆腔感染以及敏感菌所致的其他严重感染，如败血症及肺部感染<br>6. 用于Q热、落基山斑疹热、地方性斑疹伤寒和立克次体病 |

续　表

| 制剂与规格 | 氯霉素片：0.25g<br>棕榈氯霉素片：0.05g<br>氯霉素胶囊：0.25g<br>棕榈氯霉素颗粒：0.1g<br>棕榈氯霉素混悬液：1ml：25mg<br>氯霉素注射液：①1ml：0.125g；②2ml·0.25g<br>注射用琥珀氯霉素：①0.125g；②0.25g；③0.5g<br>氯霉素甘油滴耳液：10ml：0.25g |
|---|---|
| 用法与用量 | 1. 成人：口服给药一日1.5~3.0g，分3~4次给药；静脉静滴一次0.5~1g，一日2次<br>2. 儿童：口服给药一日25~50mg/kg，分3~4次给药；新生儿必需用药时，一日不能超过25mg/kg，分4次给药；静脉静滴一日25~50mg/kg，分次给药 |
| 注意事项 | 1. 可能发生不可逆性骨髓抑制，应避免重复疗程使用<br>2. 体弱患者慎用 |
| 禁忌 | 对本品过敏者禁用；精神病患者禁用；孕妇和哺乳期妇女禁用 |
| 不良反应 | 血液系统反应如贫血、淤点、淤斑、鼻出血等；灰婴综合征；周围神经炎和视神经炎；过敏反应较少见；消化道反应如腹泻、恶心及呕吐等 |
| 特殊人群用药 | 肝、肾功能不全患者：肝、肾功能损害者慎用<br>儿童：新生儿（尤其早产儿）不宜应用本药，确有指征必须用药时应在监测血药浓度条件下使用<br>老年人：慎用<br>妊娠与哺乳期妇女：妊娠期尤其是妊娠末期或分娩期禁用，妊娠安全性分级为C级；禁用于哺乳期妇女，必须应用时应暂停哺乳 |
| 药典 | USP、Eur. P.、Chin. P.、Jpn. P. |
| 国家处方集 | CNF |
| 医保目录 | 【保（甲/乙）】 |
| 基本药物目录 | |
| 其他推荐依据 | |

# 第十节　林可霉素类

| ■ 药品名称 | 林可霉素　Lincomycin |
|---|---|
| 抗菌谱与适应证 | 1. 适用于治疗敏感葡萄球菌属、链球菌属、肺炎球菌及厌氧菌所致的呼吸道感染、腹腔感染、女性生殖道感染、盆腔感染、皮肤软组织感染等<br>2. 用于对青霉素过敏的或不适于用青霉素类药物的感染性疾病的治疗 |
| 制剂与规格 | 盐酸林可霉素片：①0.25g；②0.5g<br>盐酸林可霉素胶囊：①0.25g；②0.5g<br>盐酸林可霉素口服溶液：①10ml：0.5g；②100ml：5g<br>盐酸林可霉素注射液：①1ml：0.2g；②2ml：0.6g |

**续　表**

| 用法与用量 | 1. 成人：口服给药，一日 1.5~2g，分 3~4 次给药；肌内注射，一日 0.6~1.2g，分次注射；静脉滴注，严重感染时一次 0.6~1g，每 8~12 小时 1 次<br>2. 儿童：口服给药，一日 30~60mg/kg，分 3~4 次给药；肌内注射，一日 10~20mg/kg，分次注射；静脉滴注，剂量同肌内注射，分 2~3 次给药 |
| --- | --- |
| 注意事项 | 肠道疾病或有既往史者（特别如溃疡性结肠炎、局限性肠炎或抗生素相关性肠炎）、既往有哮喘或其他过敏史者慎用，白色念珠菌阴道炎和鹅口疮患者慎用。用药期间需密切注意抗生素相关性肠炎的可能 |
| 禁忌 | 对林可霉素和克林霉素有过敏史的患者禁用；新生儿、深部真菌感染者禁用 |
| 不良反应 | 消化系统反应如恶心、呕吐、腹痛、腹泻等症状，严重者有腹绞痛、腹部压痛、严重腹泻等；偶可发生白细胞减少、中性粒细胞减低等；过敏反应可见皮疹、瘙痒等；静脉给药可引起血栓性静脉炎，快速滴注可能发生低血压、心电图变化甚至心跳、呼吸停止 |
| 特殊人群用药 | 肝、肾功能不全患者：肝功能减退和肾功能严重减退者慎用<br>儿童：新生儿禁用<br>老年人：患有严重基础疾病的老年人用药时需密切观察<br>妊娠与哺乳期妇女：妊娠安全性分级为 C 级；哺乳期妇女用药时应暂停哺乳 |
| 药典 | USP、Eur. P.、Chin. P.、Jpn. P. |
| 国家处方集 | CNF |
| 医保目录 | 【保（甲/乙）】 |
| 基本药物目录 | |
| 其他推荐依据 | |

| ■ 药品名称 | 克林霉素　Clindamycin |
| --- | --- |
| 抗菌谱与适应证 | 用于革兰阳性菌和厌氧菌引起的感染：<br>1. 呼吸系统感染<br>2. 泌尿系统感染<br>3. 厌氧菌所致的妇产科感染如子宫内膜炎、非淋病奈瑟球菌性卵巢-输卵管脓肿、盆腔炎等<br>4. 皮肤软组织感染<br>5. 骨、关节感染，如骨髓炎（是金黄色葡萄球菌性骨髓炎的首选治疗药物）、化脓性关节炎<br>6. 腹腔内感染<br>7. 其他如心内膜炎、败血症、扁桃体炎和口腔感染等 |
| 制剂与规格 | 盐酸克林霉素胶囊：①75mg；②150mg<br>注射用盐酸克林霉素：0.5g<br>盐酸克林霉素注射液：①2ml：0.3g；②4ml：0.3g；③8ml：0.6g<br>注射用克林霉素磷酸酯：①0.3g；②0.6g；③1.2g<br>克林霉素磷酸酯注射液：①2ml：0.3g；②4ml：0.6g；③1ml：0.15g<br>盐酸克林霉素棕榈酸酯颗粒：①1g：37.5mg；②2g：75mg；③24g：0.9g<br>盐酸克林霉素棕榈酸酯分散片：75mg |
| 用法与用量 | 1. 成人：肌内注射或静脉滴注，一次量不宜超过 600mg；中度感染或革兰阳性需氧菌感染，一日 0.6~1.2g，分 2~4 次给药，每 12 或 8 或 6 小时 1 次；严重感染或厌氧菌感染，一日 1.2~2.4g，分 2~4 次给药，每 12 或 8 或 6 小时 1 次 |

| | 2. 轻中度肾功能损害的患者不需调整剂量，无尿及重度肾功能损害患者的剂量应减至正常剂量的一半<br>3. 中度以上肝功能损害患者应避免使用本药，如确有指征使用时应减量<br>4. 儿童：用于 4 周及 4 周以上患儿。静脉滴注，一日 15~25mg/kg，分 3~4 次给药，每 8 或 6 小时 1 次；重度感染，一日 25~40mg/kg，分 3~4 次给药，每 8 或 6 小时 1 次 |
|---|---|
| 注意事项 | 有胃肠疾病或病史者，特别是溃疡性结肠炎、克罗恩病或假膜性肠炎患者，有哮喘或其他过敏史者慎用 |
| 禁忌 | 本品与林可霉素、克林霉素有交叉耐药性，对克林霉素或林可霉素有过敏史者禁用 |
| 不良反应 | 消化系统反应如恶心、呕吐、腹痛、腹泻等症状，严重者有腹绞痛、腹部压痛、严重腹泻等；偶可发生白细胞减少、中性粒细胞减低等；过敏反应可见皮疹、瘙痒等；肝肾功能异常；静脉滴注可能引起静脉炎，肌内注射局部可能出现疼痛、硬结和无菌性脓肿；其他如耳鸣、眩晕、念珠菌感染等 |
| 特殊人群用药 | 肝、肾功能不全患者：肝功能不全者、严重肾功能障碍者慎用<br>儿童：新生儿禁用，4 岁以内儿童慎用，16 岁以内儿童应用时应注意重要器官功能监测<br>老年人：用药时需密切观察<br>妊娠与哺乳期妇女：孕妇用药须充分权衡利弊，妊娠安全性分级为 B 级；哺乳妇女慎用，用药时宜暂停哺乳 |
| 药典 | USP、Eur. P.、Chin. P.、Jpn. P. |
| 国家处方集 | CNF |
| 医保目录 | 【保（甲/乙）】 |
| 基本药物目录 | 【基】 |
| 其他推荐依据 | |

# 第十一节　多肽类抗生素

| ■ 药品名称 | 万古霉素　Vancomycin |
|---|---|
| 抗菌谱与适应证 | 1. 用于耐甲氧西林金黄色葡萄球菌、肠球菌所致严重感染（如心内膜炎、脑膜炎、骨髓炎、肺炎、败血症或软组织感染等）；亦用于对 β-内酰胺类抗生素过敏者的上述严重感染<br>2. 用于血液透析患者发生葡萄球菌属所致的动静脉分流感染<br>3. 口服适用于对甲硝唑无效的难辨梭状芽胞杆菌相关性肠炎或葡萄球菌性肠炎 |
| 制剂与规格 | 注射用盐酸万古霉素：①500mg（50 万 U）；②1000mg（100 万 U）<br>盐酸万古霉素胶囊：①125mg（12.5 万 U）；②250mg（25 万 U） |
| 用法与用量 | 1. 成人：口服给药，难辨梭状芽胞杆菌引起的假膜性结肠炎，经甲硝唑治疗无效者一次 125~500mg，每 6 小时 1 次，治疗 5~10 日，每日剂量不宜超过 4g；静脉滴注，通常用盐酸万古霉素每天 2g（效价），可分为每 6 小时 500mg 或每 12 小时 1g，每次静滴在 60 分钟以上，可根据年龄、体重、症状适量增减。老年人每 12 小时 500mg 或每 24 小时 1g，每次静滴在 60 分钟以上 |

续　表

| | |
|---|---|
| | 2. 儿童：口服给药，肠道感染一次 10mg/kg，每 6 小时 1 次，治疗 5~10 日。静脉滴注，一次 10mg/kg，每 6 小时 1 次；或一次 20mg/kg，每 12 小时 1 次 |
| 注意事项 | 1. 听力减退或有耳聋病史者慎用<br>2. 不宜肌内注射，静脉滴注时尽量避免药液外漏，且应经常更换注射部位，滴速不宜过快<br>3. 在治疗过程中应监测血药浓度<br>4. 治疗葡萄球菌性心内膜炎，疗程应不少于 4 周 |
| 禁忌 | 对万古霉素过敏者，严重肝、肾功能不全者，孕妇及哺乳期妇女禁用 |
| 不良反应 | 休克、过敏样症状、急性肾功能不全等 |
| 特殊人群用药 | 肝、肾功能不全患者：严重肝、肾功能不全者禁用<br>儿童：儿童（尤其是低体重出生儿、新生儿）应监测血药浓度，慎重给药<br>老年人：老年患者确有指征使用时必须调整剂量或调整用药间隔<br>妊娠与哺乳期妇女：应充分权衡利弊 |
| 药典 | USP、Eur. P.、Jpn. P. |
| 国家处方集 | CNF |
| 医保目录 | 【保（乙）】 |
| 基本药物目录 | |
| 其他推荐依据 | |
| ■ 药品名称 | 去甲万古霉素　Norvancomycin |
| 抗菌谱与适应证 | 1. 可用于对青霉素过敏的肠球菌、棒状杆菌属心内膜炎患者的治疗<br>2. 可用于对青霉素类或头孢菌素类药过敏，或经上述抗生素治疗无效的严重葡萄球菌所致心内膜炎、骨髓炎、肺炎、败血症或软组织感染患者的治疗<br>3. 可用于治疗血液透析患者发生葡萄球菌属所致动静脉分流感染 |
| 制剂与规格 | 注射用盐酸去甲万古霉素：①400mg（40 万 U）；②800mg（80 万 U） |
| 用法与用量 | 1. 成人：静脉滴注一日 800~1600mg，分 2~3 次给药<br>2. 肾功能减退者需减少维持剂量。可延长给药间期，每次剂量不变，或减少每次剂量，给药间期不变；<br>3. 儿童：静脉滴注一日 16~24mg/kg，一次或分次给药 |
| 注意事项 | 1. 听力减退或有耳聋病史者慎用<br>2. 不可肌内注射或静脉注射<br>3. 治疗期间应定期检查听力、尿液中蛋白、管型、细胞数及测定尿相对密度等 |
| 禁忌 | 对万古霉素类抗生素过敏者禁用 |
| 不良反应 | 可出现皮疹、恶心、静脉炎等；可引致耳鸣、听力减退，肾功能损害等 |
| 特殊人群用药 | 肝、肾功能不全患者：肾功能不全患者慎用，如有应用指征时需在治疗药物浓度监测下，根据肾功能减退程度减量应用<br>儿童：新生儿、婴幼儿用药必须充分权衡利弊<br>老年人：用于老年患者有引起耳毒性与肾毒性的危险（听力减退或丧失）。老年患者即使肾功能测定在正常范围内，使用时应采用较小治疗剂量 |

| | 妊娠与哺乳期妇女：妊娠期患者避免应用；哺乳期妇女慎用 |
|---|---|
| 药典 | Chin. P. |
| 国家处方集 | CNF |
| 医保目录 | 【保（乙）】 |
| 基本药物目录 | |
| 其他推荐依据 | |
| ■ 药品名称 | 替考拉宁　Teicoplanin |
| 抗菌谱与适应证 | 1. 用于治疗严重的革兰阳性菌感染，尤其是不能用青霉素类及头孢菌素类抗生素治疗或用上述抗生素治疗失败的严重葡萄球菌感染，或对其他抗生素耐药的葡萄球菌感染。皮肤和软组织感染、泌尿道感染、呼吸道感染、骨和关节感染、败血症、心内膜炎及持续不卧床腹膜透析相关性腹膜炎<br>2. 作为万古霉素和甲硝唑的替代药 |
| 制剂与规格 | 注射用替考拉宁：200mg |
| 用法与用量 | 1. 成人肌内、静脉滴注或静脉注射：中度感染，负荷量为第1日单次给药400mg；维持量为一次200mg，一日1次；严重感染，负荷量为一次400mg，每12小时1次，共给药3次；维持量为一次400mg，一日1次；严重烧伤感染或金黄色葡萄球菌心内膜炎，维持量可能需达一日12mg/kg<br>2. 儿童肌内、静脉滴注或静脉注射：中度感染，推荐前3次剂量为10mg/kg，每12小时1次，随后剂量为6mg/kg，一日1次；严重感染和中性粒细胞减少的患儿（2个月以上），推荐前3次剂量为10mg/kg，每12小时1次，随后维持量为一次10mg/kg，一日1次；严重感染和中性粒细胞减少的新生儿，第1日的推荐剂量为16mg/kg，只用1剂；以后维持剂量为一次8mg/kg，一日1次 |
| 注意事项 | 治疗期间定期做血液及肝、肾功能的检查 |
| 禁忌 | 对本药过敏者，对万古霉素、去甲万古霉素等糖肽类抗生素过敏者禁用 |
| 不良反应 | 局部反应可见注射部位疼痛、血栓性静脉炎；过敏反应可见皮疹、瘙痒、支气管痉挛、药物热等；胃肠道反应可见恶心、呕吐、腹泻等；神经系统反应可见头痛、嗜睡等 |
| 特殊人群用药 | 肝、肾功能不全患者：肾功能不全患者慎用<br>儿童：可用于2个月以上儿童的革兰阳性菌感染<br>老年人：除非有肾损害，否则老年患者无需调整剂量<br>妊娠与哺乳期妇女：本药一般不应用于妊娠期或可能妊娠的妇女，除非权衡利弊后必须使用；建议哺乳期妇女用药时暂停哺乳 |
| 药典 | Jpn. P. |
| 国家处方集 | CNF |
| 医保目录 | 【保（乙）】 |
| 基本药物目录 | |
| 其他推荐依据 | |

续 表

| ■ 药品名称 | 黏菌素　Colistin |
| --- | --- |
| 抗菌谱与适应证 | 用于肠道手术前准备，用于大肠埃希菌性肠炎和对其他药物耐药的菌痢 |
| 制剂与规格 | 硫酸黏菌素片：①50万 U；②100万 U；③300万 U<br>硫酸黏菌素颗粒：1g∶100万 U<br>注射用黏菌素：50mg |
| 用法与用量 | 1. 成人：口服一日（100～150）万 U，分2～3次服用；肌内注射或静脉滴注，一日（100～150）万 U<br>2. 儿童：口服一日（2～3）万 U/kg，分2～3次服用。肌内注射或静脉滴注一日（2～3）万 U/kg |
| 注意事项 | 不宜与其他肾毒性药物合用 |
| 禁忌 | 对黏菌素过敏者禁用 |
| 不良反应 | 食欲减退、恶心和呕吐等胃肠道反应和皮疹、瘙痒等过敏反应 |
| 特殊人群用药 | 肝、肾功能不全患者：肾功能不全患者慎用<br>妊娠与哺乳期妇女：孕妇用药应权衡利弊，妊娠安全性分级为 B 级 |
| 药典 | USP、Eur. P.、Chin. P.、Jpn. P. |
| 国家处方集 | CNF |
| 医保目录 | |
| 基本药物目录 | |
| 其他推荐依据 | |

# 第十二节　其他抗菌药

| ■ 药品名称 | 呋喃妥因　Nitrofurantoin |
| --- | --- |
| 抗菌谱与适应证 | 1. 用于治疗敏感菌如大肠埃希菌、肠球菌属以及克雷伯菌属、肠杆菌属所致的急性单纯性下尿路感染<br>2. 也可用于尿路感染的预防 |
| 制剂与规格 | 呋喃妥因片：50mg<br>呋喃妥因肠溶胶囊：50mg<br>呋喃妥因栓：①50mg；②100mg |
| 用法与用量 | 口服给药。①成人：尿路感染，一次50～100mg，一日3～4次；单纯性下尿路感染用低剂量，疗程不低于1周，或用至尿培养阴性后至少3日，不宜超过14日；预防尿路感染，对尿路感染反复发作者，可一日50～100mg作预防应用，临睡前服用。②儿童：尿路感染，1个月以上儿童，一日5～7mg/kg，分4次服；疗程不低于1周，或用至尿培养阴性后至少3日；预防尿路感染，一日1mg/kg，临睡前服用 |

| 注意事项 | 1. 宜与食物同服，以减少对胃肠道的刺激<br>2. 疗程至少 7 日，或继续用药至尿液中细菌清除 3 日以上<br>3. 葡萄糖-6-磷酸脱氢酶缺乏症患者、周围神经病变者、肺部疾病患者慎用 |
|---|---|
| 禁忌 | 新生儿、孕妇、哺乳期妇女、肾功能减退及对硝基呋喃类药过敏者禁用 |
| 不良反应 | 常见恶心、呕吐、食欲减退和腹泻；少见药物热、皮疹、粒细胞减少等变态反应；偶见头痛、头晕、嗜睡、肌痛等 |
| 特殊人群用药 | 肝、肾功能不全患者：肾功能减退者禁用<br>儿童：新生儿禁用<br>老年人：慎用，必须使用时宜根据肾功能调整给药剂量。老年患者的前列腺感染不宜使用本药<br>妊娠与哺乳期妇女：孕妇不宜应用，妊娠晚期妇女禁用，妊娠安全性分级为 B 级；哺乳期妇女用药期间应暂停哺乳 |
| 药典 | Eur. P.、Chin. P. |
| 国家处方集 | CNF |
| 医保目录 | 【保（甲）】 |
| 基本药物目录 | 【基】 |
| 其他推荐依据 | |
| ■ 药品名称 | 呋喃唑酮　Furazolidone |
| 抗菌谱与适应证 | 主要用于治疗细菌性痢疾、肠炎、霍乱。也可用于治疗伤寒、副伤寒、梨形鞭毛虫病和阴道滴虫病。还可与制酸剂等药物合用于治疗幽门螺杆菌所致的胃窦炎 |
| 制剂与规格 | 呋喃唑酮片：①10mg；②30mg；③100mg |
| 用法与用量 | 口服给药：肠道感染疗程为 5~7 日，梨形鞭毛虫病疗程为 7~10 日。成人：一次 100mg，一日 3~4 次；儿童一日 5~10mg/kg，分 4 次服用 |
| 注意事项 | 1. 不宜用于溃疡病或支气管哮喘患者<br>2. 用药期间和停药后 5 日内禁止饮酒<br>3. 葡萄糖-6-磷酸脱氢酶缺乏症患者、溃疡病患者、支气管哮喘患者慎用 |
| 禁忌 | 对本药或其他硝基呋喃类药过敏者、新生儿、哺乳妇女禁用 |
| 不良反应 | 主要有恶心、呕吐、腹泻、头痛、头晕、药物热、皮疹、肛门瘙痒、哮喘、直立性低血压、低血糖、肺浸润等，偶可出现溶血性贫血、黄疸及多发性神经炎 |
| 特殊人群用药 | 肝、肾功能不全患者：肾功能不全者慎用<br>儿童：新生儿禁用<br>妊娠与哺乳期妇女：妊娠安全性分级为 C 级；哺乳期妇女禁用 |
| 药典 | USP、BP、Fr. P. |
| 国家处方集 | CNF |
| 医保目录 | 【保（甲）】 |
| 基本药物目录 | |

**续　表**

| 其他推荐依据 | |
|---|---|
| ■ 药品名称 | 甲硝唑　Metronidazole |
| 抗菌谱与适应证 | 1. 用于治疗阴道滴虫病<br>2. 可用于治疗肠道及组织内阿米巴病<br>3. 可用于治疗小袋虫病和皮肤利什曼病、麦地那龙线虫感染、贾第虫病等<br>4. 适用于治疗各种厌氧菌感染 |
| 制剂与规格 | 甲硝唑注射液：①20ml：100mg；②100ml：200mg；③100ml：500mg；④250ml：500mg；⑤250ml：1250mg<br>甲硝唑葡萄糖注射液：250ml（甲硝唑0.5g、葡萄糖12.5g）<br>甲硝唑片：0.2g<br>甲硝唑胶囊：0.2g<br>甲硝唑阴道泡腾片：0.5g<br>甲硝唑栓：①0.5g；②1g<br>甲硝唑口含片：①2.5mg；②3mg |
| 用法与用量 | 1. 成人口服给药：滴虫病，一次0.2g，一日4次，疗程7日，可同时使用栓剂。厌氧菌感染，一次0.5g，一日3次，疗程不低于7日。一日最大剂量不宜超过4g<br>2. 成人静脉滴注：厌氧菌感染，首次剂量为15mg/kg，继以7.5mg/kg维持，一次最大剂量不超过1g，每6~8小时1次，疗程不低于7日<br>3. 成人阴道栓剂：用于滴虫病，每晚0.5g置入阴道内，连用7~10日<br>4. 儿童口服给药：滴虫病，一日15~25mg/kg，分3次给药，服用7~10日。厌氧菌感染，一日20~50mg/kg<br>5. 儿童静脉滴注剂量同成人 |
| 注意事项 | 1. 出现运动失调或其他中枢神经系统症状时应停药<br>2. 用药期间应戒酒，饮酒后出现腹痛、呕吐、头痛等症状 |
| 禁忌 | 对本药或其他硝基咪唑类药物过敏或有过敏史者、活动性中枢神经系统疾病者、血液病者、孕妇及哺乳期妇女禁用 |
| 不良反应 | 1. 消化系统：恶心、呕吐、食欲缺乏、腹部绞痛，一般不影响治疗<br>2. 神经系统：头痛、眩晕，偶有感觉异常、肢体麻木、共济失调、多发性神经炎等，大剂量可致抽搐<br>3. 少数病例发生荨麻疹、潮红、瘙痒、膀胱炎、排尿困难、口中金属味及白细胞减少等，均属可逆性，停药后自行恢复 |
| 特殊人群用药 | 肝、肾功能不全患者：肝功能不全患者慎用<br>老年人：应注意监测血药浓度并调整剂量<br>妊娠与哺乳期妇女：禁用，妊娠安全性分级为B级 |
| 药典 | USP、Eur. P.、Chin. P. |
| 国家处方集 | CNF |
| 医保目录 | 【保（甲/乙）】 |
| 基本药物目录 | 【基】 |
| 其他推荐依据 | |

续　表

| ■ 药品名称 | 替硝唑　Tinidazole |
|---|---|
| 抗菌谱与适应证 | 1. 用于治疗多种厌氧菌感染，如败血症、骨髓炎、腹腔感染、盆腔感染、鼻窦炎、支气管感染、肺炎、皮肤蜂窝织炎、口腔感染及术后伤口感染<br>2. 用于结肠或直肠手术、妇产科手术及口腔手术的术前预防用药<br>3. 也可用于肠道及肠道外阿米巴病、阴道滴虫病、贾第虫病的治疗<br>4. 还可作为甲硝唑的替代药，用于治疗幽门螺杆菌所致的胃窦炎及消化性溃疡 |
| 制剂与规格 | 替硝唑片：0.5g<br>替硝唑注射液：①100ml：0.4g；②200ml：0.8g<br>替硝唑葡萄糖注射液：①100ml：0.2g；②100ml：0.4g；③200ml：0.4g<br>替硝唑栓：0.2g |
| 用法与用量 | 成人：口服给药：厌氧菌感染，常用量为一次1g，一日1次，首剂加倍，疗程多为5~6日，口腔感染时疗程3日；外科预防用药，一次2g，术前12小时单次服用。阴道滴虫病、贾第虫病，一次2g，单次服用。必要时3~5日可重复1次。滴虫感染时也可一次1g，一日1次，首剂加倍，连服3日。静脉滴注：厌氧菌感染，一次0.8g，一日1次。疗程为5~6日。外科预防用药，总量为1.6g，分1~2次给药，第一次于术前2小时，第二次于术中或术后12~24小时内给药。阴道给药：一次0.2g，一日2次 |
| 注意事项 | 1. 如疗程中发生中枢神经系统不良反应，应及时停药<br>2. 用药期间不应饮用含乙醇的饮料，因可引起体内乙醇蓄积，干扰乙醇的氧化过程，导致双硫仑样反应，患者可出现腹部痉挛、恶心、呕吐、头痛、面部潮红等<br>3. 念珠菌感染者应用本品，其症状会加重，需同时抗真菌治疗<br>4. 治疗阴道滴虫病时，需同时治疗其性伴侣 |
| 禁忌 | 1. 对替硝唑或吡咯类药物过敏患者<br>2. 有活动性中枢神经疾病和血液病者 |
| 不良反应 | 1. 不良反应少见而轻微，主要为恶心、呕吐、上腹痛、食欲下降及口腔金属味，可有头痛、眩晕、皮肤瘙痒、皮疹、便秘及全身不适<br>2. 高剂量时也可引起癫痫发作和周围神经病变 |
| 特殊人群用药 | 肝、肾功能不全患者：肝功能不全者慎用<br>儿童：12岁以下禁用<br>老年人：用药时应注意监测血药浓度并调整剂量<br>妊娠与哺乳期妇女：妊娠早期禁用本药，妊娠中、晚期应充分权衡利弊后谨慎使用。FDA妊娠安全性分级为C级。哺乳妇女暂停哺乳，治疗结束3日后方可重新哺乳 |
| 药典 | USP、Eur. P. 、Chin. P. |
| 国家处方集 | CNF |
| 医保目录 | 【保（甲/乙）】 |
| 基本药物目录 | 【基】 |
| 其他推荐依据 |  |
| ■ 药品名称 | 奥硝唑　Ornidazole |
| 抗菌谱与适应证 | 1. 用于由厌氧菌感染引起的多种疾病 |

续　表

| | |
|---|---|
| | 2. 用于男女泌尿生殖道毛滴虫、贾第鞭毛虫感染引起的疾病（如阴道滴虫病）<br>3. 用于肠、肝阿米巴病（如阿米巴痢疾、阿米巴肝脓肿）<br>4. 用于手术前预防感染和手术后厌氧菌感染的治疗<br>5. 阴道栓用于细菌性阴道病、滴虫性阴道炎 |
| 制剂与规格 | 奥硝唑注射液：5ml：500mg<br>注射用奥硝唑：250mg<br>奥硝唑氯化钠注射液：100ml（奥硝唑 250mg、氯化钠 825mg）<br>奥硝唑葡萄糖注射液：100ml（奥硝唑 500mg、葡萄糖 5g） |
| 用法与用量 | 成人：静脉滴注：①厌氧菌感染：手术前后预防感染，术前 1~2 小时滴注 1000mg，术后 12 小时滴注 500mg，术后 24 小时滴注 500mg。治疗厌氧菌引起的感染，初始剂量为 500~1000mg。然后每 12 小时滴注 500mg，连用 3~6 日。②治疗严重阿米巴病：初始剂量为 500~1000mg，以后每 12 小时滴注 500mg，连用 3~6 日。阴道给药：一次 500mg，每晚 1 次，连续5~7日。儿童：静脉滴注，一日 20~30mg/kg，每 12 小时滴注 1 次，时间为 30 分钟 |
| 注意事项 | 中枢神经系统疾病患者、肝脏疾病患者、多毛性硬化症患者、酗酒者慎用 |
| 禁忌 | 对本药或其他硝基咪唑类药物过敏者、各种器官硬化症、造血功能低下、慢性酒精中毒患者、有脑和脊髓病变的患者禁用 |
| 不良反应 | 1. 消化系统：胃部不适、胃痛、口腔异味<br>2. 神经系统：头痛及困倦、眩晕、颤抖、运动失调、周围神经病、癫痫发作、痉挛等<br>3. 过敏反应：皮疹、瘙痒等<br>4. 局部反应：刺感、疼痛等 |
| 特殊人群用药 | 儿童：慎用，建议 3 岁以下儿童不用<br>妊娠与哺乳期妇女：建议孕妇（特别是妊娠早期）、哺乳期妇女慎用本药 |
| 药典 | USP、Eur. P.、Chin. P. |
| 国家处方集 | CNF |
| 医保目录 | 【保（乙）】 |
| 基本药物目录 | |
| 其他推荐依据 | |
| ■ 药品名称 | 磷霉素　Fosfomycin |
| 抗菌谱与适应证 | 1. 口服制剂适用于治疗敏感菌所致的单纯性下尿路感染、肠道感染（包括细菌性痢疾）、呼吸道感染、皮肤软组织感染、眼科感染及妇科感染等<br>2. 注射制剂适用于治疗敏感菌所致的呼吸道感染、尿路感染、皮肤软组织感染等。也可与其他抗菌药联合用于治疗敏感菌所致的严重感染（如败血症、腹膜炎、骨髓炎等） |
| 制剂与规格 | 磷霉素钙片：①0.1g；②0.2g；③0.5g<br>磷霉素钙胶囊：0.1g<br>磷霉素钙颗粒：0.5g<br>注射用磷霉素钠：①1.0g；②2.0g；③4.0g |

| 用法与用量 | 成人：口服给药，治疗尿路感染等轻症感染，一日 2~4g，分 3~4 次服用。静脉给药，治疗中度或重度系统感染，一日 4~12g，严重感染可增至 16g，分 2~3 次静脉滴注或缓慢静脉推注。肌内注射，一日 2~8g，分 3~4 次肌内注射。儿童：口服给药，一日 0.05~0.1g/kg，分 3~4 次服用。静脉滴注，一日 0.1~0.3g/kg，分 2~3 次静脉滴注。肌内注射，一日 0.05~0.2g/kg，分 3~4 次肌内注射 |
|---|---|
| 注意事项 | 1. 静脉滴注速度宜缓慢，静脉滴注时间 1~2 小时<br>2. 应用较大剂量时应监测肝功能 |
| 禁忌 | 对磷霉素过敏者、妊娠及哺乳期妇女、5 岁以下儿童 |
| 不良反应 | 主要有恶心、食欲减退、腹部不适、稀便或轻度腹泻；偶见皮疹，嗜酸性粒细胞增多，红细胞、血小板、白细胞降低，头晕、头痛等反应；注射部位静脉炎等 |
| 特殊人群用药 | 肝、肾功能不全者：肝、肾功能减退者慎用<br>儿童：5 岁以上儿童应减量及慎用<br>老年人：应酌减剂量并慎用<br>妊娠与哺乳期妇女：建可透过胎盘屏障，迅速进入胎儿循环，但对胎儿的影响尚无足够和严密的对照观察，妊娠安全性分级为 B 级；哺乳期妇女应避免使用，必须用药时应暂停哺乳 |
| 药典 | Eur. P.、Chin. P.、Jpn. P. |
| 国家处方集 | CNF |
| 医保目录 | 【保（甲/乙）】 |
| 基本药物目录 | 【基】 |
| 其他推荐依据 | |
| ■ 药品名称 | 夫西地酸 Fusidic Acid |
| 抗菌谱与适应证 | 1. 用于敏感菌所致的骨髓炎或皮肤、软组织感染<br>2. 用于其他抗生素治疗失败的深部感染，如败血症、肺炎、心内膜炎等 |
| 制剂与规格 | 夫西地酸片：250mg<br>注射用夫西地酸：①0.125g；②0.5g<br>夫西地酸混悬液：5ml：250mg<br>夫西地酸乳膏：15g：0.3g |
| 用法与用量 | 成人：口服给药，一次 500mg，一日 3 次；重症加倍。对 1 岁以下患儿：一日 50mg/kg，分 3 次给药。对 1~5 岁患儿：一次 250mg，一日 3 次。对 5~12 岁患儿：用法与用量同成人。局部给药，一日 2~3 次，涂于患处，疗程为 7 天。治疗疖疮时可根据病情需要延长疗程。静脉注射：成人一次 500mg，一日 3 次；儿童及婴儿一日按体重 20mg/kg，分 3 次给药 |
| 注意事项 | 1. 早产儿、黄疸、酸中毒及严重病弱的新生儿使用时需留意有无胆红素脑病症状<br>2. 静脉注射时不能与卡那霉素、庆大霉素、万古霉素、头孢噻啶或阿莫西林混合；亦不可与全血、氨基酸溶液或含钙溶液混合 |
| 禁忌 | 对夫西地酸过敏者禁用；妊娠初始 3 个月内禁用 |
| 不良反应 | 静脉滴注可能导致血栓性静脉炎和静脉痉挛等 |

**续　表**

| 特殊人群用药 | 肝、肾功能不全者：肝功能不全者慎用<br>儿童：早产儿、严重病弱的新生儿使用时需留意有无胆红素脑病症状<br>妊娠与哺乳期妇女：在动物实验中有致胎仔畸形的报道，但目前尚无临床对照研究；可经皮肤吸收，哺乳期妇女禁止局部用于乳房部位的皮肤感染 |
| --- | --- |
| 药典 | Eur. P. |
| 国家处方集 | CNF |
| 医保目录 | 【保（乙）】 |
| 基本药物目录 | |
| 其他推荐依据 | |
| ■ 药品名称 | 利奈唑胺　Linezolid |
| 抗菌谱与适应证 | 1. 用于由肺炎链球菌（包括多重耐药株）或金黄色葡萄球菌（甲氧西林敏感株）引起的社区获得性肺炎<br>2. 用于由肺炎链球菌（包括多重耐药株）或金黄色葡萄球菌（甲氧西林敏感和耐药株）引起的医院内获得性肺炎<br>3. 用于由金黄色葡萄球菌、化脓性链球菌或无乳链球菌引起的复杂性皮肤和皮肤组织感染<br>4. 用于由金黄色葡萄球菌或化脓性链球菌引起的非复杂性皮肤和皮肤组织感染<br>5. 用于耐万古霉素的粪肠球菌感染 |
| 制剂与规格 | 利奈唑胺注射液：①100ml∶200mg；②300ml∶600mg<br>利奈唑胺片：①200mg；②600mg<br>利奈唑胺口服混悬液：5ml∶100mg |
| 用法与用量 | 口服或静脉滴注。①复杂性皮肤或皮肤软组织感染、社区获得性肺炎，包括伴发的菌血症、院内获得性肺炎、甲氧西林耐药金葡菌感染：成人和青少年（12岁及以上）每12小时，600mg。儿童患者（出生至11岁）每8小时，10mg/kg。②万古霉素耐药的屎肠球菌感染，包括伴发的菌血症，成人和青少年（12岁及以上）每8小时，10mg/kg。儿童患者（出生至11岁）每8小时，10mg/kg。③非复杂性皮肤和皮肤软组织感染，成人每12小时口服400mg，青少年每12小时口服600mg；<5岁，每8小时，10mg/kg口服；5~11岁，每12小时，10mg/kg口服 |
| 注意事项 | 有骨髓抑制病史者、苯丙酮尿症患者、类癌综合征患者、未控制的高血压患者、嗜铬细胞瘤患者、未治疗的甲状腺功能亢进患者慎用 |
| 禁忌 | 对本药过敏者禁用 |
| 不良反应 | 常见失眠、头晕、头痛、腹泻、恶心、呕吐、便秘、皮疹、瘙痒、发热、口腔念珠菌病、阴道念珠菌病、真菌感染等 |
| 特殊人群用药 | 肝、肾功能不全者：肾功能不全者慎用<br>儿童：不推荐本品经验性用于儿童患者的中枢神经系统感染<br>妊娠与哺乳期妇女：孕妇慎用，妊娠安全性分级为C级；哺乳期妇女慎用 |
| 药典 | |
| 国家处方集 | CNF |
| 医保目录 | 【保（乙）】 |

续　表

| 基本药物目录 | |
|---|---|
| 其他推荐依据 | |
| ■ 药品名称 | 小檗碱　Berberine |
| 抗菌谱与适应证 | 主要用于治疗敏感病原菌所致的胃肠炎、细菌性痢疾等胃肠道感染 |
| 制剂与规格 | 盐酸小檗碱片：①50mg；②100mg |
| 用法与用量 | 成人：口服，胃肠道感染，一次0.1~0.3g，一日3次 |
| 注意事项 | 本品静脉注射后可发生严重溶血性贫血和循环障碍，严格禁止静脉给药 |
| 禁忌 | 对本药过敏者禁用；溶血性贫血患者禁用；对葡萄糖-6-磷酸脱氢酶缺乏儿童禁用 |
| 不良反应 | 口服给药时有令人不快的鱼腥味，也偶见皮疹等过敏反应症状，但停药后可自行消退；静脉给药时有出现呼吸困难、过敏性休克的报道 |
| 特殊人群用药 | 妊娠与哺乳期妇女：慎用 |
| 药典 | Chin. P.、Jpn. P. |
| 国家处方集 | CNF |
| 医保目录 | 【保（甲）】 |
| 基本药物目录 | 【基】 |
| 其他推荐依据 | |
| ■ 药品名称 | 利福昔明　Rifaximin |
| 抗菌谱与适应证 | 治疗由敏感菌所致的肠道感染，包括急慢性肠道感染、腹泻综合征、夏季腹泻、旅行者腹泻和小肠结肠炎等 |
| 制剂与规格 | 利福昔明胶囊：100mg |
| 用法与用量 | 口服给药。①成人：一次200mg，一日3~4次；②儿童：6~12岁，一次100~200mg，一日4次；12岁以上儿童，剂量同成人。一般连续用药不宜超过7日 |
| 注意事项 | 长期大剂量用药或肠黏膜受损时，会有极少量（<1%）被吸收，导致尿液呈粉红色 |
| 禁忌 | 对本药或其他利福霉素类药过敏者、肠梗阻者、严重的肠道溃疡性病变者禁用 |
| 不良反应 | 常见恶心、呕吐、腹胀、腹痛；少见荨麻疹、足部水肿等 |
| 特殊人群用药 | 儿童：连续服用本药不能超过7日；6岁以下儿童不要服用本药<br>妊娠与哺乳期妇女：妊娠期妇女需权衡利弊后用药；哺乳期妇女可在有适当医疗监测的情况下服用本药 |
| 药典 | USP、Eur. P.、Chin. P.、Jpn. P. |
| 国家处方集 | CNF |
| 医保目录 | 【保（乙）】 |
| 基本药物目录 | |

**续　表**

| | |
|---|---|
| 其他推荐依据 | |

# 第十三节　磺胺类与甲氧苄啶

| | |
|---|---|
| ■ 药品名称 | 磺胺甲噁唑　Sulfamethoxazole |
| 抗菌谱与适应证 | 1. 治疗敏感菌所致的急性单纯性尿路感染<br>2. 与甲氧苄啶联用，治疗对其敏感的流感杆菌、肺炎链球菌和其他链球菌所致的中耳炎<br>3. 与乙胺嘧啶联用，治疗鼠弓形虫引起的弓形虫病<br>4. 治疗星形奴卡菌病<br>5. 作为治疗沙眼衣原体所致宫颈炎、尿道炎、新生儿包含体结膜炎的次选药物<br>6. 作为治疗杜克雷嗜血杆菌所致软下疳的可选药物<br>7. 预防敏感脑膜炎球菌所致的流行性脑脊髓膜炎<br>8. 作为对氯喹耐药的恶性疟疾治疗的辅助用药 |
| 制剂与规格 | 磺胺甲噁唑片：0.5g<br>复方磺胺甲噁唑片：磺胺甲噁唑 0.4g 和甲氧苄啶 80mg |
| 用法与用量 | 口服给药<br>1. 成人：一般感染，首次剂量为 2g，以后一日 2g，分 2 次服用。治疗尿路感染时疗程至少为 7~10 日<br>2. 肾功能不全患者用量应调整为常用量的 1/2<br>3. 儿童：2 个月以上患儿的一般感染，首次剂量为 50~60mg/kg（总量不超过 2g），以后一日 50~60mg/kg，分 2 次服用 |
| 注意事项 | 1. 葡萄糖-6-磷酸脱氢酶缺乏者、血卟啉病患者、艾滋病患者、休克患者慎用<br>2. 治疗中须注意检查：全血象，尿液，肝、肾功能 |
| 禁忌 | 对磺胺类药过敏者、巨幼红细胞性贫血患者、孕妇、哺乳期妇女、小于 2 个月的婴儿和重度肝肾功能损害者禁用 |
| 不良反应 | 过敏反应较为常见，可表现为药疹、剥脱性皮炎等；中性粒细胞减少或缺乏症、血小板减少症及再生障碍性贫血等 |
| 特殊人群用药 | 肝、肾功能不全患者：肝、肾功能损害者慎用<br>儿童：2 个月以下婴儿禁用<br>老年人：慎用<br>妊娠与哺乳期妇女：妊娠安全性分级为 C 级，孕妇、哺乳妇女禁用 |
| 药典 | USP、Eur. P.、Chin. P.、Jpn. P. |
| 国家处方集 | CNF |
| 医保目录 | 【保（甲）】 |
| 基本药物目录 | 【基】 |
| 其他推荐依据 | |

续　表

| ■ 药品名称 | 磺胺嘧啶　Sulfadiazine |
|---|---|
| 抗菌谱与适应证 | 1. 用于预防、治疗敏感脑膜炎球菌所致的流行性脑膜炎<br>2. 用于治疗敏感菌所致的急性支气管炎、轻症肺炎、中耳炎及皮肤软组织等感染<br>3. 用于治疗星形诺卡菌病<br>4. 作为治疗沙眼衣原体所致宫颈炎和尿道炎的次选药物<br>5. 作为治疗由沙眼衣原体所致的新生儿包含体结膜炎的次选药物<br>6. 可作为对氯喹耐药的恶性疟疾治疗的辅助用药<br>7. 与乙胺嘧啶联合用药治疗鼠弓形虫引起的弓形虫病 |
| 制剂与规格 | 磺胺嘧啶片：0.5g<br>注射用磺胺嘧啶钠：①0.4g；②1g<br>磺胺嘧啶混悬液：10%（g/ml） |
| 用法与用量 | 成人：①口服给药：一般感染，首剂量为2g，以后一次1g，一日2次。治疗流行性脑膜炎，首次量为2g，维持量一次1g，一日4次。②静脉给药：一般感染，一次1~1.5g，一日3次。治疗流行性脑膜炎，首剂量为50mg/kg，维持量一日100mg/kg，分3~4次静脉滴注或缓慢静脉注射。儿童：①口服给药：2个月以上婴儿及儿童的一般感染，首次剂量为50~60mg/kg（总量不超过2g），以后一次25~30mg/kg，一日2次。②静脉给药：一般感染，一日50~75mg/kg，分2次静脉滴注或缓慢静脉注射。流行性脑膜炎，一日100~150mg/kg，分3~4次静脉滴注或缓慢静脉注射 |
| 注意事项 | 葡萄糖-6-磷酸脱氢酶缺乏者、血卟啉病患者、艾滋病患者、休克患者慎用 |
| 禁忌 | 对本药或其他磺胺类药过敏者、严重肝肾功能不全者、孕妇、哺乳期妇女、小于2个月的婴儿禁用 |
| 不良反应 | 过敏反应较为常见，可表现为药疹、剥脱性皮炎等；中性粒细胞减少或缺乏症、血小板减少症及再生障碍性贫血等；溶血性贫血及血红蛋白尿；高胆红素血症和新生儿胆红素脑病 |
| 特殊人群用药 | 肝、肾功能不全患者：轻、中度肝肾功能损害者慎用<br>儿童：2个月以下婴儿禁用<br>老年人：慎用<br>妊娠与哺乳期妇女：孕妇、哺乳妇女禁用，妊娠安全性分级为B级（妊娠早、中期）、D级（妊娠晚期） |
| 药典 | USP、Eur. P.、Chin. P. |
| 国家处方集 | CNF |
| 医保目录 | 【保（甲）】 |
| 基本药物目录 | 【基】 |
| 其他推荐依据 | |
| ■ 药品名称 | 甲氧苄啶　Trimethoprim |
| 抗菌谱与适应证 | 1. 可单独用于治疗敏感菌所致的急性单纯性尿路感染和细菌性前列腺炎<br>2. 与磺胺甲噁唑或磺胺嘧啶联用，可用于治疗敏感菌所致的败血症、脑膜炎、中耳炎、肺部感染、急慢性支气管炎、菌痢、尿路感染、肾盂肾炎、肠炎、伤寒等<br>3. 与磺胺-2,6-二甲氧嘧啶联用，还可用于治疗对氯喹耐药的疟疾 |

**续　表**

| 制剂与规格 | 甲氧苄啶片：100mg<br>甲氧苄啶颗粒：1g：50mg |
|---|---|
| 用法与用量 | 口服给药。①成人：治疗急性单纯性尿路感染，一次 0.1g，每 12 小时 1 次；或一次 0.2g，每 12 小时 1 次。疗程为 7~10 日。预防尿路感染，一次 0.1g，一日 1 次。②肾功能不全者根据肌酐清除率调整剂量。肌酐清除率<15ml/min，不宜使用。③儿童：对 6 个月至 5 岁患儿，甲氧苄啶颗粒一次 1g（含甲氧苄啶 50mg）；一日 2 次；对 6~12 岁患儿，甲氧苄啶颗粒一次 2g（含甲氧苄啶 100mg）；一日 2 次 |
| 注意事项 | 1. 由于叶酸缺乏的巨幼细胞贫血或其他血液系统疾病患者慎用<br>2. 用药期间应定期进行周围血象检查 |
| 禁忌 | 对本药过敏者、早产儿、新生儿、严重肝肾疾病患者、严重血液病患者禁用 |
| 不良反应 | 可出现白细胞减少，血小板减少或高铁血红蛋白性贫血等；过敏反应：可发生瘙痒、皮疹，偶可呈严重的渗出性多形红斑；恶心、呕吐、腹泻等胃肠道反应等 |
| 特殊人群用药 | 肝、肾功能不全患者：轻、中度肝肾功能损害者慎用<br>儿童：早产儿、新生儿、2 个月以下婴儿禁用<br>老年人：老年患者应减少用量<br>妊娠与哺乳期妇女：妊娠期间应权衡利弊后用药，妊娠安全性分级为 C 级；哺乳期妇女用药应权衡利弊 |
| 药典 | USP、Eur. P.、Chin. P. |
| 国家处方集 | CNF |
| 医保目录 | 【保（乙）】 |
| 基本药物目录 | |
| 其他推荐依据 | |

# 第十四节　氟喹诺酮类

| ■ 药品名称 | 吡哌酸　Pipemidic Acid |
|---|---|
| 抗菌谱与适应证 | 用于治疗敏感菌所致的尿路感染及肠道感染 |
| 制剂与规格 | 吡哌酸片：①0.25g；②0.5g<br>吡哌酸胶囊：0.25g |
| 用法与用量 | 口服给药：成人一次 0.5g，一日总量 1~2g，疗程不宜超过 10 日 |
| 注意事项 | 1. 本品可与饮食同服，以减少胃肠道反应<br>2. 长期应用，宜定期监测血常规和肝、肾功能<br>3. 有中枢神经系统疾病患者慎用 |
| 禁忌 | 禁用于对本品和萘啶酸过敏的患者；孕妇、哺乳期妇女禁用；18 岁以下小儿及青少年禁用 |

续　表

| 不良反应 | 主要为恶心、嗳气、上腹不适、食欲减退、稀便或便秘等胃肠道反应；皮疹或全身瘙痒少见，偶见眩晕、头痛等。停药后可自行恢复 |
|---|---|
| 特殊人群用药 | 肝、肾功能不全患者：严重肝、肾功能损害者慎用<br>儿童：婴幼儿及 18 岁以下青少年不宜使用<br>老年人：应减少用量<br>妊娠与哺乳期妇女：禁用 |
| 药典 | USP、Chin. P.、Jpn. P. |
| 国家处方集 | CNF |
| 医保目录 | 【保（甲）】 |
| 基本药物目录 | |
| 其他推荐依据 | |
| ■ 药品名称 | 诺氟沙星　Norfloxacin |
| 抗菌谱与适应证 | 主要用于敏感菌所致的下列感染：泌尿生殖道感染，消化系统感染，呼吸道感染如急性支气管炎、慢性支气管炎急性发作、肺炎，急慢性肾盂肾炎，膀胱炎，伤寒等 |
| 制剂与规格 | 诺氟沙星片：100mg<br>诺氟沙星胶囊：100mg<br>诺氟沙星注射液：100ml∶200mg<br>诺氟沙星葡萄糖注射液：100ml（诺氟沙星 200mg、葡萄糖 5g）<br>诺氟沙星栓：200mg<br>诺氟沙星药膜：20mg |
| 用法与用量 | 成人口服给药：①一般用法：一次 100~200mg，一日 3~4 次；②下尿路感染：一次 400mg，一日 2 次；③复杂性尿路感染：剂量同上，疗程 10~21 日；④单纯性淋菌性尿道炎：单次 800~1200mg；⑤急、慢性前列腺炎：一次 400mg，一日 2 次，疗程 28；⑥一般肠道感染：一次 300~400mg，一日 2 次，疗程 5~7 日。成人静脉滴注：一日 200mg，分 2 次，急性感染 7~14 日为一疗程，慢性感染 14~21 日为一疗程 |
| 注意事项 | 1. 不宜静脉注射，静脉滴注速度不宜过快<br>2. 本类药物可引起中、重度光敏反应，应避免过度暴露于阳光，发生后需停药<br>3. 有癫痫病史者、有胃溃疡史者、重症肌无力患者慎用 |
| 禁忌 | 对本药及其他喹诺酮类药过敏者、糖尿病患者、孕妇、哺乳期妇女、18 岁以下儿童禁用 |
| 不良反应 | 胃肠道反应较为常见，可表现为腹部不适或疼痛、腹泻、恶心或呕吐；中枢神经系统反应可有头晕、头痛、嗜睡或失眠；过敏反应有皮疹、皮肤瘙痒、面部潮红、胸闷等 |
| 特殊人群用药 | 肝、肾功能不全患者：肝、肾功能减退者慎用<br>儿童：不宜用于 18 岁以下患者。如感染由多重耐药菌引起者，细菌仅对喹诺酮类药呈敏感时，可在充分权衡利弊后应用<br>老年人：老年患者常有肾功能减退，因本品部分经肾排出，须减量应用<br>妊娠与哺乳期妇女：妊娠安全性分级为 C 级；哺乳期妇女应用时应停止哺乳 |
| 药典 | USP、Eur. P.、Chin. P.、Jpn. P. |
| 国家处方集 | CNF |

**续　表**

| 医保目录 | 【保（甲/乙）】 |
|---|---|
| 基本药物目录 | 【基】 |
| 其他推荐依据 | |

| ■ 药品名称 | 氧氟沙星　Ofloxacin |
|---|---|
| 抗菌谱与适应证 | 用于敏感菌所致的下列感染：<br>1. 泌尿生殖系统感染，包括单纯性及复杂性尿路感染、细菌性前列腺炎、淋球菌尿道炎、宫颈炎（包括产酶株所致者）等<br>2. 呼吸系统感染，包括急性支气管炎、慢性支气管炎急性发作、肺炎及其他肺部感染等<br>3. 消化系统感染，包括胃肠道、胆道、腹腔的沙门菌属感染等<br>4. 骨、关节、皮肤软组织感染及败血症<br>5. 结核病，作为抗结核病的二线药物，多与异烟肼、利福平等合用 |
| 制剂与规格 | 氧氟沙星片：0.1g<br>氧氟沙星颗粒：0.1g<br>氧氟沙星注射液：100ml：200mg<br>氧氟沙星氯化钠注射液：100ml（氧氟沙星200mg、氯化钠900mg） |
| 用法与用量 | 口服或静脉给药。成人：<br>1. 下呼吸道感染：一次300mg，一日2次，疗程7~14日<br>2. 急性单纯性下尿路感染：一次200mg，一日2次，疗程5~7日<br>3. 复杂性尿路感染：一次200mg，一日2次，疗程10~14日。缓释片，一次400mg，一日1次，疗程10日<br>4. 细菌性前列腺炎：一次300mg，一日2次，疗程6周<br>5. 衣原体宫颈炎或尿道炎：一次300mg，一日2次，疗程7~14日<br>6. 单纯性淋病：单次口服400mg<br>7. 铜绿假单胞菌感染或重度感染：一次400mg，一日2次<br>8. 抗结核：一日300mg，一日1次 |
| 注意事项 | 患有中枢神经系统疾病者（如癫痫、脑动脉硬化者）慎用 |
| 禁忌 | 对本药及其他喹诺酮类药过敏者、妊娠期及哺乳期妇女、18岁以下儿童禁用 |
| 不良反应 | 胃肠道反应较为常见，可表现为腹部不适或疼痛、腹泻、恶心或呕吐；中枢神经系统反应可有头晕、头痛、嗜睡或失眠；过敏反应有皮疹、皮肤瘙痒、面部潮红、胸闷等 |
| 特殊人群用药 | 肝、肾功能不全患者：严重肝功能减退者、严重肾功能不全者慎用<br>儿童：18岁以下患者用药的安全性尚未确立，不宜使用<br>老年人：老年患者多有肾功能减退，应减量给药<br>妊娠与哺乳期妇女：妊娠安全性分级为C级；哺乳期妇女全身用药时，应暂停哺乳 |
| 药典 | USP、Eur. P.、Chin. P.、Jpn. P. |
| 国家处方集 | CNF |
| 医保目录 | 【保（甲/乙）】 |
| 基本药物目录 | |
| 其他推荐依据 | |

续 表

| ■ 药品名称 | 环丙沙星 Ciprofloxacin |
|---|---|
| 抗菌谱与适应证 | 可用于敏感菌所致的下列感染：<br>1. 泌尿生殖系统感染：包括单纯性或复杂性尿路感染、细菌性前列腺炎、淋球菌尿道炎、肾盂肾炎、宫颈炎（包括产酶株所致者）等<br>2. 呼吸系统感染：包括扁桃体炎、咽炎、急性支气管炎及肺部感染等<br>3. 消化系统感染：包括胃肠道感染、胆囊炎、肛周脓肿等<br>4. 其他：还可用于骨关节感染、皮肤软组织感染及败血症等 |
| 制剂与规格 | 盐酸环丙沙星片：0.25g<br>盐酸环丙沙星胶囊：0.25g<br>乳酸环丙沙星注射液：①100ml：0.1g；②100ml：0.2g；③250ml：0.25g<br>注射用乳酸环丙沙星：0.2g<br>盐酸环丙沙星栓：0.2g<br>乳酸环丙沙星阴道泡腾片：0.1g |
| 用法与用量 | 成人：口服，①常用量：一日0.5~1.5g，分2~3次口服；②骨、关节感染：一日1~1.5g，分2~3次服，疗程不低于4~6周；③肺炎、皮肤软组织感染：一日1~1.5g，分2~3次服，疗程7~14日；④肠道感染：一日1g，分2次服，疗程5~7日；⑤伤寒：一日1.5g，分2~3次服，疗程10~14日；⑥急性单纯性下尿路感染：一日0.5g，分2次服，疗程5~7日；复杂性尿路感染：一日1g，分2次服，疗程7~14日。静脉滴注，常用量：一次0.1~0.2g，每12小时1次。严重感染或铜绿假单胞菌感染可加大剂量至一次0.4g，一日2~3次 |
| 注意事项 | 1. 宜空腹服用<br>2. 患中枢神经系统疾病者（如癫痫、脑动脉硬化患者）慎用 |
| 禁忌 | 对环丙沙星及任何一种氟喹诺酮类药过敏的患者禁用；孕妇、哺乳期妇女及18岁以下者禁用 |
| 不良反应 | 胃肠道反应较为常见，可表现为腹部不适或疼痛、腹泻、恶心或呕吐；中枢神经系统反应可有头晕、头痛、嗜睡或失眠；过敏反应有皮疹、皮肤瘙痒、面部潮红、胸闷等 |
| 特殊人群用药 | 肝、肾功能不全患者：肝、肾功能不全患者慎用<br>儿童：18岁以下患者禁用<br>老年人：应减量给药<br>妊娠与哺乳期妇女：禁用 |
| 药典 | USP、Eur. P.、Chin. P. |
| 国家处方集 | CNF |
| 医保目录 | 【保（甲/乙）】 |
| 基本药物目录 | 【基】 |
| 其他推荐依据 | |
| ■ 药品名称 | 左氧氟沙星 Levofloxacin |
| 抗菌谱与适应证 | 用于敏感细菌引起的下列中、重度感染：①呼吸系统感染；②泌尿系统感染；③生殖系统感染：急性前列腺炎、急性附睾炎、宫腔感染、子宫附件炎、盆腔炎（疑有厌氧菌感染时可合用甲硝唑）；④皮肤软组织感染；⑤肠道感染；⑥败血症、粒细胞减少及免疫功能低下患者的各种感染；⑦其他感染：乳腺炎、外伤、烧伤及手术后伤口感染、腹腔感染（必要时合用甲硝唑）、胆囊炎、胆管炎、骨与关节感染以及五官科感染等 |

**续　表**

| 制剂与规格 | 左氧氟沙星片：①0.1g；②0.2g；③0.5g<br>甲磺酸左氧氟沙星片：100mg<br>盐酸左氧氟沙星片：100mg<br>盐酸左氧氟沙星分散片：100mg<br>盐酸左氧氟沙星胶囊：0.1g<br>盐酸左氧氟沙星注射液：①2ml：0.1g；②2ml：0.2g；③3ml：0.3g；④100ml：0.1g；<br>⑤100ml：0.2g；⑥100ml：0.3g<br>左氧氟沙星注射液：100ml<br>乳酸左氧氟沙星注射液：①100ml：100mg；②100ml：200mg<br>乳酸左氧氟沙星氯化钠注射液：100ml<br>甲磺酸左氧氟沙星注射液100ml：200mg<br>甲磺酸左氧氟沙星氯化钠注射液：250ml：500mg<br>注射用盐酸左氧氟沙星：①100mg；②200mg |
|---|---|
| 用法与用量 | 成人：口服，一日300~400mg，分2~3次服用，如感染较重或感染病原敏感性较差者剂量可增至一日600mg，分3次服用。①呼吸道感染：一次200mg，一日2次；或一次100mg，一日3次，疗程为7~14日；②急性单纯性下尿路感染：一次100mg，一日2次，疗程5~7日；③复杂性尿路感染：一次200mg，一日2次；或一次100mg，一日3次，疗程10~14日；④细菌性前列腺炎：一次200mg，一日2次，疗程6周。静脉滴注，一次100~200mg，一日2次。重度感染患者或病原菌对本药敏感性较差者，一日剂量可增至600mg，分2次静脉滴注 |
| 注意事项 | 1. 癫痫史者、低钾血症或心肌病患者避免使用<br>2. 皮肤有药物过敏使者禁用本药软膏<br>3. 有中枢神经系统疾病史者慎用 |
| 禁忌 | 对左氧氟沙星及氟喹诺酮类药过敏者、妊娠及哺乳期妇女、18岁以下儿童禁用 |
| 不良反应 | 胃肠道反应较为常见，可表现为腹部不适或疼痛、腹泻、恶心或呕吐；中枢神经系统反应可有头晕、头痛、嗜睡或失眠；过敏反应有皮疹、皮肤瘙痒、面部潮红、胸闷等 |
| 特殊人群用药 | 肝、肾功能不全患者：肝、肾功能受损者慎用<br>儿童：18岁以下儿童禁用<br>老年人：应减量给药<br>妊娠与哺乳期妇女：禁用，妊娠安全性分级为C级 |
| 药典 | USP、Eur. P.、Chin. P. |
| 国家处方集 | CNF |
| 医保目录 | 【保（甲/乙）】 |
| 基本药物目录 | 【基】 |
| 其他推荐依据 | |
| ■ 药品名称 | 氟罗沙星　Fleroxacin |
| 抗菌谱与适应证 | 用于敏感菌所致的下列感染：<br>1. 呼吸系统感染：急性支气管炎，慢性支气管炎急性发作及肺炎等<br>2. 泌尿生殖系统感染：膀胱炎、肾盂肾炎、前列腺炎、附睾炎、淋病奈瑟菌性尿道炎等<br>3. 消化系统感染：伤寒沙门菌感染、细菌性痢疾等<br>4. 其他：皮肤软组织、骨、关节、耳鼻喉、腹腔及盆腔感染 |

| 制剂与规格 | 氟罗沙星片：①100mg；②150mg；③200mg |
| --- | --- |
| 用法与用量 | 口服。成人，一次200mg，一日1~2次，一般疗程为7~14日。重症患者一次300~400mg，3~5日后剂量减至常用量 |
| 注意事项 | 有中枢神经系统疾病（包括脑动脉硬化或抽搐及癫痫史）者慎用 |
| 禁忌 | 对本品或喹诺酮类药物过敏者禁用；妊娠、哺乳期妇女及18岁以下儿童禁用 |
| 不良反应 | 胃肠道反应较为常见，可表现为腹部不适或疼痛、腹泻、恶心呕吐、食欲缺乏等；中枢神经系统反应可有头晕、头痛、兴奋、嗜睡或失眠；变态反应有皮疹、皮肤瘙痒等 |
| 特殊人群用药 | 肝、肾功能不全患者：肝、肾功能损害者慎用<br>儿童：18岁以下儿童禁用<br>老年人：高龄患者慎用<br>妊娠与哺乳期妇女：禁用 |
| 药典 | Chin. P. |
| 国家处方集 | CNF |
| 医保目录 | |
| 基本药物目录 | |
| 其他推荐依据 | |
| ■ 药品名称 | 吉米沙星　Gemifloxacin |
| 抗菌谱与适应证 | 1. 慢性支气管炎急性发作<br>2. 社区获得性肺炎<br>3. 急性鼻窦炎 |
| 制剂与规格 | 甲磺酸吉米沙星片：320mg |
| 用法与用量 | 口服。成人：一次320mg，一日1次，慢性支气管炎急性发作、社区获得性肺炎和急性鼻窦炎的疗程分别为5日、7日和5日。不应超过推荐的剂量和疗程 |
| 注意事项 | 1. 以下情况慎用：QT间期延长、心动过缓、急性心肌缺血等心脏疾病患者，葡萄糖-6-磷酸脱氢酶缺乏症患者，患中枢神经系统疾病者，未治疗的电解质紊乱（低血钾或低血镁）者<br>2. 用药前后及用药时应当检查或监测：全血细胞计数及白细胞分类、细菌培养及药敏试验、血药浓度监测、尿液分析 |
| 禁忌 | 对本品或其他氟喹诺酮类抗生素过敏者，妊娠及哺乳期妇女，18岁以下患者禁用 |
| 不良反应 | 可引起头痛、眩晕等中枢神经系统反应；腹泻、恶心、腹痛、呕吐等胃肠道症状；ALT、AST升高，皮疹等 |
| 特殊人群用药 | 儿童：18岁以下患者用药的安全性及有效性未确定<br>妊娠与哺乳期妇女：妊娠安全性分级为C级；哺乳期妇女用药应权衡利弊 |
| 药典 | USP |
| 国家处方集 | CNF |

**续　表**

| 医保目录 | 【保（乙）】 |
|---|---|
| 基本药物目录 | |
| 其他推荐依据 | |

| ■ 药品名称 | 洛美沙星　Lomefloxacin |
|---|---|
| 抗菌谱与适应证 | 用于敏感菌所致的下列感染：<br>1. 泌尿生殖系统感染<br>2. 呼吸系统感染<br>3. 消化系统感染，包括肠炎、胆囊炎、肛周脓肿等<br>4. 如结膜炎、角膜炎、角膜溃疡、泪囊炎等<br>5. 中耳炎、外耳道炎、鼓膜炎<br>6. 其他：伤寒、骨和关节、皮肤软组织感染以及败血症等全身感染 |
| 制剂与规格 | 盐酸洛美沙星片：①0.1g；②0.2g；③0.3g；④0.4g<br>盐酸洛美沙星胶囊：①0.1g；②0.2g<br>盐酸洛美沙星注射液：①2ml：100mg；②10ml：100mg；③10ml：200mg；④100ml：200mg；⑤250ml：200mg |
| 用法与用量 | 口服：成人一次400mg，一日1次；或一次300mg，一日2次；急性单纯性尿路感染：一次400mg，一日1次；单纯性淋病：一次300mg，一日2次。静脉滴注：一次200mg，一日2次；尿路感染：一次100mg，每12小时1次 |
| 注意事项 | 1. 中枢神经系统疾病患者（包括脑动脉硬化或癫痫病史者）慎用<br>2. 本品每次滴注时间不少于60分钟<br>3. 本品可引起光敏反应<br>4. 当出现皮肤灼热、发红、肿胀、水疱、皮疹、瘙痒及皮炎时应停药 |
| 禁忌 | 对本品或其他氟喹诺酮类抗生素过敏者，妊娠及哺乳期妇女，18岁以下患者 |
| 不良反应 | 口服时个别患者可出现中上腹部不适、食欲缺乏、恶心、口干、轻微头痛、头晕等症状，偶可出现皮疹、皮肤瘙痒等过敏反应和心悸、胸闷等，偶有 ALT、AST 或尿素氮（BUN）值升高 |
| 特殊人群用药 | 肝、肾功能不全患者：肝功能不全者、肾功能减退者慎用<br>儿童：18岁以下患者禁用<br>妊娠与哺乳期妇女：禁用。妊娠安全性分级为 C 级 |
| 药典 | USP、Eur. P.、Chin. P. |
| 国家处方集 | CNF |
| 医保目录 | 【保（乙）】 |
| 基本药物目录 | |
| 其他推荐依据 | |

| ■ 药品名称 | 莫西沙星　Moxifloxacin |
|---|---|
| 抗菌谱与适应证 | 用于敏感菌所致的呼吸道感染，如慢性支气管炎急性发作、社区获得性肺炎（包括青霉素耐药的社区获得性肺炎）、急性鼻窦炎等。也可用于皮肤及软组织感染 |

续　表

| | |
|---|---|
| 制剂与规格 | 盐酸莫西沙星片：0.4g<br>盐酸莫西沙星氯化钠注射液：250ml（莫西沙星 0.4g，氯化钠 2.25g） |
| 用法与用量 | 成人：口服给药：一次 0.4g，一日 1 次。慢性支气管炎急性发作疗程为 5 日；急性鼻窦炎、皮肤及软组织感染的疗程为 7 日；社区获得性肺炎的疗程为 10 日。静脉滴注：推荐剂量为一次 0.4g，一日 1 次，滴注时间为 90 分钟。慢性支气管炎急性发作疗程为 5 日；急性鼻窦炎、皮肤及软组织感染的疗程为 7 日；社区获得性肺炎采用序贯治疗，疗程为 7~14 日 |
| 注意事项 | 1. 避免用于 QT 间期延长的患者、患有低钾血症及接受Ⅰa 类（如奎尼丁、普鲁卡因胺）或Ⅲ类（如胺碘酮、索托洛尔）抗心律失常药物治疗的患者<br>2. 转氨酶高于正常值上限 5 倍以上者禁用<br>3. 在致心律失常的条件（如严重的心动过缓或急性心肌缺血）存在时慎用<br>4. 有或怀疑有可导致癫痫发作或降低癫痫发作阈值的中枢神经系统疾病的患者慎用 |
| 禁忌 | 对莫西沙星任何成分或其他喹诺酮类或任何辅料过敏者；妊娠和哺乳期妇女；18 岁以下儿童禁用 |
| 不良反应 | 常见腹痛、头痛、恶心、腹泻、呕吐、消化不良、肝功能实验室检查异常、眩晕等；少见乏力、口干、胃肠失调、便秘等 |
| 特殊人群用药 | 肝、肾功能不全患者：严重肝功能损害者禁用<br>儿童：18 岁以下儿童禁用<br>妊娠与哺乳期妇女：禁用。妊娠安全性分级为 C 级 |
| 药典 | USP、Eur. P.、Chin. P. |
| 国家处方集 | CNF |
| 医保目录 | 【保（乙）】 |
| 基本药物目录 | |
| 其他推荐依据 | |
| ■ 药品名称 | **帕珠沙星　Pazufloxacin** |
| 抗菌谱与适应证 | 本品适用于敏感细菌引起的下列感染：<br>1. 慢性呼吸道疾病继发性感染，如慢性支气管炎、弥漫性细支气管炎、支气管扩张、肺气肿、肺间质纤维化、支气管哮喘、陈旧性肺结核、肺炎、肺脓肿<br>2. 肾盂肾炎、复杂性膀胱炎、前列腺炎<br>3. 烧伤创面感染，外科伤口感染<br>4. 胆囊炎、胆管炎、肝脓肿<br>5. 腹腔内脓肿、腹膜炎<br>6. 生殖器官感染，如子宫附件炎、子宫内膜炎、盆腔炎 |
| 制剂与规格 | 甲磺酸帕珠沙星注射液：①100ml：0.3g；② 100ml：0.5g |
| 用法与用量 | 静脉滴注。①（100ml：0.3g）一次 0.3g，一日 2 次，静脉滴注时间为 30~60 分钟，疗程为 7~14 天。可根据患者的年龄和病情酌情调整剂量；②（100ml：0.5g）一次 0.5g，一日 2 次，静脉滴注时间为 30~60 分钟。可根据患者的年龄和病情酌情减量，如一次 0.3g，一日 2 次。疗程为 7~14 天 |

**续　表**

| 注意事项 | 下列情况下慎用：支气管哮喘、皮疹、荨麻疹等过敏性疾病家族史的患者，心脏或循环系统功能异常者，有抽搐或癫痫等中枢神经系统疾病的患者，葡萄糖-6-磷酸脱氢酶缺乏患者，有休克病史者 |
|---|---|
| 禁忌 | 对帕珠沙星及喹诺酮类药物有过敏史的患者禁用 |
| 不良反应 | 腹泻、皮疹、恶心、呕吐，实验室检查可见 ALT、AST、ALP、r-GTP 升高，嗜酸性粒细胞增加等 |
| 特殊人群用药 | 肝、肾功能不全患者：肾功能不全患者慎用或调整剂量<br>儿童：用药的安全性尚未确立，建议儿童禁用本品<br>老年人：应用本品时应注意剂量<br>妊娠与哺乳期妇女：孕妇及有可能怀孕的妇女禁用；因药物可通过乳汁分泌，哺乳期妇女应用时应停止哺乳 |
| 药典 | USP、Eur. P.、Chin. P. |
| 国家处方集 | |
| 医保目录 | |
| 基本药物目录 | |
| 其他推荐依据 | |

# 第十五节　抗结核药

| ■ 药品名称 | 利福平　Rifampicin |
|---|---|
| 抗菌谱与适应证 | 1. 与其他抗结核药联用于结核病初治与复治，包括结核性脑膜炎的治疗<br>2. 可与其他药物联合用于麻风、非结核分枝杆菌感染的治疗<br>3. 与万古霉素可联合用于耐甲氧西林金黄色葡萄球菌（MRSA）所致的感染<br>4. 可与红霉素合用治疗军团菌感染<br>5. 可用于无症状脑膜炎球菌带菌者，以消除鼻咽部奈瑟脑膜炎球菌 |
| 制剂与规格 | 利福平片：150mg<br>利福平胶囊：①150mg；②300mg<br>利福平注射液：5ml：0.3g<br>注射用利福平：①0.15g；②0.45g；③0.6g |
| 用法与用量 | 1. 成人口服给药：抗结核，与其他抗结核药合用，一日 450~600mg，早餐前顿服；脑膜炎球菌带菌者（无症状），成人 5mg/kg，每 12 小时 1 次，连续 2 日；其他感染，一日 600~1000mg，分 2~3 次，餐前 1 小时服用<br>2. 肝功能不全：一日不超过 8mg/kg。严重肝功能不全者禁用<br>3. 老年人一日口服 10mg/kg，顿服<br>4. 儿童口服给药：抗结核，1 个月以上患儿，一日 10~20mg/kg，顿服；新生儿，一次 5mg/kg，一日 2 次；脑膜炎球菌带菌者（无症状），1 个月以上患儿一日 10mg/kg，每 12 小时 1 次，连服 4 次 |

| 注意事项 | 1. 酒精中毒者慎用<br>2. 可能引起白细胞和血小板减少，并导致齿龈出血和感染、伤口愈合延迟等。用药期间应避免拔牙等手术，并注意口腔卫生、刷牙及剔牙。用药期间应定期检查周围血象<br>3. 应于餐前 1 小时或餐后 2 小时服用，最好清晨空腹一次服用，因进食影响吸收 |
| --- | --- |
| 禁忌 | 对本药及其他利福霉素类药物过敏者、严重肝功能不全者、胆道阻塞者、3 个月以内孕妇禁用 |
| 不良反应 | 1. 多见消化道反应，如厌食、恶心、呕吐、上腹部不适、腹泻等胃肠道反应，但均能耐受<br>2. 肝毒性为主要不良反应<br>3. 变态反应 |
| 特殊人群用药 | 肝、肾功能不全患者：肝功能不全者慎用，肾功能减退者不需减量<br>儿童：婴儿慎用，5 岁以下小儿慎用<br>老年人：老年患者肝功能有所减退用药应酌减<br>妊娠与哺乳期妇女：妊娠早期妇女禁用，妊娠中、晚期妇女应慎用，妊娠安全性分级为 C 级；哺乳期妇女慎用 |
| 药典 | USP、Eur. P.、Chin. P.、Jpn. P. |
| 国家处方集 | CNF |
| 医保目录 | 【保（甲）】 |
| 基本药物目录 | 【基】 |
| 其他推荐依据 | |
| ■ 药品名称 | 异烟肼　Isoniazid |
| 抗菌谱与适应证 | 1. 与其他抗结核药联合用于治疗重症或不能口服给药的多型结核病，包括结核性脑膜炎以及部分非结核分枝杆菌感染<br>2. 单用或与其他抗结核药联合用于预防结核病 |
| 制剂与规格 | 异烟肼片：①50mg；②100mg；③300mg<br>异烟肼注射液：①2ml：50mg；②2ml：100mg<br>异福片（胶囊）：0.25g<br>异福酰胺片（胶囊）：0.45g<br>异烟肼/利福平片：用于结核病的治疗。①利福平 150mg，异烟肼 75mg；体重<50kg，一日 3 片。②利福平 300mg，异烟肼 150mg |
| 用法与用量 | 成人：口服治疗，结核病：①预防：一日 300mg，顿服。②治疗：与其他抗结核药合用时，一日 5mg/kg，最高日剂量为 300mg。或一次 15mg/kg，最高 900mg，一周 2~3 次。③急性粟粒型肺结核、结核性脑膜炎：适当增加剂量，一日 400~600mg。④间歇疗法：一日最高剂量为 900mg 或 10~15mg/kg，一周 2~3 次，用前亦可先用正规剂量 1~3 个月。肌内注射，结核病：一日 5mg/kg，最高日剂量为 300mg；或一日 15mg/kg，最高 900mg，一周 2~3 次。静脉滴注：一日 300~400mg，或 5~10mg/kg。儿童：口服给药，一日 10~20mg/kg，最高日剂量为 300mg，顿服。肌内注射和静脉滴注，治疗剂量为一日 10~20mg/kg，最高日剂量为 300mg；某些严重结核病患儿，一日剂量可增加至 30mg/kg，但最高日剂量为 500mg |

**续　表**

| 注意事项 | 1. 有精神病史者、癫痫病史者、嗜酒者慎用本品或剂量酌减<br>2. 如疗程中出现视神经炎症状，需立即进行眼部检查，并定期复查<br>3. 慢乙酰化患者较易产生不良反应，故宜用较低剂量 |
|---|---|
| 禁忌 | 对本药及乙硫异烟胺、吡嗪酰胺、烟酸及其他化学结构相关的药物过敏者，精神病患者，癫痫患者，有本药引起肝炎病史者禁用 |
| 不良反应 | 常用剂量的不良反应发生率低。剂量加大至 6mg/kg 时，不良反应发生率显著增加，主要为周围神经炎及肝脏毒性，加用维生素 $B_6$ 虽可减少毒性反应，但也可影响疗效 |
| 特殊人群用药 | 肝、肾功能不全患者：有严重肾功能损害者慎用<br>儿童：新生儿用药时应密切观察不良反应<br>老年人：50 岁以上患者使用本药肝炎的发生率较高<br>妊娠与哺乳期妇女：本品可透过胎盘，导致胎儿血药浓度高于母体血药浓度；孕妇应用时须权衡利弊，妊娠安全性分级为 C 级。在乳汁中浓度可达 12μg/ml，与血药浓度相近，哺乳期妇女用药须权衡利弊，如需使用应暂停哺乳 |
| 药典 | USP、Eur. P.、Chin. P.、Jpn. P. |
| 国家处方集 | CNF |
| 医保目录 | 【保（甲）】 |
| 基本药物目录 | 【基】 |
| 其他推荐依据 | |
| ■ 药品名称 | **利福霉素　Rifamycin** |
| 抗菌谱与适应证 | 1. 用于治疗结核杆菌感染<br>2. 用于治疗耐甲氧西林的金黄色葡萄球菌、表皮葡萄球菌的重症感染<br>3. 用于难治性军团菌感染的联合治疗 |
| 制剂与规格 | 利福霉素钠注射液：5ml：0.25g（25 万 U，以利福霉素计） |
| 用法与用量 | 1. 成人：静脉滴注：轻度感染，一次 500mg，用 5% 葡萄糖注射液 250ml 溶解，一日 2 次；中、重度感染，一次 1000mg，一日 2 次。静脉注射：一次 500mg，一日 2~3 次<br>2. 儿童：静脉滴注：一日 10~30mg/kg，一日 2 次 |
| 注意事项 | 1. 胆道阻塞者、慢性酒精中毒者慎用<br>2. 用药期间应监测肝功能<br>3. 本品不宜与其他药物混合使用，以免药物析出<br>4. 用药后患者尿液呈红色，属于正常现象 |
| 禁忌 | 对本药过敏者、肝病或严重肝损害者禁用 |
| 不良反应 | 滴注过快时可出现暂时性巩膜或皮肤黄染；少数患者可出现一过性肝脏损害、黄疸及肾损害；其他不良反应有恶心、食欲缺乏及眩晕，偶见耳鸣及听力下降、过敏性皮炎等 |
| 特殊人群用药 | 肝、肾功能不全患者：肝功能不全者慎用，肝病或严重肝损害者禁用<br>妊娠与哺乳期妇女：用药应权衡利弊 |
| 药典 | Eur. P. |
| 国家处方集 | CNF |

续　表

| 医保目录 | 【保（乙）】 |
|---|---|
| 基本药物目录 | |
| 其他推荐依据 | |
| ■ 药品名称 | 乙胺丁醇　Ethambutol |
| 抗菌谱与适应证 | 1. 与其他抗结核药联合治疗结核分枝杆菌所致的肺结核和肺外结核，也适用于不能耐受链霉素注射的患者<br>2. 可用于治疗结核性脑膜炎及非典型结核分枝杆菌感染 |
| 制剂与规格 | 盐酸乙胺丁醇片：0.25g<br>盐酸乙胺丁醇胶囊：0.25g |
| 用法与用量 | 成人：口服给药<br>1. 结核初治：①一次0.015g/kg，一日1次，顿服；②一次0.025~0.03g/kg，最高2.5g，一周3次；③一次0.05g/kg，最高2.5g，一周2次<br>2. 结核复治：一次0.025g/kg，一日1次，连续60日，继以一次0.015g/kg，一日1次，顿服<br>3. 非结核分枝杆菌感染：一日0.015~0.025g/kg，顿服<br>儿童：口服，13岁以上用量与成人相同，13岁以下不宜应用本药 |
| 注意事项 | 1. 痛风患者、视神经炎患者、糖尿病已发生眼底病变者慎用<br>2. 治疗期间应检查眼部，如视野、视力、红绿鉴别力等，以及血清尿酸浓度<br>3. 单用时可迅速产生耐药性，必须与其他抗结核药联合应用 |
| 禁忌 | 对本药过敏者、已知视神经炎患者、酒精中毒者禁用 |
| 不良反应 | 常见视物模糊、眼痛、红绿色盲或视力减退、视野缩小等；少见畏寒、关节肿痛等 |
| 特殊人群用药 | 肝、肾功能不全患者：肝、肾功能减退患者慎用<br>儿童：13岁以下儿童禁用<br>老年人：老年患者因生理性肾功能减退，应按肾功能调整用量<br>妊娠与哺乳期妇女：妊娠安全性分级为B级；哺乳期妇女用药时须权衡利弊 |
| 药典 | USP、Eur. P.、Chin. P.、Jpn. P. |
| 国家处方集 | CNF |
| 医保目录 | 【保（甲）】 |
| 基本药物目录 | 【基】 |
| 其他推荐依据 | |
| ■ 药品名称 | 吡嗪酰胺　Pyrazinamide |
| 抗菌谱与适应证 | 本药对人型结核杆菌有较好的抗菌作用，而对其他非结核分枝杆菌不敏感。与其他抗结核药（如链霉素、异烟肼、利福平及乙胺丁醇）联合用于治疗结核病，也可用于结核性脑膜炎 |
| 制剂与规格 | 吡嗪酰胺片：①0.25g；②0.5g<br>吡嗪酰胺胶囊：0.25g |

**续　表**

| 用法与用量 | 成人：口服，与其他抗结核药联合，一日 15~30mg/kg，顿服，或者一次 50~70mg/kg，每周 2~3 次。每日服用者最大剂量为一日 3g，每周服 2 次者最大剂量为一次 4g。亦可采用间歇给药法，一周用药 2 次，一次 50mg/kg |
| --- | --- |
| 注意事项 | 糖尿病患者、痛风患者、血卟啉病患者、慢性肝病患者慎用 |
| 禁忌 | 对本药及乙硫异烟胺、异烟肼、烟酸或其他与本药化学机构相似的药物过敏者不宜使用，急性痛风患者、高尿酸血症患者、儿童禁用 |
| 不良反应 | 常见肝损害、关节痛，偶见过敏反应 |
| 特殊人群用药 | 肝、肾功能不全患者：慢性肝病及严重肝功能减退者、肾功能不全患者慎用<br>儿童：禁用<br>妊娠与哺乳期妇女：妊娠安全性分级为 C 级 |
| 药典 | USP、Eur. P.、Chin. P.、Jpn. P. |
| 国家处方集 | CNF |
| 医保目录 | 【保（甲）】 |
| 基本药物目录 | 【基】 |
| 其他推荐依据 | |
| ■ 药品名称 | 利福喷汀　Rifapentine |
| 抗菌谱与适应证 | 1. 与其他抗结核药联合用于治疗各类型、各系统初治与复治的结核病；对骨关节结核疗效较好，但不宜用于治疗结核性脑膜炎<br>2. 可用于治疗非结核性分枝杆菌感染<br>3. 可与其他抗麻风药联合治疗麻风病<br>4. 也可用于对其他抗金黄色葡萄球菌抗生素耐药的重症金黄色葡萄球菌感染 |
| 制剂与规格 | 利福喷汀胶囊：①100mg；②150mg；③200mg；④300mg |
| 用法与用量 | 成人口服给药，抗结核：一次 600mg，一日 1 次，空腹时用水送服（体重<55kg 者应酌减）；一周服药1~2 次。需与其他抗结核药物联合应用，疗程 6~9 个月 |
| 注意事项 | 1. 嗜酒者及酒精中毒者慎用<br>2. 应用过程中，应经常检查血象和肝功能的变化情况<br>3. 应在空腹时（餐前 1 小时）用水送服；服利福平出现胃肠道刺激症状时患者可改服利福喷汀<br>4. 单独用于治疗结核病可能迅速产生细菌耐药性，必须与其他抗结核药合用 |
| 禁忌 | 对本药或其他利福霉素类抗菌药过敏者、胆道阻塞者、肝病及肝功能异常者（尤其是黄疸患者）、血细胞显著减少者、孕妇禁用 |
| 不良反应 | 少数病例可出现白细胞、血小板减少；AST 及 ALT 升高；皮疹、头晕、失眠等。少见胃肠道反应 |
| 特殊人群用药 | 儿童：5 岁以下小儿应用的安全性尚未确定<br>老年人：老年患者肝功能有所减退，用药量应酌减<br>妊娠与哺乳期妇女：孕妇禁用，妊娠安全性分级为 C 级；哺乳期妇女使用时须权衡利弊后决定，用药应暂停哺乳 |
| 药典 | |

续　表

| 国家处方集 | CNF |
|---|---|
| 医保目录 | 【保（甲）】 |
| 基本药物目录 | |
| 其他推荐依据 | |
| ■ 药品名称 | 利福布汀　Rifabutin |
| 抗菌谱与适应证 | 1. 用于耐药、复发性结核病治疗<br>2. 用于鸟复合型分枝杆菌（MAC）感染<br>3. 用于预防及治疗早期 HIV 感染患者中的 MAC 复合体疾病 |
| 制剂与规格 | 利福布汀胶囊：150mg |
| 用法与用量 | 成人：口服给药，抗结核：一日150～300mg，一日 1 次。抗鸟复合型分枝杆菌：一日 300mg，一日 1 次 |
| 注意事项 | 1. 中性粒细胞减少或血小板减少患者，肌炎或眼葡萄膜炎患者慎用<br>2. 胆管梗阻、慢性酒精中毒患者应适当减量 |
| 禁忌 | 对本药或其他利福霉素类药物过敏者、用药后出现过血小板减少性紫癜的患者禁用 |
| 不良反应 | 常见皮疹、胃肠道反应、中性粒细胞减少症等 |
| 特殊人群用药 | 肝、肾功能不全患者：肝功能不全患者慎用<br>妊娠与哺乳期妇女：慎用。妊娠初始 3 个月内应避免使用 |
| 药典 | USP、Eur. P. |
| 国家处方集 | CNF |
| 医保目录 | 【保（乙）】 |
| 基本药物目录 | |
| 其他推荐依据 | |
| ■ 药品名称 | 对氨基水杨酸钠　Sodium Aminosalicylate |
| 抗菌谱与适应证 | 适用于结核分枝杆菌所致的肺及肺外结核病。静脉滴注可用于治疗结核性脑膜炎及急性血行播散型结核病 |
| 制剂与规格 | 对氨水杨酸钠片：0.5g<br>对氨水杨酸钠肠溶片：0.5g<br>注射用对氨水杨酸钠：①2g；②4g |
| 用法与用量 | 成人：口服给药，结核病一日8～12g，分 4 次服。静脉滴注，结核性脑膜炎及急性血行播散型结核病一日 4～12g。儿童：口服给药，一日 0.2～0.3g/kg，分3～4次服，一日剂量不超过 12g。静脉滴注，一日 0.2～0.3g/kg |
| 注意事项 | 充血性心力衰竭患者、消化性溃疡患者、葡萄糖-6-磷酸脱氢酶缺乏者慎用 |
| 禁忌 | 对本药及其他水杨酸类药过敏者禁用 |

**续　表**

| 不良反应 | 常见食欲缺乏、恶心、呕吐、腹痛、腹泻；过敏反应有瘙痒、皮疹、药物热、哮喘、嗜酸性粒细胞增多 |
|---|---|
| 特殊人群用药 | 肝、肾功能不全患者：严重肝、肾功能损害者慎用<br>妊娠与哺乳期妇女：妊娠安全性分级为 C 级；哺乳期妇女使用时须权衡利弊 |
| 药典 | USP |
| 国家处方集 | CNF |
| 医保目录 | 【保（甲）】 |
| 基本药物目录 | 【基】 |
| 其他推荐依据 | |
| ■ 药品名称 | 帕司烟肼　Pasiniazid |
| 抗菌谱与适应证 | 1. 常与其他抗结核药合用于治疗结核病<br>2. 可作为与结核相关手术的预防用药 |
| 制剂与规格 | 帕司烟肼片：①100mg；②140mg<br>帕司烟肼胶囊：100mg |
| 用法与用量 | 成人：与其他抗结核药合用，一日 10~20mg/kg，顿服。儿童：一日20~40mg/kg，顿服。预防：一日按体重 10~15mg/kg，顿服 |
| 注意事项 | 1. 精神病及癫痫患者、充血性心力衰竭患者、消化性溃疡患者、葡萄糖-6-磷酸脱氢酶缺乏者慎用<br>2. 用药期间应定期进行肝功能检查<br>3. 如疗程中出现视神经炎症状，需立即进行眼部检查，并定期复查 |
| 禁忌 | 对本药过敏者、曾因使用异烟肼而致肝炎的患者禁用 |
| 不良反应 | 偶见头晕、头痛、失眠、发热、皮疹、恶心、乏力、黄疸、周围神经炎、视神经炎及血细胞减少等不良反应发生 |
| 特殊人群用药 | 肝、肾功能不全患者：慢性肝病及肾功能不全患者慎用<br>儿童：12 岁以下儿童慎用<br>妊娠与哺乳期妇女：孕妇使用应权衡利弊；哺乳期妇女应暂停哺乳 |
| 药典 | |
| 国家处方集 | CNF |
| 医保目录 | 【保（乙）】 |
| 基本药物目录 | |
| 其他推荐依据 | |
| ■ 药品名称 | 卷曲霉素　Capreomycin |
| 抗菌谱与适应证 | 主要用于经一线抗结核药（如链霉素、异烟肼、利福平和乙胺丁醇等）治疗失败者，或用于因药物毒性或细菌产生耐药性而不适用上述一线抗结核药者 |

续 表

| 制剂与规格 | 注射用硫酸卷曲霉素：①0.5g（50万U）；②0.75g（75万U） |
| --- | --- |
| 用法与用量 | 成人：肌内注射，一日1g，连用60~120日，然后改为一次1g，每周2~3次。现多推荐一次0.75g，一日1次 |
| 注意事项 | 1. 脱水患者、听力减退者、重症肌无力患者、帕金森病患者慎用<br>2. 用药期间应注意检查：听力、前庭功能、肝肾功能、血钾浓度<br>3. 卷曲霉素单用时细菌可迅速产生耐药，故只能与其他抗菌药物联合用于结核病的治疗<br>4. 注射时需作深部肌内注射，注射过浅可加重疼痛并发生无菌性脓肿 |
| 禁忌 | 对本药过敏者、孕妇、哺乳期妇女禁用 |
| 不良反应 | 具有肾毒性、对第Ⅷ对脑神经有损害、有一定神经肌肉阻滞作用等 |
| 特殊人群用药 | 肝、肾功能不全患者：肾功能不全患者慎用<br>儿童：不推荐在儿童患者中使用<br>老年人：需根据肾功能调整剂量<br>妊娠与哺乳期妇女：禁用 |
| 药典 | USP、Chin. P. |
| 国家处方集 | CNF |
| 医保目录 | 【保（乙）】 |
| 基本药物目录 | |
| 其他推荐依据 | |
| ■ 药品名称 | **丙硫异烟胺** Protionamide |
| 抗菌谱与适应证 | 与其他抗结核药联合用于结核病经一线药物（如链霉素、异烟肼、利福平和乙胺丁醇）治疗无效者。本药仅对分枝杆菌有效 |
| 制剂与规格 | 丙硫异烟胺肠溶片：100mg |
| 用法与用量 | 成人：口服给药，与其他抗结核药合用，一次250mg，每8~12小时1次；儿童：口服给药，与其他抗结核药合用，一次4~5mg/kg，每8小时1次 |
| 注意事项 | 1. 糖尿病患者、营养不良者、酗酒者、卟啉病患者慎用<br>2. 治疗期间须进行丙氨酸氨基转移酶、天冬氨酸氨基转移酶及眼部检查 |
| 禁忌 | 对本药及异烟肼、吡嗪酰胺、烟酸或其他与本化学结构相近的药物过敏者禁用 |
| 不良反应 | 精神忧郁、步态不稳或麻木、针刺感、烧灼感等 |
| 特殊人群用药 | 肝、肾功能不全患者：严重肝功能减退者慎用<br>儿童：12岁以下儿童不宜服用<br>妊娠与哺乳期妇女：本药可致畸胎，孕妇禁用 |
| 药典 | Jpn. P.、Chin. P. |
| 国家处方集 | CNF |
| 医保目录 | 【保（乙）】 |

续　表

| 基本药物目录 | |
|---|---|
| 其他推荐依据 | |

# 第十六节　抗病毒药

| ■ 药品名称 | 阿德福韦酯　Adefovir Dipivoxil |
|---|---|
| 抗菌谱与适应证 | 用于治疗乙型肝炎病毒活动复制并伴有 ALT 或 AST 持续升高的肝功能代偿的成年慢性乙型肝炎患者 |
| 制剂与规格 | 阿德福韦酯片：10mg |
| 用法与用量 | 用法：口服，饭前或饭后均可。用量：成人（18~65 岁）推荐剂量为每日 1 粒，每粒 10mg |
| 注意事项 | 1. 患者停止治疗会发生急性加重，停止治疗的患者应密切监测肝功能，若必要，应重新进行抗乙肝治疗<br>2. 使用前应进行人类免疫缺陷病毒（HIV）抗体检查。使用药物，可能出现 HIV 耐药<br>3. 单用核苷类似物或合用其他抗反转录病毒药物会导致乳酸性酸中毒和严重的伴有脂肪变性的肝大，包括致命事件<br>4. 建议用阿德福韦酯治疗的育龄妇女要采取有效的避孕措施 |
| 禁忌 | 对阿德福韦酯过敏者禁用 |
| 不良反应 | 常见虚弱、头痛、恶心、腹痛、腹胀、腹泻和消化不良 |
| 特殊人群用药 | 肝、肾功能不全患者：肾功能不全者慎用<br>儿童：不宜使用本药<br>老年人：65 岁以上患者用药的安全及有效性尚未确定<br>妊娠与哺乳期妇女：妊娠安全性分级为 C 级；哺乳妇女用药期间应暂停哺乳 |
| 药典 | |
| 国家处方集 | CNF |
| 医保目录 | 【保（乙）】 |
| 基本药物目录 | |
| 其他推荐依据 | |
| ■ 药品名称 | 拉米夫定　Lamivudine |
| 抗菌谱与适应证 | 1. 用于乙型肝炎病毒（HBV）感染：治疗伴有 HBV 复制的慢性乙型肝炎；用于慢性肝硬化活动期<br>2. 与其他抗反转录病毒药联用于治疗人类免疫缺陷病毒（HIV）感染 |
| 制剂与规格 | 拉米夫定片：100mg |
| 用法与用量 | 用于治疗 HBV：每日口服 1 次，每次 100mg。儿童剂量每日 3mg/kg。艾滋病患者合并慢性 |

| | 乙型肝炎时剂量需加大至每日口服 2 次，每次 150mg；并需与其他抗 HIV 药联合应用。拉米夫定-齐多夫定片：齐多夫定 300mg，拉米夫定 150mg。用于治疗 HIV 感染。口服：12 岁以上患者，一次 1 片，一日 2 次 |
|---|---|
| 注意事项 | 1. 治疗期间应对患者的临床情况及病毒学指标进行定期检查<br>2. 少数患者停止使用后，肝炎病情可能加重。因此如果停用，需对患者进行严密观察，若肝炎恶化，应考虑重新使用拉米夫定治疗<br>3. 肌酐清除率<30ml/min 者，不建议使用。肝脏损害者不影响拉米夫定的药物代谢过程<br>4. 拉米夫定治疗期间不能防止患者感染他人，故应采取适当保护措施 |
| 禁忌 | 对拉米夫定或制剂中任何成分过敏者及妊娠早期 3 个月内的患者禁用 |
| 不良反应 | 常见上呼吸道感染样症状、头痛、恶心、身体不适、腹痛和腹泻，症状一般较轻并可自行缓解 |
| 特殊人群用药 | 肝、肾功能不全患者：严重肝大和肝脏脂肪变性者慎用<br>妊娠与哺乳期妇女：妊娠早期 3 个月内禁用；哺乳期妇女用药期间应暂停哺乳；妊娠安全性分级为 C 级 |
| 药典 | USP、Eur. P. |
| 国家处方集 | CNF |
| 医保目录 | 【保（乙）】 |
| 基本药物目录 | |
| 其他推荐依据 | |
| ■ 药品名称 | 恩夫韦地　Enfuvirtide |
| 抗菌谱与适应证 | 本药为 HIV 融合抑制药，为 HIV-1 跨膜融合蛋白 gp41 内高度保守序列衍生而来的一种合成肽类物质，可防止病毒融合及进入细胞内。用于 HIV 感染，常与其他抗反转录病毒药联用 |
| 制剂与规格 | 注射用恩夫韦地：每瓶内含恩夫韦肽 108mg |
| 用法与用量 | 成人：恩夫韦地的推荐剂量为每次 90mg，每日 2 次。注射于上臂、前股部或腹部皮下。每次注射的部位应与前次不同，并且此部位当时没有局部注射反应。儿童：对 6~16 岁儿童患者推荐剂量为一次 2mg/kg，最大剂量为一次 90mg，一日 2 次 |
| 注意事项 | 1. 与其他抗反转录病毒药物一样，本品必须作为联合方案中的一部分使用<br>2. 对非 HIV-1 感染个体（如用于暴露后预防）使用可能会诱导产生抗恩夫韦肽抗体，可能导致抗 HIV ELISA 测试出现假阳性结果 |
| 禁忌 | 已知对本品或所含成分过敏的患者禁用 |
| 不良反应 | 注射部位轻至中度疼痛或不适，不影响日常活动。少量引起的过敏反应，包括皮疹、发热、恶心呕吐、颤抖、僵直、低血压和血清 ALT 及 AST 升高等 |
| 特殊人群用药 | 肝、肾功能不全患者：慎用<br>儿童：6 岁以下儿童用药的安全性及有效性尚未确定<br>妊娠与哺乳期妇女：妊娠安全性分级为 B 级。正在使用本品者停止母乳喂养 |
| 药典 | |
| 国家处方集 | CNF |

**续　表**

| 医保目录 | |
|---|---|
| 基本药物目录 | |
| 其他推荐依据 | |
| ■ 药品名称 | 恩曲他滨　Emtricitabine |
| 抗菌谱与适应证 | 1　用于成人人类免疫缺陷病毒 1 型（HIV-1）感染，常与其他抗反转录病毒药联用<br>2. 用于慢性乙型肝炎 |
| 制剂与规格 | 恩曲他滨胶囊：200mg |
| 用法与用量 | 成人：口服给药，一次 200mg，一日 1 次或 2 次，空腹或餐后服用 |
| 注意事项 | 心功能不全者慎用 |
| 禁忌 | 对本品过敏者禁用 |
| 不良反应 | 常见有恶心、呕吐、腹泻、嗜睡、咽炎、疲乏、无力、感染、咳嗽、鼻炎等反应 |
| 特殊人群用药 | 肝、肾功能不全患者：肾功能不全者慎用<br>儿童：不推荐使用<br>老年人：慎用<br>妊娠与哺乳期妇女：妊娠安全性分级为 B 级；哺乳期妇女用药期间应避免哺乳 |
| 药典 | |
| 国家处方集 | CNF |
| 医保目录 | 【保（乙）】 |
| 基本药物目录 | |
| 其他推荐依据 | |
| ■ 药品名称 | 恩替卡韦　Entecavir |
| 抗菌谱与适应证 | 用于治疗病毒复制活跃、血清丙氨酸氨基转移酶（ALT）持续升高或肝脏组织学显示有活动性病变的慢性成人乙型肝炎 |
| 制剂与规格 | 恩替卡韦片：0.5mg |
| 用法与用量 | 口服给药，一次 0.5mg，一日 1 次，餐前或餐后至少 2 小时空腹服用。拉米夫定治疗时发生病毒血症或出现耐药突变者，一次 1mg，一日 1 次 |
| 注意事项 | 1. 有慢性乙型肝炎患者停止治疗后，出现重度急性肝炎发作的报道。应在医师的指导下改变治疗方法<br>2. 核苷类药物在单独或与其他抗反转录病毒药物联合使用时，已经有乳酸型酸中毒和重度的脂肪性肝大，包括死亡病例的报道<br>3. 使用恩替卡韦治疗并不能降低经性接触或污染血源传播 HBV 的危险性。因此，需要采取适当的防护措施 |
| 禁忌 | 对恩替卡韦或制剂中任何成分过敏者禁用 |
| 不良反应 | 常见 ALT 升高、疲乏、眩晕、恶心、腹痛、腹部不适、肝区不适、肌痛、失眠和皮疹 |

续　表

| 特殊人群用药 | 肝、肾功能不全患者：接受肝移植者，脂肪性肝大者，肾功能损害者慎用<br>儿童：16 岁以下患儿用药的安全性和有效性尚未建立<br>妊娠与哺乳期妇女：妊娠安全性分级为 C 级；不推荐哺乳期妇女使用 |
| --- | --- |
| 药典 | |
| 国家处方集 | CNF |
| 医保目录 | 【保（乙）】 |
| 基本药物目录 | |
| 其他推荐依据 | |
| ■ 药品名称 | 替比夫定　Telbivudine |
| 抗菌谱与适应证 | 本药用于有病毒复制证据以及有血清氨基转移酶（ALT 或 AST）持续升高或肝组织活动性病变证据的慢性乙型肝炎成人患者 |
| 制剂与规格 | 替比夫定片：600mg |
| 用法与用量 | 口服给药：推荐剂量为一次 600mg，一日 1 次。本品可用于有肾功能受损的慢性乙型肝炎患者。对于肌酐清除率≥50ml/min 的患者，无须调整推荐剂量。对于肌酐清除率<50ml/min 的患者及正接受血透治疗的终末期肾病（ESRD）患者需要调整给药间隔。对于终末期肾病患者，应在血透后服用本品<br>替比夫定在肾功能不全患者中的给药间隔调整：肌酐清除率≥50 ml/min，600 mg，每天 1 次；肌酐清除率 30~49 ml/min，600 mg，每 48 小时 1 次；肌酐清除率<30 ml/min（无须透析），600 mg，每 72 小时 1 次；终末期肾疾病患者，600 mg，每 96 小时 1 次 |
| 注意事项 | 1. 停止治疗可能发生肝炎急性加重，停止治疗时应密切监测肝功能，若必要，应重新进行抗乙肝治疗<br>2. 单用核苷类药物或合用其他抗反转录病毒药物会导致乳酸性酸中毒和严重的伴有脂肪变性的肝大，包括致命事件<br>3. 在治疗过程中可出现肌无力、触痛或疼痛，应及时报告医师<br>4. 使用替比夫定治疗并不能降低经性接触或污染血源传播 HBV 的危险性，需要采取适当的防护措施<br>5. 服用本品期间，应当定期监测乙型肝炎生化指标、病毒学指标和血清标志物，至少每 6 个月 1 次 |
| 禁忌 | 对替比夫定及本品的其他任何成分过敏的患者禁用 |
| 不良反应 | 常见恶心、腹泻、腹胀、消化不良、头晕、头痛、皮疹、血淀粉酶升高、脂肪酶升高、ALT 升高、CK 升高等 |
| 特殊人群用药 | 肝、肾功能不全患者：在肾功能障碍或潜在肾功能障碍风险的患者，使用时应调整给药间隔，并密切监测肾功能<br>儿童：不推荐儿童使用本药<br>老年人：慎用<br>妊娠与哺乳期妇女：妊娠安全性分级为 B 级。对妊娠妇女只有在利益大于风险时，方可使用。建议用药时停止哺乳 |
| 药典 | |

**续　表**

| 国家处方集 | CNF |
|---|---|
| 医保目录 | 【保（乙）】 |
| 基本药物目录 | |
| 其他推荐依据 | |
| ■ 药品名称 | 奥司他韦　Oseltamivir |
| 抗菌谱与适应证 | 1. 用于治疗成人和 1 岁及以上儿童的甲型和乙型流行性感冒<br>2. 用于预防成人和 13 岁及以上青少年的甲型和乙型流行性感冒 |
| 制剂与规格 | 磷酸奥司他韦胶囊：75mg |
| 用法与用量 | 成人和青少年（13 岁以上）：口服给药，①预防：推荐用量为一次 75mg，一日 1 次。与感染者密切接触后，预防用药的时间不少于 7 日，流感流行期间则应为 6 周。②治疗：推荐用量为一次 75mg，一日 2 次，连用 5 日。儿童（1 岁以上）治疗用药：体重 ≤15kg，一次 30ml，一日 2 次，共 5 日。体重23~40kg，一次 60ml，一日 2 次，共 5 日。体重>40kg，一次 75mg，一日 2 次，共 5 日 |
| 注意事项 | 1. 奥司他韦不能取代流感疫苗；其使用不应影响每年接种流感疫苗；只有在可靠的流行病学资料显示社区出现了流感病毒感染后才考虑用于治疗和预防<br>2. 对肌酐清除率 10~30ml/min 的患者，用于治疗和预防的推荐剂量应做调整。不推荐用于肌酐清除率<10ml/min 的患者和严重肾衰竭需定期进行血液透析和持续腹膜透析的患者<br>3. 应对患者自我伤害和谵妄事件进行密切监测 |
| 禁忌 | 对奥司他韦及其制剂中任何成分过敏者禁用 |
| 不良反应 | 极少见皮肤发红、皮疹、皮炎和大疱疹、肝炎和 AST 及 ALT 升高、胰腺炎、血管性水肿、喉部水肿、支气管痉挛、面部水肿、嗜酸性粒细胞增多、白细胞减少和血尿 |
| 特殊人群用药 | 肝、肾功能不全患者：肌酐清除率（Ccr）<10ml/min 或严重肾衰竭需定期血液透析或持续腹膜透析者不推荐使用，肾功能不全者（Ccr 为 10~30ml/min）慎用<br>儿童：慎用<br>妊娠与哺乳期妇女：妊娠安全性分级为 C 级；哺乳期妇女应权衡利弊后使用 |
| 药典 | |
| 国家处方集 | CNF |
| 医保目录 | 【保（乙）】 |
| 基本药物目录 | |
| 其他推荐依据 | |
| ■ 药品名称 | 利巴韦林　Ribavirin |
| 抗菌谱与适应证 | 1. 主要用于呼吸道合胞病毒（RSV）引起的病毒性肺炎与支气管炎<br>2. 用于流感病毒感染<br>3. 用于皮肤疱疹病毒感染<br>4. 局部用于单纯疱疹病毒性角膜炎<br>5. 与干扰素 α-2b 联用，用于治疗慢性丙型肝炎 |

续　表

| 制剂与规格 | 利巴韦林片：①20mg；②50mg；③100mg<br>利巴韦林含片：①20mg；②100mg<br>利巴韦林分散片：100mg<br>利巴韦林胶囊：①100mg；②150mg<br>利巴韦林颗粒：①50mg；②100mg；③150mg<br>利巴韦林泡腾颗粒：①50mg；②150mg<br>利巴韦林口服液：5ml：150mg<br>利巴韦林滴眼液：0.1%（8ml：8mg） |
| --- | --- |
| 用法与用量 | 成人：口服，①体重<65kg者，一次400mg，一日2次；②体重65~85kg者早400mg，晚600mg；③体重>85kg者一次600mg，一日2次 |
| 注意事项 | 长期或大剂量服用对肝功能、血象有不良反应。有严重贫血、肝功能异常者慎用 |
| 禁忌 | 对本药过敏者，有心脏病史或心脏病患者，肌酐清除率<50ml/min的患者，有胰腺炎症状或胰腺炎患者，自身免疫性肝炎患者，活动性结核患者，地中海贫血和镰状细胞贫血患者，孕妇和可能妊娠的妇女，计划妊娠妇女的男性配偶禁用 |
| 不良反应 | 常见贫血、乏力等，停药后即消失。少见疲倦、头痛、失眠、食欲减退、恶心、呕吐、轻度腹泻、便秘等 |
| 特殊人群用药 | 肝、肾功能不全患者：肝、肾功能异常者慎用<br>老年人：不推荐使用<br>妊娠与哺乳期妇女：妊娠安全性分级为X级。孕妇及可能妊娠的妇女禁用，不推荐哺乳期妇女使用 |
| 药典 | USP、Eur. P.、Chin. P. |
| 国家处方集 | CNF |
| 医保目录 | 【保（甲）】 |
| 基本药物目录 | 【基】 |
| 其他推荐依据 | |
| ■ 药品名称 | **金刚烷胺　Amantadine** |
| 抗菌谱与适应证 | 1. 用于原发性帕金森病，脑炎、一氧化碳中毒、老年人合并脑动脉硬化所致的帕金森叠加综合征及药物诱发的锥体外系反应<br>2. 也用于预防或治疗亚洲A-Ⅱ型流感病毒引起的呼吸道感染 |
| 制剂与规格 | 盐酸金刚烷胺片：100mg<br>盐酸金刚烷胺胶囊：100mg |
| 用法与用量 | 成人：口服给药，抗帕金森病：一次100mg，一日1~2次。一日最大剂量为400mg；抗病毒，一次200mg，一日1次；或一次100mg，每12小时1次。儿童：口服给药，①1~9岁儿童，抗病毒，每8小时用1.5~3mg/kg，或每12小时用2.2~4.4mg/kg，也有推荐每12小时用1.5mg/kg。一日最大量不宜超过150mg。疗程3~5日，不宜超过10日。②9~12岁儿童，抗病毒，每12小时口服100mg。③12岁或12岁以上儿童，抗病毒，同成人用量 |
| 注意事项 | 1. 有癫痫史、精神错乱、幻觉、充血性心力衰竭、肾功能不全、外周血管性水肿或直立性低血压的患者应在严密监护下使用<br>2. 治疗帕金森病时不应突然停药 |

**续 表**

| | |
|---|---|
| | 3. 用药期间不宜驾驶车辆、操纵机械或高空作业<br>4. 每日最后一次服药时间应在下午 4 时前，以避免失眠 |
| 禁忌 | 对金刚烷胺过敏、新生儿和 1 岁以下婴儿、哺乳期妇女禁用 |
| 不良反应 | 常见眩晕、失眠和神经质，恶心、呕吐、畏食、口干、便秘 |
| 特殊人群用药 | 肝、肾功能不全患者：肾功能不全者，肝脏疾病患者慎用<br>老年人：慎用<br>妊娠与哺乳期妇女：妊娠安全性分级为 C 级；孕妇慎用；哺乳妇女禁用 |
| 药典 | USP、Eur. P.、Chin. P.、Jpn. P. |
| 国家处方集 | CNF |
| 医保目录 | 【保（甲）】 |
| 基本药物目录 | 【基】 |
| 其他推荐依据 | |
| ■ 药品名称 | 金刚乙胺　Rimantadine |
| 抗菌谱与适应证 | 1. 本药适用于预防成人 A 型（包括 H1N1、H2N2、H3N2）流感病毒感染<br>2. 本药适用于预防儿童 A 型流感病毒感染 |
| 制剂与规格 | 盐酸金刚乙胺片：0.1g<br>盐酸金刚乙胺口服颗粒：2g∶50mg |
| 用法与用量 | 成人及 10 岁以上儿童：口服给药，①预防：一次 100mg，一日 2 次。②治疗：一次 100mg，一日 2 次。从症状开始连续治疗约 7 日。肾功能不全时剂量：对于肾衰竭（Ccr≤10ml/min）患者，推荐剂量为一日 100mg。肝功能不全时剂量：对于严重的肝功能不全患者，推荐剂量为一日 100mg。老年人剂量：对于中老年家庭护理患者，推荐剂量为一日 100mg。儿童（10 岁以下）：口服给药用于预防：5mg/kg，一日 1 次，但总量不超过 150mg |
| 注意事项 | 癫痫患者慎用。金刚烷类药物可改变患者的注意力和反应性 |
| 禁忌 | 对金刚烷类药物过敏者及严重肝功能不全者禁用 |
| 不良反应 | 1. 胃肠道反应：恶心、呕吐、腹痛、食欲缺乏、腹泻<br>2. 神经系统障碍：神经过敏、失眠、集中力差、头晕、头痛、老年人步态失调<br>3. 其他：无力、口干 |
| 特殊人群用药 | 肝、肾功能不全者：慎用<br>儿童：本药用于 1 岁以下儿童的有效性和安全性尚不明确<br>老年人：慎用<br>妊娠与哺乳期妇女：妊娠安全性分级为 C 级；哺乳期妇女用药应权衡利弊 |
| 药典 | USP |
| 国家处方集 | CNF |
| 医保目录 | 【保（乙）】 |
| 基本药物目录 | |

续　表

| 其他推荐依据 | |
|---|---|
| ■ 药品名称 | 伐昔洛韦　Valaciclovir |
| 抗菌谱与适应证 | 1. 主要用于带状疱疹<br>2. 用于治疗单纯疱疹病毒感染及预防复发，包括生殖器疱疹的初发和复发 |
| 制剂与规格 | 盐酸伐昔洛韦片：①150mg；②300mg |
| 用法与用量 | 口服给药：1 次 0.3g，一日 2 次，饭前空腹服用。带状疱疹连续服药 10 日。单纯性疱疹连续服药 7 日 |
| 注意事项 | 1. 严重免疫功能缺陷者长期或多次应用本品治疗后可能引起单纯疱疹和带状疱疹病毒对本品耐药<br>2. 服药期间应给予患者充分的水，防止药物在肾小管内沉淀<br>3. 生殖器复发性疱疹感染以间歇短程疗法给药有效。生殖器复发性疱疹的长期疗法也不应超过 6 个月 |
| 禁忌 | 对本品及阿昔洛韦过敏者禁用 |
| 不良反应 | 偶有头晕、头痛、关节痛、恶心、呕吐、腹泻、胃部不适、食欲减退、口渴、白细胞减少、蛋白尿及尿素氮轻度升高、皮肤瘙痒等 |
| 特殊人群用药 | 肝、肾功能不全患者：慎用<br>儿童：2 岁以下儿童禁用，2 岁以上儿童慎用<br>老年人：老年患者由于生理性肾功能衰退，剂量与用药间期需调整<br>妊娠与哺乳期妇女：孕妇禁用。妊娠安全性分级为 B 级；哺乳妇女应慎用 |
| 药典 | Chin. P. |
| 国家处方集 | CNF |
| 医保目录 | 【保（乙）】 |
| 基本药物目录 | |
| 其他推荐依据 | |
| ■ 药品名称 | 沙奎那韦　Saquinavir |
| 抗菌谱与适应证 | 与其他抗反转录病毒药物联用，治疗 HIV-1 感染 |
| 制剂与规格 | 甲磺酸沙奎那韦片：600mg |
| 用法与用量 | 口服给药：一次 600mg，一日 3 次，饭后服用 |
| 注意事项 | 糖尿病或高血糖症患者，A 型和 B 型血友病患者慎用 |
| 禁忌 | 对本药过敏者，严重肝功能受损者禁用 |
| 不良反应 | 腹泻、恶心和腹部不适 |
| 特殊人群用药 | 肝、肾功能不全患者：严重肝功能受损者禁用；中度肝功能受损者，严重肾功能不全者慎用<br>儿童：16 岁以下患者使用本药的安全性及有效性尚不明确<br>老年人：60 岁以上老年患者用药研究尚不充分<br>妊娠与哺乳期妇女：妊娠安全性分级为 B 级；用药妇女应暂停哺乳 |

续 表

| 药典 | USP |
|---|---|
| 国家处方集 | CNF |
| 医保目录 | 【保（乙）】 |
| 基本药物目录 | |
| 其他推荐依据 | |
| ■ 药品名称 | 阿昔洛韦 Aciclovir |
| 抗菌谱与适应证 | 1. 单纯疱疹病毒（HSV）感染：①口服用于生殖器疱疹病毒感染初发和复发患者；对反复发作者可用作预防。②静脉制剂用于免疫缺陷者初发和复发性皮肤黏膜 HSV 感染的治疗以及反复发作者的预防；也用于单纯疱疹性脑炎的治疗。③外用可用于 HSV 引起的皮肤和黏膜感染<br>2. 带状疱疹病毒（HZV）感染：①口服用于免疫功能正常者带状疱疹和免疫缺陷轻症患者的治疗；②静脉制剂用于免疫缺陷者严重带状疱疹或免疫功能正常者弥散型带状疱疹的治疗；③外用可用于 HZV 引起的皮肤和黏膜感染<br>3. 免疫缺陷者水痘的治疗<br>4. 眼部疾病：①结膜下注射或全身用药（口服或静脉滴注）：用于急性视网膜坏死综合征（ARN）、视网膜脉络膜炎、HSV 性葡萄膜炎；②局部用药：滴眼液或眼膏，用于 HZV 性角膜炎、结膜炎、眼睑皮炎及 HSV 性角膜炎 |
| 制剂与规格 | 阿昔洛韦片：①100mg；②200mg；③400mg<br>阿昔洛韦咀嚼片：①400mg；②800mg<br>阿昔洛韦胶囊：①100mg；②200mg<br>注射用阿昔洛韦：①250mg；②500mg<br>阿昔洛韦氯化钠注射液：①100ml（阿昔洛韦 100mg、氯化钠 900mg）；②250ml（阿昔洛韦 250mg、氯化钠 2.25g）<br>阿昔洛韦眼膏：2g：60mg<br>阿昔洛韦滴眼液：8ml：8mg |
| 用法与用量 | 口服给药：<br>1. 急性带状疱疹：①片剂、分散片、咀嚼片：一次 200~800mg，每 4 小时 1 次，一日 5 次，连用 7~10 日；②缓释片：一次 1600mg，每 8 小时 1 次，连用 10 日<br>2. 生殖器疱疹：<br>（1）初发：①片剂、分散片、咀嚼片：一次 200mg，每 4 小时 1 次，一日 5 次，连用 10 日；②缓释片、缓释胶囊：一次 400mg，每 8 小时 1 次，连用 10 日<br>（2）慢性复发：①片剂、分散片、咀嚼片：一次 200~400mg，一日 2 次，持续治疗 4~6 个月或 12 个月，然后进行再评价。根据再评价结果，选择一次 200mg，一日 3 次，或一次 200mg、一日 5 次的治疗方案。在症状初期，可及时给予间歇性治疗：一次 200mg，每 4 小时 1 次，一日 5 次，连用 5 日以上。②缓释片、缓释胶囊：一次 200~400mg，一日 3 次，持续治疗 6~12 个月，然后进行再评价。根据再评价结果，选择适宜的治疗方案<br>3. 水痘：①片剂、分散片、咀嚼片：一次 800mg，一日 4 次，连用 5 日。②缓释片：一次 1600mg，一日 2 次，连用 5 日<br>静脉滴注：一日最大剂量为 30mg/kg<br>1. 重症生殖器疱疹初治：一次 5mg/kg，每 8 小时 1 次，共 5 日 |

续　表

|  |  |
|---|---|
|  | 2. 免疫缺陷者皮肤黏膜单纯疱疹或严重带状疱疹：一次 5~10mg/kg，每 8 小时 1 次，滴注 1 小时以上，共 7~10 日<br>3. 单纯疱疹性脑炎：一次 10mg/kg，每 8 小时 1 次，共 10 日<br>4. 急性视网膜坏死综合征：一次 5~10mg/kg，每 8 小时 1 次，滴注 1 小时以上，连用 7~10 日，然后改为口服给药，一次 800mg，一日 5 次，连续用药 6~14 周 |
| 注意事项 | 1. 对本品不能耐受者，精神异常或对细胞毒性药出现精神反应者（因静脉应用本药易产生精神症状），脱水者慎用<br>2. 宜缓慢静脉滴注，以避免本品在肾小管内沉淀，导致肾功能损害，并应防止药液漏至血管外，以免引起疼痛及静脉炎 |
| 禁忌 | 对阿昔洛韦过敏者禁用 |
| 不良反应 | 常见注射部位的炎症或静脉炎、皮肤瘙痒或荨麻疹、皮疹、发热、轻度头痛、恶心、呕吐、腹泻、蛋白尿、血液尿素氮和血清肌酐值升高、肝功能异常如 AST、ALT、碱性磷酸酶、乳酸脱氢酶、总胆红素轻度升高等 |
| 特殊人群用药 | 肝、肾功能不全者：慎用<br>儿童：儿童用药尚未发现特殊不良反应，但仍应慎用<br>老年人：无充分的研究资料表明对 65 岁以上老人用药和年轻人用药有明显不同，但老年人用药仍应谨慎<br>妊娠与哺乳期妇女：能透过胎盘，孕妇用药应权衡利弊，妊娠安全性分级为 B 级；哺乳妇女用药应权衡利弊 |
| 药典 | USP、Eur. P.、Chin. P. |
| 国家处方集 | CNF |
| 医保目录 | 【保（甲/乙）】 |
| 基本药物目录 | 【基】 |
| 其他推荐依据 |  |
| ■ 药品名称 | 泛昔洛韦　Famciclovir |
| 抗菌谱与适应证 | 用于治疗带状疱疹和原发性生殖器疱疹 |
| 制剂与规格 | 泛昔洛韦片：①125mg；②250mg<br>泛昔洛韦胶囊：125mg |
| 用法与用量 | 口服给药：一次 250mg，每 8 小时 1 次。治疗带状疱疹的疗程为 7 日，治疗急性原发性生殖器疱疹的疗程为 5 日 |
| 注意事项 | 泛昔洛韦不能治愈生殖器疱疹，是否能够防止疾病传播尚不清楚 |
| 禁忌 | 对泛昔洛韦及喷昔洛韦过敏者禁用 |
| 不良反应 | 常见头痛、恶心。此外尚可见头晕、失眠、嗜睡、感觉异常、腹泻、腹痛、消化不良、疲劳、发热、寒战、皮疹、皮肤瘙痒等 |
| 特殊人群用药 | 肝、肾功能不全患者：肾功能不全者慎用<br>儿童：不推荐使用<br>老年人：需注意调整剂量 |

**续　表**

| | |
|---|---|
| | 妊娠与哺乳期妇女：本药的妊娠安全性分级为 B 级；哺乳期妇女用药时应暂停哺乳 |
| 药典 | Chin. P. |
| 国家处方集 | CNF |
| 医保目录 | 【保（乙）】 |
| 基本药物目录 | |
| 其他推荐依据 | |
| ■ 药品名称 | 喷昔洛韦　Penciclovir |
| 抗菌谱与适应证 | 用于口唇及面部单纯疱疹、生殖器疱疹等 |
| 制剂与规格 | 喷昔洛韦乳膏：①2g：20mg；②5g：50mg；③10g：100mg<br>注射用喷昔洛韦：250mg |
| 用法与用量 | 局部给药：外涂患处，一日 4~5 次，应尽早（有先兆或损害出现时）开始治疗。静脉滴注：一次 5mg/kg，每 12 小时 1 次 |
| 注意事项 | 1. 仅用静脉滴注给药，且应缓慢（1 小时以上），防止局部浓度过高，引起疼痛及炎症<br>2. 溶液配制后应立即使用，不能冷藏，用剩溶液应废弃，稀释药液时出现白色浑浊或结晶则不能使用<br>3. 软膏不用于黏膜，因刺激作用，勿用于眼内及眼周 |
| 禁忌 | 对喷昔洛韦及泛昔洛韦过敏者禁用 |
| 不良反应 | 注射后可见头痛、头晕、肌酐清除率少量增加，血压轻度下降等。外用时偶见头痛、用药局部灼热感、疼痛、瘙痒等 |
| 特殊人群用药 | 儿童：12 岁以下儿童用药的安全性和有效性尚未确立<br>妊娠与哺乳期妇女：妊娠安全性分级为 B 级 |
| 药典 | |
| 国家处方集 | CNF |
| 医保目录 | 【保（乙）】 |
| 基本药物目录 | |
| 其他推荐依据 | |
| ■ 药品名称 | 更昔洛韦　Ganciclovir |
| 抗菌谱与适应证 | 1. 主要用于免疫缺陷患者（包括艾滋病患者）并发巨细胞病毒（CMV）视网膜炎的诱导期和维持期治疗<br>2. 也用于接受器官移植的患者预防 CMV 感染<br>3. 用于单纯疱疹病毒性角膜炎 |
| 制剂与规格 | 更昔洛韦胶囊：250mg<br>更昔洛韦注射液：①10ml：500mg；②5ml：250mg<br>注射用更昔洛韦：①50mg；②150mg；③250mg；④500mg |

| | 更昔洛韦滴眼液：8ml：8mg<br>更昔洛韦眼膏：2g：20mg<br>更昔洛韦眼用凝胶：5g：7.5mg |
| --- | --- |
| 用法与用量 | 静脉滴注：<br>1. 治疗 CMV 视网膜炎：①初始剂量：5mg/kg，每 12 小时 1 次，连用 14~21 日；②维持剂量：5mg/kg，一日 1 次，一周 5 日；或 6mg/kg，一日 1 次，一周 5 日<br>2. 预防器官移植受者的 CMV 感染：①初始剂量：5mg/kg，每 12 小时 1 次，连用 7~14 日；②维持剂量：5mg/kg，一日 1 次，一周 7 日；或 6mg/kg，一日 1 次，一周 5 日<br>口服给药：<br>1. CMV 视网膜炎的维持治疗：在诱导治疗后，推荐维持量为一次 1000mg，一日 3 次。也可在非睡眠时一次服 500mg，每 3 小时 1 次，一日 6 次。维持治疗时若 CMV 视网膜炎有发展，则应重新进行诱导治疗<br>2. 晚期 HIV 感染患者 CMV 感染的预防：预防剂量为一次 1000mg，一日 3 次<br>3. 器官移植受者 CMV 感染的预防：预防剂量为一次 1000mg，一日 3 次。用药疗程根据免疫抑制的时间和程度确定。经眼给药：一次 1 滴，一日 4 次，疗程 3 周 |
| 注意事项 | 1. 本品可引起中性粒细胞减少、血小板减少，并易引起出血和感染，用药期间应注意口腔卫生<br>2. 用药期间应每 2 周进行血清肌酐或肌酐清除率的测定 |
| 禁忌 | 对本药或阿昔洛韦过敏者，严重中性粒细胞减少（<$0.5×10^9$/L）或严重血小板减少（<$25×10^9$/L）的患者禁用 |
| 不良反应 | 1. 常见的为骨髓抑制<br>2. 可出现中枢神经系统症状，如精神异常、紧张、震颤等<br>3. 可出现皮疹、瘙痒、药物热、头痛、头晕、呼吸困难等 |
| 特殊人群用药 | 儿童：由于本药有致癌和影响生殖能力的远期毒性，在儿童中静脉或口服使用本药应充分权衡利弊后再决定是否用药<br>妊娠与哺乳期妇女：孕妇应充分权衡利弊后再决定是否用药。妊娠安全性分级为 C 级；哺乳妇女在用药期间应停止哺乳 |
| 药典 | USP、Chin. P. |
| 国家处方集 | CNF |
| 医保目录 | 【保（乙）】 |
| 基本药物目录 | |
| 其他推荐依据 | |
| ■ 药品名称 | 碘苷　Idoxuridine |
| 抗菌谱与适应证 | 用于治疗带状疱疹病毒感染、单纯疱疹性角膜炎和牛痘病毒性角膜炎 |
| 制剂与规格 | 碘苷滴眼液：①8ml：8mg；②10ml：10mg |
| 用法与用量 | 经眼给药：滴于患侧结膜囊内，一次 1~2 滴，每 1~2 小时 1 次 |
| 注意事项 | 1. 碘苷对单纯疱疹病毒Ⅱ型感染无效<br>2. 可与睫状肌麻痹药、抗生素及肾上腺皮质激素合用。激素能促使病毒感染扩散，故禁用于浅层角膜炎，但可用于基质性角膜炎、角膜水肿或虹膜炎 |

续　表

| 禁忌 | 眼外科手术创伤愈合期，对本药及碘制剂过敏的患者禁用 |
|---|---|
| 不良反应 | 有畏光、局部充血、水肿、痒或疼痛等不良反应；也可发生过敏反应眼睑水肿。长期滴用，可引起接触性皮炎、点状角膜病变、滤泡性结膜炎、泪点闭塞等 |
| 特殊人群用药 | 儿童：儿童用药尚缺乏资料，一般不用于婴幼儿<br>妊娠与哺乳期妇女：孕妇不宜使用；哺乳期妇女不宜使用 |
| 药典 | USP、Eur. P.、Chin. P.、Jpn. P. |
| 国家处方集 | CNF |
| 医保目录 | |
| 基本药物目录 | |
| 其他推荐依据 | |
| ■ 药品名称 | 阿糖腺苷　Vidarabine |
| 抗菌谱与适应证 | 用于治疗疱疹病毒感染所致的口炎、皮疹、脑炎及巨细胞病毒感染 |
| 制剂与规格 | 注射用阿糖腺苷：200mg<br>注射用单磷酸阿糖腺苷：①100mg；②200mg |
| 用法与用量 | 肌内注射或缓慢静脉注射：成人，按体重一次 5~10mg/kg，一日 1 次 |
| 注意事项 | 如注射部位疼痛，必要时可加盐酸利多卡因注射液解除疼痛症状 |
| 禁忌 | 妊娠与哺乳期妇女禁用 |
| 不良反应 | 可见注射部位疼痛 |
| 特殊人群用药 | 肝、肾功能不全患者：慎用<br>妊娠与哺乳期妇女：孕妇禁用。妊娠安全性分级为 C 级；哺乳妇女禁用 |
| 药典 | USP |
| 国家处方集 | CNF |
| 医保目录 | |
| 基本药物目录 | |
| 其他推荐依据 | |
| ■ 药品名称 | 酞丁安　Ftibamzone |
| 抗菌谱与适应证 | 1. 用于各型沙眼<br>2. 用于单纯疱疹、带状疱疹<br>3. 用于尖锐湿疣、扁平疣<br>4. 用于浅部真菌感染，如体癣、股癣、手足癣等 |
| 制剂与规格 | 酞丁安滴眼液：0.1%（8ml：8mg）<br>酞丁安搽剂：5ml：25mg<br>酞丁安软膏：①10g：100mg；②10g：300mg |

续　表

| 用法与用量 | 经眼给药：摇匀后滴眼，一次 1 滴，一日 2~4 次。局部给药：①单纯疱疹、带状疱疹：涂于患处，一日 3 次；②尖锐湿疣、扁平疣：涂于患处，一日 3 次；③浅部真菌感染：涂于患处，早晚各 1 次，体癣、股癣连用 3 周，手足癣连用 4 周 |
|---|---|
| 注意事项 | 1. 软膏剂、搽剂使用时注意勿入口内和眼内<br>2. 涂布部位有灼烧感、瘙痒、红肿等，应停止用药，洗净 |
| 禁忌 | 对制剂药品中任何成分过敏者禁用 |
| 不良反应 | 少数病例有局部瘙痒刺激反应，如皮肤红斑、丘疹及刺痒感 |
| 特殊人群用药 | 儿童：儿童用药尚缺乏资料，一般不用于婴幼儿<br>妊娠与哺乳期妇女：哺乳期妇女不宜使用；孕妇禁用，育龄妇女慎用 |
| 药典 | |
| 国家处方集 | CNF |
| 医保目录 | |
| 基本药物目录 | |
| 其他推荐依据 | |
| ■ 药品名称 | 膦甲酸钠　Foscarnet Sodium |
| 抗菌谱与适应证 | 1. 主要用于免疫缺陷者（如艾滋病患者）的巨细胞病毒性视网膜炎<br>2. 免疫功能损害患者耐阿昔洛韦单纯疱疹病毒性皮肤黏膜感染 |
| 制剂与规格 | 膦甲酸钠注射液：①100ml：2.4g；②250ml：3g；③250m：6g；④500ml：6g<br>膦甲酸钠氯化钠注射液：①100ml：2.4g；②250ml：3g<br>膦甲酸钠乳膏：①5g：150mg；②10g：300mg |
| 用法与用量 | 静脉滴注：<br>1. 艾滋病患者巨细胞病毒性视网膜炎：①诱导期，推荐初始剂量 60mg/kg，每 8 小时 1 次，连用 2~3 周，视治疗后的效果而定，也可每 12 小时 90mg/kg；②维持期，维持剂量一日 90~120mg/kg，滴注时间不得少于 2 小时。如患者在维持期视网膜炎症状加重时，应仍恢复诱导期剂量<br>2. 艾滋病患者巨细胞病毒性鼻炎：初始剂量 60mg/kg，每 8 小时 1 次，滴注时间至少 1 小时，连用 2~3 周。根据患者肾功能和耐受程度调整剂量和给药时间。维持量一日 90~120mg/kg，滴注 2 小时<br>3. 耐阿昔洛韦的皮肤黏膜单纯疱疹病毒感染和带状疱疹病毒感染：推荐剂量一次 40mg/kg，每 8 小时（或 12 小时）1 次，滴注时间不得少于 1 小时，连用 2~3 周或直至治愈。外用：耐阿昔洛韦的皮肤黏膜单纯疱疹病毒感染：乳膏，一日 3~4 次，连用 5 日为一疗程 |
| 注意事项 | 1. 用药期间必须密切监测肾功能，根据肾功能情况调整剂量<br>2. 不能与其他肾毒性药物同时使用，不能与喷他脒联合静脉滴注，以免发生低钙血症<br>3. 注射剂避免与皮肤、眼接触，若不慎接触，应立即用清水洗净<br>4. 乳膏剂严格限用于免疫功能损害患者耐阿昔洛韦的单纯疱疹病毒性皮肤、黏膜感染 |
| 禁忌 | 对膦甲酸钠过敏者禁用 |
| 不良反应 | 肾功能损害、电解质紊乱、惊厥、贫血或血红蛋白降低、注射部位静脉炎、生殖泌尿道刺激症状或溃疡等 |

**续　表**

| 特殊人群用药 | 肝、肾功能不全患者：肌酐清除率<0.4ml/min 者（以 kg 计）禁用。肝肾功能不全者慎用<br>儿童：用药应权衡利弊<br>老年人：老年患者的肾小球滤过率下降，故用药前及用药期间应检查肾功能<br>妊娠与哺乳期妇女：妊娠安全性分级为 C 级；哺乳期妇女用药期间应暂停哺乳 |
| --- | --- |
| 药典 | Eur. P. |
| 国家处方集 | CNF |
| 医保目录 | 【保（乙）】 |
| 基本药物目录 | |
| 其他推荐依据 | |

# 第十七节　抗真菌药

| ■ 药品名称 | 两性霉素 B　Amphotericin B |
| --- | --- |
| 抗菌谱与适应证 | 1. 用于治疗隐球菌病、北美芽生菌病、播散性念珠菌病、球孢子菌病、组织胞质菌病<br>2. 用于治疗由毛霉菌、根霉属、犁头霉菌属、内胞霉属和蛙粪霉属等所致的毛霉病<br>3. 用于治疗由申克孢子丝菌引起的孢子丝菌病<br>4. 用于治疗由烟曲菌所致的曲菌病<br>5. 外用制剂适用于着色真菌病、烧伤后皮肤真菌感染、呼吸道念珠菌、曲菌或隐球菌感染、真菌性角膜溃疡 |
| 制剂与规格 | 注射用两性霉素 B：①5mg（5000U）；②25mg（2.5 万 U）；③50mg（5 万 U）<br>注射用两性霉素 B 脂质体：①2mg（2000U）；②10mg（1 万 U）；③50mg（5 万 U）；④100mg（10 万 U） |
| 用法与用量 | 静脉滴注：①起始剂量为 1～5mg 或按体重一次 0.02～0.1mg/kg，以后根据患者耐受情况每日或隔日增加 5mg，当增加至一次 0.6～0.7mg/kg 时即可暂停增加剂量。②最高单次剂量不超过 1mg/kg，每日或隔 1～2 日给药 1 次，总累积量 1.5～3g，疗程 1～3 个月，视患者病情也可延长至 6 个月。治疗鼻脑毛霉病时，累积治疗量至少 3～4g，治疗白色念珠菌感染，疗程总量约为 1g；治疗隐球菌脑膜炎，疗程总量约为 3g。③对敏感真菌所致的感染宜采用较小剂量，即一次 20～30mg，疗程也宜较长。鞘内注射对隐球菌脑膜炎，除静脉滴注外尚需鞘内给药。首次剂量为 0.05～0.1mg，以后逐渐增至一次 0.5mg，最大量一次不超过 1mg，每周 2～3 次，总量 15mg 左右。雾化吸入：5～10mg，一日分 2 次喷雾，疗程 1 个月。两性霉素 B 脂质体：静脉注射，起始剂量一日 0.1mg/kg，如无不良反应，第 2 日开始增加一日 0.25～0.5mg/kg，剂量逐日递增至维持剂量一日 1～3mg/kg。输液速度以不大于 0.15mg/ml 为宜 |
| 注意事项 | 1. 治疗期间定期严密随访血、尿常规，肝肾功能，血钾，心电图等，如血尿素氮或血肌酐明显升高时，则需减量或暂停治疗，直至肾功能回复<br>2. 为减少不良反应，给药前可给非类固醇抗炎药和抗组胺药<br>3. 本品宜缓慢避光滴注，每剂滴注时间至少 6 小时<br>4. 药液静脉滴注时应避免外漏，因其可致局部刺激 |
| 禁忌 | 对两性霉素 B 过敏及严重肝病患者禁用 |

续　表

| 不良反应 | 1. 静脉滴注过程中或静脉滴注后发生寒战、高热、严重头痛、食欲缺乏、恶心、呕吐，有时可出现血压下降、眩晕等<br>2. 几乎所有患者在疗程中均可出现不同程度的肾功能损害，尿中可出现红细胞、白细胞、蛋白和管型、血尿素氮和肌酐增高，肌酐清除率降低，也可引起肾小管性酸中毒<br>3. 低钾血症<br>4. 血液系统毒性反应有正常红细胞性贫血，偶有白细胞或血小板减少 |
|---|---|
| 特殊人群用药 | 肝、肾功能不全患者：肝病患者，肾功能损害者慎用。严重肝病患者禁用<br>老年人：减量慎用<br>妊娠与哺乳期妇女：妊娠安全性分级为 B 级。哺乳期妇女应避免应用本药或用药时暂停哺乳 |
| 药典 | USP、Eur. P.、Chin. P.、Jpn. P. |
| 国家处方集 | CNF |
| 医保目录 | 【保（乙）】 |
| 基本药物目录 | |
| 其他推荐依据 | |
| ■ 药品名称 | 氟康唑　Fluconazol |
| 抗菌谱与适应证 | 1. 念珠菌病：①全身性念珠菌病：如念珠菌败血症、播散性念珠菌病及其他非浅表性念珠菌感染等，包括腹膜、心内膜、肺部、尿路的感染；②黏膜念珠菌病：包括口咽部及食管感染、非侵入性肺及支气管感染、念珠菌尿症等；③阴道念珠菌病<br>2. 隐球菌病：用于治疗脑膜以外的新型隐球菌病；也用于两性霉素 B 与氟胞嘧啶联用初治后的维持治疗<br>3. 皮肤真菌病：如体癣、手癣、足癣、头癣、指（趾）甲癣、花斑癣等，还可用于皮肤着色真菌病<br>4. 用于真菌感染所引起的睑缘炎、结膜炎、角膜炎等<br>5. 预防真菌感染的发生，常见于恶性肿瘤、免疫抑制、骨髓移植、接受细胞毒类药化疗或放疗等患者<br>6. 球孢子菌病、芽生菌病、组织胞质菌病等 |
| 制剂与规格 | 氟康唑片：①50mg；②100mg；③150mg；④200mg<br>氟康唑胶囊：①50mg；②100mg；③150mg<br>氟康唑注射液：①50ml：100mg；②100ml：200mg |
| 用法与用量 | 静脉滴注：<br>1. 念珠菌败血症、播散性念珠菌病及其他非浅表性念珠菌感染：常用剂量为第 1 日 400mg，以后一日 200mg。根据临床症状，可将日剂量增至 400mg<br>2. 口咽部念珠菌病：常用剂量为一次 50mg，一日 1 次，连用 7~14 日<br>3. 食管感染、非侵入性肺及支气管感染、念珠菌尿症等：剂量为一次 50mg，一日 1 次，连用 14~30 日。对异常难以治愈的黏膜念珠菌感染，剂量可增至一次 100mg，一日 1 次<br>4. 阴道念珠菌病：单剂 150mg<br>5. 隐球菌性脑膜炎及其他部位隐球菌感染：常用剂量为第 1 日 400mg，以后一日 200~400mg，疗程根据临床症状而定，但对隐球菌性脑膜炎，疗程至少为 6~8 周。为防止艾滋病患者的隐球菌性脑膜炎的复发，在完成基本疗程治疗后，可继续给予维持量，一日 200mg<br>6. 预防真菌感染（如恶性肿瘤患者等）：患者在接受化疗或放疗时，一次 50mg，一日 1 次 |

续　表

| | |
|---|---|
| **注意事项** | 1. 需定期监测肝肾功能，用于肝肾功能减退者需减量应用<br>2. 在免疫缺陷者中的长期预防用药，已导致念珠菌属等对氟康唑等吡咯类抗真菌药耐药性的增加，应避免无指征预防用药<br>3. 与肝毒性药物合用、需服用氟康唑 2 周以上或接受多倍于常用剂量的本品时，可使肝毒性的发生率增高，需严密观察 |
| **禁忌** | 对氟康唑或其他吡咯类药物有过敏史者禁用 |
| **不良反应** | 1. 常见恶心、呕吐、腹痛或腹泻等<br>2. 过敏反应，可表现为皮疹，偶可发生严重的剥脱性皮炎、渗出性多形红斑<br>3. 肝毒性，治疗过程中可发生轻度一过性 AST 及 ALT 升高<br>4. 可见头晕、头痛 |
| **特殊人群用药** | 肝、肾功能不全患者：肝、肾功能损害者慎用<br>儿童：本药对小儿的影响缺乏充足的研究资料，用药需谨慎<br>妊娠与哺乳期妇女：孕妇用药须权衡利弊。妊娠安全性分级为 C 级；不推荐哺乳期妇女使用 |
| **药典** | USP、Chin. P. |
| **国家处方集** | CNF |
| **医保目录** | 【保（乙）】 |
| **基本药物目录** | 【基】 |
| **其他推荐依据** | |
| ■ **药品名称** | 伊曲康唑　Itraconazole |
| **抗菌谱与适应证** | 1. 注射液：用于全身性真菌感染，如曲霉病、念珠菌病、隐球菌病（包括隐球菌性脑膜炎）、组织胞质菌病、孢子丝菌病、巴西副球孢子菌病、芽生菌病和其他多种少见的全身性或热带真菌病。用于口腔、咽部、食管、阴道念珠菌感染以及真菌性结膜炎、真菌性角膜炎<br>2. 胶囊剂：适用于治疗肺部及肺外芽生菌病；组织胞质菌病，包括慢性空洞性肺部疾病和非脑膜组织胞质菌病，以及不能耐受两性霉素 B 或两性霉素 B 治疗无效的肺部或肺外曲霉病。浅部真菌感染，如手足癣、体癣、股癣、花斑癣等。口腔、咽部、食管、阴道念珠菌感染，以及真菌性结膜炎、真菌性角膜炎。用于皮肤癣菌和（或）酵母菌所致甲真菌病<br>3. 口服液：适用于粒细胞缺乏患者怀疑真菌感染的经验治疗，口咽部和食管念珠菌病的治疗<br>4. 静脉注射液：适用于粒细胞缺乏患者怀疑真菌感染的经验治疗，还适用于治疗肺部及肺外芽生菌病；组织胞质菌病，包括慢性空洞性肺部疾病和非脑膜组织胞质菌病；以及不能耐受两性霉素 B 或两性霉素 B 治疗无效的肺部或肺外曲霉病 |
| **制剂与规格** | 伊曲康唑胶囊：100mg<br>伊曲康唑口服液：150ml：1.5g<br>伊曲康唑注射液：25ml：250mg |
| **用法与用量** | 口服给药：<br>1. 体癣、股癣：一日 100mg，疗程 15 日；手足癣：一次 200mg，一日 2 次，疗程 7 日，或一日 100mg，疗程 30 日 |

续　表

| | |
|---|---|
| | 2. 花斑癣：一次 200mg，一日 1 次，疗程 7 日<br>3. 甲真菌病：①冲击疗法：一次 200mg，一日 2 次，连服 1 周。指（趾）甲感染分别需要 2 个和 3 个冲击疗程，每个疗程间隔 3 周。②连续治疗：一次 200mg，一日 1 次，连用 3 个月<br>4. 真菌性角膜炎：一次 200mg，一日 1 次，疗程 21 日<br>5. 曲霉病·一次 200mg，一日 1 次，疗程 2~5 个月；对侵袭性或播散性感染者，可增加剂量至一次 200mg，一日 2 次<br>6. 念珠菌病：①常用量一次 100~200mg，一日 1 次，疗程 3 周至 7 个月；②口腔念珠菌病：一次 100mg，一日 1 次，疗程 15 日；③念珠菌性阴道炎：一次 200mg，一日 1 次，疗程 3 日<br>7. 非隐球菌性脑膜炎：一次 200mg，一日 1 次，疗程 2 个月至 1 年<br>8. 隐球菌性脑膜炎：一次 200mg，一日 2 次，疗程 2 个月至 1 年。维持量一日 1 次 |
| 注意事项 | 1. 对持续用药超过 1 个月者，及治疗过程中出现畏食、恶心、呕吐、疲劳、腹痛或尿色加深的患者，建议检查肝功能。如出现异常，应停止用药<br>2. 发生神经系统症状时应终止治疗<br>3. 对有充血性心力衰竭危险因素的患者，应谨慎用药，并严密监测 |
| 禁忌 | 1. 禁用于已知对伊曲康唑及辅料过敏的患者<br>2. 注射液禁用于不能注射 0.9%氯化钠注射液的患者<br>3. 注射液禁用于肾功能损伤患者肌酐清除率<30ml/min 者<br>4. 禁止与特非那定、阿司咪唑、咪唑斯汀、西沙比利、多非利特、奎尼丁等合作 |
| 不良反应 | 1. 常见畏食、恶心、腹痛和便秘<br>2. 已有潜在病理改变并同时接受多种药物治疗的大多数患者，长疗程治疗时可见低钾血症、水肿、肝炎和脱发等症状 |
| 特殊人群用药 | 肝、肾功能不全患者：肝、肾功能不全者，肝酶升高、活动性肝病或有其他药物所致肝毒性史者不宜使用本药<br>儿童：用药应权衡利弊<br>老年人：慎用<br>妊娠与哺乳期妇女：孕妇用药应权衡利弊。本药的妊娠安全性分级为 C 级；哺乳期妇女用药应权衡利弊 |
| 药典 | Eur. P. |
| 国家处方集 | CNF |
| 医保目录 | 【保（乙）】 |
| 基本药物目录 | |
| 其他推荐依据 | |
| ■ 药品名称 | 伏立康唑　Voriconazole |
| 抗菌谱与适应证 | 1. 侵袭性曲霉病<br>2. 对氟康唑耐药的念珠菌（包括克柔念珠菌）引起的严重侵袭性感染<br>3. 由足放线病菌属和镰刀菌属引起的严重感染<br>4. 非中性粒细胞减少患者的念珠菌血症<br>5. 应主要用于治疗免疫功能减退患者的进展性、可能威胁生命的感染 |

**续　表**

| | |
|---|---|
| 制剂与规格 | 伏立康唑薄膜衣片：①50mg；②200mg<br>伏立康唑干混悬剂：40mg/ml<br>注射用伏立康唑：200mg |
| 用法与用量 | 口服给药：<br>1. 患者体重≥40kg：①用药第 1 日给予负荷剂量：一次 400mg，每 12 小时 1 次；②开始用<br>　药 24 小时后给予维持剂量：一次 200mg，一日 2 次<br>2. 患者体重<40kg：①用药第 1 日给予负荷剂量：一次 200mg，每 12 小时 1 次；②开始用药<br>　24 小时后给予维持剂量：一次 100mg，一日 2 次<br>静脉给药：<br>1. 用药第 1 日给予负荷剂量：一次 6mg/kg，每 12 小时 1 次<br>2. 开始用药 24 小时后给予维持剂量：一次 4mg/kg，一日 2 次<br>3. 如果患者不能耐受维持剂量，可减为一次 3mg/kg，一日 2 次 |
| 注意事项 | 1. 治疗前或治疗期间应监测血电解质，如有电解质紊乱应及时纠正<br>2. 连续治疗超过 28 日者，需监测视觉功能<br>3. 片剂应在餐后或餐前至少 1 小时服用，其中含有乳糖成分，先天性的半乳糖不能耐受者、<br>　Lapp 乳糖酶缺乏或葡萄糖-半乳糖吸收障碍者不宜应用片剂<br>4. 在治疗中患者出现皮疹需严密观察，如皮损进一步加重则需停药。用药期间应避免强烈<br>　的、直接的阳光照射 |
| 禁忌 | 已知对伏立康唑或任何一种赋形剂有过敏史者、孕妇禁用 |
| 不良反应 | 常见视觉障碍、发热、皮疹、恶心、呕吐、腹泻、头痛、败血症、周围性水肿、腹痛及呼吸功能紊乱、肝功能试验值增高 |
| 特殊人群用药 | 肝、肾功能不全患者：严重肝功能减退患者慎用<br>儿童：12 岁以下儿童的用药安全性和有效性尚未建立<br>妊娠与哺乳期妇女：孕妇用药应权衡利弊。妊娠安全性分级为 D 级。哺乳期妇女用药应权衡利弊 |
| 药典 | |
| 国家处方集 | CNF |
| 医保目录 | 【保（乙）】 |
| 基本药物目录 | |
| 其他推荐依据 | |
| ■ 药品名称 | **卡泊芬净**　Caspofungin |
| 抗菌谱与适应证 | 1. 用于对其他药物治疗无效或不能耐受的侵袭性曲霉菌病<br>2. 用于念珠菌所致的食管炎、菌血症、腹腔内脓肿、腹膜炎及胸膜腔感染<br>3. 用于考虑系真菌感染引起的发热、中性粒细胞减少患者的经验治疗 |
| 制剂与规格 | 注射用醋酸卡泊芬净：①50mg；②70mg |
| 用法与用量 | 静脉滴注：首日给予单次 70mg 的负荷剂量；之后给予一日 50mg 的维持剂量。对疗效欠佳且对本药耐受较好的患者，可将维持剂量加至一日 70mg |
| 注意事项 | 与环孢素同时使用，需权衡利弊 |
| 禁忌 | 对本品任何成分过敏者、哺乳期及妊娠期妇女禁用 |

续　表

| | |
|---|---|
| 不良反应 | 常见发热、头痛、腹痛、疼痛、恶心、腹泻、呕吐、AST 升高、ALT 升高、贫血、静脉炎/血栓性静脉炎。静脉输注并发症、皮肤皮疹、瘙痒等 |
| 特殊人群用药 | 肝、肾功能不全患者：肝功能不全或肝脏疾病患者，肾功能不全患者慎用<br>儿童：不推荐 18 岁以下的患者使用本药<br>妊娠与哺乳期妇女：除非必要，孕妇不得使用本药。妊娠安全性分级为 C 级；用药期间不宜哺乳 |
| 药典 | |
| 国家处方集 | CNF |
| 医保目录 | 【保（乙）】 |
| 基本药物目录 | |
| 其他推荐依据 | |
| ■ 药品名称 | 米卡芬净　Micafungin |
| 抗菌谱与适应证 | 由曲霉菌和念珠菌引起的下列感染：真菌血症、呼吸道真菌病、胃肠道真菌病 |
| 制剂与规格 | 注射用米卡芬净钠：50mg |
| 用法与用量 | 静脉给药：成人一次 50~150mg，一日 1 次，严重或难治性患者，可增加至一日 300mg。切勿使用注射用水溶解本品。剂量增加至一日 300mg 用以治疗严重或难治性感染的安全性尚未完全确立。体重为 50kg 或以下的患者，一日剂量不应超过 6mg/kg |
| 注意事项 | 1. 可能出现肝功能异常或黄疸，应严密监测患者的肝功能<br>2. 溶解本品时勿用力摇晃输液袋，因易起泡，且泡沫不易消失<br>3. 本品在光线下可慢慢分解，给药时应避免阳光直射 |
| 禁忌 | 禁用于对本品任何成分有过敏史的患者 |
| 不良反应 | 1. 血液学异常：中性粒细胞减少症、血小板减少或溶血性贫血<br>2. 可能发生休克、过敏样反应<br>3. 可能出现肝功能异常或黄疸<br>4. 可能发生严重的肾功能不全如急性肾衰竭 |
| 特殊人群用药 | 儿童：儿童静脉使用本药的安全性和有效性尚未建立<br>妊娠与哺乳期妇女：妊娠安全性分级为 C 级；哺乳妇女用药需权衡利弊 |
| 药典 | |
| 国家处方集 | CNF |
| 医保目录 | 【保（乙）】 |
| 基本药物目录 | |
| 其他推荐依据 | |
| ■ 药品名称 | 特比萘芬　Terbinafine |
| 抗菌谱与适应证 | 1. 口服给药：①由毛癣菌、小孢子菌和絮状表皮癣菌等所致皮肤、头发和指（趾）甲的感染；由念珠菌所致皮肤酵母菌感染。②多种癣病，如体癣、股癣、手癣、足癣和头癣等。③由丝状真菌引起的甲癣 |

续　表

| | |
|---|---|
| | 2. 局部给药：由皮肤真菌、酵母菌及其他真菌所致体癣、股癣、手癣、足癣、头癣、花斑癣 |
| 制剂与规格 | 盐酸特比萘芬片：①125mg；②250mg<br>特比萘芬乳膏：①1g：10mg（1%）；②10g：100mg（1%）<br>盐酸特比萘芬软膏：①10g：100mg；②15g：150mg<br>特比萘芬溶液剂：30ml：300mg（1%）<br>盐酸特比萘芬搽剂：15ml：150mg<br>盐酸特比萘芬喷雾剂：15ml：150mg<br>盐酸特比萘芬散：10g：100mg |
| 用法与用量 | 口服给药：一次 125mg~250mg，一日 1 次。疗程视感染程度及不同的临床应用而定：体、股癣 2~4 周；手、足癣 2~6 周；皮肤念珠菌病 2~4 周；头癣 4 周；甲癣 6~12 周。局部给药：涂（或喷）于患处及其周围。①乳膏、搽剂、散剂：一日 1~2 次。一般疗程：体癣、股癣 1~2 周；花斑癣 2 周；足癣 2~4 周。②溶液剂：用于体癣、股癣，一日 2 次，连用 1~2 周；用于手癣、足癣、花斑癣，一日 2 次，连用 2~4 周。③喷雾剂：一日 2~3 次，1~2 周为一疗程，喷于患处 |
| 注意事项 | 1. 口服对花斑癣无效<br>2. 使用过程中如出现不良反应症状，应停止用药<br>3. 软膏、凝胶及搽剂仅供局部皮肤使用皮肤涂敷后，可不必包扎。不宜用于开放性伤口，不能用于眼内，避免接触鼻、口腔及其他黏膜 |
| 禁忌 | 对特比萘芬或萘替芬及本药制剂中其他成分过敏者禁用 |
| 不良反应 | 1. 最常见胃肠道症状（腹满感、食欲减退、恶心、轻度腹痛及腹泻）或轻型的皮肤反应（皮疹、荨麻疹等）<br>2. 个别严重的有皮肤反应病例，如 Stevens-Johnson 综合征、中毒性表皮坏死松解症 |
| 特殊人群用药 | 肝、肾功能不全患者：肝、肾功能不全者慎用；严重肝、肾功能不全者禁用<br>儿童：不推荐用于 2 岁以下的儿童<br>老年人：适当调整给药剂量<br>妊娠与哺乳期妇女：孕妇用药应权衡利弊。本药的妊娠安全性分级为 B 级；哺乳期妇女用药期间应暂停哺乳 |
| 药典 | Eur. P. |
| 国家处方集 | CNF |
| 医保目录 | 【保（乙）】 |
| 基本药物目录 | |
| 其他推荐依据 | |
| ■ 药品名称 | 氟胞嘧啶　Flucytosine |
| 抗菌谱与适应证 | 用于治疗念珠菌属心内膜炎、隐球菌属脑膜炎、念珠菌属或隐球菌属真菌败血症、肺部感染和尿路感染 |
| 制剂与规格 | 氟胞嘧啶片：①250mg；②500mg<br>氟胞嘧啶注射液：250ml：2.5g |

| | |
|---|---|
| 用法与用量 | 口服给药：一次 1000~1500mg，一日 4 次，用药疗程为数周至数月。为避免或减少恶心、呕吐，一次服药时间持续 15 分钟<br>静脉注射：一日 50~150mg/kg，分 2~3 次给药<br>静脉滴注：一日 100~150mg/kg，分 2~3 次给药，静脉滴注速度为 4~10ml/min |
| 注意事项 | 1. 单用氟胞嘧啶在短期内可产生真菌对本品的耐药菌株。治疗播散性真菌病时通常与两性霉素 B 联合应用<br>2. 骨髓抑制、血液系统疾病或同时接受骨髓移植药物者慎用<br>3. 用药期间应检查周围血象、肝肾功能，肾功能减退者需监测血药浓度 |
| 禁忌 | 对本品过敏者禁用 |
| 不良反应 | 1. 可致恶心、呕吐、畏食、腹痛、腹泻等胃肠道反应<br>2. 皮疹、嗜酸性粒细胞增多等变态反应<br>3. 可发生肝毒性反应，一般表现为 ALT 及 AST 一过性升高，偶见血清胆红素升高<br>4. 可致白细胞或血小板减少，偶可发生全血细胞减少，骨髓抑制和再生障碍性贫血 |
| 特殊人群用药 | 肝、肾功能不全患者：肝、肾功能损害者，尤其是同时应用两性霉素 B 或其他肾毒性药物时慎用；严重肝、肾功能不全者禁用<br>儿童：不宜使用<br>老年人：需减量<br>妊娠与哺乳期妇女：孕妇用药应权衡利弊。妊娠安全性分级为 C 级；哺乳期妇女用药应暂停哺乳 |
| 药典 | USP、Eur. P.、Chin. P.、Jpn. P. |
| 国家处方集 | CNF |
| 医保目录 | 【保（乙）】 |
| 基本药物目录 | |
| 其他推荐依据 | |
| ■ 药品名称 | 制霉菌素　Nystatin |
| 抗菌谱与适应证 | 用于念珠菌属引起的消化道、口腔、阴道、皮肤等念珠菌感染 |
| 制剂与规格 | 制霉菌素片：①10 万 U；②25 万 U；③50 万 U<br>制霉菌素阴道片：10 万 U<br>制霉菌素阴道泡腾片：10 万 U<br>制霉菌素阴道栓：10 万 U<br>制霉菌素口含片：10 万 U<br>制霉菌素软膏：①1g：10 万 U；②1g：20 万 U |
| 用法与用量 | 口服给药：①消化道念珠菌病：一次（50~100）万 U，一日 3 次，连用 7~10 日。小儿按体重一日（5~10）万 U/kg。②口腔念珠菌病：取适量糊剂涂抹，2~3 小时一次；口含片一次 1~2 片，一日 3 次。<br>外用：皮肤念珠菌病，应用软膏，一日 1~2 次，一次 1~2g 或适量涂抹于患处<br>阴道给药：①阴道片或栓剂：阴道念珠菌病，一次 10 万 U，一日 1~2 次；②阴道泡腾片：一次 10 万 U，一日 1~2 次，置于阴道深处，疗程 2 周或更久 |

**续　表**

| 注意事项 | 1. 本品对全身真菌感染无治疗作用<br>2. 本品混悬剂在室温中不稳定，临用前宜新鲜配制并于短期用完 |
|---|---|
| 禁忌 | 对本品过敏者禁用 |
| 不良反应 | 只服较大剂量时可发生腹泻、恶心、呕吐和上腹疼痛等消化道反应，减量或停药后迅速消失。局部应用可引起过敏性接触性皮炎 |
| 特殊人群用药 | 儿童：5 岁以下儿童慎用<br>妊娠与哺乳期妇女：妊娠安全性分级为 C 级。孕妇慎用；哺乳期妇女慎用 |
| 药典 | USP、Eur. P.、Jpn. P. |
| 国家处方集 | CNF |
| 医保目录 | 【保（甲）】 |
| 基本药物目录 | 【基】 |
| 其他推荐依据 | |

# 药品名称索引（汉英对照）

# 名词缩略语

| | | | |
|---|---|---|---|
| 6-MP6 | 硫基嘌呤 | CLL | 慢性淋巴性白血病/慢性淋巴细胞性白血病 |
| AAO-HNS | 美国耳鼻咽喉头颈外科学会头颈外科及肿瘤委员会 | CMF | 环磷酰胺+氨甲蝶呤+氟尿嘧啶 |
| AC | 阿霉素+环磷酰胺 | CNF | 环磷酰胺+米托蒽醌+氟尿嘧啶 |
| AC-H | 阿霉素+环磷酰胺+紫杉醇+赫赛汀 | CNF | 中国国家处方集（2010 版） |
| AC-T | 阿霉素+环磷酰胺+紫杉醇 | CNFC | 中国国家处方集（儿童版）2013 年版 |
| ADM | 阿霉素+多柔比星 | CNSL | 中枢神经系统白血病 |
| AFP | 甲胎蛋白 | CT | 电子计算机 X 射线断层扫描技术 |
| AJCC | 美国癌症联合委员会 | CTPCT | 灌注成像 |
| ALK | 间变性淋巴瘤激酶 | CTUCT | 尿路造影 |
| AML | 急性单核细胞性白血病/急性髓细胞白血病/急性髓性白血病 | CTV | 临床肿瘤靶区 |
| ANC | 中性粒细胞计数 | CYP450 | 细胞色素 P450 |
| APL | 急性早幼粒细胞白血病 | DA | 柔红霉素+阿糖胞苷 |
| Ara-C | 阿糖胞苷 | DC | 多西紫杉醇+顺铂 |
| ATA | 美国甲状腺协会 | DCF | 西紫杉醇+联合顺铂+5-氟尿嘧啶 |
| ATC | 未分化癌 | DIC | 弥散性血管内凝血 |
| ATO | 三氧化二砷 | DNR | 柔红霉素 |
| ATRA | 全反式视黄酸/全反式维 A 酸 | DP | 多西他赛+顺铂 |
| AUC | 药-时曲线下面积 | DT | 多西他赛+吡柔比星 |
| Bid | 一日 2 次 | DXM | 地塞米松 |
| BLM | 博莱霉素 | EBUS-TBNA | 支气管内超声引导针吸活检术 |
| BNF | 英国国家处方集 | EC | 表阿霉素，环磷酰胺 |
| BNFC | 英国国家儿童处方集 | ECOG | 美国东部肿瘤协作组 |
| BNP | 脑钠素，脑促尿钠排泄肽 | ECT | 发射单光子计算机断层扫描仪 |
| BP | 英国药典（未特殊标明系指 2010 版） | EGFR | 表皮生长因子受体 |
| BPC | 英国药方集 | EM | 快代谢型 |
| BSA | 牛血清白蛋白 | EOF | 表柔比星+奥沙利铂+5-氟尿嘧啶 |
| CA125 | 糖抗原 125 | EOX | 表柔比星+奥沙利铂+卡培他滨 |
| CA19-9 | 糖抗原 19-9 | EP | 足叶乙苷+顺铂 |
| CA242 | 糖抗原 242 | EPO | 红细胞生成素 |
| CA724 | 糖抗原 724 | ER | 雌激素受体 |
| CAV | 环磷酰胺+表阿霉素+长春新碱 | ETA | 欧洲甲状腺协会 |
| CEA | 癌胚抗原 | Eur. P. | 欧洲药典（2008 版及补充本 6.1~6.8） |
| Chin. P. | 中国药典（未特殊标明系指 2005 版） | | |
| CK | 肌酸激酶 | EUS-FNA | 超声内镜引导下细针抽吸细胞学检查 |

| | | | |
|---|---|---|---|
| FAC5 | 氟尿嘧啶+阿霉素+环磷酰胺 | NP | 长春瑞滨+顺铂 |
| FAM5 | 氟尿嘧啶+阿霉素+丝裂霉素 | OB | 大便隐血试验 |
| FAP | 奥沙利铂+表阿霉素+氟尿嘧啶 | PC | 环磷酰胺+顺铂 |
| FEC5 | 氟尿嘧啶+表阿霉素+环磷酰胺 | PET-CT | 正电子发射断层显像/X 线计算机体层成像 |
| FNA | 细针抽吸细胞学检查 | | |
| Fr. P. | 法国药典（1982 版及 2003 现版） | PICC | 经外周静脉置入中心静脉导管 |
| FTC | 滤泡性甲状腺癌 | PLT | 血小板计数 |
| GC | 吉西他滨+卡铂 | PM | 慢代谢型 |
| G-CSF | 粒细胞集落刺激因子 | PML | 早幼粒白血病基因 |
| Ger. P. | 德国药典（2007 版） | Pol. P. | 波兰药典（2002 版及补充本 2005） |
| GIST | 胃肠道间质肿瘤 | PPI | 质子泵抑制药 |
| GP | 吉西他滨+顺铂 | PR | P-R 间期（心电图） |
| GTV | 大体肿瘤靶区 | PRO-BNP | B 型钠尿肽前体 |
| Gy | 辐射吸收剂量单位 | PTC | 乳头状甲状腺癌/甲状腺乳头状癌 |
| HA | 血凝素 | PTH | 甲状旁腺激素 |
| HACA | 人抗嵌合抗体 | RARα | 维甲酸受体基因 |
| HAMA | 人抗小鼠抗体 | RECIST | 实体肿瘤疗效评估标准 |
| Hb | 血红蛋白 | rhEPO | 外源性促红细胞生成素 |
| HER2 | 人表皮生长因子受体 2（ErbB2 蛋白） | RNA | 核糖核酸 |
| HGB | 血红蛋白 | Rt | 常规检查 |
| HHT | 高三尖杉酯碱 | RTOG | 美国放射治疗肿瘤组 |
| HIV | 人免疫缺陷病毒 | SCC | 小细胞癌 |
| HNPCC | 遗传性非息肉性结直肠癌 | Span. P. | 西班牙药典（2002 版及补充本 2.1） |
| HR | 激素受体 | Swiss P. | 瑞士药典（2006 版） |
| ICD | 国际代码标识符 | TAC | 多西他赛+表阿霉素+环磷酰胺 |
| ICU | 重症加强护理病房 | TC | 紫杉醇+卡铂 |
| Int. P. | 国际药典（第 4 版及 2008 补充本 1） | TCH | 紫杉醇+顺铂+赫塞定 |
| It. P. | 意大利药典（2002 版） | THC | 四氢大麻酚 |
| IVU | 静脉尿路造影 | Tis | 原位肿瘤 |
| Jpn. P. | 日本药典（2006 版及补充本 1） | TNM | 肿瘤淋巴结转移 |
| KPS | Karnofsky 功能量表 | TP | 紫杉醇+顺铂 |
| LHRH | 黄体生成素释放激素 | TURBT | 经尿道膀胱肿瘤切除术 |
| MA | 米托蒽醌+阿糖胞苷 | UICC | 国际抗癌联盟 |
| MHRA | 英国药品和健康产品管理局 | USNF | 美国国家处方集（2010 及补充本 1） |
| MRI | 磁共振成像 | USP | 美国药典（2006 版及补充本 1） |
| MRU | 磁共振尿路成像 | VATS | 视频辅助胸外科 |
| MTC | 髓样癌 | VCR | 长春新碱 |
| MTX | 氨甲蝶呤 | Viet. P. | 越南药典（2002 版） |
| MTZ | 米托蒽醌 | WBC | 白细胞计数 |
| NC | 诺维本+卡铂 | WHO | 世界卫生组织 |
| NCCN | 美国国家综合癌症网络 | | |

# 参考文献

［1］ Andrew D. Zelenetz, Leo I. Gordon, William G. Wierda, et al. NCCN Clinical Practice Guideline in Oncology：Diffuse Large B-Cell Lymphomas ［S］. Bethesda：National Comprehensive Cancer Network. 2014.

［2］ Avramis VI, Sencer S, Periclou AP, et al. A Randomized comparison of native Ecoli asp and PEGasp for treatment of children with newly diagnosed standard-risk acute lymphoblastic leukemia：a CCG study ［J］. Blood, 2002, 99：1986-1994.

［3］ Coiffier B, Thieblemont C, Van Den Neste E, et al. Long-term outcome of patients in the LNH-98. 5 trial, the first randomized study comparing rituximab-CHOP to standard CHOP chemotherapy in DLBCL patients：a study by the Groupe d'Etudes des Lymphomes de l'Adulte ［J］. Blood, 2010, 116（12）：2040-2045.

［4］ Pfreundschuh M, Trümper L, Osterborg A, et al. CHOP-like chemotherapy plus rituximab versus CHOP-like chemotherapy alone in young patients with good-prognosis diffuse large-B-cell lymphoma：a randomised controlled trial by the MabThera International Trial（MInT）Group ［J］. Lancet Oncol, 2006, 7（5）：379-391.

［5］ Steven H. Swerdlow, Elias Campo, Nancy Lee Harris, et al. World Health Organization Classification of Tumors of Haematopoietic and Lymphoid Tissue ［M］. 3rd edition. Lyon：IARC Press, 2008.

［6］ Tilly H, Vitolo U, Walewski J, et al. Diffuse large B-cell non-Hodgkin's lymphoma：ESMO Clinical Practice Guidelines for diagnosis, treatment and follow-up ［J］. Ann Oncol, 2012, 23 Suppl 7：vii78-82.

［7］ 贡联兵. 北京市基本医疗保险和工伤保险用药信息参考 ［M］. 北京：中国医药科技出版社, 2006.

［8］ 国家药典委员会. 中国药典 ［M］. 北京：中国医药科技出版社, 2010.

［9］ 津岛雄二. 韩国抗生物质医药品基准（韩抗基）［M］. 东京：日本厚生省, 1990.

［10］ 抗菌药物临床应用指导原则 ［J］. 中华医学杂志, 2004, 84（22）：1857-1862.

［11］ 刘连新, 张忠涛. 肝脏外科感染的治疗策略 ［J］. 中国实用外科杂志, 2011, 31（9）：883-884.

［12］ 美国药典委员会. 美国药典 ［M］. 第 37 版. 罗克维尔：美国药典委员会, 2013.

［13］ 那彦群. 中国泌尿外科疾病诊断治疗指南手册：2014 版 ［M］. 北京：人民卫生出版社, 2014.

［14］ 欧洲药典委员会. 欧洲药典 ［M］. 8 版. 斯特拉斯堡：欧洲药品质量管理局, 2010.

［15］ 日本抗生物质学术协议会. 日本抗生物质医药品基准（日抗基）［M］. 东京：药业时报社, 1998.

［16］ 日本药局方编辑委员会. 日本药典 ［M］. 16 版. 东京：日本厚生省, 2011.

［17］ 世界卫生组织专家委员会. 国际药典 ［M］. 日内瓦：世界卫生组织, 2011.

［18］ 希恩 C. 斯威曼编. 李大魁, 金有豫, 汤光, 等译. 马丁代尔大药典 ［M］. 北京：化学工业出版社, 2008.

［19］ 张之南, 郝玉书, 赵永强, 等. 血液病学 ［M］. 2 版. 北京：人民卫生出版社, 2011.

［20］ 张之南, 沈悌. 血液病诊断和疗效标准 ［M］. 3 版. 北京：科学出版社, 2008 年

［21］ 中国国家处方集编委会. 中国国家处方集（儿童版）［M］. 北京：人民军医出版社, 2012.

［22］ 中国国家处方集编委会. 中国国家处方集（化学药品与生物制品卷）［M］. 北京：人民军医出版社, 2010.

［23］中华医学会儿科分会血液学组. 儿科血液系统疾病诊疗规范 ［M］. 北京：人民卫生出版社，2014.

［24］中华医学会外科学分会肝脏外科学组. 胆管癌诊断与治疗——外科专家共识 ［J］. 中国实用外科杂志，2013，1：34.

［25］中华医学会血液学分会. 急性早幼粒细胞白血病（APL）治疗的专家共识 ［J］. 中华血液学杂志，2010，31：69.

［26］中华医学会血液学学分会，中国医师协会血液科医师分会. 中国急性早幼粒细胞白血病诊疗指南 ［J］. 中华血液学杂志，35（5）：475-477.

［27］中华医学会血液学学分会，中国医师协会血液科医师分会. 中国中性粒细胞缺乏伴发热患者抗菌药物临床应用指南 ［J］. 中华血液学杂志，2012，33（8）：693-696.

# 致读者

本系列图书中介绍的药物剂量和用法是编写专家根据当前医疗观点和临床经验、参考本书附录中的相关文献资料慎重制订的，并与通用标准保持一致，编校人员也尽了最大努力来保证书中所推荐药物剂量的准确性。但必须强调的是，临床医师开出的每一个医嘱都必须以自己的理论知识、临床实践为基础，以高度的责任心对患者负责。本书列举的药物用法和用量主要供临床医师作参考，并且主要是针对诊断明确的疾病的典型患者。读者在选用药物时，还应该认真研读药品说明书中所列出的该药品的适应证、禁忌证、用法、用量及不良反应等，并参考《中华人民共和国药典》《中国国家处方集》等权威著作为依据。此书仅为参考，我社不对使用此书所造成的医疗后果负责。

中国协和医科大学出版社
《临床路径释义》项目组